颅颌面外科学
肿瘤、骨畸形与创伤

Advanced Craniomaxillofacial Surgery
Tumor, Corrective Bone Surgery and Trauma

主编
[德] Michael Ehrenfeld
[美] Neal D Futran
[美] Paul N Manson
[瑞士] Joachim Prein

主译
于洪波　王旭东　郑家伟

主审
邱蔚六　张志愿　沈国芳

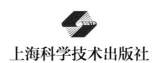

上海科学技术出版社

图书在版编目（ＣＩＰ）数据

颅颌面外科学 ：肿瘤、骨畸形与创伤 ／（德）迈克尔·埃伦菲尔德等主编 ；于洪波，王旭东，郑家伟主译 . -- 上海 ：上海科学技术出版社，2023.10
书名原文：Advanced Craniomaxillofacial Surgery: Tumor, Corrective Bone Surgery and Trauma
ISBN 978-7-5478-5138-8

Ⅰ．①颅… Ⅱ．①迈… ②于… ③王… ④郑… Ⅲ.①颅－外科学②口腔外科学 Ⅳ．①R651.1②R782

中国国家版本馆CIP数据核字(2023)第140140号

Copyright © 2021 of the original English language edition by AO Foundation, Davos Platz, Switzerland. Original title: "Advanced Craniomaxillofacial Surgery. Tumor, Corrective Bone Surgery and Trauma", 1st edition, by Michael Ehrenfeld, Neal D Futran, Paul N Manson, Joachim Prein.

上海市版权局著作权合同登记号　图字：09-2022-0291号

颅颌面外科学：肿瘤、骨畸形与创伤

主编　[德] Michael Ehrenfeld　[美] Neal D Futran
　　　[美] Paul N Manson　[瑞士] Joachim Prein
主译　于洪波　王旭东　郑家伟
主审　邱蔚六　张志愿　沈国芳

上海世纪出版（集团）有限公司
上 海 科 学 技 术 出 版 社　　出版、发行
（上海市闵行区号景路 159 弄 A 座 9F-10F）
邮政编码 201101　www.sstp.cn
徐州绪权印刷有限公司　印刷
开本 889×1194　1/16　印张 34.5
字数：920 千字
2023 年 10 月第 1 版　2023 年 10 月第 1 次印刷
ISBN 978-7-5478-5138-8/R·2808
定价：450.00 元

本书如有缺页、错装或坏损等严重质量问题，
请向承印厂联系调换

内容提要

本书由AO基金会四大临床部门之一的AO颅颌面分会（AOCMF）出品，是由Michael Ehrenfeld等四位教授召集国际颅颌面外科学知名专家，从多学科的角度，共同编写的一部阐述复杂颅颌面外科技术及治疗方案的专著。本书编写严谨，紧扣专业最新发展方向，对新兴技术的应用（如数字化外科）也做了详细的介绍，具有重要的参考价值。

本书内容全面，知识前沿，图文并茂（1 300多幅图片），与临床密切结合，指导性强，对颌面外科、整形外科、耳鼻咽喉科、头颈外科医师及研究人员而言，是一部很有价值的参考书。

颅颌面外科学

肿瘤、骨畸形与创伤

Advanced Craniomaxillofacial Surgery

Tumor, Corrective Bone Surgery and Trauma

译者名单

主　　译　于洪波　王旭东　郑家伟

主　　审　邱蔚六　张志愿　沈国芳

副 主 译　张　雷　江宏兵　朱　鹮

翻译助理　赵志扬

译　　者（按姓氏笔画排序）

于洪波　上海交通大学医学院附属第九人民医院

习伟宏　南昌大学附属口腔医院

王旭东　上海交通大学医学院附属第九人民医院

王耀钟　青岛市口腔医院

乌丹旦　上海交通大学医学院附属第九人民医院

代杰文　上海交通大学医学院附属第九人民医院

朱　鹮　海军军医大学附属长征医院

江宏兵　南京医科大学附属口腔医院

李　彪　上海交通大学医学院附属第九人民医院

沈舜尧　上海交通大学医学院附属第九人民医院

宋晓彬　山东大学齐鲁医院

张　凌　上海交通大学医学院附属第九人民医院

张　雷　上海交通大学医学院附属第九人民医院

郑家伟　上海交通大学医学院附属第九人民医院

赵泽亮　上海交通大学医学院附属第九人民医院

曹　健　上海交通大学医学院附属第九人民医院

程　杰　南京医科大学附属口腔医院

蔡　鸣　上海交通大学医学院附属第九人民医院

蔡卜磊　空军军医大学第三附属医院

颅颌面外科学

肿瘤、骨畸形与创伤

Advanced Craniomaxillofacial Surgery

Tumor, Corrective Bone Surgery and Trauma

编者名单

------------------------------ 主 编 ------------------------------

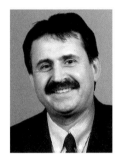

Michael Ehrenfeld, MD, DDS, Prof
Professor and Chair Department for Oral and
Maxillofacial Surgery
Ludwig-Maximilians-University
Lindwurmstrasse 2a
80337 Munich
Germany

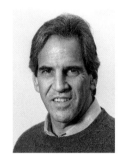

Neal D Futran, MD, DMD, Prof
Professor and Chair of Otolaryngology-HNS
Director of Head and Neck Surgery
University of Washington
1959 NE Pacific Street
Box 356515
Seattle, WA 98195
USA

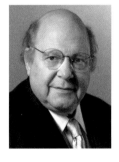

Paul N Manson, MD, Prof
Johns Hopkins
Plastic, Reconstructive and Maxillofacial
Surgery
8152 R McElderry Wing
601 North Caroline Street
Baltimore, MD 21287-0981
USA

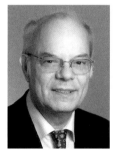

Joachim Prein, MD, DDS, Prof
University Hospital
Reconstructive Surgery
Spitalstrasse 21
4031 Basel
Switzerland

------------------------------ 参编人员 ------------------------------

Gregorio Sánchez Aniceto, MD, PhD
Hospital Doce de Octubre
Maxillofacial Surgery Service
Ctra. Andalucía Km. 5.4
28041 Madrid
Spain

Suad Aljohani, DMD
Department of Oral and Maxillofacial Surgery
Ludwig Maximilian Universität
Lindwurmstrasse 2a
80337 Munich
Germany

Faisal Al-Mufarrej, MD
Seattle Children's Hospital
Division of Craniofacial & Plastic Surgery
4800 Sand Point Way NE
Seattle, WA 98105
USA

Jörg Beinemann, MD
University-Hospital Basel
Clinic of Oral-, Cranio- and Maxillo-Facial
Surgery
Spitalstrasse 21
4031 Basel
Switzerland

R Bryan Bell, MD, DDS, FACS
Oral and Maxillofacial Surgery
Oregon Health & Science University/
Providence Cancer Center
1849 NW Kearney Suite #300
Portland, OR 97209
USA

Gido Bittermann, MD
Universitätsklinikum Freiburg
Department für Zahn-, Mund- und
Kieferheilkunde
Klinik für Mund-, Kiefer- und
Gesichtschirurgie

Hugstetter Strasse 55
9106 Freiburg
Germany

Remy H Blanchaert, Jr, MD, DDS
1919 N Webb Road
Wichita, KS 67206-3405
USA

Marc Bohner, MSc, EOFL, PhD
Robert Mathys Foundation
Skeletal Substitutes roup
Bischmattstrasse 12, POB 203
2544 Bettlach
Switzerland

Rolf Bublitz, Dr, Ltd Oberarzt
Klinikum Stuttgart, Katharinenhospital
Klinik für MKG-Chirurgie Zentrum f.
Implantologie
Kriegsbergstrasse 60
70174 Stuttgart
Germany

Daniel Buchbinder, DMD, MD, Prof
Continuum Health Partners
Institute for Head and Neck and Craniofacial
Diseases
10 Union Square East, Suite 5B
New York, NY 10003
USA

Peter Bucher, CDT
CFC Hirslanden
Hirslanden Medical Center
Rain 34
5000 Aarau
Switzerland

Carl-Peter Cornelius, MD, DDS, Prof
Ludwig Maximilians-Universität, Klinikum
Innenstadt
Klinik und Poliklinik für Mund-, Kiefer-,
Gesichtschirurgie
Lindwurmstrasse 2a
80337 Munich
Germany

Marcin Czerwinski, MD, FRCS
Scott & White Memorial Hospital
Section Cleft-Craniofacial Surgery
2401 S 31st Street
Temple, TX 76508
USA

Stéphanie Dakpé, MD
Department of Maxillofacial Surgery
University Hospital

Avenue Laennec
CHU Amiens-Picardie
80000 Amiens
France

Bernard Devauchelle, MD, Prof, Dr,
FRCS(Eng)
Chirurgie Maxillofaciale
Hôpital Nord
Place Victor Pauchet
80054 Amiens cedex 1
France

Edward Ellis III, DDS, MS, Prof
University of Texas Health Science Center
at San Antonio
Department Oral Maxillofacial Surgery
7703 Floyd Curl Drive, MC-7908
San Antonio, TX 78229-3900
USA

Gregory RD Evans, MD, FACS, Prof
University of California, Irvine
Aesthetic and Plastic Surgery Institute
200 S Manchester Suite 650
Orange, CA 92868
USA

Jamie Gateno, MD, DDS
Chairman Oral and Maxillofacial Surgery
Department
Houston Methodist Hospital
6560 Fannin
Suite 1280
Houston, TX 77030
USA

Nils-Claudius Gellrich, MD, DDS, Prof
Medical University Hannover
Department of Oral and Maxillofacial Surgery
Carl-Neuberg-Strasse 1
30625 Hannover
Germany

Michael P Grant, MD, PhD, FACS
Division Head, Oculoplastic Surgery Director
Ocular and Orbital Trauma Center
Wilmer Ophthalmological Institute
The Johns Hopkins Hospital
600 North Wolfe Street
Maumenee 505
Baltimore, MD 21287
USA

Raquel Guijarro-Martínez, MD, DMD
Maxillofacial Institute
Quirón-Teknon Hospital
Vilana St 12, D-185

08022 Barcelona
Spain

Patrick J Gullane, CM, MB, FRCS, FACS,
Prof
University of Toronto
Department of Otolaryngology/
Head and Neck Surgery
Room 8N-877
200 Elizabeth Street
Toronto, ON M5G 2C4
Canada

Ralf Gutwald, MD, Prof
University Hospital Freiburg
Department of Oral and Maxillofacial Surgery
Hugstetter Strasse 55
79106 Freiburg
Germany

Christine Hagenmaier, DMD
Herkomerplatz 2
81679 Munich
Germany

Jeffrey Haller, MD
Rocky Mountain Eye Center
700 W Kent Ave Ste 1
Missoula, MT 59801
USA

Beat Hammer, MD, DMD, Prof
Hirslanden Medical Center
Cranio-Faciales-Centrum
Rain 34
5000 Aarau
Switzerland

Henning Hanken, MD
Wilhelm-Bock-Weg 5
22297 Hamburg
Germany

Max Heiland, MD, DMD, PhD
Klinik für Mund-, Kiefer- und
Gesichtschirurgie CVK
Charité - Campus Virchow-Klinikum
Augustenburger Platz 1
13353 Berlin
Germany

Alexander Hemprich, MD, DMD, Prof
Universität Leipzig
Klinik und Poliklinik für Mund-, Kiefer- und
Plastische
Gesichtschirurgie
Liebigstrasse 10-14
04103 Leipzig

Germany

Thomas Hierl, MD, DDS, PhD
Department of Oral and Maxillofacial Surgery/
Plastic Facial Surgery
Helios Vogtland-Klinikum Plauen
Roentgenstrasse 2
08529 Plauen
Germany

Jürgen Hoffmann, MD, DMD, Prof
Department of Oral and Maxillofacial Surgery
National Cancer Center
University Hospital Heidelberg
Im Neuenheimer Feld 400
69120 Heidelberg
Germany

Dominik Horn, MD, DMD
Ärztlicher Mitarbeiter
Klinik und Poliklinik für Mund-, Kiefer- und
Gesichtschirurgie
Universitätsklinikum Heidelberg
Im Neuenheimer Feld 400
69120 Heidelberg
Germany

Richard A Hopper, MD, Prof
University of Washington
Seattle Children's Hospital
Craniofacial Center Division of Pediatric
Plastic
Surgery
4800 Sand Point Way NE
Seattle, WA 98105
USA

Keith A Hurvitz, MD
Long Beach Medical Center
2880 Atlantic Avenue
Suite 290
Long Beach, CA 90806
USA

Keith Jones, MD, BDS, FRCS
The Old Rectory
Main Street
Tatenhill, Staffs DE13 9SD
UK

Leonard B Kaban, DMD, MD, FACS, Prof
Harvard School of Dental Medicine
Massachusetts General Hospital
Department of Oral and Maxillofacial Surgery
55 Fruit Street
Warren 1201
Boston, MA 02114
USA

Robert M Kellman, MD, FACS, Prof
SUNY Upstate Medical University
Department of Otolaryngology &
Communication Sciences
750 East Adams Street
Syracuse, NY 13210-2339
USA

Douglas W Klotch, MD, FACS
Tampa General Hospital
Department of Craniomaxillofacial Surgery
3450 East Fletcher Avenue
Suite 260
Tampa, FL 33613
USA

Christoph Kunz, MD, DMD, Prof
Head Oral and Craniomaxillofacial Surgery
Department of Surgery
University Hospital
Spitalstrasse 21
4031 Basel
Switzerland

Risto Kontio, MD, DDS, PhD
Helsinki University Hospital
Department of Oral and Maxillofacial Surgery
Kasarminkau 11-13, POB 263
00029 HUS Helsinki
Finland

Chen Lee, MD, FRCSC, FACS
Aesthetica MD
Clinique de Chirurgie Plastique & Esthétique
4055 Ste-Catherine Ouest
Suite 100
Westmount, Quebec H3Z 3J8
Canada

Nicholas R Mahoney, MD
Assistant Professor of Ophthalmology
Johns Hopkins University
Wilmer Eye Institute
600 N Wolfe Street
Maumenee 505
Baltimore, MD 21287
USA

Gerson Mast, Dr med, Dr med dent, PhD
Klinikum der Universität München Innenstadt
Klinik für Mund-, Kiefer-, Gesichtschirurgie
Lindwurmstrasse 21
80337 Munich
Germany

Alexander Metz, MD
Kliniken Essen Mitte, Evang. Huyssens-
Stiftung/Knappschaft GmbH

OMF Surgery, Plastic Surgery
Henricistrasse 92
45136 Essen
Germany

Marc C Metzger, MD, DDS, Prof
University Hospital Freiburg
Oral and Maxillofacial Surgery
Hugstetter Strasse 55
79106 Freiburg
Germany

Christopher Mohr, Prof, Dr med, Dr med
dent
Kliniken Essen-Mitte Evangelische Huyssens-
Stiftung/Knappschaft
Klinik für Mund-, Kiefer-, Gesichtschirurgie
Henricistrasse 92
45136 Essen
Germany

Reid V Mueller, MD, Prof
Oregon Health Sciences University
Division of Plastic and Reconstruction Surgery
3303 SW Bond Ave, CH5P
Portland, OR 97239-4501
USA

Peter C Neligan, MB, FRCSC(I), FRCS,
FACS, Prof
University of Washington
Department of Surgery, Division of Plastic Surgery
1959 NE Pacific Street
Box 356410
Seattle, WA 98195-6410
USA

Christine B Novak, PhD, Prof
Hand Program
Division of Plastic and Reconstructive Surgery
399 Bathurst Street, EW2-422
Toronto, ON M5T 2S8
Canada

Sven Otto, PD, Dr med, Dr med dent
Department of Oral and Maxillofacial Surgery
Ludwig Maximilian Universität
Lindwurmstrasse 2a
80337 Munich
Germany

Nicholas J Panetta, MD
Department of Plastic Surgery
University of Pittsburgh Medical Center
3550 Terrace Street
6B Scaife Hall
Pittsburgh, PA 15261
USA

Maria E Papadakis, MD, DMD, PhD
Harvard School of Dental Medicine
Massachusetts General Hospital
Department of Oral and Maxillofacial Surgery
55 Fruit Street Warren 1201
Boston, MA 02114
USA

Roman P Pförtner, MD
Kliniken Essen Mitte, Evang Huyssens-
Stiftung/Knappschaft
OMF Surgery, Plastic Surgery
Henricistrasse 92
45136 Essen
Germany

Jeffrey C Posnick, DMD, MD
Posnick Center
Facial Plastic Surgery
5530 Wisconsin Avenue, Suite 1250
Chevy Chase, MD 20815
USA

Florian A Probst, MD, DMD, PhD
Facharzt für Mund-, Kiefer- und
Gesichtschirurgie
Klinikum der Universität München
Klinik und Poliklinik für Mund-, Kiefer- und
Gesichtschirurgie
Lindwurmstrasse 2a
80337 Munich
Germany

Berton Rahn†, MD, DMD
Professor of Maxillofacial Surgery
Vice-Director AO Research Institute
Clavadelerstrasse 8
7270 Davos
Switzerland
† Deceased

Majeed Rana, PD, Dr med, Dr med dent
Facharzt für Mund-, Kiefer- und
Gesichtschirurgie
Plastische und Äthetische Operationen
Fachzahnarzt für Oralchirurgie
Klinik für Mund-, Kiefer- und Plastische
Gesichtschirurgie
Zentrum für operative Medizin II (ZOM II)
Heinrich-Heine-Universität Düsseldorf
Moorenstrasse 5
40225 Düsseldorf
Germany

Ignacio Ismael García Recuero, MD
Oral & Maxillofacial Surgery Department
Craniofacial Surgery Unit
HU 12 deOctubre, HU Quirón

Madrid
Spain

Geoff Richards, Dr Sci, MSc
AO Research Institute
Clavadelerstrasse 8
7270 Davos
Switzerland

Michel Richter, Prof, Dr med, Dr med dent
Former Chairman of Oral and
Maxillofacial Surgery Clinic
Hôpitaux Universitaires de Genève
Rue Gabrielle-Perret-Gentil 4
1205 Genève
Switzerland

Dennis Rohner, Prof, Dr med, Dr med dent
Hirslanden Medical Center
Craniofacial Center
Rain 34
5000 Aarau
Switzerland

Martin Rücker, Prof, Dr med, Dr med dent
Zentrum für Zahnmedizin
Privatpraxis für Mund-, Kiefer- und
Gesichtschirurgie
Pestalozzistrasse 10
8032 Zurich
Switzerland

Larry A Sargent, MD
Sargent Plastic Surgery of Utah
620 East Medical Drive
No. 310
Bountiful, UT 84010
USA

Sebastian Sauerbier, PD, Dr med, Dr med
dent
Mund-, Kiefer- und Gesichtschirurgie
Pacelliallee 4
36043 Fulda
Germany

Rainer Schmelzeisen, MD, DDS, Prof,
FRCS (London)
University Hospital Freiburg
Department Oral Maxillofacial Surgery
Hugstetter Strasse 55
79106 Freiburg im Breisgau
Germany

Maximillian Schöllchen, Dr med
Arzt in der Fortbildung zum Facharzt für
Mund-, Kiefer- und Gesichtschirurgie
Klinik und Poliklinik für Mund-, Kiefer und

Gesichtschirurgie
Universitätsklinikum Hamburg-Eppendorf
Martinistrasse 52
20246 Hamburg
Germany

Ralf Schumacher, Dipl Ing
Leiter Medical Additive Manufacturing
Hochschule für Life Sciences - FHNW
Gründenstrasse 40
4132 Muttenz
Switzerland

Alexander Schramm, Prof, Dr med, Dr
med dent
Military Hospital Ulm, Academic Hospital,
University of Ulm
Oral and Maxillofacial Surgery
Oberer Eselsberg 40
89081 Ulm
Germany

Warren Schubert, MD, FACS, Associate
Prof
Regions Hospital
Department of Plastic and Hand Surgery
Mail Stop 11503 B
640 Jackson Street
St Paul, MN 44101
USA

Navin K Singh, MD
Washingtonian Plastic Surgery
5454 Wisconsin Ave, Ste 1710
Chevy Chase, MD 20815
USA

Martin Stoddart, MD, PhD
AO Research Institute
Clavadelerstrasse 8
7270 Davos
Switzerland

E Bradley Strong, MD, Prof
University of California, Davis
Department of Otolaryngology-Head and Neck
Surgery
2521 Stockton Blvd, Suite 7200
Sacramento, CA 95817
USA

Adrian Sugar, Dr. h.c., FRCS
Morriston Hospital
Maxillofacial Unit
West Glamorgan
Swansea, SA6 NL, Wales
UK

James Q Swift, DDS, Associate Prof
University of Minnesota School of Dentistry
Division of Oral and Maxillofacial Surgery
515 Delaware Street SE
7-174 Moos Tower
Minneapolis, MN 55455-0329
USA

Jesse A Taylor, MD, Assistant Prof
The University of Pennsylvania
Children's Hospital of Philadelphia
Plastic, Reconstructive and Craniofacial
Surgery,
Co-Director, CHOP Cleft Team
3400 Spruce St
10 Penn Tower
Philadelphia, PA 19104
USA

John F Teichgraeber, MD, Prof
Division of Pediatric Plastic Surgery
Department of Pediatric Surgery
University of Texas
Houston Health Science Center
6410 Fannin Street
Suite 950
Houston, TX 77030
USA

Sylvie Testelin, PhD, MD
Department of Maxillofacial Surgery
University Hospital
Avenue Laennec
Chu Amiens Picardie
80000 Amiens
France

Florian M Thieringer, MD, DDS, MHBA
Oral and Cranio-Maxillo-Facial Surgery
University Hospital Basel
Spitalstrasse 21
4031 Basel
Switzerland

Maria J Troulis, MD
Chief Oral and Maxillofacial Surgery
Massachusetts General Hospital
Walter C. Guralnick Professor and Chair
Oral and Maxillofacial Surgery
Harvard School of Dental Medicine
Warren 1201
55 Fruit Street
Boston, MA 02114
USA

Dieter Weingart, Prof, Dr med, Dr med dent
Klinikum Stuttgart, Katharinenhospital
Aerztlicher Direktor Klinik für Mund-, Kiefer-
und Gesichtschirurgie

Plastisch-ästhetische Operationen
Zentrum für Implantologie Leiter Kopfzentrum
Kriegsbergstrasse 60
70174 Stuttgart
Germany

Frank Wilde, MD, DMD
Military Hospital Ulm
Academic Hospital Ulm University
Oberer Eselsberg 40
89081 Ulm
Germany

Hans-Florian Zeilhofer, Prof, Dr med,
Dr med dent
University Hospital Basel
Clinic and Policlinic for Maxillofacial Surgery
Spitalstrasse 21
4031 Basel
Switzerland

James J Xia, MD, PhD, MS, Prof
Professor of Oral and Maxillofacial Surgery
Director of Surgical Planning Laboratory
Houston Methodist Hospital
6560 Fannin Street
Suite 1280
Houston, TX 77030
USA

颅颌面外科学
肿瘤、骨畸形与创伤
Advanced Craniomaxillofacial Surgery
Tumor, Corrective Bone Surgery and Trauma

肿瘤、骨畸形与创伤
Advanced Craniomaxillofacial Surgery
Tumor, Corrective Bone Surgery and Trauma

中文版序

<hr/>

    颌面部创伤、牙颌面畸形是临床上常见的疾病，主要表现为患者面部畸形、口颌功能障碍，严重影响患者的身心健康。同时，由于创伤、缺损或畸形的个体差异大、复杂多样，需要规范、专业的个性化诊疗。长期以来，如何恢复患者理想的面形及咬合功能，对于临床医师来说一直充满着挑战。由 Michael Ehrenfeld、Paul N Manson、Joachim Prein 三位教授领衔主编，国际著名专家、学者共同编写的 *Principles of Internal Fixation of the Craniomaxillofacial Skeleton—Trauma and Orthognathic Surgery* 一书，对颌面部创伤、牙颌面畸形的正颌外科治疗进行了系统、专业的讲解，对创伤、正颌专业知识的普及、治疗规范化起到了非常重要的作用。当时，为了国内同行更加方便地参考、借鉴及普及专业知识，我们组织团队对该书进行了翻译。中文版《颅颌面骨内固定原则——创伤与正颌外科》出版以来让大家获益匪浅。

    7年之后，该书的进阶版 *Advanced Craniomaxillofacial Surgery: Tumor, Corrective Bone Surgery and Trauma* 在大家的期盼中问世。本书由 Michael Ehrenfeld、Neal D Futran、Paul N Manson 和 Joachim Prein 四位教授领衔主编，国际内固定研究学会（AO）基金会资助，国际著名专家教授共同编写。本书在 *Principles of Internal Fixation of the Craniomaxillofacial Skeleton—Trauma and Orthognathic Surgery* 的基础上进行了扩增，主要针对颅颌面的肿瘤、畸形和创伤的治疗进行阐述，主要包括颌面部骨缺损、畸形的诊治，具体章节分为：骨移植、骨瓣、骨替代材料技术的应用，下颌骨、面中部、颅颌面的切除与重建，复杂畸形的矫治及自体移植原则与技术等。

    本书紧扣临床，针对肿瘤、创伤继发颅颌面部位骨缺损的重建及畸形的矫治，既详细阐述临床上常规采用的治疗技术及方法，包括自体/异体骨移植、生物材料的开发应用、牵引成骨技术、骨组织工程技术、血管化游离皮瓣移植重建等，也介绍了微创内镜、3D打印、计算机虚拟设计、计算机辅助导航等新技术的进展及应用。同时，倡导多学科诊疗模式（multi-disciplinary treatment，MDT），采用多学科专业的紧密分工、协作配合来提高诊疗效果。

    上海交通大学医学院附属第九人民医院于洪波、王旭东、郑家伟教授率领一支临床经验丰富、专业知识强的团队，将这本国际内固定研究学会颅颌面分会（AO

Cranio-Maxillo-Facial，AOCMF）的力作翻译成中文，并由上海科学技术出版社出版发行。相信本书一定会为本专业的临床医师和其他从业者的临床诊疗提供参考和借鉴，也将为本专业疾病诊疗的规范化和推广普及提供巨大的帮助。再次一并感谢本书的译者以及为本书的翻译、出版提供帮助的专家、学者，同时也要感谢国际内固定研究学会（AO）、上海科学技术出版社的大力支持及辛勤付出。

沈国芳

2023年6月于上海

中文版前言

在 *Principles of Internal Fixation of the Craniomaxillofacial Skeleton—Trauma and Orthognathic Surgery*（《颅颌面骨内固定原则——创伤与正颌外科》）出版 7 年后，我们终于迎来了该著作进阶版 *Advanced Craniomaxillofacial Surgery: Tumor, Corrective Bone Surgery and Trauma* 的出版。这部由 Michael Ehrenfeld、Neal D Futran、Paul N Manson 和 Joachim Prein 四位教授领衔主编、AO 基金会资助、汇集国际著名专家编写的论著得到了国际同行的高度认可。由于 AOCMF 的跨学科性质，这部专著囊括了口腔颌面外科、整形外科、耳鼻咽喉科、眼整形外科、头颈外科医师和研究人员的贡献。

Our life has a limit, but knowledge has none.
吾生也有涯，而知也无涯。（庄子，公元前 369 年—公元前 286 年）

Books are the ladder of human progress.
书籍是人类进步的阶梯。（Gorky，1868 年—1936 年）

知识、科技的进步，推动了生产力的不断发展，也促进了社会分工越来越细、专业化程度越来越高，也是我们人类社会发展的必然趋势。专业化提高了工作效率，更能促进知识的发展、技术的创新。医学专业的分工亦是如此。因此，汇集国际各专业的顶尖专家，编撰一本有关颅颌面外科肿瘤、骨畸形与创伤诊治的参考书，就显得尤为重要，可以促进不同专业医师、研究人员学习交流，进而推动颅颌面外科专业的发展及提升。

AO 基金会于 1958 年创建于瑞士比尔，旨在通过内固定原理和方法的研究、相关内植物的开发、手术疗效的评价、世界范围的再教育课程和严格的产品质量保证，来改善创伤和骨骼 - 肌肉系统疾病患者的功能。AOCMF 作为 AO 基金会四大临床部门之一，成立于 1974 年，后于 2003 年进入中国，并在杭州开展了第一届初级操作学习班。迄今为止在国内已经开展了 80 多个 AOCMF 的学习班，培训医师超过 4 700 名，为我国口腔颌面外科、整形外科、头颈外科等专业的发展及医务人员的技能提升做出了重大的贡献。AO基金会资助出版的图书也对该专业理论知识的普及、操作技能的规范起到了很大的推动作用。

《颅颌面骨内固定原则——创伤与正颌外科》主要阐述颌面部骨骼的基础知识、内植物材料及类型，并着重介绍创伤处理原则；后半部分介绍了颅颌面骨各部位骨折的治疗方法，并且将正颌外科相关的颌面部标准截骨及固定技术作为专篇详细论述。本书的重点是颅颌面肿瘤、畸形和创伤的治疗。颌面部畸形、缺损个体差异大、复杂多样，要恢复正常的口颌功能及理想的面部外形，对临床医师而言是一大挑战。因此，本书着重针对颌面部骨缺损、畸形的诊治进行详解，主要包括：骨移植、骨瓣、骨替代材料技术的应用，下颌骨、面中部、颅颌面的切除与重建技术，复杂畸形的矫治及自体移植原则与技术。对于最新的进展，如数字化外科、新材料技术的开发应用，也进行了详细的论述。

感谢郑家伟教授的帮助、上海科学技术出版社的支持。衷心感谢邱蔚六院士、张志愿院士、沈国芳教授的悉心指导；感谢翻译团队所有成员的大力付出、精心润色。在这一年的时间里，所有译者在承担繁重的临床、教学及科研工作之余，为此付出了大量的时间与精力，我们对他们表示由衷的敬意与感谢！

本书读者对象主要为从业的颌面外科、整形外科、耳鼻喉外科、头颈外科医师及研究人员。我们相信本书的出版有助于国内该领域医师、学者的学习及交流，具有重要的参考价值。希望《颅颌面外科学：肿瘤、骨畸形与创伤》能为临床医师提供指导及借鉴。由于经验有限，难免在翻译过程中存在疏忽或不足，欢迎广大读者与同道指正。

于洪波　王旭东
2023年5月于上海

英文版前言一

在 *Principles of Internal Fixation of the Craniomaxillofacial Skeleton—Trauma and Orthognathic Surgery* (《颅颌面骨内固定原则——创伤与正颌外科》) 出版7年后，这部 *Advanced Craniomaxillofacial Surgery: Tumor, Corrective Bone Surgery and Trauma* (《颅颌面外科学：肿瘤、骨畸形与创伤》) 现已发行。这是AO基金会临床分支——AOCMF的课题之一。由于AOCMF的跨学科性质，这部专著囊括了口腔颌面外科、整形外科、耳鼻咽喉和眼整形外科、头颈外科医师及研究人员的贡献。

医学知识快速发展，其传播方式也在发生转变，正由传统的印刷媒介向数字化演示转变，包括视频传播。然而，从另一个角度来说，与传播方式不同，手术学的基本原则和手术标准并没有迅速地改变，而是保持着相对稳定。因此，仍然需要出版一本书，介绍当下的颅颌面骨相关手术。

全书分为六篇。第一篇从整体上介绍了骨移植/皮瓣、骨替代材料和相关技术，第二、三篇从不同方面阐述了下颌骨、面中部和颅面交界部的切除与重建手术，第四篇讨论了严重畸形或复杂状况下颅面骨骼的整复，第五篇介绍了相关的影像学与设计技术，最后一篇则讲述了面部同种异体移植的原则及技术。

全书共有1 300多个图表，充分展示真实的手术细节。文字和插图的结合旨在支持外科专业化培训的实际操作，同时也将为有经验的外科医师查阅和更新外科理论知识提供参考。

本书所有章节均由多个外科医师编写而成，我们也做了巨大的努力，旨在撰写一部系统、完整的专著。我们真诚地希望此书能为读者提供有价值的内容，并欢迎评论与反馈。

Michael Ehrenfeld, MD, DDS

颅颌面外科学
肿瘤、骨畸形与创伤
Advanced Craniomaxillofacial Surgery
Tumor, Corrective Bone Surgery and Trauma

英文版前言二

在 2012 年出版 *Principles of Internal Fixation of the Craniomaxillofacial Skeleton—Trauma and Orthognathic Surgery* 7 年后，Futran 教授联合 Ehrenfeld 教授、Prein 教授和 Manson 教授主编了介绍颅颌面外科技术的 *Advanced Craniomaxillofacial Surgery: Tumor, Corrective Bone Surgery and Trauma*。众多国际知名专家从多学科的角度，共同致力于编写一部全面介绍复杂头面颈部手术技术分析及治疗方案的专著，这在以前是不可能完成的，除非由一个世界性的综合颅颌面外科院所才能打造，如具有跨学科特质的国际内固定研究学会（AO）基金会。过去的 40 年，我们不断拓展对于头颈及颅面骨骼疾病的认知，见证了治疗技术的突飞猛进，包括新的手术、固定和移植方法，特别是在手术设计与分析和植入物方面，取得了很大进展。新的发展产生了创新性的治疗理念，特别是在手术方面。坚固内固定技术、颅面术野暴露及现代化数字设计正逐渐被应用于创伤、肿瘤、正颌与颅面手术，对于整个头颈部的重建与骨骼整形手术来说都是有益的。

这部进阶的专著补充了 7 年前第一本书所介绍的不足，如用于颅面部手术、创伤、肿瘤、正颌及骨整形等的骨与软组织手术的复杂技术，也充实了基本理论。本书还介绍了除以上所述的基本信息和手术步骤以外的处理有挑战性疑难问题时所需的知识，并且讲述了综合治疗规划技术及相关进展的应用，以便在更具挑战性的治疗中取得良好效果。

多学科的专业知识提供了一个全面而独特的跨学科视角，这是打造"多学科综合诊疗"方法所必需的。而这种方法又是成为一个高级医疗中心（包含口腔颌面外科、整形及重建外科、耳鼻喉科和面部整形及重建外科、眼及眼整形外科、神经外科和头颈外科）所需要的基本条件。这部专著将每个学科专业知识的精华汇聚在一起，体现整个面部骨外科技术过去 40 年发展的精髓。事实上，显微血管外科、骨骼分析、计算机辅助手术设计、复杂个性化植入物的创建、综合影像学分析及周密的手术计划，如手术建模、患者个体化植入物和精准数字化术前设计及分析等的出现，带来了新的原则、技术，缩短了手术时间，减少了手术失误，并创造了新的结果，从而使独立的外科医师能够更高效地完成复杂的手术。

　　重要的是，这些影像学分析和计算机辅助设计的新技术可以让较大范围的从业人员进行疑难少见和高度复杂的手术。同样，在术后使用这些技术，结果产生的数据将直接转化为新的和更好的治疗方法，从而形成良性循环，不断创造出新的更好的术式。新技术的迅猛发展可能在一开始会让每一个执业医师不知所措，但本书将它们分成几篇，从而使读者易于掌握，并能与个人的临床经验相辅相成。

　　组建和协调这一支由国际专家和专业团队组成的才华横溢的编者队伍是一项艰巨的任务。编写风格统一、内容详细和系统全面的著作的质量标准，远远超出了现有的大部分多作者编撰的教科书，同时，质优量大的插图能使讨论的技术原理被读者充分地认识并掌握，从而有望提高医学从业者所从事领域的知识和技能。参考文献则是进一步扩展知识和提升实践技能的补充学习内容。

　　如今，多样的手术方式、植入材料和手术分析与设计技术，能让我们的患者通过简单而直接的手术获得更好的结局。尽管增加了植入物、手术分析和相关技术的费用，但医生通过缩短手术时间、降低并发症发生率、避免再次或修正手术，仍能为患者减少手术费用。预后改善也充分证明了所取得的成效。

　　凭借AO基金会独特的组织结构，我们有幸见证跨时代的、全球性的、多学科的协会建立并从中受益。所有专家共同致力于编写本书所提供的全面的跨学科内容。我们相信，在汇总和编排的过程中，我们与各位读者一样，获益良多。

　　我们代表所有编写人员，向AO基金会和它的赞助者致以诚挚的谢意，我们感谢他们提供的跨学科知识交流平台和教育网络。

　　希望读者享受这份在AOCMF国际性跨学科专家们的共同努力下诞生的特别的馈赠，祝好运，学习愉快！

Michael Ehrenfeld, MD, DDS, Prof

Neal D Futran, MD, DMD, Prof

Paul N Manson, MD, Prof

Joachim Prein, MD, DDS, Prof

致　谢

编辑们对作者的贡献表示感谢，感谢他们慷慨分享他们的知识和经验。我们坚信，本书将为颅颌面外科医师的培训提供良好帮助。同时，为了避免重复及保持一致性，编辑需对原稿进行改动，我们深深感激作者对此的理解。

特别感谢 Almuth Nussbaumer 在本书的协调工作中为我们提供的大力帮助。

AO 教育机构团队提供了大量的资源和专业知识，没有他们就没有这本书。我们感谢 Vidula H Bhoyroo 对本书的总体规划和管理，以及 Urs Rüetschi、Robin Greene、Carl Lau 和 Jecca Reichmuth 对本书的全力支持。

非常感谢所有的插画师，特别是主插画师 Marcel Erismann。我们也很感谢 Roman Kellenberger 在排版过程中做出的巨大贡献。

我们对 Hans F Zeilhofer 教授和 Christoph Kunz 教授在本书出版过程中慷慨地提供他们单位的基本设施和信息、为 Prein 教授提供后勤支持深表感激。

我们同样感谢 AOCMF 的前任及现任执行董事 Tobias Hüttl 和 Erich Roethlisberger，感谢他们对本书始终如一的支持。

最后，感谢我们的家人在本书出版过程中给予的耐心、帮助和支持。

颅颌面外科学
肿瘤、骨畸形与创伤
Advanced Craniomaxillofacial Surgery
Tumor, Corrective Bone Surgery and Trauma

目　录

颅颌面外科学
肿瘤、骨畸形与创伤
Advanced Craniomaxillofacial Surgery
Tumor, Corrective Bone Surgery and Trauma

第一篇

骨移植、骨瓣、骨替代材料与技术

Bone grafts, bone flaps, bone replacement materials and techniques

<table>
<tr><td>第一章</td><td>

骨移植及骨瓣的获取及类型

Types and harvest of bone grafts and bone flaps

Michael Ehrenfeld, Christine Hagenmaier, Remy H Blanchaert Jr

</td></tr>
</table>

第一节　引言

在颅颌面（craniomaxillofacial，CMF）手术中，骨移植和骨瓣常用于骨缺损的修复。先天性畸形和发育障碍、肿瘤手术、外伤、药物相关性骨病、辐射或感染等均可导致骨不足或骨缺损。骨移植也用于美容手术。

新鲜自体骨如今仍是所有可用骨替代材料中的金标准（Axhausen，1962；Schweiberer，1970；Tessier等，2005）。不可吸收的异体材料（如多孔聚乙烯、硅橡胶、陶瓷材料）由于不会发生非血管化自体骨移植不可预测的早期改建和吸收，是首选的轮廓充填材料。骨移植的获取本身可能产生并发症和副作用（Tessier等，2005）。

原则上，新鲜自体骨可通过非血管化骨移植、带蒂骨移植和血管化游离骨瓣获取（Bardenheuer，1892；Sykoff，1900；Krause，1907；Axhausen，1908；Lexer，1908；Rydygier，1908；Lindemann，1916；Matti，1932；Converse，1945；Conley，1972；Boyne，1973；Taylor等，1975；O'Brien，1977；Taylor等，1979；Quillen，1979；Ariyan，1980；Swartz等，1986）。带蒂骨移植如今很少用于CMF重建手术，因此，本章不做进一步讨论。非血管化的自体骨可采集骨松质和骨髓、骨皮质、骨皮质松质及骨粉（小颗粒骨皮质）。

在术前规划阶段，外科医师必须对患者进行仔细评估，根据缺损特征、周围软组织的质和量及具体的手术适应证，确定所需骨的类型。然后必须考虑可行的供区并制订手术计划，以平衡每个合适供区的风险收益比和移植骨/瓣类型。本章回顾了颅颌面重建中最常用的移植骨和骨瓣供区。为外科医师介绍可行的供区选择，并概述用于移植骨/瓣获取和供区处理的方法。

第二节　非血管化骨移植

非血管化骨移植主要获取于几个特定的供区。在受区，移植骨主要通过组织向内生长以实现骨再生。因此，受区必须要有良好的生物学质量，特别是需具有良好的血流灌注，并要确保移植骨具有360°的覆盖以避免暴露、污染和愈合障碍（Axhausen，1962；Schweiberer，1970；Axhausen，1951；Axhausen，1952；Chalmers，1959；Williams，1962；Heiple等，1963；Ray等，1963；Burwell，1965）。

非血管化移植骨的骨再生往往伴随再吸收、重塑和骨成熟的过程，也常常伴有骨量损失。骨吸收的量取决于许多因素，如移植骨的尺寸和密度（体积更大、更致密的移植物骨需要更长的再生时间，因此它们显示出更大的骨丢失百分比）、骨的类型（骨皮质、骨松质、骨皮质松质、骨粉）、受区软组织质量（血管化情况）、生物力学特性（功能负载）及移植骨与周围骨的固定情况（Lexer，1908；Lentrodt等，1976；Eitel等，1980；Schweiberer等，1981；Lentrodt等，1987）。无法预测非血管化移植骨的骨量丢失。

非血管化骨移植的适应证　非血管化骨移植适用于骨缺损填充，如大的囊肿切除后（见第二篇第三章）。另一广泛适应证是用于修复前准备和牙种植术中的牙槽嵴骨增量（见第四篇第四章）。上、下颌骨小范围连续性缺损可以采用非血管化骨移植；其他适应证包括正颌手术中的截骨间隙、骨折缺损区域和面裂（见第四篇第六章和第七章）（Steinhäuser，1968）。非血管化骨移植已用于美容手术的填充操作（颧骨填充、颏填充），但由于仍存在骨量丢失可能，应考虑使用陶瓷植入物或多孔聚乙烯等不可吸收移植材料来代替（Reuther，1979；Bell，1992）。

一、骨松质及骨髓

骨松质和骨髓通常用于颅颌面小范围缺损的重建。当只需要少量移植骨时，可使用套管针从髂骨或胫骨获取，也可以通过开放性手术获取。通过套管针获得的移植骨量适用于小缺陷，如骨折后骨不连或上颌窦提升。获取移植骨的操作往往比较简单，但需要正确选择最适合的供区并仔细获取移植骨，以最大限度地避免供区可能的并发症。骨松质移植的受区准备更为关键。形成血供良好、大小合适的软组织袋对于容纳移植骨和血运重建至关重要。避免暴露于口腔及细菌污染也十分关键。骨移植受区需要广泛剥离软组织并消灭潜在可能的无效腔，应使用负压引流避免形成血肿和积液。围手术期按常规方式给予抗生素。压缩的骨松质和骨髓较好处理，并可良好塑形以实现解剖学上适当、充分的缺损填充。

本章概述了髂骨和胫骨这两个颌面骨移植重建中最常用的供区，并描述其一般特征。本章后续部分将介绍髂前、髂后和胫骨的开放式获取技术。

（一）髂骨

髂骨是颅颌面重建中使用自体骨松质的常用供区，可以从髂前或髂后取骨。相较于需要患者采用俯卧位的髂后取骨，髂前取骨由于入路简单方便而更为常用。然而，当需要大量骨松质（压缩＞35 mL）时，髂后则是更合适的供区，也是需要双侧髂前取骨的替代选择。髂前骨、髂后骨的特征不同，然而，这对于获取骨皮质松质更为重要。主要的颅颌面重建通常需要开放式手术来获取足够的移植骨量。髂后区可提供较薄的单层骨皮质和骨松质，成年患者往往可见到脂肪。髂前区可以采集骨松质和骨髓，也可以采集单皮质或双皮质移植骨，具有更厚的皮质成分和较少脂肪的骨松质和骨髓。

1. **髂前取骨技术（内侧取骨）** 患者取仰卧位。在某些情况下，同侧臀部下方放置一个折叠的布单进行垫高，可使内侧的视野更加清楚。用手术标记笔从髂前上棘（anterior superior iliac spine，ASIS）到髂结节的皮肤勾勒出髂骨的轮廓。供区需要进行广泛消毒和铺巾。切口长度设计取决于所需获取的骨量。一般来说，在髂嵴上方或稍外侧平行于髂嵴做一个2~6 cm的切口（图1-1-1）。

切口与髂前上棘的距离应大于1 cm，以尽量减少对股外侧皮神经的损伤。切口经过皮肤和皮下组织，然后穿过Scarpa筋膜（译者注：腹壁下份浅筋膜深层）。继续分离至髂嵴上的腱膜（图1-1-2）。

小心切开腱膜以尽量减少出血并有助于恢复。仔细的骨膜下剥离可以很好地暴露术区。避免过度牵拉软组织，以免损伤股外侧皮神经。仅获取骨松质时可以用骨凿劈开髂嵴，并用骨凿和（或）刮匙获取骨松质（图1-1-3）。

在儿童患者中，髂嵴仍被软骨覆盖。使用手术刀可以轻松地将软骨从骨上剥离下来，并向内侧的软组织蒂部反折，以达到骨面。将收集的骨松质放入30 mL注射器中并压缩以便更好地测量体积（图1-1-4）。

然后可以将注射器放在用冷生理盐水浸湿的手术巾上并放在一旁备用。这一方法简化了骨收集步骤，显示了取骨的实际体积，并有助于将骨转移到

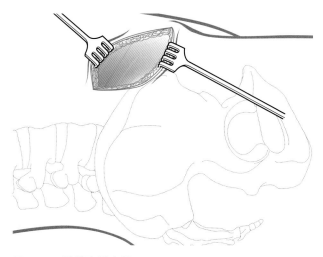

图1-1-1 髂前取骨入路。

受区。然而，需注意的是，骨松质和骨髓不应放入生理盐水及类似溶液中冲洗，以免损失细胞和蛋白质。

在取骨部位放置可吸收止血材料常可控制出血，而不需要放置负压引流，最后分层关闭术创。

2. 髂骨（髂后技术）　患者取俯卧位。在放置适当的侧胸支撑和旋转手臂时要格外小心，以避免过高的通气压力和神经损伤。使用可弯曲床，并应用反向Trendelenburg姿势，以保持上半身与地板平行（图1-1-5）。

用手术记号笔勾勒出手术解剖标志，包括髂嵴、骶骨和臀大肌附丽（图1-1-6）。然后，手术区域消毒，通过铺巾将肛门区域隔绝在手术区域之外。

平行髂后嵴在其下做弧形切口。切口应在骶髂关节外侧1~2 cm，以避开膝神经。向深面解剖分离，穿过筋膜至臀大肌附丽。然后切开并翻起骨膜，在肌肉附丽处暴露三角形凸起。建议通过触诊确定坐骨切迹的位置，避免在周围区域使用拉钩。确定坐骨切迹位置后，放置一个拉钩以方便取骨。

使用骨锯和（或）骨凿去除髂外侧皮质，使用骨凿和（或）刮匙收集其深面的骨松质（图1-1-7）。

避免损失内侧骨皮质和骶髂关节。如果只需要骨松质和骨髓，可以复位骨皮质并用微型板固定。一般情况下，使用可吸收止血材料即可，无须使用负压引流。使用可吸收缝线分层缝合关创。

（二）胫骨

近年来，胫骨近骺端重新开始被作为采集骨松质的替代部位。在建立了取骨方法及其在颅颌面手术中的应用之后，胫骨已成为髂前取骨公认且常见的替代方法，可用于仅需要少量移植骨的缺损。报道中该方法的主要优势是并发症较少。局部麻醉和深度镇静下进行胫骨取骨的报道说明手术操作较为简单，该技术在颅颌面手术中有一定的实用性。文献报道中未压缩的取骨量15~25 mL。该取骨量非常适合只需要骨松质的场景，如种植体植入前准备的牙槽骨重建（上颌窦提升等）和骨折不愈合的处理（Herford等，2003）。

1. 取骨　髌腱外侧手术入路或内侧入路均可

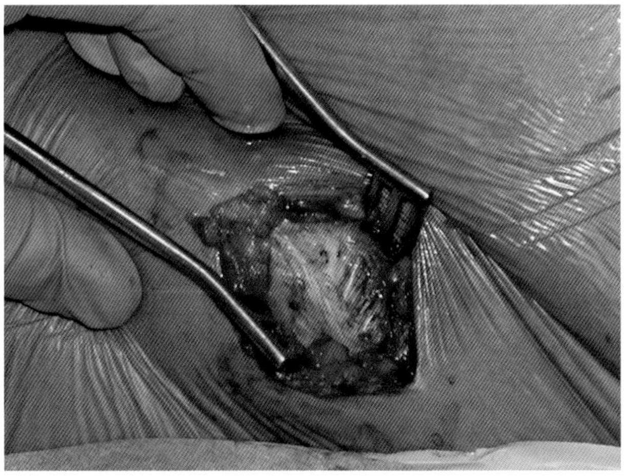

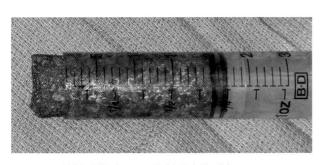

图1-1-2　切开皮肤和皮下组织后，露出筋膜。

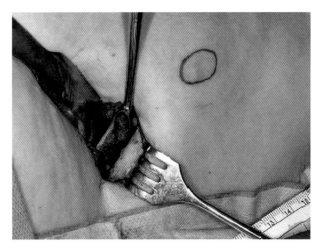

图1-1-3　用刮匙采集骨松质和骨髓。

图1-1-4　骨松质移置30 mL注射器中并压实。

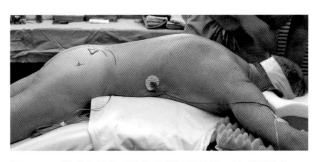

图1-1-5　髂后取骨的正确体位摆放是关键，注意侧边垫。

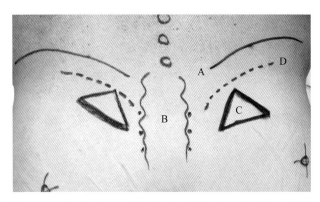

图1-1-6 上界（A）、髂嵴（B）、骶骨（C）和臀大肌附着结节。D是切口线。

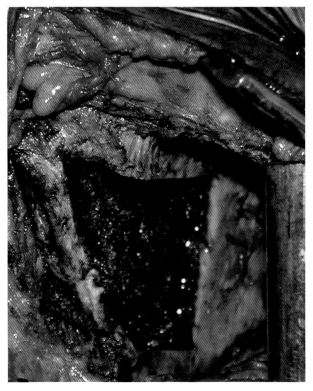

图1-1-7 在去除部分外侧骨皮质后，可很好地进入骨松质和骨髓。

行。标记小腿近心端的解剖标志点，包括髌腱附丽和胫骨平台（图1-1-8）。

切口长度取决于所采用的取骨技术。套管针仅需要小的穿刺口。其他情况，切口向下延伸切开并翻起骨膜，然后使用矢状锯或超声骨刀去骨并建立骨窗（图1-1-9）。

刮匙收集的骨松质放置于独立的小容器并放置一旁备用。术创内放置止血材料有助于局部止血，然后分层缝合关闭创口。伤口放置敷料后，腿部使

用轻度压力弹性绷带包扎。在几周内快速恢复正常活动后，即可以下地行走。

二、骨皮质

骨皮质移植在颅颌面重建中可用于结构支撑和Onlay植骨。用于支撑结构方面，包括在没有骨接触的情况下延长上颌骨，以及在颅颌面高能创伤中恢复面部骨性支柱。在正颌手术中，下颌支矢状劈开后近心骨段的远心部分可获取骨皮质。这些移植骨可用于上颌骨填充并在双颌手术中用于上颌骨前移或延长后的间隙植骨。其他骨皮质可选来源包括颅顶或髋部外层皮质。骨皮质移植还可用于牙槽骨重建中的表面增量，例如，由于萎缩或外伤造成的骨量丢失，为骨种植体植入创造条件。

移植骨皮质需要坚固固定以获得最佳效果。移植骨完成塑形后，应尽可能使用拉力螺钉来稳定移植骨。小钛板/微型钛板固定是另一种替代方法。未能坚固固定的移植骨会发生移动、松动、感染和快速吸收。

（一）下颌骨

从下颌骨采集的骨皮质可用于Onlay植骨，为牙种植做准备。该操作通常可在局部麻醉或局部麻醉联合镇静下进行。与远距离供区相比，患者对口腔供区的取骨接受度更高。下颌骨的骨皮质通常取自下颌支或正中联合（图1-1-10）。

1. 下颌支 使用正颌手术相同的标准前庭沟后部切口和入路暴露下颌支。沿外斜线切开黏膜，在骨膜下剥离翻瓣，以充分暴露术区。使用小钻头、特殊设计的直角旋转锯或超声骨刀沿下颌支的外侧描记出拟取骨的轮廓范围。使用小弯骨凿撬起需获取的骨块，立即放置于受区并稳固固定或放置在一旁经盐水湿润的手术巾中。供区充分冲洗并单层缝合关创。面部相应区域可适当加压包扎，以消灭剥离产生的无效腔。

2. 下颌骨正中联合 通过标准前庭沟切口暴露下颌骨正中联合。切口设计于附着龈和游离龈交界处，保留一定的游离龈软组织袖带非常重要。掀起颏肌，并彻底剥离以充分暴露术区。最好在颏神经周围分离一圈并松解周围骨膜，以避免牵拉损伤颏神经。然后用小裂钻、超声骨刀或特殊设计的旋转

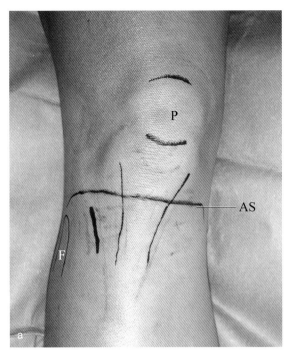

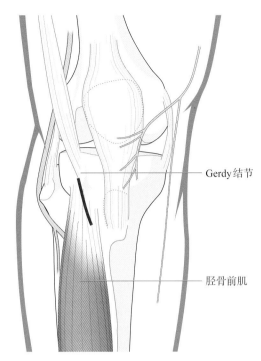

图1-1-8 a、b.计划从胫骨头外侧进行取骨。切口线（红色）与关节平面成倾斜角度，位于Gerdy结节的上方并超过Gerdy结节。P，髌骨；AS，关节面，即股骨胫骨关节平面；F，腓骨头。

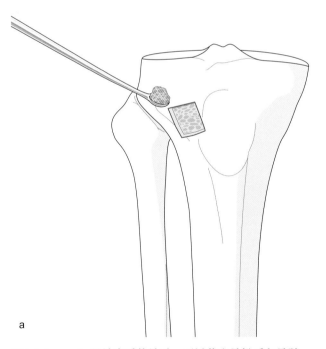

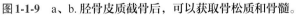

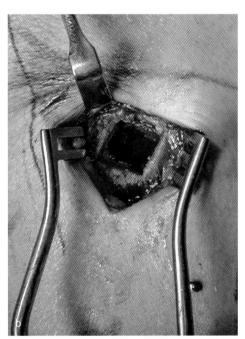

图1-1-9 a、b.胫骨皮质截骨后，可以获取骨松质和骨髓。

锯描记出拟取骨区的轮廓。必须注意的是，取骨区域应保持在根尖下数毫米。使用弯骨凿来撬起获取骨。缝合肌肉和黏膜两层软组织，关闭创口。颏肌需要有适当支持以保持美学效果。颏肌若没有重新悬吊，可导致颏下垂。颏部使用胶带或压缩敷料提供颏肌外支撑并消灭无效腔。下颌骨正中联合处取骨后疼痛和局部创口的并发症较为常见。

（二）上颌骨

上颌骨可从梨状孔（图1-1-11）或上颌结节获取少量骨皮质。通过上颌前庭沟黏膜切口进入上颌骨。

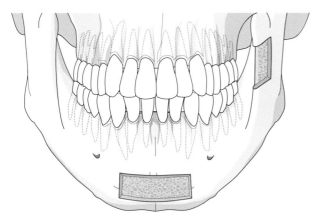

图 1-1-10 下颌骨可取骨区域。

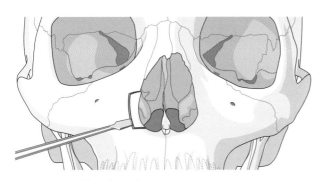

图 1-1-11 梨状孔旁取骨。

供区术后除数天的肿胀和疼痛外，没有明显其他并发症发生。骨量可满足小范围缺陷需要，如牙种植术中的局部骨增量。

（三）颅骨

在成年患者中，颅骨劈开取骨主要是获取外层骨板。然而，颅面手术中常常掀起颅骨全层骨瓣，因此也可以将内侧骨板单独分离获取。这里主要描述第一种方法（图1-1-12）。成熟发达的颅骨板障使颅骨外板的获取较轻松。当操作恰当时，供区并发症的发生率很低（Jackson等，1986）。较小的儿童常常没有外板、板障、内板这样分层明显的颅骨。这时，往往无法单纯获取颅骨外板；需要取颅骨全层并分成内外两层。将一层骨板回植以恢复颅骨连续性，保护大脑。

直接通过顶叶上方弧形切口或冠状切口来进入顶骨。在帽状腱膜下方广泛分离，轻度牵拉即可充分暴露术区。使用玫瑰球钻描记出拟取骨区轮廓，注意需完全截透颅骨外板，并不穿透颅骨内板。

然后在板障中使用骨锯或骨凿来完成截骨。有

角度的锯片有助于更方便地取骨。皮质骨较脆，注意将骨块周围均匀松解离断，轻柔地整体撬起骨块。对取骨块的任何部分施加过大的力都将导致骨块断裂或产生裂纹，当移植骨固定或重塑时，裂纹处会发生断裂。获取的移植骨应包裹在生理盐水浸湿的手术巾中，放在一旁或立即放入受区并稳固固定。大量冲洗后，供区放置负压引流后关创。

（四）髂骨

在只需获取骨皮质的情况中，较少使用髂骨作为供区。在某些时候，如临床特殊情况（如闭合性头部损伤）或术者操作经验等原因，可能需要使用该供区。髂骨获取骨皮质采用与本节"（一）髂骨"内容描述一致的入路和暴露方法。主要不同在于需使用骨锯或超声骨刀进行截骨。然后可以用直或略微弯骨凿轻松获取骨皮质。首选内侧骨皮质以避免取骨后造成的畸形。类似于图1-1-1~图1-1-13中所示的操作方法，但仅获取骨皮质。去除骨皮质后暴露的骨松质易出血。因此，取骨完成后需要在供区关创前特别注意止血，必要时需放置负压引流（Hall等，1981）。

三、骨皮质松质移植

（一）髂骨

在本节"（一）髂骨"内容中完全描述了从髂骨获取骨皮质松质的暴露方法。在髂前入路中，可以从髂骨内侧或外侧获取骨皮质松质块（图1-1-13）。

骨块可以与一侧或双侧皮质一起获取。取骨可以包括髂嵴部分或在髂嵴下方取骨（图1-1-14）。

为常规确保能获取完整的皮质松质块，建议使用骨锯。当遇到对侧骨皮质时，可以通过骨锯的触觉感知到。重要的是，垂直截骨和下方截骨需保证口大底小，以便可以从供区轻柔地撬起移植骨。先完成下方截骨可以避免垂直截骨、上方截骨时出血对下方截骨的影响。整个骨皮质松质块可直接转移到受区并用钛板钛钉固定（图1-1-15）。

对于节段式下颌骨重建，可沿下颌骨外侧表面放置重建板以提供足够的稳定性。额外的骨松质和骨髓可以放置在移植骨和受区原有骨的交叉处及截骨间隙中，以改善骨接触和保证骨结合。

（二）肋骨

肋骨为眼眶、颅骨、下颌骨髁突和下颌支的选

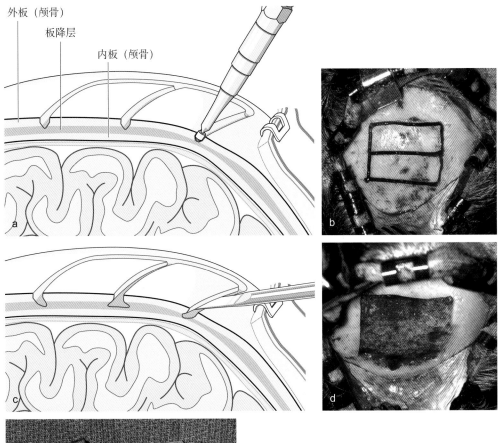

外板（颅骨）
板降层
内板（颅骨）

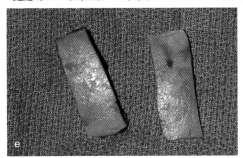

图 1-1-12　a~e. 颅骨外侧骨板获取时，先用玫瑰钻描记取骨区轮廓，后使用骨锯和（或）骨凿完成取骨（a、b）。使用骨凿放置在外侧骨板下方向上撬起移植骨（c）。显示取骨后供区侧面的情况，其中颅骨逐渐减少进入板障（d）。e 为获取的颅骨外板。

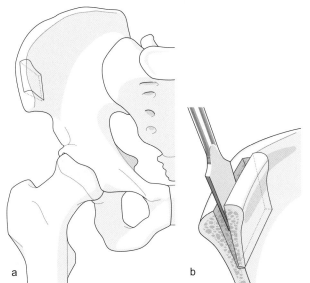

图 1-1-13　a、b. 在从髂骨内侧描记出拟获取骨皮质松质的形状和高度后，用骨凿撬起骨块。

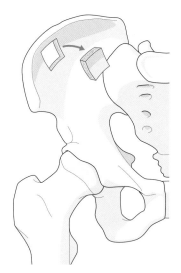

图1-1-14　通过从髂嵴下方取出骨皮质松质，保留髂嵴的外形。

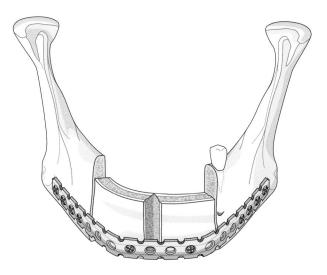

图1-1-15　用重建板固定颏部移植骨。骨松质和骨髓可用于填充截骨间隙。

择性重建提供了重要的供区来源。髁突头重建需要使用肋软骨移植物，也是肋骨移植物的一种衍生。在此情况下，获取具有5 mm软骨帽的复合移植骨。在肋骨与肋软骨交界处必须保留骨膜，为软骨帽/肋骨结构提供稳定性。

考虑术后夹板使用和通气不佳或肺不张等问题，创伤情况下避免使用肋骨作为供区。常使用第4~6肋进行取骨。该区域的肋骨形状最为合适。优先使用对侧肋骨进行下颌骨重建，肋骨弯曲弧度更为相近。

患者取仰卧位完成肋骨取骨。在供区身体下方放置一条折叠布巾有助于充分暴露术区。乳房下皱襞选择性切口可提供良好的视野暴露，遗留的皮肤瘢痕也可以接受（图1-1-16a）。

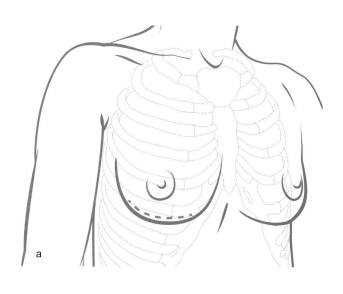

需要切开和翻起肋间肌筋膜后进行分离。在骨膜下可快速剥离暴露肋骨（图1-1-16b）。肋骨、肋软骨获取时，必须在肋骨软骨连接处的骨膜/软骨膜表面完成分离操作，操作需要轻巧。然后用刀片切开软骨，完成沿肋骨软骨交界处的深层分离。然后将肋骨向外轻柔牵拉，并使用超声骨刀或骨锯根据需要的取骨长度在外侧切断肋骨。肋骨剪往往会造成截断处肋骨骨折，不应使用。

适当塑形后，使用拉力螺钉稳定固定移植骨。需要注意的是，在每个螺钉放置部位使用一段钛板的孔洞部分作为垫圈，以防止螺钉固定时移植肋骨

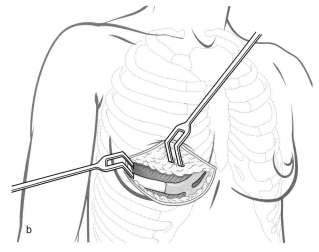

图1-1-16　a.用于收获复合肋软骨移植物的乳房下折痕中计划切口的轮廓。b.在骨/软骨连接处暴露肋骨。

开裂。并且，螺钉的固定位置应错开分布，以防止肋骨开裂（图1-1-17）。

四、骨粉

少量的小颗粒无血管化骨，也称为骨粉，可以通过从骨皮质表面刮取收集。骨粉可用于轻度骨缺损的填充、种植体周围植骨或截骨间隙和钻孔的填充植骨。

随着超声骨刀手术的出现，刮取骨也逐渐被采用。超声骨刀可使用特殊设计的骨刮刀头。这种刀头形状像小骨凿，可用于从骨皮质区域刮取骨颗粒，如颏部、下颌骨体部和下颌角、颧骨牙槽

嵴、颅顶。将刮取下的骨皮质小颗粒收集在连接有吸引器的骨收集器中（图1-1-18）（Benninger等，2012；Alt等，2003；Zaffe等，2007；Kainulainen等，2006；Graziani等，2007；Jackson等，1988）。

骨粉采集也可以与其他骨切割技术联合使用，如玫瑰球钻或Lindemann球钻。

第三节 血管化骨瓣

一、髂骨

血管化髂骨瓣的血供依靠旋髂深动脉（deep

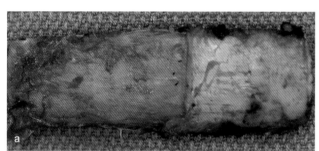
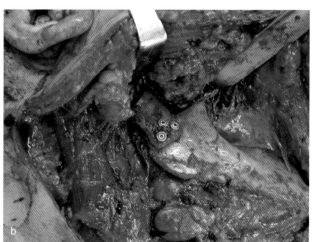
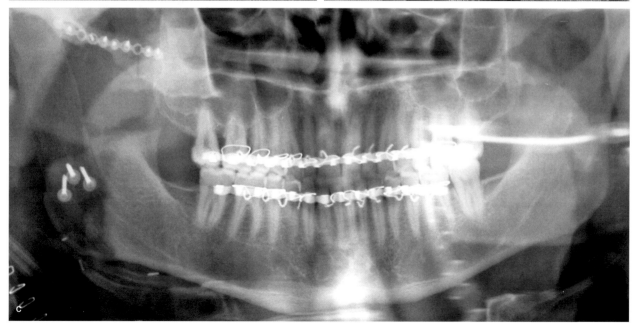

图1-1-17 a. 肋骨肋软骨移植，注意交界处保留的完整软骨/骨膜。b. 已植入的肋骨肋软骨移植物。钛板的孔洞部分用作垫圈，以帮助使拉力螺钉固定时的压力均匀分布在硬度不高的移植骨上。c. 术后影像显示移植骨的放置和固定。

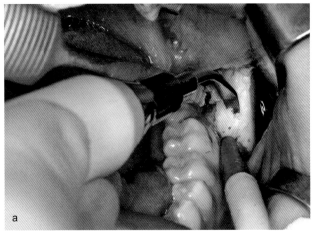

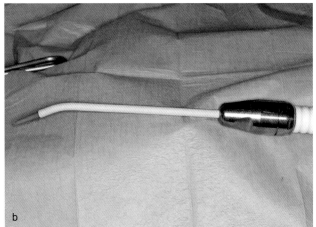

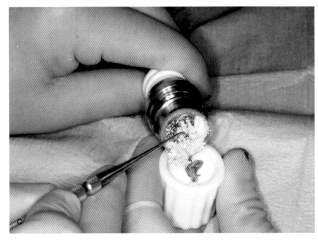

图1-1-18 a. 使用超声骨刀和骨刮取刀头从下颌骨外斜线收集骨粉。b. 连接到吸引装置的骨粉收集器（金属部分）。c. 打开骨粉收集器并移除获取的骨粉。

circumflex iliac artery，DCIA）及其伴随静脉。DCIA起自髂外动脉，其内侧为腹股沟韧带，一般距离为1~3 cm。通常有两条伴行静脉，在到达髂外静脉前1~2 cm处开始共干汇入。这两条静脉具有复杂的交通支，有时呈现为血管网，而不是两条独立的血管。DCIA和伴随静脉在腹股沟韧带上方延伸至髂骨内部，髂肌筋膜下方距回肠前段内皮层1~3 cm。DCIA的一个升支供应内斜肌，允许在使用同一个血管蒂的情况下同时进行带蒂转移（图1-1-19）。由于可用的皮瓣皮肤部分的厚度和稳定性，组织瓣最常用于修复缺失的黏膜或皮肤。皮岛可与血管化髂骨瓣一起获取。皮岛的血供来源于肌皮穿支血管（图1-1-20）。

髂骨瓣的一个显著优势是医师可以获取任何所需高度的骨。这使得重建时的高度调整有较大自由度，有利于基于牙种植的颌面修复（Urken等，1991）。

患者取仰卧位，供区使用床单或垫子垫高（图1-1-21）。手术区域广泛消毒铺巾。暴露区域向内界至半月线，上界至最下肋水平，外界尽量向外侧延伸（至少超过髂结节），下界至腹股沟下方约4 cm。需在髂嵴正上方制备皮岛。解剖分离的标志是可靠的股动脉触诊、ASIS和髂嵴（图1-1-22）。皮肤血供的肌皮穿支在术中较难识别和保护。通过多普勒超声识别穿支并在手术前标记在皮肤上。许多外科医师更喜欢使用内斜肌而不是皮岛重建口内软组织。

可以按两种不同顺序获取骨瓣。第一个顺序是在找到旋髂深血管后，可以先找到并解剖分离血管蒂，后分离软组织瓣，最后进行截骨以离断骨部分（中心到外周）。也可以先获取软组织瓣部分（皮肤、内斜肌），然后沿血管蒂向下至髂外血管的起点，后进行截骨（从外周到中心）。

对于中心到外周的方法，可通过皮肤切口寻找辨别血管蒂，该切口沿耻骨结节和ASIS之间连线的腹股沟韧带走行（图1-1-23）。

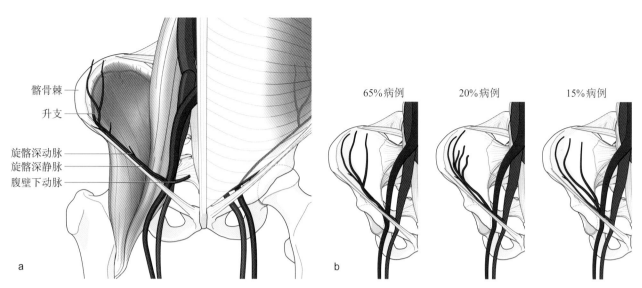

图 1-1-19　a. 皮瓣血管供应取决于旋髂深动脉（deep circumflex iliac artery，DCIA）和旋髂深静脉（deep circumflex iliac vein，DCIV）。发源于髂外血管，并在腹股沟韧带下方并平行腹股沟韧带向外和向上延伸，到达髂前上棘下方的髂骨，并继续走行于腹横肌和髂肌之间的凹槽中。一个向上分支在内斜肌下方向上延伸。b. DCIA 的一个上行分支在腹斜肌下方向上走行。已充分阐述的升支 3 个主要解剖变异，在皮瓣获取过程中需要注意这些变异。在 65% 的病例中，升支起源于 ASIS 内侧 1 cm 内的 DCIA。在 20% 的情况下，没有单一的上升分支。内斜肌由 DCIA 的一系列小分支提供血供。在 15% 的病例中，升支起源于靠内侧和近端位置。

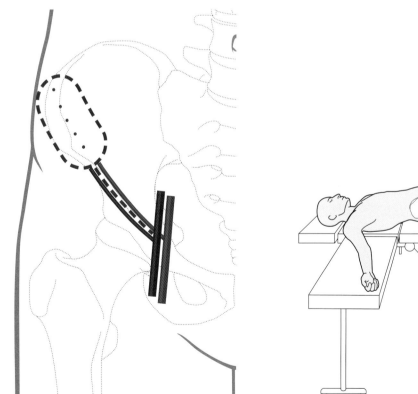

图 1-1-20　骨肌皮瓣的皮岛依靠位于髂嵴内侧的穿支滋养，穿支应位于皮岛中心。

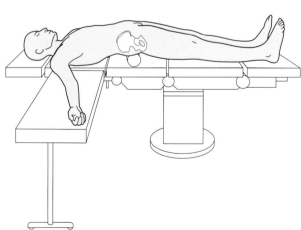

图 1-1-21　取髂骨瓣患者的体位。

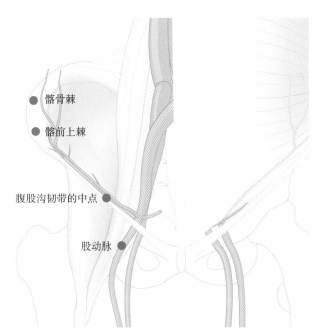

髂骨棘

髂前上棘

腹股沟韧带的中点

股动脉

图1-1-22 解剖标志包括有触诊可靠的股动脉、髂前上棘（ASIS）和髂嵴。

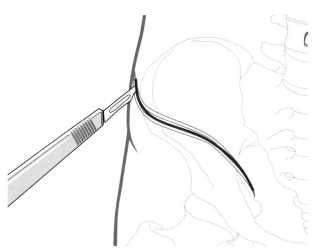

图1-1-23 获取骨肌瓣，无论是否携带额外的腹内斜肌，均可使用该皮肤切口。

可以触诊并显露股动脉。在腹股沟韧带下方，旋髂浅动脉通常在其外侧离开股动脉，可用于术中定位。在浅动脉上方2~3 cm处，DCIA将向外和向上离开髂外动脉。在内侧，腹壁下动脉离开髂外动脉，是另一个解剖标志。旋髂深静脉引流体系通常有两个伴随静脉，也可进行显露。在确定血管蒂后，在腹股沟韧带内或腹股沟韧带上逐层分开腹壁肌肉组织的。分离血管蒂直到ASIS正下方（图1-1-24）。在该区域，需要分辨股外侧皮神经，以

便在进一步解剖分离时进行保护。

为获取骨肌皮瓣，将已标记所需的皮肤部分向下切开至腹外斜肌的筋膜。将肌肉从骨面附着处横断3~4 cm，以保留包含穿支的肌袖（图1-1-25）。

血管蒂本身位于腹横肌和髂肌交界处附近。在距髂内侧面约2 cm处切开髂肌筋膜，以保护血管蒂。包含一条髂肌在皮瓣中。筋膜和浅表肌纤维分离后，使用骨膜剥离器将髂肌尾段部分从骨面剥离（图1-1-26）。

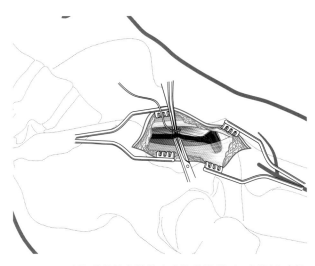

图1-1-24 寻找到髂外血管并分离腹壁筋膜后，解剖分离旋髂深血管。

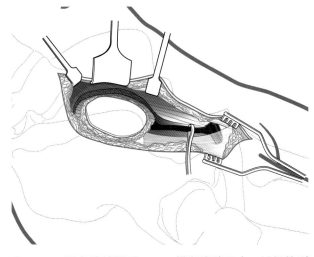

图1-1-25 距离髂骨附丽3~4 cm横断腹壁肌肉，以保护到达皮肤的穿支血管。

最后，在骨膜下剥离臀中肌部分，暴露髂前外侧面（图1-1-27）。

如果需带有额外内斜肌的髂骨肌瓣，则在髂嵴内侧和腹股沟折痕上方2~3 cm处做弧形切口。切口穿过皮肤、皮下组织和外斜肌筋膜。外斜肌筋膜很薄。切开后回缩，广泛暴露内斜肌（图1-1-28）。

将内斜肌切割成所需大小并向外牵拉。确定在肌肉下表面走行的DCIA上行分支（图1-1-29）。沿着升支向主血管蒂逆向解剖分离，直至旋髂深血管（图1-1-30）。

直到整个血管蒂被分离，血管解剖完成。需注意避免损伤股外侧皮神经。有时，升支可以直接发源自髂外动脉。此情况下，需要解剖两条动脉并进行动脉吻合。分离血管蒂后，结扎DCIA远端（图1-1-31）。

解剖后在皮瓣断蒂前做好准备，一旦受区准备好骨瓣植入，将血管蒂在髂外血管附近结扎并断蒂（图1-1-32）。如不需要额外的软组织（如皮肤、腹内斜肌），则只需将腹壁一小部分肌肉及筋膜（横肌、腹外斜肌、腹内斜肌）连同一条髂肌包含在皮瓣中以保护血管蒂，制备髂骨肌瓣（图1-1-33a）。如果取自腹股沟的瓣带有皮岛，则称为髂骨－肌－皮瓣（图1-1-33b）。

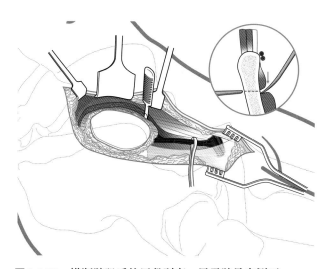

图1-1-26　横断髂肌后从尾段剥离，暴露髂骨内侧面。

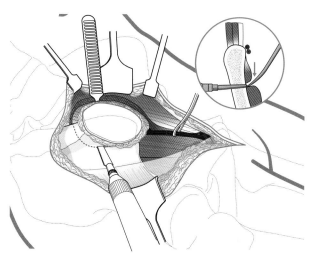

图1-1-27　取骨瓣前，在骨膜下剥离附着在回肠外侧的肌肉，暴露髂骨外侧面。

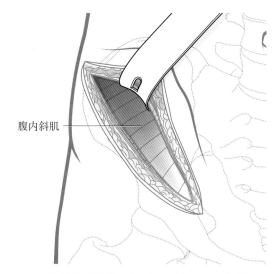

图1-1-28　外斜筋膜较薄，切开后回缩，显露内斜肌。

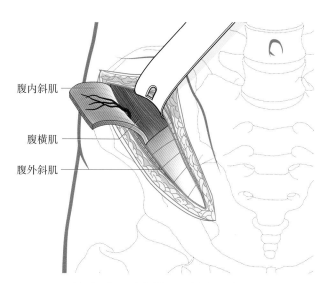

图1-1-29　按需要切开并向外翻起内斜肌。辨别寻找肌肉下走行的DCIA上行分支。

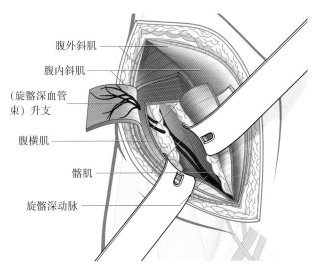

腹外斜肌

腹内斜肌

(旋髂深血管束)升支

腹横肌

髂肌

旋髂深动脉

图1-1-30　分离所需部位的内斜肌并寻找到升支后，沿升支向旋髂深血管逆向解剖。

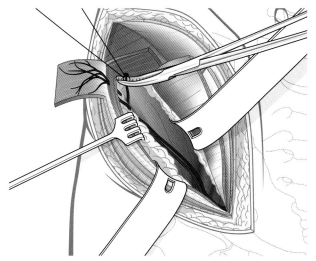

图1-1-31　血管蒂解剖完成后，结扎DCIA远端。

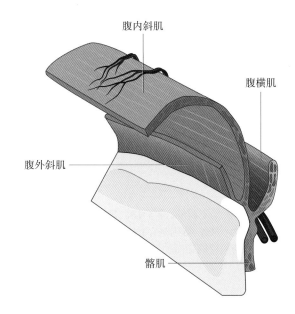

腹内斜肌

腹横肌

腹外斜肌

髂肌

图1-1-32　带内斜肌的孤立髂骨瓣。

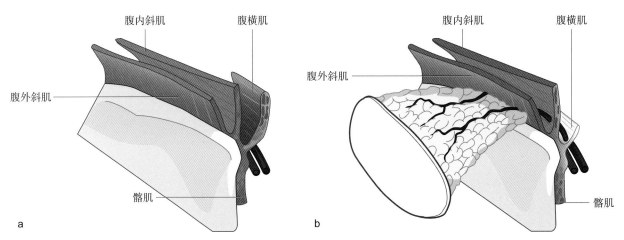

a

腹内斜肌　腹横肌

腹外斜肌

髂肌

b

腹内斜肌　腹横肌

腹外斜肌

髂肌

图1-1-33　a.没有额外软组织成分［腹内斜肌和（或）皮肤］的髂骨瓣。需要带有一薄条肌肉以保护血管蒂。b.带有皮岛的髂骨瓣。

根据所需的骨量和形状及术前计划，ASIS可以保留并包含在骨瓣中。应尽可能保留ASIS，并保留至少2~3 cm与脊柱相邻骨，以尽量减少髂棘骨折的风险。如果可以，保留ASIS并可在更靠后的部位取骨，因为血管蒂可以更长，具有帮助作用。如果需要将ASIS包含在皮瓣中，则需要将缝匠肌和阔筋膜张肌从骨面剥离。之后，在骨膜下暴露髂骨外面，并从外侧进行截骨。在截骨过程中需注意保护内侧的血管蒂。

皮瓣断蒂完全分离后，应立即将其转移至受区，以减少无灌注时间。皮瓣可以用生理盐水冲洗，不需要常规用抗凝剂冲洗。

可能需要截骨对骨瓣进行轮廓修整塑形，可通过开放式或闭合式截骨完成。通常，开放式截骨会增加骨长度，闭合式截骨会减少部分骨长度。通常在开放式截骨后进行骨瓣植入。以髂嵴为分界，截骨始终从髂骨外侧皮质进行，并只截透单层皮质，以免损伤位于髂骨内侧面的血管蒂和软组织。内侧骨用手指施压造成青枝骨折，以对骨瓣塑形（图1-1-34）。

骨瓣的固定也需要使用接骨板和螺钉在髂骨外侧完成（见第二篇第六章）（图1-1-35）。可以在皮瓣断蒂前有灌注时进行轮廓修整加工。

对供区进行细致处理对于避免并发症的发生至关重要。为了避免剩余髂骨松质部分大量出血，供区可使用骨蜡、纤维蛋白胶或其他局部止血材料进行填塞。供区需进行修补重建以避免疝气发生。腹壁必须准确对位、逐层缝合关闭。缝合时使用聚丙烯网或类似材料以提供支撑，则可减少疝气的发生。在剩余髂骨上钻孔使用缝线将肌肉重新缝合固定于骨面上（图1-1-36）。使用负压引流使腹壁肌肉和筋膜与皮肤相贴合。

二、腓骨

血管化游离腓骨瓣被公认为一种可靠且直接的骨移植方法，可以成功重建颌面部区域的骨缺损（Hidalgo等，1995），广泛用于下颌骨重建。腓骨

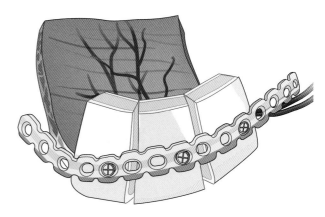

图1-1-35　用单皮质螺钉将骨瓣固定于重建板，双皮质螺钉可能损伤血管蒂，特别是在钻孔时。血管蒂位于髂骨内侧和重建后新形成的下颌骨内侧。

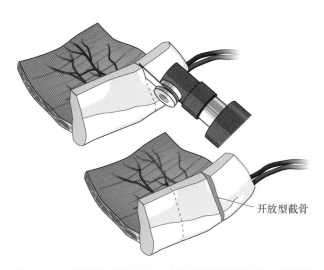

开放型截骨

图1-1-34　骨瓣轮廓修整时，在髂骨外侧进行单皮质截骨术，内侧骨皮质使用青枝骨折以避免损伤血管蒂。

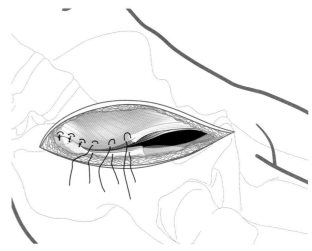

图1-1-36　为在创口缝合关闭时更好地保持腹壁的稳定性，可多个骨面上钻孔数个孔洞，并将腹壁肌肉直接缝合固定在骨上。

瓣最常用于消融性缺损（肿瘤手术）或撕脱性缺损（枪伤）后的重建。腓骨瓣也被证明适用于上颌骨重建（上颌骨支撑结构切除术后）。

腓骨瓣公认优点包括皮瓣血管直径粗、可用骨长度充分、可靠的皮岛和远供区–受区距离远，供区术后并发症发生率低。对腓骨瓣最常被指摘的缺点是腓骨高度不足而无法重建下颌骨。事实上，腓骨高度基本接近无牙颌下颌骨高度。使用腓骨瓣，已有大量病例成功完成下颌骨修复重建。

腓骨是小腿上较小的管状骨，其主要作用是上部关节的外侧组成部分。除此之外，腓骨仅承担小腿大约6%的负载。腓骨骨皮质厚，骨松质不多。在横断面中，腓骨呈现出三个边缘嵴，分别定义了外侧面、内侧面和后面（参见第二篇第六章）。腓骨包含骨内动脉，但腓骨瓣血供主要依靠附着肌肉和骨膜。除腓骨头和腓骨外踝，整个腓骨都被肌肉覆盖。从腓骨的内侧发出骨间缘，骨间膜附着在其上。小腿通常包含三个血管神经束，但也可能出现如两支血管的变异。前肌间隔和后肌间隔从小腿的浅筋膜延伸到腓骨。与骨间膜和股筋膜深层一起，它们形成了明确的解剖分割，其中包含三个血管束（图1-1-37）。

拇长屈肌在腓骨瓣获取时十分重要。靠近血管蒂的肌肉部分需要包含入骨瓣，以保护血管束并保

证骨膜对腓骨段的血供。若需要更多的肌肉量，更多的拇长屈肌和相邻比目鱼肌也可以包含在骨瓣中。对于带有皮肤的腓骨瓣（骨肌皮瓣），可以包含有腓骨外侧的皮岛，并带肌间隔穿支血管。穿支通常位于后肌间隔内，但也可穿行于相邻的肌肉组织中（图1-1-38）。

腓骨瓣依靠于腓骨血管。供区的术前评估非常重要。当血管系统的状态不确定时，临床评估应通过影像学检查来证实。如果临床检查显示存在任何外周血管疾病迹象，应进行磁共振血管造影、CT血管造影或标准血管造影。先天性变异也可能是使用腓骨瓣的禁忌证，尤其是腓侧血管循环占主导时（图1-1-39）。

取腓骨瓣时，患者仰卧位，整个下肢消毒铺巾。应首先进行受区评估并解剖合适的受区血管。在开始取腓骨瓣前，应先明确血管血流情况良好。这在二次重建、有颈部手术史和放射性骨坏死后的重建等情况下尤其重要。在某些情况下，如肿瘤切除和颈清与获取腓骨瓣可同时进行。

在膝盖上方使用无菌驱血带，获取腓骨瓣一般并不困难（图1-1-40）。然而，部分外科医师更倾向于在无驱血带的情况下获取腓骨瓣，可以清楚观察出血情况。如果在皮瓣获取时受区尚未准备可行皮瓣移植，则骨瓣与腓骨血管先不要断蒂，直到受

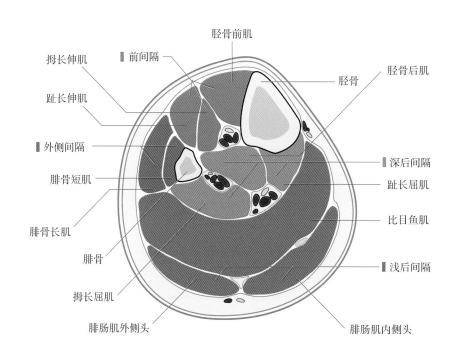

图1-1-37 小腿中部横断面，底面观。间隔、筋膜和神经血管束。

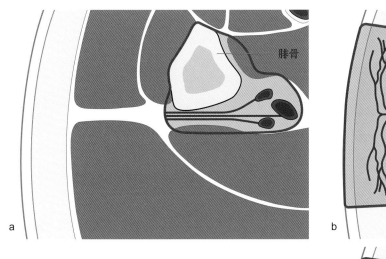
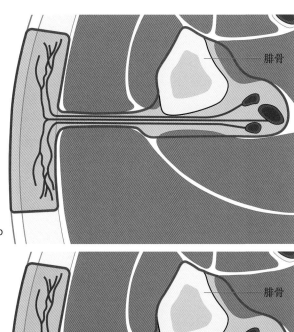

腓骨

a

b

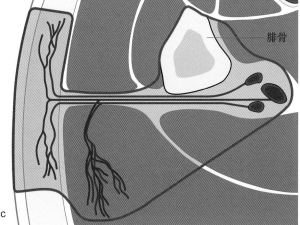

腓骨

c

图 1-1-38　不同腓骨瓣的设计。a. 带有拇长屈肌和胫骨后肌少量肌肉的腓骨瓣。b. 腓骨皮瓣（带有小部分肌肉）。c. 腓骨肌皮瓣，带有拇长屈肌和比目鱼肌的延伸部分。

图 1-1-39　腓动脉变异。前部或后部胫骨血管不足的患者禁用游离腓骨瓣，以免影响足部血供（约 8% 患者）。

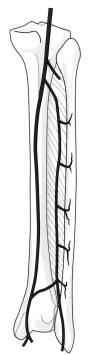
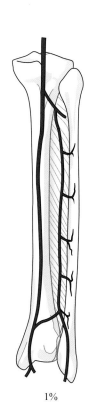
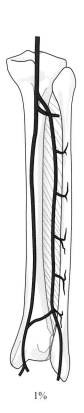
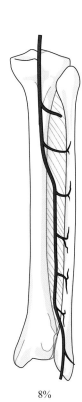

90%　　　　　　　1%　　　　　　　1%　　　　　　　8%

区完全准备好。然后可在转移到受区前对腓骨瓣恢复血液灌注。一些临床医师选择在腓骨瓣保持带蒂的情况下进行截骨和塑形，以最大限度地减少骨瓣缺血时间（见第二篇第七章）。现今，骨瓣轮廓修整和塑形通常使用CAD/CAM手术导板完成（见第五篇第三章）。

如果需要皮岛，则将其定位在外侧肌间隔（图1-1-41）。大多数至皮肤的穿支血管位于腓骨中下1/3交界处，可以通过多普勒超声来识别定位。

在腓骨皮瓣制备过程中，需要保留腓骨近端和远端各6~7 cm，以保证小腿的稳定性，尤其是上跳跃关节的稳定性。

取瓣时，沿腓骨外侧做直线或弧形皮肤切口。

切口应从腓骨头下方至少2 cm开始，以免损伤腓总神经。如果要包括皮岛，则应先进行标记，并应在术前使用多普勒超声识别定位穿支。皮岛的前界应包括在切口内（图1-1-42）。

切开皮肤，包括侧室的浅筋膜。继续解剖分离直至到达后肌间隔。在隔膜内找到穿支（图1-1-43）。

腓骨肌从腓骨骨膜上掀起并向前牵拉以暴露腓骨。应注意保护骨膜，尤其是穿支区域（图1-1-44）。然后锐性分离至骨间膜，留下一薄层的拇长伸肌附着在腓骨上（图1-1-45）。

为了增加骨段活动度并获得更好的手术入路，所需骨段被截断。暴露骨段时，仅在计划截骨的部

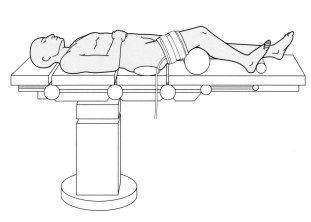

图1-1-40　获取腓骨瓣，患者取仰卧位，供区腿部膝盖弯曲。如果使用驱血带，则将其放置在大腿中部并充气（最多90分钟）至收缩压的2倍。

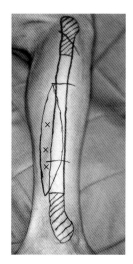

图1-1-41　此图简要显示了游离腓骨瓣供区和计划获取的皮瓣。术前通过多普勒超声定位穿支血管并标记在皮肤上。

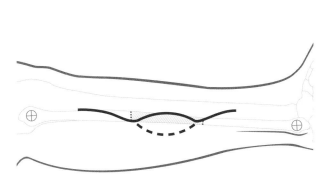

图1-1-42　可以做直线切口或弧形切口。在远端，将所需的皮瓣包括在切口内。切口从腓骨头下方2 cm处开始，以避免损伤腓总神经。

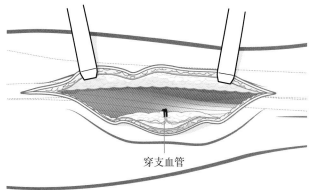

穿支血管

图1-1-43　切开皮肤，包括外侧隔室的筋膜。暴露肌肉并继续向后解剖分离以找到皮岛穿支血管。

位围绕腓骨进行360°骨膜下剥离（图1-1-46）。截骨时，需要保护血管蒂，如使用骨膜剥离器进行保护以免损伤。使用摆锯或往复锯进行截骨（图1-1-47）。而后切开骨间膜，分离胫后肌以暴露血管蒂（图1-1-48和图1-1-49）。

截断后的骨段可有一定的活动度，然后向外牵拉以到达血管蒂。找到并结扎血管蒂远端分支（图1-1-50）。

在获取骨间隔皮瓣时，做后外侧皮肤切口向下切开至筋膜，在比目鱼肌表面在筋膜下分离掀起皮肤。操作时，必须小心保护发自腓动脉的穿支，可以在骨瓣中带有一薄条比目鱼肌（图1-1-51）。腓骨段向外侧旋转，拇屈肌从下向上横断，保留一薄层肌袖以保护血管蒂（图1-1-52）。

如果不需要皮瓣，可以牺牲皮肤穿支。

骨瓣有适当活动度后，向近心端解剖分离血管蒂，直到到达胫骨后肌和腓骨血管分叉处，以最大限度获取血管蒂长度（图1-1-53）。如果需要通过截骨对骨瓣进行塑形，部分外科医师更愿意在皮瓣断蒂前有灌注的情况下进行，而另一些外科医师则更喜欢在受区准备好骨瓣移植前在附台进行截骨。血管蒂结扎后，腓骨瓣获取完成（图1-1-54）（见第二篇第七章）。

腓骨瓣获取后，一般可先行关闭供区创口。供区关创减张非常重要，特别是部分皮肤在腓骨皮瓣中一起被取走后，以避免产生骨筋膜室综合征。如果张力较大，应使用中厚皮片或薄全厚皮片移植（图1-1-55）。

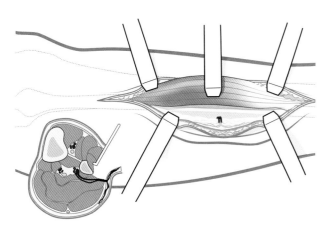

图1-1-44 分离腓骨肌与骨膜并向前牵拉以暴露腓骨。注意保护骨膜，特别是在穿支区域。

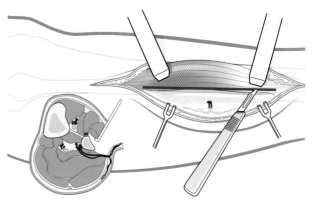

图1-1-45 锐性分离到骨间膜，保留一薄层拇长伸肌附着在腓骨上。

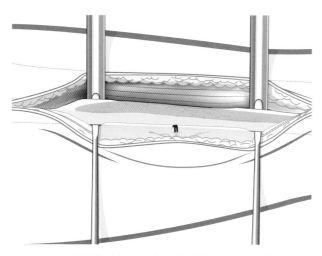

图1-1-46 截骨前准备时，仅在截骨处围绕腓骨进行360°骨膜下剥离。

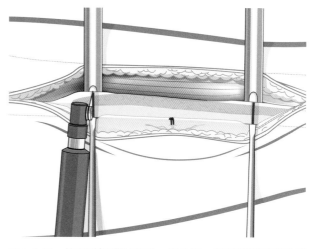

图1-1-47 使用骨锯进行截骨。截骨时，使用骨膜剥离器保护腓骨血管。

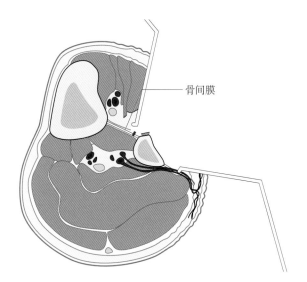

图 1-1-48 切开骨间膜，保留数毫米骨膜附着在腓骨上。

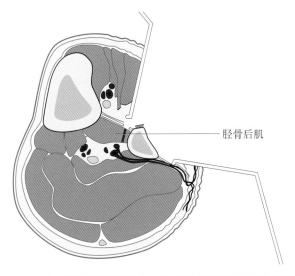

图 1-1-49 继续解剖到后室。分开胫骨后肌以暴露血管蒂，保留骨面上一束肌肉附丽。

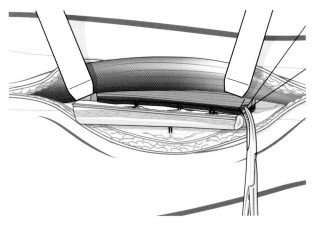

图 1-1-50 截断后的骨段牵拉并向外旋转以暴露腓血管，而后可找到并结扎椎血管蒂的远端分支。

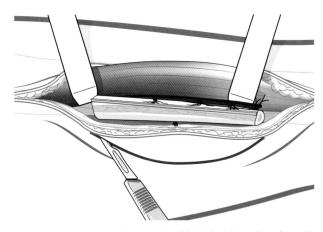

图 1-1-51 获取腓骨皮瓣，做后外侧皮肤切口向下切至筋膜，在筋膜下比目鱼肌表面分离掀起皮肤。操作时，必须小心保护发自腓动脉的穿支。

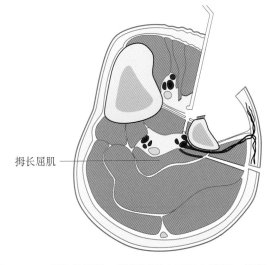

图 1-1-52 牵拉骨段时，拇长屈肌由下向上横断，保留一薄层肌袖以保护血管蒂。

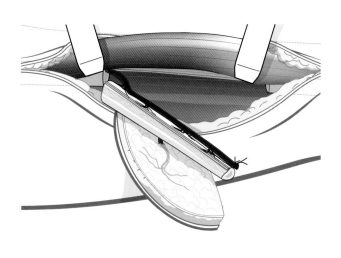

图 1-1-53 血管蒂近心段解剖至胫骨后肌和腓骨血管分叉区。

骨瓣植入需要评估所需要的血管蒂长度和皮岛轮廓。血管应位于瓣的内侧。尽量少地剥离掀起骨膜后进行截骨，然后用骨锯进行楔形去骨。截骨后往往需要使用球钻进行细致的打磨。骨瓣可以徒手塑形，也可以使用手术导板或直接在固定钛板上塑形。后者具有显著优势，因为骨瓣基本形状已被确定，外科医师仅需简单调整即可（图1-1-56和图1-1-57）。

骨瓣的修整塑形也可以使用CAD/CAM截骨导板（见第五篇第三章）。腓骨瓣固定在各腓骨段部分用单皮质螺钉，在相邻下颌骨用双皮质螺钉，骨段固定后再移植入软组织嵌入。血管蒂吻合后评估骨瓣是否有良好的循环灌注。

三、肩胛骨

肩胛骨为三角形，中心部分较薄，外侧缘具有骨皮质松质结构。尽管存在个体差异，但与髂骨和腓骨瓣相比，肩胛骨瓣长度更短。肩胛骨瓣在颌面部骨重建中不太常用，因为患者在术中需要重新摆放体位。相较于其他游离骨瓣，肩胛骨瓣具

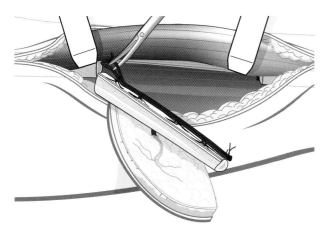

图1-1-54 找到分叉点后，结扎离断血管蒂。

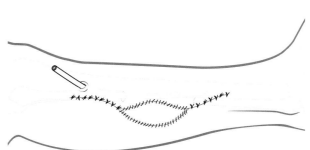

图1-1-55 需在无张力情况下关创，以避免筋膜室综合征。若需避免任何张力，则需要使用中厚皮片或薄的全厚皮片移植，并放置引流。

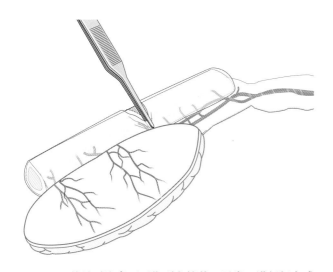

图1-1-56 截骨时注意不要伤到血管蒂。通常，进行闭合式截骨，截骨后取出一个楔形骨，后将剩余的腓骨段通过楔形取骨所确定的角度重新对齐塑形。拟计划截骨处应在闭合性截骨时将骨膜从需要切除的骨段部分分离出来，并在截骨时小心牵拉保护。过多的骨膜剥离会影响骨段血供。

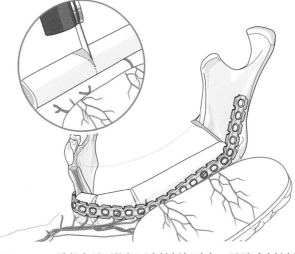

图1-1-57 骨段应尽可能与固定钛板相贴合，尽量减少钛板与骨段间的间隙。单个腓骨骨段长度不能小于2.5 cm。

有一显著优势,即可以实现一蒂多瓣(Sullivan等,1989)。肩胛骨外侧缘可以为下颌骨重建提供足够的骨骼,侧缘略呈螺旋状(图1-1-58)。

可以通过术前CT扫描来评估不同患者肩胛大小。以旋肩胛动脉和常伴行的两条静脉为血管蒂,可取厚约1.5 cm、宽约3 cm、长10~14 cm的骨瓣。然而,骨的质量随个体差异而不同,不能保证可以满足基于牙种植的修复重建。肩胛骨瓣通常用于重建上颌骨切除后较大范围的缺损及涉及下颌骨的贯通性缺损。肩胛骨瓣的血供依靠起源于肩胛下血管系统的旋肩胛血管(图1-1-59)。

旋肩胛血管可发生变异,起源于腋动脉。旋肩胛动脉通常有伴行静脉。需要注意的是,肩胛骨回流静脉可能有瓣膜。在解剖肩胛下血管时,包含旋肩胛动脉的血管蒂可以延长至腋下,在需要时可制备长度为12~14 cm的血管蒂。基于肩胛下血管蒂,肩胛骨瓣可以与来自背阔肌的肩胛骨或肩胛旁筋膜皮瓣或肌皮瓣结合。可以获取各种组合瓣。最常见的是肩胛旁、肩胛骨和(或)背阔肌软组织皮瓣与肩胛骨外侧缘骨瓣结合,也能包括前锯肌瓣。肩胛骨下角可以分离出以胸背动脉角支为蒂的血管化骨瓣。这种有角度的骨瓣可以单独使用,也可以与来

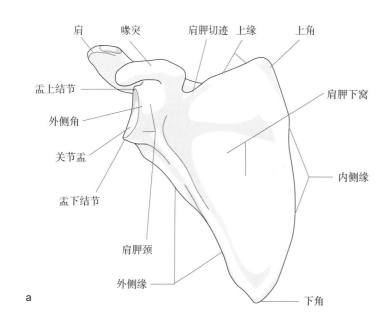

a

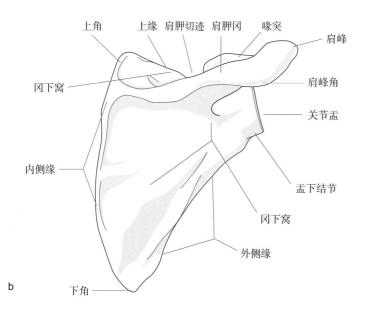

b

图1-1-58 a、b. 肩胛骨解剖。

自外侧边缘上部的骨段结合使用。后一种情况下，可完成两个独立骨段的移植（图1-1-60）。

　　肩胛骨两侧有多个肌肉附丽。骨的血供来源于附着的肌肉和骨膜。因此，骨瓣获取时需保留肩胛骨外侧缘的肌袖（图1-1-61）。

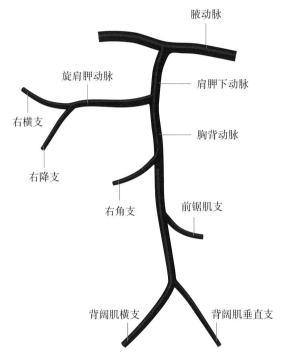

图1-1-59 肩胛骨动脉系统。

　　患者侧卧位获取肩胛骨瓣。旋肩胛动脉皮支在肩胛冈和肩胛下角的中点水平走行，并平行于肩胛骨外缘垂直走行。皮支可以位于大圆肌、小圆肌和肱三头肌长头三者交叉处（三边孔）。解剖标志是肩峰、肩胛骨外界和尖端。通过触诊定位和标记三边孔（图1-1-62）。

　　为获取肩胛骨（筋膜）和肩胛骨复合瓣，将肩胛骨瓣抬高到血管轴上，该血管轴平行于肩胛冈，约在肩胛下角和肩胛骨岗连线中点。如果联合获取肩胛旁骨瓣，需要注意肩胛旁血管轴平行于肩胛骨外缘走行，并在皮下平面走行最后进入皮肤。在皮肤上标记皮瓣大小后，首先完成皮肤切口和筋膜下分离。

　　获取肩胛骨瓣时，从外侧向内侧进行解剖，并朝三角空间和血管轴进行分离（图1-1-63）。在完成上方皮肤切口前应将肩胛瓣的下侧和（或）内侧抬向三边孔，方便观察血管分支（图1-1-64）。

　　骨瓣获取时，皮肤切口垂直向下延伸，以提供更好的术区视野，并可以将肩胛骨软组织瓣的血管蒂解剖至三角空间，直至找到自旋肩胛动脉的发出点。继续解剖至肩胛下动脉和旋肩胛动脉分叉处（图1-1-65）。

　　皮肤切口完成，骨瓣与下层肌肉有一定的相对活动度。

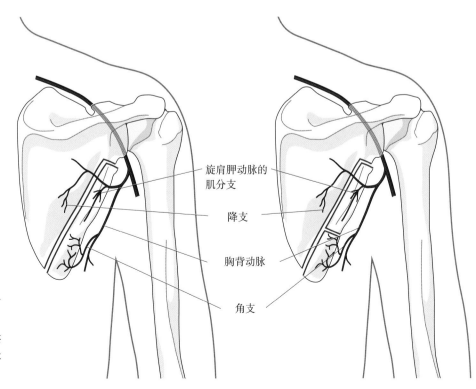

图1-1-60 肩胛骨外侧缘可以取两个独立血供的骨瓣。外侧缘上部由旋肩胛动脉供血，肩胛骨下角由胸背动脉角支供血。

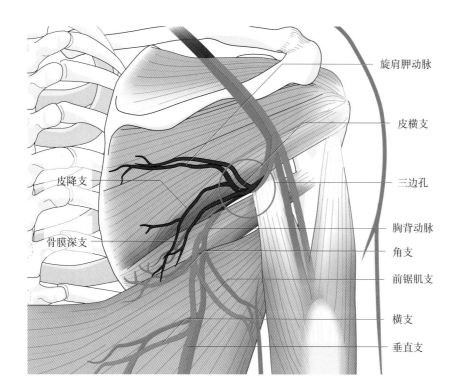

旋肩胛动脉

皮横支

三边孔

胸背动脉

角支

前锯肌支

横支

垂直支

皮降支

骨膜深支

图 1-1-61　肩胛骨附着肌肉后视图。旋肩胛动脉穿过三边孔。最后，分叉成两个皮肤分支（肩胛动脉和肩胛旁动脉）。

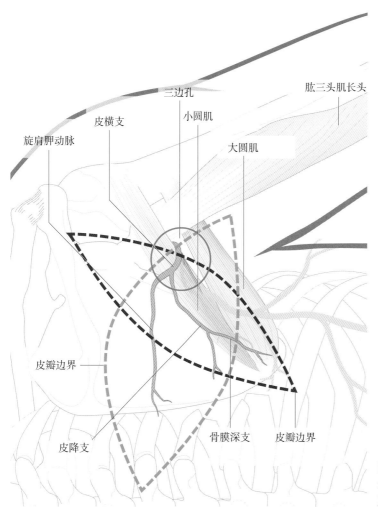

三边孔

肱三头肌长头

皮横支

小圆肌

大圆肌

旋肩胛动脉

皮瓣边界

皮降支

骨膜深支

皮瓣边界

图 1-1-62　患者侧卧位，抬高肩胛骨。解剖标志是肩胛骨尖端、肩峰、肩胛骨外侧缘和通常可触及的三边孔。

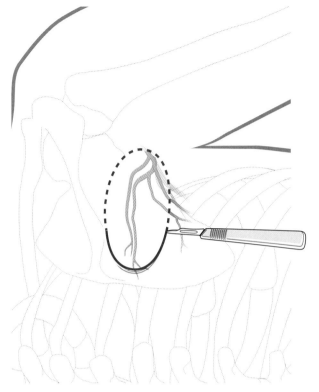

图1-1-63 从内侧开始，切开皮肤至深筋膜，在冈下肌表面自筋膜下进行翻瓣。

肩胛外侧血供由旋肩胛动脉的诸多骨膜小分支供应。为保护这些分支，肩胛骨瓣应带有部分大圆肌和小圆肌肌袖。找到并牵拉背阔肌，以充分显露胸背血管、旋肩胛和角分支。若不需移植背阔肌，则结扎胸背动脉。

从距肩胛骨外缘约3 cm处，向内侧水平切开小圆肌（图1-1-66）。后平行肩胛骨外缘切开并分离小圆肌和大圆肌（图1-1-67）。在肩胛骨上保留部分小圆肌和大圆肌肌袖，以保护骨瓣血供。牵拉大圆肌和小圆肌内侧部分，并按计划用骨锯进行截骨（图1-1-68）。

在横断冈下肌后完成肩胛骨截骨，沿肩胛骨外侧缘保留2 cm肌袖。

上方截骨线不超过在肱三头肌长头附丽，后段对应于关节窝下缘约2 cm处。内侧截骨线在肩胛骨外缘内侧约2 cm处。上颌骨重建，可获取更宽的骨块。如果保留角分支，可以单独获取肩胛骨下角。完成截骨后，旋转骨段，获取骨瓣时在肩胛骨深面保留2 cm肩胛下肌肌袖（图1-1-69）。在血管结扎

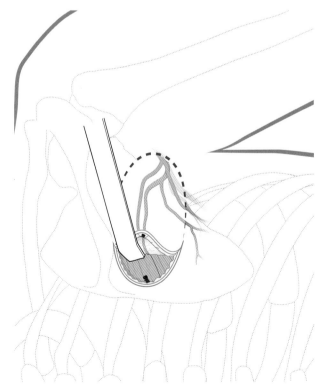

图1-1-64 翻起皮瓣后，可以找到位于皮下的血管蒂。

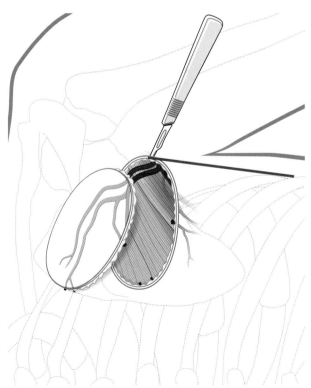

图1-1-65 在肩胛骨外侧缘做一个垂直的皮肤切口，以牵拉皮肤解剖血管蒂。向外侧继续解剖，至小圆肌并在三边中找到血管蒂的发出点。仔细解剖尽量暴露旋肩胛动脉至肩胛下动脉分叉处。

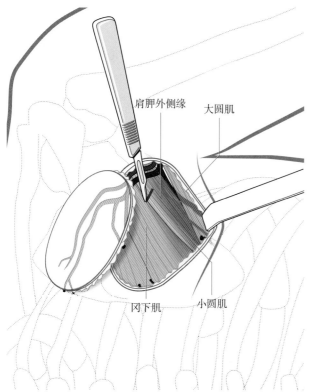

图 1-1-66　距肩胛骨外侧缘约 3 cm 水平切开小圆肌。

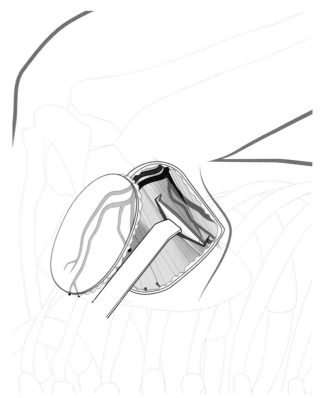

图 1-1-67　平行肩胛骨外缘切开大圆肌和小圆肌。后牵拉肌肉的内侧部分，并暴露肩胛骨面。

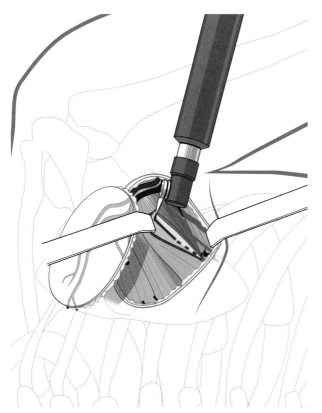

图 1-1-68　使用骨锯按计划进行截骨。

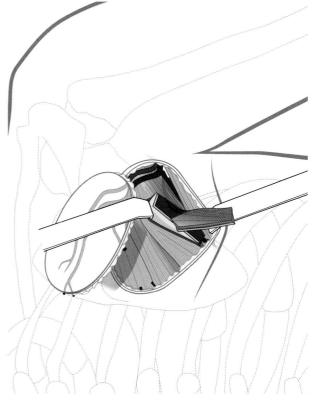

图 1-1-69　将骨块向外侧牵拉，剥离肩胛骨前表面肩胛下肌附丽以游离肩胛骨块。保留部分肌袖。

前向近端解剖血管蒂至所需长度。骨瓣或骨软组织复合瓣连其血管蒂完全分离制备好（图1-1-70）。完成获取，将肩胛骨瓣放置于一旁，供区关创。

在肩胛骨上钻孔并将大圆肌直接通过孔洞缝合固定于骨上。拉拢分层缝合其表面组织及皮肤，并放置负压引流。大圆肌负责手臂的内旋、伸展和内收。供区可出现一定的并发症。即使得到良好修复，仍可能造成手臂运动受限。

患者重新摆放体位，在皮瓣植入和血管吻合前，先移植就位骨瓣并用单皮质螺钉固定。操作迅速以避免骨瓣长时间缺血。

以胸背血管为蒂，可以获取更多组合皮瓣，包

括背阔肌和（或）单独的肩胛骨下角。此外，也可以包括肩胛旁骨瓣。如果不存在血管变异，则可以基于肩胛下血管系统获取所有皮瓣（图1-1-71）。这些复杂皮瓣也称为复合瓣。

四、桡侧前臂游离骨皮瓣

尽管桡侧前臂游离皮瓣主要作为筋膜瓣获取，但桡骨的穿支使其可以成为带骨瓣的桡侧前臂游离皮瓣。桡侧前臂游离骨皮瓣（radial forearm osteoseptocutaneous free flap，RFOFF）的流行度起伏不定。该骨皮瓣成活率较高，技术上获取不难。与其他骨瓣相比，主要限制是骨量较薄和供区并发症发生率。供区并发症的问题可通过预防性电凝骨段止血得到解决（Schnayder等，2011）。软组织量可满足一般口腔缺损需求，主要适应证是需要大量软组织的下颌外侧缺损和上颌骨前腭部缺损（Villaret等，2003）。

供区手臂通过Allen试验进行评估，以确定手部血供的完整性及是否可获取桡动静脉系统（图1-1-72）。对于右利手患者，血管情况允许时，应

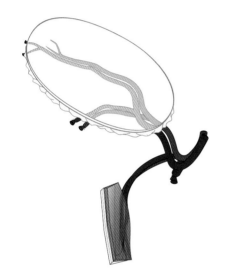

图1-1-70　皮瓣现已完全游离，断蒂。

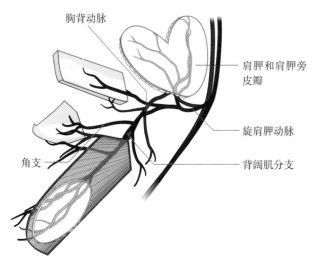

图1-1-71　基于肩胛下血管的复合瓣，包括一个肩胛骨（筋膜）皮瓣和肩胛旁瓣、两个独立的肩胛骨瓣和一个背阔肌皮瓣。

（图中标注：胸背动脉、肩胛和肩胛旁皮瓣、旋肩胛动脉、角支、背阔肌分支）

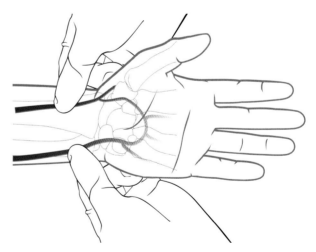

图1-1-72　获取桡侧前臂皮瓣前，通过Allen试验明确手掌血液循环的完整性。Allen试验是评估手部灌注的临床测试。在开始时，于腕部近端附近对桡动脉和尺动脉进行触诊。两条动脉使用拇指进行压迫，以完全阻断手掌的动脉血流。两条动脉压迫下，要求患者握紧和松开手掌数次。后将手张开，手掌应变白。松开尺动脉，记录手掌，尤其是拇指和手掌鱼际重新充盈的时间。如果毛细血管再灌注时间少于6秒，则该测试被认为是阳性。然后用相同方式测试桡动脉。如果手掌在桡动脉受压迫的情况下不能单独依靠尺动脉恢复充盈，则不应采取桡侧前臂皮瓣，以免影响手掌的血供。或者，可在皮瓣获取后用静脉移植重建桡动脉。

获取左前臂皮瓣。

获取前臂皮瓣时，患者取仰卧位，手臂外展。使用绑带后对手臂驱血，然后将止血带充气至250 mmHg（图1-1-73）。而一些外科医师更倾向于在有血液灌注下获取皮瓣。

标记拟获取的软组织部分，手掌向前在前臂描记皮瓣轮廓。皮瓣软组织部分最大可获取8 cm×16 cm。以头静脉（如使用该静脉）和桡动脉的中线为轴设计皮瓣。如果头静脉不可靠或选择了桡侧伴随静脉，则于桡动脉上方设计皮瓣。皮瓣侧缘应置于桡侧腕屈肌上方（图1-1-74）。

从远端切口开始获取皮瓣，找到桡动脉及伴随深静脉，翻起皮瓣远端。然后在筋膜下分离掀起带有深筋膜的皮岛部分，桡侧至肱桡肌肌腱，尺侧至桡侧腕屈肌肌腱。该间隔包含至皮肤的穿支血管。寻找桡侧头静脉和桡神经浅支，将头静脉包含在皮瓣中用于静脉回流。

远端结扎桡动脉和伴行静脉，使血管蒂和筋膜可抬高1~2 cm（图1-1-75）。

在尺侧，根据骨段长度暴露拇长屈肌及部分趾浅屈肌，使用电刀进行解剖分离，至暴露所需长度的桡骨（图1-1-76和图1-1-77）。

可取用的骨段位于旋前圆肌附着和肱桡肌腱附着之间。向外牵拉肱桡肌腱可暴露桡骨，标记需截取桡骨的区域。使用矢状锯截取不超过桡骨横断面40%的骨量，近端和远端需要斜形截骨以便于取出（图1-1-78和图1-1-79）。

深部血管蒂和头静脉从骨面剥离直至肘窝，并获取骨皮瓣（图1-1-80）。

使用10~14孔适用于前臂桡骨的3.5钛板系统，跨过取骨后的骨缺损区，在有双皮质的区域使用双皮质螺钉固定（图1-1-81）。

在骨缺损区任意一侧放置至少2枚、最好是3枚双皮质螺钉。邻近肌肉覆盖回钛板上，与单纯取前臂游离皮瓣一样，皮肤缺损区使用皮片移植和适当加压固定，与取软组织瓣方法相同，术后护理也是一样。

由于获取的桡骨血供脆弱，移植入缺损受区处时最多只进行一次截骨，至少用2枚螺钉完成每一骨段与钛板的骨钉（图1-1-82）。

尽量修整骨边缘，以最大限度地增加骨段间接触并实现最佳愈合。将皮瓣软组织覆盖于钛板和骨段上并缝合于缺损区。幸运的是，皮瓣血管蒂长度一般充足，并几乎可与所有合适的颈部血管进行吻合。

如果软组织桡侧前臂皮瓣与骨一起采集，则通常使用中厚或薄全厚皮片关闭供区创口（图1-1-83）。

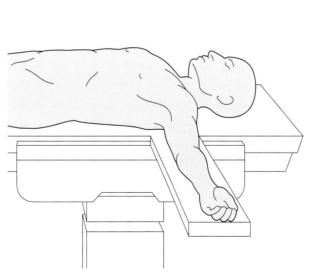

图1-1-73 获取前臂皮瓣时，患者手臂外展并放置于边桌上。上臂捆扎止血带并充气至患者收缩压的1.5倍（通常为250 mmHg）。止血带使用时间不超过60分钟。

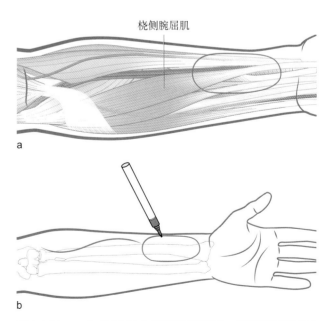

图1-1-74 a、b. 在皮肤上描记皮瓣轮廓，近端切口沿长S形向肘窝延伸。

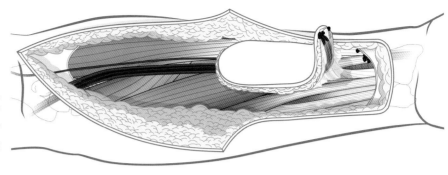

图 1-1-75　远端做皮肤切口，翻起皮瓣。仔细解剖头静脉内侧和血管蒂桡侧，完整保留桡神经浅支。结扎桡动脉伴随静脉远端，血管蒂和筋膜抬高 1~2 cm。

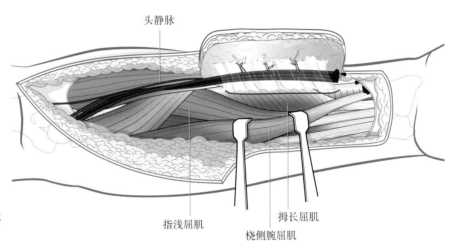

头静脉

指浅屈肌

桡侧腕屈肌

拇长屈肌

图 1-1-76　找到桡侧腕屈肌，在其内侧暴露趾长屈肌和拇长屈肌。

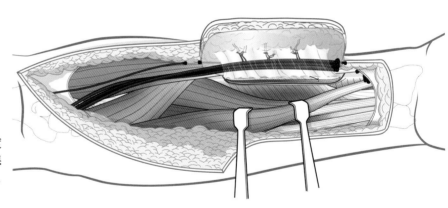

图 1-1-77　在确定所需的骨段长度后，切开趾长屈肌和拇长屈肌，保留附着于桡骨的肌袖。结扎头静脉，静脉引流通过深部伴行静脉完成。

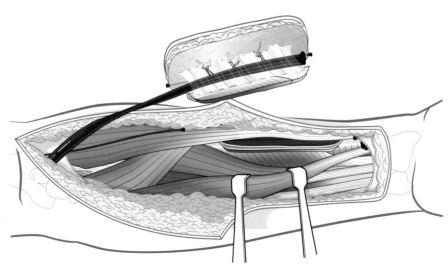

图 1-1-78　从桡侧暴露桡骨后，使用骨锯进行截骨。舟状取骨，以避免截骨后区域出现锐角，锐角处是前臂骨折的好发部位。

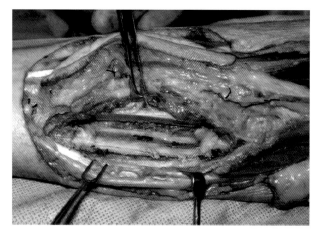

图1-1-79 向外侧牵拉肱桡肌腱暴露尺骨的桡侧面。部分桡骨作为皮瓣的一部分已完成截取。

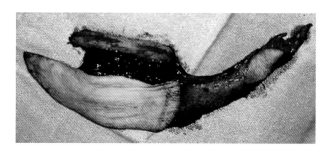

图1-1-80 获取的桡侧前臂游离骨皮瓣。

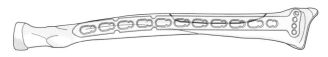

图1-1-81 桡侧前臂钛板跨过骨缺损区并塑形与骨面贴合，保证钛板在缺损区的两侧均至少有2~3个孔洞用于固定。

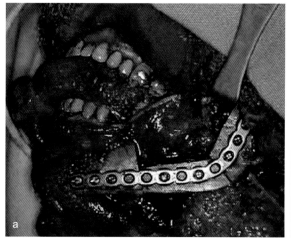

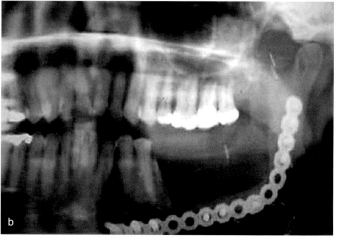

图1-1-82 a.一次截骨后的桡骨固定于重建板。b.下颌骨重建后全景片。

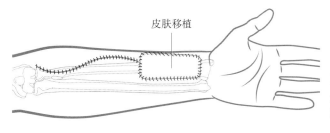

图1-1-83 如果皮肤不能一期关创，则需取中厚皮片或薄全厚皮片，修整后以覆盖整个供区皮肤缺损，后缝合就位。移植皮片用敷料适当加压包扎10天。

第四节 总结

在颅颌面重建中使用骨移植和（或）骨瓣十分常见。为每个临床问题选择最合适的供区和骨移植/骨瓣类型十分重要。因此，颅颌面外科医师必须熟悉尽可能多的可选择的供区部位、移植骨和骨瓣，以选择最合适的供区和移植骨/瓣。

（李彪 译，赵泽亮 校）

参考文献

[1] **Alt V, Meeder PJ, Seligson D, et al**. The proximal tibia metaphysis: a reliable donor site for bone grafting? *Clin Orthop Rel Res.* 2003 Sep;(414):315–321.

[2] **Ariyan S**. The viability of rib grafts transplanted with the periosteal blood supply. *Plast Reconstr Surg.* 1980 Feb;65(2):140–151.

[3] **Axhausen G**. Histologische Untersuchungen über Knochentransplantationen am Menschen. *Dtsch Z Chi.* 1908;91:388–428. German.

[4] **Axhausen W**. Die Quellen der Knochenneubildung nach freier Transplantation. *Langenbecks Arch Klin Chir.* 1951;279:439–443. German.

[5] **Axhausen W**. Die Knochenregeneration—ein zweiphasiges Geschehen. *Zentralbl Chir.* 1952;77(11):435–442. German.

[6] **Axhausen W**. Die Bedeutung der Individual-und Artspezifitaet der Gewebe fuer die freie Knochenueberpflanzung. *Hefte Unfallheilkunde.* 1962;72.1. German.

[7] **Bardenheuer B**. Ueber Unter-und Oberkieferresektion. *Verh Dtsch Ges Chir.* 1892;21:123–130. German.

[8] **Bell RB, Weimer KA, Dierks EJ, et al**. Computer planning and intraoperative navigation for palatomaxillary and mandibular reconstruction with fibular free flaps. *J Oral Maxillofac Surg.* 2011;69(3):724–732.

[9] **Bell WH**. *Modern Practice in Orthognathic and Reconstructive Surgery.* Philadelphia: WB Saunders; 1992.

[10] **Benninger B, Ross A, Delamarter T**. Approaches to proximal tibial bone harvest techniques. *J Oral Maxillofac Res.* 2012 Jul 1;3(2):e2.

[11] **Bergeron L, Tang M, Morris SF**. The anatomical basis of the deep circumflex iliac artery perforator flap with iliac crest. *Plast Reconstr Surg.* 2007 Jul;120(1):252–258.

[12] **Boyne P**. Methods of osseous reconstruction of the mandible following surgical resection. *J Biomed Mat.* 1973;4:195.

[13] **Burwell RG**. Osteogenesis in cancellous bone grafts: considered in terms of cellular changes, basic mechanisms and the perspective of growth control and its possible aberrations. *Clin Orthop.* 1965;40:35–47.

[14] **Chalmers J**. Transplantation immunity in bone homografting. *J Bone Joint Surg.* 1959;41B:160–179.

[15] **Conley J**. Use of composite flaps containing bone for major repairs in the head and neck. *Plast Reconstr Surg.* 1972 May;49(5):522–526.

[16] **Converse JM**. Early and late treatment of gunshot wounds of the jaw in French battle casualties in North Africa and Italy. *J Oral Surg.* 1945;3:112–137.

[17] **Eitel F, Schweiberer K, Saur K, et al**. Theoretische Grundlagen der Knochentransplantation: Osteogenese und Revaskularisation als Leistung des Wirtslagers. In: Hierholzer G, Zilch H, eds. *Transplantatlager und Implantatlager bei verschiedenen Operationsverfahren.* Berlin: Springer; 1980. German.

[18] **Esser E, Mrosk T**. Langzeitergebnisse nach Unterkieferrekonstruktionen mit avaskulaerem Spongiosatransfer und Titangitter. In: Schwenzer N, ed. *Fortschritte Kiefer-Gesichts Chir.* Stuttgart: Thieme; 1994;39:90–92. German.

[19] **Essig H, Rana M, Kokemueller H, et al**. Pre-operative planning for mandibular reconstruction—a full digital planning workflow resulting in a patient specific reconstruction. *Head Neck Oncol.* 2011 Oct 3;3:45.

[20] **Feenstra L, Uges DR**. The bone collector: a new device. *Arch Otolaryngol.* 1978 Jan;104(1):57.

[21] **Frodel JL Jr, Marentette LJ, Quatela VC, et al**. Calvarial bone graft harvest: techniques, considerations, and morbidity. *Arch Otolaryngol Head Neck Surg.* 1993 Jan;119(1):17–23.

[22] **Freudlsperger C, Bodem JP, Engel E, et al**. Mandibular reconstruction with a prefabricated free vascularized fibula and implant-supported prosthesis based on fully three-dimensional virtual planning. *J Craniofac Surg.* 2014 May;25(3):980–982.

[23] **Frohberg U, Mazock JB**. [A review of morbidity associated with bone harvest from the proximal tibial metaphysis.] *Mund Kiefer Gesichtschir.* 2005;9:63–65. German.

[24] **Grätz KW, Sailer HF, Haers PE, et al**. Mandibular reconstruction with full thickness calvarial bone and temporal muscle flap. *Br J Oral Maxillofac Surg.* 1996 Oct;34(5):379–385.

[25] **Graziani F, Cei S, Ivanovski S, et al**. A systematic review of the effectiveness of bone collectors. *Int J Oral Maxillofac Implants.* 2007 Sep–Oct;22(5):729–735.

[26] **Geideman W, Early JS, Brodsky J**. Clinical results of harvesting autogenous cancellous graft from the ipsilateral proximal tibia for use in foot and ankle surgery. *Foot Ankle Int.* 2004;25:451–455.

[27] **Hall MB, Smith RG**. The medial approach for obtaining iliac bone. *J Oral Surg.* 1981 Jun;39(6):462–465.

[28] **Hammer B, Prein J**. Differentialindikation mikrochirurgischer Knochentransplantate fur die Rekonstruktion des Unterkiefers. In: Bootz F, Ehrenfeld M, eds. *Aktuelle Ergebnisse des mikrovaskulaeren Gewebetransfers im Kopf-Hals-Bereich.* Stuttgart: Thieme; 1995:149. German.

[29] **Heiple KG, Chase SW, Herndon CH**. A comparative study of the healing process following different types of bone transplantation. *J Bone Joint Surg.* 1963 Dec;45:1593–1616.

[30] **Herford AS, King BJ, Audia F, et al**. Medial approach for tibial bone graft: anatomic study and clinical technique. *J Oral Maxillofac Surg.* 2003 Mar;61(3):358–363.

[31] **Hidalgo DA, Rekow A**. A review of 60 consecutive fibula free flap mandible reconstructions. *Plast Reconstr Surg.* 1995 Sep;96(3):585–596.

[32] **Hoelzle F, Riediger D, Ehrenfeld M**. Mikrochirurgische Transplantate. In: Hausamen JE, Machtens E, Reuther J, et al, eds. *Mund-, Kiefer-und Gesichtschirurgie.* Heidelberg: Springer; 2012:645–707.

[33] **Hoppenreijs TJM, Nijdam ES, Freihofer HPM**. The chin as a donor site in early secondary osteoplasty: a retrospective clinical and radiological evaluation. *J Craniomaxillofac Surg.* 1992;20:119–124.

[34] **Jack U**. *Vergleichende Untersuchung zahnaerztlicher Implantatsysteme auf ihre Eignung zur Implantation in Rippentransplantate.* Thesis. Germany: University of Tuebingen; 1994. German.

[35] **Jackson AT, Helden G, Marx R**. Skull bone grafts in maxillofacial and craniofacial surgery. *J Oral Maxillofac Surg.* 1986 Dec;44(12):949–955.

[36] **Jackson IT, Sullivan C, Shiele UU**. A simple bone dust collector. *Plast Reconstr Surg.* 1988 Jun;81(6):967–969.

[37] **Kainulainen VT, Kainulainen TJ, Oikarinen KS, et al**. Performance of six bone collectors designed for dental implant surgery. *Clin Oral Implants Res.* 2006 Jun;17(3):282–287.

[38] **Kim HS, Kim BC, Kim HJ, et al**. Anatomical basis of the deep circumflex iliac artery flap. *J Craniofac Surg.* 2013 Mar;24(2):605–609.

[39] **Klapp R**. Ueber chirurgische Behandlung der Kieferschussbrueche. *Z Arztl Fortbild.* 1916;13:225–232. German.

[40] **Krause F**. Unterkiefer-Plastik. *Zentralbl Chir.* 1907;34:1045–1046. German.

[41] **Leiggener C, Messo E, Thor A, et al**. A selective laser sintering guide for transferring a virtual plan to real time surgery in composite mandibular reconstruction with free fibula osseous flaps. *Int J Oral Maxillofac Surg.* 2009 Feb;3882):187–192.

[42] **Lentrodt J, Fritzemeier CU, Bethmann I**. Erfahrungen bei der osteoplastischen Unterkieferrekonstruktion mit autologen freien Knochentransplantaten. In: Kastenbauer E, Wilmes E, Mees K, eds. *Das Transplantat in der Plastischen Chirurgie.* Rotenburg: Sasse; 1987:59–61. German.

[43] **Lentrodt J, Holtje WJ**. Tierexperimentelle Untersuchungen zur Revaskularisation autologer Knochentransplantate. In: Schuchardt K, Scheunemann H, eds. *Fortschritte Kiefer-und Gesichts-Chir.* Stuttgart: Thieme; 1976;20:17–21. German.

[44] **Levine JP, Bae JS, Soares M, et al**. Jaw in a day: total maxillofacial reconstruction using digital technology. *Plast Reconstr Surg.* 2013;131:1386–1391.

[45] **Lexer E**. Die Verwendung der freien Knochenplastik nebst Versuchen ueber Gelenkversteifung und Gelenktransplantation. *Arch Klin Chi.* 1908;86:939. German.

[46] **Lindemann A**. Ueber die Beseitigung der traumatischen Defekte der Gesichtsknochen. In: Bruhn C, ed. *Die gegenwartigen Behandlungswege der Kieferschussverletzungen.* Hefte IV-VI. Wiesbaden: Bergmann; 1916. German.

[47] **Matti H**. Ueber freie Transplantation von Knochenspongiosa. *Langenbecks Arch Clin Chir.* 1932;168:236. German.

[48] **Maves MD, Matt BH**. Calvarial bone grafting of facial defects. *Otolaryngol Head Neck Surg.* 1986 Nov;95(4):464–470.

[49] **Michel C, Reuther J, Meier J, et al**. Die Differentialindikation mikrochirurgischer und freier autogener Knochentransplantate zur Rekonstruktion des Unterkiefers. In: Schwenzer N, ed. *Fortschritte Kiefer-Gesichts Chir.* Stuttgart: Thieme; 1994;39:96–100. German.

[50] **Modabber A, Ayoub N, Mohlhenrich SC, et al**. The accuracy of computer-assisted primary mandibular reconstruction with vascularized bone flaps: iliac crest bone flap versus osteomyocutaneous fibula flap. *Medical Devices.* 2014;7:211–217.

[51] **O'Brien BMcC**. *Microvascular Reconstructive Surgery.* Edinburgh: Churchill Livingstone; 1977.

[52] **O'Keeffe RM Jr, Riemer BL, Butterfield SL**. Harvesting of autogenous cancellous bone graft from the proximal tibial metaphysis. A review of 230 cases. *J Orthop Trauma.* 1991;5(4):469–474.

[53] **Payr E**. Ueber osteoplastischen Ersatz nach Kieferresektion (Kieferdefekten) durch Rippenstuecke mittels gestielter Brustwand-lappen oder freier Transplantation. *Zentralbl Chir.* 1908;35:1065–1070. German.

[54] **Quillen CG**. Latissimus dorsi myocutaneous flaps in head and neck reconstruction. *Plast Reconstr Surg.* 1979 May;63(5):664–670.

[55] **Ray RD, Sabet TY**. Bone grafts: cellular survival versus induction. *J Bone Joint Surg.* 1963;45A:337.

[56] **Rehrmann A**. Das freie Knochentransplantat zum Unterkieferersatz unter besonderer Beruecksichtigung der Kinnrekonstruktion. In: Schuchardt K, Schilli W, eds. *Fortschritte Kiefer-Gesichts Chir.* Stuttgart: Thieme; 1978:23:39.

[57] **Reuther JF**. *Druckplattenosteosynthese und freie Knochentransplantation zur Unterkieferrekonstruktion.* Berlin: Quintessenz; 1979. German.

[58] **Riediger D, Ehrenfeld M**. Der vaskularisierte Knochenspan, experimentelle Grundlagen und klinische Anwendung. In: Kastenbauer E, Wilmes E, Mees K, eds. *Das Transplantat in der Plastischen Chirurgie.* Rotenburg: Sasse; 1987:4–9.

[59] **Riediger D, Schmelzle R**. Modifizierte Anwendung des myokutanen Latissimus dorsi-Lappens zur Defektdeckung im Mund-Kiefer-Gesichtsbereich. *Dtsch Z Mund Kiefer Gesichts Chir.* 1986;10:364–374. German.

[60] **Roser SM, Ramachandra S, Blair H, et al**. The accuracy of virtual surgical planning in free fibula mandibular reconstruction: comparison of planned and final results. *J Oral Maxillofac Surg.* 2010;68:2824–2832.

[61] **Rozen WM, Ting JW, Baillieu C, et al**. Stereolithographic modeling of the deep circumflex iliac artery and its vascular branching: a further advance in computed tomography-guided flap planning. *Plast Reconstr Surg.* 2012 Aug;130(2):380e–382e.

[62] **Rydygier LRV**. Zum osteoplastischen Ersatz nach Unterkieferresektion. *Zentralbl Chir.* 1908;35:1321–1322. German.

[63] **Sailer HF, Pajarola GF**. Plastische Korrekturen an Weichteilen und Knochen. In: *Orale Chirurgie.* Stuttgart: Thieme; 1996:308–309. German.

[64] **Schliephake H**. Entnahmetechniken autologer Knochentransplantate. *Implantologie.* 1994;4:317–327. German.

[65] **Schweiberer L, Brenneisen R, Dambe LT, et al**. Derzeitiger Stand der auto-, heteround homoplastischen Knochentransplantation. In: Cotta H, Martini AK, eds. *Implantate und Transplantate in der Plastischen und Weider her stellungschirurgie.* Berlin: Springer; 1981:115–127. German.

[66] **Schweiberer L**. Experimentelle Untersuchungen von Knochentransplantaten mit unveraenderter und denaturierter Knochengrundsubstanz. Hefte Unfallheilk 103. Berlin: Springer; 1970. German.

[67] **Shnayder Y, Tsue T, Toby EB, et al**. Safe osteocutaneous radial forearm flap harvest with prophylactic internal fixation. *Craniomaxillofac Trauma Reconstr.* 2011 Sep;4(3):129–136.

[68] **Soutar DS**. The radial forearm flap in intraoral reconstruction. In: Riediger D, Ehrenfeld M, eds. *Microsurgical Tissue Transplantation.* Chicago: Quintessence; 1989:31–38.

[69] **Steinhäuser EW**. Unterkieferrekonstruktion durch intraorale Knochentransplantate–deren Einheilung und Beeinflussung durch Funktion—eine tierexperimentelle Studie. *Schweiz Monatsschr Zahnheilk.* 1968;78:213. German.

[70] **Strauch B, Yu HL**. *Atlas of Microvascular Surgery.* New York: Thieme; 1993.

[71] **Sullivan MJ, Baker SR, Crompton R, et al**. Free scapular osteocutaneous flap for mandibular reconstruction. *Arch Otolaryngol Head Neck Surg.* 1989 Nov;115(11):1334–1340.

[72] **Swartz WM, Banis JC, Newton ED, et al**. The osteocutaneous scapular flap for mandibular and maxillary reconstruction. *Plast Reconstr Surg.* 1986 Apr;77:530–545.

[73] **Sykoff V**. Zur Frage der Knochenplastik am Unterkiefer. *Zentralbl Chir.* 1900;27:81. German.

[74] **Taylor GI, Miller GD, Ham FJ**. The free vascularized bone graft. A clinical extension of microvascular techniques. *Plast Reconstr Surg.* 1975;55:553–554.

[75] **Taylor GI, Townsend P, Corlett R**. Superiority of the deep circumflex iliac vessels as the supply for free groin flaps. *Plast Reconstr Surg.* 1979 Dec;64(6):745–759.

[76] **Tessier P**. Autogenous bone grafts from the calvarium for facial and cranial application. *Clin Plast Surg.* 1982 Oct;9(4):531–538.

[77] **Tessier P, Kawamoto H, Matthews D, et al**. Autogenous bone grafts and bone substitutes—tools and techniques: I. A 20,000-case experience in maxillofacial and craniofacial surgery. *Plast Reconstr Surg.* 2005 Oct;116(5 Suppl):6S–24S; discussion 92S–94S.

[78] **Tessier P, Kawamoto H, Matthews D et al**. Taking long rib rafts for facial reconstruction—tools and techniques: III. A 2900-case experience in maxillofacial and craniofacial surgery. *Plast Reconstr Surg.* 2005 Oct;116(5 Suppl):38S–46S; discussion 92S–94S.

[79] **Tessier P, Kawamoto H, Posnick J, et al**. Taking calvarial grafts, either split in situ or splitting of the parietal bone flap ex vivo—tools and techniques: V. A 9650-case experience in craniofacial and maxillofacial surgery. *Plast Reconstr Surg.* 2005 Oct;116(5 Suppl) :54S–71S; discussion 92S–94S.

[80] **Ting JW, Rozen WM, Grinsell D, et al**. The in vivo anatomy of the deep circumflex iliac artery perforators: defining the role for the DCIA perforator flap. *Microsurgery.* 2009;29:326–329.

[81] **Urken ML, Weinberg H, Vickery C, et al**. The internal oblique-iliac crest free flap in composite defects of the oral cavity involving bone, skin, and mucosa. *Laryngoscope.* 1991 Mar;101(3):257–270.

[82] **Villaret DB, Futran NA**. The indications and outcomes in the use of the osteocutaneous radial forearm free flap. *Head Neck.* 2003 Jun; 25(6):475–481.

[83] **Wilde F, Cornelius CP, Schramm A**. Computer-assisted mandibular reconstruction using a patient-specific reconstruction plate fabricated with computer-aided design and manufacturing techniques. *Craniomaxillofac Trauma Reconstr.* 2014 Jun;7(2):158–166.

[84] **Williams R**. Comparison of living autogeneous and homogeneous grafts of cancellous bone heterotopically placed in rabbits. *Anat Rec.* 1962;143:93–105.

[85] **Zaffe D, D'Avenia F**. A novel bone scraper for intraoral harvesting: a device for filling small bone defects. *Clin Oral Implants Res.* 2007 Aug;18(4):525–533.

第二章 牵引骨延长术

Bone lengthening by distraction

Leonard B Kaban, Maria E Papadaki, Maria J Troulis

第一节 引言

牵引成骨（distraction osteogenesis，DO）是一种骨延长方法，通过诱导机体产生新骨，从而避免骨移植的需要。DO需行骨截骨术或骨皮质切开术，将牵引器牢牢地固定在骨切口两端的骨质上。骨痂形成后，激活牵引器以逐渐在覆盖的软组织中产生张力并分离骨段。新骨响应于施加在骨间隙上的张力而产生。牵引成骨被称为"体内组织工程"。一些外科医师使用"牵引组织发生"（distraction histogenesis）一词来暗示不仅会产生骨质而且还会产生软组织这一事实，而其他外科医师则将其称为"骨痂牵张"（callus distraction），指出骨痂是一种主要受操纵的组织。

1905年，Codivilla首次用DO描述肢体延长术。通过报道DO在大量患者中的应用并发表了他在大动物中的实验结果，Illizarov（1988，1989）在1950年代重新引入并推广了该技术。Ilizarov被认为是DO之父。Snyder等（1973）是第一个在犬科动物模型中使用DO扩展下颌骨的人。随后，McCarthy等（1992）将DO用于4名综合征患者的下颌骨延长，Perrott等（1993）报道了利用DO进行下颌增宽。

牵引成骨是目前常用的一种下颌骨扩张术，包括在垂直、矢状向和横向平面上的对称和不对称下颌骨延长，以及下颌骨连续性缺损的矫正（transport DO，转移盘牵引成骨术）。在 Le Fort Ⅰ和Ⅲ水平，DO对面中份的扩展也经常被报道。牵引成骨已成为矫治综合征性和非综合征性的先天性畸形［如颅面（半面）短小畸形、Treacher Collins综合征、Nager综合征、继发于唇/腭裂的面中份发育不全和综合征性颅缝早闭］及获得性面中份和下颌骨缺陷的标准治疗方法之一，这类下颌骨缺陷需要前移的长度超过10 mm。

第二节 牵引方案

目前使用的长骨和颅颌面牵引方案基于Ilizarov开创性的临床和实验工作。间歇期定义为从骨皮质切开或截骨到牵引器开始激活的时间。据报道，长骨DO的间歇期为7~21天，而颅颌面DO的标准为4~10天。间歇期的基本原理是允许软骨痂的形成以及血管生成和骨代谢的上调以促进成骨。然而，颅颌面区域的解剖结构，特别是其丰富的血液供应，与长骨有显著差异。或许说不定，会使零间歇期牵引方案成为可能，以缩短治疗时间。我们实验室的实验表明，6月龄的小型猪可以在没有间歇期的情况下成功完成下颌骨和上颌骨DO。

牵引期被定义为活动性骨质延长的持续时间，即牵引器施加牵引力的时间。牵引速度是指每天以毫米为单位的总延长长度和每天牵引器被激活的次数（频率）。典型的长骨和颌面骨牵引速度为1 mm/d，分为2次激活（频率=2）。根据Ilizarov的报道（1988，1989），相较2 mm/d和4 mm/d的速度，1 mm/d的速度可促进高质量的骨形成，该速度已成为颅颌面骨和中轴骨牵引的标准速度。

牵引频率可为每天激活1~4次，也可为连续激活牵引器，后一种方案需要一种无须患者操作即可自动激活的牵引器。许多研究人员接受了连续DO可能缩短治疗时间的假设。Magill等（2009）、Goldwaser等（2012）和Peacock等（2013）报道了一种新型自动连续激活牵引器在小型猪身上的成功应用。但持续的骨牵引尚无法用于临床。

最后，作为牵引方案一部分的固定或稳定期从活动牵引结束延续到当足量骨质填充间隙而拆除牵引器之时，这一过程常为数天内牵引毫米数的2倍。根据经验，稳定期通常维持6~12周。

第三节　牵引成骨生物学

有相当多的活跃研究可提高我们对牵引成骨骨形成生物学及机制的理解。许多作者假设成骨是通过膜内成骨发生的。然而，其他人反驳说牵引成骨的机制是软骨内成骨，或者可能是软骨内和膜内成骨的结合。最后，可能既非膜内成骨，也非软骨内成骨，而是一种鲜明而独特的成骨过程。Li等（1999）使用组织学、免疫组织化学和非放射性原位mRNA（在兔模型中）来记录DO间隙过渡区细胞中存在重叠的软骨-骨表型。在此项研究中（Li等，1999），软骨细胞似乎直接转化为形成骨基质的细胞。在DO过程中调节组织生成的细胞学事件仍不清楚。对面部DO创口生物学的理解可使外科医师能够驾驭DO，以提高成骨质量和数量，同时缩短治疗时间。

时至今日，人们对DO期间控制骨形成的分子机制知之甚少。最近的研究证实了生长因子在DO小动物模型中的表达。据报道，大鼠下颌骨中的转化生长因子β（transforming growth factor beta，TGF-β）mRNA在间歇期、牵引期和稳定期升高，大鼠股骨中的骨形态发生蛋白4（bone morphogenic protein-4，BMP-4）mRNA在间歇期略有升高，但随着DO进行而进一步升高。Yates等（2002）使用猪模型发现，TGF-β和BMP-4在最早期（即间歇期和活动牵引期）水平最高，并在整个治疗期间持续下降，在稳定期达到最低浓度。在小型猪模型中，也发现活动牵引中期和末期的BMP-4水平最高（Hansen等，2012）。

牵引创口的生物力学特性及稳定性与骨形成的质量和数量有关。它们受内在生物力学参数（如几何形状、横截面积、牵引骨段的密度、牵引再生的长度和软组织封套内形成的张力）、外在生物力学因素（例如，克氏钉或螺钉的数量、长度和直径，牵引器的刚性和材料特性），以及牵引器的定位和矢量的影响。

此外，生物因素决定了再生骨的生物力学特性。这些因素包括截骨使用的技术、间歇期、牵引的速度和频次，以及稳定期的持续时间。Kaban等（2003）研究了实验性下颌牵引创口的生物力学刚度，并将其与影像学和超声数据相关联。24只尤卡坦小型猪接受了单侧下颌牵引。牵引方案为0天潜伏期［1 mm/d、2 mm/d和4 mm/d的速度（12 mm牵引间隙）］和24天的稳定期。在稳定期的第0天、8天、16天和24天获取影像学和超声骨填充评分。在处死小型猪时，使用Instron机（译者注：一种应力分析仪）在前磨牙咬合面产生2 mm/min向下的力来评估生物力学刚度。以10 000点/秒的速度记录力（kN）和位移（mm）。此项研究结果（Kaban等，2003）表明，无论牵引速度如何，DO创口的硬度随着中性固定的持续时间的延长而增加。1 mm/d动物组与2 mm/d和4 mm/d动物组相比，所有时间点的创口刚度值都更大。此外，X线平片和超声检查的骨填充量增加与生物力学强度增加相关。然而，24天中性固定结束时，即使是临床最稳定的组，牵引创口的刚度也仅为对照组的25.5%。这引发了关于拆除牵引器时对患者管理的问题。

Glowacki等（2004）在动物模型（20头小型猪）中研究了骨填充组织形态学与下颌牵引创口临床稳定性间的关系。牵引方案中的变量包括0天或4天间歇期（1 mm/d、2 mm/d或4 mm/d的牵引速度），牵开间隙为7 mm/d或12 mm/d，并在时间不等的中性固定后进行评估。组织学检查显示有或没有4天间隙期的骨填充相当。同时此研究还表明，在标准中性固定期结束（是1 mm/d的牵引持续时间的2倍）进行评估时，骨生成速度几乎是以1 mm/d完成的。然而，下颌骨以4 mm/d的速度牵引3天后，随着中性固定时间的增加，牵引创口显示出中等强度的成骨和临床稳定性。

Zimmermann等（2004）利用三维计算机断层

扫描（CT）和X线平片，在相同的动物模型中，在不同的牵引速度和稳定期下，记录了下颌牵引的骨形成过程。在此项研究中，他们证实，在CT扫描上计算的牵引创口中骨体积的平均百分比随着稳定期的增加从0天的16.7%增加到固定24天的64%。影像学骨填充评分0天为0.17，24天为2.0（0=无骨填充；1=骨填充>0且<50%；2=骨填充>50%且<100%；3=完整的骨填充）。他们还证实，与2 mm/d和4 mm/d的牵引速度相比，牵引速度为1 mm/d的骨填充分数更高。他们还发现，稳定期（24天）结束时牵引间隙中的最大骨量仅为64%（1 mm/d），仍低于控制值（81.3%），然而，临床稳定性和影像学骨填充评分很高。在所有这些研究中，当牵引速度为1 mm/d时，新骨的生物力学性能达到最佳。间歇期对新骨的骨形成量或刚度没有影响。再生骨的刚度随着稳定期的延长而增加。

DO的骨质扩增可能比传统技术更稳定，因为同期进行的软组织扩张可以改善骨质长期稳定性。Castan等（2001）记录了小型猪牵引模型中肌肉长度的增加是由于肌细胞增殖（肥大）导致咬肌大小的增加。该研究的动物模型包括16只尤卡坦小型猪，在它们单侧的下颌体和下颌支连接处行截骨术，并将牵引器垂直于截骨线处。牵引根据以下方案进行：①第1组（12只动物）。0天或4天的间歇期，以1 mm/d、2 mm/d、4 mm/d速度（每组动物数$n=2$）牵引，牵引长度为12 mm，24天的稳定期。②第2组（4只动物）。0天或4天的间歇期，以1 mm/d的速度（每组动物数$n=2$）牵引7天，14天的稳定期。稳定期结束时，取覆盖于截骨处和非手术侧的咬肌组织。使用抗增殖细胞核抗原（proliferating cell nuclear antigen，PCNA）抗体的免疫组化定位来评估肌细胞的增殖。与对照侧（2.8%）相比，牵引侧的肌肉标本可以观察到大量PCNA阳性的肌细胞（16.8%的肌细胞核为PCNA阳性，牵引长度为12 mm的组别的结果更高）。类似地，Lawler等（2012）采用苏木精-伊红染色法和免疫组化染色法评估二腹肌前腹，在19只接受单侧下颌骨DO的尤卡坦小型猪中检测PCNA（总细胞增殖）、配对Box-7基因蛋白（Pax7；卫星细胞）和肌原性分化1蛋白（MyoD；分化中的肌母细胞）的表达。在活动牵引的中期和末期，增殖细胞、卫星细胞和分化中的肌母细胞显著增加，表明二腹肌对DO的反应包括增殖和肥大。软组织封套的肥大对于接受牵引手术患者在长期稳定性方面具有临床意义。

Papadaki等（2012）研究了上颌骨Le Fort I型水平DO的生物学特性。面中份的解剖结构与下颌骨和长骨明显不同，因为它缺乏一个独特的骨髓腔和骨形成的前体细胞的来源。上颌骨代表只有少量肌肉附着的不可移动骨，并通过支柱结构以一种独特的模式传导咬合力。9只混合牙列期的尤卡坦小型猪在全麻下，通过前庭沟切口进行了改良的Le Fort I型截骨术，口内牵引器被固定于截骨线的两侧。牵引方案为0天间歇期，以1 mm/d速度牵引12天，24天的稳定期。采集上颌标本（$n=9$），并在牵引末期（$n=6$）、稳定中期（$n=6$）和稳定末期（$n=6$）分成两半。在上述时间点用苏木精和伊红染色、胶原蛋白II、CD 34、PCNA和抗酒石酸酸性磷酸酶染色检测牵引扩增区。在显微镜下测定纤维组织、血管、增殖细胞、骨样组织和骨组织在牵引扩增区的百分比表面积（percentage surface area，PSA）。在DO末期，牵引扩增区增殖细胞的PSA为33.16%、纤维组织为52%、血管为4.35%、新骨为5.45%。在稳定末期，增殖细胞的PSA下降到10.53%，纤维组织PSA下降到2.3%，血管PSA上升到1.5%，新骨PSA上升到44.9%。在任何时间点的上颌骨牵引扩增区均未发现软骨。

Lawler等（2012）对小型猪下颌骨进行了一项类似的研究，使用与上述研究相同的牵引方案和方法，结果显示纤维组织从活动牵引中期（53.12 ± 8.59 PSA）减少到稳定末期（25.00 ± 0.83 PSA）。在下颌骨中，软骨存在于牵引末期（1.72 ± 2.71 PSA）和稳定中期（5.82 ± 6.64 PSA）。在下颌骨中，从活动牵引中期（25.18 ± 0.99 PSA）到稳定末期（64.89 ± 0.79 PSA），骨量增加。

对颅颌面牵引成骨创口生物学的理解不仅具有科学和学术意义，而且是改进技术及其临床结果的先决条件。只有理解了牵引成骨的细胞和组织过程，才有可能优化牵引方法、开发出更短的牵引方案。

一、临床应用

颅颌面骨性畸形可能需要通过骨质扩增来矫正。过去，矫正可通过截骨术、急性（acute）骨复位和自体骨移植来实现。一些病例中报道了各种并发症，如感染、骨性复发、骨移植缺失或骨不连、不对称及不太令人满意的美学和功能结果。相比之下，DO提供了独特的临床益处，包括显著的骨质扩增的可能性，同期软组织生成和降低损坏神经、颞下颌关节和牙胚等结构的风险。此外，DO的侵入性更小，需要更短的手术时间，并消除了供体部位的并发症。

牵引成骨被分为单焦点、双焦点和三焦点牵引。单焦点牵引被定义为具有一个新骨形成部位的牵引创口。这是发育不全骨（如下颌骨）的延长模型。双焦点DO中存在一个骨形成区和一个骨融合区。在双焦点DO中，一个骨段，即"转移盘"从下颌缺损的一端被切下并被移动以与下颌骨的另一端融合。三焦点DO也用于骨重建，由2个转移盘组成，缺损的每一端各有一个转移盘，将2个转移盘相向移动以融合在一起。

根据需要骨延长的大小或方向（垂直、水平或矢状），单焦点DO也可被细分为单向、双向和多向。大多数矫正都需要多向牵引。曲线牵引是一种三维重建方法，可通过以下方式实现：①外置式复杂牵引器。②远端骨段的重新定向和牵引器的重新连接。③一种新型曲线半埋入式固定轨迹牵引器。有了该设备，所有三维运动都可分解为围绕一个独特转轴的简单运动。Seldin等（1999）在两只小型猪身上评估了这种牵引器。他们将平移和旋转运动结合起来，实现了对远心骨段的12 mm延长及11°旋转。

Kaban等（2009）报道了一个13名患者的系列早期结果，这些患者接受了双侧曲线牵引以实现下颌前移、下颌支延长及逆时针旋转。受试者诊断为创伤后小下颌畸形（$n=1$）、Treacher Collins综合征（$n=3$）、Nager综合征（$n=3$）、半侧颜面短小（$n=2$）、综合征性小下颌畸形（$n=3$）和非综合征性小下颌畸形（$n=1$）。他们使用部分埋入式曲线牵引器在多个维度上成功地前移了下颌骨。在3名

患者中，再生的下颌骨必须"被塑造出来"，并将其固定在所需位置。其他10名患者，牵引结束时获得了正确的下颌骨位置。

二、牵引器

目前，有2类牵引器可用。外置式牵引器通过穿皮克氏钉固定在骨质上。这类装置可以实现单向、双向和多向牵引，缺点包括牵引器具有多个关节、操作起来复杂、针状瘢痕及患者的不适（图1-2-1）。

半埋入式牵引器将牵引部件置于皮肤或黏膜下。它们通常包含一个穿过皮肤（经皮）或黏膜（经黏膜）突出在外的激活臂，以便外科医师或患者可以激活埋入的牵引部件（图1-2-2）。

三维牵引可以通过曲线半埋入式牵引器来完成（图1-2-3）。

未来，多数情况下，可能会使用全埋入式、可进行三维运动的远程激活牵引器。

第四节 术前规划

准确的术前规划是矫正骨性畸形牵引手术成功的关键。当计划不充分时，可能会造成比原始缺陷更严重的继发畸形。精确确定截骨线的位置和方向、牵引器相对截骨线的位置及适当的总体牵引方

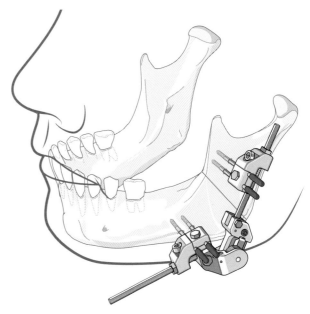

图1-2-1 一种多向下颌外置式牵引器。该装置使用穿皮克氏钉固定在骨头上。

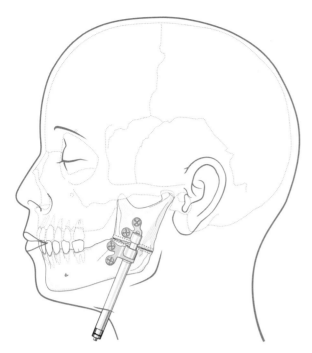

图1-2-2 单向半埋入式牵引器。

向，对于达到预期结果都是至关重要的。

诊断检查包括临床检查、照片分析（正面、正面微笑、左右侧面和颏下观）、影像学检查（侧位和前后位头影测量片、全景片、3D CT图像）和解剖式𬌗架上牙模分析。这些工作必须与正畸科医师合作。此外，对于半埋入式牵引器，术前计划尤为重要，因为治疗期中间无法进行牵引器位置调整。现已开发出一种三维软件驱动的治疗规划系统，用于准确测定骨移动。获得三维CT扫描数据后，使用颅面骨性手术规划软件来规划程序（图1-2-4和图1-2-5）。面部骨骼的三维可视化、标志点的选择、角度和距离的测量、截骨的模拟、骨骼的重新定位、运动的预测（甚至是下颌骨近心段）、碰撞的检测和扫描的叠加都可以通过该技术完成。此外，还可确定矫正畸形所需的方向及渲染出所需牵引器的外形。

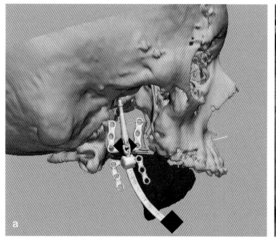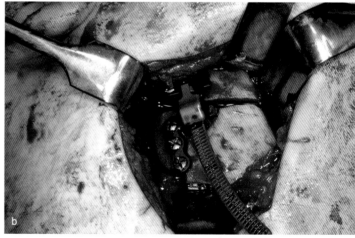

图1-2-3 a.适配于患者头颅三维图像的曲线牵引器。根据适配性，外科医师选择要使用的活动翼，以及要切断和丢弃的活动翼。b.术中照片显示牵引器放置在右下颌骨截骨线的两侧（2个活动翼已被移除）。

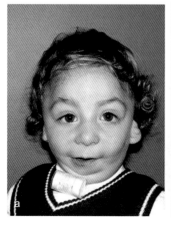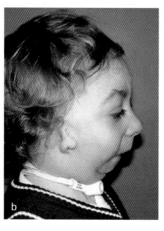

图1-2-4 a.正面观。b.依赖于气管切开的双侧颅面短小畸形患儿的侧面观。由于严重的下颌后缩，他患有阻塞性呼吸暂停。

第五节 DO的评价

DO的临床过程常用评估方法包括连续体格检查、X线平片、超声和CT。在术前即刻、术后即刻、牵引期结束时和稳定期结束时拍摄全景片和头颅侧位片。超声是一种廉价、无创且有效的成像方法，可对缺损处的骨形成进行详细评估。超声已被证明可用于评估长骨DO愈合，此外它没有使患者暴露于辐射的缺点。我们证实了超声作为一种可靠

的技术来测量截骨/骨皮质切开间隙、检测新骨形成和评估骨成熟度的有效性。稳定期内，每2周重复一次超声检查，指导临床医师决定何时拆除牵引器（图1-2-6~图1-2-11）。

第六节 并发症

DO的并发症可能是由于治疗规划不准确、截骨/骨皮质切开或牵引器放置不正确、活动牵引

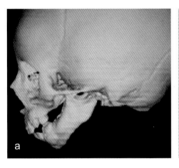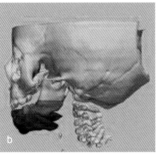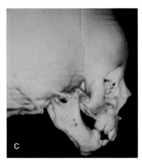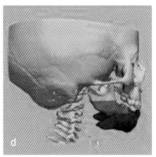

图1-2-5 a~d. 术前侧位3D CT图像，以及计划的骨运动，以红色显示并使用市售的3D治疗计划系统确定。该系统有助于定义牵引器的曲率半径。

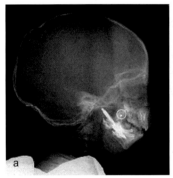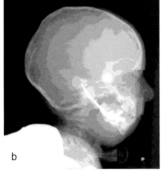

图1-2-6 术后即刻头颅侧位片。a. 牵引器放置后。b. 牵引结束时。使用的是一种定制的曲线半埋入式牵引器，能够进行3D运动。

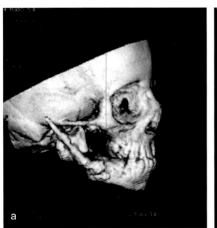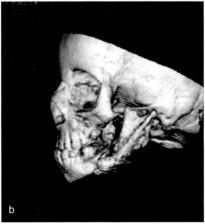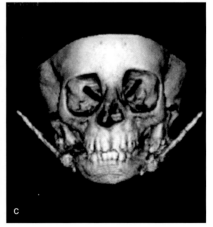

图1-2-7 a~c. 侧位和术后前后位3D CT图像显示了下颌骨的延长。

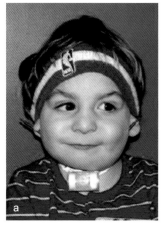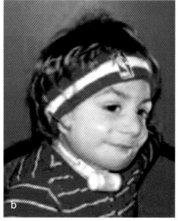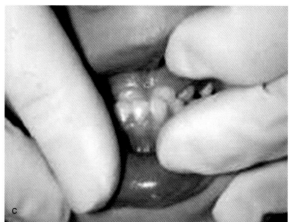

图1-2-8　a~c. 牵引结束时的正面和口内观（稳定期）。

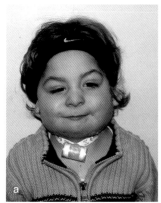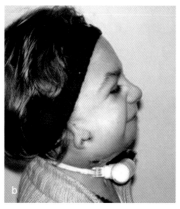

图1-2-9　a、b. 牵引器拆除后，患儿的正面观和侧面观。

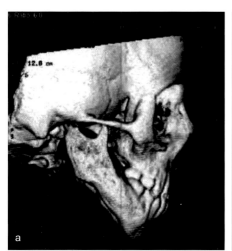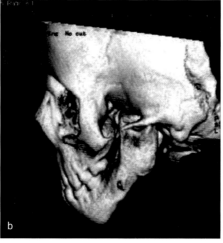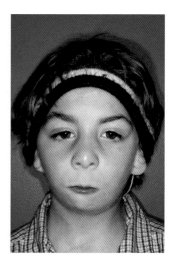

图1-2-10　a、b. 术后3D CT侧位图像显示下颌骨扩增量和骨形成。此时，患儿被安排拔除气管切开套管。

图1-2-11　患儿术后4年未行气管切开，且情况良好（引自Journal of Oral and Maxillofacial Surgery）。

阶段的操作错误及牵引器固定稳定性的问题。牵引器的技术性问题，如变形，也有报道。外科医师必须选择愿意遵守并能够每天激活牵引器的患者。不依从或未做好准备的患者可能会将牵引器转向错误的方向，无法保持创口清洁，激活设备过于频繁或不够频繁，以及无法遵守饮食、卫生和身体运动指导。因此，可能会导致牵引器松动或脱落、骨段不成熟愈合、咬合紊乱、伤口裂开和感染。

外科医师在手术过程中应牢记避免并发症发生的注意事项，主要包括进行充分的截骨术或骨皮质切开术以确保骨分离而激活牵引器，在所需位置执行规划的截骨术，将牵引器放置在相对截骨线的正确方向上，并稳妥固定。

第七节　DO 的局限性

DO 的局限性来自牵引器的繁琐和复杂性、皮肤切口和针迹瘢痕、冗长的治疗方案及对牵引方向缺乏准确的三维控制。更优的牵引器和对调节成骨生物事件的更好理解将在未来改善患者的 DO。

（赵泽亮 译，李彪 校）

参考文献

[1] Ayoub AF, Richardson W, Barbenel JC. Mandibular elongation by automatic distraction osteogenesis: the first application in humans. *Br J Oral Maxillofac Surg.* 2005 Aug;43(4):324–328.

[2] Block MS, Brister GD. Use of distraction osteogenesis for maxillary advancement: preliminary results. *J Oral Maxillofac Surg.* 1994 Mar;52(3):282–286; discussion 287–288.

[3] Castano FJ, Troulis MJ, Glowacki J, et al. Proliferation of masseter myocytes after distraction osteogenesis of the porcine mandible. *J Oral Maxillofac Surg.* 2001 Mar;59(3):302–307.

[4] Codivilla A. On the means of lengthening, in the lower limbs, the muscles and tissues which are shortened through deformity. *Am J Orth Surg.* 1905;2:353–357.

[5] Constantino PD, Friedman CD. Distraction osteogenesis. Applications for mandibular regrowth. *Otolaryngol Clin North Am.* 1991 Dec;24(6);1433–1443.

[6] Glowacki J, Shusterman EM, Troulis M, et al. Distraction osteogenesis of the porcine mandible: histomorphometric evaluation of bone. *Plast Reconstr Surg.* 2004 Feb;113(2):566–573.

[7] Goldwaser BR, Magill J, Papadaki ME, et al. Continuous mandibular distraction osteogenesis: novel device and preliminary results in minipigs. *J Oral Maxillofac Surg.* 2013 Apr;71(4):e168–177.

[8] Goldwaser BR, Papadaki ME, Kaban LB, et al. Automated continuous mandibular distraction osteogenesis: review of the literature. *J Oral Maxillofac Surg.* 2012;70(2):407–416.

[9] Hansen GM, Lawler ME, Williams WB, et al. BMP4 localization and PCNA expression during distraction osteogenesis of the porcine mandible. *Int J Oral Maxillofac Surg.* 2012 Jul;41(7):867–873.

[10] Ilizarov GA. The principles of the Ilizarov method. *Bull Hosp Jt Dis Orthop Inst.* 1988;48(1):1–11.

[11] Ilizarov GA. The tension-stress effect on the genesis and growth of tissues: Part I. The influence of stability of fixation and soft-tissue preservation. *Clin Orthop Relat Res.* 1989 Jan;(238):249–281.

[12] Kaban LB, Seldin EB, Kikinis R, et al. Clinical application of curvilinear distraction osteogenesis for correction of mandibular deformities. *J Oral Maxillofac Surg.* 2009 May;67(5):996–1008.

[13] Kaban LB, Thurmüller P, Troulis MJ, et al. Correlation of biomechanical stiffness with plain radiographic and ultrasound data in an experimental mandibular distraction wound. *Int J Oral Maxillofac Surg.* 2003 Jun;32(3):296–304.

[14] Kessler P, Wiltfang J, Neukam FW. A new distraction device to compare continuous and discontinuous bone distraction in mini-pigs: a preliminary report. *J Craniomaxillofac Surg.* 2000 Feb;28(1):5–11.

[15] Lawler ME, Hansen GM, Williams WB, et al. Serial histologic and immunohistochemical changes in anterior digastric myocytes in response to distraction osteogenesis. *J Oral Maxillofac Surg.* 2012 Jan;70(1):168–178.

[16] Lawler ME, Tayebaty FT, Williams WB, et al. Histomorphometric analysis of the porcine mandibular distraction wound. *J Oral Maxillofac Surg.* 2010 Jul;68(7):1543–1554.

[17] Li G, Simpson AH, Triffitt JT. The role of chondrocytes in intramembranous and endochondral ossification during distraction osteogenesis in the rabbit. *Calcif Tissue Int.* 1999 Apr;64(4):310–317.

[18] Losken HW, Mooney MP, Zoldos J, et al. Coronal suture response to distraction osteogenesis in rabbits with delayed-onset craniosynostosis. *J Craniofac Surg.* 1999 Jan;10(1):27–37.

[19] Magill JC, Byl MF, Goldwaser B, et al. Automating skeletal expansion: an implant for distraction osteogenesis of the mandible. *J Med Device.* 2009 Mar;3(1):14502.

[20] McCarthy JG, Schreiber J, Karp N, et al. Lengthening of the human mandible by gradual distraction. *Plast Reconstr Surg.* 1992 Jan;89(1):1–8; discussion 9–10.

[21] McCarthy JG, Stelnicki EJ, Mehrara BJ, et al. Distraction osteogenesis of the craniofacial skeleton. *Plast Reconstr Surg.* 2001 Jun;107(7):1812–1827.

[22] Mofid MM, Manson PN, Robertson BC, et al. Craniofacial distraction osteogenesis: a review of 3278 cases. *Plast Reconstr Surg.* 2001 Oct;108(5):1103–1114; discussion 1115–1157.

[23] Papadaki ME, Kaban LB, Troulis MJ. Minipig model of maxillary distraction osteogenesis: immunohistochemical and histomorphometric analysis of the sequence of osteogenesis. *J Oral Maxillofac Surg.* 2012 Nov;70(11):2629–2640.

[24] Papadaki ME, Troulis MJ, Glowacki J, et al. A minipig model of maxillary distraction osteogenesis. *J Oral Maxillofac Surg.* 2010 Nov;68(11):2783–2791.

[25] **Peacock ZS, Tricomi BJ, Murphy BA, et al**. Automated continuous distraction osteogenesis may allow faster distraction rates: a preliminary study. *J Oral Maxillofac Surg.* 2013 Jun;71(6):1073–1084.

[26] **Perrott DH, Berger R, Vargervik K, et al**. Use of a skeletal distraction device to widen the mandible: a case report. *J Oral Maxillofac Surg.* 1993 Apr;51(4):435–439.

[27] **Perrott DH, Rahn B, Wahl D, et al**. Development of a mechanical testing system for a mandibular distraction wound. *Int J Oral Maxillofac Surg.* 2003 Oct;32(5):523–527.

[28] **Ploder O, Mayr W, Schnetz G, et al**. Mandibular lengthening with an implanted motor-driven device: preliminary study in sheep. *Br J Oral Maxillofac Surg.* 1999 Aug;37(4):273–276.

[29] **Rachmiel A, Potparic Z, Jackson IT, et al**. Midface advancement by gradual distraction. *Br J Plast Surg.* 1993 Apr;46(3):201–207.

[30] **Schmelzeisen R, Neumann G, von der Fecht R**. Distraction osteogenesis in the mandible with a motor-driven plate: a preliminary animal study. *Br J Oral Maxillofac Surg.* 1996 Oct;34(5):375–378.

[31] **Seldin EB, Troulis MJ, Kaban LB**. Evaluation of a semiburied, fixed-trajectory, curvilinear, distraction device in an animal model. *J Oral Maxillofac Surg.* 1999 Dec;57(12):1442–1446.

[32] **Snyder CC, Levine GA, Swanson HM, et al**. Mandibular lengthening by gradual distraction: preliminary report. *Plast Reconstr Surg.* 1973 May;51(5):506–508.

[33] **Thurmüller P, Troulis M, O'Neill MJ, et al**. Use of ultrasound to assess healing of a mandibular distraction wound. *J Oral Maxillofac Surg.* 2002 Sep;60(9):1038–1044.

[34] **Troulis MJ, Everett P, Seldin EB, et al**. Development of a three-dimensional treatment planning system based on computed tomographic data. *Int J Oral Maxillofac Surg.* 2002 Aug;31(4):349–357.

[35] **Troulis MJ, Glowacki J, Perrott DH, et al**. Effects of latency and rate on bone formation in a porcine mandibular distraction model. *J Oral Maxillofac Surg.* 2000 May;58(5):507–513; discussion 514.

[36] **Troulis M, Kaban L**. Complications of mandibular distraction osteogenesis. *Oral Maxillofacial Surg Clin N Am.* 2003 May;15(2):251–264.

[37] **Wiltfang J, Kessler P, Merten HA, et al**. Continuous and intermittent bone distraction using a microhydraulic cylinder: an experimental study in minipigs. *Br J Oral Maxillofac Surg.* 2001 Feb;39(1):2–7.

[38] **Yates KE, Troulis MJ, Kaban LB, et al**. IGF-I, TGF-beta, and BMP-4 are expressed during distraction osteogenesis of the pig mandible. *Int J Oral Maxillofac Surg.* 2002 Apr;31(2):173–178.

[39] **Zimmermann CE, Harris G, Thurmüller P, et al**. Assessment of bone formation in a porcine mandibular distraction wound by computed tomography. *Int J Oral Maxillofac Surg.* 2004 Sep;33(6):569–574.

第三章 陶瓷骨替代材料

Ceramic bone substitute materials

Marc Bohner, Berton Rahn†

第一节 引言

1892年，Dreesman首次植入了合成陶瓷（熟石膏＝半水硫酸钙）作为骨替代物。1920年，Albee和Morrison研究了使用磷酸钙（CaP）糊剂来加速骨折愈合。从那时起，陶瓷骨替代品及可用产品的领域急剧扩大。尽管有这样的发展，许多用户仍然不清楚他们植入的是什么，以及植入材料的不同之处。本章描述了主要类别的陶瓷骨移植替代材料CaP的物理、化学和生物学差异。特别关注该领域的新发展，即所谓的"磷酸钙水泥"（calcium phosphate cements，CPC）和磷酸钙"腻子"（或"糊剂"）。

本章的第二、三和四节分别介绍了CaP、磷灰石和CPC的化学和物理性质。第五节总结了CaP的体内特性。第六节简要讨论了该领域的新趋势。

第二节 磷酸钙

顾名思义，CaP由钙（Ca^{2+}）和（正）磷酸（PO_4^{3-}）离子组成。例如，最常见的骨移植替代物之一是β-磷酸三钙（β-tricalcium phosphate，β-TCP），其化学式为$\beta-Ca_3(PO_4)_2$。磷酸钙可能含有结合水，如磷酸氢钙二水合物（dicalcium phosphate dihydrate，DCPD）（$CaHPO_4 \cdot 2H_2O$）。在后一种情况下，水分子是晶体结构的固有部分。磷酸根离子可以是非质子化的（PO_4^{3-}），也可以是被1个或2个质子质子化的（分别为HPO_4^{2-}、$H_2PO_4^-$）。因

此，CaP化合物不仅有2种或3种，而且有10多种（表1-3-1）（Bohner，2000）。由于质子化改变了磷酸根离子的酸度，其中一些化合物是酸性的，如磷酸二氢钙一水合物（monocalcium phosphate monohydrate，MCPM）$[Ca(H_2PO_4)_2 \cdot H_2O]$，而其他化合物是碱性的，如磷酸四钙（tetracalcium phosphate，TetCP）$[Ca_4(PO_4)_2O]$。通常，Ca/P摩尔比越高，化合物的碱性越强。所有这些化学差异导致CaP具有不同的溶解度（图1-3-1），一些CaP在较宽的pH范围内可溶（如MCPM），而其他化合物在中性pH下难溶，但在酸性条件下高度可溶（如β-TCP）（Vereecke等，1990）。这些差异解释了生物反应的变化，在本章有详细介绍。

大范围的化学性质也会影响物理性质。一些CaP仅在高温（>600~1 400 ℃）下稳定，如β-磷酸三钙（β-TCP）$[\beta-Ca_3(PO_4)_2]$、α-磷酸三钙（α-TCP）$[\alpha Ca_3(PO_4)_2]$，或TetCP（Bohner，2000）。这些化合物通常为CPC的组分。其他化合物，如磷酸二钙（DCP）（$CaHPO_4$）、DCPD、磷酸八钙（octacalcium phosphate，OCP）$[Ca_8H_2(PO_4)_6 \cdot 5H_2O]$和羟基磷灰石（hydroxyapatite，HA）$[Ca_5(PO_4)_3OH]$在室温下沉淀（＝结晶），因此可以在人体内找到（Elliott，1994）。

第三节 磷灰石

虽然磷灰石属于CaP家族，且有些存在于体内，但它们的多样性和在矿化领域的重要性需要详细说明。最著名的磷灰石是羟基磷灰石（HA），因

表1-3-1　CaP列表及其名称、缩写、化学式、Ca与磷酸盐的摩尔比、矿物名称，
最后是基于这些CaP化合物的商业产品的非详尽列表

名称	缩写	化学式	Ca/P	矿物名称	以下商业产品的最终产品（EP）/原材料（RM）
磷酸钙	MCP	$Ca(H_2PO_4)_2$	0.50	－	－
磷酸二氢钙一水合物	MCPM	$Ca(H_2PO_4)_2 \cdot H_2O$	0.50	－	RM: Chronos Inject, Eurobone, Jectos, Norian CRS, Vitalos
磷酸二钙	DCP	$CaHPO_4$	1.00	三斜磷钙石	RM: Calcibon, Rebone
磷酸二钙二水合物	DCPD	$CaHPO_4 \cdot 2H_2O$	1.00	透钙磷石	EP: Chronos Inject, Eurobone, Jectos, Vitalos
磷酸八钙	OCP	$Ca_8H_2(PO_4)_6 \cdot 5H_2O$	1.33	－	
α-磷酸三钙	α-TCP	$\alpha\text{-}Ca_3(PO_4)_2$	1.50	－	EP: Biobase RM: Biobon, Biopex, Calcibon, Callos, Cementek, Graftys, Hydroset, Kyphos, Mimix, Norian CRS
β-磷酸三钙	β-TCP	$\beta\text{-}Ca_3(PO_4)_2$	1.50	－	EP: Calciresorb, Cerasorb, Ceros, Chronos, Conduit TCP, Vitoss RM: Chronos Inject, Eurobone, Jectos, Vitalos
缺钙羟基磷灰石*（"磷酸三钙"）	CDHA	$Ca_{10-x}(HPO_4)_x(PO_4)_{6-x}(OH)_{2-x}$	1.50~1.67	－	EP: Biobon, Bonesource, Calcibon, Cementek, Hydroset, Mimix, Norian CRS
双相磷酸钙	BCP	β-TCP 和 HA 的混合物	1.50~1.67	－	EP: BCP, BoneCeramic, BoneSave, Ceraform, mBCP, OsSatura, Triosite
羟基磷灰石	HA	$Ca_5(PO_4)_3OH$	1.67	羟基磷灰石	EP (high T): Actifuse, Cerapatite, Endobon EP (low T): BioOss, Pro Osteon 200 and 500
氧磷灰石†	OXA	$Ca_{10}(PO_4)_6O$	1.67	－	－
磷酸四钙	TetCP	$Ca_4(PO_4)_2O$	2.00	－	RM: Bonesource, Cementek, Rebone

注：*通常，Ca/P摩尔比为1.50。重要的是，CPC反应的最终产物在化学和物理上接近CDHA。CDHA可以被认为是典型的LT-HA。
†该相在水存在下具有反应性，因此很难生产纯氧磷灰石。

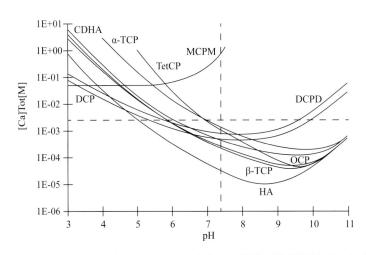

图1-3-1　25℃纯水中磷酸钙的溶解度。溶解度表示为平衡后存在于水性介质中的钙浓度。在生理pH（垂直线）下，溶解度按以下顺序降低：MCPM>α-TCP>TetCP>DCPD>DCP>OCP>CDHA>β-TCP>HA。

为它是骨骼的主要成分。骨骼由一种晶体结构几乎与HA相同但成分不同的矿物质组成。骨矿物质通常包含"杂质",如Na、K、Mg、Sr、碳酸盐、硫酸盐、F或Cl（Elliott，1994）。这些杂质可以很容易地通过替换钙离子、羟基离子或磷酸根离子掺入HA结构中。因此,以磷灰石为代表的一个材料家族（HA属于该家族）已经成为许多出版物和图书讨论的主题。请注意,在本章中,"HA"将用于表示"磷灰石"。

关于HA的另一个关键点是它可以在低温和高温下合成。低温HA（low temperature HA，LT-HA）是通过在室温或接近室温的水溶液中沉淀获得的,它与纯HA的化学计量存在偏差。通常,LT-HA含有杂质（如Mg、Sr或Fe离子、硅酸盐、碳酸盐）,这些杂质存在于用来合成LT-HA的原材料中,也可能含有缺陷物质,如钙。缺钙羟基磷灰石或磷酸三钙［CDHA或TCP；$Ca_9(HPO_4)(PO_4)_5OH$；表1-3-1］很容易通过水解α-TCP来生产（Monma等,1976）。

$$3\alpha\text{-}Ca_3(PO_4)_2+H_2O \rightarrow Ca_9(HPO_4)(PO_4)_5OH$$
（化学式1-3-1）

LT-HA的特点是晶体尺寸小,通常低于100 nm。由于纳米粒子的溶解度随着尺寸减小而增加,因此LT-HA明显比高温磷灰石更易溶解,杂质的存在和磷灰石结构的缺陷增加了这种效应。LT-HA的溶解度可能接近于β-TCP。然而,缺乏可靠的溶解度数据。

所有商品化的"磷灰石"CPC（见下文）都是LT-HA。典型的商业化产品包括Biobon、Bonesource、Calcibon、Cementek、Hydroset、Mimix或Norian CRS。糊剂（或"油灰"）也可能由此类颗粒组成,如"Ostim"（表1-3-1）。

高温磷灰石（high temperature apatites，HT-HA）是通过在高温下加热化学计量的LT-HA获得的,通常高于700~800 ℃。在这样的温度下,原子扩散大到足以产生晶体大小和形状的宏观变化:晶体变得更圆、更大,从而降低了它们的表面能（图1-3-2）。

在高温下发生的高原子扩散也可以利用反应烧结（如DCP和碳酸钙）来生产HT-HA。

$$3CaHPO_4+2CaCO_3 \rightarrow Ca_5(PO_4)_3OH+H_2O+2CO_2$$
（化学式1-3-2）

由于HT-HA晶体/颗粒比LT-HA颗粒大得多,因此它们的溶解度大大降低,如果植入体内,则导致再吸收率低得多（见下文）。

第四节　磷酸钙水泥

磷酸钙水泥最初由LeGeros等（1982）提出,但真正由Brown和Chow（1983）发现并获得专利。顾名思义,CPC会随着时间的推移而变硬。固化反应的起点是水溶液与一种或几种CaP粉末的混合。反应可表示为:

CaP powders+Water→CaP solid　（化学式1-3-3）

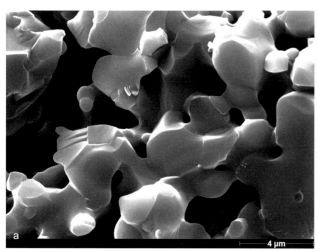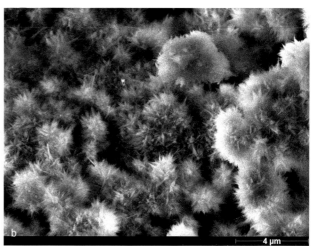

图1-3-2　a、b. 烧结化合物（如β-磷酸三钙；左）和LT-HA（右）的显微结构。在本案例中,左侧结构（a）是通过将右侧结构（b）在1 250 ℃下烧结5分钟（冷却和加热速度:1 ℃/min）而获得的。比例尺的长度为4 μm。

与诸如聚甲基丙烯酸甲酯（polymethylmethacrylate，PMMA）之类的聚合物胶黏剂相反，CPC不会通过聚合（即通过聚合物链的生长和缠结）而硬化。CPC通过溶解－沉淀反应硬化，该反应可分为4个阶段：①水泥组分开始溶解。②水泥组分在混合液中的溶解。③混合液中小晶体的成核。④后一种晶体的生长直到所有的起始成分都被消耗完。晶体的纠缠提供了机械稳定性（图1-3-2b）。一般情况下，在CPC反应初期，膏体的固体化程度超过10%。尽管一些早期硬化可能在数分钟内发生，但整体凝结/硬化反应很容易持续24小时，因此禁止早期负荷加载。由于其陶瓷性质，CPC很脆。因此，它们的机械性能在压缩方面比在牵拉方面强得多。具体来说，CPC的抗压强度通常是其抗拉强度的5~10倍。

根据反应的最终产物，有两种主要类型的CPC。

DCPD水泥或磷灰石水泥。DCPD水泥比HA水泥更易吸收，因为DCPD的溶解度比HA大。只有少数商品化水泥属于第一类（如Chronos Inject、Eurobone、Jectos、Vitalos）（表1-3-1）。大多数商品化CPC属于第二类水泥（Biobon、Bonesource、Calcibon、Cementek、Hydroset、Mimix、Norian CRS等）。

大多数CPC是放热的，有时甚至超过PMMA水泥。然而，热量释放很慢（在几天内），导致凝固过程中温度不升高或只有轻微升高，因此所有CPC都可以被认为是等温硬化。

磷酸钙的体内行为

预期的植入物功能决定了需要何种材料和设计特性才能产生足够的效果。许多有缺陷的骨结构可以通过临时的替代物得到满意的治疗，这些替代物将逐渐被特定部位的骨组织取代。在这种情况下，植入材料必须保持其特性，只要功能需要，但最好在区域组织接管功能后消失。临床指征必须尊重骨替代陶瓷的机械载荷特性，即其抗压强度合理，抗拉和抗剪强度较弱。使用陶瓷材料必须避免这些区域，或者使用金属植入物（板、笼、网等）提供的额外保护，以避免急性或疲劳失效。植入物的功能决定了需要何种材料和设计特性才能产生足够的效

果。许多有缺陷的骨结构可以通过临时的替代物得到满意的治疗，这些替代物将逐渐被特定部位的骨组织取代。在这种情况下，植入材料必须保持其特性，只要功能需要，但最好在区域组织接管功能后消失。临床适应证必须尊重骨替代陶瓷的机械载荷特性，即其抗压强度合理，抗拉和抗剪强度较弱。使用陶瓷材料必须避免这些区域，或者使用金属植入物（板、笼、网等）提供额外保护，以避免急性或疲劳失效。

许多参数会影响CaP的再吸收率，如CaP溶解度、晶体大小或几何形状，尽管体内研究仍有许多未知的因素。然而，CaP已知的特性将被阐述。

影响CaP体内行为的主要因素是其溶解度。CaP的溶解度差异跨越数个数量级（Vereecke等，1990）。例如，HT-HA的溶解度大约是LT-HA、CDHA和β-TCP的10倍，而后者的溶解度大约是DCPD的10倍。这种溶解度的差异导致了不同的体内行为。HT-HA可被认为是惰性的，而LT-HA、CDHA和β-TCP很容易再吸收（每周1~10 μm）（Bashoor-Zadeh等，2011）。一般来说，人们可以粗略地假设再吸收速率是pH=7.4时溶解度的函数（driessen等，1987）：HT-HA<LT-HA≈CDHA≈β-TCP<OCP≈DCP<DCPD<α-TCP<TetCP<MCPM。

在实际应用中，情况则有所不同，因为颇具可溶性的CaP，如DCPD和α-TCP，不仅可以溶解，而且可以在体内反应形成低温磷灰石。OCP、DCPD（图1-3-3）（Bohner等，2003；Constantz等，1998）和α-TCP［化学式1-3-3（Merten等，2001）］也有此类行为的报道。

DCPD到CDHA的转化反应可以写成：

$$9CaHPO_4 \cdot 2H_2O \rightarrow Ca_9(HPO_4)(PO_4)_5OH + 3H_3PO_4 + 17H_2O \qquad \text{（化学式1-3-4）}$$

一旦发生转化，CaP的吸收速率就会大大降低。同样，α-TCP（如BioBase）比β-TCP（如Cerasorb、Ceros、Chronos）的溶解度高一个数量级，据报道，其吸收速率与β-TCP相似（Merten等，2001）。在此背景下，Gbureck等（2007）证明DCPD在体内的吸收速率并不比从溶解度数据中预测的DCP吸收速率快，而是较慢。类似地，α-TCP（如BioBase）是一个数量级……

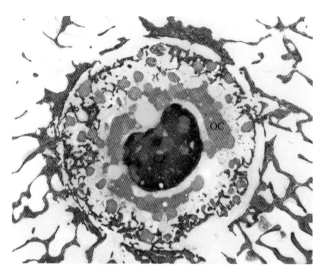

图1-3-3 在植入绵羊模型体内3个月后，chronOS Inject骨水泥中心的磷酸二钙二水合物转化为缺钙的羟基磷灰石（由D Apelt，MD，University of Zurich，Zurich，Switzerland提供）。转化区（CZ）是存在于水泥中心的较暗区域。未转化区［原始水泥（OC）］围绕着转化区。可以看到8 mm圆柱形钻孔的边缘。

低溶性或难溶性CaP，如HT-HA、LT-HA和β-TCP，在标准生理条件下（血清或血液，pH7.4）是不溶的。事实上，体液含有如此大的钙离子和磷酸根离子浓度，以至于它们对HA和β-TCP是饱和的。虽然这些材料被称为"生物不溶性"，但这些生物不溶性CaP可以在体内被再吸收，因为某些细胞，如巨噬细胞或破骨细胞，可以将局部pH降低到接近pH为3（Silver等，1988），并因此增加CaP溶解度。在低pH下，HA和β-TCP不再具有生物不溶性（图1-3-1）。

通常，可溶性（=生物可溶性）CaP，如DCPD和α-TCP，常在体内转化为生物不溶性CaP，而生物不溶性CaP会被细胞吸收。细胞吸收的程度是材料溶解度的直接函数。而β-TCP（如Cerasorb、Ceros、chronOS）和LT-HA（如Biobon、Bonesource、Calcibon、Cementek、Hydroset、Mimix或Norian CRS）以每周1~10 μm的速率被吸收（Bashoor-Zadeh等，2011），HT-HA可以被认为是"惰性的"，并且在患者去世后仍能保留很长时间（Linhart等，2004）。

生物可溶性和生物不溶性CaP之间的差异与材料有关，如OCP（Driessen等，1987；Eidelman等，1987）和DCP（Bohner等，2009）。比OCP/DCP更

容易溶解的CaP相会在体内自发溶解和转化，而比OCP/DCP更不易溶解的CaP相则会被细胞吸收。有趣的是，据报道，OCP（Suzuki等，2006）和DCPD（Bohner等，2003；Constantz等，1998）在体内转化为CDHA，这与DCP相反（Gbureck等，2007）。由于OCP、DCPD和DCP具有彼此接近的溶解度，这三种化合物接近于生物可溶性和生物不溶性CaP之间的极限。因此，基于目前的结果，基于DCP的骨替代材料似乎提供了骨缺损与成熟新骨之间的最快过渡。

在所有商业产品中，有一些双相材料，即由两种或多种CaP的混合物组成的材料。在双相材料中，溶解度较高的成分，通常是基质，首先开始降解。基质逐渐消失，降解较慢的填料继续发挥作用，导致植入物的蠕变替代［图1-3-4和图1-3-5（Gisep等，2003）］，最终形成足够的骨结构。这一概念用于CPC，如chronOS Inject，其中基质（DCPD）的吸收速度比填料（β-TCP颗粒）快得多，由β-TCP和HA的混合物组成"双相磷酸钙"（如BCP、MBCP、Triosite、Bone Save）也是如此。

▨ 内生骨
■ 陶瓷水泥

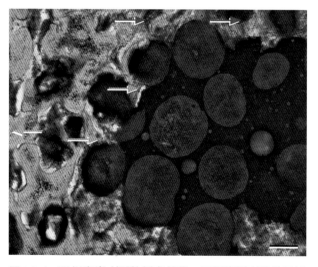

图1-3-4 双相陶瓷水泥的蠕变替代。两相溶解度的差异导致不同的降解速度。这允许骨骼生长到先前由更快速降解的基质占据的空间中，而降解速度较慢的填充颗粒保持形状和功能（由Armando Gisep，phD，AO Research Institute Davos提供）。

除了溶解度外，据报道还有许多因素会改变材料的再吸收率。有些与患者相关（如植入位置、社会习惯），有些与材料相关。与材料相关的一个重要因素是材料的几何结构。因为CaP吸收是表面介导的，所以多孔和开放的结构比更紧凑的结构吸收得更快（Bashoor-Zadeh等，2011）。由于CPC结构紧凑，其总的再吸收率远低于大孔块状材料或颗粒状材料，导致再吸收率较慢（Frankenburg等，1998）。在体内持续加载CPC可能导致疲劳裂纹（Gisep等，2004），进而允许软组织和骨长入（图1-3-6）（Gisep等，2003）。

关于生物相容性，需要骨和材料之间的"亲和力"或至少一种是惰性的性质（如高温HA）。CPC在等温硬化并在凝固后迅速达到生理pH，且在凝固过程中没有发生相关的组织反应。植入后的早期出现粒细胞等炎症细胞，晚期出现淋巴细胞为正常现象，这与手术创伤有关。这些细胞出现的数量相对较少，并在几周内达到稳定状态，在界面处会发现正常的宿主组织。在持续炎症感染的情况下，pH可能会下降，这可能导致陶瓷植入物更快的吸收。在吸收过程中，产生可溶性和颗粒状的吸收产物。可溶性化合物，即钙和磷酸盐离子，已被

证明可以改变成骨细胞和破骨细胞的功能（Wu等，2003；Meleti等，2000；Kanatani等，1991；Zaidi等，1989；Habibovic等，2011）。产生的颗粒状的物质被巨噬细胞和异物巨细胞吞噬，微米级的颗粒可能具有的细胞毒性作用尚不清楚。有人认为，微颗粒的释放使CaP陶瓷具有成骨诱导作用（Le Nihouannen等，2005）。

一般来说，CaP陶瓷具有出色的生物相容性（Kurashina等，1997）并且最终的再吸收产物（钙和磷酸盐离子）是无害的。在陶瓷微晶附近存在毛细血管和成纤维细胞/纤维细胞（图1-3-7），不存在炎症细胞，以及微晶掺入新形成的骨中（图1-3-8），支持其惰性特征。

第五节　新趋势

虽然大多数CaP陶瓷骨替代品以颗粒或珠粒形式出售，直径范围为0.5~5 mm，但最近引入了新的配方，如CPC（见本章第四节）和腻子（＝非硬化膏）（Bohner，2010）。这些新配方对材料进行了更好的处理，但与颗粒剂相比，价格更高。此外，大多数CPC和一些腻子的吸收速度较慢。尽管腻子

▧ 结缔组织
■ 骨
▨ 陶瓷水泥

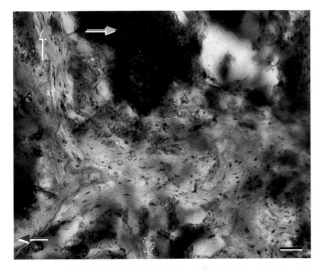

图1-3-5　局部组织置换陶瓷基质。在双相陶瓷水泥中，基质消失，取而代之的是逐渐分化为骨骼的结缔组织（由Armando Gisep，phD，AO Research Institute Davos提供）。

▨ 组织长入裂缝中
■ 陶瓷水泥
■ 裂缝

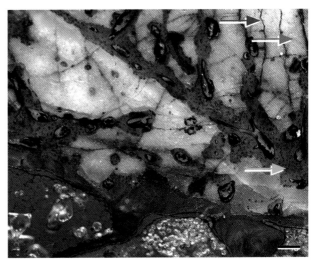

图1-3-6　缓慢吸收陶瓷水泥的逐步更换。机械起源的裂缝允许骨向内生长到原本致密的磷灰石水泥中（由Armando Gisep，phD，AO Research Institute Davos提供）。

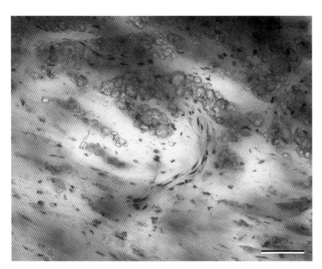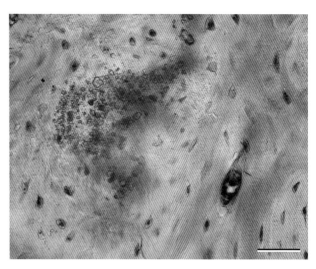

图1-3-7　软组织中可吸收陶瓷水泥的微晶。靠近陶瓷微晶的毛细血管和成纤维细胞/纤维细胞的存在，以及炎症细胞的缺失证明了再吸收产物具有出色的生物相容性（由Armando Gisep，phD，AO Research Institute Davos提供）。

图1-3-8　微晶整合入骨骼。新形成的骨在被吸收的陶瓷骨水泥的残余物周围生长，使其成为陶瓷骨复合材料的一部分（由Armando Gisep，phD，AO Research Institute Davos提供）。

不会变硬，但其在商业上似乎比CPC更成功，这可能是由它们的处理特性、较低的成本和再吸收特性决定的。

在陶瓷骨移植替代品领域，除了CPC和腻子的发展之外，第三个趋势是所谓的离子取代CaP的出现。由于CaP陶瓷晶体结构中存在的钙离子或磷酸根离子很容易被外来离子取代，因此尝试使用CaP陶瓷作为生物活性离子的传递系统（Habibovic等，2011；Bohner，2009）。目前已经研发并应用了一系列离子，如Si或Sr离子。目前，没有科学证据表明这些离子的释放与生物反应的改善相关（Bohner，2009）。

有几家公司声称他们的产品具有骨诱导作用，即诱导异位部位（如肌肉或皮下）的骨形成。一些公司甚至声称他们的材料与装载BMP-2的产品等效（Yuan等，2010）。虽然有证据表明，与骨诱导性较差的材料相比，这种骨诱导性CaP在原位更有效（Yuan等，2010）；所有材料都可以是骨诱导的，并且在聚合物和金属中也观察到异位骨形成（Barradas等，2011），这种异位骨形成是植入时间的函数。为解释异位骨形成而提出的假设机制（Barradas等，2011）无法解释当前公布的数据（解释包括释放钙离子和磷酸盐离子或通过释放微粒（直径<5 μm）激活巨噬细胞（Le Nihouannen等，2005）。

总之，陶瓷，其中包括CaP，是最有效的合成骨移植替代材料。在过去的40年中，许多商品化产品被推出和应用。然而，尚需要进一步改进，如陶瓷处理特性（如即用型可注射糊剂和黏固剂），尤其是体内反应（如骨诱导性）。

（赵泽亮 译，李彪 校）

参考文献

[1] **Albee FH**. Studies in bone growth: triple calcium phosphate as a stimulus to osteogenesis. *Ann Surg.* 1920 Jan;71(1):32–39.

[2] **Bashoor-Zadeh M, Baroud G, Bohner M**. Simulation of the in vivo resorption rate of β-tricalcium phosphate bone graft substitutes implanted in a sheep model. *Biomaterials.* 2011 Sep;32(27):6362–6373.

[3] **Barradas AM, Yuan H, van Blitterswijk CA, et al**. Osteoinductive biomaterials: current knowledge of properties, experimental models and biological mechanisms. *Eur Cell Mater.* 2011 May 15;21:407–429.

[4] **Bohner M, Theiss F, Apelt D, et al**. Compositional changes of a dicalcium phosphate dihydrate cement after implantation in sheep. *Biomaterials.* 2003 Sep;24(20):3463–3474.

[5] **Bohner M**. Calcium orthophosphates in medicine: from ceramics to calcium phosphate cements. *Injury.* 2000 Dec;31Suppl(4):D37–47.

[6] **Bohner M, Luginbuhl R, Reber C, et al**. A physical approach to modify the hydraulic reactivity of alpha-tricalcium phosphate powder. *Acta Biomater.* 2009 Nov;5(9):3524–3535.

[7] **Bohner M, Brunner TJ, Stark WJ**. Controlling the reactivity of

calcium phosphatecements. *J Mater Chem.* 2008;18(46):5669–5675.

[8] **Bohner M, Gbureck U, Barralet JE**. Technological issues for the development of more efficient calcium phosphate bone cements: a critical assessment. *Biomaterials.* 2005 Nov;26(33):6423–6429.

[9] **Bohner M, Lemaitre J**. Can bioactivity be tested in vitro with SBF solution? *Biomaterials.* 2009 Apr;30(12):2175–2179.

[10] **Bohner M**. Design of ceramic-based cements and putties for bone graft substitution. *Eur Cell Mater.* 2010 Jul 1;20:1–12.

[11] **Bohner M**. Silicon-substituted calcium phosphates—a critical view. *Biomaterials.* 2009 Nov;30(32):6403–6406.

[12] **Brown WE, Chow LC**. A new calcium phosphate setting cement. *J Dent Res.* 1983;62:672.

[13] **Constantz BR, Barr BM, Ison IC, et al**. Histological, chemical, and crystallographic analysis of four calcium phosphate cements in different rabbit osseous sites. *J Biomed Mater Res.* 1998;43(4):451–461.

[14] **Dreesman H**. [Ueber Knochenplombierung.] *Beitr Klin Chir.* 1892;9:804–810. German.

[15] **Driessens FCM, Verbeeck RMH**. Relation between physicochemical solubility and biodegradability of calcium phosphates. In: Implant materials in biofunction. Proceedings of the Seventh European Conference on Biomaterials: September 8–11, 1987; Amsterdam, The Netherlands.

[16] **Elliott JC, ed**. Structure and chemistry of the apatites and other calcium orthophosphates. In: *Studies in Inorganic Chemistry.* Amsterdam: Elsevier; 1994:1–389.

[17] **Eidelman N, Chow LC, Brown WE**. Calcium phosphate saturation levels in ultrafiltered serum. *Calcif Tissue Int.* 1987 Feb;40(2):71–78.

[18] **Frankenburg EP, Goldstein SA, Bauer TW, et al**. Biomechanical and histological evaluation of a calcium phosphate cement. *J Bone Joint Surg Am.* 1998 Aug;80(8):1112–1124.

[19] **Gbureck U, Holzel T, Klammert U, et al**. Resorbable dicalcium phosphate bone substitutes prepared by 3D powder printing. *Adv Funct Mater.* 2007 Dec;17(18):3940–3945.

[20] **Gisep A, Wieling R, Bohner M, et al**. Resorption patterns of calcium-phosphate cements in bone. *J Biomed Mater Res.* 2003 Sep 1;66(3):532–540.

[21] **Gisep A, Kugler S, Wahl D, et al**. Mechanical characterisation of a bone defect model filled with ceramic cements. *J Mater Sci Mater Med.* 2004 Oct;15(10):1065–1071.

[22] **Habibovic P, Barralet JE**. Bioinorganics and biomaterials: bone repair. *Acta Biomater.* 2011 Aug;7(8):3013–3026.

[23] **Kanatani M, Sugimoto T, Fukase M, et al**. Effect of elevated extracellular calcium on the proliferation of osteoblastic MC3T3-E1 cells: its direct and indirect effects via monocytes.

Biochem Biophys Res Commun. 1991 Dec;181(3):1425–1430.

[24] **Kurashina K, Kurita H, Kotani A, et al**. In vivo study of a calcium phosphate cement consisting of alpha-tricalcium phosphate/dicalcium phosphate dibasic/tetracalcium phosphate monoxide. *Biomaterials.* 1997 Jan;18(2):147–151.

[25] **LeGeros RZ, Chohayeb A, Shulman A**. Apatitic calcium phosphates: possible dental restorative materials. *J Dent Res.* 1982 Mar;61(Suppl:1);343.

[26] **Le Nihouannen D, Daculsi G, Saffarzadeh A, et al**. Ectopic bone formation by microporous calcium phosphate ceramic particles in sheep muscles. *Bone.* 2005 Jun;36(6):1086–1093.

[27] **Linhart W, Briem D, Amling M, et al**. [Mechanical failure of porous hydroxyapatite ceramics 7.5 years after implantation in the proximal tibial]. *Unfallchirurg.* 2004 Feb;107(2):154–157. German.

[28] **Merten HA, Wiltfang J, Grohmann U, et al**. Intraindividual comparative animal study of alpha-and beta-tricalcium phosphate degradation in conjunction with simultaneous insertion of dental implants. *J Craniofac Surg.* 2001 Jan;12(1):59–68.

[29] **Meleti Z, Shapiro IM, Adams CS**. Inorganic phosphate induces apoptosis of osteoblastlike cells in culture. *Bone.* 2000 Sep;27(3):359–366.

[30] **Monma H, Kanazawa T**. The hydration of α-tricalcium phosphate. *Yogyo-Kyokai-Shi.* 1976;84(4):209–213.

[31] **Monma H, Kanazawa T**. Hydration of α-tricalcium phosphate. *J Ceram Soc Jpn.* 2000;108:575–580.

[32] **Suzuki O, Kamakura S, Katagiri T, et al**. Bone formation enhanced by implanted octacalcium phosphate involving conversion into Ca-deficient hydroxyapatite. *Biomaterials.* 2006 May;27(13):2671–2681.

[33] **Silver IA, Murrills RJ, Etherington DJ**. Microelectrode studies on the acid microenvironment beneath adherent macrophages and osteoclasts. *Exp Cells Res.* 1988 Apr;175(2):266–276.

[34] **Vereecke G, Lemaitre J**. Calculations of the solubility diagrams in the system Ca(OH)2-H3PO4-KOH-HNO3-CO2-H2O. *J Crystal Growth.* 1990;104(4):820–832.

[35] **Wu X, Itoh N, Taniguchi T, et al**. Requirement of calcium and phosphate ions in expression of sodium-dependent vitamin C transporter 2 and osteopontin in MC3T3-E1 osteoblastic cells. *Biochim Biophys Acta.* 2003 Jun;1641(1):65–70.

[36] **Yuan H, Fernandes H, Habibovic P, et al**. Osteoinductive ceramics as a synthetic alternative to autologous bone grafting. *Proc Natl Acad Sci USA.* 2010 Aug 3;107(31):13614–13619.

[37] **Zaidi M, Datta HK, Patchell A, et al**. 'Calcium-activated' intracellular calcium elevation: a novel mechanism of osteoclast regulation. *Biochem Biophys Res Commun.* 1989 Sep;163(3):1461–1465.

第四章 生长因子在颅颌面中的应用
Growth factors for craniomaxillofacial applications
Martin Stoddart, Geoff Richards

第一节 引言

骨修复和再生的自然过程宏观上可分为三个阶段：①炎症期。②修复期。③重塑期（图1-4-1）。每一个阶段都可以通过组织学切片的显微评估来识别。所有阶段都依赖于由生长因子和它们吸引的细胞控制的一系列精心协调的事件。细胞未能早期募集及分化进入缺损处会导致愈合延迟，或者最坏的情况会导致骨不连。骨不连通常与感染、复位不佳或机械稳定性差有关，如不当使用植入物会引起过多的运动及增加骨段间张力。生物疾病过程也会损害愈合，如糖尿病和吸烟产生的尼古丁。关键的初始事件是负责营养交换的功能性血供的形成，以及愈合所需的间充质基质细胞和造血干细胞进入缺损

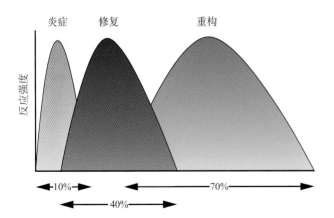

图1-4-1 骨折后骨愈合的三个主要阶段。反应的大致持续时间是根据该特定阶段的活动设置的。每个阶段所花费的时间因儿科和老年患者而异，并且因各种颅颌骨而异。力学环境也会改变每个阶段的持续时间。此外，这些阶段的每一段都受到细胞微环境内生长因子浓度平衡的严格控制，因此可以通过应用生长因子或抑制其信号通路来进行修改。

处的通路。

骨愈合可以是直接的或间接的，这在很大程度上取决于细胞所暴露的机械环境（Rahn，1987）。

当最初的血肿在第1周内被纤维肉芽组织和随后的纤维软骨模板取代时，就会发生间接骨愈合。间充质干细胞通过骨痂增殖和迁移，分化为成纤维细胞和软骨细胞，产生细胞外基质。骨折端经2~3周被软骨痂连接后，纤维软骨模板被血管侵入，并开始钙化，硬骨痂阶段随之开始并持续3~4个月后断端与新骨牢固结合。这一过程是软骨内骨化，是将骨痂转化为编织骨的过程。它从骨段末端开始并进展到中心，形成海绵状骨性骨痂（即编织状未成熟骨）。当没有进一步的骨段间移动时，重塑期开始。编织骨通过表面侵蚀和骨重塑慢慢被板层骨取代，这可能需要几个月到几年的时间，具体取决于骨质和患者。吸收间隙的表面被板层骨覆盖，从而形成新的骨小梁。进一步的骨沉积与局部吸收相结合导致这些小梁的重塑，并持续到骨质恢复到其原始形态。骨小梁的愈合不会形成明显的外部骨痂。在炎症阶段后，骨形成以膜内骨化为主，这归因于巨大的血管生成潜力。有人提出，糖尿病患者的愈合延迟是由于对肿瘤坏死因子-α的敏感性增加，导致FOX01转录因子介导的细胞凋亡增加。这将对软骨模板的产生和重塑产生负面影响。

直接骨愈合发生在机械刚性缺陷处，此处的骨折断端在解剖学形态上平齐。最初，它通过再吸收（密度降低的临时阶段）发生，然后通过膜内骨化缓慢沉积层状骨。"刀头"（cutter head）负责皮质内重塑。一组破骨细胞吸收出一条通道进入骨密

质；它们位于骨表面的切锥头部（head of the cutter cones）的扇形凹坑中，释放H^+，保持3.5的低pH，溶解骨矿物质。它们还分泌蛋白水解酶以去除骨基质的有机相。这一过程之后，一组成骨细胞再次以圆锥形排列进入通道，慢慢地将板层骨填满其中。如果没有先前的骨吸收，就无法进行皮质内重塑。刀锥（cutter cones）从各个方向穿过骨折区，并在后面建立新的骨单位。有关直接/间接骨愈合的更多详细信息，请参阅 Bone in Clinical Orthopedics（Rahn，2002）。愈合过程的差异部分是由于细胞所暴露的生长因子环境决定的。细胞本身在调节微环境中发挥作用，这可能是施加于细胞的机械力的直接结果。机械力会改变细胞反应，导致一系列事件并最终导致骨愈合。

大范围颅颌面（craniomaxillofacial，CMF）骨缺损的修复具有独特的挑战性。由于骨再生最常与机械强度相关，因此强度和机械稳定性通常是评估骨修复质量的主要指标。然而，在CMF缺陷修复过程中，外形与功能一样重要，以维持患者的外观和心理健康。

目前，无论是自体移植还是同种异体移植，用于治疗大范围CMF骨缺损的方法在很大程度上依赖于骨移植技术。由于可用的骨组织有限，这两种组织来源都有潜在的缺点。对于自体组织，存在额外并发症的问题，包括疼痛和供区感染的可能性。对于同种异体组织，除了免疫排斥、疾病传播的风险及作为有效替代物的生存潜力较小之外，还有其他伦理考虑。

为了改善结果，组织工程方法日渐引起人们的关注。目前有多种方法可用，每种方法都不同程度地依赖于骨传导和骨诱导。骨传导支架允许侵入的祖细胞分化为成骨细胞。骨诱导涉及直接刺激侵入的骨祖细胞以分化为成骨细胞，从而开始新骨形成。研究最广泛的骨诱导分子类型是骨形态发生蛋白（bone morphogenetic proteins，BMP）。总之，它们的特性导致了骨生物学新领域的发展，该领域正在开发用于骨修复和再生的新生物学方法。

最简单的组织工程方法是使用骨替代物作为填料，与植入物结合用于机械支撑为大范围CMF骨缺损提供快速现成的解决方案。像β-磷酸三钙这样的骨传导填料已被广泛使用并取得了一定的成果，但更有效的方法仍在探索中。这导致对移植物如何与生物因素结合以实现更快速的骨缺损修复或更快速地将植入材料与宿主骨结合的研究。一种选择是添加新鲜分离或单层扩增的自体细胞，通常是干细胞。这增加了复杂性，并且良好生产规范（good manufacturing practices，GMP）会导致相关成本大幅增加。基于细胞的疗法也被认为更像是一种针对特定患者的药物方法，对于一些极端情况，它可能是理想的解决方案。然而，一个有吸引力的替代方案也是一种现成的选择方案，它可以像目前的脱细胞骨替代品一样常规使用。

第二节 生长因子：概述

一种现成的解决方案是使用生长因子，目的是改善内源性反应。骨诱导是一个连续的多步骤级联反应，其关键步骤是趋化、有丝分裂和分化。生长因子可以用来增强这些步骤中的每一步，有些生长因子可以影响多个步骤。本章的以下部分将介绍纳入讨论的各种生长因子及其生物学作用方式。只有少数生长因子被批准用于临床应用，包括BMP-2、BMP-7和血小板衍生性生长因子（plate-derived growth factor，PDGF）。临床前研究证实了许多生长因子在肌肉骨骼系统内改变细胞反应的能力。表1-4-1总结了那些最常被研究的生长因子及其作用。通常，同一种生长因子被认为对骨和软骨都有益。

表1-4-1 已知调节骨再生的生长因子的主要功能总结

生长因子	功　能
转化生长因子-β	募集祖细胞。分化为成软骨细胞和成骨细胞谱系。抑制成骨细胞发育的后期
骨形态发生蛋白	分化为成软骨细胞和成骨细胞谱系
血管内皮生长因子	内皮细胞的募集和分化。促进血管生成。稳定血管
成纤维细胞生长因子	有丝分裂原。在早期肉芽组织形成中很重要。增强血管生成
血小板衍生性生长因子	有丝分裂原。募集祖细胞。促进血管生成

这种对两种组织的双重效用表明，细胞对特定生长因子的实际反应，取决于来自其他细胞和基质黏附信号的局部环境，并且是存在于特定组织中的众多生长因子的平衡。由于骨通常由软骨内成骨发育而来，任何导致软骨模板形成的生长因子也可能通过这种机制有效地修复骨缺损。

一、富血小板血浆

富血小板血浆（platelet-rich plasma，PRP）是一种容易获得的用于生物刺激的生长因子来源。在PRP中，许多生长因子以自生形式存在，几乎没有与采血制备PRP相关的问题。目前，能够在手术室内较快制备PRP的设备已经出现，PRP已被广泛应用，并用于多种适应证。已知存在于PRP中的生长因子包括PDGF、转化生长因子-β（transforming growth factor-β，TGF-β）、成纤维细胞生长因子、胰岛素样生长因子1和2、血管内皮生长因子、表皮生长因子和结缔组织生长因子。虽然所有这些生长因子都存在于PRP中，但它们的绝对数量差别很大。供体的变异和使用的精确制备方法导致了这些差异。最终产品的差异也使疗效和适应证的确定变得困难。尽管PRP的使用已变得普遍，但其有效性仍存在争议，其确切效果仍不清楚。目前观察到的差异可能是由于准备工作、最终血小板计数、适应证和手术技术的不同而导致。这些混杂因素因各种富含血小板的制剂的研究而进一步复杂化。除了PRP，还有一些自体生长因子浓缩物，也含有血沉棕黄层和PRGF，可以液体或凝胶形式使用。确切的激活机制、浓缩程度和植入部位都会对结果产生影响。这种程度的可变性使得PRP作用机制及有效性的确定变得不可能。

虽然目前普遍认为富含血小板的制剂可能对软组织损伤（如肌腱）有益，但其对骨再生的影响尚不清楚。有人提出，过高浓度的血小板（超过2.5倍浓度）实际上可能会抑制成骨细胞的增殖和体外功能（Graziani等，2006）。虽然几项临床研究证明了PRP的临床益处，但其他研究显示没有任何效果或抑制作用。有研究显示，在腰椎横突间融合术中，在自体骨移植物中添加自体生长因子会导致融合率降低（Weiner等，2003）。

基于在PRP制备过程中发现的生长因子超生理剂量，也有副作用方面的建议。虽然完全是自体的，但报告的不良反应包括疼痛（通常与注射部位有关，用于治疗炎症性软组织损伤）、感染、症状恶化、血栓、神经损伤、皮肤变色、钙化、瘢痕和过敏反应。

二、生长因子信号的传递

由于有许多不同的生长因子及其亚型，详细描述每种生长因子使用的特定信号转导途径超出了本章的范围；但是，表1-4-1总结了一般的作用方式，它们的作用方式有相似之处。通常一种生长因子能够结合多种跨膜受体，每一种都会导致不同的反应。或者，多个生长因子可能竞争相同的受体，再次导致反应的调节。在许多情况下，生长因子的结合导致受体二聚化，即受体在物理上接近并形成活化所需的复合物。受体的激活通常导致受体磷酸化和随后的下游蛋白磷酸化以增加它们的活性。受体可形成同二聚体或异二聚体，产生的反应取决于所形成的相互作用的类型。受体的激活启动信号级联以放大信号，并提供可以修改或可能阻断信号的多个步骤。最终，与基因启动子序列相互作用的细胞内蛋白质将被激活以改变基因转录活性，从而改变细胞的表型。

因为每一种生长因子的反应受到局部生理环境和既有的其他因素的调节，进一步增加了生长因子的复杂性。因此，当单独使用特定生长因子时，可能会导致一种反应，但如果联合使用，或者使用环境中存在其他生长因子，则可能会出现不同的反应。这些临床相关问题意味着在使用生长因子时要谨慎，尤其是在需要辅因子来产生所需反应的情况下。每一个信号通路都会产生所需的部分激活信号；如果任何一种信号通路由于缺乏配体而没有被激活或被减弱，则不会观察到反应。局部条件，如炎症因子的存在，可能会对所应用的生长因子的效果产生重大影响，但这些领域很大程度上尚未被探索。

三、物种差异

不同生长因子的效用因用于临床前研究的物种而异。现已证实rhBMP-2具有骨诱导作用，并可导致啮齿动物来源的骨髓来源干细胞的碱性磷酸酶表达增加。rhBMP-2对人体细胞没有同样的作用，人体细胞的反应方式也不一样（Osyczka等，2004）。人体细胞对rhBMP-6的反应更强（Friedman等，2006）。这就提出了一个问题：rhBMP-2在临床环境中如何发挥作用？答案尚不清楚。已知rhBMP-2具有血管生成作用，这可能是增加骨形成的部分原因。将临床前研究转化为临床环境时会出现一个关键问题：它们在人类和动物细胞上的表现是否相似？不同的缺损大小如何控制rhBMP-2的剂量，即如果大鼠骨质缺损1 mm需要1 mg的rhBMP-2，3 cm的人类骨缺损需要多少rhBMP-2？任何生长因子的功效可能取决于提取生长因子所使用的物种。在将这些生长因子应用于人类时，请考虑这些可能的差异。其他BMP蛋白，如rhBMP-6，在低剂量下可能获得类似的骨形成反应，这是临床实践中的一个相关问题。

第三节　转化生长因子-β 超家族

转化生长因子-β（transforming growth factor-beta，TGF-β）超家族是一个结构相关的细胞调节蛋白家族，人们对其调节软骨和骨发育的能力进行了广泛研究。TGF-β超家族包括TGF-β亚家族、转化生长因子-β的果蝇同系物（decapentaplegic Vg-related）相关亚家族（包括骨形态发生蛋白和生长分化因子）及激活素/抑制素亚家族，该亚家族包含多种不同的成员，如Nodeal和Lefty。TGF-β超家族的配体形成二聚体，与含有丝氨酸/苏氨酸激酶结构域的Ⅰ型和Ⅱ型受体亚基组成的异质二聚体受体复合物结合。

一、转化生长因子-β

TGF-β（transforming growth factor-β）与高亲和力Ⅱ型受体结合，导致低亲和力Ⅰ型受体的募集。这两种受体类型的实体相互作用对于产生下游信号反应和确定观察到的结果至关重要。配体结合后，Ⅱ型受体磷酸化并激活Ⅰ型受体，启动一个依赖SMAD的信号级联反应。SMAD是人类的同源物（果蝇母亲对抗控制发育模式的decapentaplegic基

因），诱导或抑制转录活性。不同的TGF-β及其受体激活不同的SMAD通路。已知TGF-β在人体内存在TGF-β1、TGF-β2和TGF-β3三种不同的异构体，并且每一种都作为潜伏前体分子合成，其中含有需要切割才能激活的前肽。这些异构体之间的功能差异尚不清楚，但在颅缝中发现的表达模式中可以看到有趣的现象。TGF-β1、TGF-β2和TGF-β3均使用相同的细胞表面受体，但对颅缝通畅和细胞增殖的影响不同。有研究认为，TGF-β2通过磷酸化细胞外信号调节激酶1和2（Erk1/2-细胞内分子；该分子通过蛋白激酶细胞内信号通路，负责将细胞外信号传递到细胞内反应）诱导颅缝闭合。TGF-β3已被证明可下调TGFBR1的表达，从而降低TGFBR1对所有TGF-β的利用度，特别是导致颅缝融合减少的TGF-β2。稳定颅缝信号TGF-β1、TGF-β3和TGF-β2之间的平衡，促进骨前部成骨细胞的募集和成骨，对于正常的颅缝形态发生至关重要。

然而，在非人灵长类动物异位和原位部位中，TGF-β3已被证明可通过软骨内成骨在骨传导支架材料中展示出强大的骨形成能力，这一结果在啮齿动物中未观察到（Ripamonti，2006）。这些差异再次突出了由局部微环境引起的物种和位点特异性反应在最终结果中的作用。TGF-β3在非人类灵长类动物的牙周组织再生中也显示出前景（Teare等，2008）。

二、骨形态发生蛋白

骨形态发生蛋白最初是由Marshall Urist在1960年代中期的开创性工作中发现的，当时他发现脱矿骨中含有一种骨诱导蛋白。虽然最初发现BMP（bone morphogenetic proteins）是因为它们能够诱导骨和软骨的形成，但已知它们可以调节许多发育过程。目前已知的BMP有20种，其中大部分是TGF-β超家族的成员（BMP-1是一种金属蛋白酶），最初是从脱矿骨基质中分离出来的。

尽管BMP具有良好的诱导骨形成的能力，但在临床应用的只有两种，即BMP-2和BMP-7/OP-1。BMP家族成员与高亲和力Ⅰ型受体结合，然后募集低亲和力Ⅱ型激酶受体。Ⅱ型受体的激酶结构域具有组成性活性，在配体结合时，它们使Ⅰ型受体的Gly-Ser结构域磷酸化。这一过程导致Ⅰ

型受体的激活，并将信号传递到细胞内的信号分子。细胞内信号的特异性主要由 I 型受体决定。BMP与三种不同的 II 型受体结合：BMP II 型受体（BMPR-II）、激活素 II 型受体（ActR-II）和激活素 II B型受体（ActR-II B）。还有三种 I 型BMP受体：激活素受体样激酶2（ALK-2）、BMP受体1A（BMPR1A/ALK-3）和BMP受体1B（BMPR1B/ALK-6），它们可以磷酸化SMAD 1/5/8（见下文）。BMP信号通路的激活导致大量成骨细胞特异性基因的转录，从而导致成骨分化。

BMP I 型和 II 型受体也存在于人内皮细胞上。BMP-2诱导内皮细胞增殖和管腔形成，但不诱导内皮细胞迁移。这表明BMP-2能够促进血管生成，在观察到的增强成骨反应中发挥作用。

已知BMP受多种因素调节，包括noggin、Nell I 和硬化蛋白（也称为SOST）。这些因素中的每一个都因其改变或增强成骨反应的能力而令人感兴趣。特别是已知的硬化蛋白可调节信号传导并对抗骨形成。这导致了抗硬化蛋白抗体的开发，目前正在研究其抑制骨质疏松的作用。

三、SMAD信号通路

SMAD是参与发育编程的一类蛋白质家族，其名称实际是"mothers against decapentaplegic homolog"的缩写，因为SMAD最初被鉴定为果蝇抗十二五倍体母源基因的人类同源基因。当与TGF-β超家族的某个成员结合时，SMAD信号通路被激活。SMAD可分为三类：受体调控的SMAD（R-SMAD）、共同介导的SMAD（co-SMAD）和拮抗或抑制的SMAD（I-SMAD）。TGF-β家族配体和随后的下游SMAD信号之间的信号平衡紧密调控骨软骨分化和维持。在已知的8种SMAD蛋白中，SMAD1、SMAD5和SMAD8是由 I 型BMP受体激活的r-SMAD，而SMAD2和SMAD3是由激活素和TGF-β I 型受体激活的。SMAD4是BMP和TGF-β/激活素信号通路共享的Co-SMAD。SMAD6在细胞质和细胞核中都是TGF-β信号的负调控因子。SMAD7是一种TGF-β I 型受体拮抗剂，可阻断BMP和TGF-β信号转导。它与 I 型受体形成复合物，阻止下游信号通路SMAD（图1-4-2；表1-4-2）。

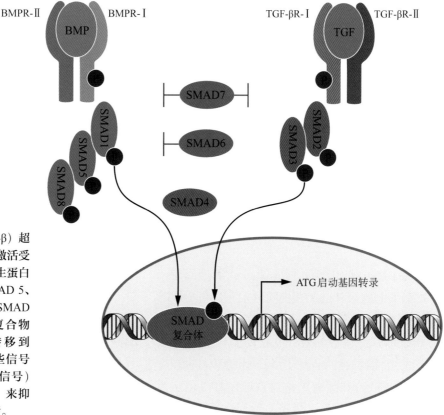

图1-4-2 转化生长因子-β（TGF-β）超家族信号通路在配体结合后通过激活受体 I 和 II 复合物传递。骨形态发生蛋白（BMP）信号通过SMAD 1、SMAD 5、SMAD 8介导，而TGF-β通过SMAD 2、SMAD 3介导。两种SMAD复合物都与SMAD4共SMAD结合并转移到基因转录被激活的细胞核。这些信号可以通过激活SMAD6（仅BMP信号）或SMAD7（BMP和TGF-β信号）来抑制。蛋白质通过磷酸化（P）激活。

表1-4-2　参与骨修复的各种TGF-β超家族使用的受体和SMAD分子的详细信息*

TGF-β超家族配体	Ⅰ型受体	Ⅱ型受体	R-SMAD
激活素A	ACVR1B（ALK4）	ACVR2A	SMAD2、SMAD3
BMP	ACVR1（ALK2）BMPR1A（ALK3）、BMPR1B（ALK6）	BMPR2	SMAD1、SMAD5、SMAD8
GDF-5	BMPR1B（ALK6）	BMPR2	SMAD1、SMAD5、SMAD8
TGF-β	TGFβRⅠ（ALK5）	TGFβRⅡ	SMAD2、SMAD3

注：*每个生长因子都使用SMAD4作为coSMAD。SMAD是果蝇母亲的人类同源物，对抗与发育模式有关的decapentaplegic基因；TGF-β，转化生长因子-β；ACVR，激活素A受体；ALK，激活素受体样激酶；BMP，骨形态发生蛋白；GDF，生长分化因子。

SMAD 1/5/8和SMAD 2/3激活之间的平衡在软骨内成骨过程中起着重要作用。虽然这两种途径的激活被认为是软骨形成开始的必要条件，但抑制SMAD 1/5/8磷酸化（即通过ALK-2、ALK-3、ALK-6抑制BMP信号）已被证明可以阻止终止分化和肥大（Hellingman等，2011），导致钙化组织沉积减少，骨愈合延迟。

第四节　临床应用的生长因子

在实验室环境中研究的许多生长因子中，很少有达到批准临床使用的标准。美国食品药品管理局（Food and Drug Administration，FDA）已经批准使用2种重组BMP，即rhBMP-2和rhBMP-7（rhBMP-重组蛋白是从克隆DNA序列中产生的，便于生产和纯化），用于有限患者群体中明确的医学适应证。这两种药物都被批准用于有限的临床应用，但在"标签外"的使用中有所增长，特别是rhBMP-2。rhBMP-2可被浸渍到牛胶原蛋白Ⅰ支架中使用，而rhBMP-7则以腻子的形式用于腰椎后外侧融合。

一、重组BMP-2

重组BMP-2已获得上市前的FDA批件，用于L2~S1水平上的患有退变性椎间盘疾病、骨质成熟患者的腰椎融合。重组BMP-2还获得了FDA的批准，用于治疗髓内钉固定，并在初始损伤后14天内治疗的急性开放性胫骨干骨折。rhBMP-2也被批准用于某些口腔和颌面用途。重组BMP-2被认为是自体骨移植的替代品，用于上颌窦骨增量亦即与拔牙窝相关的局部牙槽嵴缺损骨增量。rhBMP-2在CMF应用中的功效仍有待确定。

二、重组BMP-7

重组BMP-7（rhBMP-7，被称为OP-1，包含在OP-1 Implant和OP-1 Putty中）已获得人道主义设备豁免批准，作为难以治疗的长骨骨不连自体骨移植的替代方案，在这些情况下，使用单纯自体骨移植是不可行的，替代治疗失败。对于自体骨和骨髓采集不可行或预计不会促进融合的患者，重组BMP-7也被批准作为自体骨移植的替代品，用于需要翻修后外侧（横突间）腰椎融合术的患者。骨质疏松症、吸烟和糖尿病都是不利因素。虽然未批准用于CMF领域，但rhBMP-7在CMF手术中可被研究性地用作骨移植手术的替代或辅助。

两种rhBMP均禁止用于骨骼未成熟（小于18岁）或妊娠的患者，以及已知对特定rhBMP、牛胶Ⅰ型原蛋白或制剂的其他成分过敏的患者。

重组人血小板衍生性生长因子-BB（recombinant human platelet-derived growth factor-BB，rhPDGF-BB）已被批准用于治疗牙周相关缺损，如骨内牙周缺损、根分叉牙周缺损和与牙周缺损相关的牙龈退缩。它是一种完全合成的骨和牙周再生移植系统，由rhPDGF-BB和合成磷酸钙基质组成。

使用这些生长因子的一个主要问题是控制它们的效果以引导愈合，同时消除不必要的副作用。使用这些生长因子并非没有并发症，尤其是与rhBMP-2相关的并发症。这一生长因子已被证明会导致多种并发症，在某些情况下，报道的并发症发生率高达40%。

三、不良反应

生长因子的临床应用并非没有争议。使用这些生长因子的经验表明，存在批准时并不明显的不良反应。尤其是rhBMP-2产生了许多并发症，其中一些是危及生命的：神经损伤、肿胀、异位骨形成、逆行射精和癌症。2008年7月1日，FDA发出警告〔FDA公共卫生通知：与重组人骨形态发生蛋白在颈椎融合中相关的危及生命的并发症（FDA，2008）〕，一些从业人员质疑rhBMP-2的继续使用。

2011年，一篇有争议的综述详细介绍了与rhBMP-2应用相关的一些问题（Carragee等，2011）。据称外科技术在并发症的发生中发挥了作用，但普遍认为超生理剂量是并发症的原因。显然，rhBMP在骨再生中的应用仍需进一步研究，以确定其作用方式和不良反应的原因。最普遍的不良反应是缺损处周围组织中的异位骨形成。有人提出，rhBMP-2具有通过间充质中间体诱导内皮细胞转变为成骨细胞的潜力（Medici等，2012）；然而，并发症发生频率和确切机制尚不清楚。

在进行性骨化纤维发育不良中，肌肉有骨化并成骨的趋势。已知这是由激活素受体1（也称为激活素样激酶2）基因内的组成性活性突变引起的，该受体是BMP 1型受体。这也可能是在临床应用rhBMP-2期间发生异位骨形成的潜在机制。

第五节 新视野：其他有趣因素

一、递送机制

使用生长因子的最关键方面可能是应用它们的方式和时间。生长因子与其他因子结合起作用，例如，细胞微环境中与其他因子相关的浓度改变获得的反应。因此，使用的递送系统直接影响所需的反应。不同的输送系统会导致不同的暴露持续时间和剂量（图1-4-3）。在许多情况下，体内生长因子的半衰期以分钟为单位进行测量。例如，体内研究表明，rhBMP-2全身注射时的半衰期为7~16分钟，而植入胶原海绵时局部半衰期长达8天。这可能解释了临床环境中生长因子的超生理浓度。以某种方

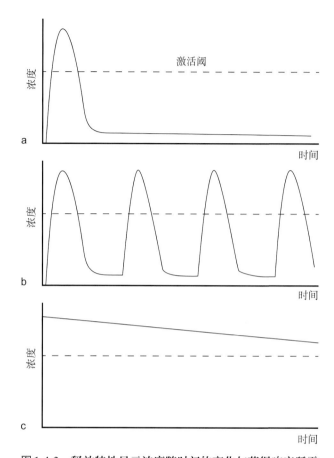

图1-4-3 释放特性显示浓度随时间的变化与获得响应所需的阈值相关。a. 经典的爆发式释放，所有生长因子都被快速释放和清除。b. 重复给药中应用的相同因子。可以看到多个可用性峰值，这些峰值迅速降至阈值水平以下。c. 使水平保持在阈值水平以上的缓释系统。在这三种情况下，达到的峰值浓度相似，但获得的响应却不同。

式应用生理相关剂量意味着生长因子只能在临界水平的短时间内使用。

获得的细胞反应需要达到激活阈值，然后维持足够长的时间以诱导所需的变化。在没有合适的缓释载体系统的情况下，可观察到紧随亚活化浓度的"爆发性"释放。在应用多次剂量的情况下，这会导致浓度极高的时间峰值，然后是更长的时间，此时不存在额外的生长因子。在激活所需阈值的情况下，这可能会导致激活时间较短，然后是较长时间的失活。在某些情况下，这种变化甚至可能导致与当因子持续高于阈值水平时所看到的结果不同的结果。这可以从甲状旁腺激素的作用中看出，它表现出取决于血清中间歇性和连续性升高的不同作用。间歇性甲状旁腺激素会增加骨形成和骨量，并且正

在研究作为治疗骨质疏松症的方法，而连续性甲状旁腺激素与骨质流失有关（Lombardi 等，2011）。当载体能够长期提供低剂量的持续释放时，可获得最佳反应。出于这个原因，很多工作都集中在开发能够提供某种程度控制的释放系统上。例如，直接应用的 1 mg 重组蛋白分散相对较快，而缓释水凝胶中的 1 mg 重组蛋白导致组织在较长时间内暴露于较低的局部剂量。最简单的释放系统是那些控制降解速率的系统，而复杂的系统正在研究细胞介导的因子释放，以便仅当细胞存在以接收信号时才释放因子。

二、基因修饰蛋白质

在临床上，临床中使用的生长因子可以通过基因修饰来增强其特性。例如，有可能增加蛋白质的半衰期，或减少与其抑制剂配体的结合。这些减少了所需的剂量并潜在地减少了副作用。它们也可以与某些新型支架系统联合使用或结合到其中使用，这些新型支架系统允许更好地控制生长因子释放。

三、血管内皮生长因子

血管内皮生长因子对血管生成的强大刺激作用在促进骨修复领域备受关注。虽然它能够诱导新血管的形成，但存在与剂量和生理血管网络形成有关的问题。当给药剂量过高时，形成的血管有不稳定的倾向。

四、NEL 样分子 1

NEL 样分子 1 是一种成骨诱导剂，在 Runx2 下游发挥作用，已被证明可减少早期成骨调节因子的转录，同时诱导分化的中间和晚期标志物。Nell-1 已被证明在体外诱导成骨分化并增加小鼠颅骨缺损的骨形成（Aghaloo 等，2006）。与单独使用低剂量或高剂量 rhBMP-2 相比，低剂量 Nell-1 可增强低剂量 rhBMP-2 大鼠颅骨缺损成骨潜能（Aghaloo 等，2010）。这可能提供了一种机制，通过这种机制，可以使用低剂量的 rhBMP-2 来获得更大的生理反应和更少的副作用，但由于 rhBMP-2 已被证明在大鼠和人类细胞上表现不同，这需要在人类细胞上得到证实。NEL 样分子 1 也已被证明可抑制脂肪生

成（James 等，2011），且与来自脂肪组织的 CD146 人类血管周围干细胞联合使用，在新骨形成方面显示出前景。

五、阻断策略

现在，许多研究小组正在寻找可能成为抑制策略靶点的生长因子，而不是使用重组生长因子来刺激信号通路。地诺单抗是一种抗核因子κb受体激活因子配体（破骨细胞形成中的关键分子）的单克隆抗体，靶向作用于生物通路作为骨质疏松症的治疗手段。此种治疗似乎与双膦酸盐有类似的作用机制，但患者的潜在依从性更好，因为它是通过皮下注射的方式给药，一年 2 次。然而，在地诺单抗治疗的患者中，有类似于双膦酸盐相关的颌骨骨坏死的情况被报道。

六、生物力学

众所周知，应用于骨折间隙的碎片间应变在最终愈合结果中起主要作用。已经证明施加于祖细胞的负载类型可以改变它们的细胞因子表达谱，其中包括 TGF-β 表达的上调。对这一过程的更深入了解，以及可以准确控制应用于骨缺陷的应变的机制，可以提供仅通过康复方案来增强自然愈合的疗法。这将有可能大大降低医疗成本，同时带来更安全、更自然的治疗。

七、基因治疗

如前所述，递送生长因子最具挑战性的问题之一是能够在较长时间内可靠地释放恒定的低剂量。在这个问题上，基因疗法可能会提供解决方案。基因治疗的病毒载体大致分为整合载体和非整合载体。整合载体，如逆转录病毒和慢病毒，更常用于研究慢性疾病，如需要药物多年持续释放的风湿性关节炎。当它们将自己的 DNA 整合到宿主细胞的细胞核中时，还有一些严重的安全问题需要克服。对于创伤性骨缺损的修复，短期表达是可取的，腺病毒或腺相关病毒（adeno-associated virus，AAV）可能更合适。腺病毒和 AAV 都是不整合病毒，这意味着外来病毒核酸会随着时间的推移而丢失，这一过程在细胞分裂过程中更为迅

速。腺病毒感染通常与呼吸系统疾病有关，而目前还没有已知的由AAV引起的疾病，因此，AAV在过去几年中受到了特别的关注。这两种病毒的优点是它们可以感染分裂和不分裂的细胞。为了应用于基因治疗，病毒衣壳基因被去除，使病毒复制缺陷。随着技术的成熟，更多的病毒基因被移除。去除病毒基因还有一个额外的好处，那就是在病毒基因组内产生空间，使外源基因（如为生长因子编码的基因）能够被纳入其中。虽然腺病毒会导致炎症性免疫反应，这取决于载体中保留多少病毒基因，但AAV的免疫反应较低，因此有望在临床中得以应用。2012年7月，欧洲药品管理局（European Medicines Agency）首次建议批准一种AAV基因疗法。Glybera（alipogene tiparvovec）是一种用于严重或多发性胰腺炎发作患者的脂蛋白脂肪酶缺乏的治疗药物。

基因治疗最大优势是能够在数周至数月时间内产生持续的低剂量。正在开发允许在术中使用载体的3D转导协议。因此，获得的水平更具生理性，这将减少使用超生理剂量的重组蛋白时所见的不良反应。虽然要确认病毒载体的安全性还有很多工作要做，但最近这项技术取得的成功表明，它可能即将成为主流。另一种选择是非病毒载体，虽然效率更低，但目前被认为更安全。将感兴趣的载体和基因整合到支架本身的组织工程支架作为一种"现成的"方法正在开发中。这些系统被设计成只有当细胞存在时才能释放载体，从而提供更有效的可控释放。

第六节　生长因子的未来

生长因子无疑在改善骨折修复、大范围骨缺损再生和提高内植物与周围活骨的整合方面提供了希望。然而，为了使它们具有临床意义，需要开发一种更可重复性的因子释放控制方法。虽然生长因子可以用来促进骨形成，但还不清楚它们应该以何种形式应用。无论是直接的，还是在缓释系统中，还是在基因治疗的形式，都取决于哪种疗法能最有效地克服副作用。同样有趣的是，可以推测，调节用于发育组织的菌株可能是一种机制，通过这种机制，肉芽组织和入侵的祖细胞可能会被引导来产生它们自己的生长因子。

（赵泽亮　译，李彪　校）

参考文献

[1] Aghaloo T, Cowan CM, Chou YF, et al. Nell-1-induced bone regeneration in calvarial defects. *Am J Pathol.* 2006 Sep;169(3):903–915.

[2] Aghaloo T, Cowan CM, Zhang X, et al. The effect of NELL1 and bone morphogenetic protein-2 on calvarial bone regeneration. *J Oral Maxillofac Surg.* 2010 Feb;68(2):300–308.

[3] Carragee EJ, Hurwitz EL, Weiner BK. A critical review of recombinant human bone morphogenetic protein-2 trials in spinal surgery: emerging safety concerns and lessons learned. *Spine J.* 2011 Jun;11(6):471–491.

[4] Friedman MS, Long MW, Hankenson KD. Osteogenic differentiation of human mesenchymal stem cells is regulated by bone morphogenetic protein-6. *J Cell Biochem.* 2006 Jun;98(3):538–554.

[5] Graziani F, Ivanovski S, Cei S, et al. The in vitro effect of different PRP concentrations on osteoblasts and fibroblasts. *Clin Oral Implants Res.* 2006 Apr;17(2):212–219.

[6] Hellingman CA, Davidson EN, Koevoet W, et al. Smad signaling determines chondrogenic differentiation of bonemarrow-derived mesenchymal stem cells: inhibition of Smad1/5/8P prevents terminal differentiation and calcification. *Tissue Eng.* 2011;Part A 17:1157–1167.

[7] James AW, Pan A, Chiang M, et al. A new function of Nell-1 protein in repressing adipogenic differentiation. *Biochem Biophys Res Commun.* 2011 Jul 22;411(1):126–131.

[8] Lombardi G, Di Somma C, Rubino M, et al. The roles of parathyroid hormone in bone remodeling: prospects for novel therapeutics. *J Endocrinol Invest.* 2011 Jul;34(7 Suppl):18–22.

[9] Medici D, Olsen BR. The role of endothelial-mesenchymal transition in heterotopic ossification. *J Bone Miner Res.* 2012 Aug;27(8):1619–1622.

[10] Osyczka AM, Diefenderfer DL, Bhargave G, et al. Different effects of BMP-2 on marrow stromal cells from human and rat bone. *Cells Tissues Organs.* 2004;176(1-3):109–119.

[11] Rahn BA. Direct and indirect bone healing after operative fracture treatment. *Otolaryngol Clin North Am.* 1987 Aug;20(3):425–440.

[12] Rahn BA. Bone healing: histologic and physiologic concepts. In: Summer-Smith G, ed. *Bone in Clinical Orthopedics.* 2nd ed. Stuttgart: Georg Thieme; 2002; 287–326.

[13] Ripamonti U. Soluble osteogenic molecular signals and the induction of bone formation. *Biomaterials.* 2006 Feb;27(6):807–822.

[14] Teare JA, Ramoshebi LN, Ripamonti U. Periodontal tissue regeneration by recombinant human transforming growth factor-beta 3 in Papio ursinus. *J Periodontal Res.* 2008 Feb;43(1):1–8.

[15] US Food and Drug Administration Web site. Available at: http://www.fda.gov/MedicalDevices/Safety/AlertsandNotices/PublicHealthNotifications/ucm062000.htm). Accessed July 1, 2008.

[16] Weiner BK, Walker M. Efficacy of autologous growth factors in lumbar intertransverse fusions. *Spine (Phila Pa 1976).* 2003 Sep 1;28(17):1968–1970.

第二篇

下颌骨的切除和重建外科手术

Ablative and reconstructive surgery of the mandible

第一章

下颌骨肿瘤外科手术的截骨术及骨内固定术

Access osteotomies in the mandible in tumor surgery and osteosynthesis

Keith Jones

第一节 引言

提供最佳的手术入路是头颈外科的基本要求。下颌骨切开截骨术有助于许多头颈部肿瘤的治疗，并描述了各种类型的下颌骨截骨术。该手术应具有极少的并发症，以及对外观和功能的影响应最低，包括语言和吞咽。下颌骨切开手术方式的选择取决于临床和影像学表现，以及完整切除肿瘤所需的切入程度。

第二节 下颌骨切开截骨术的适应证和禁忌证

适应证：

· 用于治疗口腔、舌及舌根、口咽和喉咽部肿瘤。

· 经过改进，该手术可以用来做进入咽旁间隙和颞下窝部位肿瘤的通路。

· 作为一种进入颈椎前路的途径。

· 如有需要，可结合下颌骨边缘切除术。

随着经口腔激光切除术（transoral laser resection，TOLR）治疗口咽部肿瘤的出现，以及目前流行的用放化疗治疗口咽鳞状细胞癌，下颌骨截骨术的需求已经减少。

· 如果肿瘤累及下颌骨远心端，建议进行节段性切除。

· 以前接受过放疗的患者和接受过大剂量抗吸收药物（双膦酸盐、RANK 配体）的患者被视为相对禁忌证。

第三节 术前影像学资料

作为术前评估的一部分，除了头颈部肿瘤的全面影像检查外，还需要进行以下检查。

· 全面的术前口腔科评估，包括必要时的口腔科 X 线检查。重要的是要确定并在必要时去除所有牙体病变，并鉴别预后较差的牙齿，因为这可能会使切开手术复杂化。

· 下颌骨曲面体层摄影的 X 线全景片，用以排除同时存在的下颌骨病损，并确定牙根的形状和位置。

· 对下颌骨进行高分辨率计算机断层扫描（CT）、锥束 CT 或磁共振成像扫描，以排除肿瘤侵犯下颌骨的可能性，特别是当肿瘤直接靠近下颌骨的位置时。

第四节 解剖学因素

一、唇切开术/相关切口

下颌骨截骨术可以单独使用，也可以与完全或部分唇切开术结合使用。部分唇切开术仍可提供充分的手术入路。在此类手术中，颏部周围的软组织被分开，但分割止于颏唇沟的底部，从而保留了口轮匝肌的功能，并保持了口腔的可控性。常用的唇切开术切口如图 2-1-1 所示。

下颌骨截断术也可以在不进行下唇和颏部组织切开的情况下成功进行，但手术入路会受到更多限制。

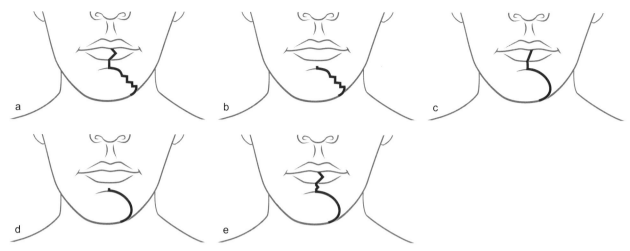

图 2-1-1 a~e. 唇切开术切口的选择。

为了提供肿瘤位置的最佳暴露，下颌入路手术将总是与单侧或双侧舌侧软组织松解术相结合（图 2-1-2）。

（一）血流控制

大多数下颌骨入路手术与颈部淋巴清扫术或直接经颈穿刺术相关。这为颈部主要血管的完全血流控制提供了通路。

（二）颏神经和下牙槽神经

截骨术和随后的骨内固定术不得损伤颏神经或下牙槽神经。颏孔通常位于第二前磨牙根尖下方。其次常见的位置是在第一和第二前磨牙根尖下之间，但是该位置可以从尖牙到第一磨牙之间变化。

（三）肌肉附着

在计划下颌入路手术时需要考虑的肌肉附着包括以下几点。

- 成对的二腹肌前腹起自下颌骨下缘靠近中线的凹陷处。
- 成对的下颌舌骨肌构成肌性口底，其沿着下颌骨的下颌舌骨线的整个长度附着，后部纤维止于舌骨体。
- 颏舌肌和颏舌骨肌分别附着于下颌骨舌侧中线处凸起的上颏棘和下颏棘。翼内肌作为强有力的腱膜附着于下颌小舌以下的下颌支的内侧和后内侧。
- 下颌骨正中联合和旁正中联合区域的骨中有血管分布，并且通过附着的肌肉组织接收其血液供应；舌动脉的终末分支可以直接穿过骨骼。

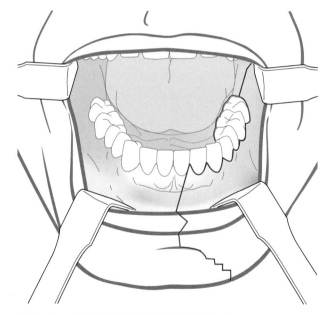

图 2-1-2 唇切开术联合颊舌侧松解切口术。

二、手术入路

在完成颈淋巴结清扫术后，或颈部皮瓣提升术后，分离并暴露颏下区下颌骨的下缘。仅下颌骨切开术而不进行任何类型的下唇切开术可以获得显著的手术入路改善，而不会引起唇部软组织分裂的额外并发症及其相关的功能和美学影响。然而，尽管唇切开术提供了直接进入截骨部位的途径，但下颌骨截断的手术方法基本上是相同的。颈部的软组织附着物都行骨膜下剥离，在下颌骨截骨术区的大致位置暴露出 3~4 cm 的下颌骨，从而明确并保护颏神经部位。

在口腔内，对截骨部位的唇侧前庭沟和舌侧龈沟进行局部浸润麻醉。先用手术刀在下颌骨的舌颊侧做一龈沟切口，再使用Freer拉钩提升附着的黏膜，以便产生从口腔到颏部的骨膜下通路。在软组织解剖后，进行下颌骨截骨术（见下文）。创口关闭前，在距下颌骨截开部位至少1 cm处的唇侧龈沟做一个松解切口，以避免直接在截骨处上方关闭创口。

根据肿瘤的位置，可以选择舌侧打开的程度。对于有牙齿的下颌骨，首选牙龈龈沟切口，该切口从截骨区延伸到磨牙后区（图2-1-2）。

在缺牙的下颌骨中，切口沿牙槽嵴的嵴顶切开。使用牙槽嵴切口优于龈沟切口，主要有2个原因：

- 易于闭合。
- 切口远离颊舌沟，可降低渗漏和瘘管的风险。

然后分离下颌骨的活动段，并将下颌舌骨肌沿其邻近下颌骨的全部长度分开。在处理舌后部、口咽部或咽旁肿瘤时，可通过松解切口向后延伸至腭舌弓，如有必要，可延伸至软腭部（图2-1-3）。

下颌骨的侧向旋转暴露了向内侧走行的舌神经，这取决于个体化的肿瘤和所需的入路，可能需要切除或分离舌神经。通过从下颌骨的内侧表面剥

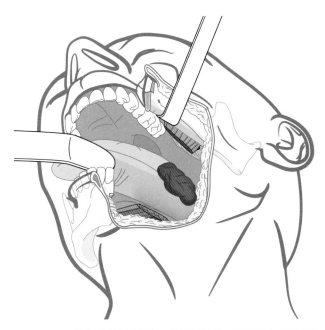

图 2-1-3 下颌区域的唇部和下颌骨截开。下颌骨的侧向旋转暴露口底及舌部。

离翼状肌的附着，可以使下颌骨进一步旋转，从而提高手术的进入率。

第五节 切开截骨术和骨内固定术的类型

一、下颌骨切开截骨术后的骨内固定术

在这种入路手术中，进行截骨手术之前，通常将计划好的骨切割线标记在骨面，并用螺丝钉将钢板适配及预先定位在骨上。然后取出钢板和螺丝，并将它们小心地储存在无菌区域，直到肿瘤切除手术完成。

根据生物力学和生物学条件，硬件的选择范围可以从分担载荷的微型钢板到刚性承重钢板。在某些情况下，也可以使用拉力螺钉技术。骨骼越弱，受损程度越大，固定就应该越牢固。

二、下颌骨正中/旁正中截骨术

这类截骨术具有良好的暴露性和可接受的并发症。在两牙牙根之间及下方骨面上标记垂直的截骨线。截骨线最初是使用往复式锯片或压电刀中的细锯片来刻划的。在这一阶段，将用于最终固定的钛板预先定位到下颌骨上，并暂时拧紧到位。再把钛板取出并无菌存放。然后使用细锯片完成下颌骨切割，再用细骨凿完成两牙根之间的切开。在这个过程中，抬高舌侧骨膜并保护之。颏神经被保留下来，但总是会出现颏肌的分离。在关闭创口时，应进行肌肉修整术以避免下巴下垂。然而正中截骨位置还是有利的，因为它很可能位于放疗计划范围的边缘（图2-1-4和图2-1-5）。

三、下颌骨颏孔区/正中联合区阶梯式截骨术

在阶梯式截骨术中，先分割上方的截骨线，其次是低于牙根水平的截骨，最后完成下颌骨下缘到颏神经前方的截骨。如果使用唇切开术，阶梯式的下半部分截骨线可以向前移动；反之，截骨线可以向后移动。阶梯式截骨术可以使用上文所描述的钢板固定。由于阶梯式切割限制了骨骼的水平和垂直运动，固定往往更加稳定。在骨的边缘之间有更宽的接触面。此项术式的使用不仅保留了颏肌和二腹

肌的附着点，也保留了下牙槽神经（图2-1-6）。

（一）下颌骨外侧截骨术

该手术是通过下颌骨体和下颌角的一种截骨术。因为它涉及下牙槽神经的横断或扩大松解术，而且基本没有太大的优点，因此很少有适应证。

（二）颏部截骨术

该手术与舌部松解术联合应用，可用于治疗舌根和咽部肿瘤。下颌骨完整颏部的截骨术是通过水平的根尖下截骨线与向两侧分散的下颌骨下缘截骨线连接实现的，这些截骨线都位于颏孔前面。其水平截骨处位于颏结节以上，颏部被二腹肌前腹、颏舌骨肌和颏舌肌附着。可采用不同的方式进行微型钢板和拉力螺钉固定（图2-1-7）。

第六节　并发症

不同手术类型发表的并发症发生率在10.5%~47.6%，其中大约50%的患者出现轻微并发症，50%的患者出现严重并发症（Dai等，2003；Nam等，2006）。

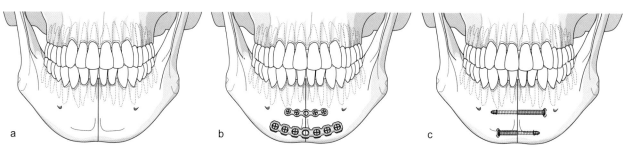

图2-1-4 a.正中截骨术。b.正中截骨术的钛板固定。c.正中截骨术的拉力螺钉固定。

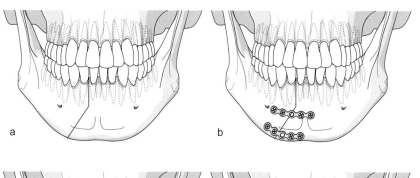

图2-1-5 a.右侧旁正中截骨术。b.旁正中截骨术的微型钛板固定。

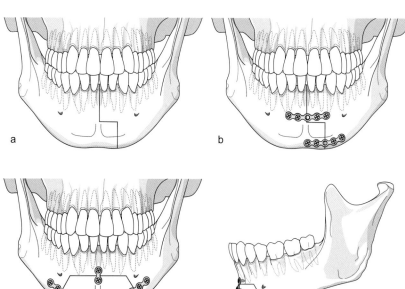

图2-1-6 a.正中联合区阶梯式截骨术。b.正中联合区阶梯式截骨的微型钢板固定术。

图2-1-7 a.颏成形术前部截骨线的微型钢板固定术。b.颏成形术侧面截骨线的微型钢板固定术。

与下颌骨截骨术相关的并发症多种多样，包括以下几种。

- 瘘。
- 错𬌗。
- 下颌骨畸形愈合。
- 骨外露/钢板外露。
- 术后感染。
- 放射性骨坏死。
- 舌神经和下牙槽神经损伤。

旁正中阶梯式截骨术及那些使用单皮质、双皮质螺钉和钢板刚性固定的截骨术所引起的并发症较少（Shinghal 等，2013）。

放疗是导致并发症的主要因素（11%~30%）（Dziegielewski 等，2009；Sharan 等，2008）。位于放射治疗部位之外的下颌骨前部截骨术可降低放射性骨坏死的风险，因此建议在术前手术设计阶段加强与放射肿瘤科医师的密切合作。

据报道，感染也是一种常见的并发症。这需要在围手术期使用抗生素积极处理。

（王旭东 译，张雷 校）

参考文献

[1] **Baek CH, Lee SW, Jeong HS**. New modification of the mandibulotomy approach without lip splitting. *Head Neck.* 2006 Jul;28(7):580–586.

[2] **Biedlingmaier JF, Ord R**. Modified double mandibular osteotomy for tumours of the parapharyngeal space. *J Oral Maxillofac Surg.* 1994 Apr;52(4):348–352.

[3] **Boyle JO, Reid V**. Complications of surgery of the oral cavity. In: Eisele DW, Smith, RV, eds. *Complications in Head and Neck Surgery.* 2nd ed. Philadelphia: Elsevier; 2009:257–266.

[4] **Brown JS, Lowe D, Kalavrezos N, et al**. Patterns of invasion and routes of tumor entry into the mandible by oral squamous cell carcinoma. *Head Neck.* 2002 Apr;24(4):370–383.

[5] **Chatni SS, Sharan R, Patel D, et al**. Transmandibular approach for excision of maxillary sinus tumours extending to pterygopalatine and infratemporal fossae. *Oral Oncol.* 2009 Aug;45(8):720–726.

[6] **Collin J, McLennan A**. Oblique paramedian mandibulotomy with fixation by lag screws. *Br J Oral Maxillofac Surg.* 2009 Oct;47(7):560–561.

[7] **Dai TS, Hao SP, Chang KP, et al**. Complications of mandibulotomy: midline versus paramidline. *Otolaryngol Head Neck Surg.* 2003 Jan;128(1):137–141.

[8] **Devine JC, Rogers SN, McNally D, et al**. A comparison of aesthetic, functional and patient subjective outcomes following lip split mandibulotomy and mandibular lingual releasing access procedures. *Int J Oral Maxillofac Surg.* 2001 Jun;30(3):199–204.

[9] **Dziegielewski PT, Mlynarek AM, Dimitry J, et al**. The mandibulotomy; friend or foe? Safety outcomes and a literature review. *Laryngoscope.* 2009 Dec;119(12):2369–2375.

[10] **Engroff SL, Blanchaert RH, von Fraunhofer JA**. Mandibulotomy fixation: a laboratory analysis. *J Oral Maxillofac Surg.* 2003 Nov;61(11):1297–1301.

[11] **Gallet P, Gangloff P, Mastronicola R, et al**. Combined transoral and suprahyoid approach for oropharyngeal cancers: an alternative to mandibulotomy. *Rev Laryngol Otol Rhinol (Bord).* 2011;132(2):95–102.

[12] **Judson BL, Adam SI, Lowlicht R, et al**. Transcervical double mandibular osteotomy approach to the infratemporal fossa. *World Neuro Surg.* 2012 Dec;78(6):715.

[13] **Kolokythas A, Eisele DW, El-Sayed I, et al**. Mandibular osteotomies for access to select parapharyngeal space neoplasms. *Head Neck.* 2009 Jan;31(1):102–110.

[14] **Lazaridis N, Antoniades K**. Condylotomy or vertical subsigmoid osteotomy with a mandibulotomy anterior to the mental foramen for improved access to parapharyngeal space tumours. *J Oral Maxillofac Surg.* 2008 Mar;66(3):597–606.

[15] **Mehanna P, Devine J, McMahon J**. Lip split and mandibulotomy modifications. *Br J Oral Maxillofac Surg.* 2010 June;48(4):314–315.

[16] **Merrick GD, Morrison RW, Gallagher JR, et al**. Pedicled genial osteotomy modification of the mandibular release access operation for access to the back of the tongue. *Br J Oral Maxillofac Surg.* 2007 Sept;45(6):490–492.

[17] **Moore EJ, Olsen KD**. Complications of surgery of the parapharyngeal space. In: Eisele DW, Smith RV, eds. *Complications in Head and Neck Surgery.* 2nd ed. Philadelphia: Elsevier; 2009:241–250.

[18] **Na HY, Choi EJ, Choi EC, et al**. Modified mandibulotomy technique to reduce postoperative complications: 5 year results. *Yonsei Med J.* 2013 Sept 1;54(5):1248–1252.

[19] **Nabil S, Samman N**. Risk factors for osteoradionecrosis after head and neck radiation: a systematic review. *Oral Surg Oral Med Oral Path Oral Radiol.* 2012 Jan;113(1):54–69.

[20] **Nam W, Kim HJ, Choi EC, et al**. Contributing factors to mandibulotomy complications: a retrospective study. *Oral Surg Oral Med Oral Path Oral Radiol Endod.* 2006 Mar;101(3):65–70.

[21] **Sharan R1, Iyer S, Chatni SS, et al**. Increased plate and osteosynthesis related complications associated with postoperative concurrent chemoradiotherapy in oral cancer. *Head Neck.* 2008 Nov;30(11):1422–1430.

[22] **Shinghal T, Bissada E, Chan HB, et al**. Medial mandibulotomies: is there sufficient space in the midline to allow a mandibulotomy without compromising the dentition? *J Otolaryngol Head Neck Surg.* 2013 May 2;42:32.

[23] **Smith GI, Brennan P, Ilankovan V**. Vertical ramus osteotomy combined with parasymphyseal mandibulotomy for improved access to the parapharyngeal space. *Head Neck.* 2003;25:1000–1003.

<table>
<tr><td>第二章</td><td>

保持下颌骨连续性的切除术（下颌骨边缘切除术）

</td></tr>
</table>

Mandible resections without loss of continuity (rim resections)

Sebastian Sauerbier, Ralf Gutwald, Rainer Schmelzeisen

第一节 引言

恶性肿瘤可位于下颌骨附近、邻近或累及下颌骨。直到20世纪后半叶，当肿瘤靠近下颌骨或真正发生骨浸润时，节段切除术被认为是最优先的术式。下颌骨连续性的丧失常会导致患者的审美和功能障碍，以及生活质量下降。如果在肿瘤生物学行为良好的情况下只进行下颌骨边缘切除，则该术式和下颌骨节段切除术在生存率和复发率方面没有显著统计学差异。接受下颌骨边缘切除术患者的生活质量也优于接受节段切除术的患者。因此，只要有可能，应进行下颌骨边缘切除术。

如果癌仅在临床上表现毗邻或侵犯下颌骨表浅部位，并且在精准的CT扫描或核素扫描中未见深部骨浸润的迹象，则提示应进行下颌骨边缘切除术。

第二节 影像学检查

一、常规X线检查

通常情况下，肿瘤是在临床检查过程中发现的。全景X线片可以提示下颌骨是否受到肿瘤侵犯的大致情况。肿瘤浸润到下颌骨的早期表现不易通过常规X线检查发现，因为至少发生30%的骨脱矿才能通过常规X线检查出来。用全景X线片诊断骨浸润的准确率为82%。其中发现假阴性率（2%~46%）超过假阳性率（0~16%）（Brown等，1994）。牙周病、根尖炎和下颌骨边缘性炎及脊柱的覆盖重叠影会使X线影像结果变得复杂。如

Clementschitsch（1955）所述，传统的X线片应该在下颌骨的另一侧二维平面进行后前位拍摄。

二、三维立体成像

当怀疑或经活检证实为恶性病变时，常规行面中部和下颌骨的轴位和冠状位CT扫描。这些图像可以以多维或三维格式重建。层厚为0.5 mm的多层螺旋CT（MDCT）具有更高的敏感性和特异性。牙齿修复体产生的伪影会导致假阳性结果；其比例低于假阴性率。Tsue等（1994）认为CT扫描在排除骨侵犯方面是准确的。

锥形束CT（CBCT）也可用于检测肿瘤扩散附近的骨质破坏。与CT相比，它不太受到金属伪影的干扰，但缺点是不能将肿瘤组织与其他软组织区分开来。

颈部、胸部和腹部也可进行CT扫描筛查转移情况。当传统的增强CT扫描不能证实肿瘤与骨骼的软组织关系时，可以使用磁共振成像（MRI）。脂肪组织在T1上的高信号表现使MRI成为判断骨髓浸润的理想方法。在一项对22名接受下颌骨切除术治疗的患者的研究中，Chung等（1994）发现了MRI对肿瘤浸润具有的高敏感性，没有假阴性结果出现。然而MRI已被证实易出现假阳性结果（73%~77%），因为无法把拔牙、牙源性感染性疾病和放射性骨坏死的病变与肿瘤侵犯相区分。对于Bolzoni等（2004）和Vidiri等（2010）来说，MRI扫描有助于区分受辐射患者的肿瘤和纤维化。在15名患者的MRI病例报告中，Bolzoni等（2004）发现了其敏感性、特异性和准确性均为93%。阴性预

测值为96%，阳性预测值为87.5%。MRI研究实际上排除了对骨皮质或骨髓侵犯。与之前的数据相比，Vidiri等（2010）在最近的一项研究中对36例患者的MRI和MDCT进行比较，发现其在敏感性、特异性和准确性方面无统计学差异（MRI：93%、82%和86%；MDCT：79%、82%和81%）。MRI的阴性预测值为73%，MDCT为86%。MRI的阳性预测值为76%，MDCT为95%。MRI结果取决于研究人员及其技术。MRI也能更准确地确定肿瘤体积。

三、骨显像和单光子发射计算机体层摄影（SPECT）

骨显像和单光子发射CT（SPECT）已被用于帮助筛查肿瘤转移和骨浸润，但结果令人失望。同位素成像对骨浸润缺乏特异性。其中假阳性率（26%~35%）高于假阴性率（0~7%）。这意味着阴性扫描结果提示不太可能有广泛的骨浸润（Brown，2003；Brown等，1994；Shaha，1991；Zupi等，1996)，但不能保证下颌骨没有肿瘤。

第三节　解剖学因素和设计

下颌骨切除术是否需要牺牲颌骨连续性的决定取决于癌的浸润模式，这可以通过上述影像学方法进行评估。

在有牙袷患者中，癌可侵犯固定牙龈和沙比（sharpey）纤维连接之处的下颌骨。骨浸润的组织学表现是由实际肿瘤边界前方的破骨细胞组成。直到疾病的后期，肿瘤细胞与骨骼之间才存在直接接触。肿瘤侵犯到下颌骨有两种类型。在第一种类型中，肿瘤呈"不规则性、侵袭性和弥漫性浸润"突破骨皮质，通常迅速地浸润到下牙槽神经管，然后广泛而水平地扩散到下颌骨骨髓腔。侵犯下颌骨体的大肿块可向神经周围扩散。当沿神经周围扩散到达下牙槽神经或颏孔时，则需要做颌骨连续性切除术。

Müller等（1990）将第二种类型的骨浸润描述为"侵蚀性和扩张性"，它显示了一个坚实宽大的肿瘤前部，从其接触区域侵蚀骨骼。这种类型被认为比不规则性侵袭更具侵略性。Brown和Browne

（1995）的深入研究支持关于肿瘤侵蚀性浸润类型发生在病变的外围，随后在进展过程中转变为不规则性浸润模式这一假设。

由牙槽嵴引起的牙槽骨和磨牙后区肿瘤通常经过牙周间隙进入骨骼，而口底和舌部肿瘤则直接从接触点进入骨骼。在某些情况下，下颌孔是鳞状细胞癌的进入点。放射性下颌骨的侵袭因情况而异，通常以多病灶为特征。这使得难以预测渗透类型，并证明了广泛的连续性颌骨切除的合理性。

口腔肿瘤累及下颌骨的组织学检查显示浸润率为22%~48%。Barttelbort等（1987）发现21例接受下颌骨边缘切除术的患者中有3例存在组织学上的骨浸润。Ord等（1997）描述了下颌骨节段性和边缘性骨切除术的浸润率分别为65%和7.6%。肿瘤分化程度与侵袭率无关。随着骨侵犯深度的增加，侵袭型更常见。侵袭型的平均浸润度比侵蚀型宽12 mm。尽管肿瘤侵犯下颌骨在无牙区和有牙区均有发生，但有牙区的骨侵犯范围和深度更大。

在术前对可能存在的骨侵犯类型进行充分评估有助于决定是否进行边缘或节段性下颌骨切除术。通过临床和放射学检查，可以确定浸润的准确率为82%~88%。

邻近下颌骨但无骨皮质浸润性的小而浅的肿瘤应该通过边缘切除术来切除。切除物应包含一个骨块及肿瘤下面的皮质层。假设肿瘤通过附着的黏膜侵犯下颌骨，因此设计足够的骨切除量以获得足够的剩余骨高度是很重要的。应保留至少1 cm高度的下颌骨下缘。Brown等（2005）介绍了一种基于Cawood和Howell下颌骨分类的下颌骨切除指南（1991）。这有助于判断是否需要边缘性切除或节段性切除（表2-2-1）。由于无瘤边缘对于生存和局部肿瘤控制至关重要，因此在肿瘤实际边缘和切除边缘之间至少要有大于5 mm的正常组织。

第四节　边缘切除术类型和方法

Barttelbort等（1993）假设了最佳手术的三个基本要求：①必须充分切除原发肿瘤及那些有肿瘤浸润性风险的组织。②技术简单，生物力学性能良好，并发症发生率低。③它应该保留或允许重建下

表 2-2-1　基于 Cawood 和 Howell 下颌骨分类的口腔鳞状细胞癌下颌骨切除术指南

Cawood 和 Howell 分类	OPG-，MRI-，BS- 无侵犯/侵犯骨膜	OPG-，MRI+ 或 BS+ 早期侵犯（<5 mm）	OPG+，MRI+，BS+ 晚期侵犯（>5 mm）
Ⅰ~Ⅱ（有牙时或拔牙后牙槽嵴）	边缘性切除	边缘性切除	边缘性/节段性切除
Ⅲ~Ⅳ（丰满或刃状牙槽嵴）	边缘性切除	边缘性/节段性切除	节段性切除
Ⅴ~Ⅵ（地平或凹陷牙槽嵴）	边缘性/节段性切除	节段性切除	节段性切除

注：*OPG 表示全景体层摄影片；MRI，磁共振成像；BS，骨显像。

颌弓，特别是在前部病变中，以恢复正常功能和面部外观。

大多数边缘切除术选择经口入路。如果需要，可以与口外下颌下入路相结合。

下颌骨可以通过垂直、水平或斜缘切除术来保持其连续性。

垂直（矢状面）下颌骨切除术（图 2-2-1a、b），包括去除舌板，这在技术上要求很高，并且可能会发生下颌骨骨折。为了防止骨折，用骨钻、锯子或超声骨刀装置显示出下颌骨底部的截骨轮廓是至关重要的。在有牙区域，应在进行矢状切除术之前拔除牙齿。

水平边缘切除术适用位于牙槽嵴的肿瘤（图 2-2-1c、d）。它允许根据可靠的病理证据选择性地切除所有有风险的组织。该手术操作简单，并发症少，可最大限度地保留患者的外形和功能。应避免边缘锋利的截骨，因为它们作为应力集中点，增加了骨折的风险。光滑曲面的截骨术在生物力学上具有优越性。截骨的长度视临床需要而定。从技术上讲，截骨可以包括升支前部和冠突。Brown 等（2005）倾向于从颅前庭管到舌根部位的斜锯（图 2-2-1e、f）。

患者在鼻插管全身麻醉下进行边缘切除术。患者取仰卧位。严格清洗和消毒患者口腔和颈部。除了常用的头颈部器械外，还应配备摆动锯、Lindemann 钻头、圆钻、各种骨凿、超声骨刀和无影灯。术前给予抗生素。检查并触诊口腔。用无菌笔勾勒出黏膜切口，距离肿瘤边界应有 1~1.5 cm 的距离。将含有血管收缩剂的局麻药注射到计划的软组织切口中。冰冻切片组织病理学活检取自切除标本周围软组织的整个周边。如果结果为阳性，则进

一步扩大切除。这有助于在手术过程中获得无肿瘤的软组织边缘。计划的截骨线可以用一个小圆钻勾画出来，并用锯或超声骨刀进行截骨。骨切除量取决于肿瘤组织与骨的接近程度（图 2-2-2）。如果必须在有牙区域进行手术，应将牙包括牙根及牙周间隔与标本一起整体切除。边缘切除术的目的是为了保护不需要因肿瘤原因被切除的颏神经和下牙槽神经。超声骨刀可能有助于保护软组织结构，如神经。

下颌骨底部应该保留约 1 cm 的高度。由于需避免直角截骨术，锯形切口应逐渐变细（图 2-2-3）。

切除的范围取决于肿瘤的位置和大小。术中触诊有助于评估这一问题。如果可以保留或重建舌头与剩余下颌骨的部分附着，则言语和吞咽功能会更好。如果舌神经受累及（或）位于癌的切除范围内，应将其切除。切除完成后，用缝线标记标本（图 2-2-4），并从深部边缘采集冰冻切片的活检组织。

最后，进行止血。术中使用钛血管夹标记切除边缘，可以从术后 CT 数据中生成肿瘤边缘的虚拟模型。使病理学家在不确定边缘的情况下可以定位问题区域，肿瘤学家可以利用根据这些数据计划集中向剩余组织进行放疗。最后，剩余骨的边缘应该用圆钻来磨平，以获得船形缺损（图 2-2-5）。

对于较小范围的黏膜缺损重建，可以使用胶原膜或游离皮片移植（图 2-2-6~图 2-2-10）。术前和术后全景 X 线片如图 2-2-11 所示。如果可以获得无张力闭合，局部黏膜瓣恢复良好。局部或游离组织移植通常用于覆盖较大的软组织缺损。

如果使用移植物或皮瓣，则在手术结束时插入鼻胃饲管。术后第 7~10 天不允许经口进食，以防

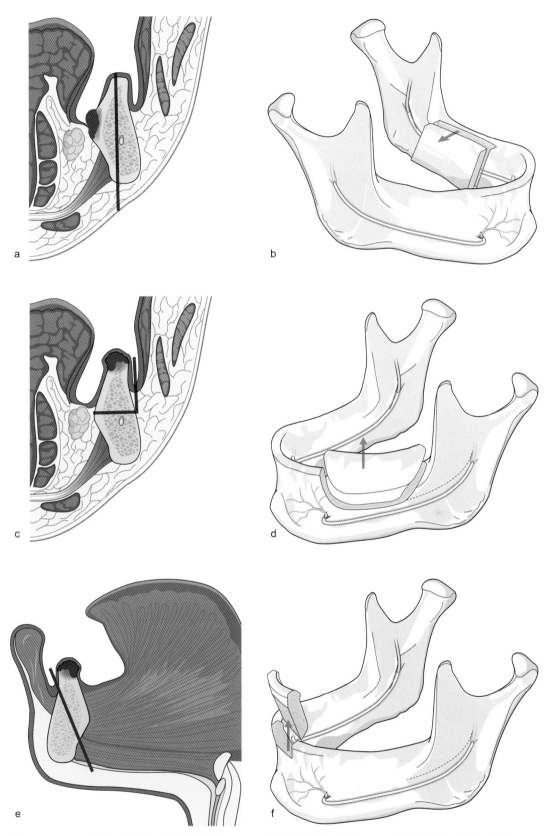

图 2-2-1　a、b. 垂直（矢状向）边缘切除术。c、d. 水平向边缘切除术。e、f. 斜向边缘切除术，颏部。

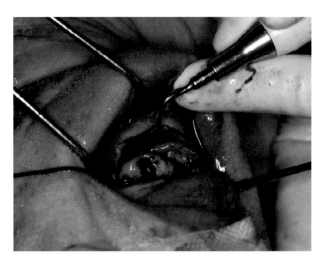

图 2-2-2 使用超声骨刀进行截骨术。

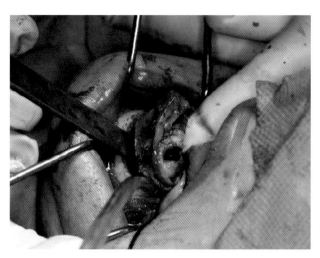

图 2-2-3 骨凿可以帮助松动截骨段，小心操作以免造成下颌骨骨折。

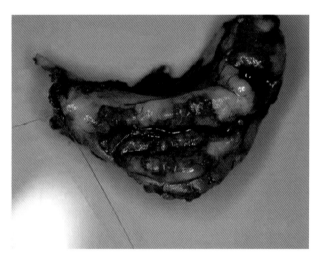

图 2-2-4 切除的标本。

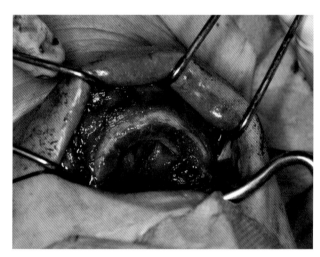

图 2-2-5 切除后的缺损。用圆钻磨平边缘。

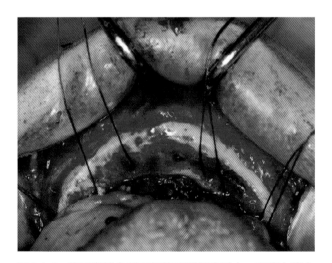

图 2-2-6 将口底缝合到下颌的舌侧骨皮质上。无张力缝合是防止裂开的关键。在这种情况下，初级关闭是不可能的。骨皮质被覆盖，因为肉芽组织只能从骨髓质形成，而不能形成于骨皮质。

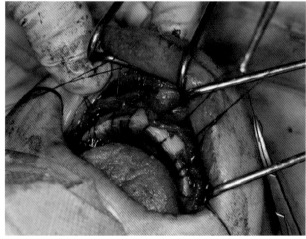

图 2-2-7 前庭黏膜固定于下颌骨皮质。

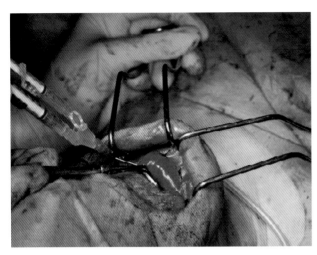

图2-2-8 游离皮片移植物或胶原膜被缝合到缺损处。胶原膜上涂有纤维蛋白胶，稳定性更好。

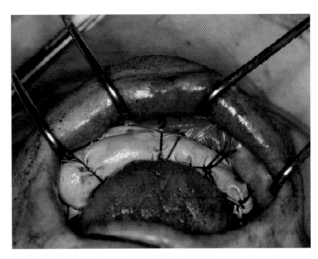

图2-2-9 戴上无菌手套，用棉纱布填充并用缝线固定以形成前庭和口底。

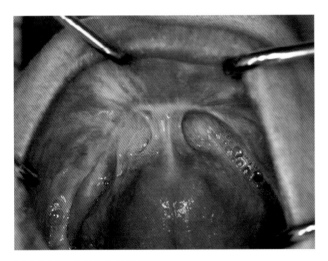

图2-2-10 术后8个月的效果。

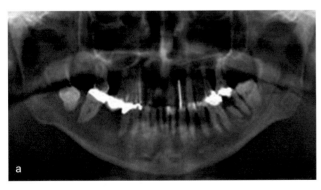

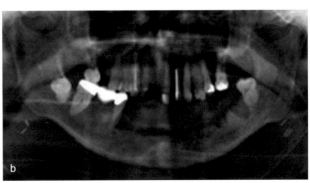

图2-2-11 a、b.颏部边缘切除术术前和术后全景片。

止裂开和感染。

进一步的重建旨在改善咀嚼功能和言语。当有可靠的组织学证据表明肿瘤得到控制时，可进行二期植骨手术（图2-2-12~图2-2-18）。在某些特定情况下，可以考虑牵张成骨。牙种植体植入通常需要前庭成形术和舌部的松解术。例如，可以通过游离皮肤的移植来完成。

第五节 保护性钛板概念

在边缘切除后剩余的下颌骨高度小于1 cm的情况下，可以使用"保护板"来稳定剩余骨段。适当时可进行骨移植，以坚固剩余的下颌骨。在治疗良性病变时，如囊肿或巨细胞性肉芽肿，刮治术或部分切除术可引起广泛的骨皮质变薄和骨质缺失。如果怀疑下颌骨支撑薄弱或在切除手术中发生下颌骨骨折，可以使用常规承重板或锁定重建板（图2-2-19~图2-2-21）。根据情况，锁定钢板必须通过口外入路应用。根据情况，必须通过口外入路应用锁定板。

如果有可能需要重建板，在实际切除前，钛板应该轮廓成形并暂时固定在下颌骨上（图2-2-20）。

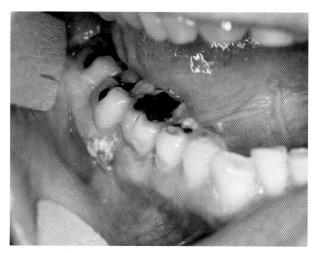

图2-2-12 经病理证实为鳞状细胞癌，46~47区肿瘤侵袭的口内视图。

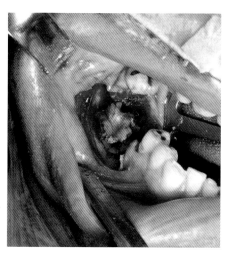

图2-2-13 肿瘤切除后术中情况。

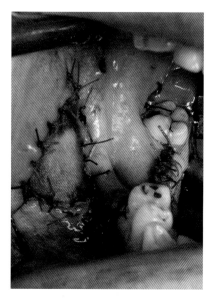

图2-2-14 创口闭合采用局部带蒂皮瓣。继发性缺损处被胶原膜覆盖。

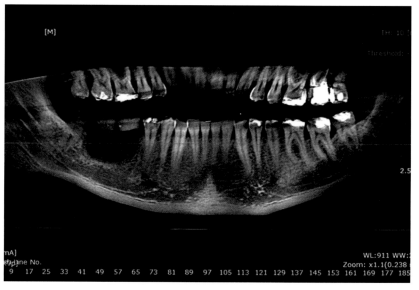

图2-2-15 肿瘤切除术后的下颌骨全景片。注意弧形边缘缺损。在愈合后戴入临时桥以替代切除的46、47牙。

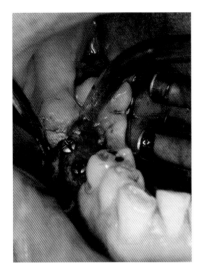

图 2-2-16　采用自体髂骨移植重建牙槽骨。图像显示了在骨愈合、取出固定装置和种植体植入阶段愈合后的完整骨块。

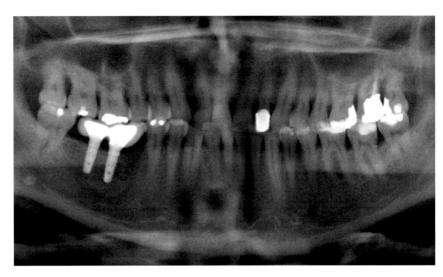

图 2-2-17　种植体骨结合及义齿负载后的全景片。

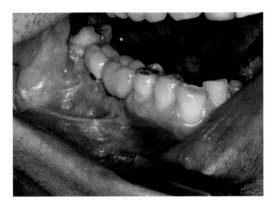

图 2-2-18　骨移植、牙种植体植入和前庭沟成形术后的最终重建，从大腿外侧进行游离皮片移植。修复工作是与患者的转诊口腔科医师合作完成的。邻近植体的软组织无炎症表现。

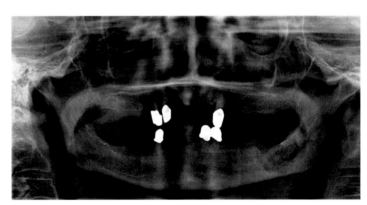

图 2-2-19　双膦酸盐诱导左下颌骨病变的全景片。行切除术后，怀疑颌骨不稳定。

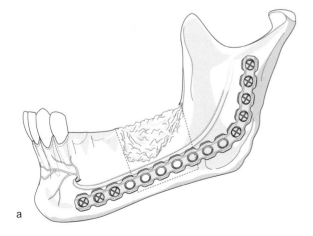

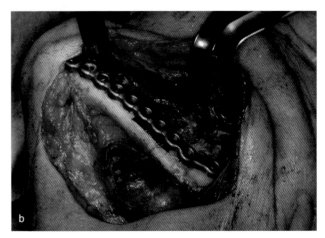

图 2-2-20　a. 在截骨术前承重重建板的应用。b. 下颌骨切除术后经下颌骨下缘入路置入重建板后的手术部位。

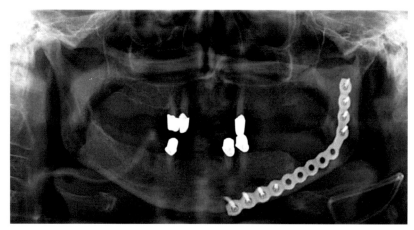

图2-2-21 肿瘤切除和重建板植入后的全景片。

钛板定位后，用持扳钳将其固定在下颌骨上。钻孔，用深度计测量螺钉长度，然后拧入螺丝。解剖学预制重建板，如Matrix下颌预制重建钛板，节省了使用时间，并防止钢板弯曲过程导致的钛板弱化失效。根据病变的不同，在肿瘤切除前将钛板取出。下颌骨下缘切除术可用于治疗颌下腺肿瘤或淋巴结的肿瘤侵犯（图2-2-22）。

第六节 并发症

边缘切除术可能因骨折而复杂化，骨折可以发生在术中或术后功能负荷下。为防止这种情况发生，重要的是要磨平光滑前、后截骨部位的边缘。

根据肿瘤的位置，由于神经被牵拉和邻近肿瘤切除，患者应预见一定程度的下牙槽神经感觉减退/麻木。如果神经的连续性是完好的，则应该在6~12个月内恢复。

不佳的软组织状况或既往的放射治疗会导致并发症发生率的增加。这些问题始于肿瘤影像的准确性降低、伤口愈合受损、伤口血管供应受损、伤口裂开、残存骨骨折，以及较高的重建失败率。无张力的软组织缝合是预防伤口裂开的关键，伤口裂开通常发生在术后第4~10天。当进行口底重建时，通常很难避免因舌体运动导致的裂开从而发生感染。带血管化的组织瓣有助于获得丰富的软组织和良好的活动区覆盖。

只有位于浅表部位的侵袭性骨病变应采用边缘切除术。在硬组织组织学证实肿瘤累及骨边缘的情况下，则有必要在第二次手术中扩大切除范围，这

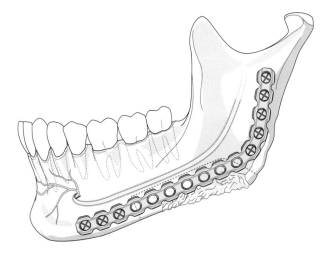

图2-2-22 边缘切除术后重建板在原位加工成下颌骨边缘轮廓。

需要进行完整的节段性切除术。

与肿瘤接触的牙齿不应在切除手术前拔除，因为肿瘤组织可能会种植到拔牙窝内。拔牙应该在实际的肿瘤手术中进行。到目前为止，骨浸润的组织学证据与局部复发风险之间还没有相关性。它在软组织中浸润比在骨骼中更常见。

由于病例数量通常较低，因此很难在文献中比较存活率和复发率。另一个原因是根据肿瘤的大小和位置预先选择患者进行边缘或连续切除。较小的肿瘤通常采用边缘切除术治疗。浸润性较深的肿瘤大多需要节段性切除。Wolff等（2004）没有发现135例边缘切除（70%）和节段性切除（57%）患者的5年存活率有显著差异。局部复发、转移和第二次原发性肿瘤也无显著差异。Pathak等（2009）将颊癌患者与口底肿瘤患者进行了比较。179例

患者均行下颌下缘边缘切除术。颊癌患者的5年生存率明显好于其他患者。口底癌患者的生存率较低。

综上所述，对于选择适当的口腔癌患者，下颌骨边缘切除术是一种可靠的技术。仔细注意骨切除的几何形状和细节，保留下牙槽神经，以及软组织闭合的优化效果。

（王旭东 译，张雷 校）

参考文献

[1] **Abler A, Roser M, Weingart D**. [On the indications for and morbidity of segmental resection of the mandible for squamous cell carcinoma in the lower oral cavity]. *Mund Kiefer Gesichtschir.* 2005 May;9(3):137–142. German.

[2] **Ahuja RB, Soutar DS, Moule B, et al**. Comparative study of technetium-99m bone scans and orthopantomography in determining mandible invasion in intraoral squamous cell carcinoma. *Head Neck.* 1990 May–Jun;12(3):237–243.

[3] **Barttelbort SW, Ariyan S**. Mandible preservation with oral cavity carcinoma: rim mandibulectomy versus sagittal mandibulectomy. *Am J Surg.* 1993 Oct;166(4):411–415.

[4] **Barttelbort SW, Bahn SL, Ariyan SA**. Rim mandibulectomy for cancer of the oral cavity. *Am J Surg.* 1987 Oct;154(4):423–428.

[5] **Bittermann G, Scheifele C, Prokic V, et al**. Description of a method: computer generated virtual model for accurate localisation of tumour margins, standardised resection, and planning of radiation treatment in head & neck cancer surgery. *J Craniomaxillofac Surg.* 2013 Jun;41(4):279–281.

[6] **Bolzoni A, Cappiello J, Piazza C, et al**. Diagnostic accuracy of magnetic resonance imaging in the assessment of mandibular involvement in oral-oropharyngeal squamous cell carcinoma: a prospective study. *Arch Otolaryngol Head Neck Surg.* 2004 Jul;130(7):837–843.

[7] **Brown J**. Mechanisms of cancer invasion of the mandible. *Curr Opin Otolaryngol Head Neck Surg.* 2003 Apr;11(2):96–102.

[8] **Brown J, Chatterjee R, Lowe D, et al**. A new guide to mandibular resection for oral squamous cell carcinoma based on the Cawood and Howell classification of the mandible. *Int J Oral Maxillofac Surg.* 2005 Dec;34(8):834–839.

[9] **Brown JS, Browne RM**. Factors influencing the patterns of invasion of the mandible by oral squamous cell carcinoma. *Int J Oral Maxillofac Surg.* 1995 Dec;24(6):417–426.

[10] **Brown JS, Griffith JF, Phelps PD, et al**. A comparison of different imaging modalities and direct inspection after periosteal stripping in predicting the invasion of the mandible by oral squamous cell carcinoma. *Br J Oral Maxillofac Surg.* 1994 Dec;32(6):347–359.

[11] **Brown JS, Lowe D, Kalavrezos N, et al**. Patterns of invasion and routes of tumor entry into the mandible by oral squamous cell carcinoma. *Head Neck.* 2002 Apr;24(4):370–383.

[12] **Carter RL, Tanner NS, Clifford P, et al**. Direct bone invasion in squamous carcinomas of the head and neck: pathological and clinical implications. *Clin Otolaryngol Allied Sci.* 1980 Apr;5(2):107–116.

[13] **Cawood JI, Howell RA**. Reconstructive preprosthetic surgery. I. Anatomical considerations. *Int J Oral Maxillofac Surg.* 1991 Apr;20(2):75–82.

[14] **Chung TS, Yousem DM, Seigerman HM, et al**. MR of mandibular invasion in patients with oral and oropharyngeal malignant neoplasms. *AJNR Am J Neuroradiol.* 1994 Nov;15(10):1949–1955.

[15] **Clementschitsch F**. [Roentgenography in disease and injuries of the jaws]. *Dtsch Zahnarztl Z.* 1955 Mar;10(5):380–396. German.

[16] **Dubner S, Heller KS**. Local control of squamous cell carcinoma following marginal and segmental mandibulectomy. *Head Neck.* 1993 Jan–Feb;15(1):29–32.

[17] **Eley KA, Watt-Smith SR, Golding SJ**. Magnetic resonance imaging-based tumor volume measurements predict outcome in patients with squamous cell carcinoma of the mandible. *Oral Surg Oral Med Oral Pathol Oral Radiol.* 2013 Feb;115(2):255–262.

[18] **Gilbert S, Tzadik A, Leonard G**. Mandibular involvement by oral squamous cell carcinoma. *Laryngoscope.* 1986 Jan;96(1):96–101.

[19] **Hirsch DL, Dierks EJ**. Use of a transbuccal technique for marginal mandibulectomy: a novel approach. *J Oral Maxillofac Surg.* 2007 Sep;65(9):1849–1851.

[20] **Klotch DW, Prein J**. Mandibular reconstruction using AO plates. *Am J Surg.* 1987 Oct;154(4):384–388.

[21] **Kondoh T, Hamada Y, Kamei K, et al**. Transport distraction osteogenesis following marginal resection of the mandible. *Int J Oral Maxillofac Surg.* 2002 Dec;31(6):675–676.

[22] **Lydiatt DD**. Mandibular resection. *Head Neck.* 1995 May–Jun;17(3):247–251.

[23] **Mazzarella LA Jr, Friedlander AA**. Sagittal ostectomy of the mandible for floor of mouth cancer. *Arch Otolaryngol.* 1981 Apr;107(4):245–248.

[24] **McGregor AD, MacDonald DG**. Patterns of spread of squamous cell carcinoma to the ramus of the mandible. *Head Neck.* 1993 Sep–Oct;15(5):440–444.

[25] **Müller H, Slootweg PJ**. Mandibular invasion by oral squamous cell carcinoma. Clinical aspects. *J Craniomaxillofac Surg.* 1990 Feb;18(2):80–84.

[26] **O'Brien CJ, Carter RL, Soo KC, et al**. Invasion of the mandible by squamous carcinomas of the oral cavity and oropharynx. *Head Neck Surg.* 1986 Mar–Apr;8(4):247–256.

[27] **O'Sullivan GJ, Carty FL, Cronin CG**. Imaging of bone metastasis: an update. *World J Radio.* 2015, Aug 28;7(8):202–211.

[28] **Ord RA, Sarmadi M, Papadimitrou J**. A comparison of segmental and marginal bony resection for oral squamous cell carcinoma involving the mandible. *J Oral Maxillofac Surg.* 1997 May;55(5):470–477; discussion 477–478.

[29] **Pathak KA, Shah BC**. Marginal mandibulectomy: 11 years of institutional experience. *J Oral Maxillofac Surg.* 2009 May;67(5):962–967.

[30] **Prein J, Kellman RM**. Rigid internal fixation of mandibular fractures—basics of AO technique. *Otolaryngol Clin North Am.* 1987 Aug;20(3):441–456.

[31] **Probst FA, Mast G, Ermer M, et al**. MatrixMANDIBLE preformed reconstruction plates—a two-year two-institution experience in 71 patients. *J Oral Maxillofac Surg.* 2012 Nov;70(11):e657–666.

[32] **Rogers SN, Devine J, Lowe D, et al**. Longitudinal health-related quality of life after mandibular resection for oral cancer: a comparison between rim and segment. *Head Neck.* 2004 Jan;26(1):54–62.

[33] **Sader R, Noror B, Horch HH, eds**. [*Lehrbuch der Ultraschalldiagnostik im Kopf-Hals-Bereich*]. Reinbeck, Germany: Einhorn-Presse Verlag; 2001. German.

[34] **Sauerbier S, Gutwald R, Wiedmann-Al-Ahmad M, et al**. Clinical application of tissue-engineered transplants. Part I: mucosa. *Clin Oral Implants Res.* 2006 Dec;17(6):625–632.

[35] **Schmelzeisen R, Hausamen JE, Neukam FW, et al**. Combination of microsurgical tissue reconstruction with osteointegrated dental implants. Presentation of a technique. *Int J Oral Maxillofac Surg.* 1990;19(4):209–211.

[36] **Schmelzeisen R, Rahn BA, Brennwald J**. Fixation of vascularized bone grafts. *J Craniomaxillofac Surg.* 1993 Apr; 21(3):113–119.

[37] **Shaha AR**. Preoperative evaluation of the mandible in patients with carcinoma of the floor of mouth. *Head Neck.* 1991 Sep–Oct;13(5):398–402.

[38] **Shaha AR**. Marginal mandibulectomy for carcinoma of the floor of the mouth. *J Surg Oncol.* 1992 Feb;49(2):116–119.

[39] **Slootweg PJ, Müller H**. Mandibular invasion by oral squamous cell carcinoma. *J Craniomaxillofac Surg.* 1989 Feb;17(2):69–74.

[40] **Söderholm AL, Lindqvist C, Hietanen J, et al**. Bone scanning for evaluating mandibular bone extension of oral squamous cell carcinoma. *J Oral Maxillofac Surg.* 1990 Mar;48(3):252–257.

[41] **Totsuka Y, Usui Y, Tei K, et al**. Results of surgical treatment for squamous carcinoma of the lower alveolus: segmental vs marginal resection. *Head Neck.* 1991 Mar–Apr;13(2):114–120.

[42] **Tsue TT, McCulloch TM, Girod DA, et al**. Predictors of carcinomatous invasion of the mandible. *Head Neck.* 1994 Mar–Apr;16(2):116–126.

[43] **van den Brekel MW, Castelijns JA, Snow GB**. The role of modern imaging studies in staging and therapy of head and neck neoplasms. *Semin Oncol.* 1994 Jun;21(3):340–348.

[44] **Vidiri A, Guerrisi A, Pellini R, et al**. Multi-detector row computed tomography (MDCT) and magnetic resonance imaging (MRI) in the evaluation of the mandibular invasion by squamous cell carcinomas (SCC) of the oral cavity. Correlation with pathological data. *J Exp Clin Cancer Res.* 2010;29:73.

[45] **Wolff D, Hassfeld S, Hofele C**. Influence of marginal and segmental mandibular resection on the survival rate in patients with squamous cell carcinoma of the inferior parts of the oral cavity. *J Craniomaxillofac Surg.* 2004 Oct;32(5):318–323.

[46] **Wolff KD, Hoelzle F**. *Raising of Microvascular Flaps*. Berlin Heidelberg: Springer-Verlag; 2011.

[47] **Zupi A, Califano L, Maremonti P, et al**. Accuracy in the diagnosis of mandibular involvement by oral cancer. *J Craniomaxillofac Surg.* 1996 Oct;24(5):281–284.

第三章

良性非连续性骨内病变

Benign noncontinuity intraosseous lesions

Michel Richter

第一节 引言

下颌骨和上颌骨内非连续性病变可能通过刮除术和（或）剜除术治疗。它们包括牙源性囊肿（即含牙性囊肿）、非牙源性囊肿（即动脉瘤性囊肿、孤立性骨囊肿）、良性溶骨性肿瘤（即角化囊肿、单囊性成釉细胞瘤、巨细胞性肉芽肿）和一些纤维骨性病变（即骨化纤维瘤、纤维发育不良）。这些病变具有共同的特点，即它们通常可以在不进行下颌骨或上颌骨节段性切除的情况下得到充分治疗。

这些病变具有明显生长到特别大的潜力，导致下颌或上颌内、外骨皮质变薄，有时甚至受到侵蚀。神经功能通常是完好的。

结构性受损的骨可能在治疗前、肿瘤切除时或手术后的任何时间发生病理性骨折，尤其当病损延伸到下颌骨下缘时。

第二节 临床诊断及影像学检查

本章中讨论的病变通常在没有临床症状的情况下生长，直到它们被常规X线随机检查到或病变生长到可以检测到轮廓变化的大小。

必要的影像通常包括较小病变的正位X线全景片（图2-3-1）。对于较大的病变和靠近特定解剖结构的病变，如下牙槽神经、上颌窦或上颌突，建议使用计算机断层扫描（CT）或锥形束CT（图2-3-2）。磁共振成像扫描可能是血管病变的辅助工具。

第三节 治疗注意事项

一、活体组织切片检查

虽然较小的病变可以在一期手术中切除，但作

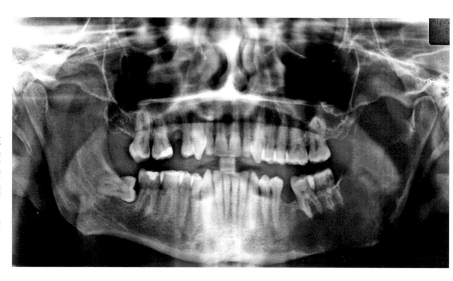

图2-3-1 全景片。大范围牙源性角化囊肿在最终治疗前通过口腔内活组织切片检查确诊。清晰的透射区累及下颌体的一半和左侧的整个升支。此囊腔的前缘光滑，后缘仅剩一层薄薄的皮质。病变与萌出的牙齿相邻，但没有牙根。下牙槽神经管移位至下缘。

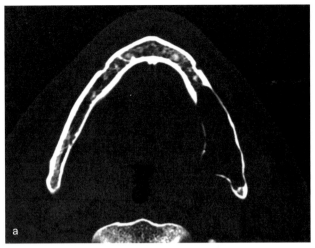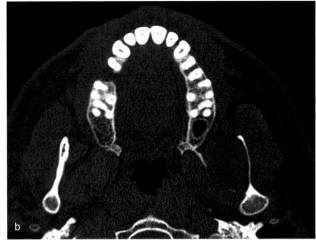

图 2-3-2　a、b. 计算机断层扫描（CT）。病变的扩大使颊侧皮质板变薄。下颌体部后部舌侧骨皮质和升支穿孔。髁突的头部完整。一般而言，角化囊肿会突出骨外，但不会浸润邻近下颌骨的软组织。

为治疗计划的一部分，建议对较大的病变进行活检以确定诊断。这样做是因为有一些病变（如角化囊肿或单囊性成釉细胞瘤）需要更积极的局部治疗。

二、治疗

除角化囊肿或单囊性成釉细胞瘤外，大多数病变的治疗方法是通过囊膜摘除术和（或）囊膜刮治术将病变从骨腔中去除。

经口腔前庭的入路适用于牙齿承重区的病变，最好是采用扩展广泛的全厚黏骨膜瓣暴露病变上方的外侧骨皮质。对于下颌骨病变，当病理进程涉及大部分升支和髁突时，建议采用口外经皮入路。

角化囊肿或单囊性成釉细胞瘤需要彻底刮除，并用骨钻去除邻近病变的一层薄薄的骨质。此外，改良的 Carnoy 方法可更好地去除这些病变并避免复发。

还应该使入路更大，这通常需要大量地去除侧方骨皮质，以便可以直接观察所有病变情况并完全去除。

在大多数下颌病例中，由于病理过程中使神经血管束和下颌神经管移位，而不是侵犯神经，因此保留下牙槽神经是可能的。神经功能在治疗前通常是完好的。

三、自体骨或异体骨移植

较大的残留空腔最好用自体骨移植。这仍然是治疗大型骨缺损的金标准。即刻植入自体骨松质将提高骨骼强度，并为牙种植体植入和牙齿修复增加骨量。自体骨提供了良好的骨传导、骨诱导和成骨基质，能够在受体部位诱导新骨形成。

髂骨嵴和胫骨近端是可能的供体部位，可以根据所需的预期骨量进行选择（Engelstad 等，2010）。

为了最大限度地减少填充大型空腔所需的移植物数量，可以使用自体骨松质碎片和异体材料 [如羟基磷灰石（HA）或 β- 磷酸三钙] 的混合物。

四、重建板的应用

对于较大的下颌骨缺损，自体骨松质移植并不能为薄弱的下颌骨提供即刻稳定性。虽然下颌骨骨壁得以保留，但它们通常会变薄，并且失去了内部抵抗力和承受力及应变的能力（咀嚼运动中作用于下颌体）。

术后上、下颌骨固定（mandibulomaxillary fixation, MMF）可能是一种预防措施。需要固定大约 4 周以防止骨折。另一方面，MMF 也有副作用，这意味着它并不像人们通常认为的那样无害（Ellis 等，1989）。

植入和固定承重重建板以保护下颌骨的薄弱区域，可以避免术中或术后发生病理性骨折，而不是MMF。钛板的应用方式必须与粉碎性或缺损性骨折的应用方式相同。对于较大的病变，可以选择有角度的或预成形的板。这一过程被称为"重建板的应用"。

钛板的长度取决于疾病的影像学和临床范围，但在病变两侧的每个节段中至少应使用3枚螺钉。在切除病变之前，最好使板适应下颌骨轮廓。如果扩大的病变改变了下颌骨的原始轮廓，则不建议对保护板进行初始调整。在这些情况下，首先需要切除病变，然后再放置重建板，通常患者处于MMF中。另一种选择是按照CAD/CAM计划和制造过程（见第五篇第三章）制造针对特定患者的单个保护板。

完全去除病变后，较大的缺损区被自体骨、自体骨和异体材料的混合物或仅有异体材料填充，具体取决于生物力学情况及外科医师和患者的决定（图2-3-3）。

如果选择经口腔前庭入路，黏膜瓣的缝合必须紧密封闭，以最大限度地减少口腔菌群的污染。

术后首选抗生素预防。指导患者保持良好的口腔卫生，可添加使用氯己定（洗必泰）溶液含漱。

如果采用经皮入路，负压引流则有助于避免无效腔或血肿的形成。根据外科医师的喜好，用可吸收缝合材料和不可吸收缝合材料分层进行缝合。只有在可以排除任何口腔内唾液污染的情况下，短期预防性抗生素治疗（最长48小时）才是足够的。如果没有，则应该考虑10天的抗生素使用疗程。用于加强刮治和移植的下颌骨缺损的保护板功能稳定，因此在术后期间不需要进食软食。

五、重建板的取出

重建板可以永久留在成人体内，但患者可能出于个人或美容原因要求将其移除。如果螺钉干扰牙种植体的植入，这也可能成为取出螺钉或钛板的一个原因。无论如何，在最初的手术后至少6个月不应取出钛板。

六、种植牙

在病变区牙齿缺失的情况下，可以考虑在初始骨愈合3个月后将牙种植体植入移植骨中（图2-3-4）。

第四节　并发症

如果在切除病灶前未对钛板进行调整，且在刮除过程中意外发生骨折，则在调整和固定重建板之前，必须给予患者临时MMF处理。该方法可与质量降低的骨折固定术相比较。

由于伤口裂开而导致的骨松质片或异体材料的早期口内暴露应通过浅表刮除、伤口修复和二次缝合来治疗。

移植物的污染可能会导致肿胀和渗出感染。对其处理包括重新切开原始伤口，采集样本进行细菌学检查，伤口清创并取出所有死骨。规定抗生素的疗程，并在必要时根据细菌培养结果进行调整。

如果钛板稳定且没有松动的螺钉，则不应将其取出。

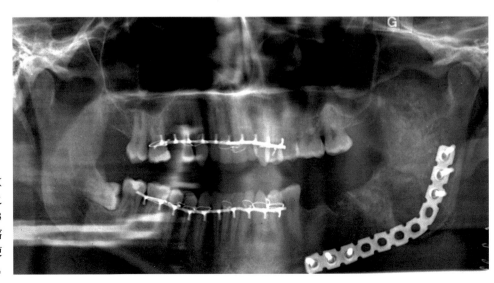

图2-3-3　术后2天全景X线片。在去除角化囊肿之前固定重建板，每侧用3枚螺钉，腔内填充取自髂嵴的骨松质碎片。术中使用牙周夹板固定上、下颌。

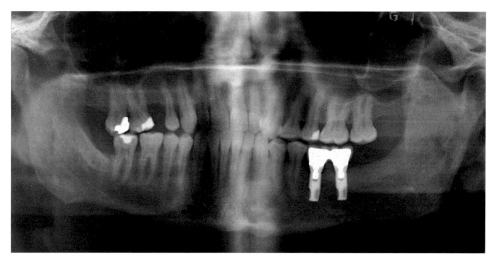

图2-3-4 术后2年的全景X线片（与图2-3-3相同的情况）。应患者要求将板取下。术后1年植入2颗种植牙，6个月后进行覆盖义齿修复。

（王旭东 译，张雷 校）

参考文献

[1] **Adamopoulos O, Papadopoulos T.** Nanostructured bioceramics for maxillofacial applications. *J Mater Sci Mater Med*. 2007 Aug;18(8):1587–1597.

[2] **Ellis E 3rd, Carlson DS.** The effects of mandibular immobilization on the masticatory system: a review. *Clin Plast Surg*. 1989 Jan;16(1):133–146.

[3] **Engelstad ME, Morse T.** Anterior iliac crest, posterior iliac crest, and proximal tibia donor sites: a comparison of cancellous bone volumes in fresh cadavers. *J Oral Maxillofac Surg*. 2010;68:3015–3021.

节段性缺损，缺损桥接，游离非血管化骨移植重建

Segmental defects, defect bridging, reconstruction with free nonvascularized bone grafts

Edward Ellis Ⅲ

第四章

第一节　引言：下颌骨肿瘤的节段性切除

如果肿瘤已累及下颌骨下缘，切除后则会导致下颌骨离断而失去连续性。因此，使用可承重的骨重建板和骨移植物或骨瓣对缺损处进行桥接式修复，从而维持残存下颌骨段和下颌的位置是十分必要的（Alpert等，2012）。以下说明影响具体手术方式的几点情况。

在节段性切除下颌骨时，如果不能将残留的下颌骨段稳定在正常的位置上，那么产生连续性缺损后，这些残留骨段就会被附着其上的咀嚼肌牵拉至不同的方向。所以，在切除部分下颌骨后能维持残留骨段的位置关系是下颌骨重建的一个关键原则。而且，这对于咬合关系和颞下颌关节的定位也非常重要。当残留的下颌骨段发生偏移时，面部就会出现明显的变形。但如果能在切除的同时置入可承重的重建骨板，则非常有利于控制残留下颌骨段的位置（Alpert等，2012）。这些骨板具有足够的强度，可以在切除术后即刻使用，而无须再进行上、下颌骨的颌间固定。如果下颌骨正中联合处被切除，可以将舌体缝合在重建板上，以保持其伸向前位而防止气道阻塞。当对下颌骨进行二期骨移植重建时，可以保留骨板，以使下颌骨可以在骨移植愈合阶段进行活动。如果需要术中同期切除髁突，且选择后期进行骨重建，则需要使用连接有髁突假体的重建骨板，直到骨重建完成（见第二篇第五章）。

如果切除术需要从口内入路，则通常选择二期进行骨重建，因为在口腔的污染环境下，即刻进行

非血管化骨移植具有较高的感染风险。此外，微血管骨瓣也是一种选择。

切除术后，必须要恢复下颌骨的位置，以保持残留牙齿的正确咬合关系。如果可以，最好能使用预制板（见病例2-4-3）。如果没有预制板，但是缺损两侧都有足够数量的牙齿时，在重建骨板调整适配的过程中，可以通过在上、下牙之间使用牙弓夹板或颌间固位钉来进行颌间固定以维持咬合关系。如果在缺损的一侧或两侧残留的牙齿数量不足时，切除前则可以先使用预制板（如果可能的话）或者能够跨越上、下颌骨且远离骨切除区域的骨板来进行定位，并在切除病灶后再次使用，以确保应用骨重建板时能保持下颌骨的正确位置。此外，也可以通过使用临时固定桥骨板系统连接下颌的两侧来维持残留下颌骨段的位置，等重建骨板完全适配后再将固定桥取除。

如果肿瘤没有导致下颌骨的颊侧骨皮质扩张膨隆，特别是在肿瘤为良性且外层骨皮质完好的情况下，可以在病灶切除前先行重建骨板的原位适配预制板，这能够为残留下颌骨段提供非常好的定位作用，从而避免影响咬合。

如果肿瘤出现扩张膨隆甚至已经破坏了下颌骨的颊侧骨皮质，则可以先行制作一个下颌骨的立体光刻模型，然后将该模型的病变凸起部位磨平，再用骨重建板来适配该模型以达到骨板的预制效果。将该骨板严格消毒后用于术中，能够明显节省手术时间。此外，CAD/CAM技术是可以用来制作颌骨模型的另一种方法（见第五篇第三章）。

第二节　缺损桥接的原则

当下颌骨不连续时，需要应用骨重建板来维持下颌骨及其残留骨段的空间位置。这些骨板非常坚固且可以承重，能够持续作用数月，直到缺损处接受骨移植手术并成功完成骨重建。将重建骨板应用于下颌骨不连续时，有几个因素很重要。

- 建议使用2.4型号或类似的骨重建板，因为它具有足够的强度能将所有咀嚼力传递至对侧，即它是可承重的（Alpert等，2012）。
- 在缺损桥接的两侧，每侧至少需要使用3枚螺钉来进行固定。在允许的范围内，越多越好（图2-4-1）。
- 最好使用锁定螺钉来固定重建骨板，因为它降低了因螺钉松动而导致炎症和（潜在的）感染的发生风险（Herford等，1988）。同时，与非锁定螺钉相比，使用锁定螺钉增加了骨板对缺损处的固定刚性，而使固定失败的可能性更小。
- 在连接骨重建板之前，必须重新建立起残留牙齿的咬合关系（图2-4-1和图2-4-5）。

一、示例

就本章而言，假设要切除的是良性肿瘤，且肿瘤已侵犯累及牙槽突和下颌骨下缘，需要进行节段性切除。进一步假设，下颌骨的稳定内固定主要通过骨重建板来实现，并且使用非血管化骨来进行二期骨重建。

【病例2-4-1】 下颌后区成釉细胞瘤的节段性切除，髁突保留，颊侧骨皮质膨隆，无法进行骨板预制（图2-4-2）。

颊侧骨皮质膨隆使骨板预制无法进行。下颌骨后部及下颌支区域良性扩张肿瘤的节段性切除可通过以下三种方式之一进行。

手术过程中需要特别注意以下步骤：

（1）病灶的暴露经口内入路进行。软组织切口根据肿瘤累及范围和先前活检部位而选择调整。活检部位周边的黏膜需与标本一起切除（图2-4-3）。

（2）对于有牙齿的患者，可放置牙弓夹板或颌间固位钉。

（3）如果切除肿瘤后残留下颌支的骨量足够多，可使用横跨颧骨和下颌支的髁突定位板（图2-4-5）。

（4）使用钻针、线锯、电锯等装置进行切除

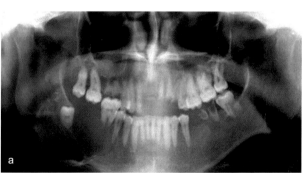

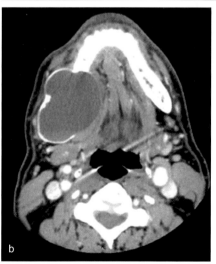

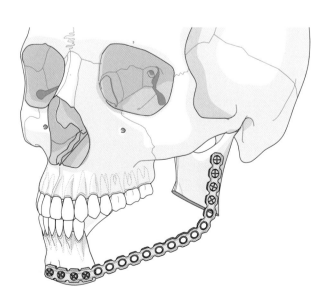

图2-4-1　骨重建板桥接修复下颌骨外侧缺损。每侧使用4枚螺钉固定。

图2-4-2　a. 成釉细胞瘤位于右侧下颌角处。b. 计算机断层扫描（CT）显示右下颌骨颊侧骨皮质膨隆。

（图 2-4-4）。

（5）通过上、下颌的颌间固定（MMF）来重新建立咬合关系。该病例采用钢丝结扎的方法（图 2-4-5）。如图所示，一些外科医师更喜欢通过牙弓夹板进行 MMF。

（6）如果使用了髁突定位板，现在需要将其放回以保持下颌支的术前位置。

（7）在缺损处调整适配并固定重建骨板。拆除 MMF 并检查咬合关系（图 2-4-6）。

（8）关闭软组织创口。

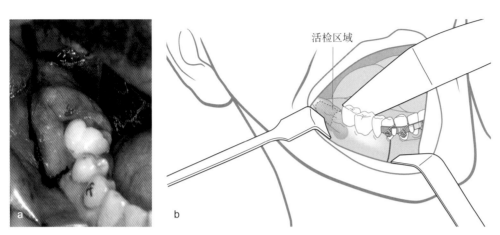

图 2-4-3　a、b. 在磨牙后区取活检标本。同期切除活检部位周边的黏膜组织。可以同时做口外切口，以便于切除病灶和使用重建骨板。

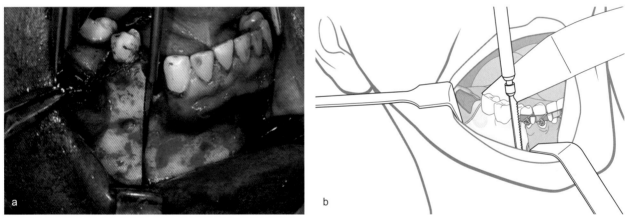

图 2-4-4　a、b. 使用往复锯，在穿过第二前磨牙牙槽窝的肿瘤前面切开下颌骨。

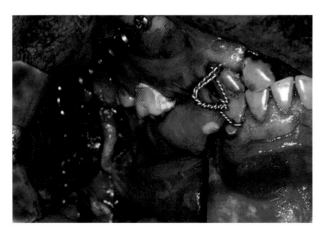

图 2-4-5　肿瘤已切除。图中显示了患者的颌间固定及固定在颧骨和下颌支上的骨板。

（9）此外，也可以在术前制作立体光刻模型（STL），并将膨隆的颊侧磨平至与对侧基本对称。先将骨重建板在模型上进行调整适配，再经严格消毒后用于术中（图2-4-7）。

【病例2-4-2】 下颌骨后部及下颌升支区域成

釉细胞瘤的节段性切除，需同期切除髁突，使用附带有髁突假体的骨重建板（图2-4-8）。

手术过程中需要特别注意以下步骤。

（1）病灶的暴露经口内入路进行。软组织切口根据肿瘤累及范围选择。可以同时做口外切口，以

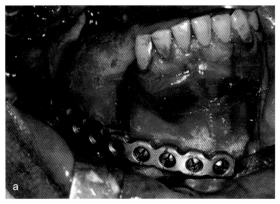
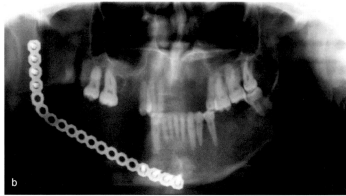

图2-4-6　a.肿瘤切除后置入骨重建板。b.骨重建板桥接修复缺损的术后影像图。

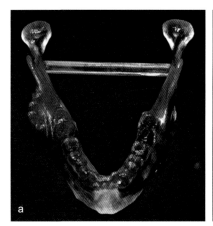
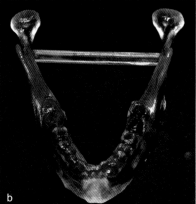
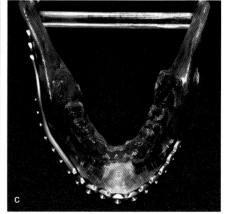

图2-4-7　a.颊侧骨皮质膨隆的STL模型。b.去除扩张膨隆的颊侧皮质。c.去除颊侧扩张膨隆部位后重建骨板的适配情况。

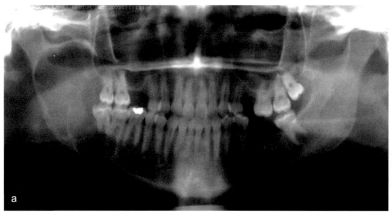
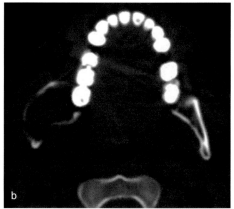

图2-4-8　a.右侧下颌角处成釉细胞瘤。b.骨皮质扩张膨隆，肿瘤侵犯累及髁突。

便于切除病灶和使用重建骨板。

（2）对于有牙齿的患者，应放置牙弓夹板或颌间固位钉。对于没有牙齿的患者，在病灶切除前，应先用可跨越上、下颌骨的骨板进行定位，然后在切除病灶之后，调整适配骨重建板之前，将定位骨板再放回。同时，为了提高手术效率，在术前也可以先行制作包括颞下颌关节窝在内的立体光刻模型，以预先调整骨重建板及髁突假体。

（3）前部截骨可使用钻针、线锯、电锯等装置进行。术中需解剖分离整个下颌支并进入关节囊区。下牙槽血管需在下颌孔处进行结扎。取出附着有髁突标本的同时要将关节盘保留在原位。

（4）重新建立MMF。

（5）将包含髁突假体的骨重建板放置在关节窝内，并调整与剩余的下颌骨相适配，再使用至少3枚螺钉将其固定（图2-4-9）。

（6）拆除MMF并检查咬合关系。

（7）关闭软组织创口，放置引流管。

（8）黏膜组织一旦愈合（约需8周），就可以进行骨重建。

（9）由于下颌骨髁突已被切除，所以可利用长3~4 mm的肋软骨来移植重建髁突（图2-4-10）。通过MMF来重新建立并固定咬合关系，经面部口外入路进入下颌后部及下颌支缺损处。解剖分离暴露骨重建板，并为骨移植物制备出手术床后，使用钻头将重建板的髁突假体去除。在肋软骨移植物的中间制备一条沟槽，以使其可以在骨重建板垂直部分的周围滑动，同时需注意确保肋软骨头能牢牢固定在关节窝中（图2-4-11）。先用螺钉穿过肋骨移植物将其固定在骨重建板上，然后开始重建下颌支及

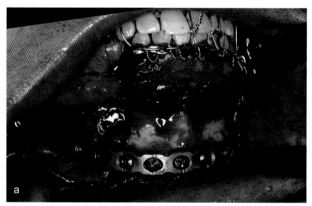
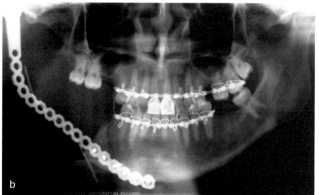

图2-4-9 a. 患者处于颌间固定（MMF）状态，骨重建板已置入就位。b. 术后影像图，可见带有髁突假体的重建骨板和MMF。

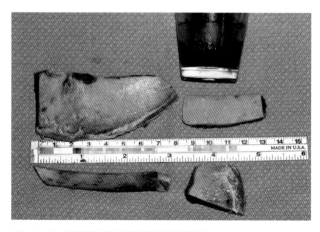

图2-4-10 髂骨和肋骨来源的骨移植物。

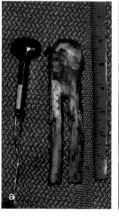
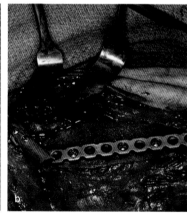

图2-4-11 a、b. 骨重建板上的髁突假体被移除，将肋软骨移植物开槽以适应骨重建板的后部。

下颌后部。首先将髂骨的皮质松质结合骨块固定到重建板上，并将骨移植物的上部朝向舌侧倾斜，以便为颗粒骨碎片重建牙槽基骨提供空间。再用颗粒骨将预留的空间严密填塞以提供良好的骨密度，最后关闭软组织创口（图2-4-12和图2-4-13）。

（10）由于肋骨移植物的骨皮质较薄，MMF需要保持约6周，以保证骨移植物充分结合固定。

【病例2-4-3】 下颌骨体部及正中联合区非扩张性成釉细胞瘤的节段性切除可能是所有切除手术中最常规和最简单的类型（图2-4-14）。

手术过程中需要特别注意以下步骤。

（1）病灶的暴露经口内入路进行（图2-4-15）。软组织切口根据肿瘤累及范围选择。如果有需要，可以同时做口外切口，以便于切除病灶和使用重建骨板。

（2）下颌骨是可以进行板预制的。在切除过程中，根据情况可以移除或保留骨重建板（图2-4-16）。

（3）用钻针、线锯、电锯等装置进行切除。

（4）如果骨板被移除，现在需重新应用，并检查咬合关系（图2-4-17和图2-4-18）。

（5）如果下颌骨正中联合已被切除，则需将舌部肌肉组织缝合至骨板上，以防止舌后坠（图2-4-19）。

（6）关闭软组织创口。

第三节　非血管化自体骨移植二期重建下颌骨

临床上出现的每一种骨缺损都会带来一系列独

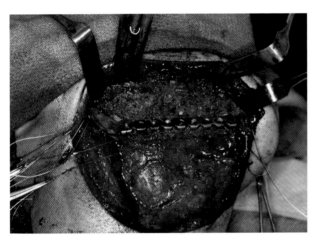

图2-4-12　骨皮质松质移植物固定在下颌支及下颌体区的骨重建板上。分层缝合创口，留置引流管。术后即刻行X线检查，数月后再复查骨移植和骨质愈合情况。

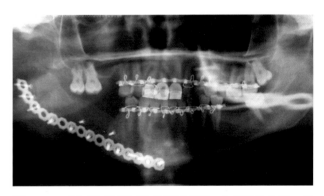

图2-4-13　图示为肿瘤切除并行骨重建3个月后的全景X线片图像。

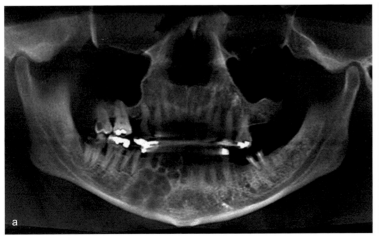
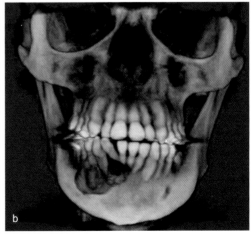

图2-4-14　a、b.下颌骨的全景X线片及曲面断层片图像，显示为右侧下颌骨体部的成釉细胞瘤。颊侧骨皮质没有扩张膨隆，将在此处应用骨重建板。

特的问题，而外科重建手术必须去解决这些问题。无论在哪种情况下，恢复正常结构以改善功能和外观通常都是可以实现的。当骨结构在大小、形状、位置或数量上有缺陷时，重建手术则可以替代这些有缺陷的结构。

外科医师有多种移植物可以选择，本章予以介绍非血管化自体骨的应用。

一、骨缺损的评估

每个患者的情况都不相同，所以应该对每位患

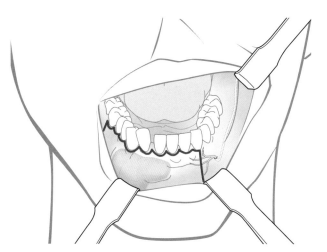

图2-4-15　下颌骨节段切除术经口内入路做切口。

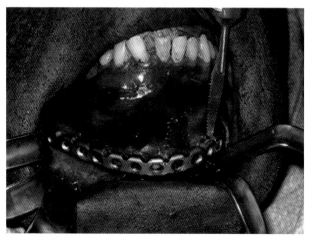

图2-4-16　从口内显露下颌骨下部及外侧的肿瘤区域。切除之前，先用螺钉将骨重建板固定在要切除缺损的两侧。图中正使用来复锯进行前部截骨。

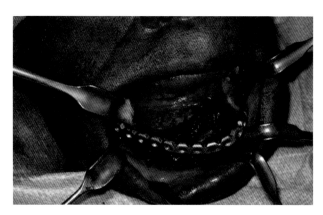

图2-4-17　图示为切除病灶后的缺损。

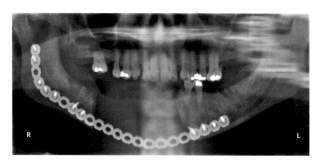

图2-4-18　图示为肿瘤切除后骨重建板在位的全景X线片图像。

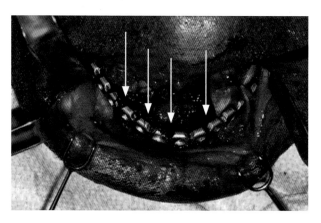

图2-4-19　舌部肌肉组织被缝合（白色箭头）到骨板上。

者进行全面彻底的评估。评估分析时，必须要同时考虑到软、硬组织缺损，以及其他所有可能会影响到治疗的相关问题。

（一）硬组织缺损

必须全面评估与实际骨缺损相关的几个因素，以帮助制订可行的治疗计划。首先，充分的X线检查是必要的，目的是能够准确评估骨缺损的范围。其次，对于下颌骨而言，在注重骨缺损的大小范围的同时，也要注重骨缺损的位置。例如，如果下颌骨髁突缺失，就会明显增加治疗难度。而如果髁突依然保留在残存的下颌支上，骨重建则相对更容易进行，因为颞下颌关节是十分难以恢复重建的。

此外，下颌骨附着有强大的肌肉系统，以指导其功能性运动。但是当下颌骨的连续性被破坏时，这些肌肉则不能再协调工作，情况严重时，残留的下颌骨段还可能被肌肉牵拉至异常的位置。因此，必须要明确残留下颌骨段的正确位置。例如，如果磨牙周围的下颌骨部分缺失，那么附着在下颌支上的咀嚼肌很可能会将其向前、上、内旋转牵拉而穿入口腔，这样就增加了治疗难度。在理想情况下，使用骨重建板进行切除手术时，可以将残留的下颌骨段维持在原有位置上，从而简化了骨重建的过程。

（二）软组织缺损

对于骨移植能否成功，受区软组织床的准备与骨移植物本身同样重要。靠近移植物表面的细胞最初是由周围软组织来进行营养支持的，并通过软组织床发育而出的新血管来对骨移植物进行血运重建。所以，任何骨移植手术成功的一个基本因素就是有可利用的充分血管化的软组织床。幸运的是，头颈部血管组织丰富，通常可以满足这个必需因素。但是，有时软组织床并不像它原本那样好，比如在放疗后或者因外伤、感染而留下过多瘢痕的组织。那么，在这些情况下，则必须使用带有血管的骨瓣。所以，在进行骨移植手术之前，非常有必要对其周围软组织的数量和质量进行全面彻底的评估，在软组织质量和数量条件相对不足的情况下，应考虑移植附有大血管的组织。

口腔内检查有助于临床医师明确口腔黏膜组织的条件状况。如果患者的骨缺损区受到了致癌剂量的辐射，那么临床医师则可以认为该患者的软组织

已经极度萎缩并留下了瘢痕，将变得脆弱不堪。在这种情况下，就无法为骨移植提供良好的软组织床，因为软组织环境是低血管、低氧和低细胞的（Marx等，1986）。相类似地，如果患者的软组织缺损是由严重感染引起的，那么很可能会形成过度的瘢痕组织，这也将导致软组织出现不稳定、血管化不良的问题。

经过全面的评估，必须对软组织的适用性做出决定。如果软组织的量不足，则可以用颈部含肌肉和皮肤的软组织皮瓣来补充组织量，以能够良好地覆盖骨移植物并关闭创口。同时也可以考虑使用软组织游离皮瓣，如前臂桡侧皮瓣。如果软组织的质量不佳，则可以使用高压氧（hyperbaric oxygen，HBO）来改善其质量。HBO治疗是在高压（即超过常压）的环境下，给患者供给纯氧或高浓度氧，来改善提升组织氧合的方法。一般经过30次高压氧治疗后，组织氧合能够改善至可以接受的水平，但是这一点在临床上仍存在争议（Herford等，1998）。在经过高压氧治疗后，骨移植手术便可很成功地进行。同时，骨移植手术完成后，建议继续高压氧治疗一个疗程（Marx等，1982）。

二、移植来源

移植骨可以从身体的多个供体部位获得，而且有多种不同的取骨方式。块状移植物是指骨皮质连同其下层骨松质的骨块。髂嵴常被用作这类移植物的骨源，取骨时可以获得全厚度髂骨的整块移植物，也可以将髂骨分成更薄的块状移植物。肋骨也是块状移植物的一种来源，但是由于其体积和供区并发症的问题，较少用于下颌骨重建。但是，当下颌骨髁突缺失时，常用肋软骨移植物来代替髁突。骨髓骨松质颗粒移植物是通过采集髓骨及相关的骨内膜和造血骨髓而获得的。骨髓骨松质颗粒移植物不仅能产生最大浓度的成骨细胞，而且由于其独特的性质，在获得周围移植床的营养供给后，还能有更多的细胞在移植后存活（Gray等，1982）。而获得这类移植物最常见的部位仍然是髂骨。

三、下颌骨重建的目标

Marx和Saunders（1986）曾确立了下颌骨重建

的几个主要目标，应努力实现这些目标，才能认为移植手术是成功的。

（一）恢复下颌骨的连续性

由于下颌骨具有两个关节末端，且受到两侧肌肉的相反作用力，所以在重建下颌骨时，恢复其连续性是最优先考虑的。通过重新调整排列所有偏斜的下颌骨段来实现这一目标，从而提升和改善患者的功能性运动和面部形态。

（二）恢复牙槽骨高度

患者的功能康复依赖于有效而舒适的咀嚼能力。对于失去部分下颌骨的患者而言，修复性义齿通常是必需的。而为了修复性义齿能够被更好地佩戴使用，重建手术必须要提供生成足够的牙槽骨高度。

（三）恢复大部分骨质

任何骨移植手术都必须提供足够的骨组织以承受其正常的功能作用。但是如果骨质太薄，移植区则可能会发生骨折。

四、颌面部骨移植手术的外科原则

任何移植手术都有一些重要的原则，想要手术取得成功，就必须严格遵循这些原则。以下是一些与下颌骨缺损重建相关的内容。

（1）残留下颌骨段的控制：如果在切除术中没能对残留的下颌骨段进行控制（比如使用重建骨板），那么在骨移植时则必须对其进行控制。随着时间的推移，相关咀嚼肌会变萎缩、纤维化和不柔韧，这将使残留骨段的重新排列变得极其困难。在重建手术过程中，必要时可从下颌骨段上剥离部分肌肉，从而解除不利于手术的牵拉力量。一般情况下，解除颞肌上拉的力量需要行冠突截开术或冠突切除术。在骨移植物置入之前，临床医师务必确保已将残留的下颌骨段置于期望的位置上，因为手术中所实现的效果是患者将来必须要接受并承受的。

（2）一个良好的骨移植物软组织床：所有骨移植物的每个面都必须有软组织覆盖，一方面是为了避免骨移植物污染，另一方面也是为骨移植物的血管再生和血运重建提供所必需的血管。有密集瘢痕的区域应切除，直至遇到有健康组织的部位。切口一般设计在颈部较低的位置，以确保创口关闭后，切口不会在移植物的上方。关闭软组织创口时应分层紧密缝合，以尽量避免遗留任何的组织间隙而导致血液等积液滞留。

（3）移植物的固定：良好的骨固定对于骨质愈合发展是必要的。在重建下颌骨缺损时，移植物必须固定在残留的下颌骨段上，而这些下颌骨段自身也必须牢固固定，以确保各骨段之间没有相互移动。如果缺损的两侧都有健康的牙齿，则可以通过MMF进行固定。此外，其他的几种方法也可以，比如在残留骨段之间使用骨板连接固定等。

（4）无菌环境：虽然是自体骨移植，但是非血管化的骨移植物无法抵抗任何感染。因此，有一定比例的骨移植物可能会发生感染，而被感染的部分务必要切除干净。我们应该采取一些措施来提高骨移植手术的成功率。首先，应尽可能使用口外切口，因为皮肤比口腔更容易清洁消毒。而且，通过口内置入骨移植物的操作过程是暴露在口腔菌群环境下的，这会增加感染风险。其次，在手术解剖分离过程中，应注意不要穿进口腔。在理想情况下，最好是解剖至口腔黏膜水平而未穿破黏膜。

（5）全身抗菌：骨组织移植时可能需要全身预防性使用抗生素，这有助于降低感染率。

第四节　并发症与不足

在切除和（或）重建下颌骨的过程中，会出现许多并发症。首先，像出血、感染和神经损伤等常见的并发症是这类手术固有的，不能完全避免，但术中多加注意，可以将其发生风险降至最低。其次，病理性的复发很可能会出现，所以一定要将肿瘤完全切除干净，并且要对患者进行密切的随访监测。再次，咬合关系不佳是仅次于手术技术不当的常见问题，例如在使用骨板时或进行骨重建之前没能建立正确的咬合关系，或者没有将髁突置于正确的位置时，就会出现咬合不正的问题。最后，黏膜开裂和骨移植物暴露是最令人担忧的并发症之一，因为其通常会导致块状的非血管化骨移植物完全丧失。而对于颗粒骨移植物，如果在暴露时已有部分血运重建，那么即便是暴露于口腔内也仍然能部分存活。

（张雷　译，王旭东　校）

参考文献

[1] **Alpert B, Kushner GM.** Fractures in bone of reduced quality. In: Ehrenfeld M, Manson PN, Prein J, eds. *Principles of Internal Fixation of the Craniomaxillofacial Skeleton: Trauma and Orthognathic Surgery*. Stuttgart: Thieme; 2012:178.

[2] **Gray JC, Elves MW.** Donor cells' contribution to osteogenesis in experimental cancellous bone grafts. *Clin Orthop Relat Res*. 1982 Mar;(163):261–271.

[3] **Herford AS, Ellis E 3rd.** Use of a locking reconstruction bone plate/screw system for mandibular surgery. *J Oral Maxillofac Surg*. 1998 Nov;56(11):1261–1265.

[4] **Marx RE, Saunders TR.** Reconstruction and rehabilitation of cancer patients. In: Fonseca RJ, Davis WH, eds. *Reconstructive Preprosthetic Oral and Maxillofacial Surgery*. Philadelphia: WB Saunders; 1986.

[5] **Marx RE, Ames JR.** The use of hyperbaric oxygen therapy in bony reconstruction of the irradiated and tissue-deficient patient. *J Oral Maxillofac Surg*. 1982 Jul;40(7):412–420.

第五章 下颌骨髁突重建
Reconstruction of the condyle

James Q Swift

第一节 引言

一个完整的、可支撑的、可移动的下颌骨，对于维持正常的口腔功能至关重要。两侧对称的关节对于面部对称、投影言语及咀嚼功能也十分必要。

颞下颌关节（temporomandibular joint，TMJ）的关节连接由下颌骨近心端和双侧颅底颞骨组成。下颌骨近心端由下颌骨的髁突组成，有时称为髁突"颈"，而髁突本身通常称为下颌骨髁突的"头"。与下颌骨功能相关的肌肉主要有颞肌、咬肌和翼内肌。其中，颞肌附着于下颌骨的冠状突，翼内肌、咬肌（也称为翼外肌"吊索"）附着于下颌升支、角、后缘和下缘。它们将下颌骨近心端和髁突悬挂在接近颞骨和颅底的关节窝的位置，以便闭合口腔以实现咀嚼、说话和其他口腔功能。翼外肌附着于髁突和髁突或颈部内侧的下颌骨近心端。收缩时，翼外肌将髁突向前移位至头部的前部。

颞下颌关节的纤维软骨盘位于下颌骨髁突和关节窝之间。关节盘前内侧附着于翼外肌，并向后延伸至关节囊和关节窝。

关节间隙由滑膜组织内衬。其分为上、下关节间隙。这两个关节间隙是潜在的空间，不能互通。

上、下颌牙列分离时的张口运动主要由重力完成，并由前颈部舌骨上肌群和翼外肌提供一些协助。上、下颌牙列接触时的口腔闭合运动是通过颞肌、翼内肌和咬肌的收缩完成的。在口腔的闭合运动中，肌肉收缩的总力量要比张口运动大得多。正常的闭口肌肉收缩是一种双侧现象。在某些闭口肌肉出现无功能或瘫痪的情况下，口腔闭合仍然可以完成。

解剖正常的下颌髁突是颞下颌关节功能的重要组成部分。下颌骨髁突的体积或尺寸的损失可能会导致骨性错𬌗和牙齿的侧向变化，从而导致体积损失一侧的牙齿过早咬合，以及对侧的牙齿过早咬合。由于肿瘤摘除或创伤［髁突粉碎和（或）下颌骨近端移位］导致骨骼发育不成熟患者的髁突体积损失，可能会导致面部不对称，并可能对对侧上颌骨和下颌骨的发育产生不利影响。如果双侧下颌髁突有体积损失，结果可能是后牙列（通常是磨牙）的牙齿接触，而前牙列没有接触。如果下颌骨髁突的体积增加，结果可能是病变一侧出现开𬌗，而下颌偏向对侧。

第二节 需要下颌骨髁突重建的疾病

许多种病理性疾病均会导致下颌骨髁突的破坏或改变，因此需要考虑重建髁突以恢复正常的口腔功能。

一、外伤：新鲜和陈旧性外伤

（一）新鲜性外伤

下颌骨髁突骨折是常见疾病。髁突骨折类型多种多样，从"低位"（髁突颈部骨折）到"高位"（髁突头骨折）均可出现，髁突头骨折甚至严重时可出现粉碎性骨折。在罕见的情况下，下颌骨近端的一部分可能会被撕裂。下颌骨髁突也可能穿通关节窝进入颅中窝，伴有或不伴有髁突颈部和（或）头部骨折。

有许多技术和手术可重建骨折的或移位的下颌

骨髁突，包括不复位方式（稳定咬合关系和下颌骨活动范围），以及经口和经皮不同入路的切开复位方式。骨折复位和固定到外伤前解剖状态是手术的理想目标。本文对下颌骨髁突骨折的复位和固定进行了回顾和讨论（Ehrenfeld 等，2012）。

如果髁突严重粉碎或撕裂，可以考虑立即用自体游离移植、带血管的骨或使用异体材料暂时性或永久性重建髁突。

（二）陈旧性外伤

髁突骨折的手术治疗和固定，以及未经固定和（或）复位的非手术治疗，都存在治疗失败的可能。当咬合不再受到牙弓间弹力带的控制或影响时，患者会抱怨，与伤前状态相比，术后的某个时间点存在开𬌗或错𬌗、咬合过早接触、面部不对称和面部外观变化等情况。

如果在创伤后导致下颌髁突骨折发生错𬌗畸形，无论外伤后是否有手术干预，患者想要恢复正常的口腔功能与咬合关系，则可能需要重建髁突。在这种情况下，通常有两种方法。

根据经验，一些外科医师会让骨折自行愈合6个月。他们没有直接后退髁突，而是使用常规正颌外科技术，结合或不结合术前正畸来治疗错𬌗畸形。这在没有疼痛且活动范围可接受的患者中是可能的。如果双侧下颌骨髁突骨折导致下颌后缩、前牙开𬌗和髁突移位（通常为内侧和前移位），他们将进行 Le Fort Ⅰ 型截骨术以关闭前牙开𬌗。这种概念是为了尝试接近、减少和稳定髁突骨折以避免患者出现面部瘢痕、移植及手术相关的面神经损伤。然而，结果可能不总是尽如人意，因为病理性重新定位的创伤下颌骨会导致咬合平面的改变，下颌后缩的外观将会保持或可能恶化。

另一种方法是直接在髁突上进行手术。在这种情况下，近端和远端节段都被重塑，骨折线将无法检测到，也不能指导骨折碎片的定位。一旦髁突相对于关节窝重新定位，近端和远端节段之间可能会有间隙。这可能需要进行骨移植并且增加了手术的复杂性。

二、肿瘤

与身体的任何部位一样，良性和恶性肿瘤也可能存在于颞下颌关节区和（或）颅底/颞骨。骨、软骨、滑膜、肌肉、唾液腺、血管、神经和结缔组织的肿瘤可以在颞下颌关节内或周围发展和生长。

良性肿瘤包括骨瘤、骨软骨瘤、软骨瘤、滑膜软骨瘤病、色素沉着绒毛结节性滑膜炎、巨细胞肉芽肿、多形性腺瘤和软骨黏液样纤维瘤。

颞下颌关节区的恶性肿瘤包括腺癌、腺样囊性癌、骨肉瘤、软骨肉瘤、滑膜肉瘤，以及包括鳞状细胞癌、基底细胞癌和转移性疾病（如甲状腺癌、胰腺癌、乳腺癌、肾癌和前列腺癌）在内的邻近组织恶性疾病。

下颌骨体部、下颌角部和下颌升支的良性病变在扩大时可扩展至下颌骨髁突，包括成釉细胞瘤、牙源性角化囊性瘤、中央巨细胞肉芽肿和滤泡囊肿。如果手术治疗计划需要在肿瘤边缘以外固定和确定手术边缘，以获得最佳结果，那么下颌髁突的处理就变得非常重要，因为需要断开关节，或者完全切除髁突，而不是保持下颌髁突的位置。

在不会增加术后风险的情况下应尽可能地保留颞下颌关节。附着于残留髁突头的下颌骨近端的重建有利于植入自体移植物、游离皮瓣或异体金属髁突头或全关节。如果能够保留至少1.5 cm的髁突头，可以将其固定在下颌骨和（或）移植物上。为了恢复关节的功能，任何髁突头部的保存和固定都优于接触关节窝的移植物或异体骨。

第三节　退化性疾病/关节炎类疾病/自身免疫性疾病

通常，与抗核抗原的抗体相关的再吸收过程可能会导致髁突头部退化和丧失，有时还会累及颈部。如果不进行治疗，或者疾病的过程是侵袭性的，近端下颌骨的吸收继续延伸至乙状切迹，在下颌升支近端没有留下任何东西。这种吸收过程通常会发生在骨关节炎/退行性关节疾病当中，但通常情况下吸收并不严重。特发性髁突吸收可导致下颌骨近端单侧或双侧吸收。这种情况通常发生于20岁左右的女性。这些疾病可能导致需要重建近端下颌骨、髁突和关节窝。

一、先天性异常

下颌骨近端发育障碍通常发生在许多种先天性异常中。可能最常见和最严重的是半侧颜面肥大（颅面小儿症，Goldenhar综合征；见第四篇第五章），表现为不同程度的单侧下颌发育不全，有时伴有TMJ缺失。髁突头通常较小、畸形和错位。关节窝可缺失，下颌关节位置低于正常发育的对侧。

下颌面骨发育不全（Treacher Collins综合征）也可能表现为近端下颌骨缺失或畸形，关节窝位置和轮廓受损。

Pierre Robin序列通常表现为下颌发育不全和相关的气道损伤。在大多数受累患者中，TMJ外观可能正常，但髁突/关节窝关系和解剖结构可能发育不全。连骀畸形、先天性TMJ强直（一种罕见的先天性异常），可能需要重建下颌骨髁突，以解除强直。

二、手术引起的颞下颌关节综合征

有多种情况可能会造成术后的TMJ损伤。需要重建髁突和颞下颌关节的最常见的手术情况之一可能是由于颞下颌关节疾病的多次外科手术造成的。颞下颌关节紊乱的病因被认为是机械性的，伴有TMJ关节盘移位或脱位，尤其是在前/后维度。一旦发生这种移位，通常是某种形式的创伤的结果，据推测，随着时间的推移会发生持续的退化，导致骨关节病和髁突头、关节盘的退化。一些外科医师会提供手术干预来重新定位移位的关节盘，这主要与机械性关节盘错位干扰下颌活动度有关，以减少可能与关节盘移位相关的疼痛。在某些情况下，与频繁的手术干预相关的疾病进展可能会导致髁突的严重退化。这会导致体积损失并伴有相关的错骀畸形及运动范围减小。这可能很难将疾病过程本身的病理与多次手术相关的病理区分开来。

此外，在20世纪70年代和80年代治疗关节盘移位时，如果无法重新定位或修复关节盘，许多外科医师会切除关节盘。一些外科医师认为，如果关节盘被移除，就需要更换它。一些外科医师会使用自体游离移植物（包括筋膜、真皮和软骨）来替换被移除的关节盘。还有一些人使用异体材料。两种最流行的材料是硅胶和聚四氟乙烯，它们的大小和构造应该与已移除并放置在下颌骨髁突和颞骨之间的正常的关节盘相当。不幸的是，这些材料在大多数患者中会分解，导致骨折和（或）转移到邻近淋巴结。在某些情况下，异物巨细胞反应随之发生，并形成破骨细胞，导致骨溶解和骨退化，超出了颞下颌关节的正常解剖范围。

在这种情况下，需要去除与骨溶解有关的植入材料。这就需要重建髁突，甚至在必要的情况下，还需重建关节窝。

三、颞下颌关节活动度低下/强直/异位骨形成

下颌骨活动度低可能导致严重残疾。当患者进食和咀嚼有问题时，通常会检测到运动范围的减少。进一步的运动限制可阻碍气道通路，这对实现气道通畅来说可能是一个挑战。

颞下颌关节强直可能是由于频繁手术、髁突外伤和颞下颌关节间隙出血导致的结果，也可能是由于异位骨的形成，骨在正常解剖范围之外旺盛且侵略性生长导致下颌骨与颞骨融合。

使用肋软骨移植重建髁突后也会出现强直，本章稍后将介绍这种技术。它也可能是由于使用牵张成骨延长下颌升支所致。

第四篇第三章描述了强直的治疗。

第四节　下颌骨髁突/颞下颌关节重建的目的

- 最大张口度 ≥ 40 mm（上颌中切牙切缘和下颌中切牙切缘之间的垂直测量距离，无限制）。
- 无痛运动，包括张口运动、横向运动、前伸运动和偏移运动。
- 最大的牙齿交错。
- 正常和（或）恢复清晰的语音。
- 不受限制的语音。
- 营养咀嚼效率。
- 面部对称。
- 很少或没有面部瘢痕。
- 正常的面部活力。

一、下颌骨髁突重建技术

（一）外伤后错殆/功能障碍

髁突移位可能导致髁突、髁突的功能/运动和升支的垂直尺寸损失，从而导致错殆畸形。如果患者出现错殆畸形，则对其进行评估以确定是否可以通过下颌运动获得病前的咬合关系。因此，许多临床医师会决定用颌间固定（mandibulomaxillary fixation，MMF）治疗骨折。这种固定通常由弓形杆、固定螺钉或口腔科钢丝组成，在其上应用弹性体以引导患者进入损伤前的咬合状态。然而，这种技术可能会导致移位的髁突出现畸形愈合。如果患者可以行使正常功能，这种畸形愈合在大多数情况下都没有影响。在双侧下颌髁突骨折伴近端移位的

情况下，治疗后错殆畸形的可能性更高，特别是前牙开殆。

髁突重建的计划最初需要牙齿印模来构建牙齿模型。通过评估和定位牙模确定牙齿最大交错状态的下颌骨位置。

获得计算机断层扫描（CT）并可构建下颌骨下方颅底的立体光刻模型。

在模型中，如果髁突与髁突颈部分离，必须进行评估，以确定下颌骨髁突是否可以保留，这取决于剩余髁突的大小和保留接骨板的剩余骨量。髁突位于预期的病前解剖位置。评估下颌骨近端和远端之间的间隙。在骨折间隙的每侧至少有2枚固定螺钉，将刚性骨板从下颌骨的近端固定到远端。如果间隙大于1~2 mm，则使用自体骨松质移植来填充（图2-5-1）。

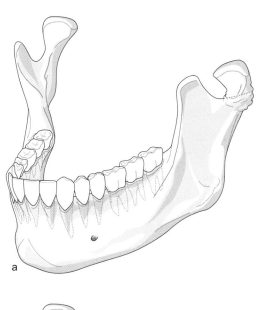

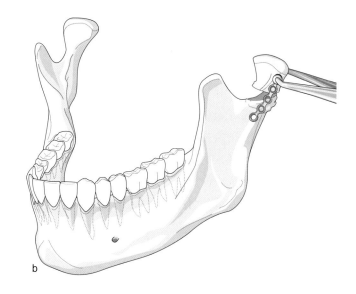

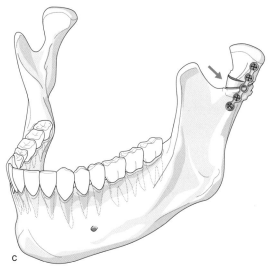

图2-5-1　a. 移位的陈旧性骨折伴重塑。b. 用钳夹移动并重新定位近段，接骨板适合将碎片固定到位。c. 接骨板固定后的情况。该缺陷通过使用骨皮质块搭桥（箭头所示）。

确定手术方式，最常见的是升支后/经腮腺切口。在切开并暴露下颌髁突后，给患者进行颌间固定。然后将髁突复位，有时需要进行截骨术来松解髁突，并用预固定的骨板固定。必要时进行骨移植。最后，移除MMF并检查咬合关系。

术后，可用训练弹力带控制咬合。物理治疗是恢复正常口腔功能所必需的。正常情况下，需要6周内接受12次物理治疗。

在确定闭合复位治疗失败后，可随时使用该技术。创伤与髁突重建的最终治疗之间的间隔越长，髁突退变的可能性就越高，对骨移植的需求也就越大。

（二）撕脱/体积损失

如果髁突或下颌骨近端因撕脱、变性、吸收、切除、既往手术或其他病理学原因而丧失，可考虑重建髁突和下颌骨近端。

首先，临床医师必须评估由于髁突和下颌骨近端缺失而导致的残疾和痛苦。在某些情况下，患者可以适应近端下颌骨的单侧缺失，并且仍然能够以足够的咬合力进行牙齿咬合，以最小的功能障碍咀嚼食物团。通常在大张口的情况下，颏点会明显偏向髁突缺失的一侧，但对于大多数患者来说是一个可接受的结果。双侧髁头和下颌近端缺失最常导致前牙开𬌗，磨牙区域后牙接触，从而导致言语障碍和咀嚼不足。

如果下颌骨近端缺失导致患者无法忍受的残疾，可提供近端下颌骨单侧或双侧重建。

（三）肋软骨移植术

使用肋软骨肋骨移植是一种成熟的髁突重建技术。它允许使用垂直支柱将下颌升支/髁复合体延长到所需的高度。该手术方式已用于骨骼未成熟患者的移植，因为据推测，肋骨/软骨移植物将随着患者面部骨骼的生长而生长。但很难确定和预测何时、如何及在何种程度上会发生增长。

该技术已被用于治疗颅面小儿畸形患者及颞下颌关节强直患者，主要用于青少年患者的近端下颌骨切除和重建，但也可用于骨骼发育成熟的患者（Kaban等，2009）。

计划和预测的重建取决于CT扫描和立体光刻模型的使用。在颅面小儿畸形患者中，患侧髁突和升支的长度通常会缩短。预期的牙齿咬合关系，是通过使用牙齿印模和模型来规划的。这种咬合关系通常是延长一侧的侧向开𬌗。在手术过程中使用一个咬合夹板来确定垂直方向上增加的尺寸。

手术可采用下颌后或下颌下入路。这在颅面小儿畸形中可能十分具有挑战性，因为外耳通常是畸形的，与对侧正常面部相比，患侧明显缺乏正常的软组织。面神经也可能会处于异常的位置。术中解剖到下颌骨近端外侧，将获取的自体肋软骨移植物塑形。大约1 cm的软骨附着在骨头上。在肋软骨交界处，骨膜和软骨膜保持附着。

如有必要，使用术前制作的牙弓夹板将患者颌间固定。移植物平放在升支上，软骨与关节窝邻接。需要注意的是，半侧颜面肥大患者的颞骨和关节窝也是畸形的。

在许多情况下，关节窝没有凹陷，并且移植物处于假定的解剖学正常位置。移植物可用3枚双皮质螺钉或骨板固定到位（图2-5-2）。

手术部位常规关闭。如果下颌骨近端明显延长，在关闭手术部位时需要破坏邻近组织，以允许下颌角区域的软组织尺寸变化。

拆除颌间固定装置。如果使用了夹板，则将其固定在上颌牙列上以保持咬合内间隙，直到可以使用正畸矫治器。弹性牵引可用于引导新建立的咬合。

在关节强直的情况下，必须将其充分释放，并且必须在手术解剖到近端下颌骨之后但在放置移植物之前使用颌间固定建立预期的咬合关系。

对于关节强直，可以使用颞肌筋膜瓣作为中间材料来防止关节再强直。有些外科医师也使用腹部脂肪或无细胞真皮作为中间材料来达到同样的目的。

在特发性髁突吸收的病例中，肋软骨移植也被用于重建髁突。该技术还被用于髁突撕裂或粉碎的创伤患者的髁突和下颌骨近端的初步重建。

在为治疗肿瘤而进行下颌骨离断术的情况下，或者当病理不能以适当的边缘切除并且髁突被移除时，可以使用肋软骨移植来重建包括髁突在内的近端下颌骨。这种技术有时与骨板和螺钉、带血管的游离皮瓣、髂嵴皮质移植物及其他用于下颌骨重建的技术结合使用。

（四）同种异体部分关节置换术

可以考虑使用带有金属髁的钛板作为接骨板的一部分，或者带有螺钉的金属髁。金属髁接近关节窝，接骨板固定在下颌骨远端的一个点上，在这个点上可以使用足够的固定螺钉来稳定接骨板（图2-5-3）。

这项技术的应用尚未得到广泛研究。在髁突置换的病例研究中，有报道称髁突通过关节窝向中颅窝移位。关节窝植入物可以缓解关于假体髁突可能通过颞骨迁移到颅中窝的担忧（图2-5-4）。

由于缺乏与长期使用和寿命相关的研究，带髁突的骨板的使用必须被认为是暂时的或短期的。在这种情况下，带髁突的钢板可以用作"空间保持器"，直到在分期切除和重建病例中确定病理或组织恢复。

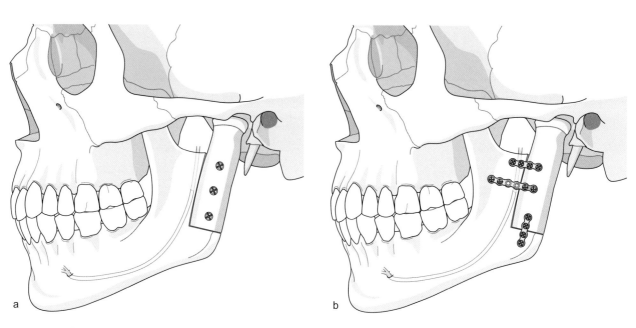

图 2-5-2　a. 肋软骨肋骨移植物用3枚拉力螺钉固定。b. 用钢板和螺钉固定的肋软骨肋骨移植物。

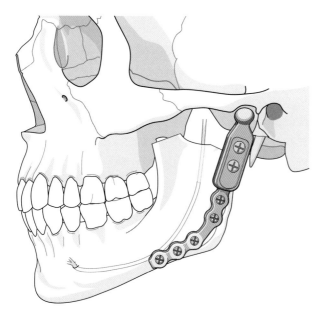

图2-5-3　用螺钉固定在升支上的金属髁重建颞下颌关节。金属头靠在关节盘上。冠突已被切除。

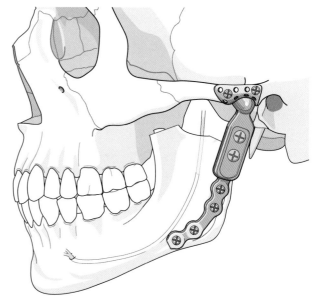

图2-5-4　关节窝组件固定在颞骨的颧突上。

（五）同种异体全关节置换术

下颌髁突的重建可以通过异体全关节重建来完成（图2-5-5）。

术语"全部"是指异体关节面植入并固定在颞骨上，近端髁突组件植入并固定在近端下颌支上。根据定义，任何少于2个组件的重建都不是一个完整的关节。

目前，可用的基本类型的全关节假体有两种。一种是"通用"假体，由TMJ部件的各种解剖形状组成。这些形状基于解剖学规范，几乎适用于所有情况。关节窝组件用螺钉固定在关节窝的侧面和颞骨的颧突上。通用假体的髁突部分也用螺钉固定在下颌骨外侧。在安装和固定假体组件之前应用颌间固定。放置后，移除颌间固定，并测试咬合的再现性。

为了规划和制造定制TMJ假体，需要进行高分辨率CT扫描，建立立体光刻模型，并在模型上建立适当的咬合关系。外科医师确定是否需要切除关节窝区域中的任何骨骼，并确定是否需要切除或改变近端下颌骨和（或）髁头。然后，这些装置由一个关节窝组件和一个髁突组件构成。两者都通过与通用假体相当的螺钉固定和稳定。定制TMJ假体的优点在于能够确保装置的精确性；缺点是制造过程耗时。此外，为了获得准确的模型，如果要重建的手术部位在该区域有大量金属（先前的金属异体植入物），则必须在进行准确的CT扫描之前将其移除（Sanovich等，2014）。

异体TMJ假体面临的一个挑战是该装置的原位寿命尚未确定。有报道称安置异体TMJ假体后监测显示大约20年的寿命（Mercuri，2013）。但是，这些设备是金属和塑料的。两种材料都可能随着时间的推移而硬化、磨损、疲劳或碎裂，直至失效，这将需要进行另一次重建，并可能需要进行替换，而不是使用其他一些技术。

（六）升支截骨术

其他支持咬合重建的技术包括传统的正颌外科技术，可以增加下颌骨的垂直和水平分量。各种类型的升支截骨术已被使用。如果期望下颌骨近端的髁突能够承受传递到髁突头部的功能负荷，那么确定其形态和表面积是很重要的。

垂直滑动截骨术经常被使用。这项手术是通过经皮途径进行的。这就像正颌外科中用于下颌后退的下颌升支垂直斜截骨术，用于下颌复位。从乙状切迹到前角切迹区域进行垂直截骨术。术中应用MMF。然后将下颌近端髁突段重新定位到关节窝中，并用接骨板螺钉固定（图2-5-6）。

经皮倒L形截骨术也已用于颅面小儿畸形病例，以增加面部后部高度并增加升支的垂直尺寸（图2-5-7）。刚性固定板将近端部分保持在伸展位置。

升支矢状劈开截骨术（sagittal split ramus osteotomy，SSRO）也可以将下颌骨的近端组件和髁突重新定位到关节窝中（图2-5-8）。

然而，延长的程度可能有限制。一般来说，倒L形或垂直斜截骨术可以获得更多的垂直长度。然而，SSRO可以通过口内途径完成，从而避免面部瘢痕。

无论使用哪种垂直升支延长术，都必须使用刚性固定以保证结果的稳定性。对于倒L形和垂直斜形手术，必须使用骨板和螺钉。当使用SSRO术式时，可以使用定位螺钉或接骨板和螺钉。

当使用倒L形或垂直斜形截骨术时，可以使用骨移植来提供侧面轮廓或为垂直延长提供稳定性。在这种情况下，建议通过经皮入路完成这些手术，

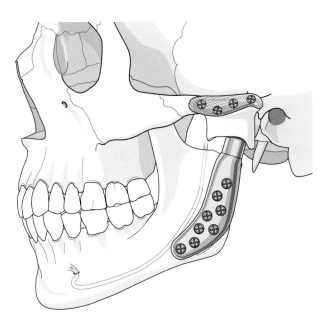

图2-5-5 用异体关节完全重建下颌关节。

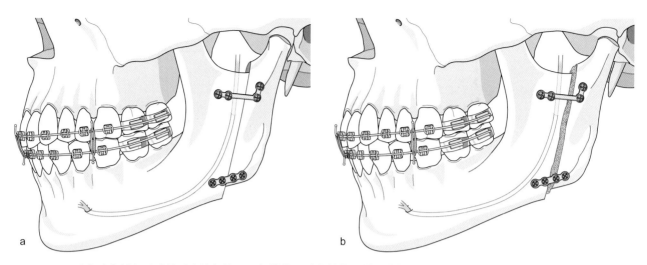

图2-5-6 a.升支垂直斜向滑动截骨术并复位。b.额外放置骨移植物以增强接触和侧向增强。

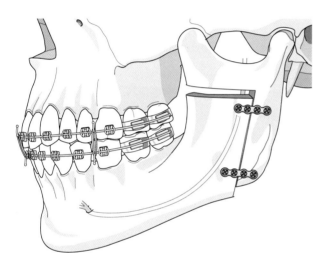

图2-5-7 倒L形截骨术以增加升支的垂直高度。

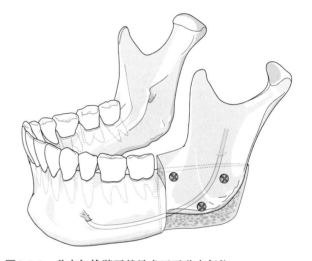

图2-5-8 升支矢状劈开截骨术用于升支复位。

以尽量减少骨移植的污染。

（七）带血管组织移植/游离皮瓣

自体血管化骨移植（带或不带邻近软组织）已被用于修复创伤或肿瘤切除后的大面积撕脱性缺损组织。

腓骨是最常用的移植物，因为它具有多功能性，以至于可以修复大多数下颌骨缺损。如果合适，也可以使用其他骨瓣（图2-5-9）（见第二篇第六章）。

重建板通常用于支撑微血管骨瓣，以在愈合过程中提供支撑。可以在重建板上添加一个异体髁突。如果没有使用髁突附加装置，骨瓣末端和关节窝之间必须保持间隙。这个间隙应该用一层单独的组织填充，如颞筋膜，以防止强直。

由于手术切除和潜在照射造成的伤口及皮瓣的

接近和愈合，可能会留下相当大的瘢痕。这种瘢痕的纤维化可能导致运动范围受限。因此，物理治疗也极为重要，为恢复正常口腔功能提供了最佳机会。

（八）牵张成骨

牵张成骨也被描述为拉长升支和延长髁突，它已被用于颅面小儿畸形患者的髁突重建。该技术也被用于Pierre-Robin序列的患者，以使气道通畅，并可能在某些患者中避免了气管切开术。

该技术类似于之前描述的升支截骨术（倒L形，垂直倾斜）。不是将髁突或近端部分延伸到关节窝并使其稳定，而是在截骨后应用主动牵引装置。在升支垂直截骨术和放置牵张器后，牵张装置被激活，扩大近端和远端节段。在截骨周围区域，当设备被激活时，可刺激骨生成，在大多数情况下

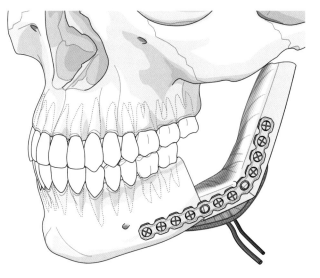

图 2-5-9　游离腓骨瓣重建升支。

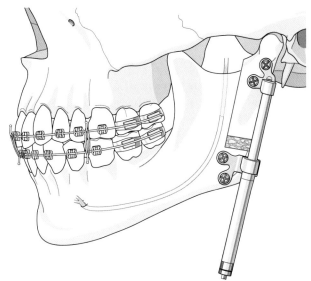

图 2-5-10　近端升支截骨术后，使用牵引装置以延长升支。

每天可生长 1 mm（图 2-5-10）（见第四篇第五章）。

二、辅助手术和疗法

如前所述，髁突和下颌骨近端的重建需要评估下颌骨的运动范围。正常或功能性活动范围通常被认为是上、下中切牙切缘之间的 40~50 mm，下颌侧向移动和前伸不少于 6 mm。

颞肌与下颌骨近端的分离可能会更大限度地增加运动范围。此外，由于冠状突撞击导致的任何活动受限都可以通过冠状突切除术来纠正。如果不确定冠状突和颞肌是否有助于限制活动范围，建议手术顺序应该把髁从关节窝释放作为初始步骤，并在术中评估活动范围。如果仍然受限，则必须要确定对侧对受限运动范围的影响有多大。如果根据影像学和临床检查，运动范围的限制不是由对侧疾病引起的，则可以进行选择性冠状突切除术。

所有髁突重建病例均应采用积极的物理治疗，因为手术进入颞下颌关节间隙可能导致出血、血肿和随后的纤维化。建议的疗程是在 6 周内进行 12 次物理治疗。最初的几次就诊用于减轻疼痛和被动活动范围练习。活动范围的运动练习可以在耐受的情况下使用。通过髁突重建，术后结果显示切牙间距离的活动范围达到 35 mm 是可以接受的。

第五节　结论

在许多临床情况下，重建髁突是必要的。颞下颌关节的维持或重建将使包括咀嚼和言语在内的口腔功能得以恢复。最终目标是恢复咬合、保持或恢复患者面部在静止和功能状态下的对称性，从而提高患者的生活质量。

（张雷 译，王旭东 校）

参考文献

[1] **American Academy of Oral and Maxillofacial Surgeons**. Parameters of care: clinical practice guidelines for oral and maxillofacial surgery (AAOMS ParCare 07) temporomandibular joint surgery. *J Oral Maxillofac Surg.* 2007;(4.0).

[2] **Ehrenfeld M, Manson PN, Prein J, eds**. *Manual Principles of Internal Fixation of the Craniomaxillofacial Skeleton: Trauma and Orthognathic Surgery.* Stuttgart: Thieme; 2012.

[3] **Chung CJ, Choi YJ, Kim IS, et al**. [Total alloplastic temporomandibular joint reconstruction combined with orthodontic treatment in a patient with idiopathic condylar resorption.] *Orthod Fr.* 2012 Sep;83(3):225–238. In French.

[4] **Holmlund A, Lund B, Weiner CK**. Response to letter to editor on publication: "mandibular condylectomy with osteoarthrectomy with and without temporalis muscle transfer." *Br J Oral Maxillofac Surg.* 2013 Oct;51(7):671–672.

[5] **Hsu JE, Keenan MA**. Current review of heterotopic ossification. *Univ Penn Orthop J.* 2010;20:126–130.

[6] **Idebottom AJ**. How do I manage restricted mouth opening

secondary to problems with the temporomandibular joint? *Br J Oral Maxillofac Surg.* 2013;51(6):469–472.

[7] **Potter JK, Dierks EJ**. Vascularized options for reconstruction of the mandibular condyle. *Semin Plast Surg.* 2008 Aug; 22(3):156–160.

[8] **Kaban LB, Bouchard C, Troulis MJ**. A protocol for management of temporomandibular joint ankylosis in children. *J Oral Maxillofac Surg.* 2009 Sep;67(9):1966–1978.

[9] **Leiggener C, Jaquiéry C, Kunz C, et al**. Transparotid approach for tumor excision from the infratemporal space in temporomandibular joint reconstruction: a 3-year follow-up. *Oral Surg Oral Med Oral Pathol Oral Radiol Endod.* 2010 Jan;109(1):e1–4.

[10] **Mercuri LG**. Avoiding and managing temporomandibular joint total joint replacement surgical site infections. *J Oral Maxillofac Surg.* 2012 Oct;70(10):2280–2289.

[11] **Mercuri LG**. Silicone elastomer implants in surgery of the temporomandibular joint. *Br J Oral Maxillofac Surg.* 2013 Oct;51(7):584–586.

[12] **Mercuri LG, Swift JQ**. Considerations for the use of alloplastic temporomandibular joint replacement in the growing patient. *J Oral Maxillofac Surg.* 2009 Sep;67(9):1979–1990.

[13] **Mercuri LG, Westermark A, Holmlund A, et al**. Mandibular condylectomy with osteoarthrectomy with and without transfer of the temporalis muscle. *Br J Oral Maxillofac Surg.* 2013 Oct;51(7):671.

[14] **Psutka DJ**. Surgical reconstruction of the temporomandibular joint part II: alloplastic materials. *Ontario Dentist.* 2007 Oct;18–24.

[15] **Quinn PD**. Lorenza prosthesis. *Oral Maxillofac Surg Clin North Am.* 2000;12(1):93–103.

[16] **Saeed A, Muhammad AB, Arsalan W, et al**. Viability of costochondral graft in temporomandibular joint ankylosis. *Pakistan Oral Dental J.* 2014 Mar;34(1):25–29.

[17] **Sanovich R, Mehta U, Abramowicz S, et al**. Total alloplastic temporomandibular joint reconstruction using Biomet stock prostheses: the University of Florida experience. *Int J Oral Maxillofac Surg.* 2014 Sep;43(9):1091–1095.

[18] **Schiopu D, Girard J, Soenen M, et al**. Metal ions levels measurements for early total hip replacement malfunction diagnosis with «plasma-sprayed ceramic» bearings couple. *Orthop Traumatol Surg Res.* 2010 Feb;96(1):75–79.

[19] **Shaker AA**. The use of costochondral grafts in the management of temporomandibular. *Joint Ankylosis Egypt J Plastic Reconstruct Surg.* 2003 Jan;(27):73–83.

[20] **Sidebottom AJ, Gruber E**. One-year prospective outcome analysis and complications following total replacement of the temporomandibular joint with the TMJ concepts system. *Br J Oral Maxillofacial Surg.* 2013 Oct;51(7):620–624.

[21] **Sidebottom AJ, Speculand B, Hensher R**. Foreign body response around total prosthetic metal-on-metal replacements of the temporomandibular joint in the UK. *Br J Oral Maxillofac Surg.* 2008 Jun;46(4):288–292.

[22] **Stucki-McCormick SU**. Reconstruction of the mandibular condyle using transport distraction osteogenesis. *J Craniofac Surg.* 1997;8(1):48–52; discussion 53.

[23] **Westermark A, Heden P, Aagaard E, et al**. The use of TMJ concepts prostheses to reconstruct patients with major temporomandibular joint and mandibular defects. *Int J Oral Maxillofac Surg.* 2011 May;40(5):487–496.

第六章　微血管化游离皮瓣下颌骨重建

Mandible reconstruction with microvascular free flaps

Michael Ehrenfeld, Keith A Hurvitz, Gregory RD Evans

第一节　引言

对于颅颌面（CMF）外科医师来说，下颌骨切除后重建仍是一大挑战。在整个治疗计划中，患者的生活质量是需要考虑的一项重要因素。重建下颌骨的目的是为患者提供一个功能完全的治疗结果，恢复其下颌骨的日常活动功能。带血管蒂骨皮瓣移植已成为重建下颌大型缺损的标准治疗方法（Hidalgo等，2002；Mehta等，2004）。在过去的20年里，这一技术在下颌骨重建中的应用已被证明是成功的，且长期的放射学研究结果显示移植带血管蒂骨皮瓣的骨体积损失极小（Hidalgo等，2002；Disa等，1999）。此外，下颌骨游离皮瓣手术后的功能结果显示，大多数患者术后恢复了正常饮食，并保留了可被理解的语言功能（Hidalgo等，2002；Jones等，2003）。

多年以来，无血管蒂骨皮瓣移植已成功应用于下颌骨小型骨缺损的修复。对于骨缺损较长和伴有皮肤或黏膜缺损的患者，采用非血管化移植物的失败率更高。游离骨移植需要良好的血管着床，且必须通过无张力的闭合和紧密的黏膜衬里来保护其免受口腔分泌物的影响。癌症手术的一个独有因素是相当一部分的肿瘤患者需要进行辅助放疗。电离辐射会对周围软组织和骨骼造成损伤，导致受体床血管断流，形成瘢痕和纤维化。当患者缺乏可靠的软组织床以支持非血管化骨移植时，移植更容易失败。Foster等（1999）将下颌骨重建中非血管化骨移植与血管化骨皮瓣的使用进行了比较。他们观察到，在接受过放疗的患者群体中，骨移植的失败率

很高。此外，与血管化骨皮瓣重建的患者相比，非血管化骨移植修复的患者骨愈合率较低。非血管化骨移植在下颌骨重建中仍可起到一定的作用，但应限于没有明显口腔污染的较小缺损。在其他所有情况下，尤其当患者有放射治疗史或计划进行放射治疗时，带血管蒂游离皮瓣应为首选的重建方法。

下颌骨微血管重建的四个最常用供体部位包括腓骨、髂骨、肩胛骨和桡侧前臂皮瓣。本章从临床方面介绍了使用上述带血管的软组织和骨皮瓣修复下颌骨缺损的方法。皮瓣的获取已在第一篇第一章中描述。

第二节　供体部位

一、腓骨

自1989年Hidalgo首次发表关于使用腓骨皮瓣进行下颌骨重建的系列文章以来，腓骨已成为下颌骨重建的重要手段。该皮瓣以腓动脉及相关静脉为基础，提供了一长约25 cm的骨段。骨膜的节段性供血使得多次截骨术不会有血行阻断的重大风险（Cordeiro等，1999；Hidalgo等，1998；Shpitzer等，1997，2000；Takushima等，2001；Hidalgo，1989；Chana等，2004）。这些特性使腓骨皮瓣非常适于颏部成角，并可适用于绝大多数下颌骨缺损。腓骨的高度和宽度相对较小，个体间存在较大差异。腓骨的横断面类似高度萎缩的下颌骨，且在腓骨的不同节段有所变化。牙齿种植体植入通常可行，但一般不在细而小的腓骨上进行（图2-6-1）。

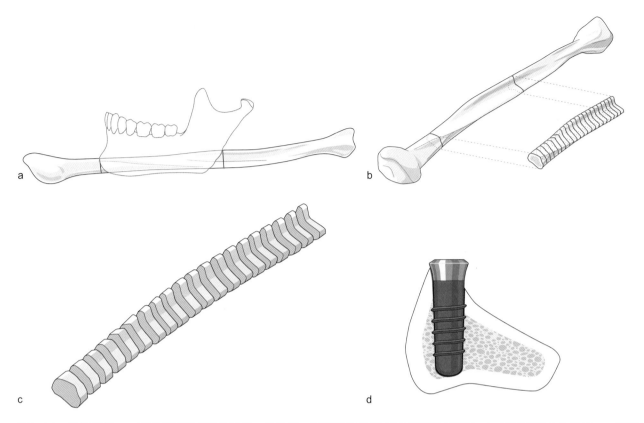

图 2-6-1　腓骨储备。a. 用于下颌骨重建的远端一半腓骨，其骨储备类似高度萎缩的下颌骨。b. 螺旋状扭曲的腓骨。c. 横断面随个体形状而变化，可能无法为种植牙提供足够骨储备。d. 含种植牙的横断面。

通过术前计算机断层扫描（CT）可以评估特定患者的个体骨量。为克服骨高度和宽度有限的问题，腓骨皮瓣也可以以双管状方式或上下重叠的方式进行折叠，以重建完整的下颌骨高度（见第五篇第三章）。另一种增加骨量的选择是初次（皮瓣移植时）或二次牵张成骨（Zhang等，2002）。采集皮瓣时可附带一可靠的皮岛，以实现内部或外部衬里（Zenn等，1997；Jones等，2003），再在设计中加入比目鱼肌的一部分，确保纳入隔皮穿支，保证皮肤血流灌注。当需要额外的体积填充缺损时，也可把部分拇长屈肌作为皮瓣取材。现已证明，腓骨可以有效地支持骨整合植入物的放置（Foster等，1999；Cordeiro等，1999；Gabr等，2004；Kuzon等，1998）。

二、髂嵴

髂嵴游离皮瓣可提供大量的骨储备。皮瓣的自然形状类似半侧下颌骨，易于进行牙体种植（图2-6-2）。

它以旋髂深动脉及其相关静脉为基础。采集皮瓣时可附带/不附带皮桨，且供皮瓣区部位的瘢痕可以很好地隐藏在服装下方。髂嵴游离皮瓣也可用额外的软组织覆盖腹内斜肌，这使它对于希望在牙齿修复过程中保留种植牙的年轻有齿患者非常有用（Hidalgo，1989；Kildal等，2001）。这种皮瓣在早期被广泛用于下颌骨重建。然而，自腓骨皮瓣用于下颌骨重建以来，髂嵴游离皮瓣的使用有所减少。尽管在现有皮瓣中，这种皮瓣的骨储备量最大（尤其是在考虑骨整合植入时），但其长度依然有限（Disa等，1999；Cordeiro等，1999）。此外，皮桨体积较大，需与骨皮瓣方向平行，以防止穿支血管潜在性收缩，这一要求限制了重建的灵活性，除非将皮肤的穿支分别切开，使皮肤更薄，植入更加灵活。另一种替代方法是取腹内斜肌的额外部分，这一部分非常适合黏膜衬里重建。

三、肩胛骨

肩胛骨皮瓣以旋肩胛动脉及其相关静脉为基础，

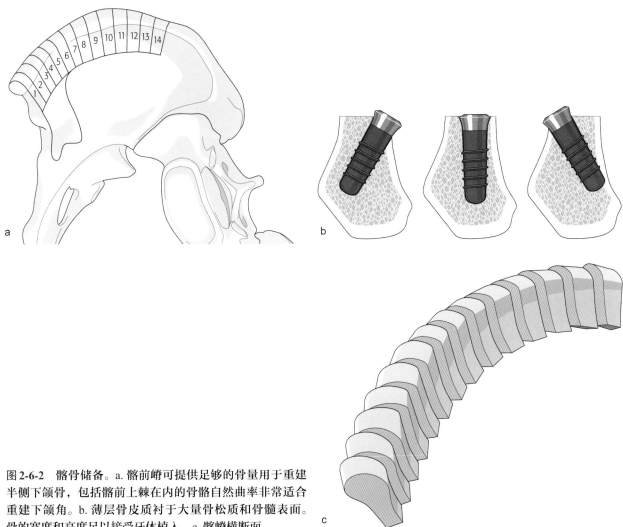

图 2-6-2　髂骨储备。a. 髂前嵴可提供足够的骨量用于重建半侧下颌骨，包括髂前上棘在内的骨骼自然曲率非常适合重建下颌角。b. 薄层骨皮质衬于大量骨松质和骨髓表面。骨的宽度和高度足以接受牙体植入。c. 髂嵴横断面。

其长度和骨储备有限，最大长度可达 14~16 cm，个体间差异很大（图 2-6-3）。

　　在单独的组织瓣蒂上可采集附有大型独立可靠皮桨的骨节段。如果从腋窝动静脉近端至其起源处剥离，得到的骨段较长，血管口径通常较大。基于以上独特特征，该皮瓣主要用于骨组织缺损较小而软组织缺损较大的情况，如包含下颌骨的下面部贯穿缺损（见第一篇第一章）。如果需要，可在同一组织蒂上附上前锯肌或背阔肌，以增加组织体积（Disa 等，2000；Urken 等，2001）。以起源于胸背血管的角支为蒂，可从肩胛骨尖获得独立供血的骨段。一些人认为对肩胛骨进行截骨或使其容纳骨融合植入物较为不易，不适合下颌前部重建（Disa 等，2000；Cordeiro 等，1999）。肩胛骨皮瓣的主要缺点是在采集皮瓣时需要改变患者的体位。供皮瓣

区的位置使供区和受体区手术无法同时进行，增加了手术时间。然而，在无法使用腓骨或髂骨的情况下（如患者患有严重双侧周围血管疾病或术前步态困难），肩胛骨皮瓣可能是最佳选择（Urken 等，1998）。

四、桡侧前臂皮瓣

　　桡侧前臂皮瓣以前臂掌侧桡动脉及其附属静脉为基础。该皮瓣有一个较长血管蒂，采集时可附带一大型皮桨。该皮瓣薄且柔韧，非常适合塑形。前臂桡侧皮瓣也可以通过合并桡侧骨的单皮质段而变为骨皮瓣（见第一篇第一章）。桡骨的安全取骨长度可达 14 cm，但骨厚度较薄，可能无法耐受骨整合植入物或多次截骨（Disa 等，2000；Cordeiro 等，1999）。此外，桡骨供区在取皮瓣后可能发生延迟

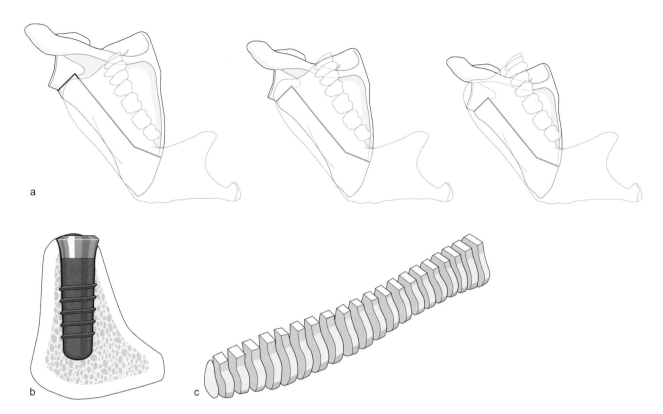

图2-6-3　外侧肩胛骨储备。可从肩胛骨外侧缘截取包括肩胛骨顶端在内的骨段。骨量根据个体的体型和肌肉总量表现出显著的个体间差异（a）。骨骼通常呈轻微扭曲或螺旋状。靠近关节窝的皮质层较厚，尖端的皮质层较薄，包含骨松质和骨髓。有时骨截面宽度和高度不足，无法放置牙齿种植体（b）。外侧肩胛骨横断面（c）。

性骨折，这是该供区的一个潜在性缺点（Villaret等，2003）。通过固定桡骨供体部位可以预防骨折发生（Jones等，2003）。皮瓣的感觉功能可通过抬高前臂内侧或外侧皮神经，并将其与可用的头颈部感觉神经进行初级神经接合来恢复。大多数颅颌面重建外科医师认为由于骨高度和长度的限制，前臂桡侧骨皮瓣并不是下颌骨功能性重建的最佳选择，并把它视为一种特殊情况下的备用皮瓣。

第三节　下颌骨缺损的分类

　　几位学者发表了一种以缺损位置和程度作为标准的下颌骨缺损分类方法（Jewer等，1989；Urken等，1991；Boyd等，1993；Schultz等，2015）。缺陷分类系统对于科学研究等各个领域都具有很大帮助，但不幸的是，目前仍未出现一种能被普遍接受的分类方法。此外，人们普遍认为，除骨量减少外，额外的软组织缺损、瘢痕形成、运动能力和神经功能受损都对肿瘤消融手术及后续重建术后的功能结果产生重要影响。因此，Urken等（1991）发表了一种分类系统，不仅可针对骨缺损，还针对软组织缺损和神经缺损。

　　下颌骨可被分为C区（髁突，双侧）、R区（下颌支，双侧）、B区（体部，双侧）和S区（联合处）。联合处被分成两部分（SH），其原因是在舌外肌和舌骨上肌完全脱离后，切除完整的联合处可能会对术后功能产生重大影响（图2-6-4；表2-6-1和表2-6-2）。

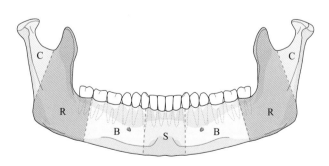

图2-6-4　下颌骨缺损分类（Urken等，1991）。下颌骨分为C区（髁突，双侧）、R区（下颌支，双侧）、B区（体部，双侧）和S区（联合处）。联合可分为两部分（SH）。

表2-6-1　下颌骨切除相关软组织缺损的分类

缺损部位	缩写
黏膜	
唇侧	L
颊侧	B
软腭	SP
半侧	SP^H
全部	SP^T
口底	FOM
前部	FOM^a
侧部	FOM^L
咽	PH
侧部	PH^L
后部	PH^P
舌	
可动舌体	
1/4	$T^M_{1/4}$
1/2	$T^M_{2/4}$
3/4	$T^M_{3/4}$
无功能	T^M_{NF}
舌基底	
1/4	$T^B_{1/4}$
1/2	$T^B_{2/4}$
3/4	$T^B_{3/4}$
无功能	T^B_{NF}
全舌切除	TG
皮肤缺损	C
面颊部	C^C
颈部	C^N
颏部	C^M
唇	C^L
上唇	$C^{UL}_{1/4}$　$C^{UL}_{2/4}$　$C^{UL}_{3/4}$　C^{UL}_T
下唇	$C^{LL}_{1/4}$　$C^{LL}_{2/4}$　$C^{LL}_{3/4}$　C^{LL}_T

表2-6-2　下颌骨切除相关神经病变的分类

神经性缺损
舌下神经＝N^H
舌神经＝N^L
面神经＝N^F
下牙槽神经＝N^{IA}
双侧缺损＝N_B

第四节　皮瓣的选取

选择最适合特定患者的骨皮瓣，以及合适的皮瓣供区，需要从以下几个临床方面进行考虑。

一、骨缺损类型

接近完整下颌骨长度的下颌骨缺损可采用单个腓骨皮瓣重建（图2-6-5）。

若单个腓骨皮瓣不可用，如在出现血管变异或患者不希望使用腓骨皮瓣的情况下，治疗较大缺损的替代方法是使用两个髂骨或肩胛骨皮瓣，或采用腓骨、肩胛骨组合皮瓣。

若下颌骨需要重建的部分较小，则了解每个亚单位的不同特点十分重要，需要特别加以注意，以实现功能和美学形态的成功重建。

颏部具有十分重要的功能性和美观性，需在消融手术或撕脱创伤后重建才能获得满意效果。除所处位置引人注目外，在功能上，前下颌骨也是颏部周围肌肉组织、唇、口腔前庭和舌的支撑结构。其骨缺损或软组织缺损必须准确重建，以恢复咀嚼、吞咽、言语和面部表情等正常口腔功能。颏部复杂的三维形态要求外科医师能够设计形态贴合的皮瓣。此外，由于前下颌骨是最常见的种植体植入部位，为后续的修复重建考虑，常常需要放置骨整合植入物。为支撑上述装置，重建需要选用骨量、体积较为充足的骨皮瓣。

在双管式颏部重建过程中，腓骨皮瓣是一个很好的选择（Disa等，2000；Cordeiro等，1999；Hidalgo等，1998；Shpitzer等，1997；Shpitzer等，2000；Takushima等，2001；Hidalgo，1989）。它是修复骨

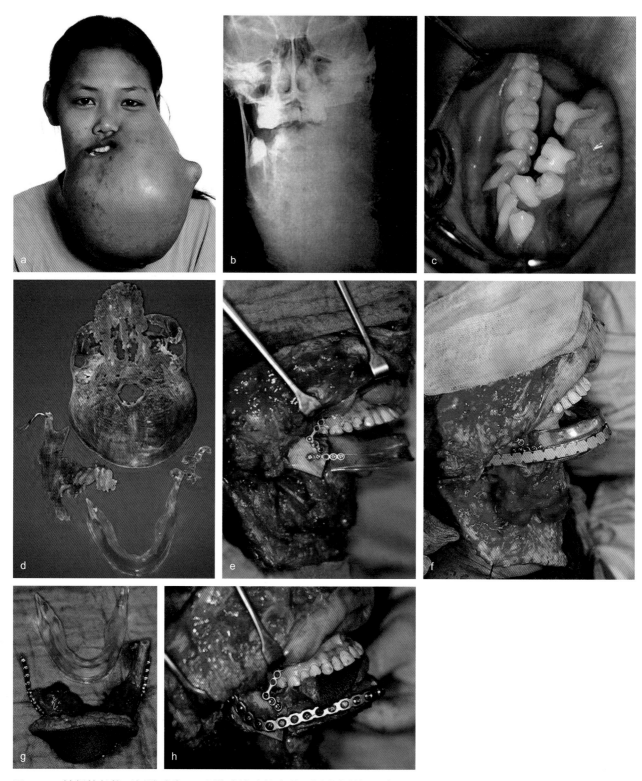

图2-6-5 缺损较长的下颌骨重建。a. 既往未治疗的大型下颌骨成釉细胞瘤患者，由于肿瘤的范围而导致继发性面中部变形。b. 肿瘤已累及除右侧升支和髁突外的整个下颌骨。c. 口内视野，显示牙弓变形及舌体后移。d. 基于立体光刻模型的重建规划。由于骨化程度不足，肿瘤并未显示出来。右侧升支和髁突是唯一未被侵犯的下颌骨区域。注意上牙弓、颧骨和左侧颧弓变形。适应患者骨解剖结构的丙烯酸下颌骨模板（蓝色）已于口腔科实验室手工制造。e. 肿瘤切除前，用L形微型钢板将右侧升支和髁突固定在上颌骨上。将丙烯酸下颌骨模板临时固定在升支上，以调整尺寸和契合度。模板的颊侧有用于定位上述重建板的凹槽。f. 将重建板的模板置于凹槽中，勾勒下颌骨模板轮廓。它将作为重建板的弯曲模板。g. 在植入皮瓣前，用多枚单皮质螺钉将凸起、成形的腓骨皮瓣固定在重建板上。用于口内衬里的皮肤部分已采集完毕。h. 将骨皮瓣植入并固定在右侧升支上。

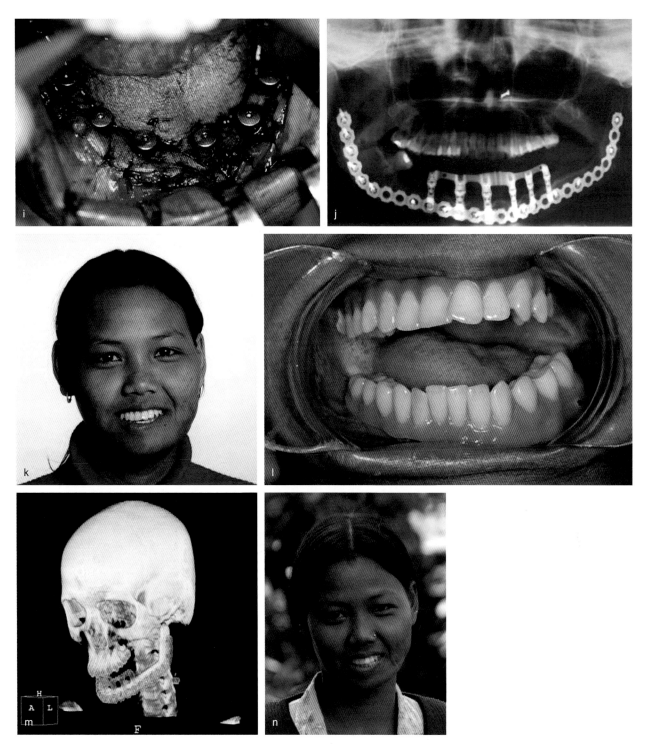

图 2-6-5（续） 缺损较长的下颌骨重建。i. 于下颌骨重建3个月后进行二次牙体种植，同时削薄皮肤部分。j. 术后全景片显示骨皮瓣、重建板、种植体。k. 患者在下颌骨重建和修复体修复后使用种植体支持的活动义齿。l. 口内情况。m. 术后三维CT显示骨皮瓣、重建板、种植体。n. 患者术后18年仍佩戴初始假牙。

性缺损和复合性缺损的理想选择。髂嵴皮瓣为颏部重建提供了充足骨量，至今仍应用于下颌骨前部的置换（图2-6-6）。

对于大型黏膜缺损，可以考虑取用带腹内斜肌的髂骨皮瓣（图2-6-7）。

对于较大的颏区贯穿性缺损，修复时采用哪种皮瓣尚存争议。修复这些缺陷所需的骨量和软组织量对患者的可选供体区提出了较高要求，推动了手术团队的技术发展。肩胛骨皮瓣一直被认为是修复下颌骨贯穿缺损的首选皮瓣（Urken等，2001；

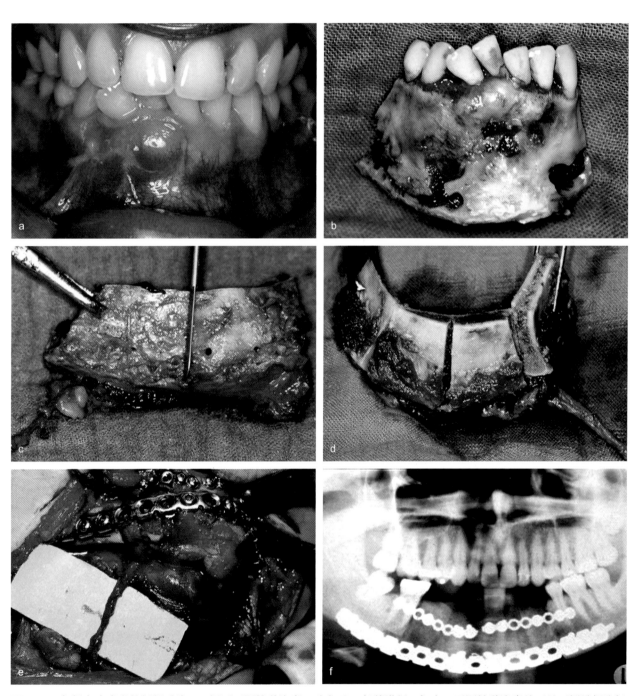

图2-6-6　年轻有齿患者的颏部重建。a. 颏区牙源性黏液瘤。手术于25年前进行。如今，牙源性黏液瘤并不是下颌骨部分切除的指征。b. 先前所取的多次活检后带孔标本。c. 微血管髂骨皮瓣，带一薄层髂肌和回肠内侧腹壁肌肉。为骨皮质截骨术做准备。d. 以开放式截骨进行3次单皮质截骨后的骨皮瓣轮廓。截骨部分经过髂骨的外侧皮质。内侧（内部）皮质已断裂。血管蒂位于内侧皮质中侧。e. 用不锈钢重建板和微型板将骨皮瓣植入并固定到下颌骨的残余部分上。用取自同一部位的骨松质和骨髓填充开放截骨术造成的骨间隙。微血管吻合术已完成。f. 骨移植后的正位断层摄影（OPT）。

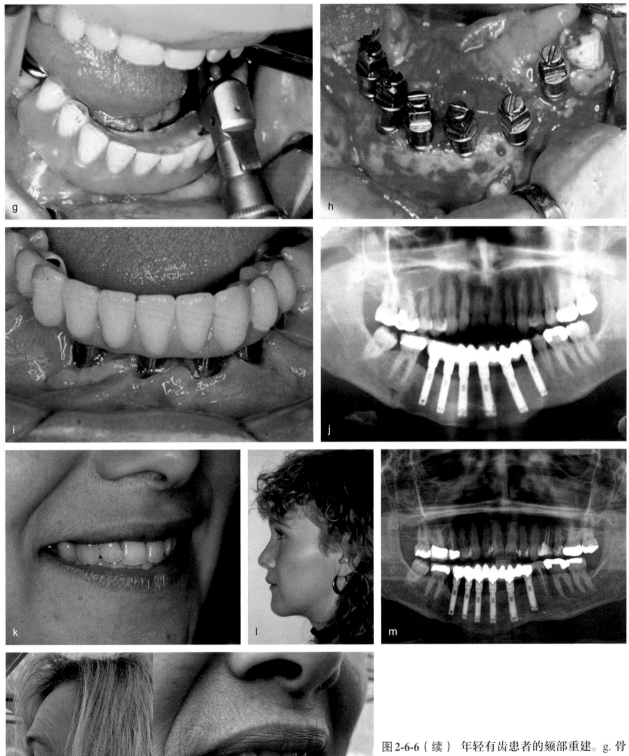

图 2-6-6（续） 年轻有齿患者的颏部重建。g. 骨移植牙种植体植入的3个月后。使用临时义齿以定位。h. 种植牙已植入，开放截骨术造成的骨间隙已完全愈合。i. 固定桥修复重建。j. 完成骨移植、种植体植入、术后重建后的术后OPT。k. 术后的患者微笑。l. 颏部切除重建后的侧面观。髂骨皮瓣为轮廓重建提供了足够骨量。m. 初次手术25年后。右侧尖牙区存在垂直向骨缺失，但固定桥仍然存在。n. 下颌骨重建25年后的临床结果。

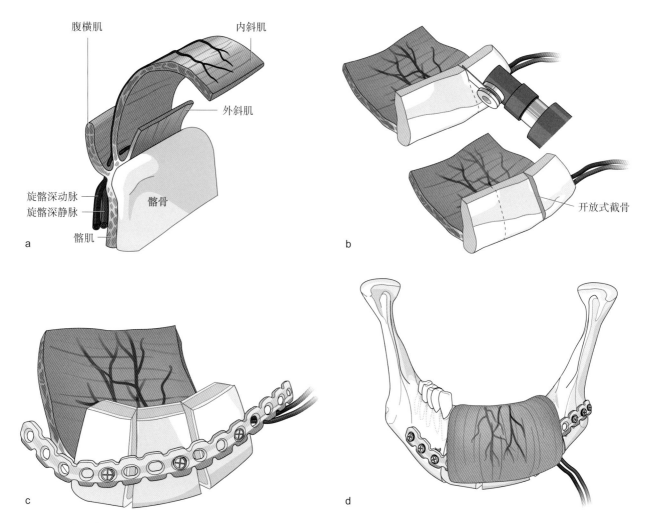

图 2-6-7　伴腹内斜肌的髂骨皮瓣。a. 被采集的伴腹内斜肌的髂骨皮瓣。b. 以单皮质开放截骨术塑造骨骼轮廓。c. 先将髂骨固定在重建板上。让包括血管蒂在内的皮瓣软组织成分位于内侧，与重建板相对。d. 使用腹内斜肌重建缺失的黏膜，并使其二次肉芽化和上皮化。

Urken 等，1998）。它的优点在于只需一个供体区，且可附带一大型独立皮桨。其缺点是可用骨有限，且患者术中体位不利于手术进行。通过使皮桨的中央带上皮化，产生两个独立的皮岛，也可使单个腓骨皮瓣适用于中小型缺损（Christie 等，1994）。然而，对于大型的皮肤黏膜缺损来讲，这种技术仍尚显不足。为适应大型缺陷而过度拉伸皮桨可能对皮肤血流灌注及其存活有害。另一种选择是采用髂嵴骨肌皮瓣。腹内斜肌可以修复黏膜缺损，皮桨可修复外部缺损（图2-6-8）。骨性成分位于两者之间。

游离双瓣法已成功用于修复大面积贯穿性缺损（Chana 等，2004；Deschler 等，2000；Shpitzer 等，1997；Jones 等，2003）或单个软组织瓣难以重建的黏膜或皮肤缺损（图2-6-9）。

这种重建方法需要同时采集骨皮瓣（如腓骨或髂骨皮瓣）和筋膜皮瓣（如前臂桡侧或尺侧筋膜皮瓣）。这些皮瓣的配对为缺损区域塑形提供了丰富的软组织衬里和充足骨量。当使用这种双瓣重建方法时，建议采用两个独立的血管供应进行吻合，以减少双瓣损伤的可能性（Cordeiro 等，1999）。这一问题对于有既往放疗史或患有广泛颈部疾病的患者来说可能性相对较低。该方法的主要缺点是两个游离皮瓣必须在同一时间下进行采集。这增加了手术时间，且对手术团队提出了更高的技术要求，并导致了患者供体区发病率的增加。

对于下颌骨侧部重建（下颌体和下颌角）来说，修复所需的皮瓣类型、数量仍取决于骨及软组

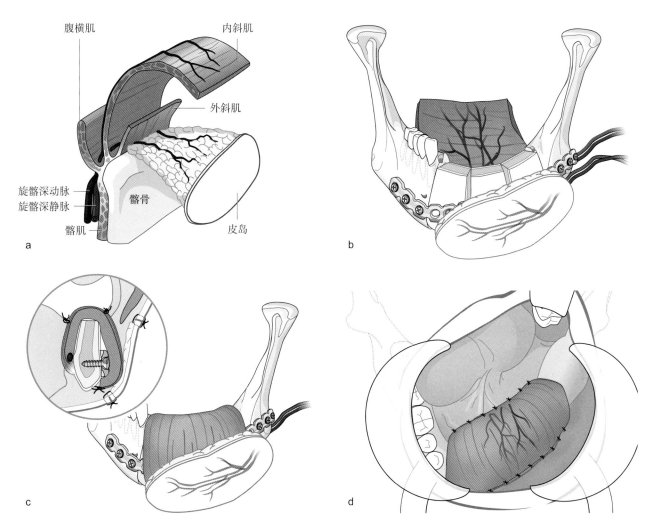

图 2-6-8　用伴腹内斜肌、皮岛的髂骨皮瓣修复黏膜、骨、皮肤联合缺损。a. 采集伴腹内斜肌、皮肤成分的髂骨皮瓣。b. 先将骨固定在重建板上，然后植入两部分软组织（腹内斜肌和皮肤）。达皮岛的穿支/组织桥位于髂骨下，因此称新下颌骨。c. 腹内斜肌用于重建口内黏膜缺损，皮肤用于重建颊部或颏区。d. 腹内斜肌缝合完毕。

织的缺损程度。与前部缺损相比，下颌骨外侧缺损修复难度相对较低。下颌骨侧面在外观上较不显眼，且该区域的自然轮廓重塑对于带骨皮瓣需求较小。此外，先前研究表明，与前区相比，下颌骨侧部重建的失败率较低（Wei 等，1999；Boyd，1994）。

　　如今，对于下颌骨侧部缺损重建，尤其是需要较长骨段修复的缺损来说，腓骨皮瓣再次被认为是重建的最佳选择（Cordeiro 等，1999；Takushima 等，2001；Head 等，2003）。也可选用髂峰作为替代，通常额外采集腹内斜肌以用于口内软组织修复。肩胛骨和前臂桡侧骨皮瓣也可用于外侧缺损修复（Disa 等，2000；Cordeiro 等，1999；Hidalgo 等，1998；Villaret 等，2003 年；Guyot 等，2004）。由于其大而

柔韧的皮桨，这些皮瓣可能是骨缺损较小而衬里面积缺损较大的缺损的良好修复选择（图2-6-10）。

　　下颌骨外侧贯穿性缺损的处理可与前下颌骨相似。较小的缺损应通过去上皮化技术将腓骨皮桨上部分皮肤去上皮化进行修复，以形成两部分独立衬里（Christie 等，1994）。与前下颌骨修复相同的是，修复过程中不要过度拉伸皮桨，否则可能造成皮瓣缺血。髂峰和腓骨游离皮瓣都可用于联合尺侧或前臂桡侧筋膜皮瓣，该种联合皮瓣可有效修复复杂缺损（Shpitzer 等，1997；Deschler 等，2000；Chana 等，2004）。对于广泛缺损，肩胛骨皮瓣只需从单个供体区进行采集，具有一定优势。

　　患者需在术中调整体位；但由于手术过程不涉及髋关节和下肢，术后患者可以更快恢复活动能力。

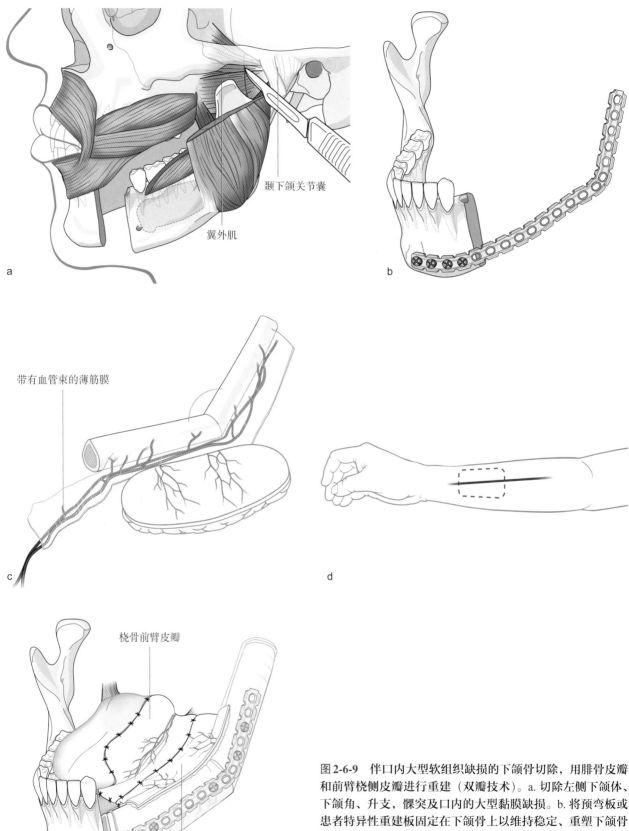

a

颞下颌关节囊

翼外肌

b

带有血管束的薄筋膜

c

d

桡骨前臂皮瓣

腓骨瓣皮肤部分

e

图 2-6-9 伴口内大型软组织缺损的下颌骨切除，用腓骨皮瓣和前臂桡侧皮瓣进行重建（双瓣技术）。a. 切除左侧下颌体、下颌角、升支，髁突及口内的大型黏膜缺损。b. 将预弯板或患者特异性重建板固定在下颌骨上以维持稳定、重塑下颌骨轮廓。c. 取出带皮岛的腓骨皮瓣，并根据下颌骨角度塑造其轮廓。d. 用前臂桡侧皮瓣提供额外的软组织内衬。e. 双瓣均已植入。将腓骨部分固定在重建板上，其皮岛覆盖牙槽骨，前臂桡侧皮瓣用于重建口底和舌。

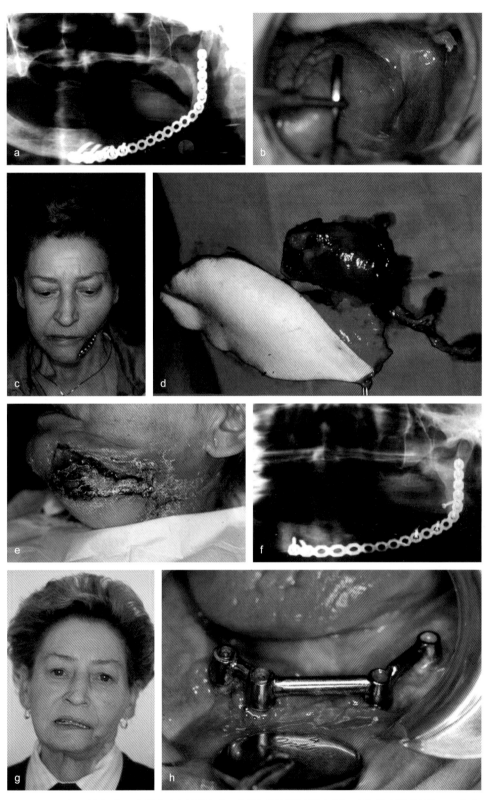

图2-6-10　肩胛骨和肩胛旁软组织皮瓣治疗下颌骨节段性缺损和颊、颈部软组织缺损。a. 在左下颌体节段性下颌骨切除后立即进行正位断层摄影（OPT）。b. 采用前臂桡侧皮瓣进行口内软组织重建。c. 全剂量术后放疗后钢板暴露。d. 采集由同一血管蒂供血的肩胛骨和肩胛旁软组织皮瓣，同时重建下颌骨、下颊和上颈部。e. 术后2周情况，放疗后下颌旁皮肤部分坏死。肩胛旁颈部没有任何损伤的迹象。f. 术后OPT显示下颌骨重建情况。g. 下颊区延迟愈合和二次创面愈合后的外观。利用可摘义齿实现了种植体支持的修复重建。h. 种植体支撑杆结构。

包括升支和髁突在内的下颌骨后部缺损修复仍具有挑战性。下颌高度的丧失、咬合不齐的发展和颞下颌关节（TMJ）的慢性病损是切除肿瘤和重建该区域导致的潜在结果。面神经主干位于该区域附近，于该部分进行手术时存在损伤风险。由于升支部分没有牙齿，无须进行种植牙重建，故供体骨瓣的体积并不重要。如果肿瘤较大导致需要切除髁突，建议保留颞下颌关节盘以减少关节强直风险（Kroll等，1998）（图2-6-11）。

若不可行，在设计下颌骨重建计划时，可使用局部软组织皮瓣，如颞肌或颞顶筋膜作为关节窝内衬。这种皮瓣的主要缺点是采集时会产生额外的供区缺损，有时会导致皮瓣变形。

现已证实，下颌骨后部缺损或髁突并非总是需要重建，在对侧关节完好且功能正常的情况下，仅使用软组织游离皮瓣就可以达到满意的功能恢复和美学效果（King等，2002；Butler等，2004；Patel等，2001）。下颌骨后段肿瘤切除术后的软组织体积缺失是导致其功能障碍的主要原因，而腹直肌游离皮瓣等皮瓣的修复很好地解决了这一问题。这种皮瓣的使用避免了过程繁琐的髁突和颞下颌关节重建，可能更适合年龄较大或预后不良、复杂重建对其帮助不大的患者。然而，这一技术可能会导致患者反殆和错殆。

对于年轻患者和下颌骨后段复合缺损较大的患者，可采用腓骨、髂骨、肩胛骨或桡骨进行骨缺损修复。正如对下颌骨其他区域所讨论的那样，腓骨皮瓣仍然是一个有价值的选择，被认为是重建升支和髁突的首选皮瓣（Cordeiro等，1999；Ung等，2002）。由于下颌骨后部骨量多少的重要程度较低，很少用髂骨进行单独的下颌骨后部修复。肩胛骨和前臂桡侧骨皮瓣可用于仅需较小骨段但口内黏膜缺损较大的骨缺损，如广泛磨牙后三角区和扁桃体窝癌等（Disa等，2000；Cordeiro等，1999；Hidalgo等，1998；Guyot等，2004；Hidalgo等，1995）。通过上述方法，也可成功重建下颌骨其他部位的同类缺损。

幸运的是，髁突区通常不是下颌骨肿瘤的起源；但术中通常需将该区域切除以获得足够的无瘤边缘。若需重建髁突，建议尽可能使用自体组织（Disa等，2000；Cordeiro等，1999；Daniel等，2004）。对接受辅助放疗，周围软组织受到辐射损伤的患者更是如此。虽然金属髁突假体不失为一种可行选择，但不建议患者在放疗前后使用这一方案（Daniel等，2004）。

在下颌骨重建过程中可用于重建髁突的自体组织包括模拟髁突形状进行塑形的游离皮瓣骨近中末端（Ung等，2002；Kroll等，1998）（图2-6-5

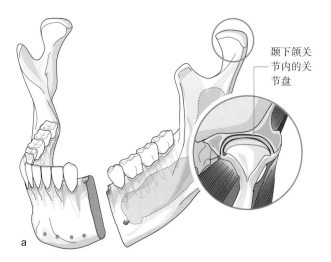
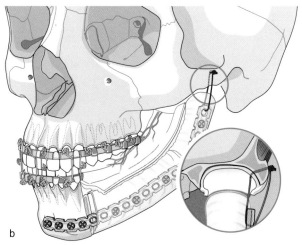

图2-6-11 保留颞下颌关节盘，使用游离腓骨末端皮瓣重建颞下颌关节区。a. 在下颌骨切除术中，只要从肿瘤学上来讲是合理的，就应保留颞下颌关节盘。b.腓骨皮瓣的轮廓设计使其距关节窝尚有一段距离。为避免颞区骨暴露，同时在骨瓣和关节窝之间形成一分离层，通常需保留关节窝。一些外科医师倾向于额外使用颞筋膜和（或）肌肉层对两个区域更好地进行分隔。游离腓骨末端用金属丝与颞骨或颧弓相连，以防止骨下垂。

和图2-6-11）；若有可能，也可用原生髁突头部作为自体移植物（Hidalgo等，2002；Disa等，2000；Cordeiro等，1999；Perrott等，1994），该组织可被添加到骨皮瓣末端，或从患者身上获得单独的肋软骨移植物（Nahabedian等，2001）。使用原生髁突作为游离自体移植物时，必须确保肿瘤边缘不受损害。髁突重建物的选择最终取决于重建外科医师。以上所有选择都已证明其成功性。自体髁突移植和游离皮瓣成形可能是目前最常用的两种方法，两种方法的术后X线片均显示其效果良好，且对关节复合体的改变极小（Hidalgo等，2002；Kroll等，1998）。由于塑形的游离皮瓣为血管化组织，将其作为新髁突具有一定优势。

从技术上讲，制造与患者特异性髁突假体联用

的微血管皮瓣也是治疗未接受放射治疗患者的选择之一（图2-6-12）。

二、软组织需求

对于骨缺损较小而软组织缺损面积较大的缺损，肩胛区的骨及软组织联合皮瓣比腓骨和髂骨皮瓣更具优势，这一情况在软组织需独立于骨进行定位、植入时更是如此。后一种皮瓣只提供位于骨瓣附近的软组织成分。

三、颈部受体血管

在下颌骨初次重建过程中，通常不需要对颈部受体血管进行讨论，但颈部受体血管不仅在皮瓣选取中起重要作用，而且是二次重建过程中选择合适

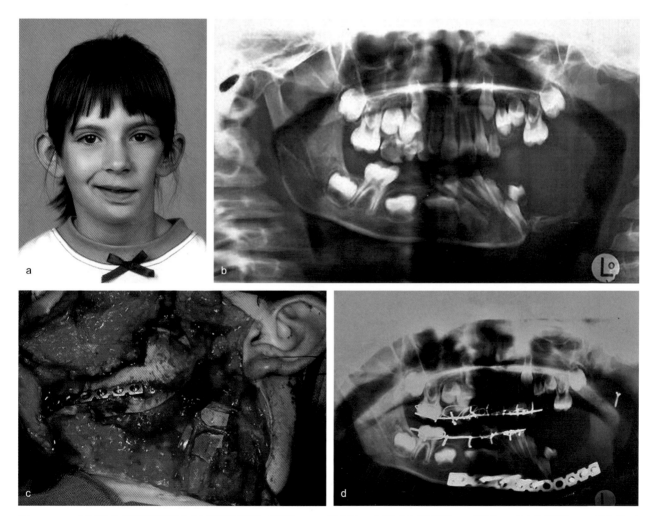

图2-6-12　应用微血管髂骨瓣联合髁突假体重建下颌骨。a. 8岁女孩，切除左下颌骨体、下颌角、升支和髁突。b. 对应的正位断层摄影（OPT）。c. 置入微血管髂骨瓣并以重建板固定。在冠状突和髁突区骨骼部位内衬来自髂嵴的软骨片，以防止关节强直。行微血管吻合。d. 术后OPT。

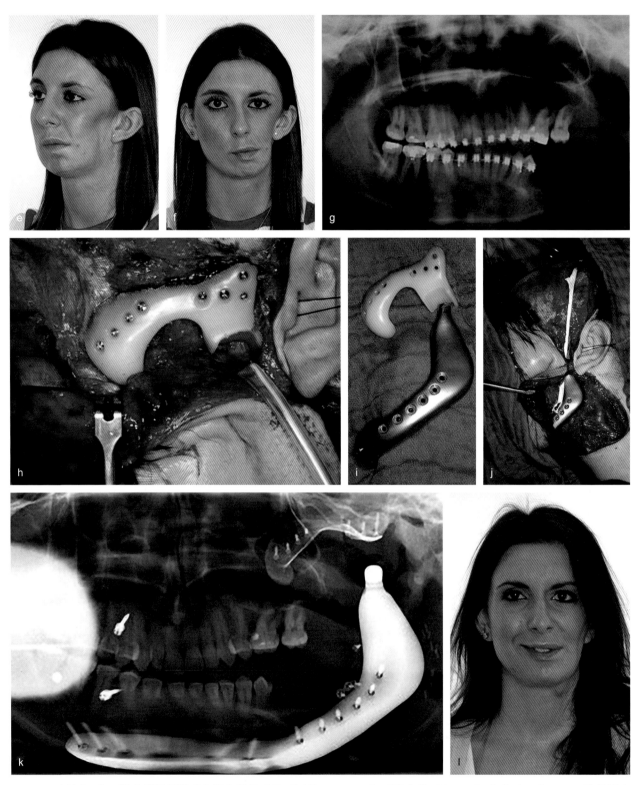

图 2-6-12（续） 应用微血管髂骨瓣联合髁突假体重建下颌骨。e、f. 15 年后的患者面容。g. 初次术后 15 年 OPT。髂骨瓣生长仍不充分，垂直向尤为严重。由于缺少左颞下颌关节（TMJ）支持，患者没有稳定的咬合。h. 用定制 TMJ 假体（TMJ 概念）替换髁突，延长左侧升支。此外，为弥补下颊部组织缺损，假体上额外添加了颧弓和颧骨区方向的延伸设计。颅窝组件被固定于颞骨颅底。i. 升支/髁突和颅窝组件。j. 将髁突头及升支组件固定在髂骨皮瓣上。此外，将 Gore Tex 条（白色）连接到髁突假体上，并通过微型板固定在颞骨上，以防止髁突头下垂。k. 放置颞下颌关节假体延伸部分后的 OPT。l. 放置 TMJ 假体后的患者面容。

供区的重要考虑因素之一。在对先前手术或放疗后血管枯竭的颈部进行二次重建时，建议术前进行CT或MRI血管造影。

肩胛骨和前臂桡侧皮瓣的骨长度及其直径十分充足。在不考虑修复长骨缺损或双管重建的情况下，腓骨皮瓣也是如此。髂骨皮瓣的血管蒂较短（最大通常为8~10 cm），且往往更加脆弱，这是二次重建时需要考虑的一点。

四、受体部位的组织质量

组织的质量和数量（瘢痕形成、软组织缺损、既往放射史、慢性感染）是皮瓣选取的重要因素。在以往的二次重建中，手术和放疗后经常会出现软组织包膜过紧的情况，这使得大体积的皮瓣（如髂骨皮瓣）植入更加困难。在这种情况下，由于缩减了硬组织体积，腓骨或肩胛骨皮瓣具有一定优势，但新下颌骨的体积也会随之减少。此外，在上述情况下，要着重考虑进行软组织移植，替换受损皮肤，否则骨瓣移植后，软组织将无法闭合。

五、皮瓣固定方面

皮瓣固定计划应从皮瓣及供区的选取开始。在采集腓骨时，可将腓骨侧面从软组织中剥离，腓肠肌侧面也是如此。固定材料应放置在裸骨和血管蒂的对侧，避免截骨或钻取固定孔时产生压迫或其他损伤。与腓骨和髂骨皮瓣相反，采集肩胛骨外侧缘时应将周围肌肉组织一并采集，而不应广泛剥离。因此，建议将小钢板固定在骨瓣末端以固定较短的肩胛骨节段，该方法亦无须大量剥离软组织。若需行肩胛骨截骨术，且需用重建板提供颌骨轮廓并增强稳定性，则外科医师在手术时需注意不要将骨段与重建板贴合得太紧，并在重建板下留出空间容纳肌肉。为保证这一点，建议使用锁定重建钢板。腓骨和髂骨切除侧的选择应使皮瓣的侧面成为新下颌骨的侧面（颊侧），使外科医师能够根据喜好选择骨内固定材料（有关规划方面见第五篇第三章）。

单个大型钛板或微型钛板都可用于游离带血管蒂骨瓣的下颌骨固定。由于骨瓣移植，下颌骨残余节段与骨瓣之间的接触区及骨瓣内的截骨间隙均与骨折间隙相似。从生物力学角度来看，两者可以被

认为是载荷的分担与承载，其种类取决于骨高度（横断面）和骨与骨接触的数量。现有的各种重建钢板包括传统的重建钢板、预弯曲的重建钢板和患者特异性重建板。

使用重建板时，应在原有下颌骨和钢板两侧植入至少3枚双皮质螺钉。当使用传统的重建钢板时，应在节段性下颌骨切除术前将钢板根据患者原有下颌骨塑形，并在病理结果允许的情况下，在计划切除的缺损两侧用双皮质螺钉进行临时固定，在下颌骨切除术期间将钢板和螺钉取下并正确记录，便于后续定位。在肿瘤体积过大导致无法在切除术前确定固定板轮廓的情况下，可使用颌间固定（MMF）或外部固定装置控制未切除部分下颌骨的位置（Wei等，2003）。如今，虚拟规划软件和预规划手术导板已经可以辅助确定切除量，并对解剖学上的正确重建进行规划（见第五篇第三章）。

一旦确定固定板轮廓及方向，就可以将其重新消毒并放到供区，在供区可以将带有游离皮瓣的骨与钢板连接，而皮瓣仍与血管蒂连接。这减少了缺血时间，并最大限度地减少了完成血管吻合后的皮瓣相关操作步骤。此外，在结扎皮瓣的血管蒂后，也可在缺血时间内在后台上完成骨与截骨板的适配。

由于植入骨瓣时选用双皮质螺钉会产生骨血管断流的风险，故应使用单皮质螺钉将骨瓣固定到钢板上。在受体部位进行吻合前，可以使用预钻的螺钉孔将皮瓣和钢板固定在原有下颌骨上。这样可以最大限度减少在微血管吻合过程中皮瓣的多余移位。当吻合完成后，将剩余螺钉置入即可。

在髁突重建中，可使用单个钛微型板和螺钉将自体髁突移植物或肋软骨移植物附着到游离皮瓣的近端。理想情况下，固定髁突移植物的螺钉应不少于4枚（每节段2枚）。如果可保留TMJ复合体中的髁突，则可将髁颈部带血管的骨瓣附着在完好的关节复合体上。目前认为，该方法可以保留术后颞下颌关节的功能，并防止其出现某些重建相关的并发症（Schmelzeisen等，2002）。若为切除肿瘤，需要将原有髁突从颞下颌关节中移除，则可在颧弓处放置永久性缝线或钢丝，以实现关节窝内的新髁突稳定（形状游离皮瓣、自体髁突或肋软骨移植）

(Carroll 等，2000)。

血管吻合和螺钉放置完成后，应进行皮肤和软组织闭合。修复口内缺损时，皮肤边缘应紧密闭合。皮桨不能处于紧张或过度拉伸的状态，否则可能导致皮桨缺血，并对皮瓣施加不必要的内压，导致灌注受损。应使用适当的引流管来防止皮瓣周围的液体积聚，但其可能导致血管蒂受压。

第五节　并发症与技术壁垒

近年来，应用带血管蒂的游离组织移植重建下颌骨的手术并发症逐渐减少。手术技术的完善，包括现代接骨材料的规划和开发，显然对这一现象的出现做出了很大贡献。在这种情况下，游离皮瓣移植的成功率超过95%。不幸的是，并发症的发生仍然超出预期。下颌骨缺损重建不同于创伤后下颌骨重建。患有恶性肿瘤的患者往往由于难以通过口腔进食而营养不良，且很大比例的患者有长期饮酒和吸烟史。反过来说，长期接触烟草毒素和长期营养不良又会对伤口愈合产生不利影响，并对中间和末端血管产生负面影响。此外，这些患者中需要辅助放疗的患者比例较大，增加了组织破裂和其他术后并发症的可能性。

骨瓣移植并发症可分为受区并发症和供区并发症。最严重的围手术期受区并发症包括转移皮瓣的血管损伤，可能导致皮瓣坏死、丢失。这一并发症可由于动脉功能不全或更常见的静脉功能不全而发生。动脉受损将导致软组织皮瓣出现苍白、冰冷和未灌注（白色）现象，抑或在充血（蓝色）皮瓣中出现静脉引流问题，如静脉压迫或血栓形成等（图2-6-13）。

对皮瓣的骨部分，尤其是埋藏的骨瓣进行监测是较为困难的。一种可行的方法是用较小的监测皮岛监测埋藏的骨皮瓣，达到监测目的后将其移除。针对皮瓣丢失，需要准备相应的应急方案，骨瓣丢失的理想替代方法是使用另一种骨瓣，但也可使用体积较大的软组织瓣作为折衷方案，如胸大肌瓣，通常与桥接重建钢板联合使用。

为将医源性因素对血管衰竭的影响降到最低，手术团队必须注意所有的细节。放置静脉导管时应

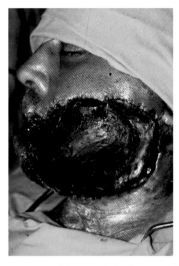

图 2-6-13　既往放疗肿瘤复发患者的肩胛骨联合皮瓣、肩胛旁骨皮瓣和背阔肌皮瓣完全坏死。静脉血栓复发后多次取栓，切除坏死性背阔肌皮瓣。

避开游离皮瓣区，可减少对供体血管的无谓创伤和刺激。通过术中仔细解剖、准备供受体血管，并在显微镜指导下预先计算缝合位置，可降低吻合口血栓形成的风险。在治疗过程中，与麻醉团队直接沟通是非常重要的。无论是术中还是术后，注重患者液体管理都有助于维持皮瓣的最佳灌注压力。应避免使用α-肾上腺素能加压剂和其他血管收缩剂。术后即刻限制患者的头颈部活动有助于防止皮瓣弯曲，防止吻合部位产生过大的机械应力。不建议按常规方案使用全身抗凝药物，但应进行吻合口局部冲洗。建议建立皮瓣监测算法，该算法目前仍主要基于临床控制和医师判断。

为尽量减少术中骨瓣血供断流的可能性，应强调以下几点。首先，外科医师应尽量限制截骨术的次数。当使用桡骨、肩胛骨和髂骨皮瓣时尤其如此。虽然根据报道，腓骨的血液供应最强，但如果塑形过程过于激进，仍存在血管断流的风险。此外，对于骨的骨膜下剥离也应保持在最低限度。

在口腔下颌重建的过程中，可能会有涎腺瘘出现。Takushima等在对178例下颌骨重建病例的研究中发现，6%的患者已形成主瘘口（2001）。最近，Suh等在对400例头颈部游离皮瓣重建的研究中报道存在2.8%的患病比例（2004）。瘘管可由部分或全部皮瓣衰竭、感染或组织床破裂引起。如上所述，该类重建常常使用标准预防措施，如围手术

期静脉注射抗生素、仔细处理皮瓣等。如果口腔瘘管开始发展，则应立即采取治疗计划予以纠正。只要颈动脉等重要结构不位于瘘管附近，大多数瘘管通常可以通过保守措施（非口服营养、换药和抗生素）和观察等待进行治疗。在某些情况下，胸大肌或背阔肌带蒂皮瓣可用于解决该问题。尽管相较于游离皮瓣，这些皮瓣由于骨瓣附着而较为受限，但其采集与植入相对容易，可避免患者进行更大范围的二次游离皮瓣手术。当出现带蒂皮瓣无法正常延伸或大量皮瓣丢失（包括骨瓣）的情况时，选用带血管蒂游离皮瓣是最佳选择。皮瓣种类的选择取决于患者的并发症及手术医师的偏好。然而，根据患者的状态和整体长期预后，也可使用游离软组织或带蒂皮瓣覆盖的重建钢板进行骨缺损置换术。

钢板暴露是微血管骨重建过程中采用刚性固定的潜在并发症。术后早期暴露通常是由于覆盖的软组织破裂和（或）坏死。若可用骨瓣移植，重建板在初期可以不予覆盖。可以考虑用局部或远端软组织皮瓣进行二次接骨板覆盖。骨瓣愈合后的晚期暴露可能发生在如放疗后覆盖组织较薄和（或）组织质量较差的病例中。在这种情况下，需要考虑去除部分或全部钢板。

采集游离皮瓣时，可能会出现供体部位并发症，需要加以适当处理（Suh等，2004）。据报道，伤口延迟愈合为腓骨瓣采集后最常见的供区并发症，皮肤移植失败是其发生的主要原因（图2-6-14）。

该并发症的预防措施为细致进行解剖，仔细进行闭合，并保持术后积极护理。当皮肤只能在张力状态下闭合时，建议进行植皮（图2-6-15）。

腓骨和肩胛骨皮瓣发生致残性供体部位并发症的概率均相对较低。曾有报道称，腓骨皮瓣移植患者曾出现踇趾运动无力、踝关节僵硬和踝关节不稳的病例（Takushima等，2001），但大多数患者都能完全恢复运动能力，没有发生重大事故（Gabr等，2004）。髂嵴皮瓣则与慢性疼痛、步态障碍和疝形成有关。在某些罕见病例中，可见到异位骨形成（图2-6-16）。

在闭合供区时，强烈建议将支持缝合线从腹壁筋膜向残余髂嵴的预钻孔处置入，以提供腹壁支持，并将术后疝形成的风险降至最低。此外，可使用可

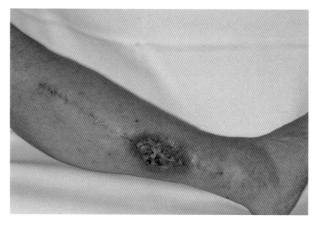

图2-6-14　带皮岛腓骨瓣采集术后二次愈合。

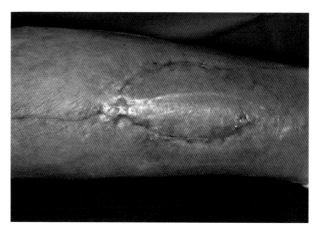

图2-6-15　取皮岛后的腓骨供区，采用薄全层皮片初次闭合。

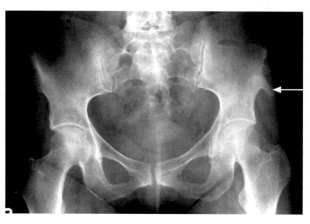

图2-6-16　左侧髂骨瓣采集后异位骨形成（箭头）。

吸收网来支撑腹壁。最初认为，前臂桡侧皮瓣发生残余桡骨延迟骨折的并发症概率相对较高（Villaret等，2003）。而近期研究将钢板置于供体骨上，其报道表明，采用前臂桡侧皮瓣的患者未出现延迟骨折的迹象（Guyot等，2004；Jones等，2003）。

第六节　总结

　　结合现代固定系统、牙齿种植体及最近的数字规划和CAD/CAM技术，在肿瘤切除或创伤后严重骨缺损后使用游离血管化骨进行下颌骨重建，对下颌骨重建做出了颠覆性变革，并使许多重建真正具有了功能性。现有可供重建的供体位置为外科医师提供了多种治疗选择。腓骨游离皮瓣目前是下颌骨重建的主要应用皮瓣，但颅颌面（CMF）重建外科医师至少应能够使用腓骨、髂骨和肩胛骨皮瓣进行修复。这些皮瓣根据其特点存在不同指征，由于解剖原因，某种或某些皮瓣可能无法用于特定患者的治疗。同时，也需充分尊重患者意愿。仔细进行术前计划并加以执行是手术成功的基石。

（张雷 译，王旭东 校）

参考文献

[1] **Blackwell KE, Buchbinder D, Urken ML**. Lateral mandibular reconstruction using soft-tissue free flaps and plates. *Arch Otolaryngol Head Neck Surg.* 1996 Jun;122(6):672–678.

[2] **Blackwell KE, Lacombe V**. The bridging lateral mandibular reconstruction plate revisited. *Arch Otolaryngol Head Neck Surg.* 1999 Sep;125(9):988–993.

[3] **Boyd JB**. Use of reconstruction plates in conjunction with soft-tissue free flaps for oromandibular reconstruction. *Clin Plast Surg.* 1994 Jan;21(1):69–77.

[4] **Boyd JB**. The place of the iliac crest in vascularized oromandibular reconstruction. *Microsurgery.* 1994;15(4):250–256.

[5] **Boyd JB, Gullane, PJ, Rotstein LE, et al**. Classification of mandibular defects. *Plast Reconstr Surg.* 1993,92:1266–1275.

[6] **Butler CE, Lewin JS**. Reconstruction of large composite oromandibulomaxillary defects with free vertical rectus abdominis myocutaneous flaps. *Plast Reconstr Surg.* 2004 Feb;113(2):499–507.

[7] **Carroll CM, Pathak I, Irish J, et al**. Reconstruction of total lower lip and chin defects using the composite radial forearm—palmaris longus tendon free flap. *Arch Facial Plast Surg.* 2000 Jan–Mar;2(1):53–56.

[8] **Chana JS, Chang YM, Wei FC, et al**. Segmental mandibulectomy and immediate free fibula osteoseptocutaneous flap reconstruction with endosteal implants: an ideal treatment method for mandibular ameloblastoma. *Plast Reconstr Surg.* 2004 Jan;113(1):80–87.

[9] **Christie DRH, Duncan GM, Glasson DW**. The ulnar artery free flap: the first 7 years. *Plast Reconstr Surg.* 1994;93:547–551.

[10] **Ciocca L, Mazzoni S, Fantini M, et al**. CAD/CAM guided secondary mandibular reconstruction of a discontinuity defect after cancer ablative surgery. *J Craniomaxillofac Surg.* 2012 Dec;40(8):e511–515.

[11] **Cordeiro PG, Disa JJ, Hidalgo DA, et al**. Reconstruction of the mandible with osseous free flaps: a 10-year experience with 150 consecutive patients. *Plast Reconstr Surg.* 1999 Oct;104(5):1314–1320.

[12] **Daniel E, Browne JD**. Minimizing complications in the use of titanium condylar head reconstruction prostheses. *Otolaryngol Head Neck Surg.* 2004 Mar;130(3):344–350.

[13] **Deschler DG, Hayden RE**. The optimum method for reconstruction of complex lateral oromandibular-cutaneous defects. *Head Neck.* 2000 Oct;22(7):674–679.

[14] **Disa JJ, Hidalgo DA, Cordeiro PG, et al**. Evaluation of bone height in osseous free flap mandible reconstruction: an indirect measure of bone mass. *Plast Reconstr Surg.* 1999 Apr;103(5):1371–1377.

[15] **Disa JJ, Cordeiro PG**. Mandible reconstruction with microvascular surgery. *Semin Surg Oncol.* 2000 Oct–Nov;19(3):226–234.

[16] **Foster RD, Anthony JP, Sharma A, et al**. Vascularized bone flaps versus nonvascularized bone grafts for mandibular reconstruction: an outcome analysis of primary bony union and endosseous implant success. *Head Neck.* 1999 Jan;21(1):66–71.

[17] **Gabr E, Kobayashi MR, Salibian AH, et al**. Mandibular reconstruction: are two flaps better than one? *Ann Plast Surg.* 2004 Jan;52(1):31–35.

[18] **Gabr EM, Kobayashi MR, Salibian AH, et al**. Role of ulnar forearm free flap in oromandibular reconstruction. *Microsurgery.* 2004;24(4):285–288.

[19] **Gabr EM, Kobayashi MR, Salibian AH, et al**. Oromandibular reconstruction with vascularized free flaps: a review of 50 cases. *Microsurgery.* 2004;24(5):374–377.

[20] **Guyot L, Richard O, Layoun W, et al**. Long-term radiological findings following reconstruction of the condyle with fibular free flaps. *J Craniomaxillofac Surg.* 2004 Apr;32(2):98–102.

[21] **Head C, Alam D, Sercarz JA, et al**. Microvascular flap reconstruction of the mandible: a comparison of bone grafts and bridging plates for restoration of mandibular continuity. *Otolaryngol Head Neck Surg.* 2003 Jul;129(1):48–54.

[22] **Hidalgo DA, Pusic AL**. Free-flap mandibular reconstruction: a 10-year follow-up study. *Plast Reconstr Surg.* 2002 Aug;110(2):438–451.

[23] **Hidalgo DA, Disa JJ, Cordeiro PG, et al**. A review of 716 consecutive free flaps for oncologic surgical defects: refinement in donor-site selection and technique. *Plast Reconstr Surg.* 1998 Sep;102(3):722–734.

[24] **Hidalgo DA**. Fibula free flap: a new method of mandible reconstruction. *Plast Reconstr Surg.* 1989 Jul;84(1):71–79.

[25] **Hidalgo DA**. Condyle transplantation in free flap mandible reconstruction. *Plast Reconstr Surg.* 1994 Apr;93(4):770–783.

[26] **Hidalgo DA, Rekow A**. A review of 60 consecutive fibula free flap mandible reconstructions. *Plast Reconstr Surg.* 1995 Sep;96(3):585–602.

[27] **Jewer DD, Boyd JB, Manktelow, RT, et al**. Orofacial and mandibular reconstruction with the iliac crest free flap: a review of 60 cases and a new method of classification. *Plast Reconstr Surg.* 1989,84:391–403; discussion 404–405.

[28] **Jones NF, Vogelin E, Markowitz BL, et al**. Reconstruction of composite through-and through mandibular defects with a double-skin paddle fibular osteocutaneous flap. *Plast Reconstr Surg.* 2003

Sep;112(3):758–765.

[29] **Kildal M, Wei FC, Chang YM, et al**. Mandibular reconstruction with fibula osteoseptocutaneous free flap and osseointegrated dental implants. *Clin Plast Surg*. 2001 Apr;28(2):403–410.

[30] **King TW, Gallas MT, Robb GL, et al**. Aesthetic and functional outcomes using osseous or soft-tissue free flaps. *J Reconstr Microsurg*. 2002 Jul;18(5):365–371.

[31] **Kroll SS, Robb GL, Miller MJ, et al**. Reconstruction of posterior mandibular defects with soft tissue using the rectus abdominis free flap. *Br J Plast Surg*. 1998 Oct;51(7):503–507.

[32] **Kuzon WM, Jejurikar S, Wilkins EG, et al**. Double free-flap reconstruction on massive defects involving the lip, chin and mandible. *Microsurgery*. 1998;18:372–378.

[33] **Lethaus B, Poort L, Bockmann R, et al**. Additive manufacturing for microvascular reconstruction of the mandible in 20 patients. *J Craniomaxillofac Surg*. 2012;40:43–46.

[34] **Levine J, Patel A, Saadeh P, et al**. Computer-aided design and manufacturing in craniomaxillofacial surgery: the new state of the art. *J Craniofac Surg*. 2012;23:288–293.

[35] **Lovie MJ, Duncan GM, Glasson DW**. The ulnar artery forearm free flap. *Br J Surg*. 1984;37:486–492.

[36] **Mehta RP, Deschler DG**. Mandibular reconstruction in 2004: an analysis of different techniques. *Curr Opin Otolaryngol Head Neck Surg*. 2004 Aug;12(4):288–293.

[37] **Nahabedian MY, Tufaro A, Manson PN**. Improved mandible function after hemimandibulectomy, condylar head preservation, and vascularized fibular reconstruction. *Ann Plast Surg*. 2001 May;46(5):506–510.

[38] **Ozdemir R, Ortak T, Kocer U, et al**. Total lower lip reconstruction using sensate composite radial forearm flap. *J Craniofac Surg*. 2003 May;14(3):393–405.

[39] **Patel A, Maisel R**. Condylar prostheses in head and neck cancer reconstruction. *Arch Otolaryngol Head Neck Surg*. 2001 Jul;127(7):842–846.

[40] **Perrott DH, Umeda H, Kaban LB**. Costochondral graft construction/reconstruction of the ramus/condyle unit: long-term follow-up. *Int J Oral Maxillofac Surg*. 1994 Dec;23(6 Pt 1):321–328.

[41] **Poli T, Ferrari S, Bianchi B, et al**. Primary oromandibular reconstruction using free flaps and thorp plates in cancer patients: a 5-year experience. *Head Neck*. 2003 Jan;25(1):15–23.

[42] **Roser S, Ramachandra S, Blair H, et al**. The accuracy of virtual surgical planning in free fibula mandibular reconstruction: comparison of planned and final results. *J Oral Maxillofac Surg*. 2010;68:2824–2832.

[43] **Schmelzeisen R, Neukam FW**. Microvascular reconstruction of the condyle and the ascending ramus. In: Greenberg A, Prein J, eds. *Craniomaxillofacial Reconstructive and Corrective Bone Surgery*. New York: Springer; 2002:462–477.

[44] **Schultz BD, Sosin M, Nam A, et al**. Classification of mandible defects and algorithm for microvascular reconstruction. *Plast Reconstr Surg*. 2015;135(4):743e–754e.

[45] **Schusterman MA, Reece GP, Kroll SS, et al**. Use of the AO plate for immediate mandibular reconstruction in cancer patients. *Plast Reconstr Surg*. 1991 Oct;88(4):588–593.

[46] **Shpitzer T, Neligan PC, Gullane PJ, et al**. Oromandibular reconstruction with the fibular free flap. Analysis of 50 consecutive flaps. *Arch Otolaryngol Head Neck Surg*. 1997 Sep;123(9):939–944.

[47] **Shpitzer T, Neligan PC, Gullane PJ, et al**. The free iliac crest and fibula flaps in vascularized oromandibular reconstruction: comparison and long-term evaluation. *Head Neck*. 1999 Oct;21(7):639–647.

[48] **Shpitzer T, Gullane PJ, Neligan PC, et al**. The free vascularized flap and the flap plate options: comparative results of reconstruction of lateral mandibular defects. *Laryngoscope*. 2000 Dec;110(12):2056–2060.

[49] **Suh JD, Sercarz JA, Abemayor E, et al**. Analysis of outcome and complications in 400 cases of microvascular head and neck reconstructions. *Arch Otolaryngol Head Neck Surg*. 2004;130:962–966.

[50] **Takushima A, Harii K, Asato H, et al**. Mandibular reconstruction using microvascular free flaps: a statistical analysis of 178 cases. *Plast Reconstr Surg*. 2001 Nov;108(6):1555–1563.

[51] **Thoma A, Khadaroo R, Grigenas O, et al**. Oromandibular reconstruction with the radial-forearm osteocutaneous flap: experience with 60 consecutive cases. *Plast Reconstr Surg*. 1999 Aug;104(2):368–380.

[52] **Ung F, Rocco JW, Deschler DG**. Temporary intraoperative external fixation in mandibular reconstruction. *Laryngoscope*. 2002 Sep;112(9):1569–1573.

[53] **Urken ML, Buchbinder D, Costantino PD, et al**. Oromandibular reconstruction using microvascular composite flaps: report of 210 cases. *Arch Otolaryngol Head Neck Surg*. 1998 Jan;124(1):46–55.

[54] **Urken ML, Bridger AG, Zur KB, et al**. The scapular osteofasciocutaneous flap: a 12-year experience. *Arch Otolaryngol Head Neck Surg*. 2001 Jul;127(7):862–869.

[55] **Urken ML, Weinberg H, Vickery C, et al**. Oromandibular reconstruction using microvascular composite free flaps. *Arch Otolaryngol Head Neck Surg*. 1991;117:733–744.

[56] **Villaret DB, Futran NA**. The indications and outcomes in the use of osteocutaneous radial forearm free flap. *Head Neck*. 2003 Jun;25(6):475–481.

[57] **Wei FC, Demirkan F, Chen HC, et al**. Double free flaps in reconstruction of extensive composite mandibular defects in head and neck cancer. *Plast Reconstr Surg*. 1999 Jan;103(1):39–47.

[58] **Wei FC, Celik N, Yang WG, et al**. Complications after reconstruction by plate and soft-tissue free flap in composite mandibular defects and secondary salvage reconstruction with osteocutaneous flap. *Plast Reconstr Surg*. 2003 Jul;112(1):37–42.

[59] **Zenn MR, Hidalgo DA, Cordeiro PG, et al**. Current role of the radial forearm free flap in mandibular reconstruction. *Plast Reconstr Surg*. 1997 Apr;99(4):1012–1017.

[60] **Zhang C, Zhang Z**. Reconstruction of mandible with fibular flap and dental implant distractor: a new approach. *Chinese Med J*. 2002;115(12):1877–1880.

[61] **Zheng G, Su Y, Liao G, et al**. Mandible reconstruction assisted by preoperative virtual surgical simulation. *Oral Surg Oral Med Oral Pathol Oral Radiol*. 2012;113:604–611.

第七章　预构皮瓣重建
Reconstruction with prefabricated flaps

Dennis Rohner, Raquel Guijarro-Martínez, Peter Bucher, Beat Hammer

第一节　引言

肿瘤切除、创伤或萎缩后的中、大型颅颌面缺损的重建是一项复杂的任务，需要硬、软组织的置换及正常功能和美学的重建。所有的尺寸和不同阶段的复合颅颌面重建都需要精确和优秀的多学科协调，以达到最佳的解剖和功能结果。

理想的移植组织的选择取决于患者缺损的情况对软、硬组织的具体要求，包括保留的颌骨组织上的牙齿的状况，以及潜在供体部位的情况。对于较小的（<4~6 cm）骨缺损，如果周围软组织血管通畅且创口封闭得当，可以采用非血管化的骨移植重建。较大或复合缺损最佳的修复方式是复合血管皮瓣重建。在复合缺损的情况下，由于存在严重的骨量不足，腓骨、肩胛骨和髂骨是目前首选的供骨部位。如果需要植入种植体和支抗，腓骨和髂骨则是最适宜的选择。由于腓骨瓣易于制取且功能多样，使得它成为许多外科医师的首选。

第二节　腓骨瓣移植相关的注意事项

一、原发性皮岛不足

在口腔内，腓骨肌皮瓣的皮岛往往过厚，与种植体联合使用时，容易引起种植体周围炎。因此，皮瓣塑性与减少体积、前庭沟成形术及进一步的软组织移植手术是有必要的，然后才能进行适当的植入性修复体安装。这使得最终修复平均推迟6个月，而患者在此期间会遭受功能上及美学上的影响。

二、骨管高度不足

从解剖学上说，虽然腓骨的长度通常足以重建颅颌面大部分缺损，但骨管的高度被限制在约14 mm。为了达到足够的高度来重建被切除的下颌骨，可以使用双层骨管腓骨皮瓣。

三、多骨段截骨的困难

确定供骨的外形和截骨骨段的数量，以使重建体具有合适的外形，这通常是一个要求很高且耗时的步骤。与其他皮瓣相比，这也是一个常见的缺点。在理想情况下，手术计划应包括供体截骨骨段的数量、形状和位置的详细设计。

四、重建过程的准确性

最优化的重建手术的关键是精心规划的联合手术和修复体重建阶段。计划不够精确、外科切除团队和修复重建团队之间缺乏沟通，或是在术中进行没有任何导板或手术引导下调整游离皮瓣和钛板位置以适应三维缺损，都是在传统技术中可能导致重建不理想的原因。然而，CAD/CAM技术的加入使得由颅颌面专业设计师、修复医师和外科医师组成的多学科团队能够改进手术和修复策略。新技术使得手术和修复阶段可以得到精心的规划，并确保术前设计能够有效地复制到手术中。这在复杂的重建中变得更为重要，特别是在预制技术用于修复上颌和下颌的缺损的情况下。

第三节 种植体在颌面重建中的应用

种植体植入移植骨并进行修复后，患者的生活质量通常可以得到改善。一般来说，种植体是在移植骨愈合期及放射治疗完成后植入。如果进行重建时没有对修复计划进行跨学科的讨论，那么移植骨可能只能用来修补骨缺损，而不能用于功能性种植体支持下的修复治疗。为了保证充分的功能性种植位点和口腔修复后的恢复，治疗前的跨学科讨论和纳入口腔修复概念的术前规划是有必要的。

预制的概念（逆向规划）

使用预制皮瓣进行颅颌面重建相较于传统的治疗流程有一个巨大的理念上的改变——出发点是理想的终末咬合且兼顾功能与美学。基于为患者定制这一目标，设计并"预制"了整个步骤化的流程（Rohner 等，2013）。这个工作流程被称为"逆向规划"。逆向规划确保了种植体的准确植入和皮瓣的准确定位。

预制皮瓣重建修复包括两个技术步骤和两个手术步骤。第一阶段的手术是"皮瓣预制"。选定的供体部位通常是腓骨。植入种植体，并在其周围植上一层中厚皮瓣以获得薄而稳定的上皮软组织层。这种薄的上皮层对于种植体的成功结合和长期稳定的种植体周围环境至关重要。第二阶段的手术放在6~8周的恢复期后以确保种植体的骨结合、稳定的血管再生和上皮细胞层的结合。手术按步骤获取皮瓣，根据手术引导和导板截骨，使用预备的修复体对皮瓣进行调整，将皮瓣-修复体复合体移植到缺损处。患者将在6~10周内恢复完整的功能及美学外观。

第四节 患者的选择

分阶段预制-重建意味着要仔细选择病例。必须考虑两个方面的因素（缺损相关因素和患者相关因素）。

一、与缺损相关的因素

（一）缺损的病因

对于需要重建修复的缺损产生的病因，头颈肿瘤患者与其他病因的患者之间有必要进行重要区分。

- 非癌症患者：一般而言，预制技术适用于已有上颌骨或下颌骨缺损、严重萎缩、良性骨肿瘤、放射性骨坏死或慢性骨髓炎的患者；换言之，患者具备允许分阶段治疗的条件。
- 癌症患者：预制技术通常不推荐用于头颈部恶性肿瘤患者。迫切需要进行原发肿瘤切除及治疗性或预防性颈部清扫的患者，不允许进行分阶段治疗。然而，原发肿瘤手术后有治疗意愿（伴或不伴辅助治疗）的二次重建，如果患者无疾病，则是极好的预制皮瓣治疗的备选人。在上颌恶性肿瘤时，可以在初次切除和重建之间用封闭器暂时关闭缺损。

（二）缺损的尺寸

与微血管游离皮瓣移植一样，需要重建的颅颌面缺损的具体尺寸是规划理想重建修复的关键。缺损的尺寸必须至少大于2 cm，因为小于这个尺寸的小微血管骨瓣的血管化是难以预测的。只要周围软组织有足够的数量和质量（即血管化良好），或者说通过局部的、旋转的或游离的微血管皮瓣能够将足够的软组织转移到缺损处，则可以用游离骨移植治疗骨缺损。对于较大跨度的、复合性的骨和软组织缺损，微血管骨和软组织移植则是目前最为先进的方法。

二、受区血管

对于曾接受过颈部清扫治疗的患者，必须使用适当的成像技术对受体部位残留血管的状态进行专门评估。潜在皮瓣蒂的长度必须足够长，以连接受体血管，最好不需要中间血管移植。

三、患者特异性的因素

- 年龄：一般来说，年龄本身不应被认为是微血管重建的绝对禁忌证。相反，患者的特定健康状况和基础疾病反而是选择重建计划的决定因素。
- 血管异常和其他共存疾病：伴有供体血管完全或不完全闭塞的外周血管疾病被认为是微血管皮瓣移植的禁忌证。对于腓骨瓣，应特别评估腓血管的状态（如血管造影术、数字减影血管造影术、钆磁共振血管造影），特别是在脚部血管搏动异常或有显著腿部创伤或手术史的情况下。胫前动脉发育不全（足部血液供应主要来自腓动脉穿支）的患者也不能选用腓骨皮瓣。

其他医学禁忌证包括任何阻碍延长手术时长或可能导致无法医学控制的高凝状态的潜在疾病。相对禁忌证包括任何对患者凝血或愈合能力有潜在影响的疾病（如严重肥胖、结缔组织疾病、静脉功能不全和无法控制的糖尿病）。

第五节　技术流程

最初的预制技术是使用光固化模型结合口腔科铸造模型演示的。本文将以一个使用预制腓骨瓣进行上颌重建病例，详细说明逆向规划工作流程的每一步。

一、技术阶段一：口腔修复与手术规划

修复规划的起点是理想的终末咬合。对于牙列缺损的患者，理想的结果是种植支持的固定局部义齿。因此，其规划的起点是确保未来修复的牙列与对合的剩余牙列适当接触。如果有足够的种植体，牙列缺损的患者可以使用固定义齿，或者使用种植体支持或种植体辅助覆盖义齿。

使用试戴修复体进行印模。模型被制造并转移到一个半可调𬌗架上。将模型研究与临床情况进行比较，并记录语音和美学参数。根据这些，并遵照残余齿列的相对位置确立修复体的理想位置。基于此，使用树脂复制试验修复体，并预先置入不透射线的标记。

随后，在快速成形技术的帮助下，制作了供体腓骨和颅骨的三维聚酰胺光固化模型。为此，获得下肢和颅骨的高分辨率计算机断层扫描（CT）。随后，患者佩戴上试戴修复体并在咬合状态下进行CT扫描，然后对修复体进行单独扫描。对于有部分牙列的患者，制作一层薄薄的可透过射线的夹板，以略微增加患者的垂直咬合高度，从而获得牙齿轮廓的清晰记录。这使得修复体的扫描部分精确地叠加在由不可透过射线的标记所产生的缺陷内。

将计划修复的缺损展现到颅骨模型上。然后，所需的咬合关系被转移到颅骨模型上。对于牙列缺损的患者，高度推荐参照咬合关键（第一磨牙关系），这有利于在手术最后一步定位移植物（图2-7-1）。尽可能去除试戴修复体的基底部分，以留下足够的空间来利用腓骨重建新的牙槽嵴。根据理想的咬合，标记出理想的种植体数量和腓骨截骨的位置。

在供体腓骨的三维模型中，腓骨血管的轮廓用一根红线表示。腓骨背面的铅笔标记贯穿了整个骨体。随后用球钻将这些标记雕刻成形。制作石膏模型以标记腓骨的位置。之前腓骨上的雕刻痕迹也被蚀刻到石膏模型上，以使得腓骨在石膏模型上保持完全相同的位置。在骨背面绘制额外的墨水标记，并将其延伸到石膏模型上（图2-7-2）。两种标记系统被用作双重验证。

随后，外科医师设计腓骨截骨的数量和形状，以及它们与缺损和腓骨血管的关系（图2-7-3）。

用硅橡胶印模材料复制出整个重建复合体的印模后，将咬合夹板连同修复体和计划中的牙列承载骨段从颅骨中移除。复制一个腓骨–牙列结构，这个由夹板、所需牙列和承载牙列的腓骨段

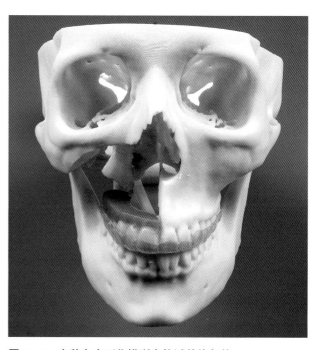

图2-7-1　安装在光固化模型上的试戴修复体。

图 2-7-2　制作石膏模型以标记腓骨的位置。之前的雕刻痕迹被蚀刻到石膏模型上，以使腓骨在石膏模型上保持完全相同的位置。在骨背面绘制额外的墨水标记，并延伸到石膏模型上。两种标记系统被用作双重验证。

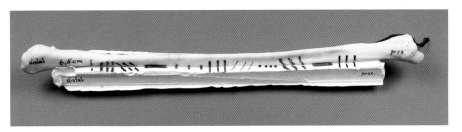

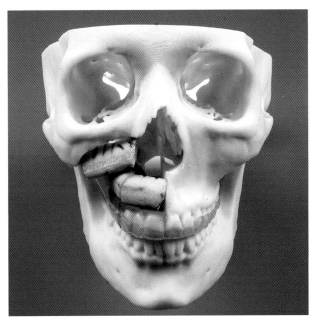

图 2-7-3　计划用三节腓骨进行移植重建。

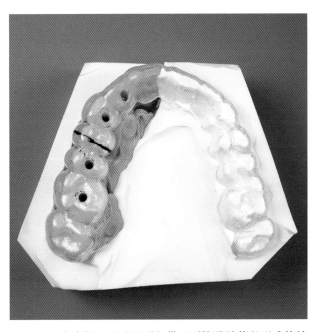

图 2-7-4　由夹板、所需牙列和带牙列的腓骨节段形成的结构被安装在石膏模型上。腓骨节段在硅橡胶的辅助下保持在原始位置上。

组成的结构被安装在石膏模型上（图 2-7-4）。这个石膏模型代表剩余的牙列与立体光刻的腓骨段模型，将被用于恢复牙槽嵴。在咬合板上进行钻孔标记后，预先设计的种植体的位置也被转移到了腓骨（图 2-7-5）。由于有骨和石膏铸型上的标记，承载牙列的腓骨段可以很简单地重新安装在腓骨石膏壳上（图 2-7-6）。然后，技术人员制作一个手术导板来引导第一个手术过程中种植体的植入（确定种植体的位置和角度）和第二步手术中截骨的具体方案（确定腓骨截骨的数量、位置和角度）（图 2-7-7）（Rohner 等，2013）。

二、第一阶段手术：皮瓣预制

选定的供体腓骨外侧面通过标准入路显露。尤其要注意保存骨膜。在技术阶段一制作的手术导板被准确地安装在腓骨上，并借助微型螺钉固定（图

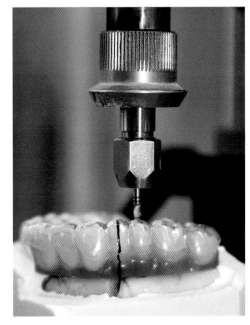

图 2-7-5　按照钻孔标记将预先计划的种植体位置转移到腓骨段上。

2-7-8)。根据导板的钻孔指导预备种植位点。移除导板后，植入计划的种植体。连接无菌取模托盘，并使用硅橡胶取印模。在这个过程中，骨头和植入物被一个无菌的橡皮障保护着。随后，将聚合印模、印模帽和橡皮障移除，用愈合螺丝将种植体密封。

随后，例如，从前大腿处采集0.5 mm厚的中厚皮瓣进行移植。皮瓣贴合在包含种植体的腓骨节段，将种植体从皮瓣上预备的孔洞中暴露出来（图2-7-9）。使用可吸收的4/0聚乳酸缝合线将植皮固定到位，整个腓骨段被拉伸后的聚四氟乙烯膜覆盖（图2-7-10），使用微型螺钉固定该膜。

三、技术阶段二：修复体的制作

种植体模拟装置连接到印模上，并制作一个主铸型（图2-7-11）。使用种植体将之前制作的手术导板固定到铸型上。随后，用石膏模拟腓骨沿着导板的垂直护板进行"截骨"。然后将"骨段"弯折到计划的位置，以复制上颌骨的外形。由此得到了石膏母模。然后将预先准备好的修复体连接到种植体模拟装置上（图2-7-12），制作固定局部义齿（图2-7-13）。这种新的修复体被安装在腓骨模型上，然后在咬合关系合适的情况下，腓骨-修复体复合体可以被转移到颅骨的光固化模型的缺损上。

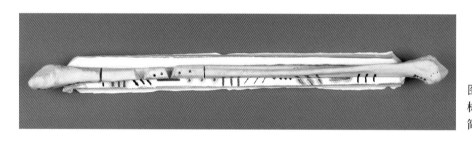

图2-7-6 因为骨头和模型上带有标记，带牙列的腓骨节段可以很简单地重新安装在腓骨石膏壳上。

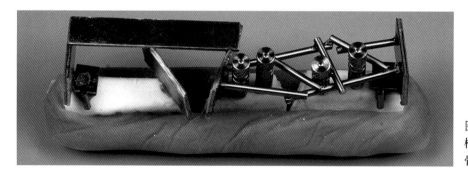

图2-7-7 制作手术导板以引导种植体植入（第一阶段手术）和截骨具体方案（第二阶段手术）。

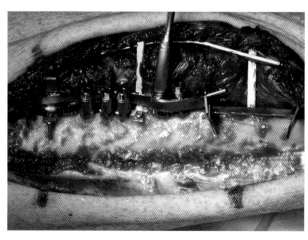

图2-7-8 手术导板安装在计划的腓骨区域并用4枚微型螺钉固定。

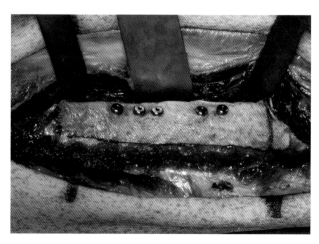

图2-7-9 中厚皮瓣被放置在包含种植体的腓骨外侧。通过用橡皮障钳对皮瓣进行穿孔，以充分暴露愈合帽。

然后，外科医师就可以规划整个移植骨段的固定方式，并预弯钛板（图2-7-14）。

四、第二阶段手术：最终重建

皮瓣预制后6~8周再次暴露腓骨。移除屏障膜后，可见在种植体周围和腓骨外侧（即未来的牙槽嵴）新形成的上皮内衬。取下固定在植入物上的愈合螺钉，在腓骨远端和近端截骨。在远端夹持和释放血管后，从远端到近端剥离移植物。在近端血管松解之前，将手术导板重新放置在种植体上（图2-7-15），并根据垂直护板的指示将腓骨截骨（Rohner等，2013）。通过将临时修复体安装到骨上，可以根据预先规划的外形实现骨段的正确安置

（图2-7-16）。然后在近端夹住血管，修复体－腓骨－肌肉－血管结构被转移到受体部位，并根据对牙列指示的咬合进行定位（图2-7-17）。上、下颌骨间固定可在此时稳定支架的位置，而预弯钛板则用于将支架固定到邻近骨。然后进行微血管吻合。

重建手术6个月后，制作并安装钛支架支持的丙烯酸假体，不再需要进一步的修复前软组织手术。

第六节　关于上颌缺损的补充说明

当计划在较大的上颌骨缺损中使用预制修复方法时，必须对颚部和牙槽嵴进行重要的区分。虽然缺损的牙槽嵴外形必须用腓骨重建以保证对种植体

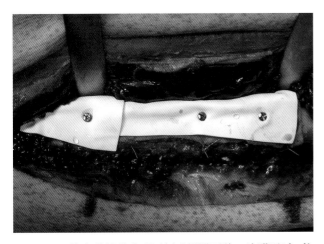

图2-7-10　整个腓骨段由聚四氟乙烯膜覆盖，该膜通过3枚螺钉固定。

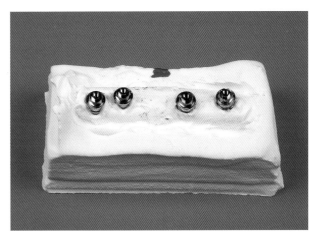

图2-7-11　使用第一阶段手术时的印模制作的石膏模型。已移除印模顶盖。在这种情况下，印记是在多单元级别上进行的。

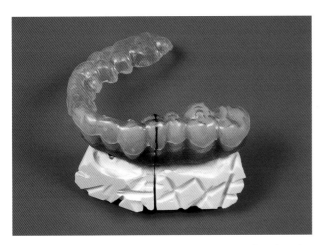

图2-7-12　石膏模型根据外科医师决定的平面被分为两段。将这两个部分重新定位到咬合夹板中。

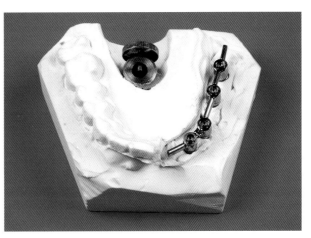

图2-7-13　使用微型平行度计，使用激光焊接技术将钢筋结构的各个部分放置并固定在钢筋基台之间。

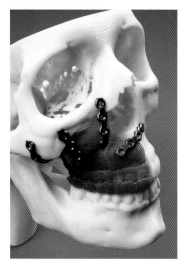

图2-7-14 颅骨模型上的钛板定位和预弯。

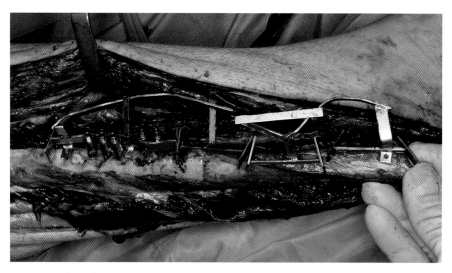

图2-7-15 在近端血管释放前将手术导板重新定位在腓骨上。

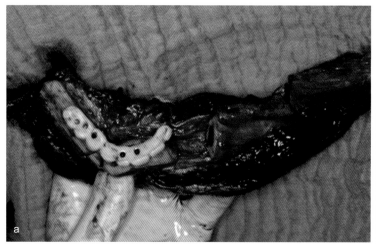

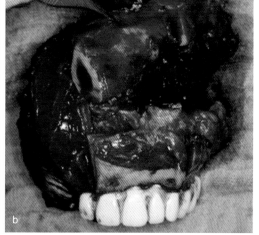

图2-7-16 a.通过将修复体安装到骨骼上来确认新的牙槽嵴,同时仍保持移植血管分布。b.近端血管松解后,将结构弯曲至最终的形状并转移到缺损处,根据对颌牙列的咬合情况将其放置在缺损处。

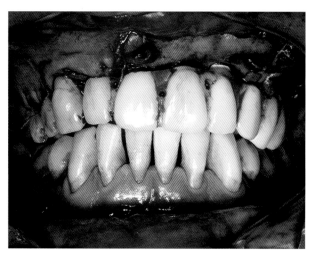

图2-7-17 根据所需的终末咬合定位皮瓣。

足够的支持,硬腭的骨性重建却是不必要的。后者,连同软腭,可以使用附着在腓骨瓣上适当的肌袖进行有效恢复。当颞肌瓣用于关闭口腔上颌窦瘘和口鼻瘘时,肌袖最初会形成肉芽增生,随后发生上皮化生。

上颌骨缺损的重建通常需要一根很长的血管蒂沿着下颌骨的升支向颈部延伸。在极少数情况下,血管蒂可能发生钙化。血管的钙化过程很可能是由于血管周围的骨传导和(或)骨诱导细胞的存在。这些细胞在带蒂血管内的顺行血流的支持下"跟随"蒂的进程。血管蒂的骨化可能导致下颌骨的活动范围日益受限,这可能需要手术剥离和清除钙化组织。因此，如果可能，使用颞血管作为受体血管是有利的。

第七节　作者统计的手术成功率和并发症发生率

从1999年12月到2019年1月，共有71个皮瓣按照以上所展示的预制概念进行移植。我们将过去20年的经验总结如表2-7-1。

因此，我们可以得出以下结论。

- 腓骨皮瓣是我们作为预制皮瓣重建颌面部复杂缺损的金标准。95.8%的病例使用了这种皮瓣。
- 皮瓣成活率为90.2%（排除皮瓣全部和节段性失效）。种植体成活率为87.7%。
- 5.6%的病例发生节段性皮瓣失活。可能的相关因素是：2个病例中皮瓣跨过分割的骨段，1个病例发生了血管破裂，还有1个病例本身合并糖尿病。
- 4.2%的病例发生了全部皮瓣失活，其中1例是由于动脉血栓形成，2例是由于血管痉挛。这些完全失败需要进行另一种带微血管蒂的皮瓣修复或选用其他重建的方法。
- 3例上颌重建术中出现血管蒂钙化。这些导致下颌活动受限，并通过手术从钙化组织中释放

表2-7-1　作者统计的手术成功率和并发症发生率

重建区域		上颌骨缺损	下颌骨缺损	合计	
				总数	占比（%）
使用的微血管皮瓣	腓骨	33	35	68	95.8
	髂骨	1	1	2	2.8
	肩胛骨	0	1	1	1.4
皮瓣失活	节段性	2	2	4	5.6
	整体	2	1	3	4.2
血管蒂钙化		3	0	3	4.2
种植体数目		137	131	277	－
种植失败	早期	10	5	15	5.4
	后期	11	8	19	6.9

血管来管理。

第八节　预制的优点

与传统的微血管骨瓣重建颌面部相比，预制修复具有以下优点。

- 术前规划的出发点总是修复牙列的理想位置，即与对𬌯的健康牙列或骨有足够的咬合关系（逆向规划）。这确保了皮瓣的最佳位置——满足功能和修复需要的种植体植入位置。
- 未来的牙龈（上皮层）是预制的，包含在皮瓣中。这种黏膜衬里适宜在稳定的长期种植体周围条件下成功植入，并避免患者在修复前进行二次多阶段的软组织手术。
- 减少了手术室时间、缺血时间和皮瓣创伤处理时间。这是由几个因素造成的。首先，对截骨的位置和设计进行规划，并将其转移到手术指南中，以帮助外科医师进行术中操作。其次，根据光固化模型模拟预弯钛板，进一步方便和加快准确的移植骨的固定。再次，可以使用三维模型预测是否需要额外的硬组织或软组织，并且提前规划方案。特别是，不需要术中临时做决定。

第九节　虚拟规划

目前，所描述的工作流程包括固体模型的制造，并依赖于与口腔科实验室和口腔科技术人员的密切合作。

将CAD/CAM技术和快速成形技术结合到复杂颅颌面重建领域，可以全面评估缺损的三维复杂性，帮助设计准确的解剖重建计划，并实现最佳的口腔修复。虚拟规划在口腔种植手术中得到广泛应用，在口腔重建手术中也越来越普遍。市场上有一些软件可以在颅颌面重建中进行虚拟规划，包括骨瓣截骨、钻孔和切割导向的制造，甚至创建患者定制的种植体。另一方面，虚拟规划工具是可用的口腔科种植使用钻孔指南。正在开发商业可用的产品来处理这个问题（见第五篇第三章）。

（张雷 译，王旭东 校）

参考文献

[1] **Bähr W, Stoll P, Wächter R**. Use of the "double barrel" free vascularized fibula in mandibular reconstruction. *J Oral Maxillofac Surg.* 1998 Jan;56(1):38–44.

[2] **Beumer J, Marunick MT, Garrett N, et al**. Rehabilitation of maxillary defects. In: Beumer J, Marunick MT, Esposito SJ, eds. *Maxillofacial Rehabilitation: Prosthodontic and Surgical Management of Cancer-Related, Acquired, and Congenital Defects of the Head and Neck.* 3rd ed. Illinois: Quintessence; 2011:155–212.

[3] **Chang YM, Santamaria E, Wei FC, et al**. Primary insertion of osseointegrated dental implants into fibula osteoseptocutaneous free flap for mandible reconstruction. *Plast Reconstr Surg.* 1998 Sep;102(3):680–688.

[4] **Chang YM, Chan CP, Shen YF, et al**. Soft tissue management using palatal mucosa around endosteal implants in vascularized composite grafts in the mandible. *Int J Oral Maxillofac Surg.* 1999 Oct;28(5):341–343.

[5] **Chiapasco M, Biglioli F, Autelitano L, et al**. Clinical outcome of dental implants placed in fibula-free flaps used for the reconstruction of maxillo-mandibular defects following ablation for tumors or osteoradionecrosis. *Clin Oral Implants Res.* 2006 Apr;17(2):220–228.

[6] **Chiapasco M, Brusati R, Galioto S**. Distraction osteogenesis of a fibular revascularized flap for improvement of oral implant positioning in a tumor patient: a case report. *J Oral Maxillofac Surg.* 2000 Dec;58(12):1434–1440.

[7] **Cordeiro PG, Disa JJ, Hidalgo DA, et al**. Reconstruction of the mandible with osseous free flaps: a 10-year experience with 150 consecutive patients. *Plast Reconstr Surg.* 1999 Oct;104(5):1314–1320.

[8] **David DJ, Tan E, Katsaros J, et al**. Mandibular reconstruction with vascularized iliac crest: a 10-year experience. *Plast Reconstr Surg.* 1988 Nov;82(5):792–803.

[9] **Eckardt A, Swennen GR**. Virtual planning of composite mandibular reconstruction with free fibula bone graft. *J Craniofac Surg.* 2005 Nov;16(6):1137–1140.

[10] **Forrest C, Boyd B, Manktelow R, et al**. The free vascularised iliac crest tissue transfer: donor site complications associated with eighty-two cases. *Br J Plast Surg.* 1992 Feb-Mar;45(2):89–93.

[11] **Hidalgo DA**. Fibula free flap: a new method of mandible reconstruction. *Plast Reconstr Surg.* 1989 Jul;84(1):71–79.

[12] **Hidalgo DA, Rekow A**. A review of 60 consecutive fibula free flap mandible reconstructions. *Plast Reconstr Surg.* 1995 Sep;96(3):585–596; discussion 597–602.

[13] **Hirsch DL, Garfein ES, Christensen AM, et al**. Use of computer-aided design and computer-aided manufacturing to produce orthognathically ideal surgical outcomes: a paradigm shift in head and neck reconstruction. *J Oral Maxillofac Surg.* 2009 Oct;67(10):2115–2122.

[14] **Jaquiéry C, Rohner D, Kunz C, et al**. Reconstruction of maxillary and mandibular defects using prefabricated microvascular fibular grafts and osseointegrated dental implants—a prospective study. *Clin Oral Implants Res.* 2004 Oct;15(5):598–606.

[15] **Nakayama B, Matsuura H, Hasegawa Y, et al**. New reconstruction for total maxillectomy defect with a fibula osteocutaneous free flap. *Br J Plast Surg.* 1994 Jun;47(4):247–249.

[16] **Pogrel MA, Podlesh S, Anthony JP, et al**. A comparison of vascularized and nonvascularized bone grafts for reconstruction of mandibular continuity defects. *J Oral Maxillofac Surg.* 1997 Nov;55(11):1200–1206.

[17] **Reychler H, Iriarte Ortabe J**. Mandibular reconstruction with the free fibula osteocutaneous flap. *Int J Oral Maxillofac Surg.* 1994 Aug;23(4):209–213.

[18] **Rohner D, Jaquiéry C, Kunz C, et al**. Maxillofacial reconstruction with prefabricated osseous free flaps: a 3-year experience with 24 patients. *Plast Reconstr Surg.* 2003 Sep;112(3):748–757.

[19] **Rohner D, Kunz C, Bucher P, et al**. [New possibilities for reconstructing extensive jaw defects with prefabricated microvascular fibula transplants and ITI implants]. *Mund Kiefer Gesichtschir.* 2000 Nov;4(6):365–372. German.

[20] **Rohner D, Bucher P, Kunz C, et al**. Treatment of severe atrophy of the maxilla with the prefabricated free vascularized fibula flap. *Clin Oral Implants Res.* 2002 Feb;13(1):44–52.

[21] **Rohner D, Bucher P, Hammer B**. Prefabricated fibular flaps for reconstruction of defects of the maxillofacial skeleton: planning, technique and long-term experience. *Oral Craniofac Tissue Eng.* 2011;1:11–19.

[22] **Rohner D, Guijarro-Martinez R, Bucher P, et al**. Importance of patient-specific intraoperative guides in complex maxillofacial reconstruction. *J Craniomaxillofac Surg.* 2013;5:382–390.

[23] **Rohner D, Bucher P, Hammer B**. Prefabricated fibular flaps for the reconstruction of defects of the maxillofacial skeleton: planning, technique, and long-term experience. *Int J Oral Maxillofac Implants.* 2013;5:221–229.

[24] **Roser SM, Ramachandra S, Blair H, et al**. The accuracy of virtual surgical planning in free fibula mandibular reconstruction: comparison of planned and final results. *J Oral Maxillofac Surg.* 2010 Nov;68(11): 2824–2832.

[25] **Shpitzer T, Neligan PC, Gullane PJ, et al**. The free iliac crest and fibula flaps in vascularized oromandibular reconstruction: comparison and long-term evaluation. *Head Neck.* 1999 Oct;21(7):639–647.

[26] **Taylor GI, Miller GD, Ham FJ**. The free vascularized bone graft. A clinical extension of microvascular techniques. *Plast Reconstr Surg.* 1975 May;55(5):533–544.

[27] **Thoma A, Archibald S, Payk I, et al**. The free medial scapular osteofasciocutaneous flap for head and neck reconstruction. *Br J Plast Surg.* 1991 Oct;44(7):477–482.

[28] **Vinzenz KG, Holle J, Würinger E, et al**. Prefabrication of combined scapula flaps for microsurgical reconstruction in oromaxillofacial defects: a new method. *J Craniomaxillofac Surg.* 1996 Aug;24(4):214–223.

[29] **Vinzenz KG, Holle J, Würinger E, et al**. Revascularized composite grafts with inserted implants for reconstructing the maxilla—improved flap design and flap prefabrication. *Br J Oral Maxillofac Surg.* 1998 Oct;36(5):346–352.

[30] **Wallace CG, Chang YM, Tsai CY, et al**. Harnessing the potential of the free fibula osteoseptocutaneous flap in mandible reconstruction. *Plast Reconstr Surg.* 2010 Jan;125(1):305–314.

[31] **Warrer K, Buser D, Lang NP, et al**. Plaqueinduced peri-implantitis in the presence or absence of keratinized mucosa. An experimental study in monkeys. *Clin Oral Implants Res.* 1995 Sep;6(3):131–138.

[32] **Yim KK, Wei FC**. Fibula osteoseptocutaneous flap for mandible reconstruction. *Microsurgery.* 1994;15(4): 245–249.

[33] **Yim KK, Wei FC**. Fibula osteoseptocutaneous free flap in maxillary reconstruction. *Microsurgery.* 1994;15(5):353–357.

第三篇

面中部及颅面联合处病灶切除与重建

Ablative and reconstructive surgery of the midface and craniofacial junction

<table>
<tr><td>第一章</td><td>

面中部截骨入路
Approaches and access osteotomies to the midface

Douglas W Klotch, Nicholas J Panetta
</td></tr>
</table>

第一节 引言

涉及面中部的疾病有很多，包括先天性畸形、创伤后继发畸形、良/恶性肿瘤，以及退行性和炎症性病变等。

面中部的解剖结构对于面部的美学和功能极为重要，其中包括眼眶支撑、咀嚼功能、气道维持和面部外观等。治疗发生在面中部的疾病是比较复杂的，此处有重要的结构，如眼眶和前颅底，并有很多在手术中需要保存或进行重建的功能性器官，如上颌牙弓、气道、上颌窦和筛窦等。由于结构复杂性与多样性并存，面中部一直以来都备受外科医师的重视，并致力于不断改进现有的手术方法及开发新的治疗手段。在肿瘤病例中，彻底切除病灶仍然是目前肿瘤学最基本的原则，经验丰富的外科医师依然需要熟练掌握各种技术，包括开放手术和内镜治疗等。通过不断努力，大量的外科手术技术得到

发展，适用于面中部的不同区域手术。这些手术技术的目标是既要保证充足的手术视野，又要在减少美学及功能损害的同时提升重建潜力。

第二节 诊断和影像学检查

全面的病史和体格检查仍然是面中部疾病手术前评估的重点。术前需要彻底检查鼻侧壁、鼻底、鼻中隔，以及鼻咽部和口咽部情况。对鼻、口腔、口咽、上唇、颊和尖牙窝的软、硬组织通过视诊和触诊进行评估。灵活运用内镜进行手术前鼻腔、鼻咽和口咽部检查。仔细全面的颈部区域性淋巴结检查及脑神经功能评价也非常重要。

高分辨率计算机断层扫描（CT）和磁共振成像（MRI）对于确定损伤（或疾病）的程度至关重要（图3-1-1）。

CT成像可以详细分析病变部位骨组织和软组

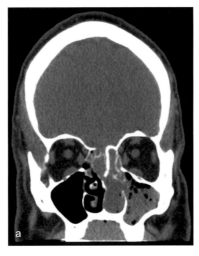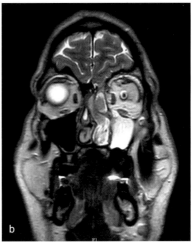

图3-1-1　a.冠状面CT扫描显示右侧筛窦浸润性肿物跨越中线并侵犯颅底。b.冠状位MRI显示肿瘤局限于筛窦和鼻腔，上颌窦内有积液。

织受累情况。MRI可以显示肿瘤周围软组织浸润程度情况，并能更准确地评估肿瘤向颅内扩展程度，还可以区分肿瘤与鼻窦黏膜和积液，以显示疾病的真实浸润情况。这些检查工具不仅提高了术前临床分期的准确性，而且为面中部肿瘤的手术入路选择提供便利。当处理血管病变时，应考虑介入血管造影和（或）CT血管造影，或MRI血管造影。使用PET/CT扫描在评估局部病变方面没有太大价值，但在特定的病例中可能有助于评估疾病的局部转移和远处转移情况。

在肿瘤手术中，常规需要对切除的组织进行活检，用以明确肿瘤的性质及切除的范围。在术前无法对肿瘤进行切取活检时，外科医师需要依靠术中冰冻活检的结果来确定切除范围。

术前除了需告知患方治疗的相关风险和收益外，还要与患者详细讨论所有的治疗方案，对于可能的辅助和（或）替代放射治疗和（或）化学治疗均应包括在术前讨论中。如今，多学科联合治疗已成为标准模式，确保治疗晚期恶性肿瘤获得最佳结果。

第三节　手术入路（含截骨方式）

许多面中部的手术入路已经被描述过，包括经口、经鼻、经面部和冠状入路。根据手术需要，这些方法可以单独使用或联合使用。

一、经口腔（唇龈）入路

对于上颌窦内的良性病变，经口入路手术最为便捷，同时对患者损伤也最小。软组织入路通常结合上颌窦前壁的截骨开窗术。对于良性病变，可在关闭创口时将上颌窦前壁骨块放回原位固定。如果伴有浸润性病变导致前窦壁被侵蚀，可以用钛网替代上颌窦前壁（图3-1-2和图3-1-3）。

口内唇龈入路提供了良好的上颌牙槽肿瘤手术视野（图3-1-4）。

二、面中部脱套式入路

许多涉及上颌骨和面部正中的病变可以通过面中部脱套式手术入路切除。但该术式也存在一些局限性，例如，当疾病向内、向上延伸或环绕眶缘

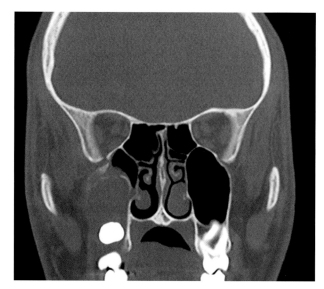
图3-1-2　CT扫描显示牙源性囊肿波及上颌窦前壁和外侧壁。

时，这种入路就不太适用了。这种方法可以很好地暴露面部和鼻的两侧区域，进入翼上颌间隙，并可以通过使用内镜和图像引导来彻底切除涉及该区域的病变（第V对脑神经源性肿瘤或青少年血管纤维瘤）。这种方法还可以进入上颌骨后部的翼上颌连接，因此可以进行保留眼眶下缘的上颌骨切除。联合腭部和上颌前份截骨术（鼻上颌骨和颧上颌骨复合体）及软腭与硬腭分离，可以整体切除上颌骨（图3-1-5）。

三、经腭部入路

经腭部入路通常较少单独使用。对于累及前颌骨、牙槽骨和前鼻底的肿瘤，它们可与牙槽突切除术相结合。根据肿瘤的位置，还可与鼻中隔或上颌骨截骨术相结合。肿瘤的大小和位置最终决定了切除的程度和范围。

经腭部入路的垂体手术也有相关报道，但大多被经鼻显微镜和经鼻内镜治疗所取代。同样，经腭入路可提供进入鼻咽和颈椎前路高位融合部的手术通路。一般来说，分离软腭并（暂时）切除硬腭后份，比单纯将软、硬腭分开，然后再沿中线切开软腭有更多的限制。必须注意维持软腭后部的血液供应。不建议在中线外侧进行广泛的烧灼处理，用固定缝线小心牵拉腭部组织比使用牵开器更为有效。这种方法临床上用得较少，最好由经验丰富的颅颌

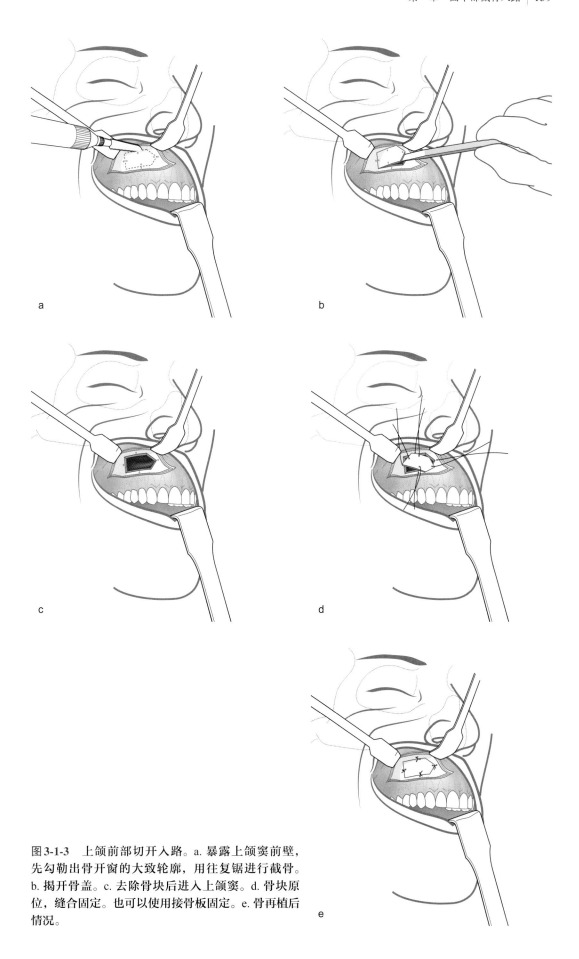

图3-1-3　上颌前部切开入路。a. 暴露上颌窦前壁，先勾勒出骨开窗的大致轮廓，用往复锯进行截骨。b. 揭开骨盖。c. 去除骨块后进入上颌窦。d. 骨块原位，缝合固定。也可以使用接骨板固定。e. 骨再植后情况。

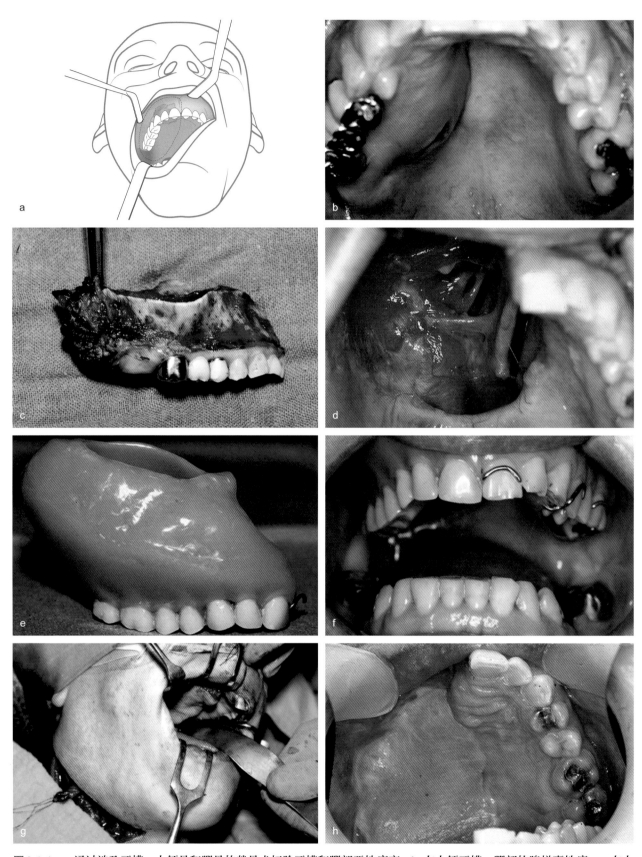

图3-1-4　a. 通过涉及牙槽、上颌骨和腭骨的截骨术切除牙槽和腭部恶性病变。b. 右上颌牙槽、腭部的腺样囊性癌。c. 右上颌牙槽、腭部的切除标本。d. 上颌牙槽、腭部创面愈合后的缺损。e. 使用赝复体来支撑脸颊的软组织，并代替缺失的牙槽和上腭。赝复体被设计成中空以减轻其重量。f. 赝复体就位。g. 使用前臂皮瓣进行二期重建。缝合前将皮瓣就位，血管蒂位于颌下区。h. 皮瓣原位愈合（由Prof M Ehrenfeld提供）。

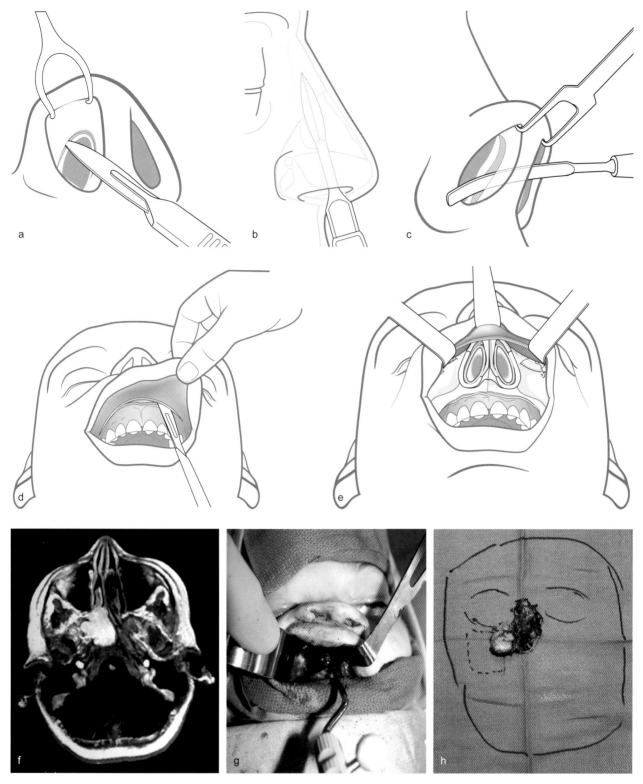

图3-1-5　面中部单或双侧脱套式入路，面部均无切口，是被广泛接受的手术入路并有良好的美容效果。a. 在鼻两侧的上、下外侧软骨之间做鼻内黏膜切口。b. 将黏软骨膜和骨膜从鼻软骨和鼻中隔上剥离。在剥离的过程中应小心谨慎，减少皮肤穿孔的风险。c. 在鼻中隔的尾端和下外侧软骨与鼻小柱之间做完全切开。d. 做口内唇龈沟切口，并与鼻内切口相连。e. "脱套"分离，暴露上颌骨的两侧组织。f. 一例患有鼻咽部及翼上颌间隙青少年血管纤维瘤的患者。g. 面中部脱套入路可以很好地暴露病损区域，与图像引导相结合可确保彻底切除肿瘤组织。h. 通过图像引导辅助的经唇龈入路切除血管纤维瘤的示意图。

面外科医师来操作，以减少术中损伤。大多数病变可以通过其他手术入路切除，尤其是在使用内镜图像引导辅助时。

四、经口入路联合 Le Fort Ⅰ型截骨

Le Fort Ⅰ型截骨术，通常做唇、颊龈切口，上颌骨下部形成向下的骨折，可以提供良好的进入后鼻腔与上咽部的手术通路，尤其适用于可能需要良好入路以控制出血的血管性病变。对于这种手术入路和截骨术，先在上颌骨勾画出截骨线，在上颌骨前方及侧方支柱上预弯制好小型接骨板。然后进行截骨术，并将截骨线下方骨块向下分离，暴露术区，再根据治疗需要切除病损。完成治疗后，如同正颌手术一样，将截骨线下方骨块重新复位，用4

块小型接骨板在上颌骨前方及侧方支柱进行固定（图3-1-6）。

五、经面部入路

鼻侧切开术

经面部入路结合鼻侧切开术是治疗鼻腔内肿瘤的良好入路。这样就可以露出整个鼻腔，上至颅底，下至鼻底，同时3个鼻甲也显露出来。鼻侧切开术仍是治疗累及鼻甲、鼻翼和鼻穹窿黏膜和（或）软骨肿瘤的首选入路（图3-1-7）。

六、Weber手术入路

Weber手术入路被认为是治疗向上延伸累及眶下神经区并进入眼眶的上颌骨肿瘤的手术入路，通过该

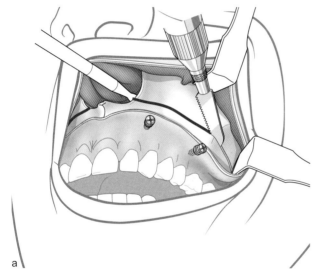

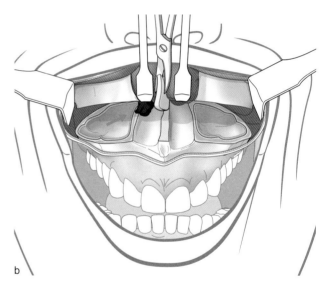

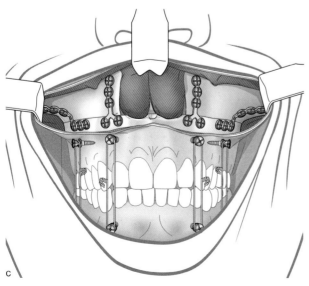

图3-1-6　a. Le Fort Ⅰ型截骨术适用于上颌后部肿瘤。置入颌间牵引钉（上、下颌牵引螺钉）用于术后校准对齐咬合。b. 上颌骨折段下降以提供接近肿瘤（箭头所指处）的良好入路。c. 肿瘤切除、上颌骨下段复位后，沿着下前、后垂直方向的面部支柱利用4块小型接骨板完成固定，并进行上、下颌牵引固定。

入路可进入上颌骨、鼻和眶底的所有区域。切口线穿过唇红缘，沿着上唇正中延伸至鼻底周围（或进入鼻底以获得更好的美容效果），然后沿着鼻面沟（在两个面部美学单元的边缘）向上，然后在眼睑下方3~4 mm处向外侧延伸至外眦。根据肿瘤切除的需要，可继续向外侧或上方延伸切口（图3-1-8a~k）。

七、肿瘤切除后形成的空间入路

除了传统的经面部入路外，有时因肿瘤累及而需要切除部分面部皮肤，这可能提供很好的视野直接显露其下方骨和腔隙，如鼻窦、鼻腔和眼眶。

八、内镜手术

开放式入路给外科医师直观地呈现病患情况，但面中部开放式入路结合截骨术可能导致较大的损伤和并发症。这引起了人们对研发微创内镜、内镜辅助和图像引导等技术进行治疗的浓厚兴趣。

如今，许多面中部病变可以通过鼻内镜手术进行治疗，手术范围也可扩展到颅底、眼眶和额窦。更好的可视化技术，以及更小范围的破坏性暴露，都有利于病灶切除，减少手术损伤和并发症。通过与图像引导系统结合，内镜有了更好的应用效果：可以更准确地评估病变的累及范围，增强了可视化效果，便于术中评估病变是否完全清除（图像引导下）（图3-1-9）。

现代图像引导技术在肿瘤手术治疗方面的应用有着很好的案例，尤其是在青少年血管纤维瘤、内翻性乳头状瘤和神经源性肿瘤的治疗中。在内镜或

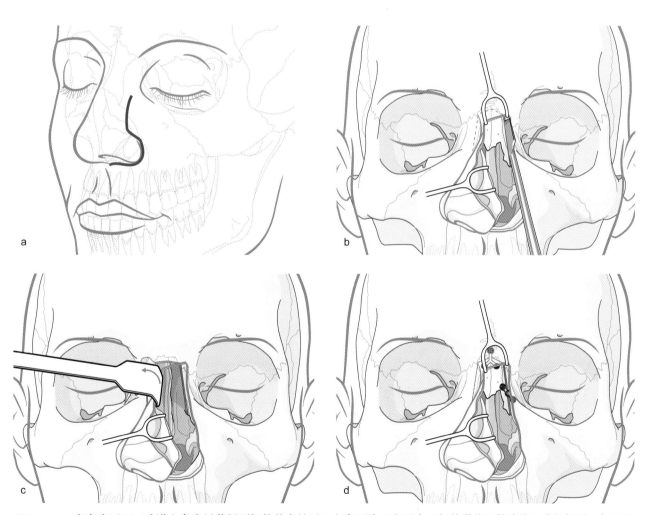

图3-1-7　a. 在鼻底周围（或进入鼻底以获得更好的美容效果）和鼻面沟（在两个面部美学单元的边缘）进行切开。切口深至上颌骨额突骨膜下，鼻骨下方切口延伸至鼻黏膜。b. 鼻骨侧面显露出来。用一个小的骨凿沿鼻上颌缝进行截骨，两条截骨线在鼻额交界水平相连。c. 鼻部软组织和鼻骨被牵拉并翻折至对侧，露出鼻腔。根据切除计划，鼻中隔被切断并从活动的鼻背组织中游离出来，鼻中隔切除通常包含在肿瘤切除之内。d. 复位被抬高的鼻骨并用微型接骨板固定。

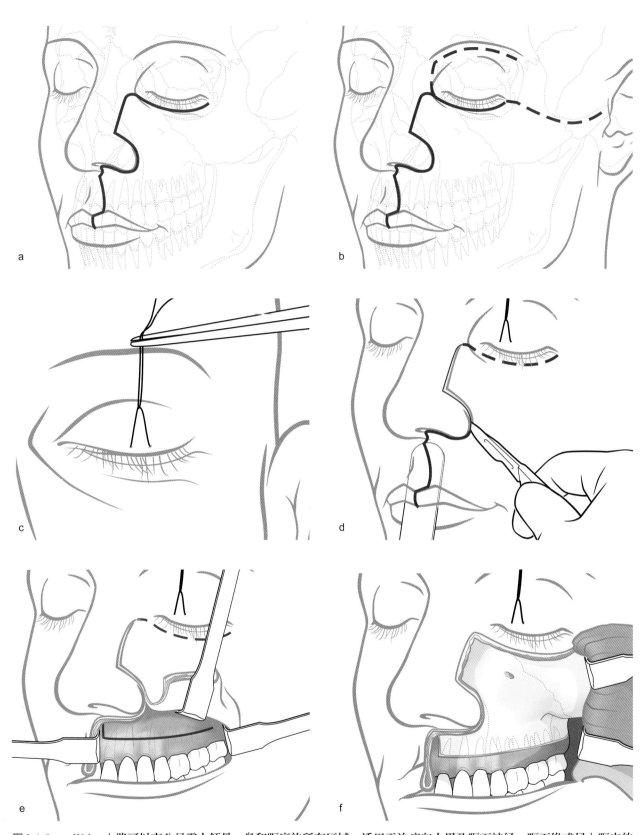

图3-1-8　a. Weber入路可以充分显露上颌骨、鼻和眶底的所有区域。适用于治疗向上累及眶下神经、眶下缘或侵入眶内的上颌骨肿瘤（包括鼻）。b. 根据肿瘤切除的需要，可向外侧或上方延伸切口。c. 暂时性缝合眼睑。d. 沿着鼻旁切开皮肤和皮下组织，全层切开上唇，结扎或电凝唇动脉。e. 切口在唇内沿着颊黏膜转折处向后延伸，尽可能多地保留黏膜，向后达上颌结节。f. 在骨膜下将颊瓣从上颌骨剥离至其外侧缘，并进行电凝止血。如果上颌骨前外侧壁被肿瘤侵犯，则需要在组织中进行骨膜上剥离。在大多数情况下，为了便于肿瘤切除，会切断眶下神经。

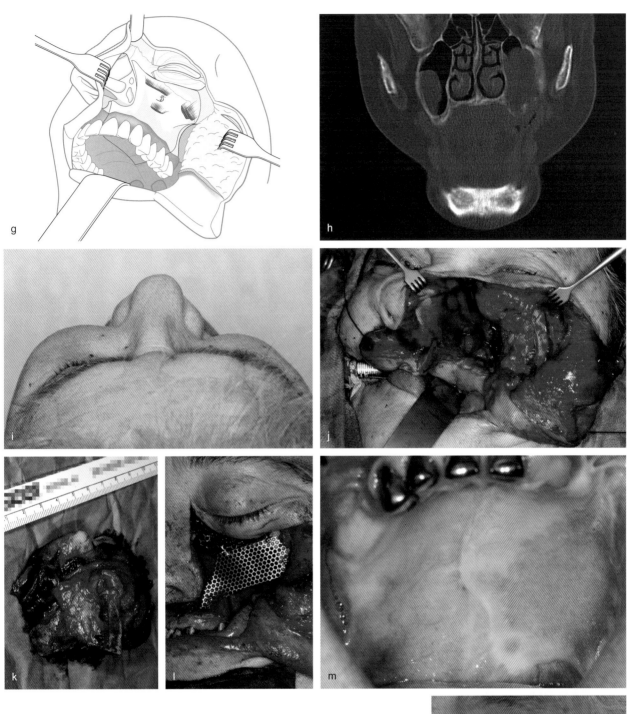

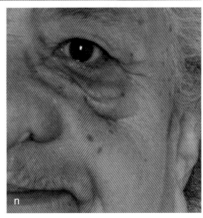

图3-1-8（续） g. 扩大的Weber入路截骨范围，包括左侧上颌骨和部分腭骨。h. CT显示左上颌窦腺癌侵犯上颌骨和面颊部，右上颌窦黏膜下囊肿。i. 由于肿瘤浸润或膨大，左面颊向前突出。j. 经面部Weber入路，行部分上颌骨、颧骨、左侧眶底和腭骨切除。k. 肿瘤标本。l. 使用钛网重建眶底和上颌窦前壁。m. 桡侧前臂皮瓣修复口腔内软组织缺损；完全愈合后的情况。n. 患者术后2年（由Gerson Mast，MD提供）。

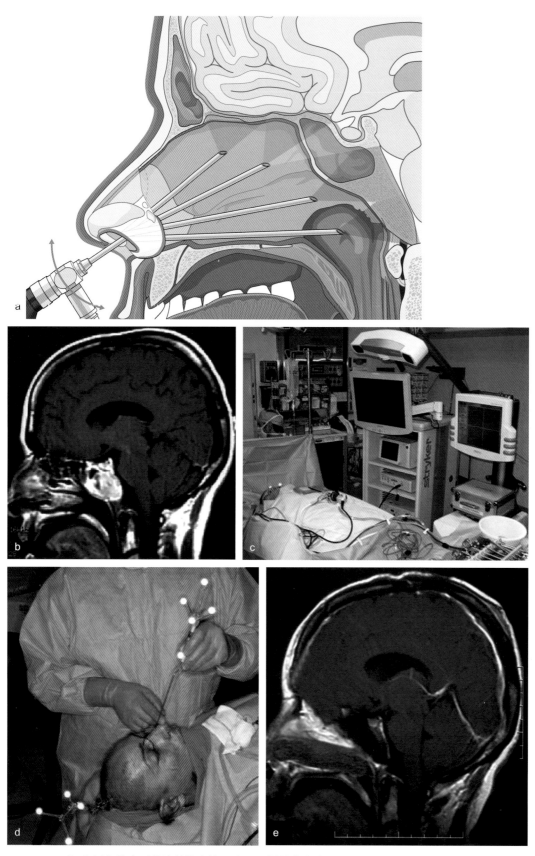

图 3-1-9　a. 切除颅底肿瘤可能选择的内镜入路。b. 斜坡脊索瘤的矢状位 MRI 成像；计划通过鼻内镜和图像引导进行切除。c. 图像引导系统设置完成，患者就位。d. 使用导向探针确认器械、肿瘤的位置，并进行切除。e. 肿瘤完全切除 12 个月后的矢状位 MRI 成像。

内镜辅助下切除青少年血管纤维瘤后，其复发率和手术并发症的发生率接近于传统的开放手术。对于内生性乳头状瘤和其他一些涉及上颌骨的肿瘤也是如此。如此看来，传统肿瘤手术遵循的整块切除模式似乎并没有那么严格，实际上，所需的是彻底切除。此外，内镜手术的术中图像引导系统的创新为外科医师提供了更好的术中实时解剖定位。这使得术者可以在内镜下切除一些具有技术挑战性的病变，并减少因损伤重要结构而导致的并发症。内镜图像引导技术的其他应用包括上颌骨内侧内生性乳头状瘤和上颌三叉神经瘤的切除。这些技术还可用于辅助植入物的放置、突眼的治疗，以及视神经减压术和脑脊液漏的修补。重要的是，内镜手术的治疗原则仍与传统手术相一致；充分暴露病变，以便安全、彻底地切除所有受累组织是至关重要的。

病变的病理性质也决定了是否可以使用内镜手术。一些侵袭性恶性病变可能会累及上颌骨的后壁或侧壁、眶底和牙槽骨，对于这种情况，传统的经上颌前入路仍然是必需的。传统手术入路通常用于恶性肿瘤治疗和硬组织切除（骨肿瘤、牙齿）。经上颌入路也可以显露累及眶部和鼻咽的病变或疾病。对于未累及上颌骨前部骨壁的肿瘤，可能需要对颌骨前份进行截骨并在切除后进行复位，以获得更好的术后美容效果。外科医师必须采用最能解决患者疾病的方法，不影响手术彻底性的同时兼顾功能和外形。

总之，外科医师决定是否采用内镜手术取决于他们各自的技能水平，以及病灶是否可以通过微创手术彻底切除。需要严格把握适应证，如果肿瘤不能通过内镜切除，患者应该被建议可能需要采用更

彻底的手术方式。因此，实施内镜手术时外科医师必须清楚意识到存在发现病灶无法彻底切除的可能性，这种情况可能要求修改手术方案，进行更广泛的切除。这意味着，需要一个经验丰富的外科团队来为患者提供最佳治疗结果，恶性肿瘤的治疗最好在肿瘤会诊上讨论并取得同意。

第四节　并发症与不足

面中部手术入路和截骨术引起的并发症主要分为四类，即面部、眶内、口内和血管并发症（Lofchy等，1998）。简而言之，可能引起的并发症包括出血、瘀斑、感染、器械损伤、眶下神经损伤、溢泪、口鼻瘘、眼外肌功能减退或嵌顿、嗅觉丧失、脑脊液渗漏和面部瘢痕挛缩，以及比较罕见的失明等。

内镜下进行的截骨术同样也会有大大小小的并发症风险。重要的是，尽管在面中部和上颌肿瘤切除中越来越多地使用内镜和图像引导辅助，但外科医师的经验和传统入路良好的手术暴露是无法被完全替代的。因此，外科医师在使用这些微创技术进行手术时，必须始终保持高度的灵活性，当微创手术无法完成彻底治疗时，应转换为有助于术野显露的传统入路。此外，在治疗复杂肿瘤时，需要多学科团队合作。肿瘤联合会诊起着重要作用，整合多学科的专业知识，组织多学科专家讨论，包括放射科医师、外科医师、修复科医师、放射肿瘤学专家、肿瘤内科学专家、病理学专家、言语吞咽康复专家等。成熟的多学科联合治疗最适合面临严重疾病和潜在的损毁性手术的患者。

（习伟宏 译，沈舜尧 校）

参考文献

[1] **Batra PS, Luong A, Kanowitz SJ, et al**. Outcomes of minimally invasive endoscopic resection of anterior skull base neoplasms. *Laryngoscope.* 2010 Jan;120(1):9–16.

[2] **Beumer HW, Puscas L**. Computer modeling and navigation in maxillofacial surgery. *Curr Opin Otolaryngol Head Neck Surg.* 2009 Aug;17(4):270–273.

[3] **Bhattacharyya N, Orlandi RR, Grebner J, et al**. Cost burden of chronic rhinosinusitis: a claims-based study. *Otolaryngol Head Neck Surg.* 2011 Mar;144(3):440–445.

[4] **Bleier BS, Kennedy DW, Palmer JN, et al**. Current management of juvenile nasopharyngeal angiofibroma: a tertiary center experience 1999-2007. *Am J Rhinol Allergy.* 2009 May–Jun;23(3):328–330.

[5] **Carrau RL, Snyderman CH, Kassam AB, et al**. Endoscopic and endoscopic-assisted surgery for juvenile angiofibroma. *Laryngoscope.* 2001 Mar;111(3):483–487.

[6] **Heiland M, Habermann CR, Schmelzle R**. Indications and limitations of intraoperative navigation in maxillofacial surgery. *J Oral Maxillofac Surg.* 2004 Sep;62(9):1059–1063.

[7] **Herman P, Lot G, Chapot R, et al**. Long-term follow-up of juvenile nasopharyngeal angiofibromas: analysis of recurrences. *Laryngoscope.* 1999 Jan;109(1):140–147.

[8] **Levine HL**. Functional endoscopic sinus surgery: evaluation, surgery, and follow-up of 250 patients. *Laryngoscope.* 1990 Jan;100(1):79–84.

[9] **Lofchy NM, Bumsted RM**. Revision and open sinus surgery. In: Cummings CW, ed. *Otolaryngology—Head & Neck Surgery.* 3rd ed. St Louis: Mosby; 1998:1173–1188.

[10] **Nicolai P, Berlucchi M, Tomenzoli D, et al**. Endoscopic surgery for juvenile angiofibroma: when and how. *Laryngoscope.* 2003 May;113(5):775–782.

[11] **Nijmeh AD, Goodger NM, Hawkes D, et al**. Image-guided navigation in oral and maxillofacial surgery. *Br J Oral Maxillofac Surg.* 2005 Aug;43(4):294–302.

[12] **Terrell JE**. Primary sinus surgery. In: Cummings CW, ed. *Otolaryngology—Head & Neck Surgery.* 3rd ed. St Louis: Mosby; 1998:1145–1172.

[13] **Welch KC, Stankiewicz JA**. A contemporary review of endoscopic sinus surgery: techniques, tools, and outcomes. *Laryngoscope.* 2009 Nov;119(11):2258–2268.

第二章 面中部病灶切除与重建
Midface resection and reconstruction
Neal D Futran

第一节 引言

面中部的重要性毋庸置疑，它包括腭部、面颊、上颌骨、上唇、眼眶和鼻，是面中份单元的功能和美学基石，包含所有关键的面中部元素。上颌骨作为颅底和咬合面之间的结构支撑，起着承受和吸收咀嚼力，固定牙列，分隔口腔和鼻腔，支撑眼球、眼部软组织和肌肉的作用。上颌骨支撑起面中部的软组织，在美学上为每个个体提供了独特的面部外观，形成个体的独有特征。由于上颌骨肿瘤形状和大小不同，且外科操作纷繁复杂，广义概念的"上颌骨切除术"术后会造成不同的面部缺陷，从小的口鼻瘘到大的以舌为下界、以前颅底为上界的巨大空洞型缺损等。因上颌骨切除术治疗肿瘤很少局限于上颌骨自身的骨壁（图3-2-1），因此，通常

同期切除邻近的软硬腭、面中部和眼眶组织。上颌骨切除术后形成的后天性组织功能与形态缺失不容忽视，它可能损害包括吞咽和进食功能、眼功能和视力、言语和交流能力、自我形象和心理健康，以及口腔卫生和社会接受度等。很显然，当上颌骨的部分功能甚至全部功能丧失时，良好的生活质量取决于这些功能的重建程度。

重建的目标始终是替代自身组织的形态和功能。理想的面中部重建尤其需要达到以下目标，按重要性排列：①创口愈合。②口腔和鼻腔分离。③上颌支柱修复。④重塑恢复功能性牙列、咀嚼和吞咽功能。⑤恢复眼球位置或对肿瘤切除后的空腔进行美学修复。⑥保持鼻部气道通畅。⑦支撑和悬吊松弛的面部软组织，包括避免外翻。⑧恢复面中部外形。

第二节 适应证和设计

部分或全部上颌骨切除的手术指征主要来自肿瘤切除，主要是恶性肿瘤。当然，上颌骨缺损也可以是先天性的，或是面部严重创伤的结果，尤其是霰弹枪损伤。为达到重建的目的，临床医师已经总结了几种面中部缺损的分类系统。根据Brown和Shaw的分类，如图3-2-2（Brown等，2000；Cordeiro等，2000）。

第三节 诊断和影像学检查

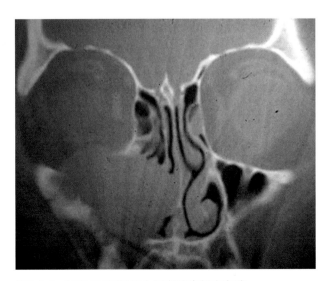

图3-2-1 冠状位CT提示上颌窦肿瘤超出窦壁。

详见第三篇第一章的第二节。

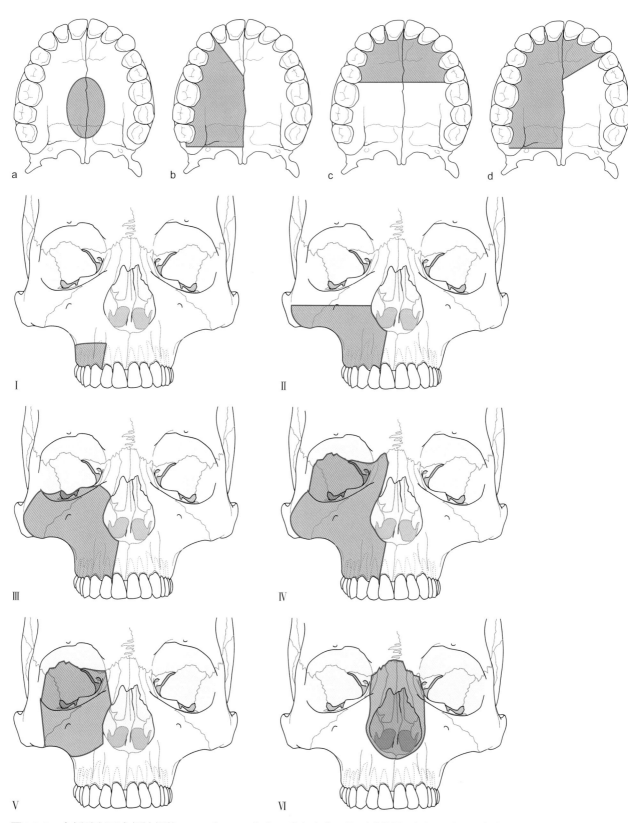

图 3-2-2 上颌骨和面中部缺损的 Brown 和 Shaw 分类。垂直分类：Ⅰ. 上颌骨切除术不引起口鼻瘘。Ⅱ. 上颌骨切除术不累及眼眶。Ⅲ. 上颌骨切除术累及眶底，保留眼球。Ⅳ. 上颌骨切除术伴眼球摘除术或剜除术。Ⅴ. 眶颌缺损。Ⅵ. 鼻上颌缺损。水平分类：a. 仅腭部缺损，不累及牙槽骨。b. 腭部缺损小于或等于 1/2 上颌骨（水平向）。c. 腭部缺损小于或等于 1/2 上颌骨（前后向）。d. 腭部缺损大于 1/2 上颌骨。

第四节　面中部的切除与重建

面中部结构的切除对患者的功能和美学影响重大，因此，需要修复重建。对于一位外科医师来说，熟悉这个区域的各种重建方案是至关重要的，即便这些技能可能由其他重建外科医师实施。因此，本章的开头将对修复方式进行概述。

上颌骨赝复体是一种传统的、可靠的修复上颌缺损的方法（McGregor等，1986；Wells等，1995）（图3-2-3）。赝复体可以修复口腔/鼻腔的分隔，这是语言和吞咽所必需的基本要求。赝复体上的牙列可以恢复咀嚼功能和外观。与组织重建术相比，应用赝复体修复的复杂性低、操作时间短。并且赝复体还可以用来修复上颌骨、鼻腔、眼眶和眼部的缺损。

这些较大的赝复体在很大程度上依赖于天然组织的支持，并且在缺乏天然硬组织支持时修复效果不佳。剩余颌骨及牙列的状况对于修复体的固位非常重要。根据缺损情况的不同，可以单独使用眶面修复体和义齿，或附加使用手术组织瓣修复。对于仅使用上颌骨赝复体重建的患者，病灶手术切除术后需留置颊部填塞物7天，患者需要在留置填塞物的期间接受适量的革兰阳性抗生素治疗。术后复诊时，会由颅颌面修复医师接诊；取出填塞物，清洁和检查空腔，然后制造赝复体，接下来患者需自行定期行鼻腔生理盐水冲洗和家庭湿化。随着时间的推移，上颌骨赝复体与缺损区相互适应并形成"最佳匹配"。

尽管如此，赝复体修复仍有明显的缺点，患者可能会因为某些原因而感到不满意。言语和吞咽需要使用该装置，并且该装置需要频繁拆卸和清洁以保持卫生，带来诸多不便，操作起来也很困难，尤其是对于老年人或仅存单眼视力患者。由于赝复体体积过大、剩余牙列条件（质量和数量）差及固位表面条件差而导致的固位力差会造成口鼻瘘和口鼻反流。此外，随着颏突的消失，赝复体的美学效果和稳定性也会降低。放射治疗也会对赝复体的舒适性和固位力及支撑赝复体的自体组织产生影响。虽然前期赝复体的使用并不妨碍后期外科组织移植的修复重建，但即刻重建在技术上比二次手术更容易。此外，即刻重建大型缺陷可避免二期手术等待期内因面容缺陷而造成的严重心理和情绪困扰。与移植组织瓣覆盖相比，赝复体在肿瘤监测方面的理论优势尚未得到证实，这可能得益于现代影像技术的准确性和广泛应用，无须直视下检查即可准确评估切除区域情况（Robb等，2001）。

20世纪80年代，显微血管外科技术的发展使游离组织移植成为可能，因不受局部带蒂皮瓣在范围和方向上的限制，切除病灶同期修复重建的能力有了巨大的提高。这些技术使得广泛多样的组织类型供体成为可能，外科医师可以优化制备与缺损相匹配的组织瓣进行修复。软组织和骨骼在形状、体积和质量上的各种细微差别均可纳入重建计划。各种游离组织瓣已被报道用于移植修复上颌骨切除术后缺损，包括前臂桡侧皮瓣（Marshall等，2003）、腹直肌瓣（Browne等，1999）、腓骨瓣（Yim等，1994；Futran等，2002）、肩胛骨瓣（Swartz等，1986；Uglesic等，2000）和髂骨瓣（Brown，1996；Genden等，2001）。组织瓣的选择应取决于多种因素。面中部剩余骨量、位置和质地，剩余牙列和（或）承载义齿的牙槽骨情况，这些因素决定了在修复重建时是否需要含骨组织的游离瓣。理想情况下，在进行重建之前，供区的皮肤、软组织、黏膜和骨与所

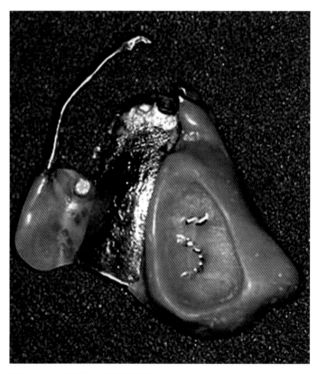

图3-2-3　可拆卸上颌赝复体。

需要的组织瓣的特征进行匹配。血管蒂的长度，皮肤、肌肉和皮下脂肪的厚薄，可用组织量，骨骼的强度和厚度及供区是否发生畸形等都是必须考虑的重要因素。

当只重建牙槽部软组织时，如果有足够的牙齿和（或）固位面来提供稳定性，传统义齿即可提供功能性牙列。在许多情况下，单独进行软组织重建会使上颌弓表面比自然条件下更平直，牙槽轮廓变钝，牙龈颊沟和腭弓深度丧失。形成"蹦床样"表面，导致重建的上颌骨功能不佳，无法稳固义齿（Funk等，1998；Futran，2001）（图3-2-4）。如果有足够的基骨可用，骨整合种植可能会解决这个问题，但仅用软组织重建大型复合缺损是以牺牲咬合修复为代价的，单纯软组织游离皮瓣重建上颌骨缺损适用于剩余足够牙列用以咀嚼的患者和（或）不同意采取更复杂重建手术的患者（Cordeiro等，2000）。

或者运用游离移植骨重建技术部分恢复牙槽嵴

的三维形态，在获得足够的骨量时采用种植体修复方式恢复功能性牙列（Triana等，1998；Futran等，1999）（图3-2-5）。有足够骨量支持骨整合种植体植入的游离组织瓣包括腓骨瓣、髂骨瓣，有时还有肩胛骨瓣。前臂桡侧游离皮瓣可以带骨移植，但骨的长度和宽度限制其用于不需要植入修复的小的前部缺损。

一、保留眶部的上颌骨切除术

在上颌骨大范围缺损病例修复重建中，除了有恢复口腔功能的任务外，眶下壁和颧骨重建也应成为首要考虑因素（图3-2-6）。如果没有足够的眼眶支撑，可能会出现眼球内陷、眼球下垂和复视。眶底重建是预防术后畸形和保留眼功能的必要措施。因此，针对眶壁的重建在技术上比切除眶内容物更具挑战性。软组织带蒂组织瓣，例如颞肌瓣可以旋转穿过颧弓修复术后的缺损，适用于无法进行游离

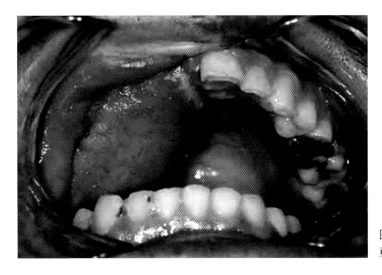

图3-2-4 软组织游离皮瓣用于闭塞上颌窦、牙弓重建和腭部封闭。

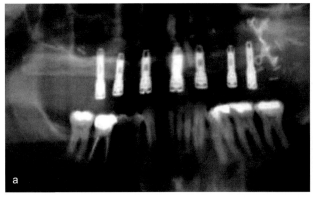

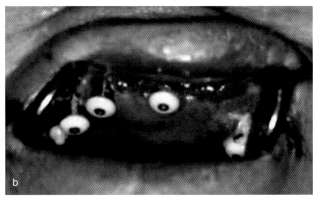

图3-2-5 a. 上颌腓骨重建中骨整合种植体的全景片。b. 同一患者种植体的临床照片。

组织移植的患者。形成颞肌-颅骨带血管蒂复合组织瓣也可以为这些患者提供眶部支撑，但理想的骨和软组织几何形状和正确位置很难实现（Parhiscar等，2002）。通过眶底和眶下缘转入颞肌瓣需要切除一部分上颌骨外侧，这可能会削弱重要的颧上颌支柱。并且这种组织瓣会使面神经处于危险之中，并可能在颞区上部出现不自然的颞部凹陷畸形。鉴于颞肌-颅骨带血管蒂复合组织瓣仅适用于需薄层骨及少量软组织修复的病例中，而这种情况很少发生在全部上颌骨切除术后的缺损病例中，可以选择与其他游离软组织瓣联合运用，提供成形的大块组织并用于骨重建。

由于面部中部轮廓修复对移植组织瓣体积的需要，许多作者推荐使用软组织游离皮瓣修复来获得一个封闭的上腭，从而达到面部和面颊软组织在美学上令人满意的轮廓（Marshall等，2003；Browne等，1999；Cordeiro等，2000；Cordeiro等，2000）。选择脂肪、筋膜和皮肤作为供区组织可以减少无神经支配肌肉不可预测的萎缩（30%~90%）。然而，单纯软组织重建并不能解决上颌骨骨缺损问题，尤其是眼眶、颧骨和牙槽骨。非血管化骨或同种异体骨被建议用于改善眼球位置和提供骨支持，但游离移植骨可能会出现大量吸收（图3-2-7a、b）。缺损的其余部分由血管化的游离软组织填充（图3-2-7c）。修复重建避免单独使用肌瓣，因为不能为术后肌肉萎缩提供后续的解决方案。

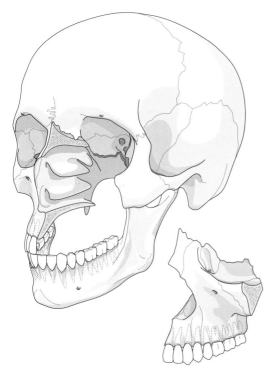

图 3-2-6　上颌骨切除术，切除腭、眶底和部分颧骨。

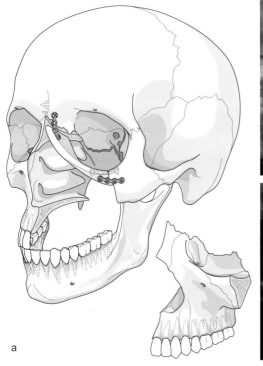

a

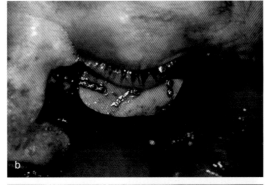

b

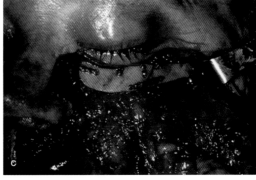

c

图 3-2-7　a. 游离颅骨移植用于重建眶下缘。b. 重建眶下缘的颅骨块就位。c. 颅骨移植块被血管化软组织包绕。

与非血管化骨移植重建相比，血管化的游离骨肌皮瓣具有更好的抗感染能力和维持骨量的优点。对于保留眼眶的上颌骨切除术后缺损，肩胛下复合组织瓣修复重建虽然在技术上更复杂，但在结构重建方面可能是最优的选择（Swartz等，1986；Uglesic等，2000）。用外侧肩胛骨（由旋肩胛动脉供血）重建牙槽，用肩胛尖（由胸背动脉的角支供血）重建眶底和眶缘，应较好地匹配组织重建需求（图3-2-8）。胸背动脉提供背阔肌及其上方组织的血供，可以部分或完全切取这些组织以满足各种软组织重建的需要。此外，复合组织瓣的每个组成部分都可以独立地自由旋转就位。在Triana等（2000）的系列研究中，使用基于肩胛下血管系统的各种组织瓣重建10例患者的上颌骨切除术后缺损，其中4名患者使用骨整合种植体进行了牙齿

和（或）眼眶的修复。Schliephake（2000）发现，将肩胛骨外侧缘置于合适的位置可同时修复颧骨凸起、眶下缘和上颌骨壁。Miles等（2011）描述了使用血管化的肩胛骨尖复合组织瓣修复腭部或颧骨轮廓，用肩胛骨瓣的软组织（脂肪、筋膜和皮肤）填充上颌缺损。肩胛骨瓣较薄的骨不适合放置种植体，常需进行后续骨增量。使用肩胛骨瓣的相对劣势还包括受体位限制难以在病灶切除同时在供区制备移植组织瓣，难以精确定位重建眼眶、颧骨和牙槽骨，以及相对较短的血管蒂。

腓骨瓣有足够的骨量和柔软平滑的皮岛，可用于口腔内和（或）皮肤重建（图3-2-9）。Futran等（2002）对7例上颌骨全切除并保留眼眶的患者运用了血管化腓骨瓣重建，实现了良好的颌骨支撑，面中部平直，达到美学要求。相比之下，这组病例

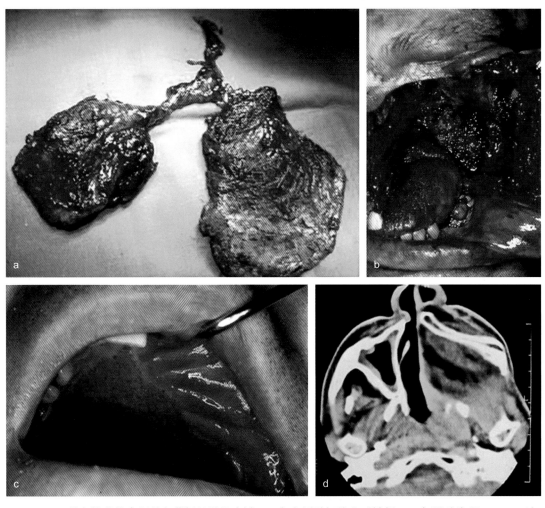

图3-2-8　a. 带血管蒂的肩胛骨和背阔肌骨肌皮瓣。b. 左上颌骨切除术后缺损。c. 左腭重建观。d. CT平扫显示肩胛骨重建颧骨和上颌骨。

中有一名患者的皮瓣移植失败并最终使用了赝复体修复，其美容效果不佳。全组病例均植入或计划植入骨整合种植体。腓骨骨量比肩胛骨更可靠，更适合种植体植入。这是腓骨瓣移植对于肩胛骨移植的优势，尽管美学上肩胛骨移植修复更优。髂嵴游离组织瓣移植为腭部和上颌重建提供了充足的骨源（Brown，1996；Genden 等，2001）（图3-2-10a）。单块骨即可修复牙槽突、颧突和眶下缘，恢复眼球的良好结构支撑并便于义齿修复（图3-2-10b~e），且内斜肌可用来修复腭部黏膜。在上颌骨缺损中运用此瓣的缺点是其体积过大、软组织灵活性受限，以及血管蒂长度较短。

二、联合眼内容物剜除的上颌骨切除术

当肿瘤切除需从舌延伸到眶上缘时，重建方式的选择取决于剩余牙列情况。如果有足够多的牙齿和牙槽骨得到保留，可以选择赝复体修复。但随时间的推移，长期使用这类赝复体会出现脸颊软组织收缩，贴合性差，以及无法眨眼、无表情等情况，这些赝复体修复方式的缺陷给口腔修复医师提出了额外的挑战。肿瘤切除后产生了巨大的空腔，理想情况下，通常是选择组织量充足的血管化游离软组织瓣进行修复重建，如腹直肌瓣、背阔肌或股前外侧肌皮瓣等，血管化的组织瓣可填充面中部较大的缺损空间，包括眼眶内空隙（图3-2-11a）。当颧眶复合体作为病灶的一部分被切除时，使用这类软组织瓣的同时可以辅以单独的游离非血管化骨移植来提供颧眶骨结构支持。在一项研究中显示，这种复杂的修复重建使得46%的患者获得良好外观，77%的患者语言正常或接近正常，54%的患者可限制性

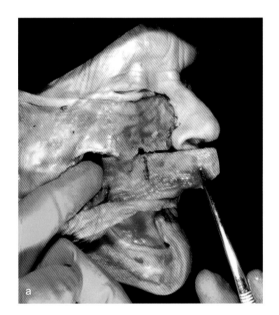

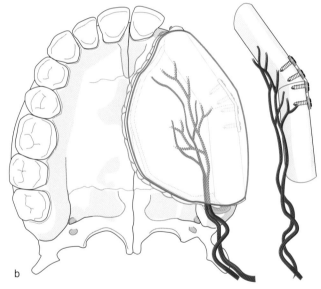

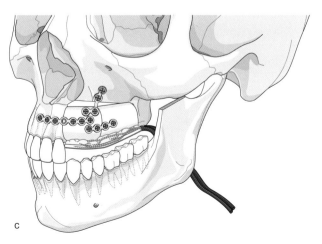

图3-2-9　a.人体解剖模型显示放置血管化腓骨重建上颌骨下部。b、c.腓骨和软组织放置、血管向后延伸至下颌角示意图。

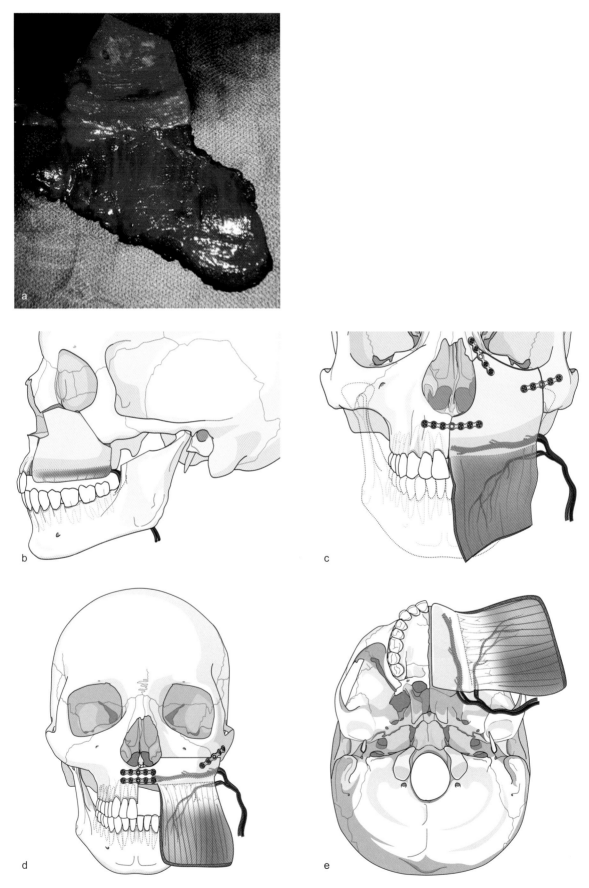

图3-2-10 a. 带内斜肌的游离髂骨组织瓣。b~e. 血管化髂骨组织瓣修复上颌骨切除术后缺损示意图。

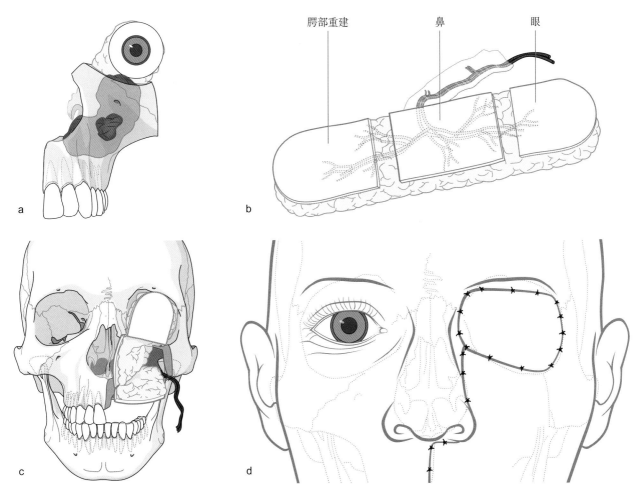

图3-2-11 a.上颌切除术标本，包括眼眶切除术。b.腹直肌游离皮瓣分段重建缺损的不同部位。c.游离皮瓣填充缺损，血管蒂向后。可行喙突切除术，以防止下颌运动时挤压血管蒂。皮瓣的远端皮肤部分用于封闭眼眶。d.面部缝合线。

进食软食（Cordeiro等，2000）。为在眶下和颧骨区及牙槽区获得足够的骨组织，还可以使用之前描述过的任何一种骨移植方式，但必须获得足够的软组织来覆盖和（或）填补眶部缺损。

在与颅内有交通的病例中，必须严密封闭颅底，保护颅脑。选择自体组织封闭颅底具有耐久性和耐用性的优点。

三、上颌全切除术

在接受全上颌骨切除术的患者中，由于固位面不足，并且没有剩余的牙列来支持传统义齿，会产生严重的缺损畸形。因此，最好采用有血管化的骨和软组织重建该区域，以便封闭腭部，并为骨整合牙种植体的植入提供稳定的基础。并且，最后采用种植承载式的义齿进行修复。使用哪种皮瓣进行修复重建的主要决定因素是腭部缺损的大小，以及是

否有其他区域需要骨支持，如眶底或颧突。Futran等（2002）报道了一组27例患者接受血管化游离腓骨瓣修复累及腭及上颌的缺损。在这一组中，18例患者接受了种植义齿修复。4例患者通过局部换药成功处理了伤口并发症，1例皮瓣失败。所有患者都能通过电话进行清晰的语言交流，并且都能恢复口腔进食，14名患者可常规饮食，13名患者可进食软食。腓骨游离皮瓣具有骨量大、蒂长、供区并发症少等优点，是全上颌骨重建最常用的选择。肩胛骨皮瓣可以作为上颌骨更复杂缺损重建的选择，但缺点是骨质较薄不适合种植体的植入，且受体位限制不能在颌面手术的同时进行肩胛骨瓣制备。髂骨瓣较少使用，但其可以提供充足的骨量，缺点是组织瓣体积臃肿和血管蒂短。非血管化的游离骨移植物与软组织皮瓣联合使用时，可以恢复面部架构，改善轮廓，但尚无证据显示游离骨能够可

靠地接受种植体植入，而且大概率会出现骨吸收，甚至被完全吸收。

图3-2-12a~j展示了一个需要游离腓骨瓣重建的全上颌骨切除病例。首先尽可能地获得最大长度的腓骨，然后在近、远端进行多段截骨，拼接形成新上颌骨形状（图3-2-12e）。血管蒂通过在颊部形成的隧道，进入颈部进行显微吻合。隧道在皮下面神经分支浅面，需能够容纳至少2根手指，以确保血管蒂有足够的空间。这比在面部肌肉组织下方形成隧道更简易，也避免了潜在的血管蒂扭结发生。然后使用微型接骨板将腓骨固定在剩余的面中部骨骼的内侧和外侧支柱上（图3-2-12f）。腓骨瓣携带的皮岛用来重建上腭的黏膜（图3-2-12g）。图3-2-12h~j显示了二期种植体植入、义齿佩戴情况及远期修复效果。

四、供区处理

文献中已描述过每种游离组织瓣供区部位的处理。简而言之，前臂桡侧游离皮瓣供区部位采用中厚皮片移植，移植皮片上放置弹性垫适度加压，然后使用浇注模型或夹板固定，7天后移除，以促进移植皮片成活。如果前臂皮瓣制备同时切取了桡骨，需安排骨科或手外科医师进行适当的随访。游离腓骨瓣术后，如果在供区部位使用了皮片移植，则需对供侧小腿和踝关节进行石膏固定5天或7天，并且在允许的情况下让患者适当减重。在拆除石膏夹板后，患者可以行走并配合物理治疗来优化腿部功能。卧床时，应继续佩戴夹板，使脚与小腿保持90°角。肩胛下血管系统的组织瓣不需要特殊的康复护理，但应保持封闭式引流，直到几天后引流量

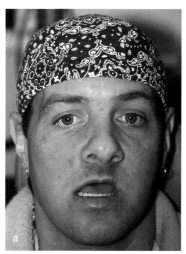
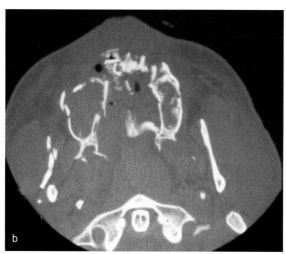
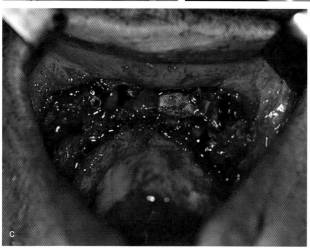
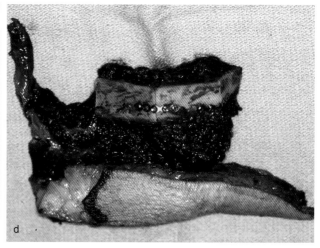

图3-2-12　a. 32岁男性，严重面中部创伤8个月后，出现骨髓炎和骨坏死，抗生素治疗无效，需要行上颌全切除术。b. CT平扫显示面中部骨缺失。c. 口腔内组织缺损，上颌骨外露和肉芽组织形成。d. 游离腓骨瓣，用于重建上颌骨下部的牙槽骨。

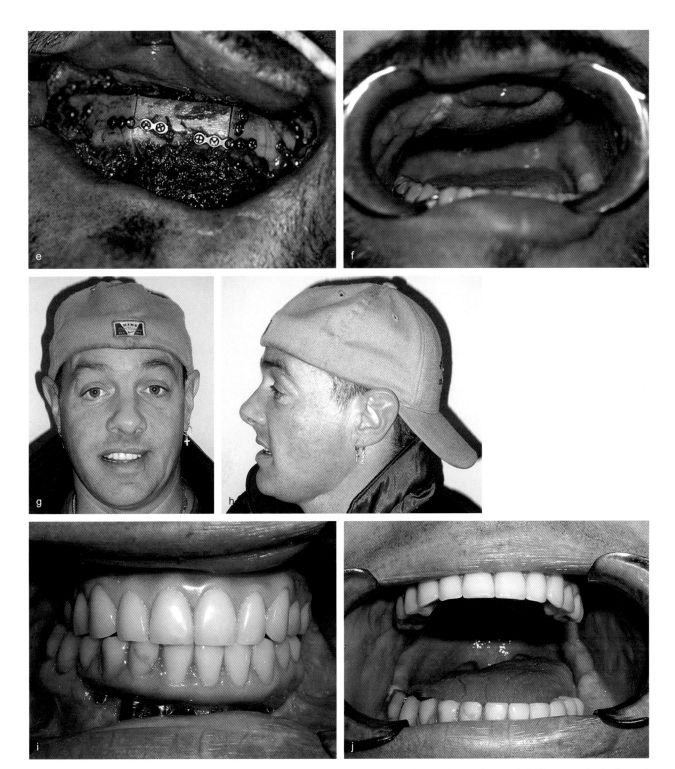

图3-2-12（续） e.游离腓骨瓣修复上颌骨下份，包括牙槽和上腭部的软组织。f.术后3个月口腔内情况。g.术后2年正面图。h.术后2年侧面图。i.种植承载式义齿咬合位视图。j.种植承载式义齿张口位视图。

减少（小于每天 30 mL），以避免积液。腹直肌瓣和髂骨瓣供区在腹部，要求患者在至少 2~4 周内不拉、举重物，以避免发生腹疝。

第五节　并发症与不足

上颌切除术的主要潜在并发症是大出血，特别是来自上颌后静脉丛或上颌动脉的出血。另一个罕见的严重并发症是失明，常发生在保留眼眶内容物的上颌骨切除时。常见的不良反应有眶下神经或（和）颧神经的神经支配区域的感觉障碍。这些异常可能是感觉迟钝、麻木及疼痛等。

总的来说，对于基础健康状况差的患者或预后不佳且预期生存期短的患者，游离组织瓣移植是相对禁忌的，在这种情况下，可以选择使用上颌赝附体修复，以减少治疗时间和避免手术并发症。另外，游离组织瓣供区部位也有特定的禁忌证。如果患者无法接受组织瓣切取移植的并发症风险，应考虑使用赝附体或更简单的重建技术替代。颞肌筋膜瓣和颞肌瓣不能用于在以往或本次手术时牺牲了颞浅动脉和颞深动脉的患者。在选择游离组织移植时，首选有长蒂的组织瓣，以减少静脉移植的需要。血管吻合受区血管首选上颈部血管。虽然颞浅动脉在大多数情况下是恒定的，但其静脉血管管径差异很大，血管形态也不理想。面动、静脉是理想的受区血管，在下颌骨体外侧解剖面动、静脉可获得最大受区血管蒂长度，是一个非常有用的方法。通常情况下，游离骨组织瓣比软组织瓣血管蒂短，血管蒂受长度限制并不一定能到达颈部受区，外科医师必须为静脉移植做好准备。在上颌骨和颈部血管之间应该形成一个宽敞的皮下隧道，以保证血管蒂不受限制和扭曲地通过。切除下颌骨的冠状突可以帮助获得额外的空间（图 3-2-13）。当使用骨瓣时，血管蒂可能被夹在骨块之间，也可能被夹在翼状骨区域。术中仔细注意在这些区域，避免血管蒂受压迫。可用于固定的剩余上颌骨有限，首选

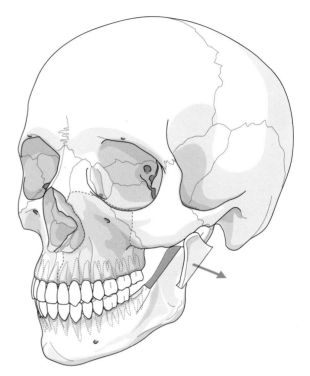

图 3-2-13 冠状突切除是为了防止游离皮瓣血管在下颌运动时受到挤压。

1.5 mm 或 2.0 mm 的微型接骨板，颧骨支撑和梨状孔边缘区域是最好的固定位置。同样重要的是在固定骨块之前，需将血管蒂摆放在最适位置，因为一旦骨或软组织被固定，任何调整都是困难的。在眼球被保留的全上颌骨重建手术中，要重建准确的眼眶位置在技术上是很大的挑战，术中要反复做牵拉测试，以确保眼球不会被重建的组织牵扯住。

当使用血管化游离组织瓣修复重建时，必须严密监测，以确保吻合血管的状况良好。

对于有口腔黏膜创口缝合的患者，在手术时应放置鼻饲管，保持 5~7 天。如果出现腭咽功能不全或吞咽困难，可能需要由语音和吞咽学专家进行评估。在鼻侧壁重建时，特别是使用体积庞大的软组织皮瓣时，为防止鼻道狭窄，应使用纱布块填塞或 Merocel 海绵支架置入鼻气道内 5 天。在某些情况下，可能需要使用阻塞器。

（习伟宏 译，沈舜尧 校）

参考文献

[1] **Brown JS**. Deep circumflex iliac artery free flap with internal oblique muscle as a new method of immediate reconstruction of maxillectomy defect. *Head Neck.* 1996 Sep–Oct;18(5):412–421.

[2] **Brown JS, Rogers SN, McNally DN, et al**. A modified classification for the maxillectomy defect. *Head Neck.* 2000 Jan;22(1):17–26.

[3] **Brown JS, Shaw RJ**. Reconstruction of the maxilla and midface: introducing a new classification. *Lancet Oncol.* 2010 Oct;11(10):1001–1008.

[4] **Browne JD, Burke AJ**. Benefits of routine maxillectomy and orbital reconstruction with the rectus abdominis free flap. *Otolaryngol Head Neck Surg.* 1999 Sep;121(3):203–209.

[5] **Cordeiro PG, Santamaria E**. A classification system and algorithm for reconstruction of maxillectomy and midfacial efects. *Plast Reconstr Surg.* 2000 Jun;105(7):2331–2346.

[6] **Cordeiro PG, Disa JJ**. Challenges in midface reconstruction. *Semin Surg Oncol.* 2000 Oct–Nov;19(3):218–225.

[7] **Funk GF, Arcuri MR, Frodel JL Jr**. Functional dental rehabilitation of massive palatomaxillary defects: cases requiring free tissue transfer and osseointegrated implants. *Head Neck.* 1998 Jan;20(1):38–51.

[8] **Futran ND, Haller JR**. Considerations for free-flap reconstruction of the hard palate. *Arch Otolaryngol Head Neck Surg.* 1999 Jun;125(6):665–669.

[9] **Futran ND, Wadsworth JT, Villaret D, et al**. Midface reconstruction with the fibula free flap. *Arch Otolaryngol Head Neck Surg.* 2002 Feb;128(2):161–166.

[10] **Futran ND**. Retrospective case series of primary and secondary microvascular free tisssue transfer reconstruction of midfacial defects. *J Prosthet Dent.* 2001 Oct;86(4):369–376.

[11] **Genden EM, Wallace D, Buchbinder D, et al**. Iliac crest internal oblique osteomusculocutaneous free flap reconstruction of the postablative palatomaxillary defect. *Arch Otolaryngol Head Neck Surg.* 2001 Jul;127(7):854–861.

[12] **Marshall DM, Amjad I, Wolfe SA**. Use of the radial forearm flap for deep, central, midfacial defects. *Plast Reconstr Surg.* 2003 Jan;111(1):56–64; discussion 65–66.

[13] **McGregor IA, McGregor FM**. Cancer of the face and mouth. In: *Pathology and Management for Surgeons.* 1st ed. New York: Churchill Livingstone; 1986:553.

[14] **Miles BA, Gilbert RW**. Maxillary reconstruction with the scapular angle osteomyogenous free flap. *Arch Otolaryngol Head Neck Surg.* 2011 Nov; 137(11):1130–1135.

[15] **Parhiscar A, Har-El G, Turk JB, et al**. Temporoparietal osteofascial flap for head and neck reconstruction. *J Oral Maxillofac Surg.* 2002 Jun;60(6):619–622.

[16] **Robb GL, Marunick MT, Martin JW, et al**. Midface reconstruction: surgical reconstruction versus prosthesis. *Head Neck.* 2001 Jan;23(1):48–58.

[17] **Schliephake H**. Revascularized tissue transfer for the repair of complex midfacial defects in oncologic patients. *J Oral Maxillofac Surg.* 2000 Nov;58(11):1212–1218.

[18] **Swartz WM, Banis JC, Newton ED, et al**. The osteocutaneous scapular flap for mandibular and maxillary reconstruction. *Plast Reconstr Surg.* 1986 Apr;77(4):530–545.

[19] **Triana RJ, Uglesic V, Virag M, et al**. Microvascular free flap reconstructive options in patients with partial and total maxillectomy defects. *Arch Facial Plast Surg.* 2000 Apr–Jun;2(2):91–101.

[20] **Uglesic V, Virag M, Varga S, et al**. Reconstruction following radical maxillectomy with flaps supplied by the subscapular artery. *J Craniomaxillofac Surg.* 2000 Jun;28(3):153–160.

[21] **Wells MD, Luce EA**. Reconstruction of midfacial defects after surgical resection of malignancies. *Clin Plast Surg.* 1995 Jan;22(1):79–89.

[22] **Yim KK, Wei FC**. Fibula osteoseptocutaneous free flap in maxillary reconstruction. *Microsurgery.* 1994;15(5):353–357.

第三章 眼眶切除及重建手术

Ablative and reconstructive surgery of the orbit

Christopher Mohr, Roman P Pförtner, Alexander Metz

第一节 引言

一、简介和历史

除了眼球外，眼眶及其骨性眼眶壁包含着起源于所有胚层的肌肉、神经、脂肪和腺体组织。因此，不同类型的肿瘤均可发生于眼眶内，经常会伴随复杂的治疗需求。

眼眶肿块最常见的症状是眼球突出。除了可见的眼球突出外，复视、眼球运动障碍和视力下降，眼球外侧和（或）内侧移位及旋转都可能提示发生了眼眶肿瘤。直到19世纪，无论眼眶肿瘤的病理类型是什么，只要选择做手术的话，治疗方案都是根治性手术。

随着麻醉学的进展和截骨技术的引入，眼眶内手术方式的选择也得到了扩展。1888年，Krönlein首次提出了暂时离断眼眶外侧壁以维持眼球位置并切除皮样囊肿的手术路径。随访过程中，这个暂时离断的骨块依赖骨膜维持血供继而愈合良好（Krönlein，1888）。

1941年，Dandy首次尝试了经颅入路移除眶顶板后切除视神经的脑膜瘤。Dandy随后宣称该入路适用于所有的眼眶肿瘤（Dandy，1941）。他甚至做了第一例颅骨块移植手术，并将其运用于修复重建术中。

如今，如果怀疑眼眶有病变，手术方案可以基于计算机断层扫描（CT）和磁共振成像（MRI）技术进行规划。针对个体案例，肿瘤的位置和大小及其毗邻结构的解剖关系决定了最合适的手术入路。

在条件允许下尽可能地保存眼球。术中导航技术的应用可以实现切除眼眶肿瘤同时保留眼球的功能。

二、病因学和流行病学

在近乎50%的病例中，眼球突出的病因是内分泌性眼眶病变，其次是眼眶炎性假瘤。几乎没有例外，内分泌相关的眼球突出往往累及双侧眼球。与之相反，眼窝炎性假瘤约占单侧突眼病例的16%（Jones等，1979）。

真性眼眶肿瘤极为少见，其发病率为3∶1 000 000~20∶1 000 000（Eldrup-Jörgensen，1970; Henderson，1987）。

上皮性肿瘤可起源于结膜或眼睑，也可来自泪腺或脉络膜。从数量上看，腺瘤是最常见的上皮性泪腺肿瘤，癌或其他恶性肿瘤也可发生于此。表皮样囊肿好发于眼睑。起源于外胚层的神经源性的良性肿瘤也可发生于眼眶。间充质肿瘤可起源于眼外肌、脂肪组织、眶内血管，但极少见于眶骨。其病理分类可包括海绵状血管瘤、脂肪瘤、骨瘤等良性肿瘤，肉瘤和恶性淋巴瘤等。

儿童时期最严重和最常见的恶性肿瘤是横纹肌肉瘤。然而，眼眶良性疾病和眼眶皮样囊肿在临床上更为常见，可在幼儿期进行尽早干预。

成人中，内分泌性眼病是最常见的眼眶疾患。恶性淋巴瘤常见于60岁以上的老年患者（Shields等，2008）。

除此之外，累及眼眶的转移灶和各种原发性恶性肿瘤在临床上也时有发生。鼻窦癌侵袭性生长可以突破上颌窦到达眼眶、筛窦和（或）额窦。临床上也有报道，恶性肿瘤的转移灶，如乳腺癌或黑色素瘤，在肿瘤初次治疗10年后以孤立的症状首先复发在眼眶。

第二节　治疗原则

一、多学科的治疗理念

眼眶肿瘤的治疗应该遵循多学科综合治疗的理念。眼科往往是伴随眼眶症状的肿瘤患者的首诊科室。通常多学科综合治疗领域涉及手术和非手术专业。除了眼科医师，眼眶手术的共同参与者包括神经外科医师、颅颌面外科医师、肿瘤放射学科医师，还有肿瘤内科医师。

二、术前诊断

眼眶肿瘤的临床症状往往是非特异性的，只有很少的症状有助于直接诊断。根据可见的眼球移位、运动障碍，复视、疼痛或者视力下降可用于判断肿瘤发生位置。

一个完整的眼科评估包括评估视力、运动和视野检查。如果可以，可以通过眼球诱发电位和眼压测量为病变眼眶的术前功能状态提供重要的评估。也应进行泪道系统通畅性和功能检查评估眼部润滑情况。

在大多数情况下，借助CT和（或）MRI判断肿瘤的确切位置也是不可或缺的。

三、治疗原则

借助现代影像技术进行术前定位，每一个病例都可以采用最微创、最准确的手术入路，手术并发症的风险显著降低。通过眼眶壁暂时离断获得一个清晰的手术视野可以有效避免因术野狭窄造成术中不必要地挤压眼眶内容物，显著减少术后功能障碍的发生率。在术中同时也要避免长时间地牵拉眼球或眼肌。

第三节　手术技术

一、活检和手术规划

在手术规划前获得明确的病理学诊断是整个治疗流程的金标准。

然而，对于球后区肿瘤，必须采用复杂的入路获取诊断用的病理组织。这时，外科医师将要面临是否要同期完全切除肿瘤的艰难抉择。通过MRI/CT扫描获取的病变区域的影像对于手术规划的设计也具有指导性意义。当肿瘤和周围结构之间有清晰的界限时，应该尝试一期切除活检。这个方案对于大多数眼眶内海绵状血管瘤和部分神经纤维瘤都是适用的。对于泪腺来源的多形性腺瘤，术前活检是不适用的，会增加肿瘤复发率（Front等，1978；Henderson，1987；Wright等，1992）。

如果根据临床表现及影像学能明确诊断为表皮样囊肿或皮样囊肿，应该考虑完整摘除肿块。因为活检可能导致囊性病变的内容物外溢和眼眶组织感染。即使随后完成囊肿摘除，也可能导致明显的眼眶炎症和增加复发率（Bartlett等，1993；Shermann等，1984）。

二、手术入路和技巧

（一）非截骨式眼眶切开术

对于累及眼眶的前1/3及部分的中1/3病变，非截骨式的前路开眶术适用于标本活检和包膜完整的肿瘤摘除。前路开眶术又可以分为经眶隔入路和经眶骨膜入路。

在经眶隔入路中，皮肤的切口可以设计在眼睑皮肤自然皱褶处，沿眼轮匝肌的走行分开肌纤维到达眶隔。随后可以检查眶隔完整性并切开眶隔（图3-3-1）。这种入路特别适合儿童期皮样囊肿，因为它们通常发生在眶隔的浅面或深面。由于良性肿瘤可以滑动，摘除时需要小心固定，一旦其缩回眼眶深部，再将其抓住会变得很困难。

如果不明肿块不邻近皮肤，经骨膜入路行切取活检是一种替代办法。采用这种入路可以避免破坏眼眶前端和眼睑韧带之间的连接。

皮肤切口可以选择在眉毛内下，侧眉、眶缘、眼睑中份、睑下缘或经结膜入路。如有必要，后者可以联合外眦切开术（图3-3-2）。分离过程中需要保持眶隔完好无损。切开骨膜显露邻近肿瘤的眼眶壁，并垂直于骨面分离眼眶周围组织，眼眶肿瘤就暴露出来。要做到这一点，必须在眶周组织设计一

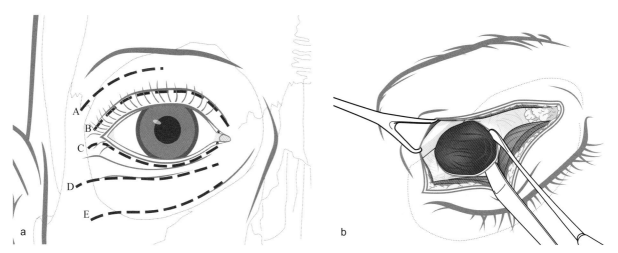

图 3-3-1 经眶隔的眼眶切开术。a. 皮肤切口设计在上、下眼睑皮肤的自然皱褶处。A. 上眼睑切口。B. 上眼睑重睑切口。C. 睑下缘切口。D. 眼睑中份切口。E. 眶下缘切口。b. 当分离眼轮匝肌后切开眶隔,暴露肿瘤,可以行组织学活检或者摘除肿物。

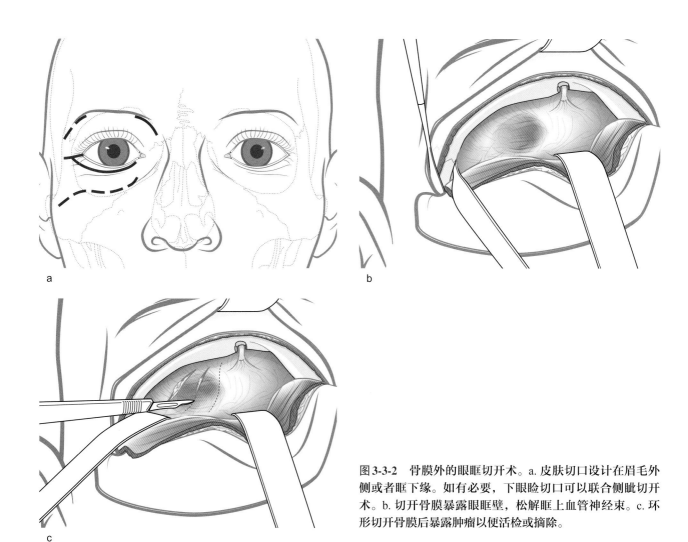

图 3-3-2 骨膜外的眼眶切开术。a. 皮肤切口设计在眉毛外侧或者眶下缘。如有必要,下眼睑切口可以联合侧眦切开术。b. 切开骨膜暴露眼眶壁,松解眶上血管神经束。c. 环形切开骨膜后暴露肿瘤以便活检或摘除。

个足够长的切口（通常在眶周1/4周长）。创口缝合需要注意分层缝合并放置负压引流。

【注意点】

在病理学活检中，眶周前组织区应保持完整，防止肿瘤脱出眼眶。

（二）截骨式眼眶切开术

如果不需要暂时移除一个或多个眶壁，那么很难采用适当的手术处理位于眼眶中央或者后1/3部位的肿瘤，特别当它们位于眼眶内部的圆锥束的眼肌上时。原则上，所有截骨手术都应使用微型锯片或超声骨刀装置进行。可以采用1.0 mm/1.3 mm的两个微型螺钉和微型接骨板重新定位和固定暂时离断的骨段。

1. 外侧开眶术　泪腺肿瘤和大多数原发性眼眶肿瘤通常都位于视神经外侧，外侧开眶术往往为摘除肿瘤并保存眼球功能提供了理想的条件。针对暂时离断外侧和（或）上方眼眶壁的眼眶切开术，冠状切口入路是最理想的。皮肤切口向下设计至肿瘤侧的耳前区。在眉弓上方2 cm切开头帽状腱膜/骨膜并进行分离（图3-3-3a）。平耳屏软骨水平，切开颞深筋膜浅层，延长切口通过颞肌浅面经额骨骨膜到达对侧（图3-3-3b）。

面神经额支的走行可以用神经电刺激仪定位。需要注意解剖的层次，第一层在颞浅筋膜和颞深筋膜之间，第二层打开颞深筋膜浅层在筋膜下脂肪垫浅面解剖，第三层在额骨骨膜下分离可以有效保护面神经，随后可以广泛剥离骨膜暴露眶缘。然后可

以从眶上孔剥离三叉神经的额支（或者用细骨凿去骨后松解），当周围的骨膜剥离（通常为眶周270°）后，眶上神经会随之进入眼眶。前1/3的颞肌可以自颞嵴松解，并向背侧（后）方向偏转。这里建议在颞嵴边缘留下一小束颞肌便于之后复位与颞窝相连的颞肌肌束。如此就可以完整显露颞窝，包括外侧眼眶壁。眶外侧壁截骨时注意锯片和骨面需要维持轻微的转角，并沿眶外侧壁边缘向下至眶下裂（图3-3-4a）。沿着截骨线，尽量向后在眶外侧壁和颞骨的交界处离断眶外侧壁。额颧骨缝上方截断眶外侧壁和额骨的连接。当截骨完成后，眼眶外侧部分可以被暂时离断（图3-3-4b）。在截骨过程中，手术助手需要注意锯片穿透眼眶的深度并用脑压板保护眶内容物。

2. 经额外侧开眶术　对于累及颅内/颅外区域的肿瘤可以采用扩展的额–眶外侧联合截骨术这一种温和的方式进行摘除。根据不同病例的需求，外侧开眶术向眶上缘或者视神经末端扩展。暂时移除一个或更多的眶壁，结合情况也可以离断颧骨和（或）部分眶上边缘，这样可以更清晰扩展视野并进入球后区。在这个过程中，在颧骨处截骨线可以设计成"V"形，在关节结节前方分离颧骨和颞颌关节。在眶上区，锯片需要在眶上缘截断额骨。

3. 眶下缘开眶术　暂时性眶下缘截骨术是用来暴露位于中/后1/3视神经尾侧的肿瘤。在眶下神经上方，可以随意移动骨块。如果需要更大的手术术

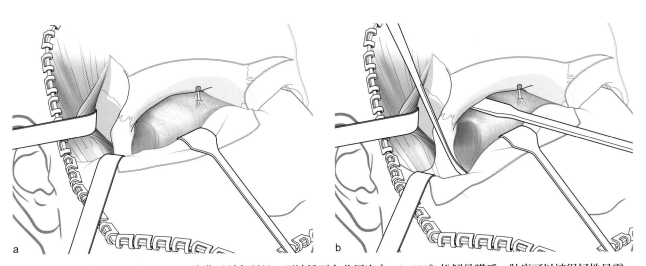

图3-3-3　经冠状切口暴露眼眶。a. 骨膜下剥离颞肌，面神经不在此层次内。b. 270° 松解骨膜后，肿瘤可以被很好地显露。

野，直接穿过手术区域的眶下神经必须从游离的骨段上完全松解出来（图3-3-5）。当肿瘤向内侧/尾侧方向扩展时，如有必要，可同时行眶下缘开眶术和扩大上外侧开眶术。

4. **内侧开眶术** 内侧开眶术多经鼻或筛骨入路。手术技巧和经典的鼻窦手术类似，因其需要破坏完整的骨壁，内侧开眶术后存在眼球内陷的风险。该手术的指征主要针对内分泌疾患相关眼病，因为其可以同时矫正突出眼球。经鼻手术的另一种选择是经结膜/经内眦手术的方法。这种入路可以妥善保护鼻泪管和内眦韧带（图3-3-6）。结合内眼角切开术，下眼睑可以通过这种入路自由移动，这也是这种手术技术经常被称为"摆动眼睑法"（McCord，1981；Paridaens等，2006）的原因。针对内分泌性眼病，采用这种入路可以有效切除部分筛骨及筛窦黏膜，同时保存鼻筛窦骨壁。相互伴行筛前、筛后血管的连接线，是眶减压术中颅骨的标志点。如果越过这条线进行解剖和切除，有损伤嗅丝和造成脑脊液漏的风险。筛后孔是确定背侧切除界限的解剖学标志。通常减压到这里就结束了，因为视神经会在筛后孔后5 mm进入视神经孔。

5. **联合额骨切开术的眶上缘切开术** 肿瘤位于眶尖、视神经鞘和视神经管需要采用经颅眶切开术。如今，根据原先手术技巧进行了改良，眼眶上缘作为包含在额眶部或额颞眶部截骨术等各种改良

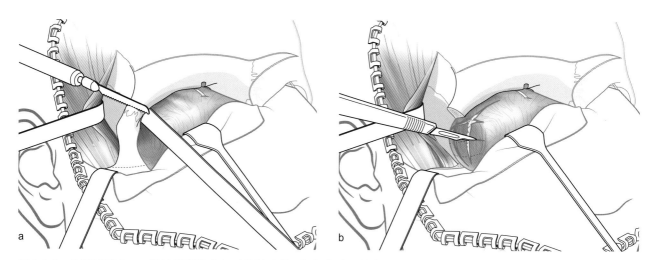

图3-3-4 外侧开眶术。a. 眶外侧截骨术向下到眶下裂，向上穿过眶外壁至额颧缝线上方。b. 暂时移除骨块，这样可以完全进入泪腺和外侧眼球间隙。切开肿瘤表面的眼眶骨膜。

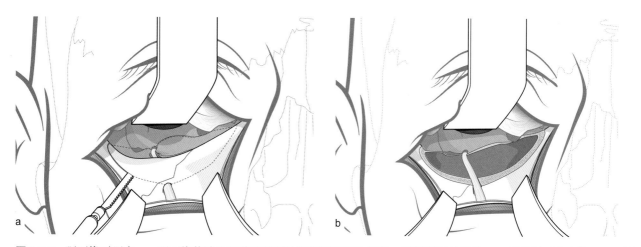

图3-3-5 眶下缘开眶术。a. 眶下缘截骨从泪道直至眶外侧包括眶底的前份，可以暂时性移除。b. 暴露眶下内容物。眶下神经部分松解，小心截骨以避免神经损伤。

手术的一部分被暂时离断（图3-3-7）。神经外科医师首先进行开颅手术，取出额骨瓣、额颞骨瓣。用脑压板将硬脑膜推离计划截骨的区域，然后再施行眶骨切开术。接着，眼眶顶壁被尽可能地向背侧游离再离断。切开硬脑膜后，自视神经交叉发起到眼球的视神经可显露于硬脑膜内和硬脑膜外之间。暂时移除的骨块稍后会用接骨板及螺钉再植及固定。

三、眶内肿瘤切除术

眶内肿瘤切除必须严格采用显微外科技术，使用放大镜或显微镜。首先，用细而长的手术刀（通常小于90°）将眶周区域呈圆形广泛切开。解剖时

注意动作轻柔，解剖眼眶的脂肪组织后，可以看见眼直肌穿行于脂肪组织之间，如果可以的话，眶上神经束也可以用同样方法显露。如果肿瘤处于颅中窝，则眼球上斜肌必须以完全钝性分离的方式暴露于该区域。外科医师经眼部肌肉之间可以分离到眼内区域。大多数眼窝肿瘤并不是起源于视神经、视神经鞘或肌肉（图3-3-8），可以从眼眶脂肪组织中钝性分离。眼眶脂肪组织内的出血点可以用精细的双极电极进行止血。当肿瘤切除后，眼眶周围组织自然贴合，注意充分引流。然后仔细重建骨性眼眶。

【注意点】

对眼眶软组织施加的压力和拉力越小，眼眶肌

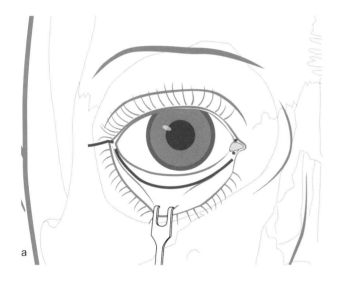
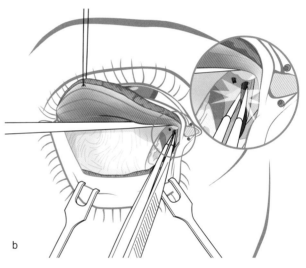
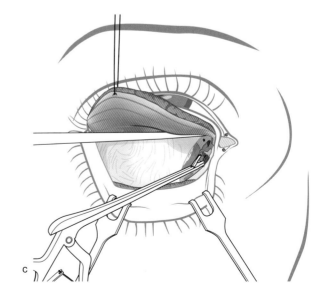

图3-3-6　内侧开眶术。a.切口设计要包含侧眦切开术。结膜的切口在睑板下缘下3~5 mm处。b.显露内侧眶壁向下至筛骨前、后孔，这里是颅侧和内减压的边界。c.眶内壁（筛板）截骨减压和清除筛窦细胞。

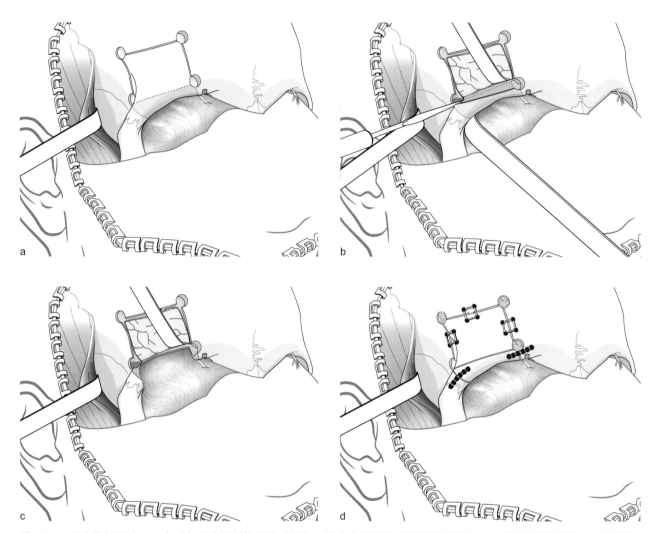

图3-3-7 眶上缘切开术。a.为避免无法控制的硬脑膜损伤,首先进行额骨或额颞骨开颅术。b.随后保护硬脑膜,在可视下进行眶段包括眶顶截骨并暂时移除。c.可探及从颅底向下至视神经孔的全部眶内容物。d.手术结束前,整个骨性眼眶可被解剖性重建。

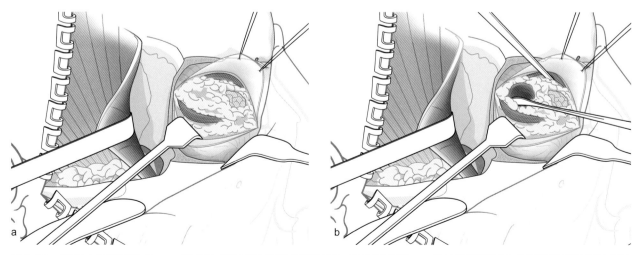

图3-3-8 眼眶内肿瘤摘除术。a.广泛地切开肿瘤周围的眼眶骨膜,暴露眼直肌。b.锐性解剖眼眶内的脂肪结缔组织暴露肿瘤,游离并切除肿瘤。

肉和神经的功能永久性损伤的风险越低。如果没有把握，针对良性肿瘤，宁可选择次全切除，也不选择不可逆的功能丧失。因此，强烈建议广泛暴露（冠状切口优于局部小切口）。

视神经的血供是由视神经鞘保证的，肿瘤邻近视神经的边缘的解剖操作要在其余肿瘤表面分离完成后进行。

术后密切检查瞳孔反应和视力是必要的，以识别眶内出血和眼压升高，需要早期减压。

在颅外侧区域的眼窝肿瘤，由于其解剖上接近眶上裂和睫状神经节，容易出现并发症的风险。

四、Graves眼病相关的眶减压术

在内分泌眼病中，由甲状腺疾病引起的淋巴细胞和成纤维细胞活化从而出现氨基聚糖和组织液凝集，是造成眼肌和眶内脂肪组织体积增加的原因。除临床可见的眼球突出外，压迫视神经最终会导致急性或缓慢的视力逐渐丧失。

三壁眶骨减压术及眶内脂肪减容术

针对内分泌性眼病手术的原则是不增加眼眶体积，同时减少所需空间。增加眶内空间可以通过切除一个或多个眶壁，从而沿上颌窦方向、筛窦骨壁、颞窝方向或沿额窦方向扩大眼眶。在多数病例中，尾侧、外侧壁和内侧壁的三壁减压是最常见的（图3-3-6和图3-3-9）。金刚石球钻尤其适合于去骨，因其可以在不施加任何压力的情况下实现去骨，同时保护眶下神经、颞肌和眶周区域。在内侧，需要清除筛窦骨壁及附着的黏膜。除此之外，精细的骨凿特别适用于此处。脂肪组织的减容可以降低眼眶组织对空间的需求。在内分泌眼病患者中，眶内容物体积的增加使脂肪组织承受很大的压力，在眶周区域去除骨壁后，脂肪组织无须外力就会迅速向外扩展，从而可以减少自身压力（图3-3-10）。眶下神经和眼肌必须被识别和保护。

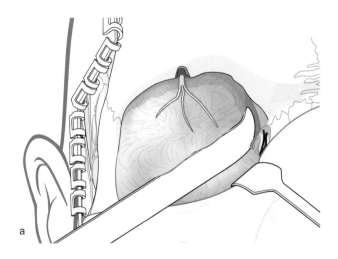
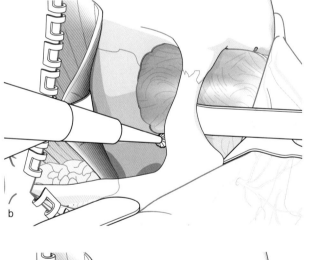
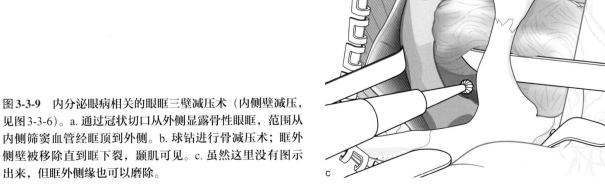

图3-3-9　内分泌眼病相关的眼眶三壁减压术（内侧壁减压，见图3-3-6）。a. 通过冠状切口从外侧显露骨性眼眶，范围从内侧筛窦血管经眶顶到外侧。b. 球钻进行骨减压术；眶外侧壁被移除直到眶下裂，颞肌可见。c. 虽然这里没有图示出来，但眶外侧缘也可以磨除。

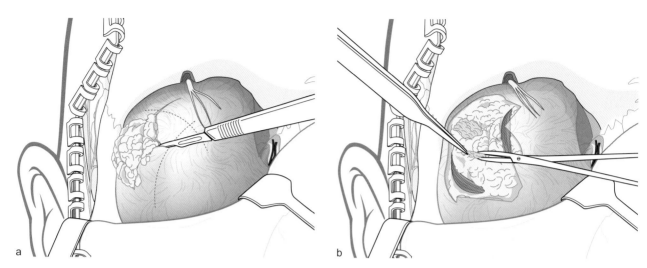

图3-3-10 内分泌眼病相关的眶内脂肪组织减容术。a.眼眶脂肪组织会因为行眶周骨减压术时广泛切开骨膜而溢出。b.分象限进行脂肪组织减容。保护好眼肌和神经，分别完成每个象限的减容。

【注意点】

眼眶壁切除术总是在切开眶周组织前进行，也就是在脂肪组织减容术之前。否则，突然出现的脂肪组织会严重破坏手术的整体视野，这可能是眼肌和神经损伤的原因。

在长期内分泌眼病的影响下，脂肪组织可能会变得更加纤维化和坚实，所以对其减容只能逐步进行并且程度有限。

五、眼眶肿瘤样病变的手术治疗

假如遇到假性肿瘤（肿瘤样病变），如眼眶淋巴瘤，颅颌面外科医师的任务主要是通过活组织病检来明确诊断。然而，对于治疗顽固性进展或复发的疾病，除了最大限度地手术切除病变组织外，还必须要联合抗增殖/细胞抑制和放射治疗为基础的综合治疗。对于外科手术，最广泛的暴露眶内容物必须通过各种方式来进行最大范围的眼眶切开术以减少或切除不良病变，如明显粘连的假性肿瘤，同时维持眼部肌肉的功能。与内分泌眼病一样，手术的目的是对于存留的眶内结构进行减压。在极少数情况下，如果进行治疗的同时保持功能的所有尝试都不成功，可能需要剜除整个眶内容物。

六、眶内容物摘除/剜除术

（一）眼球摘除术

针对无法保留眼球同时治愈的眼部肿瘤，摘除眼球是首选的治疗方法。手术的目的是摘除眼球的同时保护眼部肌肉和眼睑。随后患者可以用传统的由玻璃或塑料制成的眼假体进行义眼修复。

手术技巧 为确保摘除眼球的同时保护眼直肌，必须首先显露附着在眼球上的肌肉。为了做到这一点，眼球上的结缔组织被精细地分离，比如用一把锋利的小剪刀，从眼睑的外侧到内侧，去除角膜，暴露巩膜。如果因为肿瘤累及结缔组织也应该部分或全部切除时，外侧眦切开术可显著地扩展视野。在这种情况下，外眦侧眼睑的边缘需要用定点针和亚甲基蓝标记，用手术刀切开眼角，切口是沿皮肤的自然褶皱由内向外侧扩展直到眼眶的边缘。然后切开外翻的眼睑沿睑板继续解剖直到穹窿上方及角膜和结膜连接处。术者解剖到达巩膜后，就可以暴露肌肉附着。标记四束眼直肌的附着后用钝性神经拉钩牵引。然后将肌肉附着用5-0缝合线连续缝扎后用剪刀从巩膜侧分离。不要剪断缝线，之后可以用缝线牵引各个肌肉附着并相互连接形成可活动的肌肉桩。随后钝性分离球后组织直到视神经进入眼窝的位置。然后视神经必须使用弯曲的剪刀锐性切断。结扎来自中心动脉的动脉性出血，并充分完成止血。必须考虑如何弥补由于眼球的移除而造成眼眶容积的损失。同种异体眼球移植可用于此。除了这些，自体脂肪移植，如来自臀部的脂肪移植，已经被证实可以有效地恢复容积。眼直肌可以缝合到义眼座上。有些假体还设计有枚固定在巩膜壳上的针，以便移动。

【注意点】

在每一个病例中，义眼假体或者移植物的中心点必须确保在中央，这与后续义眼的美学修复密切相关。

然而，需要扩大切除结膜的病例中，结膜黏膜或结膜囊的内衬进行皮片移植是必要的。最后的眼假体可以被制造出来并集成到眼窝里。

（二）眶内容物剜除术

对于眼窝良性疾病，极少数地根治性清除眶内容物是合理的。剜除眶内容物几乎只适用于恶性肿瘤（Mohr，1995）。

根据临床问题，眶内容物剜除术伴随的骨和软组织切除的范围有很大差异，因此伴随而来的修复多样的缺损的重建手术具有很大的挑战。

1. 手术技巧　在经典的眶内容物剜除术中，眶内容物包括眼睑在内都是要被清除的。

如果眼眶前1/3被恶性肿瘤累及，这种眶内容物剜除术是最经典的。手术从使用4-0线缝合上眼睑和下眼睑作为牵引线开始。分离睑板上、下的皮肤。在内侧和外侧切开眼睑带附件（图3-3-11）。将眼轮匝肌环状分离后，切开眶缘的骨膜，将眼睑带附着物从骨性眼眶分离。然后将眶周区域在骨膜下平面内全部切开。这包括鼻泪管的分离和下斜肌与内侧眶缘的分离。在颅侧方向上，额神经肯定是

结扎和分离。在尾侧方向，在眶骨底以上进行剥离，眶下神经向下推。平眶下裂水平的伴行眶下神经的一根小动脉和一根静脉必须凝固并分离。眶下裂处的组织只包含血管和结缔组织可以被锐性分离。结缔组织带和穿过眶上裂的神经凝固并分裂。随着眼睑牵引缝合线的拉动，眶内内容物的活动能力逐渐增强，因此最终眶尖的视神经被弯曲的剪刀切断。眶内容物清除后，对中心动脉的动脉出血可以进行双极电凝烧灼视神经残端，精细止血。图3-3-12所示为保留眼睑的眼眶切除。

【注意点】

当解剖眶内容物时，尽量避免高位对内侧菲薄眶壁的压力，以免眶鼻连接破损与随后瘘管形成的风险。

2. 眶内容物剜除术后的修复重建　有多种方法适用于眼眶内容物剜除术后的无效腔封闭（Levin等，1991）。只要有可能，术中尽量保留眼睑和结膜。通过这种方式，它们可以部分用作前份眼窝的上皮内衬。部分颞肌、额肌或额部骨膜衬里可作为邻近带蒂组织瓣进行填充。游离皮瓣，如桡骨前臂皮瓣，可以插入眼眶，通过显微外科技术连接可以修复较大的缺陷。如果眼眶剜除伴有眼睑缺损，邻近的穿支皮瓣可以填充眼眶来遮盖暴露的骨面。正中额部皮瓣、额颞侧皮瓣、耳后皮瓣和颊部旋转皮瓣适合这一点。额部皮瓣在正中或旁正中骨膜外区

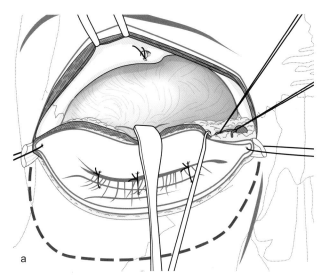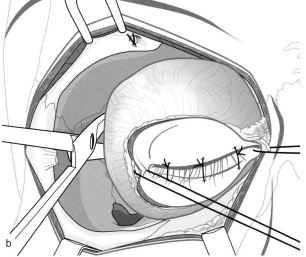

图3-3-11　眶内容物剜除术。a. 用4-0缝线缝合眼睑，在睑板上、下分别做皮肤切口。环形解剖眼眶和切开骨膜，切断眼睑韧带、额神经、鼻泪管和眼眶内容物。b. 眶锥内截断视神经及眶内容物切除。需要对中心动脉进行止血。

切开，嵌入眉下作为隧道皮瓣。

骨整合种植体特别适合眼眶假体的固定。植入物可以作为初期手术的一部分固定在眶区。经过3~6个月的覆盖愈合阶段后，在第二次手术中暴露它们，并与面部假体锚定的机械或磁性基台结合。

【注意点】

为避免眼眶鼻瘘继发眼假体下积液与鼻音，现在大多数的窦腔清除后都是通过手术进行封闭的。

眶后1/3处放置负压引流和适当的加压包扎是必要的，以确保皮瓣附着在眼眶壁上而不造成无效腔。这是唯一能确保假体空间的方法。

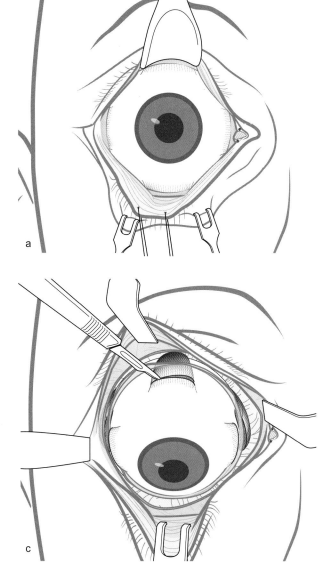
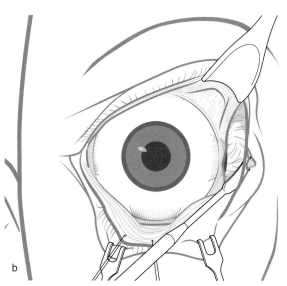

图3-3-12　保留眼睑的眶内容物剜除术。a. 以圆形的方式沿着角膜切开眼球结膜。b. 在眼睑内侧后方切开骨膜韧带。c. 剜除眼眶内容物以保护眼睑。

（沈舜尧 译，习伟宏 校）

参考文献

[1] **Bartlett SP, Lin KY, Groosman R, et al**. The surgical management of orbitofacial dermoids in the pediatric patient. *Plast Reconstr Surg.* 1993 Jun;91(7):1208–1215.

[2] **Dandy W**. *Orbital Tumors: Results Following the Transcranial Operative Attack.* New York: Oscar Priest; 1941:161–164.

[3] **Eldrup-Forgensen P**. Primary, histologically confirmed orbital tumours in Denmark 1943–1962: histopathological and prognostic studies. *Acta Ophthalmol (Copenh).* 1970;48(4):657–661.

[4] **Font RL, Gammel JW**. Epithelial tumours of the lacrimal gland: an analysis of 265 cases. In: Jakobiec FA, ed. *Ocular and Adnexal Tumours.* Birmingham: Aesculapius; 1978:787–805.

[5] **Henderson JW**. Adenoid cystic carcinoma of the lacrimal gland, is there a cure? *Trans Am Ophthalmol Soc.* 1987;85:312–319.

[6] **Jones IS, Jacobiec FA**. *Diseases of the Orbit.* Hagerstown, Md: Harper & Row; 1987:187–261.

[7] **Krönlein RU**. [Zur Pathologie und operativen Behandlung der Dermoidcysten das Orbita.] *Beitr Klin Chir.* 1988;4:149–163. German.

[8] **Levin PS, Ellis DS, Stewart WB, et al**. Orbital exenteration: the reconstructive ladder. *Ophthal Plast Reconstr Surg.* 1991;7(2):84–92.

[9] **McCord CD Jr**. Orbital decompression for Grave's disease: exposure through lateral canthal and inferior fornix incision. *Ophthalmology.* 1981 Jun;88(6):533–541.

[10] **Mohr C, Seifert V, Esser J**. [Zur Exenteratio orbitae: Individualisierung des operativen und rekonstruktiven Vorgehens.] *Dtsch Z Mund Kiefer GesichtsChir.* 1995;19:55–61. German.

[11] **Mohr C**. *[Gesichtschirurgischer Beitrag zur Therapie orbitaler Tumoren. Fortschritte der Kiefer-und Gesichts-Chirurgie, Sonderband Orbita.]* Stuttgart: Thieme; 1995:35–44. German.

[12] **Paridaens D, Lie A, Grootendorst RJ, et al**. Efficacy and side effects of 'swinging eyelid' orbital decompression in Grave's orbitopathy: a proposal for standardized evaluation of diplopia. *Eye (Lond).* 2006 Feb;20(2):154–162.

[13] **Sherman RP, Rootman PJ, Lapointe JS**. Orbital dermoids: clinical presentation and management. *Br J Ophthalmol.* 1984 Sep;68(9):642–652.

[14] **Shields JA, Shields CL**. Eyelid, conjunctival and orbital tumors. In: *An Atlas and Textbook, 2nd ed.* Philadelphia: Lippincott Williams & Wilkins; 2008:745–766.

[15] **Wright JE, Rose GE, Garner A**. Primary malignant neoplasms of the lacrimal gland. *Br J Ophthalmol.* 1992 Jul;76(7):401–406.

第四章   额窦二次成形术

Secondary frontal sinus surgery

Jeffrey Haller, Neal D Futran

第一节   适应证及手术规划

额窦二次成形术最常见的指征是额窦疾病。这包括黏液囊肿、黏液脓肿和慢性鼻窦炎。这些疾病进程中最常发生的是额隐窝阻塞。鼻额孔是额窦进入鼻腔的开口，并经由额隐窝引流（图3-4-1）。在流出系统的任何部位出现阻塞，无论是在鼻额孔或贯穿额隐窝，都会影响黏液从鼻窦流出而造成额窦疾病。额窦阻塞的原因包括急性或慢性鼻窦炎。如果经常过敏，患者因此会患有息肉阻塞额隐窝或出现黏膜水肿。也会因为先天性额窦隐窝狭窄或慢性鼻窦炎导致骨质增生致使引流管径也缩小了。此外，还有一个常见额窦阻塞的原因是外伤导致鼻额孔或额窦隐窝骨折（图3-4-2）（Stanley等，1987）。

在处理额窦创伤时，大多数创伤需要一期修复。然而，也有一些继发于外伤的情况需要额窦二次成形术。脑脊液漏可由额窦骨折导致硬脑膜和额窦后壁破裂引起，但脑脊液漏可能会延迟出现。瘘管可能会因损伤继发的水肿、血肿或鼻窦挤血阻塞

引流导致误诊或延迟治疗。而当水肿消退或血凝块溶解后，瘘管可表现为脑脊液鼻漏。这将是鼻窦二期探查的指征。此外，额窦后壁的骨折可导致其他后期并发症。这些并发症包括硬膜外脓肿形成或脑膜炎（图3-4-3）。这两个病程都需要采取颅脑解压或清除额窦疾病。额窦前壁骨折移位可能导致外形畸形。由于邻近软组织水肿，骨折可能被忽略或严重程度不高，不会造成二期畸形。如果这个畸形明显，就需要二次重建。

二次额窦手术的计划通常借助计算机断层成像（CT）薄层扫描，包括轴位和冠状位。而CT的横断面扫描可以最清晰地描绘额窦前后壁的解剖结构，而CT的冠状位图像可以显示鼻额隐窝和额窦底。磁共振成像（MRI）通常在大多数额窦疾病或

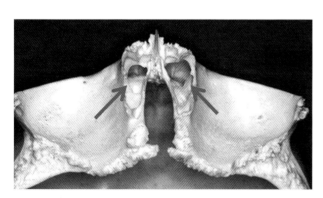

图3-4-1   颅底位显示额窦孔（箭头）。

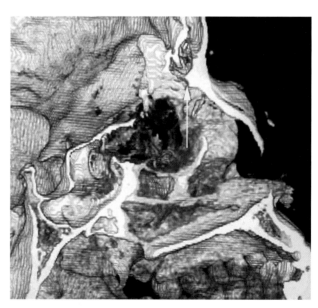

图3-4-2   矢状位显示额窦隐窝（箭头）。

创伤的诊疗中是不必要的。然而，大的黏液囊肿可破坏额窦后壁并与颅内成分混杂。MRI有助于区分黏液囊肿和硬脑膜的软组织差异。

当出现脑脊液渗漏时，其他影像学检查手段有助于定位渗漏部位。除了标准的薄层CT扫描，鞘内注射非离子对比剂联合CT扫描可以显示渗漏部位。也可以尝试使用鼻腔填塞结合放射性核素扫描来确定脑脊液漏的位置。6英寸（1英寸≈2.54 cm）Caldwell（考德威尔）平片常被用作额窦前壁的导板（图3-4-4）。因此必须小心，X线片不是放大的，而是按解剖尺寸拍摄的。导板可以由X线平片制作，消毒后就可用于术中精确截骨，从而完全打开

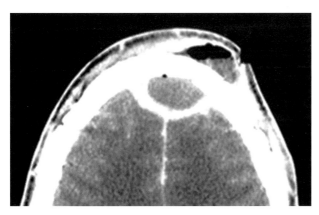

图3-4-3　CT轴向位扫描显示额窦疾病继发的硬膜外脓肿。

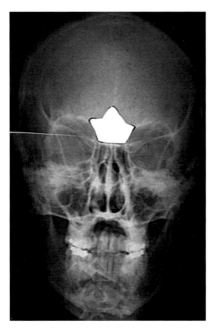

图3-4-4　额窦的6英寸（1英寸≈2.54 cm）Caldwell平片是等大影像，可以作为在额窦的前壁模板。

鼻窦而不损伤颅内结构。通常，采用前部骨膜形成骨皮瓣，是额窦二次成形术中最常见的入路之一。借助CT图像引导的导航技术可以同样确定额窦的边界，以引导截骨安全地进入额窦内。

第二节　额窦的修复重建

功能性的额窦修复重建主要是重建额窦的引流，通常与鼻额孔和（或）额窦隐窝相关。目前，大部分功能性额窦修复重建可以采用经鼻和内镜完成（图3-4-5）（Kuhn，1969）。

额窦和额窦隐窝剥离的第一步包括识别边界和了解额隐窝的引流通路（Schaeffer，1916）。这可以通过薄层CT扫描检查与内镜直视下完成。有许多种类的内镜可以从多个角度实现可视化。然而，45°或70°的内镜是特别适用于额窦隐窝剥离的。保存黏膜在解剖是最重要的，额窦隐窝切除黏膜后产生的瘢痕会妨碍鼻窦功能性引流。长期的鼻窦疾病偶尔也会伴随骨膜炎进展导致骨壁明显变厚。在这种情况下，可能需要剥除黏膜来处理增厚的骨壁。骨减容最常用的方法是磨削。当进行额窦切开术时，成角的金刚石球钻是一种非常有用的工具。当骨窗打开后，交替灌洗、吸引可用来去除增厚的黏膜（Palmer等，2005）。鼻窦手术必须精确，就像术后护理一样。门诊进行的内镜检查和清理窦腔可以帮助防止过多的瘢痕增生和鼻窦进一步阻塞，这通常会带来好的结果。然而，一些外科医师建议通过放置支架在鼻额窦填塞柔软舒适材料，如硅（Neel等，1976）。

准确了解鼻窦的解剖结构重新建立鼻额隐窝系统的引流是额窦功能重建成功的关键。70%~90%的患者存在较大的鼻堤气室（图3-4-6）。鼻窦气房位于中鼻甲前上面。额窦隐窝延伸在鼻堤气室的上前方。在许多患者中，鼻堤气室与额窦底部有部分接壤。去除鼻堤气室的穹窿可能在额窦手术中很重要。如果剩余部分，鼻堤气室术后可能会出现水肿或黏膜增厚，阻塞额窦隐窝的引流（Orlandi等，2001）。还有起源于前部筛状细胞的额叶细胞会嵌入额窦隐窝。这些在进行功能性二次额窦手术时也必须处理。一种称为末梢隐窝的袋状结构是一种解

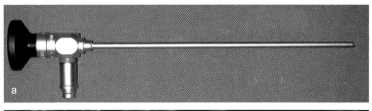

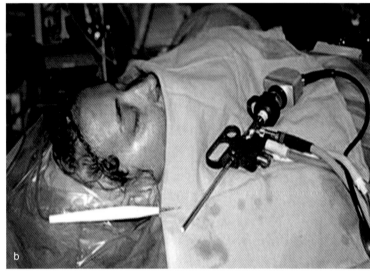

图3-4-5 a. 45°内镜可以良好地显示额窦及其相关的结构。b. 鼻内镜是观察和处理鼻窦的首选方法。

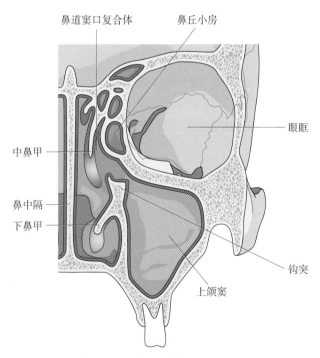

图3-4-6 鼻堤气室的冠状图，其存在于70%~90%的患者。

剖学变异，其存在率可达50%，直接引导额窦引流进入中间通道（Palmer等，2005）。这个变异难以解剖可能是导致额窦内镜手术失败的常见原因。

　　额窦环钻术是非常有效的内镜额窦手术。额窦钻孔术需要在额窦上开放一个单独的孔。传统上是通过眶上壁直接进行的进入鼻窦的底部。环钻手术也可以通过额窦前壁进行，这样方便放置内镜检查鼻窦。钻孔术也有助于清除侧窦疾病，冲洗鼻窦，帮助疏通鼻额孔。此外，额窦环钻可单独用于重度额窦疾病的减压，这些疾病要么是急性症状，要么可能导致急性并发症，如表皮脓肿或脑膜炎。

　　Wolfgang Draf推广了三种内镜入路治疗额窦，并以他名字分为Ⅰ、Ⅱ和Ⅲ式（Peltier等，2006）。每一个入路都设计了从鼻腔到额窦的较宽通道以保持鼻窦的功能。最扩展的入路——Draf Ⅲ式，描述了去除额间鼻中隔下部、上鼻中隔和额窦底。唯一保存完整的结构是筛骨迷路和额窦后壁。但是暴露的创伤比较大，可能会有明显的术后瘢痕（McLaughlin等，1999）。经内眦与额部之间的弧形小切口的外额筛窦切除术历来被用于额窦和额窦隐窝的功能重建手术。目前，这种方法几乎不需要了，因为同样的手术可以在内镜下进行，进入自然开口的效果更好。外入路可以导致眶内容物嵌顿到筛窦内。Lynch（林奇）皮肤切口的美容缺陷是不可取的。

　　最常见的仍用于功能性额窦重建的开放入路是骨瓣成形术（Ulualp等，2000）。这种方法几乎都是采用冠状切口入路进行的（图3-4-7）。

　　眉毛和前额中部的切口具有历史意义，但因为继发的美容缺损不建议使用。这类切口会在皮肤遗留"蝴蝶样"或眉毛处的瘢痕，这些难看的瘢痕在额窦手术中是不必要的。也经常有眶上神经损伤导致前额麻木，可以改用冠状切口来避免。对于急性额窦外伤，现有的撕裂伤可以用于显露额窦，但这很少会用在二次额窦手术。

　　首先制备头帽状腱膜瓣并沿骨膜浅面解剖，而后沿额窦前壁的上界、外侧界切开骨膜，保留下方的骨膜与头帽状腱膜的连接，然后将骨膜提起至皮瓣上方。6英寸的Caldwell平片可以作为模板勾勒出额窦的边缘，并确定截骨线的位置。有些人可能更喜欢使用CT图像引导确定额窦边界。当进行额窦外侧和上部的边界截骨时，建议先在下缘打一排细孔，这样皮瓣的下缘只会有少量穿孔。这可以在制备骨瓣时控制骨折线，防止骨折进入眼眶。这样额窦的前壁就被整块游离，并附着在下方的骨膜上（图3-4-8）。当治疗目标是保留有功能的鼻窦时，仅需要去除鼻窦内的病变或疾病并保留黏膜。鼻额孔需要开放以重建引流，也可以从下方使用内镜来帮助解剖。可以从下方可视化来确认，从而最大限度地暴露和解剖额隐窝区域。这种入路通常用于比较小的额窦病变。在大多数情况下，当额窦从上方打开时来处理窦内病变，窦腔就会被消灭。

第三节　根治术

　　额窦根治术是处理弥漫性鼻窦疾病或额部引流闭锁的一种合理选择。作者遇到额窦引流的功能出现问题时更倾向选择额窦根治术。

　　额窦根治术需要小心地全部清理额窦黏膜和筛窦眶上气室（图3-4-9）。这包括仔细钻孔和常规使用放大镜。任何残留的黏膜会增加复发的概率。去除眼眶上方黏膜可能会很棘手，因为此处骨壁很薄或开裂。显微镜在这里很有应用价值，特别是在从眶周分离黏膜时。

　　清除所有黏膜后，额窦根治术的关键是封闭鼻额孔。如果不是严密封闭的话，病变组织及黏膜可逆行迁移回额窦。许多材料可应用于额窦根治术内。游离碎骨填塞结合颞肌筋膜可紧密封堵鼻额孔。然后脂肪可以放在剩余的窦腔内。移植所需的骨块可以从内部额窦间隔获得，也可以选择颅骨移植。脂肪、筋膜和碎骨移植很容易获得，并发症概率有限（图3-4-10）（Gonty等，1999）。也有人提倡骨松质移植用于额窦根治术。传统上，这些骨松

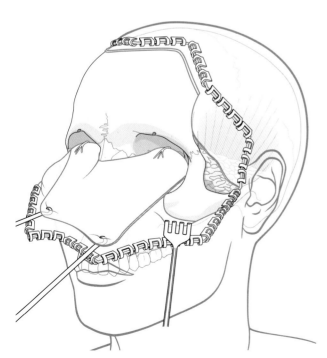

图3-4-7　冠状切口至额窦的入路。

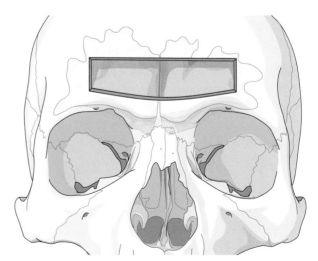

图3-4-8　制备额窦骨膜瓣以填塞替代额窦内容物。

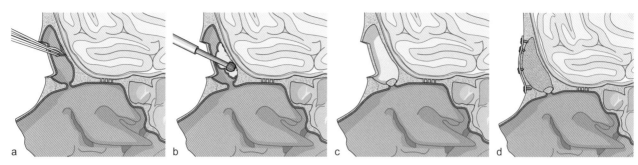

图 3-4-9　a. 清除鼻窦黏膜。b. 用球钻去除额窦内的尖锐骨尖。c. 植骨封闭鼻额管。d. 窦内充满颗粒状骨松质材料。额窦前壁复位，用钛板固定。

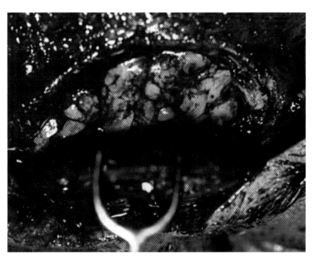

图 3-4-10　另外，额窦也可以用脂肪填塞。

质取自臀部。尽管骨松质在窦腔内愈合良好，供区的不良反应也是客观存在的（Rohrich 等，1992）。胫骨移植也是一个很好的选择。骨替代用品已被用于封闭鼻额孔和额窦隐窝。使用它们必须高度谨慎，因为额窦手术经常累及污染区域，当接触任何鼻或鼻窦黏膜时，这些替代品可能会引起并发症（Petruzzelli 等，2002）。

第四节　颅骨化

当额窦后壁结构缺失，或者无法修复对管壁、黏膜或导管的损伤时，额窦颅骨化可能是必要的选择（Donald，1982；Kellman，1994）。这些可能会继发于创伤或侵袭性肿瘤。额窦最常见的破坏性肿块是黏液囊肿或黏液脓肿。发生于额窦的恶性肿瘤很少见；然而，筛窦肿瘤可以向上突入额窦破坏窦壁。通常，筛窦肿瘤生长至窦底也可破坏后

壁。当额窦后壁不适合重建时，将额窦与前颅窝合并，从而进行颅骨化（图 3-4-11）。除了上面描述的技巧之外，封闭鼻额孔仍然是额窦颅骨化的关键步骤。此外，额窦前台任何残留的黏膜都需要完全移除。当额窦底破裂时，需要重建以保持前窦颅窝与鼻窦分开。这在预防脑疝或修复脑脊液漏时很重要。当缺陷大于或等于 1 cm 时，植骨可能是一个很好的选择。骨移植可以用微型接骨板修整并塑形。颅骨骨膜在封闭前颅底缺损方面特别有用。作者倾向于将带血管蒂或不带血管蒂的颅骨膜放置在骨移植物的表面。然后将骨移植物固定在合适的位置，形成一个在鼻窦和前颅窝之间不漏水的密闭结构。颅骨骨膜可被纵劈为两瓣，这样可以使用一部分封闭缺损，还有一段用来修复硬脑膜。仔细重建这一区域有助于防止颅内积气和脑脊液漏。如果额窦的前、后平台损伤都很严重，额窦可以颅骨化，骨移植也可以重建额窦的前台并成为颅前窝的一部分。对于严重病例，游离组织移植是一项可行的选择。

第五节　入路和内固定

综上所述，由经冠状入路进入额窦是最适用于开放额窦手术的。而撕裂伤口也有应用价值，可以延长创口，尽管这个区域的额外瘢痕会导致美容问题。前额中部、蝶形切口或眉弓切口历史悠久，但目前应用不多。Lynch 眶周切口同样也很经典，但现今应用很少；它最实际的用途是保护筛前和（或）筛后动脉。经面部切口入路也可以帮助治疗眼眶脓肿相关筛窦炎。借助更为精细的内镜和工

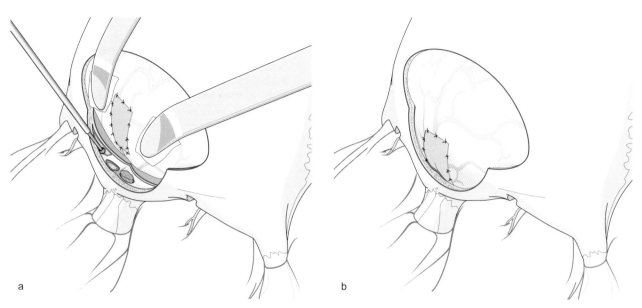

图3-4-11　a. 切除额窦后壁。用补片修补硬脑膜。其中一个额窦隐窝已用植骨填塞（红色）；用球钻去除残留的黏膜。b. 大脑向前移动以填补空腔。

具，可以进一步改善经内镜入路的功效。他们在额窦功能重建中继续发挥至关重要的作用。

骨移植在额窦修复重建中非常重要。创伤性损伤造成大量骨缺损，需要通过骨移植修复额窦前台（见第一篇第一章）。骨移植也可以用来重建鼻窦的底部，封闭鼻额孔。对于这些特定的部位，大部分的骨移植采用颅部骨皮质移植。骨松质可用于填塞鼻窦和鼻额管。

第六节　并发症与不足

额窦手术的最大并发症是感染。如果黏膜没有完全切除或者鼻额孔没有完全密封，鼻窦仍存在被感染的风险。此外，当黏膜存留在鼻窦中，鼻窦没被重建行使正常的功能时，其感染的风险很高。在这些情况下还有黏液囊肿增生的风险，可继发感染并形成黏液囊肿。这些并发症可能在伤后很多年才显现。在额窦手术中损伤眼眶很罕见，但也是可能的。这包括眼眶内容物的损伤或极为罕见的视神经损伤。慢性鼻窦炎可导致周围颌骨和颅骨感染，即骨髓炎。与骨髓炎相关，病变可发展成Potts puffy肿瘤。临床表现为鼻窦表面的软组织肿胀，这种很难治疗而且有些可能需要切除额窦前壁的病例会导致明显的继发缺损。最后，当感染进展至颅内就会危及生命。脑膜炎，硬膜外、硬膜下或脑部脓肿都可能是额窦疾病的继发性并发症。

额窦的功能修复需要修复通畅的引流通道。如果做不到这一点，应该选择消灭窦腔。如果选择继续消除鼻窦，需要仔细清创和封闭窦腔。

（沈舜尧 译，习伟宏 校）

参考文献

[1] **Donald PJ**. Frontal sinus ablation by cranialization: report of 21 cases. *Arch Otolaryngol.* 1982 Mar;108(3):142–146.

[2] **Gonty AA, Marciani RD, Adornato DC**. Management of frontal sinus fractures: a review of 33 cases. *J Oral Maxillofac Surg.* 1999 Apr;57(4):372–379; discussion 380–381.

[3] **Kellman RM**. Safe and dependable harvesting of large outer-table calvarial bone grafts. *Arch Otolaryngol Head Neck Surg.* 1994 Aug;120(8):856–860.

[4] **Kuhn FA**. Chronic frontal sinusitis: the endoscopic frontal recess approach. *Oper Tech Otolaryngol Head Neck Surg.* 1969;7:222–229.

[5] **Marthur KK, Tatum SA, Kellman RM**. Carbonated apatite and hydroxyapatite in craniofacial reconstruction. *Arch Facial Plast Surg.* 2003 Sep–Oct;5(5):379–383.

[6] **McLaughlin RB, Hwang pH, Lanza DC**. Endoscopic trans-septal frontal sinusotomy: the rationale and results of an alternative technique. *Am J Rhinol.* 1999 Jul–Aug;13(4):279–287.

[7] **Neel HB, Whicker JH, Lake CF**. Thin rubber sheeting in frontal sinus surgery: animal and clinical studies. *Laryngoscope.* 1976 Apr;86(4):524–536.

[8] **Orlandi RR, Kennedy DW**. Revision endoscopic frontal sinus surgery. *Otolaryngol Clin North Am.* 2001 Feb;34(1):77–90.

[9] **Palmer JN, Kennedy DW**. *Revision Endoscopic Sinus Surgery: Otolaryngology Head and Neck Surgery.* 4th ed. Cummings: Elsevier Mosby; 2005:1255–1275.

[10] **Peltier J, Ryan MW, Quinn FB**. *Frontal Sinus Surgery.* Grand Rounds, University of Texas Medical Branch, Dept of Otolaryngology; 2006.

[11] **Petruzzelli GJ, Stankiewicz JA**. Frontal sinus obliteration with hydroxyapatite cement. *Laryngoscope.* 2002 Jan;112(1):32–36.

[12] **Rohrich RJ, Hollier LH**. Management of frontal sinus fractures: changing concepts. *Clin Plast Surg.* 1992 Jan;19(1):219–232.

[13] **Stanley RB Jr, Becker TS**. Injuries of the nasofrontal orifices in frontal sinus fractures. *Laryngoscope.* 1987 Jun;97(6):728–731.

[14] **Schaeffer JB**. The genesis, development and adult anatomy of the nasofrontal region in man. *Am J Anat.* 1916;20:125–145.

[15] **Ulualp SO, Carlson TF, Toohill RJ**. Osteoplastic flap versus modified endoscopic Lothrop procedure in patients with frontal sinus disease. *Am J Rhinol.* 2000 Jan–Feb;14(1):21–26.

<table>
<tr><td>第五章</td><td>

颅底手术入路
Access surgery to the skull base

Neal D Futran
</td></tr>
</table>

第一节 引言

颅底是一个极其复杂的解剖区域，此处的病理学表现会包含一系列不同的临床和生物学特征。这些包括先天性、炎症性、血管性病变，还有良性和恶性肿瘤。可能是硬膜内、硬膜外或两者兼而有之，但同时考虑这两个区域的病变可以归为同一个病灶，通常需要多重入路的治疗方案。颅底恶性肿瘤的发生率约占上气道肿瘤的3%。

第二节 适应证和治疗规划

颅底通常分为前、中、后三部分。相较于具体的肿瘤类型，根据分区考虑如何获取病理及降低并发症更为重要（图3-5-1）。

前颅底从额窦延伸到蝶骨小翼和蝶骨体。蝶骨的大翼形成颅底中部的前份，后界是斜坡。在侧面，它延伸到颞骨岩部的后表面。如何使用截骨术进入后颅底及后颅底的解剖不在这章讨论。

第三节 诊断和影像学表现

轴向和冠状位的CT扫描对于了解鼻旁窦和颅底的整体结构和变异是非常有效和有必要的（图3-5-2）。

磁共振成像可以勾画出肿瘤和重要的邻近软组织结构关系，区分黏液来源肿瘤和黏膜炎症，并且可以评估肿瘤切除的可行性（图3-5-3）。

两种影像学技术都有助于设计手术入路以覆盖肿瘤的所有边界（Osquthorpe等，2001）。

无论是起源于颅底还是延伸至颅底的肿瘤都毗

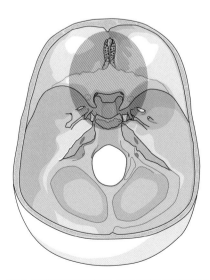

图3-5-1　可由颅骨和面部截骨术进路的颅底区域。红色区域可通过单纯的前路入路；绿色为经前外侧入路的区域。

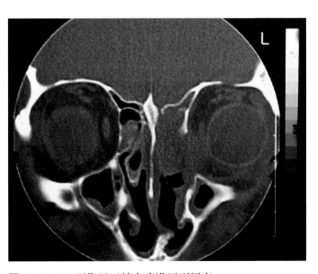

图3-5-2　CT图像显示筛窦癌进展到颅底。

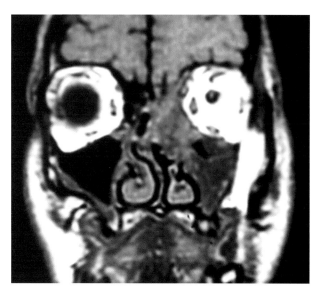

图3-5-3　相应的磁共振成像扫描显示筛窦肿瘤及上颌窦黏液阻塞。

邻重要的神经血管结构，故对于术中管理提出了非常严峻的挑战。由于径路受限，正常解剖结构变形，邻近重要生命结构，这个区域的肿瘤手术可能很难。拥有翔实的解剖知识可以帮助外科医师在彻底切除肿瘤时保留重要的生命结构，可以使患者保留最佳的功能和外观。如果临床医师熟悉便于肿瘤扩散的颅底孔隙和路径，就可以预测肿瘤侵袭的方式。一般来说，当肿瘤向前穿透颅窝（鼻顶、筛孔板、额叶）时，累及更少的危及生命神经血管结构，即便恶性程度更高，其治愈率也比靠近海绵窦和（或）颈动脉的恶性肿瘤的治愈率高（McCattrey等，2004）。

第四节　切除和修复重建

一、手术入路

　　手术进入颅底的目的是以最简单的技术来获得最佳的视野，这样可以安全切除整个肿瘤病灶并减少畸形程度。如果病变是恶性的，手术治疗设计的切除整个肿瘤的边界必须在健康的组织内。任何切除范围不足都会导致局部复发，即便辅助术后放疗和（或）化疗。除了精确的影像学检查，手术显微镜和器械及更好的麻醉和术后护理技术都可以辅助实现安全切除肿瘤。充分显露颅底的手术方法可

以经颅外、经颅内，或在许多情况下两者兼而有之（Raveh等，1993，1995；Al-Mefty，1992；Nuss等，1991）。

　　最佳的手术路径取决于匹配解剖区域及肿瘤的病理特点来选择最合适的手术入路。在考虑入路时，下列几项是需要考虑的相关因素。

- 从皮肤到目标选择最短的路径，可以规避或者移位患者生存所必需的功能结构。
- 使用现有的或可能的潜在的"手术"途径。
- 通过面部和颅骨进行截骨减少牵拉脑组织，提高病灶暴露（图3-5-4）。
- 识别和保存邻近生命神经与血管的结构。
- 考虑以前的切口与皮瓣的血供。
- 控制肿瘤的血供，减少出血。
- 入路规划需要考虑重建相关的问题，以便修复硬脑膜，实现颅内和颅外腔的分离。
- 尊重美容，保护功能。
- 考虑未来手术的可能性。

二、截骨线和内固定

　　进入颅底的入路一般是通过上方的冠状切口和一个下方的经面和（或）经口内切口完成。随着颅底外科内镜技术的发展，完成下入路可以在很多情况下不需要做面部切口。在术前，大多数病例需要在患者体内放置脊柱麻醉导管，在手术过程中可以释放脑脊液以尽量减少脑组织牵拉。对于需要开放入路的前颅窝肿瘤手术，冠状切口首选（Osquthorpe等，2001；Nuss等，1991）（图3-5-5）从一侧耳屏前至鼻根点上方15 cm至对侧的耳屏前，而不是沿着发际线。这使得更长的颅骨膜可以用于重建，也便于用头发遮盖切口。头皮向前分离以暴露眼眶、鼻顶、颧骨和颧弓。小心保护面神经的额支、三叉神经支配前额的分支。在颧弓上方2 cm，颞浅筋膜和其下方脂肪组织被一起掀起，和其深面的颞深筋膜浅层之间形成间隙，以避免损伤面神经的额支。下面的颅骨膜可以游离至眶上孔水平（保留眶上血供）用来修复前颅窝缺损。如果需要用这个骨膜瓣来修复蝶骨平面的话，可以将头皮切口处的骨膜向后延展3~4 cm，然后自此将骨膜与颅骨分离以获得足够的长度。眶顶及眶内、外侧的

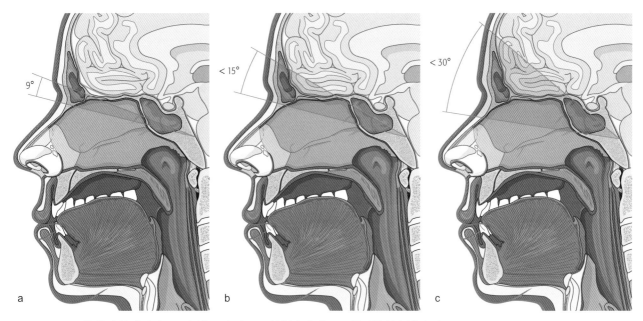

图3-5-4 不同的前路截骨通路。a. 额窦下入路。b. 经额窦入路。c. 扩展的经额窦入路。

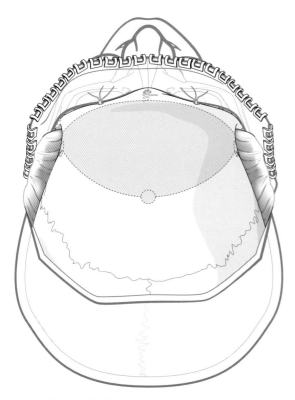

图3-5-5 经暴露鼻部和眼眶的冠状入路。

上部骨膜可以和颅骨膜保持连续并一起分离。如果眶上孔存在，可以用细小的骨凿去除眶上孔下缘的骨皮质，从而松解眶上神经血管束，和眶骨膜一起游离。颞肌可以在颞窝内保留一部分肌袖，以便将掀起的前份颞肌再附着。额部入路处理穿透或经过

筛板的肿瘤传统上是通过一个单独额部开颅术，或联合截骨术。一个双侧额部开颅术可以制备1~2块骨瓣，这里没有天然的骨缝，因为开颅术的范围是切除肿瘤所需的暴露范围决定的。通常情况下，下界的范围是经过额窦（图3-5-6a）。

肿瘤切除后，额窦颅骨化后额骨用微型板或小型板固定。

通常为了获得最佳的蝶平面和视神经交叉的暴露，一个扩展的额入路是用来减少脑组织牵拉和增加视野的范围。在这种情况下，在额部开颅手术之后进行了第二次截骨手术移除额眶条（图3-5-6b、c）。

截骨线的设计是根据外侧颧额缝及内侧鼻根处的骨缝走行决定的。先在这些区域进行截骨，然后使用钻头、锯子或超声骨刀从外侧到内侧穿过眶顶，相交于筛板的前面。鼻骨处的截骨是从外到内并水平经过鼻根点，高度平筛前动脉水平。用小骨凿确认充分截骨后，可以移开整个骨块。一旦肿瘤被切除，颅底被封闭，额眶复合骨块可以用小型板复位并固定于鼻根和颧额缝。如前所述，复位额骨骨块（图3-5-7）。

虽然前颅底下入路最初于1978年被开发用于前颅底创伤，现在适应证包括各种颅底肿瘤切除术（Raveh等，1993，1995）。它与上述方法相反，前颅底从下面显露出来（图3-5-8）。

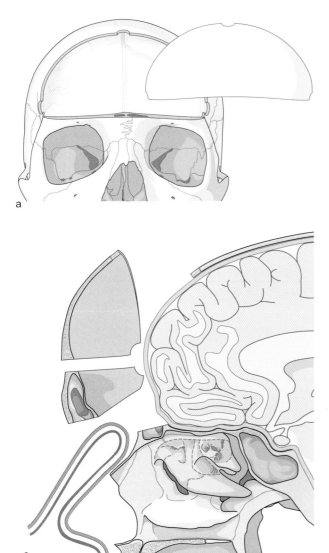

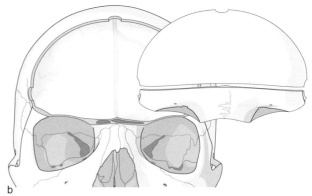

图 3-5-6　a. 额骨截骨后的前视图。b. 联合眼眶截骨的前视图。c. 额骨截骨与眼眶截骨的侧位图。

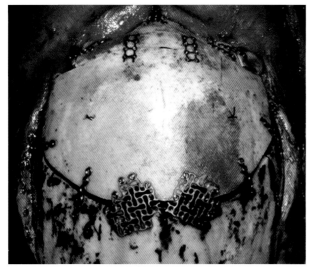

图 3-5-7　扩展额骨截骨术后钛板固定的位置。用钛网覆盖固定球钻钻孔的位置。

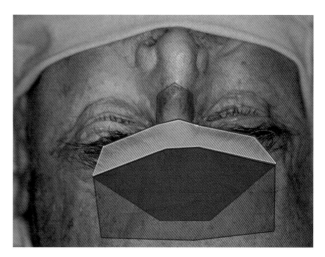

图 3-5-8　额下截骨术可到达的区域。该节段是根据个别鼻窦解剖结构设计的。品红色代表额窦所能扩展的区域。

额鼻眶颅外截骨术提供最佳的前路进入眼眶和蝶骨平面并进入鼻腔和鼻窦腔，同时避免额叶牵拉和面部外部切口。与穿额入路相似，以标准的方式制备冠状瓣。有两种截骨技术已被报道。Ⅰ型截骨术首先完成鼻额骨段的截骨，而第二步完成额骨后壁的截骨。这种技术通常适合于肿瘤累及额窦的后壁。在直视下解剖额窦后壁后可以移除整个颅外骨块，这样既安全又确保切除肿瘤的安全边界。Ⅱ型截骨术一期完成包括额窦后壁的鼻额骨段截骨。当肿瘤不累及额窦后部或者肿瘤向颅内扩展时，这项技术非常有用。根据需要，截骨边界可向颅内侧延伸，必要时可以包括眶顶部分。在截骨之前，需要根据病变大小和额窦的范围，确定鼻额段的截骨线。采用固定颅骨的微型钛板可以预先弯制，固定后再进行截骨，这样等肿瘤切除后就可以精确地复位骨块（图3-5-9）。

双侧筛窦切除术和蝶窦切除术是为了从下方暴露筛骨顶和颅中窝。这种暴露方式有助于确定肿瘤边界和硬脑膜切除并进行肿瘤切除。和之前描述的

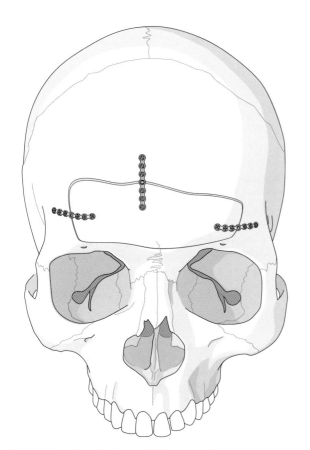

图3-5-9 钛板位置用于固定额窦前壁骨段。

方法一样，随后进行适当的硬脑膜重建和封闭。

另一种可单独使用或与前颅入路联合使用的入路是Le FortⅠ型截骨术。这种方法除了被广泛用于矫正面部畸形，特别适合于斜坡肿瘤和幼年鼻血管纤维瘤。上颌前庭沟切口由一侧前磨牙至对侧前磨牙，直接剥离黏膜延伸至上颌骨表面。上颌骨的前壁被暴露，需要特别留意梨状孔和颧骨的外侧边缘支撑区，可用于截骨和固定。仔细保护好鼻底，截骨术是通过上颌骨的前壁，距离根尖至少5 mm以上直至翼上颌连接。小型板固定每一侧梨状孔和颧牙槽支柱（图3-5-10a）。

钻孔后用螺丝固定。然后取下钛板，放在一旁备用，并通过上颌内侧壁和翼板进行截骨折断上颌骨，显露肿瘤并切除（图3-5-10b）。

一旦肿瘤被切除，用预弯钛板重新复位上颌骨，以便固定上颌和维护正确的咬合。虽然经面颌切开术已经被描述，微创技术的出现限制他们目前的使用。

对于更多的侧颅底肿瘤和那些延伸到颅中窝（海绵窦、视神经交叉的鞍旁区），可以通过经眶颧入路联合翼点入路完成切除。这些额侧入路的方法可以连同眶顶截骨，为额叶和颞叶下方的肿瘤提供更开阔的径路。通过设计不同的颅骨瓣（即改变皮瓣的位置和大小），合并后方可行开眶术和（或）颧骨截骨术（图3-5-11），可以设计特殊的颅眶入路，以求最佳显露特定肿瘤。

取决于截骨需求，可以采用冠状或半冠状切口。为保护面神经的颞支，显露颧弓，在颧弓上方1~2 cm切开颞浅筋膜，继续分离穿过颞深筋膜到颧弓的上界。然后掀起骨膜、暴露颧弓和颧骨体。沿着颧弓的下缘切断颞肌的颧–下颌附着，颧弓随之就被显露出来。从眼眶外侧和颅骨外侧松解颞肌，这样颞肌就可以向下回缩。使用摆动锯在颞窝沿颧蝶缝行截骨术。截骨从额骨的颧突根部开始，向下延伸至眶下裂。第二处截骨线在颧弓的后方，最后第三个截骨术是在颧骨体，截骨线与颧骨上颌缝平行靠后1 cm。可以在截骨部位预先安放微型钛板并钻孔定位，引导肿瘤切除后骨块的解剖学复位。现在颞下窝完全暴露了。根据切除肿瘤的需求，开颅手术可以在截骨之前或者在截骨后进行。一旦肿瘤被切除，硬脑膜被封

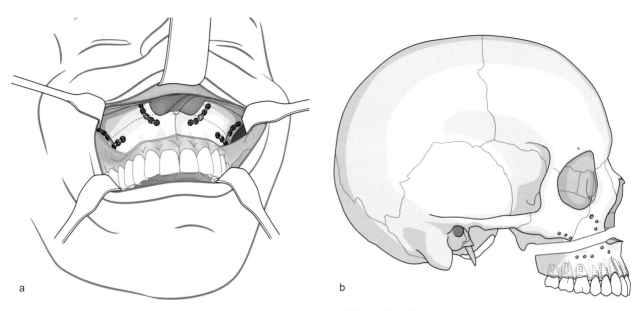

图 3-5-10　a. 用于固定 Le Fort Ⅰ型截骨的钛板位置。b. Le Fort Ⅰ型截骨段的侧视图。

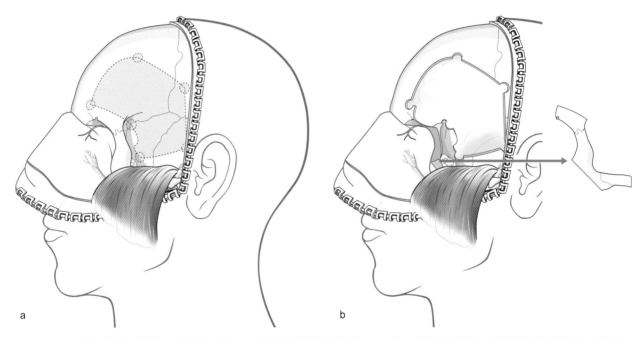

图 3-5-11　a. 颞肌的颅附着物分离并向下移位，允许进行翼点开颅术。b. 颧眶段颞部开颅术。颧眶段被保留并在手术结束时复位。

闭，眶颧和颅骨块可以用钛板复位。然后将颞肌复位在正确的解剖位置和关闭创口。

第五节　并发症与不足

颅底肿瘤的颅面切除术有较高的复发率，这可能与入路、切除和修复相关，无论是单独或联合手术（Kraus 等，1994）。颅底肿瘤总体复发率为 1.5%~3.9%，但对于一些复杂的恶性肿瘤，需要扩大颅底切除的病例可能高达 12%。许多入路的核心是解剖眶周组织，保护眶内容物是最重要的。此外，还会遇到重要的神经血管结构，特别是当接近海绵窦时，熟识的解剖知识对保护这些结构是必要的。额叶和（或）颞叶的牵拉在切除手术时是不可避免的。对于每个特定的肿瘤选择合适的入路可以使牵拉损伤最小化（图 3-5-4）。

与入路和颅骨切除同样重要的是颅底肿瘤术后的修复重建。具体来说，硬脑膜必须修复或恢复以减少脑脊液漏、脑膜炎和气颅的风险（2%~14%的患者）。此外，将鼻窦腔与颅内分离可最大限度地降低脑膜炎的风险（1%~5%的患者）。血管化组织如颅骨瓣、带蒂肌瓣或游离组织移植降低了这些风险。当牙骨段被截骨时，骨段的准确固定复位可精确重建颅面的解剖结构并维持适当的咬合。适当的

复位和悬吊软组织对获得最佳的美学结果是非常有必要的。持续的鼻腔渗液是常见的，可以通过鼻盐水滴鼻来治疗。

有了这些方法，颅底肿瘤已不再是"不可切除"的。必须进行手术；然而，患者清楚地了解了潜在的围手术期并发症及可能发生的功能障碍，才能获得理想的生活质量。

（沈舜尧 译，习伟宏 校）

参考文献

[1] **Al-Mefty O**. The cranio-orbital zygomatic approach for intracranial lesions. *Contemp Neurosurg.* 1992;14:1–6.

[2] **Brown DH**. The Le Fort I maxillary osteotomy approach to surgery of the skull base. *J Otolaryngol .* 1989 Oct;18(6):286–292.

[3] **Kraus DH, Shah JP, Arbit E, et al**. Complications of craniofacial resection for tumors involving the anterior skull base. *Head Neck.* 1994 Jul-Aug;16:307–312.

[4] **McCattrey TV, Olsen KD, Yohanan JM, et al**. Factors affecting survival of patients with tumors of the anterior skull base. *Laryngoscope.* 1994 Aug;104:(8 Pt 1):940–945.

[5] **Nuss DW, Janecka lP, Sekhar LN, et al**. Craniofacial disassembly in the management of skull-base tumors. *Otolaryngol Clin North Am.* 1991 Dec;24(6):1465–1497.

[6] **Osquthorpe JD, Patel S**. Craniofacial approaches to tumors of the anterior skull base. *Otolaryngol Clin North Am.* 2001 Dec;34 (6):1123–1142.

[7] **Raveh J, Laedrach K, Speiser M, et al**. The subcranial approach for fronto-orbital and anteroposterior skull base tumor. *Arch Otolaryngol Head Neck Surg.* 1993 Apr;19:385–393.

[8] **Raveh J, Turk JB, Laedrach K, et al**. Extended anterior subcranial approach for skull base tumors: long-term results. *J Neurosurg.* 1995 Jun;82(6):1002–1010.

第六章　颅底重建
Reconstruction of the skull base
Patrick J Gullane，Peter C Neligan，Christine B Novak

第一节　引言

颅底区域的肿瘤解剖位置隐蔽，并且切除后重建困难，因此颅底肿瘤的治疗一直是一个颇具挑战性的难题。外科学、影像学、麻醉学等学科的进步及多学科诊疗的发展，许多曾被认为无法手术的颅底肿瘤也看到了治疗的希望。

第二节　解剖结构

颅底由多块颅骨组成，可分为颅前、中及后窝。这些颅窝的底部构成颅底的内表面，眶顶、蝶窦、鼻咽、颞下窝及枕骨则构成颅底的外框架。颅底有许多重要的神经和血管穿行，使得这一区域特别容易发生各种病变，同时也使手术治疗变得十分困难。

目前已经提出了几种针对颅底区域的分类系统，以便对颅底肿瘤进行评估、分类和治疗。为了更好地理解颅底肿瘤切除后所需的外科重建，Jackson等（1982）建议将颅底分为前区和后区；前区为颅前窝，后区则分为三部分。Jones等（1987）根据颅窝将颅底分为前、中、后三个部分。Irish等（1994）对77例颅底肿瘤患者进行了回顾性分析，包括其预后、肿瘤位置和肿瘤生长模式。根据颅底解剖结构和肿瘤的生长模式，作者提出了一个分类系统（Irish等，1994），将颅底分为三个区域（图3-6-1）：Ⅰ区肿瘤起源于前颅底，包括蝶骨斜坡及枕骨大孔的肿瘤。Ⅱ区肿瘤起源于侧颅底，主要累及颞下窝和翼腭窝，并可侵犯颅中窝。Ⅲ区肿瘤起

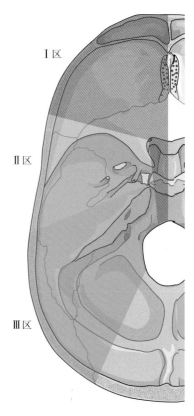

图3-6-1　颅底分Ⅰ区、Ⅱ区、Ⅲ区。

源于后颅底或邻近区域，并在颅内侵犯颅中窝或颅后窝（Irish等，1994）。

第三节　适应证与手术规划

颅底肿瘤的病理类型及生长部位的差异（Irish等，1994；Patel等，2003）导致其临床表现和治疗措施的不同。因此，通过全面的术前评估确定肿瘤的类型和具体位置，有助于复杂病例的手术规划和治疗。

一、影像学评估

影像学的进步有助于医师做出更准确的术前诊断，从而制订出更完善的术前规划，包括肿瘤的切除及后续的重建。计算机断层扫描（CT）和磁共振成像（MRI）可提供肿瘤的位置、大小和受累组织等信息，因此术前应常规完善CT及MRI检查，以全面评估软、硬组织的受累情况。冠状位和横断面CT图像可用于判断肿瘤邻近骨质的情况，而MRI可更好地观察软组织的异样。

二、病理类型

颅底肿瘤并不常见（Patel等，2003），同时，肿瘤的异质性也使得对这类患者预后的分析及预测变得十分困难。Irish等（1994）发现，鳞状细胞癌是颅底肿瘤最常见的组织学类型（29%），常见于颅底Ⅲ区。其次是基底细胞癌、脑膜瘤、嗅神经母细胞瘤、脊索瘤和腺癌（Irish等，1994）。一项关于颅底肿瘤患者术后2年和4年的生存分析显示，Ⅰ区和Ⅲ区的肿瘤患者预后较好，而Ⅱ区肿瘤患者的术后生存期均未超过4年（Irish等，1994）。Patel等（2003）的研究也表明鳞状细胞癌和腺癌是颅底最常见的恶性肿瘤，原发灶的病理类型、手术切缘的状态及颅内受累的程度是判断预后的重要指标。

颅底肿瘤的异质性使得最佳治疗方案的选择也变得十分复杂（Irish等，1994；Patel等，2003）。不同患者的肿瘤类型及颅内侵犯程度差异很大，因此很难对预后进行比较。无硬脑膜侵犯的患者通常有较好的预后（Feiz-Erfan等，2007）。治疗方案的选择取决于许多因素，包括患者的病史、预期寿命、临床表现和肿瘤的侵犯范围等。肿瘤的病理类型是决定预后最重要的因素之一，因此，手术之前的活检是至关重要的。

三、多学科治疗

通过多学科的团队合作，共同制订颅底肿瘤患者的术前、术中及术后的治疗计划。影像及肿瘤内科专家在术前评估中是很重要的，尤其是患者需要辅助治疗时。术前的麻醉会诊及风险评估有助于降低术中风险及术后管理。及早纳入必要的不同学科的医师共同参加会诊，能够有效节省术前计划的时间。颅颌面（CMF）外科和神经外科医师都可以在颅底肿瘤的外科治疗中提供各自的专业见解。两个外科团队同时进行肿瘤的切除及后续的重建有助于减少患者的麻醉时间。当一个团队切除肿瘤时，另一个团队则可以开始准备重建，特别是在进行游离组织瓣移植的情况下。

第四节 颅底肿瘤的切除与重建

对于颅底肿瘤患者，最主要的是选择最佳的治疗方案，提高患者术后的生存率，并降低复发率（Palme等，2009；de Almeida等，2012；de Almeida等，2013）。颅底肿瘤复杂的解剖位置和术后重建，对手术治疗提出了重大挑战。内镜技术和微创手术的出现改变了传统的治疗模式，给患者提供了更多的治疗选择。不管是内镜还是开放手术，都需要从预后、复发率和死亡率等几方面进行全面评估（Ganly等，2005；Hanna等，2009）。良好的预后取决于患者的全身情况（有无其他合并症），肿瘤的类型及手术医师的操作、经验等因素。总体而言，微创手术改变了传统的手术模式。然而，术后缺损的重建方式仍然是相似的。

头颈部肿瘤切除后，必须同时重建骨性结构和软组织覆盖，以恢复患者的功能和外观。然而，颅底缺损的重建要比其他部位困难得多。因为这些缺损通常十分复杂，并且是三维方向上的。同时，修复体容易在重力的作用下与颅底脱离，更重要的是，硬脑膜可能已经发生破裂。

具体的术式及入路取决于肿瘤的大小、位置及侵犯范围等因素（de Almeida等，2012）。重建时，除了与肿瘤相关的因素外，皮瓣的选择还取决于肿瘤切除后硬脑膜的完整性。如果硬脑膜发生破裂，其破裂的程度将影响重建方式的选择。为了减少术后并发症发生的风险，有必要使用血管化的组织修补硬脑膜，恢复其完整性，以保护脑组织并消除无效腔。许多颅底肿瘤切除后，也需要进行硬脑膜修补，使颅内与呼吸、消化道隔开。

以下采用Irish等（1994）提出的"三区"分类系统对颅底缺损的重建方式进行介绍。

一、Ⅰ区

颅底Ⅰ区（Irish等，1994）从前颅底延伸到蝶骨斜坡（图3-6-1）。该区域的肿瘤起源于上颌骨、上颌窦、眼眶和面中部皮肤，可进一步侵犯筛窦、筛板、硬脑膜和前颅窝的额叶。Irish等（1994）的研究结果表明，Ⅰ区的肿瘤发生率最高（53%），少数肿瘤（8%）会跨越Ⅰ区和Ⅱ区。

手术的入路的选择取决于肿瘤的大小、位置和临床表现。大多数情况下，鼻侧入路可为Ⅰ区肿瘤的切除提供良好的手术视野。如果肿瘤较大，则需要通过上颌骨部分或全切术来增加暴露。根据肿瘤部位的不同，也可选择冠状切口或额部开颅术，以便于充分暴露所有重要的神经和血管结构，从而完整切除肿瘤。

肿瘤切除后的重建方式取决于缺损的大小和位置、所需组织的类型及硬脑膜是否完整等因素。前额瓣（Ousterhout等，1981；Thomson，1970；Westbury等，1975）、眉间瓣（Jackson等，1984）、颅骨膜瓣（Scher等，1982；Noone等，2002）和帽状腱膜瓣（Jackson等，1986；Schramm等，1979）等局部软组织瓣已被用于重建。帽状腱膜瓣和颅骨膜瓣可为小范围的中线缺损提供足够的软组织覆盖，并且供区并发症的发生率最低。对于颅前窝外侧的缺损，颞肌可提供血管化的颞肌组织瓣进行覆盖。然而，对于内侧的缺损，由于皮瓣远端的血供减少，导致其坏死的风险增加。因此，颞肌皮瓣不修复此类缺损。同时，颞肌皮瓣转位后，会在颞窝区域产生软组织凹陷，这可能会引起患者的不满。在某些情况下，颞肌在肿瘤切除过程中可能会失去血供也不可用于重建。

较大范围的缺损需要移植更多的软组织来恢复外形并消灭无效腔。在这种情况下，局部皮瓣可能无法满足需求，因此需要寻找其他替代的组织来源。与局部皮瓣相比，肌皮瓣具有更多的血管化的软组织量。斜方肌、胸大肌和背阔肌皮瓣已被用于颅底缺损的重建（Neligan等，1996）。随着游离组织瓣移植技术的出现、应用及良好的术后效果（Neligan等，1996），这些带蒂皮瓣现在也仅用于重建无法进行游离移植的颅底缺损。

游离组织移植技术可从其他部位获得大量血供良好的软组织，是重建大面积颅底缺损的最佳选择（Neligan等，1996；Califano等，2003；Teknos等，2002；Weber等，2007）。游离皮瓣可以根据缺损区的大小、形状进行选择和设计，并且不像带蒂皮瓣那样受到蒂部附着的限制。由于游离皮瓣可以很容易地转移到受区，因此可以将血管化良好的组织放置在需要的部位，从而降低术后并发症的风险。通过合适的术前规划和游离组织移植技术的应用，可允许两个手术团队同时进行手术。一个外科团队进行肿瘤的切除，另一个小组则同时切取皮瓣准备重建，这样可以减少手术时间，并将患者的麻醉风险降至最低。

当硬脑膜与上呼吸道、消化道之间的屏障发生破裂时，发生术后感染的风险就会增加。肌皮瓣血供良好，具有抗感染能力，已被广泛用于重建Ⅰ区缺损（Neligan等，1996；Mulholland等，1993；Lipa等，2004；Neligan，1999；Urken等，1991）。腹直肌、背阔肌及股前外侧肌皮瓣可以提供大量血供良好的软组织，是重建硬脑膜和上呼吸道、消化道屏障的良好选择（Neligan等，1996；Urken等，1991）。对于较小的Ⅰ区缺损的重建，可选择局部皮瓣，如颅骨膜瓣或帽状腱膜额肌瓣。然而，当需要较大的肌皮瓣时，首选背阔肌或股前外侧游离皮瓣（图3-6-2）。

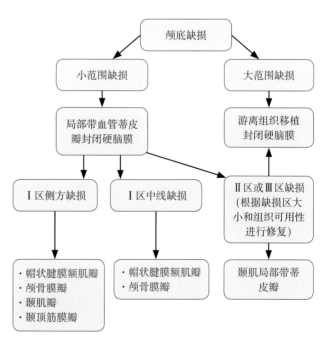

图3-6-2 颅底缺损重建流程。

二、II区

颞下窝、翼腭窝及颅中窝的上部共同构成颅底 II区（Irish等，1994）（图3-6-1）。它从眶后壁延伸至颞骨岩部。许多重要的血管和神经穿过II区进入颅中窝。颈内动脉穿过破裂孔（位于颅骨下表面）至蝶骨颈动脉沟。面神经（Ⅶ）、听神经（Ⅷ）及三叉神经（Ⅴ）的上颌支和下颌支等脑神经也经过这个区域。起源于II区的肿瘤包括鼻咽肿瘤、颈静脉球瘤、蝶骨斜坡部脊索瘤和脑膜瘤。同时，许多其他部位来源的肿瘤，如侵袭性腮腺瘤及外耳、中耳及头皮部位的基底细胞癌和鳞状细胞癌，也可侵犯II区。与I区和III区相比，II区肿瘤较少见，但预后较差（Irish等，1994）。

在手术入路选择上，采用颞下入路（Sekhar等，1986）并经半冠状切口向耳前或耳后延伸，可暴露颅中窝的肿瘤。该入路能充分地显露下颌骨髁突，并能较好地观察腮腺和面神经的情况。将此入路与下颌骨外侧或前方切开术相结合，可提供良好的手术视野。极少数情况下，肿瘤可侵犯下颌骨，则需同期行下颌骨部分切除术。经颞叶入路（Fisch等，1984）也可进行II区肿瘤的切除，通常需要配合半冠状切口、耳后切口及外耳道的横断。颅底中间区域的硬脑膜瘤可以通过额颞开颅手术进行显露。

在制订重建方案时必须考虑缺损的具体位置和大小。在早期，II区的缺损是用旋转皮瓣（Westbury等，1975）和三角肌皮瓣（Bakamjian等，1971）进行重建的。对于较大的II区缺损，可使用胸大肌/斜方肌皮瓣进行重建（Ariyan，1979）。然而，这些皮瓣往往受限于其长度，会导致上呼吸道、消化道与硬脑膜之间的连通，从而引起颅内感染和（或）脑脊液漏。因此，游离组织移植比带蒂皮瓣更适合于重建，尤其是当缺损较大时（Thurnher等，2007）。股前外侧皮瓣（ALT）可提供大量血运丰富的软组织，并可设计肌肉延伸以覆盖蝶窦。同时，当使用大隐静脉移植来重建颈动脉时，也可以为颈部提供一些额外的覆盖。与其他游离瓣一样，腹直肌或ALT瓣也具有允许两个团队同时手术的优势。

三、III区

III区（Irish等，1994）位于颅后窝（图3-6-1）。像颅底的其他区域一样，有许多重要的神经和血管结构经过这一区域，包括颈内静脉、舌咽神经、迷走神经、副神经和舌下神经。Jones等（1987）的研究结果表明，III区最常见的肿瘤是血管球瘤和神经鞘瘤。Irish等（1994）的研究表明，在25例III区肿瘤患者中，有14例为鳞状细胞癌。这些研究中的不同肿瘤类型的患病率可能代表了不同外科专业的转诊模式。

切除颅底III区的病变通常采用颞部入路，有时也需要对颈动脉和乙状窦周围的骨质进行切除。肿瘤切除后，可使用颞肌瓣和胸锁乳突肌瓣等局部组织瓣填补小的缺损。然而，在进行根治性颈淋巴清扫时，这些组织瓣可能会被同期切除失去血供，使其不能用于重建。在早期，带蒂皮瓣常用于替代局部皮瓣，进行较大缺损的重建。然而，在颅底区域的重建中，能提供大量血供良好的软组织的游离组织移植已经取代了带蒂皮瓣（Thurnher等，2007）（图3-6-3）。目前，对于这种缺损，我们通常使用肩胛皮瓣或者背阔肌皮瓣，这些皮瓣的颜色与受区更接近，同时在某些情况下也可使用股前外侧皮瓣。

第五节　注意事项

开放或内镜下切除肿瘤后必须重建鼻窦和颅腔之间的屏障，以降低颅内感染、脑脊液漏和脑膜炎等围手术期并发症发生的风险。血管化皮瓣的应用显著减少了这些潜在的致命并发症的发生率。颅底缺损的成功重建需要消除无效腔并实现硬脑膜的良好封闭。肌肉具有弹性，易于填充，可以通过移植血供良好的肌肉或肌皮瓣消除无效腔。为了避免与硬脑膜缺损相关并发症的发生，必须重建良好的硬脑膜封闭。在颅底区域，由于重力的影响，移植组织容易与硬脑膜分离，难以保证良好的封闭并产生无效腔。为了减少重力的影响，移植皮瓣应固定在周围的骨性结构上（图3-6-4）。

可以通过在缺损周围的骨头上钻孔或使用Mitek锚钉将移植皮瓣拉到缺损处并固定。纤维蛋

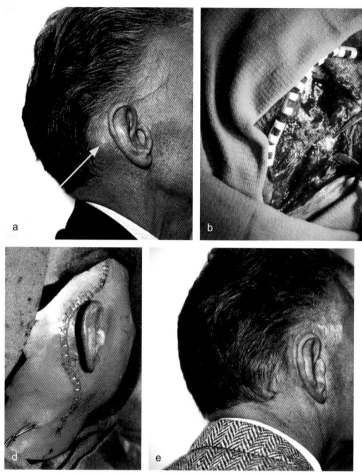

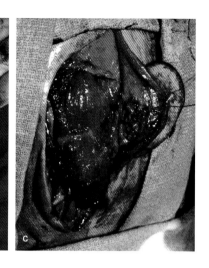

图 3-6-3　a. 颅后窝肿瘤。体表定位于耳后区。b. 经耳后入路进行肿瘤的切除。c. 采用腹直肌游离组织瓣移植进行重建，也可以使用背阔肌或股前外侧皮瓣等其他游离组织瓣。d. 手术结束，关创。e. 术后随访。

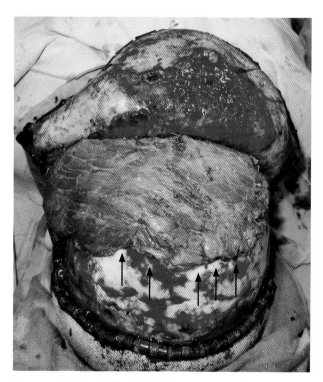

图 3-6-4　通过 3-0 缝线及颅骨外板上的钻孔（箭头）将背阔肌瓣固定在颅骨上，从而维持其适当的位置并保证硬脑膜封闭。

白胶也可以用来增加皮瓣和硬脑膜之间的密封性。当使用腹直肌进行重建时，应将悬吊缝线置于肌腱交叉处，以保证缝合的强度，避免裂开。

重建时还应考虑受区吻合血管的情况，包括血管的形状、长度及直径等方面。颞浅动、静脉是重建颅底微血管网的可靠受区血管（Nahabedian 等，2004）；当颞浅动、静脉无法使用时，可将皮瓣与颈部血管进行吻合，或者使用动静脉（AV）袢。在构建动静脉袢时，应使用直径较大的血管，我们建议使用颈外动脉和颈内静脉，移植静脉一端与颈外动脉相连，另一端与颈内静脉相连。

对于大多数的颅底缺损，如果没有明显的软组织缺损，一般不需要进行骨性重建。在某些情况下需要重建骨性结构时，最好选用血管化的移植骨，如肩胛骨等，尤其是接受术后放疗的患者，其发生放射性骨坏死或感染的风险较高。钛网或其他生物骨移植材料也可用于重建颅底（Badie 等，2000），并且不影响术后的 CT 和（或）MRI 复查。

在重建Ⅰ区颅底缺损时，不仅需要确保良好的硬脑膜封闭，而且还要重建鼻腔衬里。许多作者建议使用多皮岛皮瓣进行修复（Cordeiro等，2000）。而我们倾向于依靠口、鼻腔肌肉的黏膜化这一过程来重建鼻腔黏膜，并取得了令人满意的结果。

第六节　并发症

颅底重建术后并发症的发生率为11.5%~63%（Ganly等，2005；Imola等，2003）。Patel等（2003）发现，33%的患者出现了术后并发症，而伴有全身系统疾病、既往放疗史及肿瘤颅内侵犯的患者并发症明显增多。而最近的一项研究发现并发症的发生率有所下降（Imola等，2003），这可能与外科手术技术的改进、术后护理的提高及游离组织瓣移植技术的广泛应用有关。

一、早期并发症

颅底重建术后早期的并发症包括受区或供区的局部感染、硬脑膜外露、脑脊液漏、脑神经功能障碍和逆行性脑膜炎。Patel等（2003）的研究表明，局部感染是最常见的并发症。同时，许多术后早期并发症的发生与硬脑膜关闭不全和（或）呼吸道、消化道与颅内相通有关。由于颅底有许多重要的神经、血管等结构，所以这些并发症可能带来严重的后果。某些并发症进展迅速，甚至危及生命，因此，术后的密切监测和及时的对症处理是非常重要的。同时，应根据缺损的大小和患者的全身情况选择合适的手术方式，以减少并发症发生的风险。

（一）伤口感染

出现伤口感染应及时进行处理（Brown等，2007）。根据细菌培养的结果，选择合适的抗生素进行静脉输液治疗。如果手术时发现术区与口腔和（或）鼻腔相通，则应预防性使用抗生素，通常使用广谱头孢菌素联合抗厌氧菌药物，如甲硝唑等。

（二）皮瓣血管危象

术后应密切观察移植皮瓣的血运，出现血管危象时及时进行处理，避免造成皮瓣坏死。早期的非手术措施，如使用水蛭，可以逆转静脉充血；必要时应及时进行手术探查。头颈部游离皮瓣二期重建的成功率低于一期重建，因此，术后对皮瓣的监测及对皮瓣危象的早期处理是至关重要的（Ross等，2012）。

（三）脑脊液漏

随着切除范围及硬脑膜暴露面积的增加，术后发生脑脊液漏的风险也随之上升。移植血管化组织实现硬脑膜的水密闭合对于降低脑脊液漏发生的风险是很重要的。如果漏口较小，可以采用保守治疗，包括抬高头部、腰椎引流，以及避免憋气、打喷嚏、咳嗽等动作。如果漏口较大而保守治疗无效，或者缺乏足够的血管化软组织进行封闭，则需要进行腰椎引流或者其他重建手术。

（四）颅内感染

随着游离组织瓣移植技术的出现及应用，术后脑膜炎的发生率已显著降低（Nalian等，1996）。当出现颅内感染时，可使用广谱或特异性抗生素。

（五）神经功能障碍

广泛的颅底切除及因手术或病变累及切除部分神经时可能会导致明显的脑神经功能障碍。在条件允许情况下，应同期进行神经移植修复。同时，对患者的宣教也是十分重要的，以减少其他并发症的发生，如面瘫患者发生的角膜溃疡。另一个主要的脑神经并发症表现为在切除迷走神经后，患者出现吞咽困难。由于患侧声带麻痹，应尽早进行手术以改善言语和吞咽功能（Abraham等，2001；Spector等，2001）。如果神经没有被切除，但患者出现神经功能障碍的表现，应注意观察术后症状的变化，并进行适当的干预。

二、远期并发症

颅底重建术后远期的并发症包括鼻塞、错𬌗、张口困难、头颅畸形和复视等。这些并发症通常与骨质不稳定、软组织萎缩或放疗后纤维化有关。虽然这些并发症不会危及生命，但会影响患者的预后和生活质量。

第七节　总结

近年来，血管化游离组织移植技术在颅底重建的广泛应用（Nalian等，1996），显著降低了术后并发症的发生率并改善了患者的预后。颅底肿瘤的切除往往会导致大面积的软组织缺损和硬脑膜外露。为了实现良好的重建，需要保证硬脑膜的水密闭合，将颅内容物与上呼吸道隔开，并最大限度地减少无效腔。随着微创入路和手术技术的进步，进一步降低了患者术后并发症的发生率，并提高了颅底肿瘤患者的生活质量。

（蔡鸣 译，蔡卜磊 校）

参考文献

[1] **Abraham MT, Gonen M, Kraus DH**. Complications of type I thyroplasty and arytenoid adduction. *Laryngoscope.* 2001 Aug;111(8):1322–1329.

[2] **Ariyan S**. The pectoralis major myocutaneous flap. A versatile flap for reconstruction of the head and neck. *Plast Reconstr Surg.* 1979 Jan;63(1):73–81.

[3] **Ariyan S**. Further experiences with the pectoralis major myocutaneous flap for the immediate repair of defects from excisions of head and neck cancers. *Plast Reconstr Surg.* 1979 Nov;64(5):605–612.

[4] **Bakamjian VY, Long M, Rigg B**. Experience with the medially based deltopectoral flap in reconstructive surgery of the head and neck. *Br J Plast Surg.* 1971 Apr;24(2):174–183.

[5] **Badie B, Preston JK, Hartig GK**. Use of titanium mesh for reconstruction of large anterior cranial base defects. *J Neurosurg.* 2000 Oct;93(4):711–714.

[6] **Brown SM, Anand VK, Tabaee A, et al**. Role of perioperative antibiotics in endoscopic skull base surgery. *Laryngoscope.* 2007 Sep;117(9):1528–1532.

[7] **Califano J, Cordeiro PG, Disa JJ, et al**. Anterior cranial base reconstruction using free tissue transfer: changing trends. *Head Neck.* 2003 Feb;25(2):89–96.

[8] **Cordeiro PG, Disa JJ**. Challenges in midface reconstruction. *Semin Surg Oncol.* 2000 Oct–Nov;19(3):218–225.

[9] **de Almeida JR, Witterick IJ, Gullane PJ, et al**. Physical morbidity by surgical approach and tumor location in skull base surgery. *Head Neck.* 2013 Apr;35(4):493–499.

[10] **de Almeida JR, Vescan AD, Gullane PJ, et al**. Development of a disease-specific quality-of-life questionnaire for anterior and central skull base pathology—the skull base inventory. *Laryngoscope.* 2012 Sep;122(9):1933–1942.

[11] **Feiz-Erfan I, Suki D, Hanna E, et al**. Prognostic significance of transdural invasion of cranial base malignancies in patients undergoing craniofacial resection. *Neurosurgery.* 2007 Dec;61(6):1178–1185; discussion 1185.

[12] **Fisch U, Fagan P, Valavanis A**. The infratemporal fossa approach for the lateral skull base. *Otolaryngol Clin N Am.* 1984 Aug;17(3):513–552.

[13] **Ganly I, Patel SG, Singh B, et al**. Complications of craniofacial resection for malignant tumors of the skull base: report of an International Collaborative Study. *Head Neck.* 2005 Jun;27(6):445–451.

[14] **Hanna E, DeMonte F, Ibrahim S, et al**. Endoscopic resection of sinonasal cancers with and without craniotomy: oncologic results. *Arch Otolaryngol Head Neck Surg.* 2009 Dec;135(12):1219–1224.

[15] **Imola MJ, Sciarretta V, Schramm VL**. Skull base reconstruction. *Curr Opin Otolaryngol Head Neck Surg.* 2003 Aug;11(4):282–290.

[16] **Irish J, Gullane PJ, Gentili F, et al**. Tumors of the skull base: outcome and survival analysis of 77 cases. *Head Neck.* 1994 Jan–Feb;16(1):3–10.

[17] **Jackson IT, Hide TA**. A systematic approach to tumours of the base of the skull. *J Maxillofac Surg.* 1982 May;10(2):92–98.

[18] **Jackson IT, Adham MN, Marsh WR**. Use of the galeal frontalis myofascial flap in craniofacial surgery. *Plast Reconstr Surg.* 1986 Jun;77(6):905–910.

[19] **Jackson IT, Marsh WR, Hide TA**. Treatment of tumors involving the anterior cranial fossa. *Head Neck Surg.* 1984 May–Jun;6(5):901–913.

[20] **Jones NF, Schramm VL, Sekhar LN**. Reconstruction of the cranial base following tumour resection. *Br J Plast Surg.* 1987 Mar;40(2):155–162.

[21] **Ketcham AS, Hoye RC, Van Buren JM, et al**. Complications of intracranial facial resections for tumors of the paranasal sinuses. *Am J Surg.* 1966 Oct;112(4):591–596.

[22] **Lipa JE, Butler CE**. Enhancing the outcome of free latissimus dorsi muscle flap reconstruction of scalp defects. *Head Neck.* 2004 Jan;26(1):46–53.

[23] **Nahabedian MY, Singh N, Deune EG, et al**. Recipient vessel analysis for microvascular reconstruction of the head and neck. *Ann Plast Surg.* 2004 Feb;52(2):148–155; discussion 156–157.

[24] **Neligan PC, Mulholland S, Irish J, et al**. Flap selection in cranial base reconstruction. *Plast Reconstr Surg.* 1996 Dec;98(7):1159–1166.

[25] **Neligan PC, Mulholland RS, Boyd JB, et al**. Flap selection in cranial base reconstruction: local, pedicled or free? *Plast Surg Forum.* 1993;62:265–266.

[26] **Noone MC, Osguthorpe JD, Patel S**. Pericranial flap for closure of paramedian anterior skull base defects. *Otolaryngol Head Neck Surg.* 2002 Dec;127(6):494–500.

[27] **Ousterhout DK, Tessier P**. Closure of large cribriform defects with a forehead flap. *J Maxillofac Surg.* 1981 Feb;9(1):7–9.

[28] **Patel SG, Singh B, Polluri A, et al**. Craniofacial surgery for malignant skull base tumors. *Cancer.* 2003 Sep 15;98(6):1179–1187.

[29] **Palme CE, Irish JC, Gullane PJ, et al**. Quality of life analysis in patients with anterior skull base neoplasms. *Head Neck.* 2009 Oct;31(10):1326–1334.

[30] **Parson H, Lewis JS**. Subtotal resection of the temporal bone for cancer of the ear. *Cancer.* 1954 Sep;7(5):995–1001.

[31] **Ross G, Yla-Kotola TM, Goldstein D, et al**. Second free flaps in head and neck reconstruction. *J Plast Reconstr Aesthetic Surg.* 2012 Sep;65(9):1165–1168.

[32] **Scher RL, Cantrell RW**. Anterior skull base reconstruction with the pericranial flap after craniofacial reconstruction. *Ear Nose Throat J.* 1992 May;71(5):210–212, 215–217.

[33] **Schramm VL Jr, Myers EN, Maroon JC**. Anterior skull base surgery for benign and malignant disease. *Laryngoscope.* 1979 Jul;89(7 Pt 1):1077–1091.

[34] **Sekhar LN, Schramm VL, Jones NF**. Combined resection of

large neoplasms involving the lateral and posterior cranial base. In: Sekhar LN, Schramm VL, eds. *Tumors of the Cranial Base: Diagnosis and Treatment.* New York: Futura Publishers; 1986.

[35] **Spector BC, Netterville JL, Billante C, et al**. Quality-of-life assessment in patients with unilateral vocal cord paralysis. *Otolaryngol Head Neck Surg.* 2001 Sep;125(3):176–182.

[36] **Teknos TN, Smith JC, Day TA, et al**. Microvascular free tissue transfer in reconstructing skull base defects: lessons learned. *Laryngoscope.* 2002 Oct;112(10):1871–1876.

[37] **Thoma A, Khadaroo R, Grigenas O, et al**. Oromandibular reconstruction with the radial-forearm osteocutaneous flap: experience with 60 consecutive cases. *Plast Reconstr Surg.* 1999 Aug;104(2):368–378; 379–380.

[38] **Thomson HG**. Reconstruction of the orbit after radial exenteration. *Plast Reconstr Surg.* 1970 Feb;45(2):119–123.

[39] **Thurnher D, Novak CB, Neligan PC, et al**. Reconstruction of lateral skull base defects after tumor ablation. *Skull Base.* 2007 Feb;17(1):79–88.

[40] **Urken ML, Turk JB, Weinberg H, et al**. The rectus abdominus free flap in head and neck reconstruction. *Arch Otolaryngol Head Neck Surg.* 1991 Aug;117(8):857–866.

[41] **Ward GE, Loch WE, Lawrence W Jr**. Radical operation for carcinoma of the external auditory canal and middle ear. *Am J Surg.* 1951 Jul;82(1):169–178.

[42] **Weber SM, Kim JH, Wax MK**. Role of free tissue transfer in skull base reconstruction. *Otolaryngol Head Neck Surg.* 2007 Jun;136(6):914–919.

[43] **Westbury G, Wilson JS, Richardson A**. Combined craniofacial resection for malignant disease. *Am J Surg.* 1975 Oct;130(4):463–469.

第七章 颅顶重建

Reconstruction of the cranial vault

Jesse A Taylor, Navin K Singh

第一节 引言

颅顶重建的适应证是肿瘤、感染或颅骨缺损所引起的神经症状及美观因素。颅顶重建的术前准备非常复杂，需要神经外科医师、颅颌面外科医师及麻醉科医师等的共同参与。

一、适应证

大多数颅骨缺损是由外伤、肿瘤［包括肿瘤治疗（放疗）后遗症］、感染或先天性颅面发育畸形所引起的。低速或高速枪伤都会对颅顶造成复杂的贯穿性缺损，需要进行软、硬组织的重建。钝性创伤所造成的缺损较少见，以头皮撕裂伤及软组织撕脱为主，相对容易处理（Dujovny 等，1997）。

肿瘤切除后所遗留的缺损是复杂颅顶重建的第二大原因。头皮和颅内肿瘤都可能造成较大的颅骨缺损，需要通过一次甚至多次手术进行重建（图3-7-1）。重建手术应尽早进行以保护脑组织，在某些情况下，也可在其他治疗后进行。在少数开颅肿瘤摘除术的案例中发生的继发于脊髓脊膜膨出的"生长性"孔洞（颅骨缺损），同样也需要重建颅顶。

颅面骨较少发生骨髓炎，一般表现为迁延不愈的溃疡，常由鼻窦感染、颅内螺栓及内固定植入物等所引起。在肿瘤切除后因化疗造成免疫抑制或接受过放疗的患者中较为常见（图3-7-2）。当发生颅面骨的骨髓炎时，需要进行彻底的清创，并接受为期6~8周的抗生素治疗及后续的颅顶重建。一般来说，需要通过移植组织瓣进行重建。

放射性骨坏死是放疗的并发症，临床表现与骨

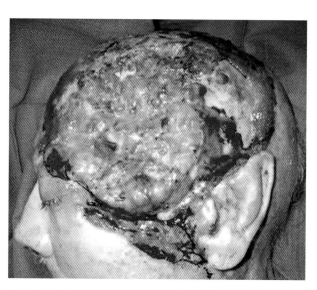

图3-7-1 头皮鳞状细胞癌侵犯下方的颅骨。

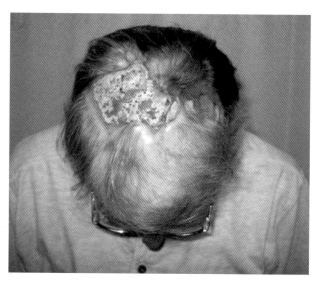

图3-7-2 颅骨骨髓炎，可见死骨外露。

髓炎相似。手术清除病变部位的死骨后往往会遗留一个较大的骨缺损。同时，病变区域的软组织血供较差。因此，对于这类患者，建议通过移植血供良好的组织瓣重建颅顶。

部分颅骨缺损的患者可能会出现神经系统症状。"皮瓣凹陷综合征"（syndrom of the trephined）或"皮瓣塌陷综合征"（sinking skin flap syndrome，SSFS）表现为头痛、不适、抑郁、头晕和癫痫等一系列复杂的症状。皮质下胶质细胞增生可能是由局部受压所导致的脑脊液（CSF）循环路径改变和颅内脑室变形引起的。颅骨缺损的患者可能会出现与颅内压改变相关的神经症状，而在重建颅顶后，这些症状，如头痛、癫痫等，可以得到缓解，但其机制尚未完全阐明。

颅顶的异常十分容易被观察到，因此，美观因素也是进行颅顶重建的常见原因。额叶颅骨切除术、开颅术后软组织萎缩和骨性萎缩都是基于美学考量的颅顶重建手术指征。

二、术前规划

颅顶重建的术前规划需要外科医师、麻醉科医师及其他人员的共同参与。首先，应详细询问病史并进行全面的体格检查和影像学检查。X线片使用较少，但有助于判断颅骨重建的比例。全头颅计算机断层扫描（CT）是应用最广泛的成像技术。CT可以提供缺损区（或切除部位）的高分辨率断层图像，并且可以通过轴位、冠状位及矢状位图像进行三维重建。近年来，随着3D CT扫描可靠性的增加及成本的下降，其应用也更加广泛。此外，3D CT扫描获得的数据集可以直接导入CAD/CAM设备用于快速成形。同时，CT数据还可以传输到医疗器械公司，用于钛、聚醚醚酮（PEEK）或高密度聚乙烯定制植入物的制造。

磁共振成像（MRI）和磁共振血管造影有助于判断颅内感染、死骨及软组织肿瘤，确认颈外脉管系统的通畅程度，并且可以提供相关的脑血流灌注数据（图3-7-3），是颅顶重建的有效辅助手段。随着磁共振血管造影技术分辨率和可靠性的提高，头颈部CT血管造影的使用越来越少。

术前规划的一个重要部分是确定如何通过最少的步骤实现最好的重建效果。同期手术重建避免了多次手术，减少了患者的恢复期。当无法一次性彻底切除肿瘤、处于活动性感染或术后辅助治疗期，应考虑分期重建。以下情况需要推迟重建：

- 外伤导致大面积脑水肿和颅内压升高。
- 局部活动性感染。
- 持续的脓毒症。
- 全身情况不稳定。

进行分期重建时，可在颅骨重建前使用组织扩张器，以增加移植皮肤软组织的量。对于儿童患者，组织扩张器的端口可以放置于远端，减少扩张时的疼痛。

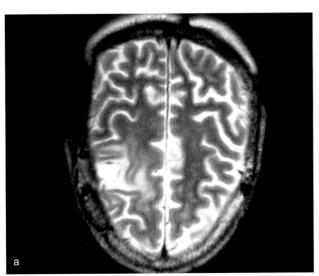
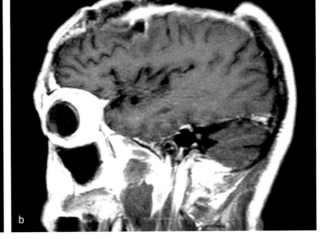

图3-7-3 a、b.颅骨缺损轴位和冠状位的磁共振成像。

第二节 重建技术

颅顶的重建包括硬脑膜、颅骨及头皮软组织三个层次，通过合适的材料和修复技术实现功能和美观的重建。

一、硬脑膜

重建硬脑膜是颅顶重建的关键步骤，实现硬脑膜的水密关闭可将脑脊液和大脑与外部环境隔绝开来，避免了植入物相关感染及脑膜炎的发生。

硬脑膜应在无张力的情况下进行关闭，当存在张力时，可插入各种移植物。颅骨膜、阔筋膜等筋膜移植物已经被广泛使用，但存在发生供区并发症的风险（Gladstone等，1995）。这些不足促进了牛胶原蛋白基质、牛心包补片和脱细胞真皮基质等人工移植材料的发展。

移植物的选择在很大程度上取决于外科医师个人的偏好。除了人工材料外，也可以通过纤维蛋白胶来实现硬脑膜的修补和重建。相对于缝合，纤维蛋白胶可以提供即刻的水密封闭。对于接受过后颅窝颅骨切除术和脑室内手术等脑脊液漏风险较高的患者，是最好的选择。幕上硬脑膜修补术后很少发生脑脊液漏，一般只需要进行水密性缝合。

如果术中无法实现硬脑膜的水密性封闭，或者术后发现脑脊液漏，则需要通过腰椎穿刺引流脑脊液，从而促进漏口封闭。

二、颅骨

除了硬脑膜和头皮软组织的修复以外，还需要通过自体骨或者人工材料重建颅骨，以保护大脑免受外界的机械损伤。在颅骨重建材料和技术的选择上，需要考虑以下几个因素：首先是材料的生物相容性，即材料能够在体内保持稳定而不对宿主产生不利影响（Gladstone等，1995）。材料的稳定性意味着其不会随着时间的推移而发生降解，因此也无法达到替换或增加骨量的目的。同时，它也不能释放化学物质、有毒物质或致突变物至周围组织或机体内。此外，材料还必须与周围组织保持良好的结合以增加稳定性。支架材料需要替代一部分颅骨的功能，因此，它必须具有与颅骨类似的强度、韧性、耐热性、阻射性、弹性模量和磁性等（Gladstone等，1995）。几种常见的植入物材料的特性见表3-7-1。从外科医师的角度来看，理想的植入物材料应该容易制造、固定可靠及方便塑形。

（一）自体骨

自体骨具有良好的生物相容性、骨传导性及

表3-7-1　常见颅骨修补材料的物理性质

材料	密度，g/cm²	弹性模量，GPa	屈变强度和张力，MPa	极限抗拉强度，MPa	泊松比	延伸率，%	比热容，J/kg K	热膨胀系数，1/℃ ×10⁻⁵
骨皮质	1.8~2.0	17~24	–	120~133	0.30~0.34	1.4	778	2.4
钛（CP₄）	4.5	100~120	430~550	400~620	0.36	15~30	–	0.8~1.0
钛合金（Ti-6Al-4V）	4.4	100~124	790~970	896~1 020	–	12~15	–	1.2
PMMA	1.1	2.4~3.3	15.8	9.7~32	–	2~7	–	7.0
羟基磷灰石（40%~60%孔隙率）	3.1	7~13	–	1.2~12	0.28	–	439	–
钴铬钼合金（Vitallium）	8.3	210	860~1 028	1 200~1 511	–	15~28	–	–
铝（5056）	2.7	69	151	289	0.33	35	895	1.6~2.3
不锈钢（F56）	7.9	190~210		586	0.28	55	490	1.5~2.7
钽	16.6	180~186	140	34~300	0.34	20~50	140	–

抗感染能力，并且易于获取、不易发生排斥反应，目前仍是颅顶重建修复的金标准（Gladstone等，1995；Jackson等，1987年；Manson等，1986）。但是，自体骨也存在容易发生吸收、塑形困难、术后外形和强度不佳，以及供区潜在并发症的缺点。移植骨发生不同程度的吸收后所造成的外观畸形，往往需要通过二期手术植入修复材料来改善（Moreira-Gonzalez等，2003）。

移植骨通过骨诱导和爬行替代两种方式与受区骨质结合，骨结合的关键取决于良好的血供及成骨细胞的迁移，因此移植骨与移植部位的接触及周围组织的情况是很重要的。移植骨应与移植部位保持紧密的接触以促进初期骨愈合。颅骨、肋骨及髂骨等是常见的自体骨来源。自体骨移植后会发生不同程度的吸收，因此无法长期维持良好的外观。同时，潜在的供区并发症风险使得自体骨移植在成人较大的颅骨缺损（>16 cm^2）中并不常用。

（二）钛

第二次世界大战结束之后，钛就被用于修补颅骨，但直到20世纪80年代早期，钛网结构的出现才使其得到广泛的应用。通过添加铝可提高商品化TI-6Al-4V合金（添加了6wt%的铝和4wt%的钒）的强度与稳定性，而热处理可提供额外的强度和抗疲劳性（Blake等，1990），最终得到一种质量轻、强度高、生物相容性好、耐热且低成本的钛合金（Blake等，1990）。钛合金不会引起超敏反应，不会影响伤口的正常愈合，并且不具有磁性和顺磁性，还具有一定的透射性（Blake等，1990）。在术中，钛合金容易塑形及固定，通常使用4~6 mm的单皮质螺钉，将钛网固定在周围的颅骨上，以避免其移动。对于大多数患者，1.3 mm或1.5 mm厚的钛网足以提供长期有效的保护（图3-7-4）。

尽管在修复较大的颅骨缺损时，钛网无法长期维持外形，但在大多数情况下仍是首选的颅骨修复材料。同时，钛网的可塑性好，也是重建复杂颅顶、颅底和眼眶缺损的理想选择（图3-7-5）。

钛网在感染的情况下也不会出现问题，因为钛与其接触的骨骼和软组织具有独特的离子键合。与其他材料相比，其生物相容性好，不易发生免疫排斥反应。因此，当钛网发生暴露时，可以通过局部伤口护理或在不移除原始植入物的情况下重新缝合。而当其他生物材料发生暴露时，则需要手术取出。

为了提高术后效果、缩短手术时间，可以在术前基于三维CT扫描数据（CAD/CAM技术）通过计算机设计、定制个性化的钛植入物。植入物结构中应至少包括三个固定位置以便于术中固定。

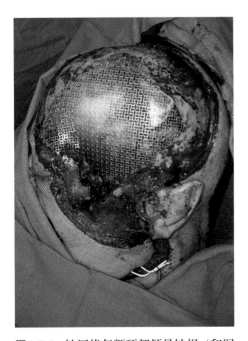

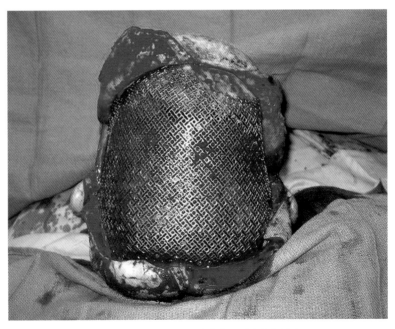

图3-7-4　钛网修复额顶部颅骨缺损（和图3-7-1是同一位患者）。

图3-7-5　一位有颅骨骨髓炎病史的患者行钛网颅骨成形术。

定制的个性化植入物可以很好地适配患者的颅骨外形（Eufine等，1998）。研究表明，使用这些定制的植入物可以缩短手术时间，并且术后效果更好（Eufine等，1998年）。然而，如果这些个性化钛植入物不能较好地匹配缺损部位，较难进行二次成形。

（三）聚甲基丙烯酸甲酯

聚甲基丙烯酸甲酯（PMMA）具有良好的可用性、生物相容性及易用性，因此也被许多人用于修补颅骨缺损。与颅骨相比，PMMA具有较高的力学强度，并且作为一种生物惰性材料，植入后组织反应小（Lara等，1998）。PMMA紧密附着于邻近的骨组织上，不导热，没有磁性或磁化性（Lara等，1998）。影像学上，PMMA在MRI上表现为低信号，在CT上表现为高信号，并且伪影最少（Gladstone等，1995）。同时，PMMA较易塑形，术后外形效果较好。

PMMA由粉末聚合物和液体单体两部分组成，使用时按照2：1的比例进行混合。其聚合是一个放热过程，温度可以达到60℃以上，因此需要持续进行冷却，以避免造成热损伤。混合后PMMA呈"面团状"并发生硬化，一般将其放置在钛网等支架上以增强稳定性和强度。如果是单独使用，则需要通过螺钉来进行固定，以避免其随着时间的推移而发生松动（Smith等，1999）。

PMMA具有一定的脆性，在外力作用下容易发生破裂。许多研究表明，PMMA的术后感染率较低（Manson等，1986；Moreira-Gonzalez等，2003；Donati等，1997），但容易发生松动和骨折，导致其远期并发症较多（Smith等，1999）。同时，PMMA不具有抗感染能力，因此植入部位存在感染时不适合使用PMMA进行修补（Manson等，1986）。PMMA植入后最常见的不良反应是血肿和积液，但通常都是自限性的（Moreira-Gonzalez等，2003）。

当使用必须在原位"凝固"的膏状材料时（如PMMA或陶瓷），必须在硬脑膜上建立一个网状屏障，以防止材料在完全固化前因血管搏动而发生破裂。碎裂的材料很可能成为感染灶。

（四）多孔聚乙烯

多孔聚乙烯已被证明可用于重建较小的颅顶缺损（<8 cm²）（Liu等，2004）。其生物相容性良好、容易塑形并且不被吸收。同时，其多孔结构（200 μm）有利于骨和软组织长入，以增加植入物的强度和抗感染能力。它具有与其他植入材料相似的外观恢复效果，通常会降低手术时间（Liu等，2004）。通过CAD/CAM技术，可在术前根据缺陷的形态和大小设计制作个性化的多孔聚乙烯植入物。由于它是半刚性的，也有一些外科医师使用它来修复处于生长发育期的儿童的较大的颅顶缺损，其可在提供一定程度保护的同时不影响颅骨的进一步生长。术中可以使用球钻对其轮廓进行修整，从而更好地匹配缺损部位。聚醚醚酮的特征、属性及适应证与多孔聚乙烯相似。

（五）聚醚醚酮

聚醚醚酮（PEEK）是聚丙烯醚酮系列中的一种无色有机热塑性聚合物，用于工程应用。由于其强度高，PEEK常被用于制造高性能的制品，包括骨置换领域。通过CAD/CAM技术，可以设计制造个性化的颅颌面植入物（图3-7-6）。

第三节　生物材料的发展趋势

理想的颅骨修复材料应具有良好的生物相容性、可塑性、强度及抗感染能力，同时不被吸收且易于使用。目前植入物的改性策略包括在其表面负载生长因子以促进邻近组织的生长、负载抗生素以提高抗感染能力、通过个性化的设计制造更好地匹配缺损部位，以及调控体内的免疫反应促进伤口愈合。研究表明，硅磷酸盐等新型陶瓷材料可以通过骨传导、骨诱导及骨生成作用来诱导成骨，即成骨细胞在移植物内定植，发挥骨再生作用（Elshahat等，2004）。同时，冶炼技术的进步也有助于开发更好的植入物。

软组织重建

重建良好的软组织覆盖在修复颅顶缺损时是很重要的。条件允许时，应尽量一期缝合。当伤口张力较大时，可通过头皮扩张、局部皮瓣或游离组织瓣移植等技术修复软组织缺损，为颅骨和脑组织提供保护。

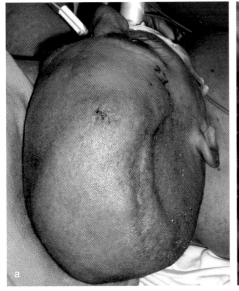

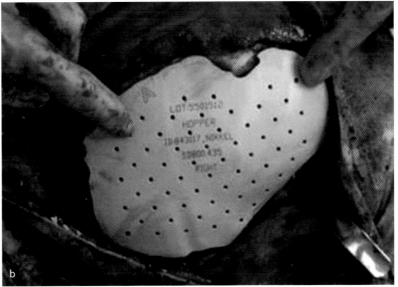

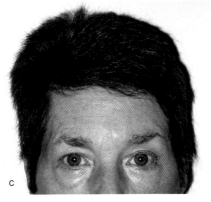

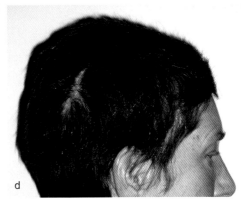

图3-7-6　a.患者女性，57岁，摘除左侧感染颅骨骨瓣术后5个月。b.聚醚醚酮修复颅骨缺损。c.正面照：术后6个月。d.侧面照：术后6个月。

皮肤移植可提供足够的软组织覆盖，且供区并发症少，可以很好地修复硬脑膜、颅骨膜、帽状腱膜、肌肉和真皮等缺损。

头皮局部皮瓣可以设计成随意型皮瓣或轴型皮瓣。头皮软组织血供丰富，可以保持至少2∶1的长宽比进行转移。局部皮瓣是修复带头发缺损的最佳选择，特别是与扩张器相结合时。各种类型的推进和旋转皮瓣已在临床上使用，其具体名称和形状不在本章进行展开。

以颞浅动脉或枕动脉为蒂的皮瓣可修复头颅任意部位的软组织缺损，局部肌肉瓣可进行旋转，供区则通过皮片移植覆盖。重建颅顶常用的肌肉包括颞肌、斜方肌、胸大肌和背阔肌。

当局部组织量不足时，可以使用游离皮瓣，其血供丰富，容易塑形且修复效果较好（Neligan等，1996）。同时，覆盖大量健康的软组织有助于治疗骨髓炎或防止暴露。研究发现，在涉及骨髓炎和放疗的颅顶重建中，使用游离皮瓣有利于伤口愈合并缩短患者的住院时间（Neligan等，1996）。

游离肌瓣（如游离背阔肌瓣或腹直肌瓣）已被广泛应用于颅顶重建，然而术后高达80%的肌肉萎缩使人们开始转向筋膜"穿支"皮瓣，以保证术后外形轮廓的稳定（Lutz等，1998）并恢复正常的皮肤和皮下组织。游离筋膜皮瓣能够以"相似"的解剖层次重建缺损部位，并且术后暴露率较低。游离筋膜皮瓣包括股前外侧皮瓣、腹壁下动脉穿支皮瓣和桡侧前臂皮瓣（图3-7-7）。

第四节　并发症与不足

一、脑脊液漏

脑脊液漏是颅顶重建的罕见并发症，可能会引起颅内感染。如果术后发现脑脊液漏，可以通过腰

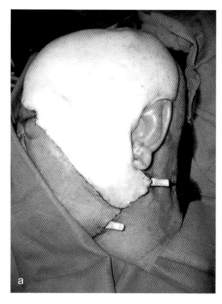
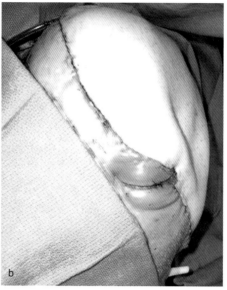

图3-7-7 a、b. 游离股前外侧皮瓣重建头皮缺损。

部引流，降低脑脊液压力，促进瘘口封闭。当保守治疗无效时，则建议采取手术治疗封闭瘘口。

术后脊髓脊膜膨出是另一个重要的手术指征，表明硬脑膜和颅骨重建失败。

二、感染

颅顶组织血供丰富，不易发生感染。但一旦感染，则有可能造成生命危险，特别是波及颅内时。颅骨成形术术后感染的总体发生率约为5%（Manson等，1986；Moreira-Gonzalez等，2003）。接受额骨骨瓣成形术的患者术后感染的发生率较高，可能是因为术区邻近额窦。使用HA重建颅骨的患者术后感染的发生率最高，而自体骨重建的患者感染率较低（Moreira-Gonzalez等，2003）。植入物发生松动或断裂的患者的感染率也较高。头皮软组织发生术后感染较罕见，这可能与头颈部丰富的血供及容易保持伤口清洁有关。

发生感染时，应根据细菌培养结果及时更换特异性抗生素，并根据情况予以清创。术中收集的临床样本应送病理检查及细菌、分枝杆菌和真菌培养和药敏试验。对于放射性骨坏死和骨髓炎，需要进行感染性疾病会诊和长期静脉抗生素注射治疗。高压氧能促进多形核白细胞的氧化裂解、提高伤口处的氧张力，可与手术清创和静脉抗生素注射治疗联合使用，以促进伤口愈合。

此外，感染也可能与某些恶性肿瘤术后复发有

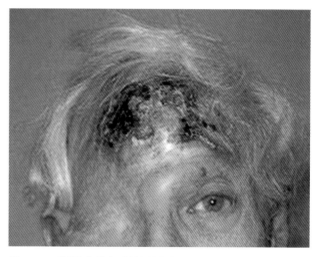

图3-7-8 颅骨成形术后钛网暴露。

关，应注意鉴别。

三、移植物暴露

颅骨成形术术后移植物的总体暴露率低于5%。自体骨的暴露率远低于钛和PMMA，而HA的暴露率约为人工材料的2倍（Moreira-Gonzalez等，2003）。从部位上看，额部植入物术后的暴露率大约是颞部和顶部的2倍（Moreira-Gonzalez等，2003）（图3-7-8）。

发生移植物暴露时，通常需要进行清创及静脉输液治疗，必要时应通过移植游离皮瓣等措施二次修复。通过局部皮瓣修复创面，而皮瓣供区使用中厚皮片进行覆盖。没有合适的局部皮瓣时，可采用

游离皮瓣移植。使用负压敷料可能有利于伤口愈合。

四、血肿与积液

术中止血不充分或患者本身存在凝血功能障碍都可能导致术后出现血肿。出现症状的硬膜外血肿需要进行手术引流；小的皮下血肿可自行吸收，无须干预；较大的皮下血肿可能需要进行引流，以避免局部软组织出现压力性坏死。同样，小的皮下积液可自行吸收，而较大的积液需要进行引流以防止感染。

五、外形不规则

自体骨移植后，由于不同程度的骨吸收而出现局部的外形轮廓不规则（Manson等，1986；Moreira-Gonzalez等，2003）。通常需要1~2次的人工材料移植重建手术来进行改善。钛和PMMA的术后效果较好，而HA容易发生断裂，并出现新的外形缺陷。在某些较小的颅骨缺损修复中，可使用CAD/CAM制造的钛、PMMA及多孔聚乙烯修复体，并取得了着较好的术后外形。

六、其他并发症

金属是目前最常用的颅骨修补材料，钛植入物不影响MRI检查，并且钛产生的CT伪影是最小的，有利于在术后监测肿瘤复发。但是，可造成肿瘤放疗相关的辐射散射或"热点"产生仍是理论上的不足之处，目前尚无有价值的临床报道。

（蔡鸣 译，蔡卜磊 校）

参考文献

[1] **Afifi AM, Gordon CR, Pryor LS, et al**. Calcium phosphate cements in skull reconstruction: a meta-analysis. *Plast Reconstr Surg*. 2010 Oct;126(4):1300–1309.

[2] **Blake GB, MacFarlane MR, Hinton JW**. Titanium in reconstructive surgery of the skull and face. *Br J Plast Surg*. 1990 Sep;43(5):528–535.

[3] **Donati L, Baruffaldi-Preis FW, Di Leo A, et al**. Ten-year experience with craniofacial implants: clinical and experimental results. *Int Surg*. 1997 Oct–Dec;82(4):325–331.

[4] **Dujovny M, Aviles A, Agner C, et al**. Cranioplasty: cosmetic or therapeutic? *Surg Neurol*. 1997 Mar;47(3):238–241.

[5] **Eufinger H, Wehmöller M**. Individual prefabricated titanium implants in reconstructive craniofacial surgery: clinical and technical aspects of the first 22 cases. *Plast Reconstr Surg*. 1998;102(2):300–308.

[6] **Elshahat A, Shermak MA, Inoue N, et al**. The use of Novabone and Norian in cranioplasty: a comparative study. *J Craniofac Surg*. 2004 May;15(3):483–489.

[7] **Gladstone HB, McDermott MW, Cooke DD**. Implants for cranioplasty. *Otolaryngol Clin North Am*. 1995 Apr;28(2):381–400.

[8] **Jackson IT, Adham M, Bite U, et al**. Update on cranial bone grafts in craniofacial surgery. *Ann Plast Surg*. 1987 Jan;18(1):37–40.

[9] **Lara WC, Schweitzer J, Lewis RP, et al**. Technical considerations in the use of polymethylmethacrylate in cranioplasty. *J Long Term Eff Med Implants*. 1998;8(1):43–53.

[10] **Lin AY, Kinsella CR Jr, Rottgers SA, et al**. Custom porous polyethylene implants for large-scale pediatric skull reconstruction: early outcomes. *J Craniofac Surg*. 2012 Jan;23(1):67–70.

[11] **Liu JK, Gottfried ON, Cole CD, et al**. Porous polyethylene implant for cranioplasty and skull base reconstruction. *Neurosurg Focus*. 2004 Mar 15;16(3):ECP1.

[12] **Lutz BS, Wei FC, Chen HC, et al**. Reconstruction of scalp defects with free flaps in 30 cases. *Br J Plast Surg*. 1998 Apr;51(3):186–190.

[13] **Manson PN, Crawley WA, Hoopes J**. Frontal cranioplasty: risk factors and choice of cranial vault reconstructive material. *Plast Reconstr Surg*. 1986 Jun;77(6):888–904.

[14] **Moreira-Gonzalez A, Jackson IT, Miyawaki T, et al**. Clinical outcome in cranioplasty: critical review in long-term follow-up. *J Craniofac Surg*. 2003 Mar;14(2):144–153.

[15] **Neligan PC, Mulholland S, Irish J, et al**. Flap selection in cranial base reconstruction. *Plast Reconst Surg*. 1996 Dec;98(7):1159–1166.

[16] **Sahoo NK, Rangan M**. Role of split calvarial graft in reconstruction of craniofacial defects. *J Craniofac Surg*. 2012 Jul;23(4):e326–331.

[17] **Smith AW, Jackson IT, Yousefi J**. The use of screw fixation of methylmethacrylate to reconstruct large craniofacial contour defects. *Eur J Plast Surg*. 1999;22:17–21.

第八章 鼻眶筛骨折后继发畸形的矫治

Secondary corrections after orbital/nasoethmoidal fractures

Beat Hammer

第一节　引言

鼻眶筛骨折后继发畸形的矫治是最困难的面部重建手术之一。

颌面部创伤一期手术的最佳时机是伤后2周之内，如果能在这段时间内完成骨折的复位及固定，伴随的软组织损伤也能较好地恢复，术后的瘢痕也会较小。因此，大多数情况下，即使创伤较严重，也可以恢复较为正常的外观。

如果骨折的复位或固定不佳，则会产生一系列的并发症，如骨吸收、假关节形成和感染等。同时，畸形或者不稳定的骨段也会影响软组织的正常愈合，导致其挛缩或者发生变形。眶周挛缩的瘢痕可引起眼球移位并限制其运动，从而导致复视。

眼球内陷是最常见的继发畸形，局限于眼眶内部，而更严重的损伤可能会导致整个眼眶的移位。

第二节　手术原则

鼻眶筛骨折继发畸形的手术原则是恢复正常的解剖结构，可通过截骨、轮廓修整、自体或异体材料移植及坚强内固定等技术来实现。除了一期整复以外，矫正骨性畸形往往不足以改善软组织的畸形。软组织畸形的矫治已经成为一个重要的独立部分，包括面部解剖标志的重新定位、瘢痕的松解、软组织缺损的移植修复及增生性瘢痕的切除。

一、暴露

在骨膜下完全剥离术区的软组织。除少数外，大多数的病例都需要采用冠状切口，同时配合内眦弧形（作者偏好：中眼睑）及上颌前庭沟切口。沿着颞深筋膜浅面向下剥离至颧弓。

二、关键部位：颧骨

颧骨是面部的一个重要组成部分，决定了面颊部的宽度、凸度及眼眶的垂直位置（图3-8-1）。因此在重建正常的眼眶结构前，应对颧骨的位置进行评估并进行必要的矫正。

在进行颧骨的复位时，新鲜骨折与陈旧骨折在

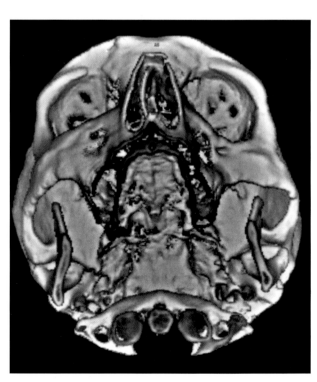

图3-8-1　左侧颧骨移位明显，左侧面部高度减小，宽度增加。临床上可见眶下缘向下方移位，并导致下睑外翻。

治疗原则上有所不同。新鲜骨折在一期手术时，骨折片可以得到较好的复位。而在陈旧骨折中，骨折片已经发生错位愈合，难以辨认原始的骨折线，因此需要重新进行截骨。

颧蝶缝位于眶外侧缘，易于辨认并且比较稳定，可以其作为颧骨复位及固定的参照（图3-8-2）（Hammer，1995）。

三、鼻筛窦区：内眦过宽的矫正

当鼻筛窦区受到钝性撞击时，容易导致鼻锥发生断裂并向两侧移位，从而表现为典型的外伤后内眦过宽畸形（图3-8-3）。

在一期手术时，除了粉碎性骨折外，都可通过复位鼻筛区的骨折片来恢复正常的内眦宽度。而对于陈旧性骨折，则需要通过内眦固定术来进行修复。

通过冠状切口向鼻筛窦区做潜行分离，将移位的内眦韧带从其骨附着处完全剥离，并对移位变宽的鼻筛骨进行截骨、复位。

在进行内眦固定术之前，必须再次评估局部的软组织张力，应保证在无张力的情况下进行内眦韧带的复位，有时候需要适当切除韧带内侧的瘢痕组织。

内眦韧带的固定有许多不同的方法，Engelstad等（2012）对我们的技术进行改进并做了详细的介绍，包括韧带的复位及穿鼻固定两个步骤。

可通过带有锚固作用的金属丝来固定韧带，该组织锚可以直接插入皮下组织/软骨中；同时用一块钛板将内眦韧带穿经鼻软骨固定，从而为软组织提供一个支撑点（图3-8-5）。

四、眼球内陷

眼球内陷可能会产生美观和（或）功能问题。当眶壁骨折没有得到很好的复位时，会导致眼球失去支撑，并向后下方塌陷移位。

临床表现为患侧眼球变圆，上睑皱襞加深。导致眼球内陷的主要原因是骨折所引起的眼眶容积增大（Manson等，1986），通常发生在眶后壁及内侧壁。

手术时，需要沿眶壁行骨膜下剥离，释放出嵌顿在骨折线内的软组织，从而使眼球重新回到正常的位置。剥离一般从眶外侧壁开始，为了暴露出眶后壁，需要先切断眶下裂的组织并游离出眶下神经，从而暴露外侧壁及眶底。

暴露内侧壁时需要先结扎筛前动脉，或者采用

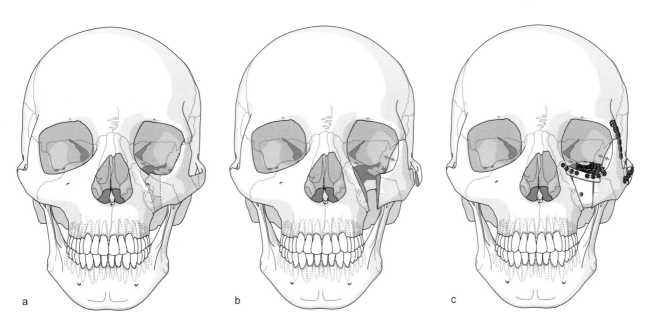

a   b   c

图3-8-2 a. 在陈旧性骨折中，很难实现骨折片的准确复位。通常需要进行额外的截骨。b. 颧骨被重新复位。在大多数情况下，眶外侧壁不易发生移位，可作为颧骨复位的参照。在截骨区可能会出现缺损或重叠。c. 用钛板进行固定。通过自体骨或人工材料移植修复骨缺损。

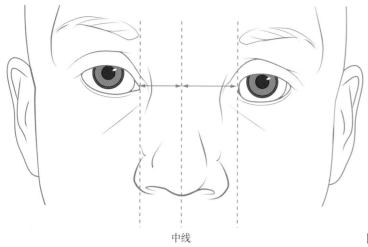

中线

图3-8-3　内眦过宽：内眦间距增大，内眼角变圆。

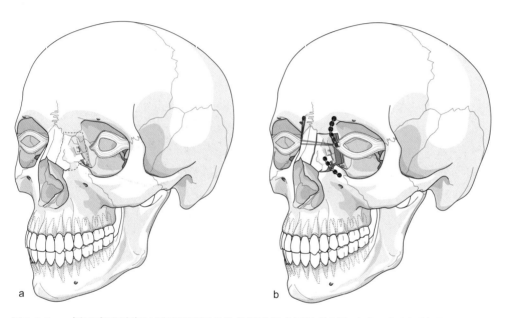

a

b

图3-8-4　a.矫正内眦过宽时需要将眶周的软组织进行广泛的松解和分离，包括剥离移位的内眦韧带附着。截骨不一定按照原先的骨折线进行。b.内眦过宽矫正完成。包括重新复位、固定移位的骨折片及进行穿鼻内眦韧带固定术（图3-8-5）。

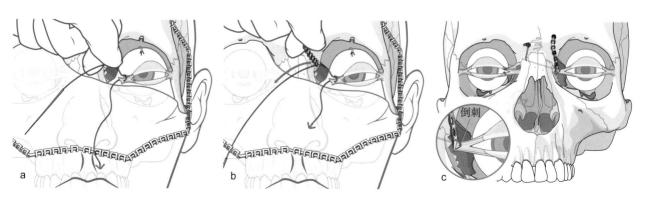

a

b

倒刺

c

图3-8-5　a.用一端带有倒钩的金属丝穿过内眦韧带的近端。b.针穿过在冠状皮瓣内侧的皮下组织。微型板固定在内眦韧带与颅面骨骼接触的位置。c.钢丝穿过最后一个板孔，穿鼻到达对侧。拉紧钢丝使韧带固位，与未受影响的一侧相比，内眦韧带的位置略微升高。插图详细显示了内侧韧带的位置。

头皮冠状切口/冠状切口联合经泪阜结膜切口入路。在矫正严重的眼球内陷时，通常需要做环绕眶骨360°的眶骨膜剥离。

充分显露出整个骨缺损部位，通过自体骨或人工材料移植进行重建。为了避免再次发生嵌顿，在剥离前、剥离后和植入填充物后，都需要进行内侧和下方的被动牵拉试验（图3-8-6和图3-8-7）。

第三节　风险

在进行眼球内陷的手术前，必须要考虑其可能存在的风险。瘢痕粘连使得软组织的分离较一期手术困难。然而，如果未能充分地暴露出眶后壁，则无法有效地恢复眼球的运动。

眶内容积的减少与眶内压及眼内压的增高有关（Forrest等，1999）。由于眶内软组织瘢痕的形成，导致患者术后眼压恢复较慢。临床上可以通过手指触诊来比较两侧眼球的压力。主要表现为眼球活动度的下降（眼球"僵硬"）。升高的眶内压可能会限制矫治眼球内陷的程度。严重的眼球内陷需要分次矫正。眼球内陷矫正后可能会出现复视（见下文）。

矫正复视

可以通过手术释放嵌顿的眼外肌和软组织矫正复视，或者选择双眼复视恢复训练。

大多数情况下，眼球运动受限是由眶周瘢痕所引起的。眼球内陷矫正后会导致眼球旋转，这是由伤后挛缩的眼外肌引起的。然而，也有部分病例表明，眼球内陷矫正后可以提高眼球的运动能力。

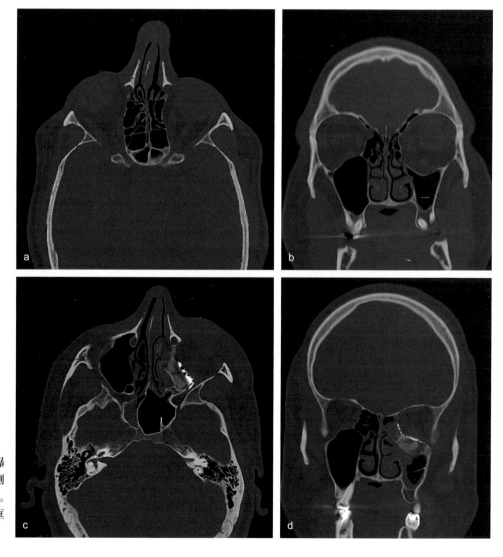

图3-8-6　a、b. 左眼眶爆裂性骨折导致眶底及内侧壁骨折，眶内容积增大。c、d. 使用预制钛网重建眶底和眶内侧壁。

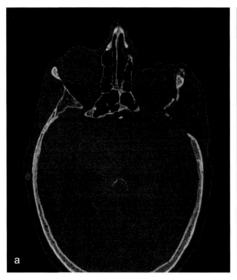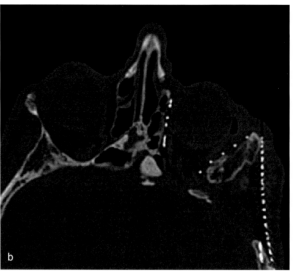

图3-8-7 a.左眼眶多发骨折，多次手术后仍遗留较明显的眼球内陷。CT横断面上可见左侧蝶骨大翼缺损。b.重建分两个阶段进行，首先是髂骨移植，6个月后内衬钛增强聚乙烯板。

在多数情况下，手术将眼位调整正常后，有利于改善复视。但是，手术所造成的损伤及瘢痕也可能对双眼视力产生负面的影响（Iliff，1991），必须在术前告知患者这种风险。

第四节　复杂畸形

严重的创伤还可能导致颧眶复合体、眶上缘（伴或不伴额窦）及额骨骨折。

对于这些复杂畸形，往往需要通过手术进行眶上缘的复位及固定。同时，需要配合二期甚至多期整复手术，但最终所恢复的美学和功能效果远不如一期手术。

病例报告

患者男性，48岁，因车祸致左眼眶多发骨折。治疗时优先处理较严重的颅脑和胸部外伤，待数周后全身情况稳定时才进行颌面部损伤的处理。患者接受了十多次手术后仍未恢复正常的眼球位置，现因左眼球内陷畸形求诊。左眼视力正常（图3-8-8a、b）。

CT影像上可见眶顶、部分眶外侧壁及大部分的眶底缺失（图3-8-8c）。

基于CT三维重建可视化头颅模型，进行术前规划。采用自体颅骨外板移植重建眶上缘和眶外侧缘。

移植骨固定的位置如图3-8-8d~f所示。

一期手术行环绕眶骨360°的眶骨膜剥离，包括分离颅前窝底硬脑膜，充分松解眼球。采用自体颅骨移植重建眶外侧缘和上缘，髂骨移植重建内眼眶。术中根据缺损调整移植骨的形状和固定位置，最后主要固定于眶外侧缘和上缘（图3-8-8g、h）。

术后眼球活动受限、眶内压升高表明在一期手术中眼球内陷矫正不足。

二期手术中，使用钛网联合聚乙烯薄片重建内眼眶（图3-8-8i、j）。同时，使用钛网修复左侧额骨（图3-8-8k）。

在车祸中，患者的上睑提肌腱膜受损，导致上眼睑下垂。使用静态悬吊法部分抬高上睑，以避免术后发生暴露性角膜炎（图3-8-8l、m）。

第五节　总结

对于面部创伤后继发畸形，首先应矫正骨骼畸形。通过截骨将错位的骨块重新定位到正确的位置。轻微的畸形可通过轮廓修整来改善，骨缺损可通过自体骨或人工材料移植来修复。

软组织畸形如面部瘢痕、软组织错位或缺损的修复比较困难，其修复效果在很大程度上决定了最后的治疗效果。手术时需要充分剥离软组织，切除瘢痕，并通过复合面部提升技术重新复位、固定软组织。

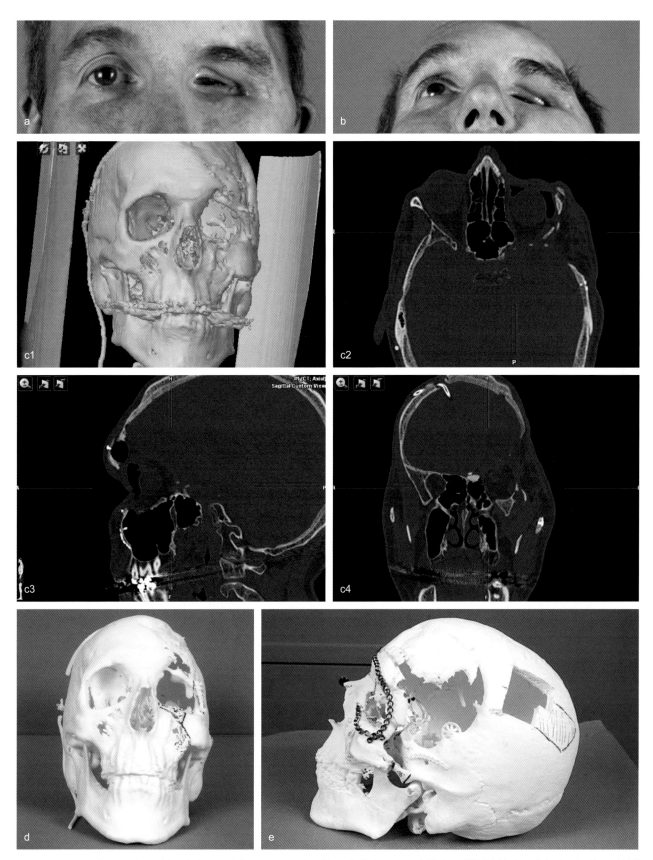

图3-8-8　a、b.左眼眶多发骨折重建术后遗留明显眼眶畸形伴眼球内陷。c.眶上缘和眶外侧缘缺失，大部分眶顶和眶外侧壁缺失。c1.三维重建头颅。c2.横断面。c3.矢状面。c4.冠状面。d、e.在3D打印头颅模型上进行术前设计。使用颅骨重建眶外侧缘和上缘，并通过一块预弯钛板进行定位和固定。

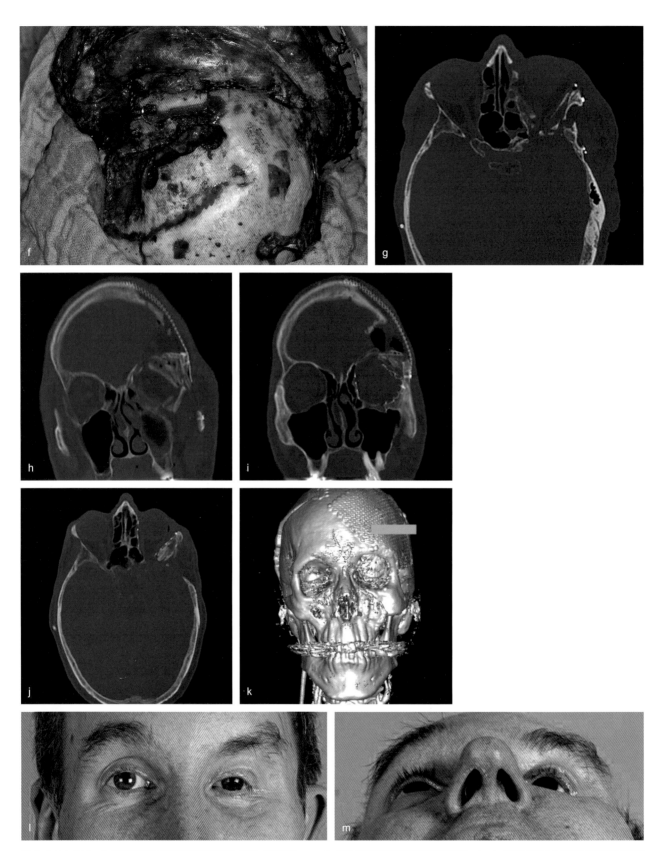

图3-8-8（续） f.使用颅骨重建眼眶并用钛板进行固定。g、h.通过髂骨移植重建内眼眶。i、j.用钛网联合聚乙烯薄片进行固定修复。k.钛网修补左侧颅骨缺损。l、m.通过静态悬吊部分改善上睑下垂。

（蔡鸣 译，蔡卜磊 校）

参考文献

[1] **Engelstad ME, Bastodkar P, Markiewicz MR**. Medial canthopexy using transcaruncular barb and miniplate: technique and cadaver study. *Int J Oral Maxillofac Surg.* 2012;41:1176–1185.

[2] **Forrest CR, Khairallah E, Kuzon WM Jr**. Intraocular and intraorbital compartment pressure changes following orbital bone grafting: a clinical and laboratory study. *Plast Reconstr Surg.* 1999 Jul;104(1):48–54.

[3] **Hammer B**. *Orbital Fractures: Diagnosis, Operative Treatment, Secondary Corrections.* Seattle: Hogrefe & Huber; 1995.

[4] **Iliff NT**. The ophthalmic implications of the correction of late enophthalmos following severe midfacial trauma. *Trans Am Ophthalmol Soc.* 1991;89:477–548.

[5] **Manson PN, Clifford CM, Su CT, et al**. Mechanisms of global support and posttraumatic enophthalmos: I. *Plast Reconstr Surg.* 1986 Feb;77(2):193–202.

第四篇

颅面骨复杂畸形矫正

Correction of complex deformities and conditions of the craniofacial skeleton

枪伤的治疗

Treatment of gunshot injuries

Warren Schubert

第一节　引言

对枪伤（尤其是自杀性枪伤）造成的面部缺损进行修复重建可能是颅颌面外科医师面临的最困难的挑战之一。对于此类伤情，颅颌面外科医师需要在与其他创伤外科医师的配合中发挥领导作用，因为即使是经验丰富的外科医师，也容易因面部触目惊心的伤口而分心，从而忘记了基本的急救ABC流程。首先就应重点对颅脑损伤、颈椎损伤和主要血管损伤进行检查和评估。颅颌面外科医师应当优先对患者进行高精度CT扫描，并快速组织神经外科、眼科和骨科医师进行会诊。

在CT上对损伤区的轴位和冠状位进行精细分析是必需的。比如使用冠状位和斜矢状位对眼眶进行分析，以及使用3D重建对复杂伤或者撕脱伤进行分析。在排查颈椎损伤的方法上，需要根据患者的疼痛程度及合作程度来选择。通常，我们都需要例行对脑部和脊柱进行CT扫描，如有需要，可进行紧急血管造影。

第二节　回顾弹道学及相关知识

枪伤可分为三种，包括穿透伤、贯穿伤和撕脱伤。穿透伤是指子弹所有动能消散而留在体内的伤口。贯穿是指子弹穿过身体造成的伤口。子弹在人体内的动能消耗情况可能有较大个体差异。通常在贯穿伤中，入口损伤比出口损伤要小。损伤的程度与弹道的结构、子弹破碎的程度、子弹的旋转、弹丸的质量和速度及暂时空腔化或永久空腔化的程度

有关。撕脱伤是指弹丸撕裂硬组织或软组织的重要部分所造成的损伤。对这些损伤进行修复重建都极为困难。尽管穿过脸颊或上颌窦的低速枪伤在诊疗时也需要外科医师保持警惕并进行完善的检查，但在某些情况下可能不需要任何手术干预。大多数低速枪伤都可以作为伴随组织撕裂的普通骨折来处理。本章主要介绍更为严重的撕脱伤，而这类伤情在后期需要一系列的重建修复手术进行治疗。

对结构的创伤程度部分与子弹的总动能（KE）有关。子弹所携带的动能由以下公式定义：

$$KE = 质量 \times 速度^2$$

子弹造成的损伤量随质量的增加而增加。而且，枪械设计时经常通过增加射击速度来成倍地增加射击伤害。所以，为了增加步兵可携带的总弹药数量，一般情况下会减少每颗子弹的重量，从而在减少子弹质量的同时提高速度。

在贯穿伤中，损伤程度与子弹在目标体内消耗的动能成正比。低速贯穿伤的动能消耗可用以下公式表示：

$$消耗的动能 = 质量 \times (撞击时的速度 - 出口处的速度)^2$$

大多数文献中都广泛讨论了各种弹丸的质量、速度、枪支的性质及可能造成的伤害。尽管这种讨论很有趣，但对于外科医师而言，此类结论在特定伤害的诊疗中并没有多大意义。在非军事伤害治疗的急性期，外科医师通常不知道所使用武器的性质或确切的射击范围。通常，最重要的问题不是使用的武器，而是实际的弹道和结构。仅穿过脸颊的贯穿伤可能会造成最小的伤害，并且可能不需要任何

骨科手术。相反，击中下颌骨或牙齿的子弹可能会导致这些硬组织造成更严重的二次破片伤害，从而导致更大面积和更严重的撕脱和贯穿损伤。

第三节 气道、呼吸、循环

根据射击的类型、武器及武器与人之间的距离，面部的枪伤可能与多种损伤模式相关。自杀导致的面部枪击伤往往距离较短、动能较大，而且常伴随面部组织的撕脱性缺陷。此类伤情在诊疗中初步识别正常解剖结构可能极其困难（图4-1-1）。

许多在自杀枪击中幸存下来的患者的大脑都未损伤。面下部是此类损伤的主要受累区，其方式的独特性在于自杀者将枪口置于下颌骨下方，来自枪管的高压气流瞬时将头部向后推，从而将颅颌面组织从弹道中推开，弹头穿过下颌骨和上颚，并通过鼻腔、眼球或额窦下部穿出。这些伤情的常见表现为下颌骨和嘴唇的联合撕裂。在救护车到达之前，这些伤者一般可通过保持直立、咳嗽等方式自行吐

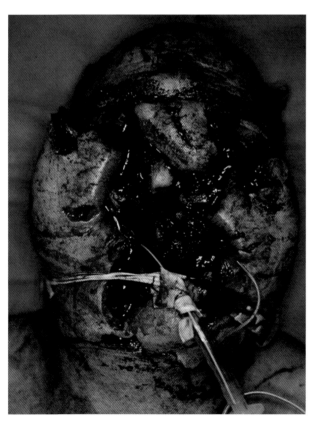

图4-1-1 患者1是一个严重的自杀性面部枪伤的病例，能够初步识别的组织形态很少。

出气道内血液或其他分泌物来维持呼吸。当救护车到达后，常以仰卧位进行伤者的转运。此时由于舌部缺乏下颌骨的连接支撑，残存舌部可能后坠至咽腔后部阻塞气道，使得气道内的血液和分泌物无法排除，最终引发气道阻塞。所以当此类伤者没有伴发其他损伤时，可能需要在转运将他们保持在直立位置来更好地维持气道通畅。

如果已经出现急性气道阻塞，则必须进行紧急环甲膜切开术或气管切开术。通过吸引或者牵引舌头向外，这些患者可以很容易地进行口腔插管，如果患者伴随下颌骨离断伤，可以将下颌组织推到一侧后实施操作。送医后，可在手术室内进行损伤控制性气管切开术。

对颈椎和颈部大血管的可能损伤，以及其他严重损伤，都需要完善检查，必要时紧急治疗。现代对颈椎、颈部血管和颅面骨骼检查时常用的方式是CT血管造影。对于无法控制的出血，可采用介入放射的方式进行治疗。软组织和骨骼损伤所造成的失血通常需要骨折的复位固定才能得到有效控制。评估脑损伤、面神经损伤及患者视力情况是诊疗初期和后期随访系列检查的重中之重。

第四节 颌面外伤的处理

一、骨骼和软组织方面的考虑

骨骼和软组织重建原理与任何其他面部创伤的原理相同。目标是尽量在出现软组织瘢痕收缩前，尽早重建骨骼和软组织框架，包括面部高度、宽度和凸度的重建。

当撕脱性损伤导致广泛的软组织损失时，在救治时需要决断是否牺牲一些面部形态维度，从而实现软组织创面的早期关闭。一个常见的例子是下颌正中联合区及面中前部的严重损毁后，急诊处理时如果选择恢复面凸度则无法完成软组织创面的闭合（图4-1-2和图4-1-3）。此时，皮肤和黏膜的对位缝合也是一种选择。另外两个要考虑的问题包括面部运动的"维度"，以及后期瘢痕和回缩的"维度"。

许多作者都强调需要对此类创伤一期进行保守清创和彻底冲洗，二期再对面部进行修复重建。但

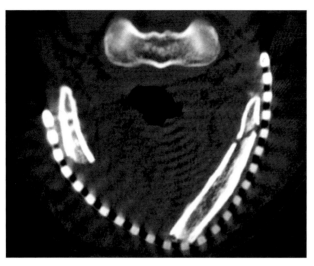

图 4-1-2 应用重建板跨越整个下颌骨修复患者 1 的下颌骨缺损。必须牺牲较多的面部凸度，以获得良好的软组织来闭合缺损。

如果患者全身情况稳定，采用一期单纯清创、二期再关闭创面的方案则会导致残余裸露的颌骨及软组织创面暴露在唾液中。这将加速软组织的收缩，最终导致软组织缺损量的进一步增加。由于面部血液供应良好，因此一期清创时需要良好判断保留的软组织能否存活，如果没有办法良好判断，则应每 48 小时进行一次清创，通过多次清创为明确软组织关闭时机做准备。

二、处理顺序

对于粉碎性骨折，诊疗顺序类似于其他面部创伤，一般以原伤口为手术入路。必须强调重建下颌上颌单元和适当的咬合。一些外科医师更喜欢将恢复上下颌单元和咬合作为第一步，然后"自上而下"开始修复。也有些医师从颅骨开始，在确定了面中部的高度和宽度后，再重点恢复上下颌单元。一般来说，在恢复面部框架和重建眼眶后，眼眶爆裂性骨折会在上中面部重建结束时进行处理。强制牵引测试通常是确保眼外肌和眼眶软组织在眶底或眶壁重建过程中没有被卡住的最后一项操作。

对于撕脱伤的诊疗，可能要彻底调整序列以充分解决撕脱部分的重建问题。例如，在自杀性枪伤的诊疗中，外科医师可能需要清除所有损毁的眶壁骨（图 4-1-4）。在这种自杀性面中部开放伤的治疗中，广泛应用塑形钛网、骨移植物或其他修复体恢

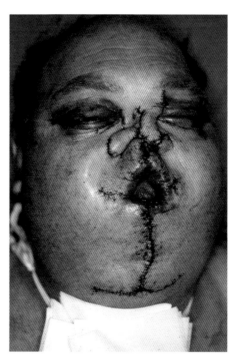

图 4-1-3 尽管患者 1 的面部出现撕脱性缺损，但还是实现了初步软组织闭合。治疗需要对面部损伤进行广泛的清创，并用钛网重建眼眶和面中部缺损。

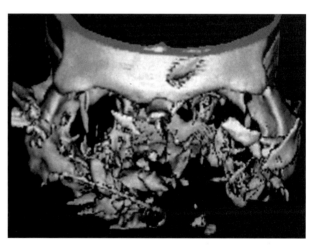

图 4-1-4 患者 1 的 3D 计算机断层扫描显示除眶顶外的所有眶壁均被破坏。

复面部框架结构，都可能有助于早期解决患者的眼眶重建问题（图 4-1-5）。

三、内固定原则

与其他颌面部创伤的内固定原则相同，在使用钢板和螺钉进行临时或永久固定之前，需要充分暴露骨折段并明确骨折碎片的复位方法。这将有助于骨折的良好复位，避免将骨断端错误复位并固定。

下颌撕脱性缺损应与其他下颌骨缺损一样处理，使用足够强度的重建或锁定板跨越缺损区，并使残余下颌骨处于其正确的解剖位置（图4-1-6和图4-1-7）。同样，粉碎的下颌骨骨折不应有"负荷分担"，并且在复位后的内固定方法类似下颌骨缺损的处理，需要使用高强度钛板和螺钉，使钛板跨越所有骨折段，并要求钛板两端连接并固定在下颌骨双侧的稳定骨段。随着重建板的出现，外固定器的应用越来越少。

四、骨与软组织重建

治疗目标是恢复支撑皮肤等软组织所需的骨框架，并提供最佳的长期美学和功能效果。虽然对于使用骨移植物还是钛网和其他植入物来快速重建骨骼框架有不同意见，但血管化骨移植仍是治疗的金标准。即刻应用骨移植物，特别是半层颅骨的使用，被证明是治疗颌骨局限缺损的有效方法。骨移植技术的应用彻底改变了复杂颅面创伤和重大枪伤的诊疗，其优势包括适用性广、花费低，而且用对应的自体组织替代缺损组织。而骨移植的不足包括供区损伤、额外的取骨时间、不可控的骨吸收、用于眼眶重建时过厚及部分骨暴露于口鼻腔的问题。研究表明，钛网用于局限性眼眶重建是安全的，但其用于大段眼眶缺损修复的长期稳定性尚不清楚。

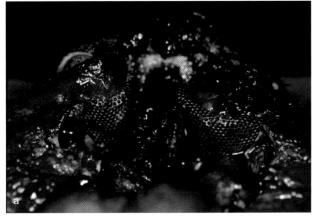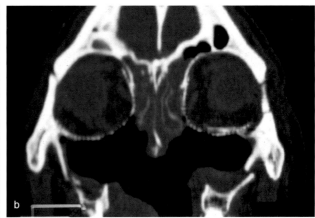

图4-1-5　a.患者1在放置广泛的钛网以重建眶底和内侧眶壁后的仰视图。由于这种开放性损伤需要使用大块钛网来定位眼球，因此早期就进行了眼眶重建。b.术后冠状位CT扫描显示眼眶重建是使用钛网完成的。

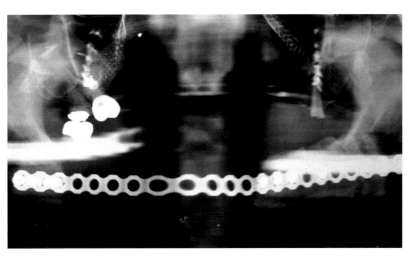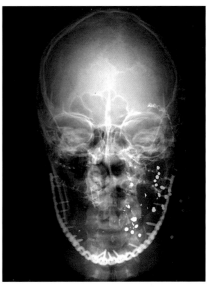

图4-1-6　大范围下颌骨缺损修复中应用长重建板跨越下颌骨缺损区进行修复后的曲面断层片。

图4-1-7　下颌骨的枪伤应用锁定板重建，二期再行骨移植修复。

它也被用于其他类型的面中部缺陷修复（图4-1-8和图4-1-9）。当应用于鼻窦或鼻咽区域时，植入的钛网有时与软组织结合，并被正常的鼻咽黏膜覆盖（图4-1-10）。

当下颌骨被毁损时，大多数外科医师会先行恢复下颌骨长度。如果有明显的节段性骨缺损，应该首先关闭软组织，待患者血流动力学和心理更加稳定后，二期采用血管化的游离组织瓣移植来修复下颌骨缺损。这就为解决各种相关问题提供了缓冲，让我们有更多时间决定采用替代还是扩张的方法来恢复软组织包裹。在使用骨移植物的情况下，延迟修复可以更好地确保移植区不暴露于口腔环境。缺损的长度和软组织包膜的质量是决定使用非血管化骨移植物或血管化骨游离皮瓣的决定因素（图4-1-11~图4-1-13）。

腭部缺损可以以多种方式闭合，包括使用阻塞器、颊部皮瓣、颞肌皮瓣和游离皮瓣。骨整合植入物为后期牙齿修复和各种修复假体的附着提供了更多选择。

当前额没有缺损时，它可以为鼻腔重建提供一个极好的选择。关键是解决内支撑和外覆盖，也就是骨骼支撑和外覆皮肤的问题。

第五节　并发症与不足

当看到一名患者因枪击导致面部大面积缺损，年轻医师通常犹豫是否对面部缺损进行修复并最终施行极为耗时的修复重建手术。更加挑战医师决断力的情况是患者为自杀，其家人（有时是患者本人）要求医务人员放弃治疗时。但在重建良好的情况下，在经历这类致残性伤害后的患者，其二次自杀率很低。年轻伤者（多为男性），经常受到酒精和（或）药物的影响，在与伤者的重要伴侣发生争吵或分手之后选择自杀。但在面部修复良好的情况

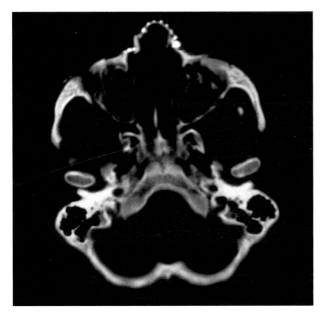

图4-1-8　鼻梁缺损由一块钛网完成。

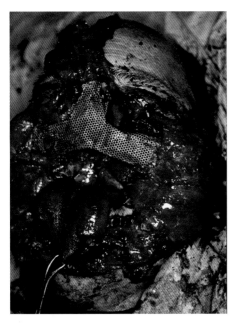

图4-1-9　患者1眼眶重建后，中面部大范围缺损被一大块钛网覆盖。

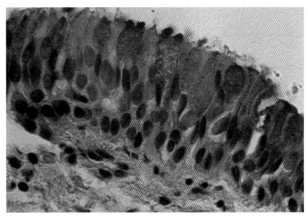

图4-1-10　具有杯状细胞的正常呼吸纤毛假复层上皮。这种上皮重新覆盖了软组织，其中包含了用于重建患者1眼眶底的钛网。

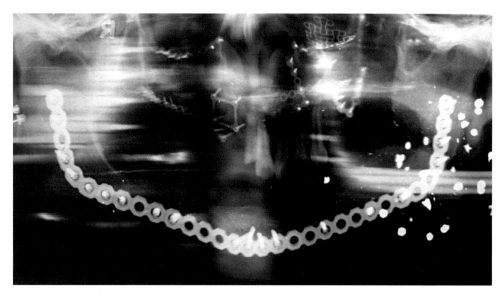

图4-1-11 意外枪击伤造成的贯穿性枪伤，从右侧进入，从左侧出口，双侧下颌骨体部缺损，但下颌骨正中联合区保留。

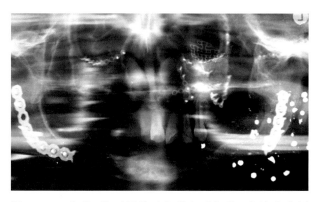

图4-1-12 患者1的下颌骨正中联合区完整。在这个病例中，外科医师的选择有以下几个：是使用游离皮瓣并丢弃剩余的下颌骨联合部分，还是保留联合部骨质并使用两个游离皮瓣（每侧下颌体一个），或者仅用非血管化的骨移植物来修复缺损。由于患者损伤区有一个健康的软组织包裹，因此使用游离髂骨移植物成功重建了两侧下颌体。

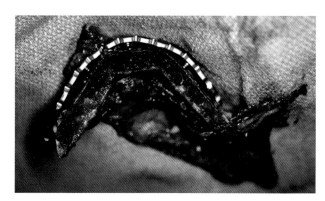

图4-1-13 血管化的腓骨游离皮瓣是下颌骨重建的良好选择。在这种情况下，使用了两次截骨术进行腓骨成形，并使用锁定螺钉钢板跨越节段。皮瓣设计附带了一个侧腿皮岛，用于重建部分口腔底部。

下，大多数患者最后都非常感谢我们的救治，并且大多回归社会并开始了有质量生活。相较而言，那些因慢性疾病或恶性肿瘤而自杀的患者预后并不太好。

　　美学和功能之间的平衡是个难点，而且多数情况下两者缺一不可。从公众接受度和营养的角度来看，下唇功能重建可能比较重要。在某些情况下，尽管患者进行了各种口腔重建，但因为唇部功能不足以向后推动食物向后并吞咽，导致患者无法经口腔获得足够的营养。治疗师帮助患者重新学习如何吞咽和推进食物可能会有所帮助。患者可能需要通过胃管临时（或永久）补充营养。为了先行挽救患

者的生命而进行的急救，往往会忽略患者的营养需求。遭受严重伤害的患者应该从治疗开始就进行食管或者胃管营养供给。

　　实际情况与理想状态之间的平衡等问题也可能是一个挑战。为了重建正确的面部凸度、宽度和高度，可能导致没有足够的软组织覆盖骨移植物和钛板。钛板的即可或者延迟暴露也会导致愈合不良，此时应立即考虑游离皮瓣移植。

　　对于严重畸形的患者，患者的诉求很重要。外科医师关注的重点可能不是患者及其家属的主要诉求。同时，如果患者有特定的重建诉求，以合理方式和顺序进行重建非常重要。患者可能会只想进行鼻重建，而在前额皮瓣进行鼻重建之前，可能很难说服他们鼻重建之前需要首先解决面中部凸度不足

的问题。

在许多情况下，一些患者开始进行颌骨的修复重建，并希望在治疗结束时能够佩戴上骨结合的种植牙。

但由于在重建下颌骨或上颌骨过程中没有牙修复专家的参与，患者进行颌骨修复重建后却发现颌骨结构无法满足种植牙修复的要求。同样令人失望的是，一些患者无法负担后期种植牙的费用。

对于外科医师和患者来说，最困难的通常是确定在什么时候终止重建并进行掩饰性治疗。比如对于这位眼眶、眼球和眼睑撕裂性破坏的患者，从美学角度来看，是使用静态假体还是佩戴眼罩（图4-1-14）。指导患者做出这些决定可能是最具挑战的工作。在开始复杂的重建之前鼓励患者接受简单且无创的治疗可能会安抚患者情绪，或者在完成复杂的重建后让患者更加满意和感激。我们机构长期观察发现患者对戴假鼻的依从性很差（图4-1-15），但对佩戴腭部闭孔器的依从性和满意度均较高。

最后，对于面部严重残缺患者的治疗而言，没有人可以成为世界级专家。在对此类患者进行治疗的过程中，医师常可以从多学科专家的多方面专业知识和技能中受益。

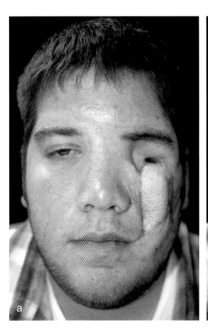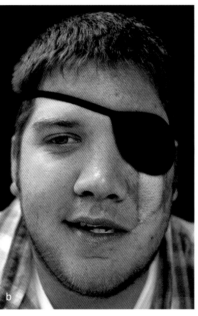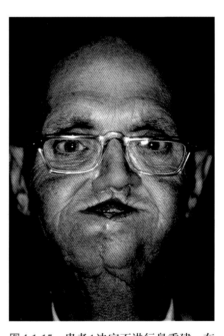

图4-1-14　a. 患者2接受了带皮岛的腓骨游离皮瓣移植，以闭合口腔瘘和眼眶瘘，并重建其左面中部和颧骨的缺损。b. 他必须在仿真眼睑和眼球的赝附体和简单的眼罩之间做出选择。在这个阶段，患者没有选择使用赝附体进一步修复眼球和眼睑外形，而是选择佩戴眼罩。

图4-1-15　患者1决定不进行鼻重建。在这里，他戴着鼻假体，后来将其丢弃。他后续没有任何明显的复视，并重返有酬工作。

（蔡卜磊 译，蔡卜磊 校）

参考文献

[1] **Alper M, Totan S, Cankayali R, et al**. Gunshot wounds of the face in attempted suicide patients. *J Oral Maxillofac Surg*. 1998 Aug;56(8):930–933; discussion 933–934.

[2] **Bowen TE, Bellamy RF, eds**. Missile-caused wounds. In: *Second United States Revision Emergency War Surgery NATO Handbook*. Washington, DC: United States Government Printing Office; 1988:13–34.

[3] **Clark N, Birely B, Manson PN, et al**. High-energy ballistic and avulsive facial injuries: classification, patterns, and an algorithm for primary reconstruction. *J Plast Reconstr Surg*. 1996 Sep;98(4):583–601.

[4] **Cusick TE, Chang FC, Woodson TL, et al**. Is resuscitation after traumatic suicide attempt a futile effort? A five-year review at a level I trauma center. *Am Surg*. 1999 Jul;65(7):643–646.

[5] **Demetriades D, Chahwan S, Gomez H, et al**. Initial evaluation and management of gunshot wounds to the face. *J Trauma*. 1998 Jul;45(1):39–41.

[6] **Dolin J, Scalea T, Mannor L, et al**. The management of gunshot

wounds to the face. *J Trauma.* 1992 Oct;33(4):508–514.

[7] **Dufresne CR**. The use of immediate grafting in facial fracture management: indications and clinical considerations. *Clin Plast Surg.* 1992 Jan;19(1):207–217.

[8] **Gear AJL, Lokeh A, Aldridge JH, et al**. Safety of titanium mesh for orbital reconstruction. *Ann Plast Surg.* 2002 Jan;48(1):1–7.

[9] **Gruss JS, Antonyshyn O, Phillips JH**. Early definitive bone and soft-tissue reconstruction of major gunshot wounds of the face. *Plast Reconstr Surg.* 1991 Mar;87(3):436–450.

[10] **Gruss JS, Mackinnon SE, Kassel EE, et al**. The role of primary bone grafting in complex craniomaxillofacial trauma. *Plast Reconstr Surg.* 1985 Jan;75(1):17–24.

[11] **Hollier L, Grantcharova EP, Kattash M**. Facial gunshot wounds: a 4-year experience. *J Oral Maxillofac Surg.* 2001 Mar;59(3):277–282.

[12] **Holms JD**. Gunshot injuries. In: Miloro M, Ghali GE, Larsen PE, et al, eds. *Principles of Oral and Maxillofacial Surgery.* 2nd ed. Hamilton: BC Decker Inc; 2004:509–526.

[13] **Jussim E**. *Stopping Time: The Photographs of Harold Edgerton.* New York: Harry N Abrams Inc; 1987.

[14] **Kelly JF, ed**. *Management of War Injuries to the Jaws and Related Structures.* Washington, DC: US Government Printing Office; 1977.

[15] **Kihtir T, Ivatury RR, Simon RJ, et al**. Early management of civilian gunshot wounds to the face. *J Trauma.* 1993 Oct;35(4):569–575.

[16] **Lindsey D**. The idolatry of velocity, or lies, damn lies, and ballistics. *J Trauma.* 1980 Dec;20(12):1068–1069.

[17] **Newlands SD, Samudrala S, Katzenmeyer WK**. Surgical treatment of gunshot injuries to the mandible. *Otolaryngol Head Neck Surg.* 2003 Sep;129(3):239–244.

[18] **Rake PA, Rake SA, Swift JQ, et al**. A single reformatted oblique sagittal view as an adjunct to coronal computed tomography for the evaluation of orbital floor fractures. *J Oral Maxillofac Surg.* 2004 Apr;62(4):456–459.

[19] **Schubert W, Gear AJL, Lee C, et al**. Incorporation of titanium mesh in orbital and midface reconstruction. *Plast Reconstr Surg.* 2002 Sep 15;110(4):1022–1030.

[20] **Suominen E, Tukiainen E**. Close-range shotgun and rifle injuries to the face. *Clin Plast Surg.* 2001 Apr;28(2):323–337.

[21] **Thorne CH**. Gunshot wounds to the face: current concepts. *Clin Plast Surg.* 1992 Jan;19(1):233–244.

第二章 错位咬合和咬合紊乱的治疗
Treatment of malalignment and incorrect occlusion
Daniel Buchbinder

第一节 引言

面部骨折修复的目标是恢复损伤前的形态和功能。尽管干预具有一定的常规性，但治疗后并发症仍很常见（Alpert，1998）。颅颌面外科医师应该了解常见不良反应和并发症的病因，以及与下颌骨骨折治疗相关的常见错误和避免它们的方法。

第二节 治疗失败的原因

下颌骨骨折修复后的治疗失败可分为三大类：①操作失误。②患者对治疗的依从性。③愈合障碍。

损伤诊断的错误通常是因为临床医师遗漏了骨折（例如，在髁突或面中部）或没有完全了解骨折粉碎的程度，或者骨折的倾斜性质。在某些情况下，咬合不正可能在骨折治疗时不会立即显现，但会在术后打开颌间结扎时出现，例如，未正确诊断粉碎性骨折时，或者当骨折内固定治疗后松开颌间结扎时。当颌间结扎打开后，髁突头返回关节窝，咬合紊乱变得明显。

在治疗过程中，必须遵循愈合和生物力学的基本原则。骨折线内的牙齿、失活的骨碎片和任何其他可能的感染源必须根据指南进行处理。考虑以原切口和面部瘢痕为入路，选择最佳手术入路以降低术后并发症的发生率。之前的手术可能会破坏解剖层次，使运动神经和感觉神经等重要结构面临额外的受伤风险。

下颌骨畸形愈合和咬合不正通常始于使用颌间结扎后却骨折复位不当；另一个原因是不适当的内固定技术，比如，钛板的选择。在应用刚性内固定之前，应先进行稳定的颌间结扎以恢复损伤前的咬合，再解剖复位骨。松动或无效的颌间结扎、骨折复位不良、钛板或适应证选择不当等，都可能导致治疗后出现咬合不良。据报道（Moulton-Barrett等，1998），多达19%的病例在切开复位后会出现短暂的咬合不良。此外，4%~8%的患者术后需要通过正畸调整咬合，0.5%~3%的患者骨折术后需要经受二次复位手术（Fordyce等，1999；Renton等，1996）。

保守治疗和手术治疗都会出现治疗方式的选择错误（Ellis，1996）。例如，对不稳定、粉碎性的下颌骨骨折仅使用颌间结扎进行保守治疗可能会导致骨段位移、咬合紊乱和面部不对称畸形（图4-2-1）。在手术治疗时，使用不恰当的内固定材料（Ellis，1996）（图4-2-2）可能会导致内固定失败、骨折伴感染，并最终导致骨不连。骨折段为适应高强度钛板而发生的适应性移位，可能导致咬合不良，并最终导致骨折错位愈合（Alpert，1998）（图4-2-3）。

下颌骨髁突和髁突下方骨折是最常见的导致咬合错乱的骨折（Spitzer等，1997）。中度移位和脱位的骨折通常会导致患侧升支高度缩短，使得患侧咬合早接触；而健侧前牙出现不同程度的开殆（图4-2-4）。儿童或青少年的单侧髁突骨折可能最终导致下颌骨不对称畸形。而双侧髁突骨折如果没有得到恰当的治疗，可能会导致严重的前牙开殆和下颌后缩。

患者的依从性对预后也很重要（Passeri等，1993；

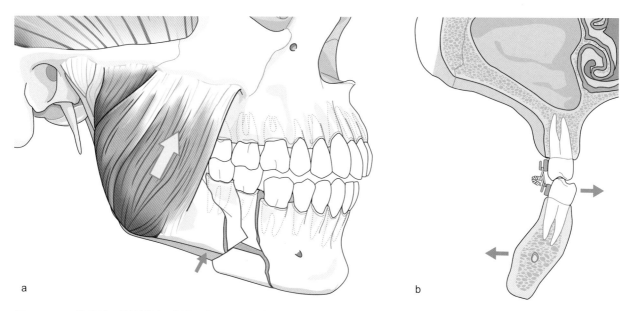

图4-2-1　a.粉碎性下颌骨体部骨折，由于咬肌的牵拉而脱位。b.对粉碎性骨折进行颌间结扎的冠状面视图。颌间结扎过紧会导致骨折段顺时针旋转并导致咬合不良（舌尖不接触）。

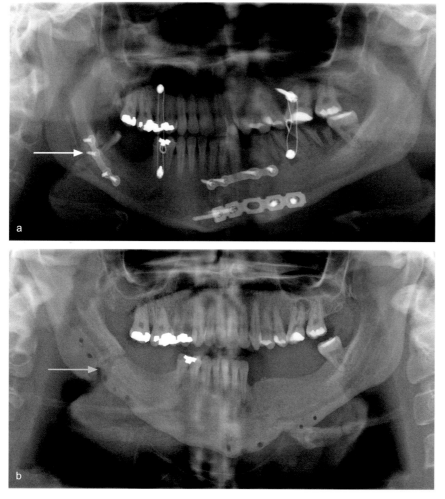

图4-2-2　a.使用不适当的钛板进行固定（白色箭头），往往会引发术后并发症。b.右侧骨折区可见骨折伴发感染，最终导致骨不连（蓝色箭头）。

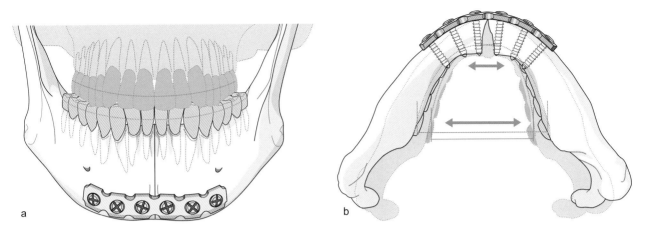

图4-2-3 a、b.如果重建板成形不准确，容易引导骨折节段移位（短箭头），导致下颌骨后部增宽（长箭头）并伴咬合不良，最终导致骨愈合畸形。

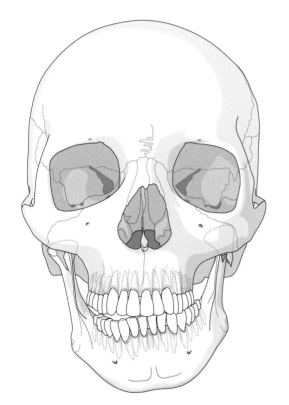

图4-2-4 单侧髁突骨折导致患侧升支高度缩短，导致患侧咬合早接触，对侧不同程度的开𬌗。

Serena-Gomez等，2008）。口腔卫生差、饮酒、吸烟、营养不良及未遵循术后指导（饮食、维持颌间结扎等）也可能导致并发症出现。尽管临床医师无法控制患者的依从性（Alpert，1998），但临床医师应早期识别有风险的患者，从而选择一种可最大限度不依赖患者依从性的治疗方法（Alpert，1998）。

可能影响骨折愈合的因素有术后感染以及自身疾病，比如长期使用类固醇、糖尿病和其他免疫抑制疾病、长期营养结构不良（如酗酒）等，以及其他潜在的影响骨代谢和愈合的全身代谢性疾病（Senel等，2007）。

第三节 治疗计划的执行和修正

制订正确的诊疗计划对于骨折二次修复的治疗非常重要。确定病因的第一步是通过完善的临床检查收集信息。以问题为导向的体格检查必须包括评估患者面部的高度和宽度，以及检查受伤前的照片（如有）。经过彻底的临床评估后，通过CT数据生成数字化头颅模型，以全面评估骨折治疗造成的继发畸形。如考虑通过截骨术进行修复，建议获取牙齿模型辅助手术。截骨位置通常设计在先前骨折的部位，除非其他经典的截骨方式能更好地解决这个问题。基于模型外科制作丙烯酸咬合板来保证术前设计在术中得以精准实施（Vega，2011）（图4-2-5）。

在完成截骨后，咬合板可以帮助将牙列重新定位到正确的咬合。根据骨断端间的接触程度，应考虑承重钛板加骨移植以确保重新定位的骨折段完全愈合（Alpert，1998）。

最后，临床医师还必须考虑患者的其他病情，包括先前存在的合并症，从而考虑使用掩饰性治疗来"掩盖"畸形，比如使用成品假体或者根据CT数据定制的个性化植入物（Goldsmith等，2012）。

一旦治疗后发生咬合不良，临床医师必须

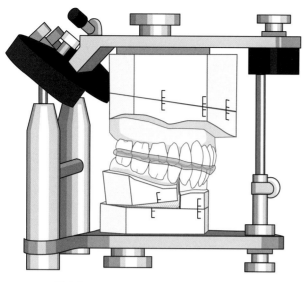

图4-2-5 模型外科应用咬合板（蓝色）来保证术前设计在术中得以精准实施。

找出可能病因，以确定最佳治疗方案（Koury，1997）（表4-2-1）。轻微的咬合不良可以通过调𬌗（ameloplasty）、正畸治疗或修复治疗来解决（Park等，2010）。更严重的咬合不良需要在诊断明确后，在骨愈合之前针对病因进行早期手术，或者在骨错位愈合后进行截骨术以纠正咬合不良（Spitzer等，1997）。

表4-2-1 骨折术后咬合不良的病因

·诊断错误
·手术技术错误
－骨折复位不充分
－骨折固定不充分
·术后感染
·骨代谢性疾病

　　咬合不良的治疗可以是像调𬌗、正畸、牙修复这样的小操作，或者是使用像正颌手术这样的大手术来恢复咬合。

　　由于下颌骨骨折错位愈合导致的咬合不良，其晚期手术矫正将使用截骨术、骨段重定位及对牙弓区骨折部位的再次固定（Becking等，1998）（图4-2-6）。一些骨质流失的患者也会需要骨移植，其金标准是使用新鲜的自体骨。对于骨不连的治疗，

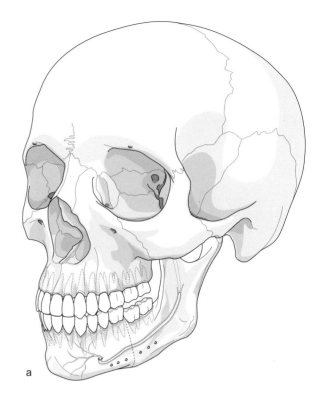

a

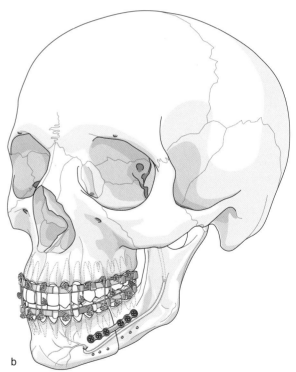

b

图4-2-6 a. 由左下颌骨错位愈合或骨不连导致的创伤后错𬌗畸形。b. 在先前骨折部位进行截骨术，以恢复正常咬合。

还需要重新定位骨段，牢固的内固定，有时还需要骨移植。单侧或双侧下颌骨升支截骨术可用于治疗髁突骨折（Ellis等，2009）或牙弓外区域的骨折所

导致的错殆畸形（图4-2-7a~c）。有时，外科医师也可以选择进行上颌截骨术来治疗继发错殆畸形（Zachariades等，1993）（图4-2-7d）。

第四节　并发症与不足

通过调殆、正畸和（或）修复的方式来矫正咬

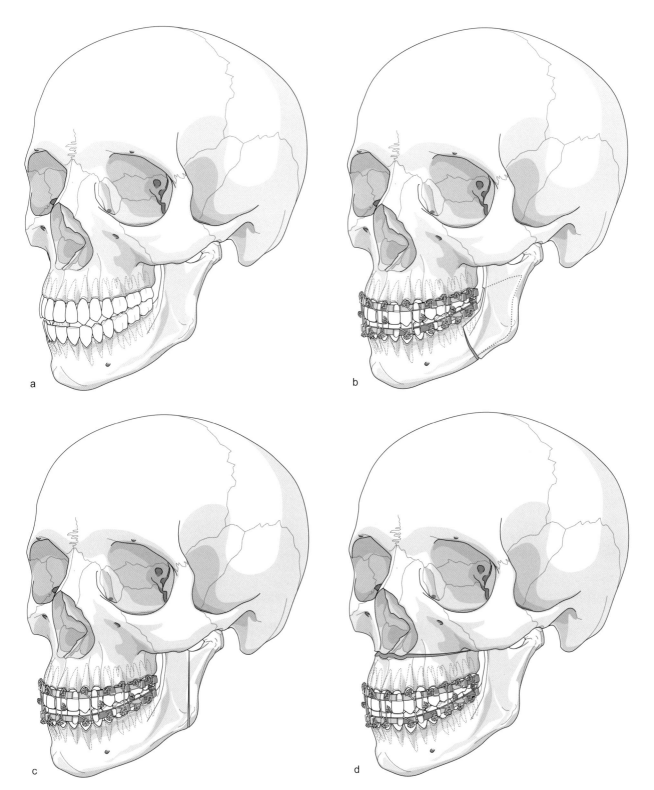

图4-2-7　a.因髁突骨折或牙弓外区域骨折而导致的咬合不正。b、c.单侧或双侧升支截骨、双侧矢状劈开或升支垂直截骨可用于治疗由于髁突骨折或牙弓外区骨折而产生的咬合不良。d.Le Fort Ⅰ型截骨术用于治疗继发于髁突骨折畸形愈合的咬合不良。

合通常会伴随轻微的并发症（如果有）。比如调𬌗、修复（如使用牙冠和连桥的修复）会导致的牙体组织的去除，或正畸治疗导致的脱矿和龋齿。以上操作都可能导致牙过敏，甚至导致需根管治疗或拔牙。

因咬合不良或骨不连而进行的下颌矫正手术可能会出现所有已知的正颌手术并发症，例如：出血、肿胀和肿胀相关的气道阻塞、神经损伤、牙齿损伤、意外骨折；与异物相关的器械断裂、伤口愈合障碍、软组织和（或）骨感染、复发、瘢痕形成、颞下颌关节疾病、髁突吸收、内固定相关骨折，如钛板断裂或螺钉松动；因血供受损而导致的鼻、鼻窦问题以及眼部并发症；骨坏死（Ehrenfeld等，2011）。

第五节 总结

即使进行了最好的治疗，在下颌骨骨折的治疗过程中也会出现不满意的结果，如骨不连、畸形愈合、咬合不良和面部不对称（Ellis等，1992）。明确了解这些畸形的病因对于二期修复手术的成功至关重要。此外，临床医师应熟悉处理这些术后并发症和畸形的手术技术（Laine等，2004）。

（蔡卜磊 译，蔡卜磊 校）

参考文献

[1] **Alpert B**. Management of the complications of mandibular fracture treatment. *Operat Tech Plast Reconstr Surg.* 1998;5(4):325–333.

[2] **Becking AG, Zijderveld SA, Tuinzing DB**. Management of post-traumatic malocclusion caused by condylar process fractures. *J Oral Maxillofac Surg.* 1998 Dec;56(12):1370–1374.

[3] **Ehrenfeld M, Manson PN, Prein J**. *Principles of Internal Fixation of the Craniomaxillofacial Skeleton.* Stuttgart: Thieme; 2011.

[4] **Ellis E 3rd**. Complications of rigid internal fixation for mandibular fractures. *J Craniomaxillofac Trauma.* 1996 Summer;2(2):32–39.

[5] **Ellis E 3rd, Walker R**. Treatment of malocclusion and TMJ dysfunction secondary to condylar fractures. *Craniomaxillofac Trauma Reconstr.* 2009 Mar;2(1):1–18.

[6] **Ellis E 3rd, Tharanon W**. Facial width problems associated with rigid fixation of mandibular fractures: case reports. *J Oral Maxillofac Surg.* 1992 Jan;50(1):87–94.

[7] **Fordyce AM, Lalani Z, Songra AK, et al**. Intermaxillary fixation is not usually necessary to reduce mandibular fractures. *Br J Oral Maxillofac Surg.* 1999 Feb;37(1):52–57.

[8] **Goldsmith D, Horowitz A, Orentlicher G**. Facial skeletal augmentation using custom facial implants. *Atlas Oral Maxillofac Surg Clin North Am.* 2012 Mar;20(1):119–134.

[9] **Koury M**. Complications of mandibular fractures. In: Kaban L, Pogrel A, Perrott D, eds. *Complications.* 1st ed. Philadelphia: WB Saunders; 1997:121–145.

[10] **Laine P, Kontio R, Salo A, et al**. Secondary correction of malocclusion after treatment of maxillofacial trauma. *J Oral Maxillofac Surg.* 2004 Oct;62(10):1312–1320.

[11] **Moulton-Barrett R, Rubinstein AJ, Salzhauer MA, et al**. Complications of mandibular fractures. *Ann Plast Surg.* 1998 Sep;41(3):258–263.

[12] **Park IP, Heo SJ, Koak JY, et al**. Post traumatic malocclusion and its prosthetic treatment. *J Adv Prosthodont.* 2010 Sep;2(3):88–91.

[13] **Passeri LA, Ellis E 3rd, Sinn DP**. Relationship of substance abuse to complications with mandibular fractures. *J Oral Maxillofac Surg.* 1993 Jan;51(1):22–25.

[14] **Renton TF, Wiesenfeld D**. Mandibular fracture osteosynthesis: a comparison of three techniques. *Br J Oral Maxillofac Surg.* 1996 Apr;34(2):166–173.

[15] **Spitzer WJ, Vanderborght G, Dumbach J**. Surgical management of mandibular malposition after malunited condylar fractures in adults. *J Craniomaxillofac Surg.* 1997 Apr;25(2):91–96.

[16] **Serena-Gomez E, Passeri LA**. Complications of mandible fractures related to substance abuse. *J Oral Maxillofac Surg.* 2008 Oct;66(10):2028–2034.

[17] **Senel FC, Jessen GS, Melo MD, et al**. Infection following treatment of mandible fractures: the role of immunosuppression and polysubstance abuse. *Oral Surg Oral Med Oral Pathol Oral Radiol Endod.* 2007 Jan;103(1):38–42.

[18] **Vega L**. Re-operative mandibular trauma: management of posttraumatic mandibular deformities. *Oral Maxillofac Surg Clin North Am.* 2011 Feb;23(1):47–61.

[19] **Zachariades N, Mezitis M, Michelis A**. Posttraumatic osteotomies of the jaws. *Int J Oral Maxillofac Surg.* 1993;22:328.

第三章 | 颞下颌关节强直的治疗
Treatment of ankylosis
Risto Kontio

第一节　引言

颞下颌关节（TMJ）强直的特征是关节区的骨性和（或）纤维粘连，根据病变的部位、范围及受累组织的类型可分为真性关节强直（关节内强直）和假性关节强直（关节外强直），准确鉴别关节强直的类型是很重要的。真性关节强直是指下颌骨与关节窝或关节结节之间发生纤维性或骨性粘连（图4-3-1）。而假性关节强直（关节活动度降低）则是由关节韧带、肌肉和（或）某些脑神经的病变所引起。

创伤、炎症、自身免疫性疾病及手术等多种因素都可能导致颞下颌关节强直，其中创伤是最常见的病因，占70%~90%（Long，2012）。创伤所引起的关节强直多见于儿童，因为儿童的关节处于发育期，具有较高的生长潜能，外伤后容易在局部形成过度的骨增生，从而引起关节强直。同时，髁突头的骨折也更容易导致关节强直发生，未发育成熟的、骨质薄而血供丰富的髁突容易突破至关节囊外，形成含有多个高成骨潜能骨折片的血凝块。在生长发育期发病的患者，下颌骨的发育会受到显著影响。

第二节　诊断与影像学检查

采集患者的病史后，临床检查时应重点关注TMJ的功能状态，如张口度及是否存在颌面部的畸形等。影像学检查时，全景片可用于初步筛查，而高分辨率CT扫描是诊断颞下颌关节强直的金标准。

第三节　治疗

颞下颌关节强直的治疗目标是恢复关节的活动

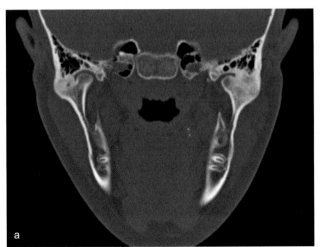
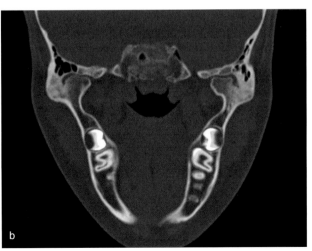
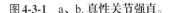

图4-3-1　a、b. 真性关节强直。

度及功能，并改善颌面部的外观。对于颞下颌关节强直，有不同的分类标准，Sawhney（1986）根据X线平片将关节强直分为四型，但该分类缺乏相应

的治疗方法。最近，He等（2011）提出了一种基于CT影像的分类方法，包括关节强直的类型、性质及治疗措施（表4-3-1）。

表4-3-1　He等（2011）对创伤性颞下颌关节强直的分类及治疗方案

A1	A2	A3	A4
纤维性强直	关节外侧骨性融合 内侧未融合髁突的内外径>1/2正常髁突的内外径	关节外侧骨性融合 内侧未融合髁突的内外径<1/2正常髁突的内外径	关节完全骨性融合
治疗	**治疗**	**治疗**	**治疗**
关节松解	关节外侧成形术	关节外侧成形术（如果内侧移位髁突过小，则同期切除）	完全切除融合骨球
关节盘复位或插入TMF	TMF或MMF插入外侧截骨后间隙	通过CCG和TMF或MMF进行重建	通过CCG和TMF或MMF进行重建
如果髁突头破坏严重：切除后，通过CCG和TMF或MMF进行重建	人工颞下颌关节置换	人工颞下颌关节置换	人工颞下颌关节置换

注：TMJ，颞下颌关节；TMF，颞肌筋膜瓣；MMF，咬肌瓣；CCG，肋骨肋软骨移植。

　　颞下颌关节强直的手术治疗主要包括：关节区强直组织的切除、修复或重建关节面和关节盘，以及矫正合并的颌骨畸形。手术主要分为：伴或不伴插入物的"关节间隙成形术"、使用自体组织或人工材料的"颞下颌关节重建术"及"人工颞下颌关节置换术"这三类。

　　Katsnelson等（2012）对"关节间隙成形术"及"肋骨肋软骨移植颞下颌关节重建术"进行了系统回顾和meta分析。研究结果表明，"关节间隙成形"组的患者术后具有更好的关节活动度及张口度，但是组间差异很小。因此，作者建议在制订治疗方案时还应考虑患者的年龄及对CCG的耐受能力等因素。

一、"关节间隙成形术"

　　"关节间隙成形术"主要包括切除关节区的强直组织，并在截骨间隙内插入间置物，并不涉及关节的成形及重建，因此这一术语并不准确。改良的耳屏前切口术后瘢痕较隐蔽，是"关节间隙成形术"的首选手术入路。通过该切口，可避开耳前区血管和面神经直接进入关节区。切除病变部位后，应在截骨间隙内插入间置物，以避免强直复发。必

要时可同期切除冠突并剥离下颌升支处的咬肌附着以进一步扩大张口度。术后积极的张口训练及关节区的物理治疗有助于恢复缩短肌肉的正常功能长度并防止强直复发。

"关节间隙成形术"中的插入物

　　在使用"关节间隙成形术"治疗颞下颌关节强直时，是否在截骨间隙内插入间置物仍有争议。Topazian（1966）发现插入间置物后可有效防止术后强直复发。

　　真皮、软骨、阔筋膜等自体组织及聚四氟乙烯薄膜、硅胶等人工材料已被作为间置物材料得到应用。最近，许多研究表明，与自体组织相比，插入的人工材料会引起明显的异物反应（Valentini等，2002；Fricton等，2002；Abbas等，2005；Dimitroulis，2011）。

　　1. 自体组织

　　（1）颞肌筋膜瓣：颞肌筋膜瓣的主要优点是其源于自体、富有弹性、接近关节术区，并且有独立血供。但只有筋膜部分能作为间置物材料，因为肌肉有骨化潜能，可促进强直复发。

　　Balaji（2003）和Brusati等（1990）指出保证移植颞肌筋膜瓣的存活是手术的关键。Guruprasad等

(2010) 应用颞肌筋膜瓣治疗颞下颌关节强直，并取得了较好的疗效。患者的平均张口度由术前的 11 mm 增加到术后的 38 mm。研究结果表明，应用颞肌筋膜瓣可有效治疗颞下颌关节强直。

（2）真皮移植：自体游离真皮也可作为"关节间隙成形术"的间置物材料，插入的真皮组织应完全隔开截骨断面并与周围软组织进行缝合固定。Georgiade 等（1957）首次将游离真皮用于间置物关节成形术，以治疗颞下颌关节强直。并且在之后的应用中也取得了较好的效果（Chossegros 等，1999；Topazian，1966）。

（3）颊脂垫：颊脂垫也被认为是一种安全有效的间置物材料，可以减少术后强直复发的风险。其缺点是可能会导致供区颊部的凹陷，同时，与其他自体组织相比，移植的游离脂肪有更高的吸收率。

2. **人工材料**　硅胶、聚四氟乙烯薄膜等人工材料也可通过固定在关节窝或髁突表面，以达到隔开"关节间隙成形术"后截骨断面的作用。但是，在反复的咬合力的作用下，这些人工材料可能会碎裂、移位并产生异物反应，必要时需要二次手术取出。

二、颞下颌关节重建术

通过手术切除关节区强直骨球，并通过自体组织移植、髁突头假体或全关节假体等方法重建髁突或颞下颌关节（表4-3-2）。与全关节置换（total joint replacement，TJR）相比，通过肋骨肋软骨移植（costochondral grafts，CCG）重建的颞下颌关节具有生长和改建的潜能。

（一）自体组织

1. **肋骨肋软骨移植**　肋骨肋软骨移植重建颞下颌关节的优势和不足如表4-3-3所示。

肋骨肋软骨源于自体，不容易产生排斥反应，并且移植后形成的软骨-骨界面更有利于恢复关节的运动功能。Poswillo（1987）强调了肋骨在组织结构及生理特点上与髁突的生物相似性。

通常选取第4~8肋作为髁突重建的供骨，移植骨应包括至少3 cm长的肋骨及3 mm的肋软骨，并保证肋骨肋软骨结合区的完整。较短的肋软骨有助于避免术后的过度生长及在"骨-软骨"界面所产

表4-3-2　颞下颌关节重建所用的材料与方法

自体组织		人工材料	其他治疗方法
远端供区	邻近供区		
肋骨肋软骨	喙突	钛、不锈钢髁突头假体	牵张成骨术
跖骨	下颌升支后缘	全关节假体	
髂骨	强直骨球		
腓骨			

表4-3-3　颞下颌关节重建术中不同来源供骨的优势与不足

不同移植部位	优势	不足
肋骨肋软骨移植	由骨和软骨组成	骨、软骨分离风险
	与髁突头结构类似	骨质较差
	具有生长潜能	生长不可预测性
	容易获取	供区并发症风险
腓骨瓣	容易成活	缺乏软骨功能面
	骨量丰富	供区严重并发症风险
	骨质致密	
髂骨移植	由骨和软骨组成（在儿童中）	供区严重并发症风险
	具有生长潜能	
	骨量丰富	
	可游离移植或带蒂移植	

生的不良应力。

Lindqvist（1986）的一项研究结果表明，大多数患者（67%）在肋骨肋软骨移植后关节功能恢复良好（图4-3-2）。同时，移植供区均未发生术后感染，仅有一例发生气胸。

Zhang等（2012）通过肋骨肋软骨移植结合下颌骨牵引成骨术来治疗单侧颞下颌关节强直伴下颌后缩，其研究结果证明了这项技术的安全有效。

有些临床医师主张将移植的肋骨肋软骨固定在下颌升支后缘，从而使软骨与关节窝内侧有更大的接触面积。但这种固定方式需要对升支后缘进行大量的修整，并且与固定于升支外侧相比，其手术操

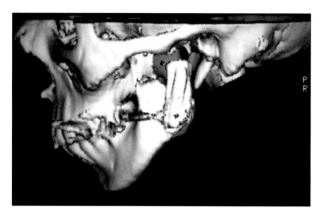

图4-3-2 肋骨肋软骨固定于下颌升支外侧。

作更加困难，同时侧向的咀嚼力也更容易导致肋骨肋软骨结合处骨折。

肋骨肋软骨移植的主要不足包括：肋软骨生长的不可预测性、术后强直复发风险、骨质较差及供区的并发症。肋骨肋软骨移植是儿童及成人患者一期颞下颌关节重建的首选治疗方案，但不适合于复发性关节强直。

2. 腓骨　游离腓骨瓣可用于置换强直的髁突，通过将腓骨瓣植入关节区，并与关节窝保持一定的间隙，类似"关节间隙成形术"（见第二篇第六章）。也可以同期或在二期手术时，将移植的腓骨与带髁实头的重建板固定，或将全关节假体与移植的腓骨相固定。

3. 髂骨　处于生长发育期的患者才可进行髂骨软骨瓣移植，因为成人的髂骨表面没有软骨。移植的髂骨应由包含软骨面的全厚骨组成（表4-3-3），软骨层有助于防止强直复发。Kummoona等（2013）的一项随访研究的结果表明，接受髂骨移植的患者术后均未出现软骨骨化及强直复发。

4. 喙突　自体喙突已被用于髁突的重建。如果强直区域没有累及喙突，其是一个比较合适的供骨来源。喙突的大小、形状和厚度都与髁突类似，并且与肋软骨相比，它的骨质更为坚硬，承力性更强。但在手术解除关节强直时，喙突常被一并切除以进一步增大张口度，这是其临床应用的主要不足。

（二）人工材料

1. 髁突头假体　可以用髁突头假体置换强直的髁突，但只能在短期内使用。因为从长期来看，如果没有同期植入（金属）关节窝假体，单纯的髁突

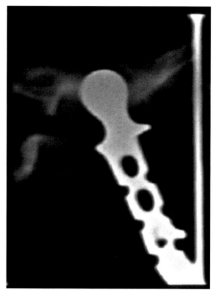

图4-3-3 金属髁突头穿透颅中窝。

头假体存在骨侵蚀及穿透颅底的风险。一项基于影像学的临床随访研究的结果表明，如果仅使用金属髁突头假体，有52%的患者在术后出现异位成骨，43%的患者出现了关节窝的吸收。有1名类风湿关节炎患者，在关节置换后10个月时，髁突头假体侵蚀并穿透了颅底（图4-3-3）（Lindqvist等，1992）。

2. 全关节假体　全关节置换术（TJR）的治疗目标是恢复颞下颌关节的功能，并减少关节区的疼痛及不适。自1992年以来，材料学已经取得了较大的发展，同时，TJR手术也借鉴了骨科关节置换术的手术原则，在治疗颞下颌关节强直上表现出了不俗的前景（图4-3-4）。

全关节假体包括关节窝和髁突头假体两部分（图4-3-5），避免了开辟第二术区及相应的并发症，缩短了手术时间，并可在术后即刻开始关节区的物理治疗。

Machon等（2012）在27名患者中进行了38例TJR手术，在这些患者中，最常见的病因是颞下颌关节强直。在术后随访期间，患者的平均张口度由17 mm增加到了29 mm，未发现术区感染、假体断裂及强直复发等并发症。因此，他们认为TJR治疗是安全有效的，有助于恢复关节的功能。Giannakopoulos等（2012）的研究结论与Machon等（2012）的一致，在一项为期10年的多中心临床试验中，总共为288名患者进行了442例的TJR手术，一半以上

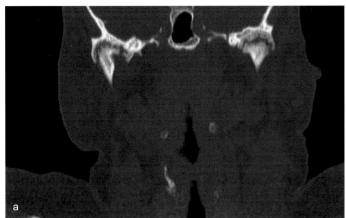
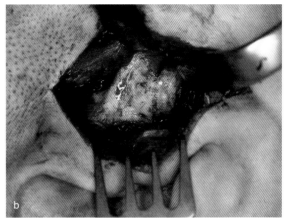
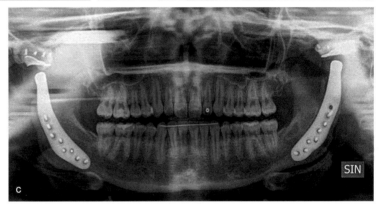

图4-3-4　a. 双侧颞下颌关节强直：右侧骨性强直，左侧纤维性/骨性强直（由J Tornwall提供）。b. 骨性关节强直术中照片，铅笔标记出截骨线（由J Tornwall提供）。c. 全关节置换术后1年的全景片（由J Tornwall提供）。

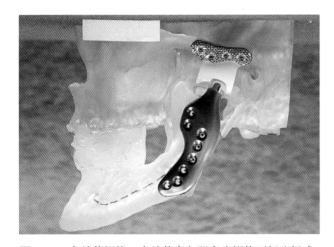

图4-3-5　全关节假体，由关节窝和髁突头假体两部分组成。

患者的病因是颞下颌关节强直。研究结论认为应用全关节置换术治疗颞下颌关节强直是安全有效的。但是人工假体的使用寿命、安全性及TJR手术流程的可靠性还需进一步评估。

第四节　儿童颞下颌关节强直的治疗

　　儿童颞下颌关节强直有许多不同的治疗方案，其中一种是在确诊后尽快切除强直骨球，并采用自体骨移植进行一期重建。在咬合功能的刺激下，关节区可通过局部改建来促进生长。与人工关节假体相比，肋骨肋软骨移植更适合重建髁突的生发中心。颞肌筋膜瓣可用于衬垫截骨间隙。使用颞肌筋膜瓣衬垫的关节成形术和下颌升支牵张成骨是治疗儿童严重颞下颌关节强直的第二选择。

第五节　并发症与不足

　　在进行切除强直组织、插入移植物或人工假体等操作时，需要非常小心，因为关节区邻近下颌后静脉，上颌动脉及颈内动、静脉等重要血管，尤其是当关节强直侵犯到颞骨区域时。在计算机辅助导航的引导下进行颞下颌关节强直手术，有助于提高其准确性及安全性。

　　肋软骨的生长不可预测性是肋骨肋软骨移植的主要不足，主要见于儿童患者。

　　强直复发是关节强直手术后的一个常见并发症，因此术中应扩大切除强直组织，以尽量减少复发的风险。对于肋骨肋软骨移植术后出现的复发，建议先行"关节间隙成形术"，等到关节活动度稳定后，再行二期关节重建。最后通过下颌牵引成骨术逐渐恢复功能及颌面部对称性。

对于关节强直所造成的咬合紊乱，首先应解除关节强直，儿童期的咬合紊乱可在术后通过佩戴功能性矫治器，取得良好的效果。颞下颌关节重建的早期及晚期并发症见表4-3-4。

表4-3-4 全关节置换术（全关节假体）的适应证、禁忌证及并发症

适应证	相对禁忌证	术中并发症	术后并发症
·颞下颌关节强直 ·自体骨移植重建TMJ失败 ·髁突发育不全 ·严重的颞下颌关节炎 ·严重的颞下颌关节退行性变 ·髁突骨折或髁突切除术后 ·关节强直复发/异位成骨 ·一期关节假体重建失败	·生长发育期 ·假体材料过敏 ·关节区慢性感染 ·全身系统性疾病 ·不受控制的下颌异常功能习惯	·面神经损伤 ·出血 ·下颌神经损伤 ·口腔穿孔相通 ·假体不匹配	·术区感染 ·异位成骨 ·异物反应 ·植入失败

（蔡卜磊 译，蔡鸣 校）

参考文献

[1] **Abbas I, Jamil M, Jehanzeb M, et al**. Temporomandibular joint ankylosis: experience with interpositional gap arthroplasty at Ayub Medical College Abbottabad. *J Ayub Med Coll Abbottabad.* 2005 Oct-Dec;17(4):67–69.

[2] **Balaji SM**. Modified temporalis anchorage in craniomandibular reankylosis. *Int J Oral Maxillofac Surg.* 2003 Oct;32(5):480–485.

[3] **Brusati R, Raffaini M, Sesenna E, et al**. The temporalis muscle flap in temporomandibular joint surgery. *J Craniomaxillofac Surg.* 1990 Nov;18(8):352–358.

[4] **Chossegros C, Guyot L, Cheynet F, et al**. Full-thickness skin graft interposition after temporomandibular joint ankylosis surgery. A study of 31 cases. *Int J Oral Maxillofac Surg.* 1999 Oct;28(5):330–334.

[5] **Clauser L, Curioni C, Spanio S**. The use of the temporalis muscle flap in facial and craniofacial reconstructive surgery. A review of 182 cases. *J Craniomaxillofac Surg.* 1995 Aug;23(4):203–214.

[6] **Dimitroulis G**. A critical review of interpositional grafts following temporomandibular joint discectomy with an overview of the dermis-fat graft. *Int J Oral Maxillofac Surg.* 2011 Jun;40(6):561–568.

[7] **Fricton JR, Look JO, Schiffman E, et al**. Long-term study of temporomandibular joint surgery with alloplastic implants compared with nonimplant surgery and nonsurgical rehabilitation for painful temporomandibular joint disc displacement. *J Oral Maxillofac Surg.* 2002 Dec;60(12):1400–1411; discussion 1411–1412.

[8] **Gaba S, Sharma RK, Rattan V, et al**. The long-term fate of pedicled buccal pad fat used for interpositional arthroplasty in TMJ ankylosis. *J Plast Reconstr Aesthet Surg.* 2012 Nov;65(11):1468–1473.

[9] **Georgiade N, Altany F, Pickrell K**. An experimental and clinical evaluation of autogenous dermal grafts used in the treatment of

temporomandibular joint ankylosis. *Plast Reconstr Surg (1946).* 1957 Apr;19(4):321–336.

[10] **Giannakopoulos HE, Sinn DP, Quinn PD**. Biomet microfixation temporomandibular joint replacement system: a 3-year follow-up study of patients treated during 1995 to 2005. *J Oral Maxillofac Surg.* 2012 Apr;70(4):787–794; discussion 795–796.

[11] **Guruprasad Y, Chauhan DS, Cariappa KM**. A retrospective study of temporalis muscle and fascia flap in treatment of TMJ ankylosis. *J Maxillofac Oral Surg.* 2010 Dec;9(4):363–368.

[12] **Güven O**. Treatment of temporomandibular joint ankylosis by a modified fossa prosthesis. *J Craniomaxillofac Surg.* 2004 Aug;32(4):236–242.

[13] **He D, Yang C, Chen M, et al**. Traumatic temporomandibular joint ankylosis: our classification and treatment experience. *J Oral Maxillofac Surg.* 2011 Jun;69(6):1600–1607.

[14] **Katsnelson A, Markiewicz MR, Keith DA, et al**. Operative management of temporomandibular joint ankylosis: a systematic review and meta-analysis. *J Oral Maxillofac Surg.* 2012 Mar;70(3):531–536.

[15] **Khadka A, Hu J**. Autogenous grafts for condylar reconstruction in treatment of TMJ ankylosis: current concepts. *Int J Oral Maxillofac Surg.* 2012;Jan;41(1):94–102.

[16] **Kummoona RK**. Biological reconstruction of the temporomandibular joint by chondro-osseous graft: clinical and experimental study. *J Craniofac Surg.* 2013 May;24(3):792–796.

[17] **Lata J, Kapila BK**. Overgrowth of a costochondral graft in temporomandibular joint reconstructive surgery: an uncommon complication. *Quintessence Int.* 2000 Jun;31(6):412–414.

[18] **Lindqvist C, Pihakari A, Tasanen A, et al**. Autogenous costochondral grafts in temporo-mandibular joint arthroplasty. A survey of 66 arthroplasties in 60 patients. *J Maxillofac Surg.* 1986 Jun;14(3):143–149.

[19] **Lindqvist C, Söderholm AL, Hallikainen D, et al**. Erosion and heterotopic bone formation after alloplastic temporomandibular

joint reconstruction. *J Oral Maxillofac Surg.* 1992 Sep;50(9):942–949; discussion 950.

[20] **Long X**. The relationship between temporomandibular joint ankylosis and condylar fractures. *Chin J Dent Res.* 2012;15(1):17–20.

[21] **Lopez EN, Dogliotti PL**. Treatment of temporomandibular joint ankylosis in children: is it necessary to perform mandibular distraction simultaneously? *J Craniofac Surg.* 2004 Sep;15(5):879–885.

[22] **van Loon JP, de Bont LG, Stegenga B, et al**. Groningen temporomandibular joint prosthesis. Development and first clinical application. *Int J Oral Maxillofac Surg.* 2002 Feb;31(1):44–52.

[23] **Machon V, Hirjak D, Beno M, et al**. Total alloplastic temporomandibular joint replacement: the Czech-Slovak initial experience. *Int J Oral Maxillofac Surg.* 2012 Apr;41(4):514–517.

[24] **Poswillo DE**. Biological reconstruction of the mandibular condyle. *Br J Oral Maxillofac Surg.* 1987 Apr;25(2):100–104.

[25] **Rémi M, Christine MC, Gael P, et al**. Mandibular fractures in children: long term results. *Int J Pediatr Otorhinolaryngol.* 2003 Jan;67(1):25–30.

[26] **Sawhney CP**. Bony ankylosis of the temporomandibular joint: follow-up of 70 patients treated with arthroplasty and acrylic spacer interposition. *Plast Reconstr Surg.* 1986 Jan;77(1):29–40.

[27] **Topazian RG**. Comparison of gap and interposition arthroplasty in the treatment of temporomandibular joint ankylosis. *J Oral Surg.* 1966 Sep;24(5):405–409.

[28] **Trumpy IG, Roald B, Lyberg T**. Morphologic and immunohistochemical observation of explanted Proplast-Teflon temporomandibular joint interpositional implants. *J Oral Maxillofac Surg.* 1996 Jan;54(1):63–70.

[29] **Verma A, Yadav S, Singh V**. Overgrowth of costochondral graft in temporomandibular joint ankylosis: An unusual case. *Natl J Maxillofac Surg.* 2011 Jul;2(2):172–174.

[30] **Valentini V, Vetrano S, Agrillo A, et al**. Surgical treatment of TMJ ankylosis: our experience (60 cases). *J Craniofac Surg.* 2002 Jan;13(1):59–67.

[31] **Zhang XH, Yang C, Fang B, et al**. Simultaneous costochondral graft and distraction osteogenesis in unilateral TMJ ankylosis associated with mandibular retrognathia and asymmetry. *J Craniofac Surg.* 2012 May;23(3):682–684.

第四章 牙槽嵴骨增量技术

Ridge augmentation of the atrophic maxilla and mandible

Dieter Weingart, Rolf Bublitz, Michael Ehrenfeld

第一节 引言

牙槽骨的吸收通常是由牙列缺损或缺失所引起，由于先天或者各种后天因素所导致的失牙使得牙槽骨失去了正常的功能刺激，从而出现明显的吸收（Tallgren，1972；Atwood，1971）。创伤、辐射等其他因素也可导致牙槽骨萎缩。无牙颌牙槽突有许多不同的分类标准，以 Cawood & Howell（1988）分类法为例（图4-4-1）。

牙槽骨吸收的同时往往也伴随着软组织的萎缩，在口内表现为附着龈的部分或全部丧失。颌骨的萎缩及相应的皮肤松弛将导致整体面容的老化。

牙槽嵴骨增量的主要目的是为了增加牙槽骨的骨量，满足种植体受植区的要求。如果仅进行骨增量而不植入种植体，移植的自体骨会出现较高的骨吸收率，而羟基磷灰石等骨替代材料则成骨效果不佳。种植体植入后，可对牙槽骨产生功能刺激，有利于避免植骨材料在早期出现较快的骨吸收。骨结

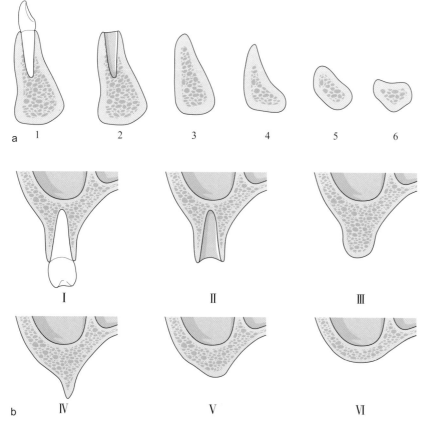

图**4-4-1** a. Cawood & Howell 分类法中下颌无牙颌的分类。b. Cawood & Howell 分类法中上颌无牙颌的分类。Ⅰ类：含牙的牙槽骨。Ⅱ类：新近拔牙后的牙槽骨。Ⅲ类：牙槽嵴丰满，高度、宽度充足。Ⅳ类：刃状牙槽嵴，高度充足，宽度不足。Ⅴ类：牙槽嵴平坦，高度、宽度均不足。Ⅵ类：牙槽嵴吸收严重，甚至呈凹陷形。

合式种植体的出现有助于治疗严重的牙槽骨吸收，术后有着较高的长期成功率。目前，钛螺钉种植体是植体的首选，也可选择陶瓷种植体。

第二节　诊断和治疗计划

一、口外检查

不管从功能还是美学的角度来看，颌面部的检查都是非常重要的。失牙会导致明显的侧貌变化，如下颌的假性前突及颏唇沟和鼻唇沟等部位的软组织改变，导致面容的老化（Tallgren，1972；Atwood，1971；Cawood等，1988）。这些变化在修复设计（唇侧支撑）及骨增量手术规划制订时都应考虑，某些情况下，还需要联合其他的外科手术（如截骨手术等）。

二、口内检查

口内检查主要包括评估缺牙区牙槽嵴的形态、软组织的情况、骨－软组织关系、余留牙的状况及颌间距离等方面。

牙槽骨吸收的同时往往伴随着附着龈等软组织的萎缩，表现为前庭沟变浅、口底位置变高等。同时，口腔前庭也可能出现纤维瘤、肌肉和系带附着过高等问题，这些因素均会影响义齿的固位，需要在修复前进行处理。如果患者牙槽骨吸收明显，口底位置较高，吞咽时口底抬高并在修复体上产生压力，可能

会导致局部的压痛和溃疡。同时，这类患者平时也较难维持口腔卫生，可考虑进行牙槽嵴骨增量。

种植体周围是否需要角化龈在文献报道中仍存在争议，临床实践表明，即使种植体周围仅有黏膜包绕，但只要维持良好的口腔卫生，植体周围的软组织也可保持长期健康（Krekeler，1985）。但是，目前普遍认为种植体周围有足量角化龈时，在进行口腔清洁方面存在优势。当受植区角化龈宽度不足时，可进行上腭黏膜移植（ten Bruggenkate等，1991）。如果在之前的手术中使用皮肤进行移植，并且与植体接触，建议切除植体周围的移植物后，使用硬腭游离黏膜进行移植，以避免出现种植体周围炎、形成肉芽组织等问题。

种植前应仔细评估牙槽嵴的形态、高度及宽度，种植区的骨质和骨量是种植成功的关键因素，种植体周围应至少保证1 mm以上的骨组织。种植区角化龈的厚度可在局麻下通过探针来进行检查。

由于上颌牙槽嵴的吸收方向为向上向内，下颌牙槽嵴的吸收方向为向下向外，当牙槽骨吸收明显时，将导致上颌后缩及下颌前突。因此还需要评估上、下颌之间的垂直距离和矢状向位置关系（图4-4-1）。

三、影像学检查

全口曲面断层片（orthopantomogram，OPT）是最常用的检查方法，可以初步评估牙槽骨量及是否有滞留牙、囊肿等其他问题（图4-4-2）（Weingart等，2000），同时也可以了解下牙槽神经管的走行

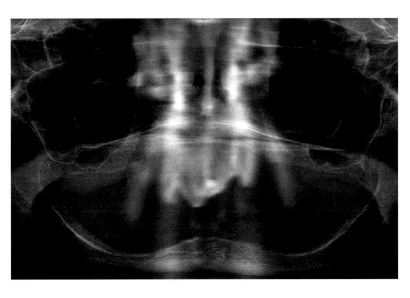

图4-4-2　上、下颌骨严重吸收。

位置。但是，由于全景片是曲面断层片，所显示的影像存在放大现象，因此直接进行测量存在误差。为了精确测量牙槽骨的高度，可以先在患者的石膏模型上制作种植区的诊断蜡型及放射性导板，并让患者戴着放射性导板拍摄全景片，最后根据已知的放射性标记物的长度测量牙槽骨的高度（图4-4-6c）。

当临床检查时发现上、下颌牙槽骨之间存在矢状向位置关系失调时，需要拍摄头颅侧位片，进一步确定颌间关系、牙槽骨的形态及位置。尖牙或前磨牙区的颌骨形态可能与颏部完全不同，可以通过头颅侧位片来判断是否应在骨增量同期联合正颌手术以纠正不协调的矢状向关系。

如今，通过锥形束CT（cone beam computed tomography，CBCT）或口腔科CT的三维成像技术可以精确测量牙槽骨的骨量，尤其适用于上颌骨严重吸收的患者，不仅可以测量牙槽骨量，还可以评估上颌窦的情况，这在进行上颌窦提升术前是十分重要的（图4-4-3）。

同时，在三维图像上也更容易观察到下颌骨舌侧凹陷等解剖结构，曾发生过种植体在植入过程中穿破下颌舌侧骨壁，并导致口底出血的严重并发症。颌骨的解剖变异，上、下颌牙槽骨的吸收类型及矢状向、横向位置关系都会影响种植体植入时的角度及上部修复结构（如固定桥）的设计。在三维CT上，还能观察到突出的颏结节及舌侧颏棘，即使下颌牙槽骨吸收严重，颏舌肌也能在颏棘上保持良好的附着。在颏孔区进行种植时，上部覆盖义齿可能在颏结节处造成压痛及溃疡。

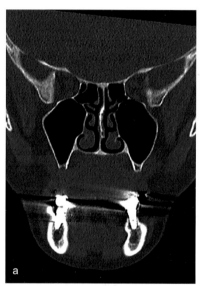
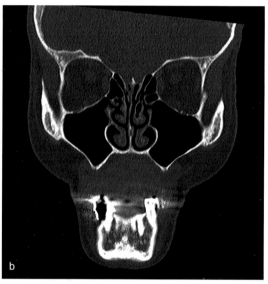
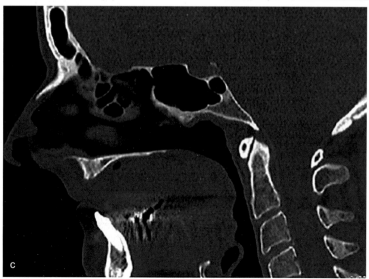

图4-4-3　a、b. 上颌牙槽骨严重吸收的冠状位CT图像。c. 上、下颌矢状位CT图像，评估牙槽骨的吸收情况及前牙区位置关系。

第三节　骨增量技术

伴有牙槽骨吸收的牙列缺损或无牙颌患者均可采用骨增量技术，骨增量的目的是使种植体能够顺利地植入受植区。种植前就制订好完整的治疗计划至关重要，上部的修复结构包括种植体或种植体与天然牙共同支持的固定桥、活动桥或覆盖义齿，所以治疗计划应根据最终的修复目标来制订，并选择合适的骨增量技术及种植体的数量、位置和类型。这个过程称为反向规划，现在可以由专门的虚拟设计软件来完成。

如果牙槽骨只有轻度吸收，受植区的骨量满足种植体植入的需要，可以通过单纯的种植手术来治疗，常见于上颌前部及下颌的颏孔区。为了使上部的修复体获得足够的支持和固位，下颌至少需要在颏孔区植入2个种植体，上颌需要植入4个至少8 mm长的植体，植体间应保持合适的间距。种植体的数量与上、下颌骨的骨质有关（Weingart等，2000）。

当牙槽骨吸收严重时，需要通过骨增量技术和骨内种植体来治疗。目前，自体骨移植是骨增量的金标准，人工骨或同种异体骨由于缺乏骨诱导和成骨活性，还不能完全取代自体骨（Weingart等，2005；Kim等，2011）。但可以与自体骨混合后用于上颌窦提升术等手术。

自体骨可取自颌骨、颅骨、胫骨或髂骨等部位，提供充足的骨皮质及骨松质（见第一篇第一章）。移植骨可通过外置法（onlay）或者联合截骨/上颌窦提升的内置法（inlay）植骨技术进行植入，并在三维方向上进行骨增量以满足种植体植入的要求。种植体可在骨增量同期或者二期植入，如果牙槽骨的高度超过预期种植体长度的50%以上，可考虑同期植入；如果不超过50%，则二期植入更为安全。当骨增量同期行种植体植入时，潜入式植体植入后被黏膜覆盖，完成骨结合后再切开牙龈进行二期手术，与非潜入式植体相比更为安全。当颌骨吸收严重时，可考虑骨增量同期行血管化骨瓣移植。

一、上颌骨增量

上颌牙列缺损或无牙颌均可通过骨增量技术增加牙槽骨骨量。当上、下颌牙槽骨之间存在明显的矢状向位置差异，通过单纯的骨增量或修复手段无法解决时，可考虑联合正颌手术进行治疗。具体的骨增量方法取决于患者牙槽骨吸收的情况及预期的修复目标（Weingart等，2005；Kleinheinz等，2005）；牙槽骨吸收的同时往往伴随着软组织的萎缩，因此在骨增量时还应进行良好的软组织管理。

（一）切口

沿无牙颌牙槽嵴顶切开黏骨膜，从一侧磨牙区至对侧磨牙区，或者根据骨增量需要进行局部切开暴露（图4-4-4）（Stephen等，2012）。

（二）上颌窦植骨术

上颌窦植骨术（"上颌窦底提升术"）通过在上颌窦底进行植骨实现垂直方向上的骨增量，从而满足种植的要求。这种技术不改变原有的颌间关系。垂直距离的问题需要通过后期的上部修复结构或者植骨同期联合外置法（onlay）植骨来解决。使用球钻、金刚砂球钻或超声骨刀在上颌窦前壁进行开窗（图4-4-5a）（Tatum，1986）。

术中避免损伤上颌窦黏膜，当牙槽骨吸收严重，特别是当上颌窦分隔（Underwood分隔）存在时，黏膜容易发生破裂。用特制剥离器细心剥离并抬起上颌窦底黏膜，从髂嵴取骨皮质松质颗粒及骨髓进行填充。有些医师也使用自体骨与羟基磷灰石或β-磷酸三钙等人工材料混合后的植骨材料。

在上颌窦底提升的空间内植入植骨材料（图4-4-5b）。如果使用块状骨移植，应使用1~3枚拉力

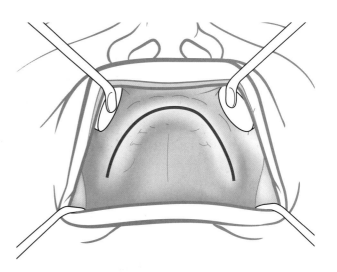

图4-4-4　沿上颌牙槽嵴顶切开。

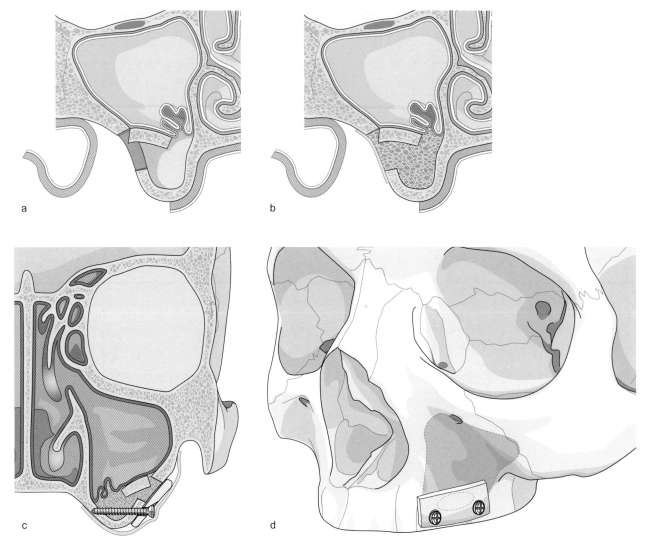

图 4-4-5　a. 在上颌窦侧壁开窗。b. 细心抬起上颌窦底黏膜及外侧骨壁后填充骨松质。c. 上颌窦植骨联合水平向 onlay 植骨，螺钉固定移植骨块。d. 上颌窦植骨联合水平骨增量。

螺钉进行固定，以保证骨块初期的稳定性。上颌窦植骨还可以联合牙槽嵴顶或水平方向上的骨增量（图 4-4-5c、d）。用金刚砂球钻修整骨边缘，随后填充骨松质或人工材料，当植骨量较少时，也可仅使用人工材料。如果牙槽骨只有轻度吸收，可在上颌窦植骨同期植入种植体，而当牙槽骨吸收严重时，则应二期再行种植体植入（图 4-4-6）。引导骨再生（guided bone regeneration，GBR）技术通过在植骨区覆盖一层可吸收胶原膜，以保证移植骨的骨愈合（Weingart 等，1992）。

　　缝合时应对骨膜进行充分的松解以实现无张力缝合，并采用美容线进行间断缝合。可提前取口腔牙齿模型，以制作一个丙烯酸保护性夹板在术后早期保护术区。

（三）上颌外置式（onlay）植骨

　　外置式（onlay）植骨技术是一种通过将移植骨块固定在牙槽嵴顶，从而增加牙槽骨高度的一项技术（Nystrom 等，2004）。骨块通常取自自体骨，同种异体骨也被应用于 onlay 植骨中，但其远期效果不明确。

　　移植骨块通常取自髂骨，也可使用颅骨外板。可以用印模和可消毒的材料制取患者的植骨区模型，也可使用 CT 或 CBCT 数据直接打印模型。在模型上确定取骨的形状及大小，手术由两个团队共同完成。

　　通过数枚拉力螺钉将移植骨块固定在牙槽骨

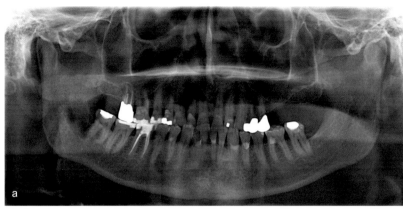
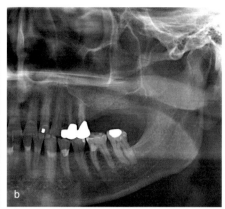
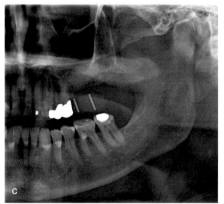
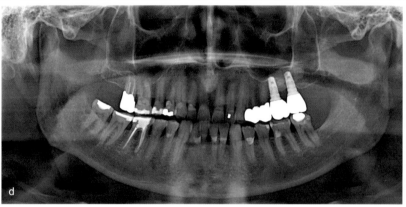

图4-4-6　a. 上颌26、27牙缺失，牙槽骨吸收明显。b. 上颌窦植骨（髂骨骨松质）术后。c. 骨增量术后3个月计划植入2个种植体，定位导板辅助确定种植位置。患者戴入定位导板后拍摄X线片，放射标记物显示植体的位置和角度。d. 种植体植入3个月后进行联冠修复。

上，骨块的早期稳定性及其与植骨床的紧密贴合是良好骨愈合的关键（图4-4-7）。切口的关闭是onlay植骨操作中的一个重要环节，需要对软组织及骨膜进行充分的减张处理以实现无张力缝合。也可使用胶原膜覆盖植骨区，防止植骨早期的骨吸收。但是，即使手术操作规范、严谨，onlay植骨术后也有较高概率发生伤口裂开并需要重新进行缝合，因此术后定期的随访是很必要的。

（四）上颌骨Le Fort Ⅰ型截骨联合内置式（inlay）植骨

上颌inlay植骨同期行截骨术可在增加牙槽骨高度的同时，改变牙槽骨的位置异常。术式通常采用保留鼻底和上颌窦黏膜的改良上颌骨Le Fort Ⅰ型截骨术。与上颌窦植骨术相同，首先在上颌窦侧壁上开窗，剥离两侧上颌窦及鼻底黏膜后，行Le Fort Ⅰ型截骨并折断下降上颌骨。通过颌板将上颌骨移动到预期位置（无牙颌患者通过腭部螺钉进行定位），随后在截骨间隙内植入块状骨以增加牙槽

骨高度和骨量。最后，使用4块微型钛板，分别在梨状孔及颧牙槽嵴处行坚强内固定（图4-4-8）。

（五）上颌水平骨增量

通过水平骨增量技术增加上颌牙槽骨的宽度。对移植骨皮质块进行适当修整，使其能较好地与受区骨面贴合，通过数枚拉力螺钉固定于牙槽骨外侧（图4-4-9）。软组织的处理与onlay植骨相同，由于切口不位于骨块表面，其术后伤口裂开率较低。同时，根据萎缩牙槽骨的实际情况，可联合采用上颌窦植骨术、onlay植骨和水平骨增量等技术。

（六）上颌牙槽嵴劈开

与水平骨增量技术相同，牙槽嵴劈开技术可增加牙槽骨的宽度，适用于牙槽嵴宽度不足而高度正常或仅有轻度吸收的情况。沿牙槽嵴顶切开，剥离唇、腭侧黏骨膜，暴露嵴顶。用微型摆锯或超声骨刀沿着嵴顶预备出纵向/矢状向凹槽，随后用薄骨凿劈开两侧骨皮质板。如果采用骨挤压技术，可使用钻头/骨凿预备种植床并植入种植体，注意保证

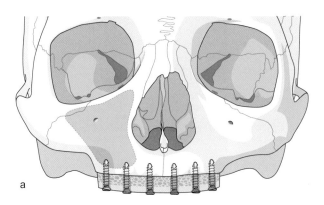
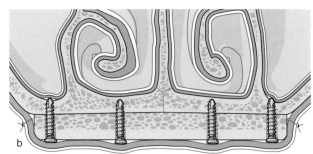

图 **4-4-7** a、b. 上颌onlay植骨增加牙槽骨高度。

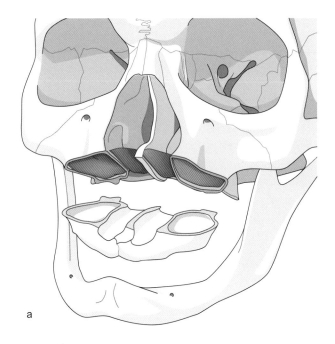
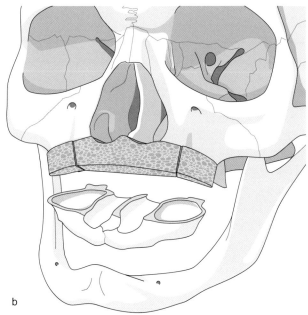
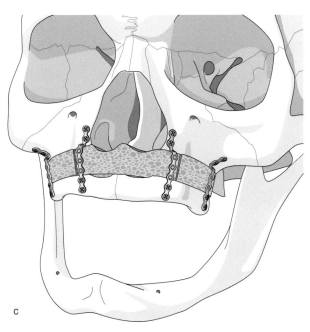

图 **4-4-8** a. 分离鼻底和上颌窦黏膜后,行上颌骨Le Fort Ⅰ型截骨术。b. 折断下降上颌骨后,在截骨间隙内植入块状骨。c. 前移上颌并完成植骨后,使用4块微型钢钛分别在梨状孔及颧牙槽嵴处行坚强内固定。

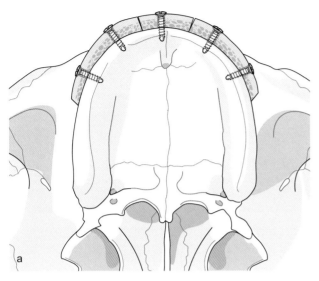
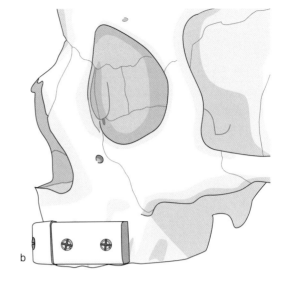

图4-4-9 a、b.上颌水平骨增量。

种植体植入初期的稳定性。随后在劈开间隙内填充自体骨或人工材料，如果间隙较小，可不做处理，使间隙内充满血凝块，并覆盖一层可吸收胶原膜。最后，剥离松解黏骨膜，一期缝合（图4-4-10）。如果劈开后不能满足种植体植入初期的稳定性，可先填充自体骨/人工材料，二期进行植入。如果使用自体骨，应至少间隔3个月；如果使用人工材料，应至少间隔6个月。

（七）上颌血管化骨移植

血管化骨移植技术可用于治疗严重的上颌牙槽骨萎缩。通过将移植骨固定于牙槽嵴顶及外侧，可在增加牙槽骨高度的同时改善牙槽骨的宽度。腓骨瓣是供区的首选。使用虚拟手术设计和手术导板有助于腓骨瓣的顺利制备和植入（Jaquiéry等，2004）。

二、下颌骨增量

（一）切口

沿无牙颌牙槽嵴顶切开黏骨膜（图4-4-11）。在骨膜下剥离，暴露颏孔。当牙槽骨严重萎缩时，颏孔上移并接近牙槽嵴顶。在这种情况下，应先从前牙区开始切开，剥离骨膜，在充分暴露出颏神经后，再全部切开。

（二）下颌内置式（onlay）植骨

用球钻将嵴顶进行适当修整，并在骨皮质上制备滋养孔，以保证移植骨块的血供。导板可用于判断受植区三维方向上所需的移植骨量，通过下颌术

前的模型可确定移植骨的形状和骨量。应尽量多准备一些移植骨，通常是预期骨量的3倍，以保证其与受植区骨面的紧密接触。通过拉力螺钉将骨块固定于牙槽嵴顶，植骨时应注意保护颏神经。

如果仅需要植入2~4颗种植体，单纯进行前牙区的骨增量即可满足要求。植骨后可使用胶原膜覆盖骨块。在充分的减张处理后，进行缝合。

（三）下颌水平骨增量

当下颌牙槽骨出现水平向吸收，牙槽骨宽度明显不足时，需要使用水平骨增量技术，具体步骤与上颌水平骨增量相同。

（四）下颌牙槽嵴劈开

下颌牙槽嵴骨劈开的适应证和操作步骤同本节"（六）上颌牙槽嵴劈开"部分。由于下颌骨质较致密，劈开时应尽量保证骨皮质板的完整，同时避免损伤下牙槽神经。

（五）下颌血管化骨移植

适用于治疗严重的下颌牙槽骨萎缩，术前设计及操作步骤同本节"（七）上颌血管化骨移植"部分。

术后护理 术后应预防性应用抗生素，进食困难的患者可考虑放置鼻饲管。

（六）二期种植体植入

种植体的二期植入应在骨增量术后3~6个月进行。局部麻醉下暴露植骨区，去除固定材料。在种植导板或导航的帮助下，在预定位置植入种植体（图4-4-12）。潜入式种植体植入后大部分被黏膜覆盖。

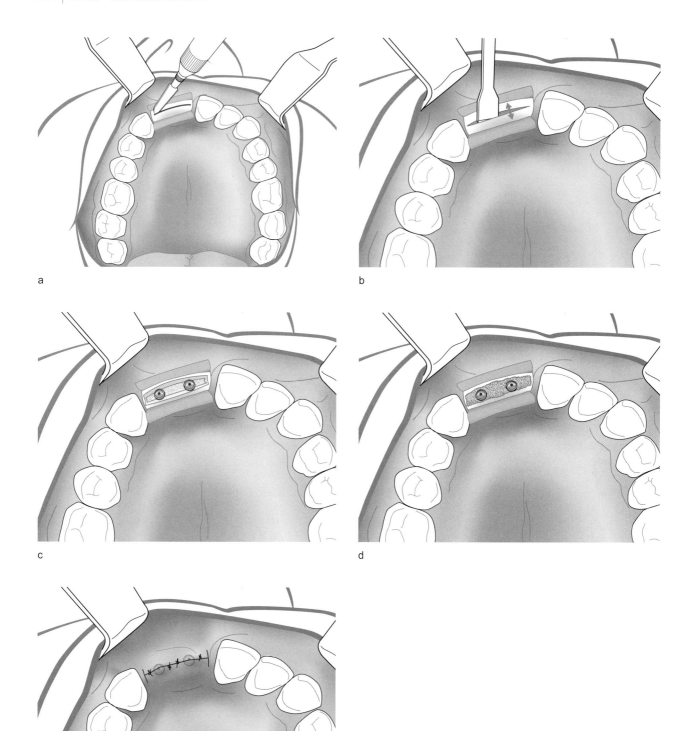

a

b

c

d

e

图4-4-10 上颌牙槽嵴劈开同期植入种植体。a. 暴露牙槽嵴顶，预备出纵向/矢状向凹槽。b. 薄骨凿扩开唇、腭侧骨板。c. 植入种植体并保证初期稳定性。d. 劈开间隙内填充自体骨。e. 松解黏骨膜后，一期缝合。

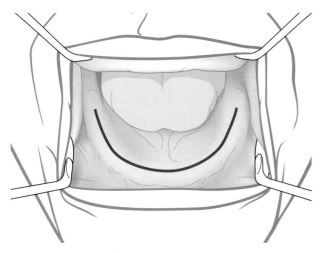

图 4-4-11　下颌牙槽嵴顶切口。

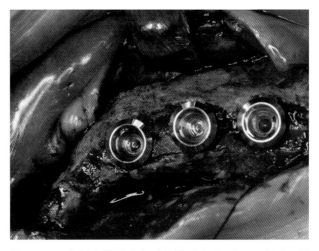

图 4-4-12　上颌窦植骨及水平骨增量术后 6 个月，植入 3 颗潜入式种植体。

种植体暴露和软组织处理　骨结合式种植体植入后，一般 3 个月可行二期手术。局麻下暴露种植体，必要时可以使用腭侧结缔组织瓣移植加深前庭沟。进行上部结构的修复前，需要先评估种植体的骨结合情况及周围牙龈的健康程度。可选择套筒冠、卡杆固位可摘覆盖义齿或固定义齿进行修复（图 4-4-13）。术后应保持定期复诊。

第四节　并发症与不足

进行下颌骨增量时，应避免剥离颏舌肌在骨面的附着，防止产生吞咽及言语问题。

在上颌窦植骨术前，应排除上颌窦炎症及其他病理性改变。同时，应确定是否存在上颌窦分隔，分隔的存在会使黏膜剥离困难并较容易出现破裂。如果穿孔较小，可不进行处理，将外侧骨壁及窦底黏膜抬高后，穿孔可自行愈合。较大的穿孔需要用可吸收胶原膜进行覆盖，或者在显微镜下用可吸收缝线进行缝合。植骨时应避免移植骨或材料进入上颌窦内，防止产生上颌窦炎症等并发症。

在骨增量同期植入种植体，潜入式植体植入后被黏膜覆盖，完成骨结合后再进行二期手术，与非潜入式植体相比更为安全。当颌骨严重萎缩时，仅有一薄层骨质，甚至由于既往手术导致骨质完全缺如。在这种情况下，可使用微型钛板替代拉力螺钉进行移植骨的固定（Weingart 等，2002）。

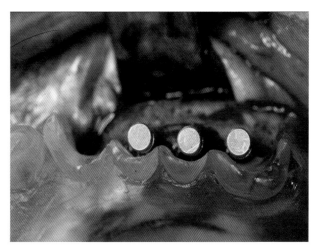

图 4-4-13　种植体植入后 3 个月，骨结合良好，牙槽骨骨量充足。

当伤口裂开导致植骨区胶原膜暴露时，应保证良好的口腔卫生，并使用氯己定含漱液进行治疗。一般可以自行愈合，无须特别处理。

当移植骨暴露时，也需要维持良好的口腔卫生。必要时应进行清创并二次缝合，以避免出现感染和骨吸收。通过骨膜的充分减张、切口的无张力缝合及患者在种植早期不佩戴义齿等措施可有效减少骨暴露的风险。𬌗板可用于保护黏膜组织，但应仔细调磨以避免产生压痛。

过渡性义齿可在一定程度上恢复美观，但应避免对移植骨或者尚未完成骨结合种植体造成压力。术后应保持定期随访，便于发现伤口愈合不良、移植骨暴露等并发症，并及时处理。

第五节　总结

牙槽嵴增量手术的目的是满足种植体植入及后期修复的要求。种植体不仅能为上部修复结构提供固位支持，更能对移植骨施加功能性刺激以避免或减少骨吸收。自体骨移植目前仍是骨增量的金标准，如果牙槽骨只有轻度吸收，牙槽高度满足种植的要求，也可使用人工材料进行骨增量。

具体的骨增量技术需要根据牙槽骨吸收的情况、患者自身的意愿，以及最后的修复目标进行综合考虑。因此，术前应制订综合的治疗计划，首先确定最后的修复目标（如固定桥或覆盖义齿），再确定具体的治疗步骤，这种过程被称为反向规划。

根据牙槽骨吸收的情况及骨增量的多少，可以一期或者二期植入种植体。当骨增量较多时，建议二期植入种植体，以获得更好的初期稳定性。

（蔡卜磊 译，蔡鸣 校）

参考文献

[1] **Atwood DA**. Reduction of residual ridges: a major oral disease entity. *J Prosthet Dent.* 1971 Sep;26(3):266–279.

[2] **Cawood JI, Howell RA**. A classification of the edentulous jaws. *Int J Oral Maxillofac Surg.* 1988 Aug;17(4):232–236.

[3] **Ivanoff CJ, Gröndahl K, Bergström C, et al**. Influence of bicortical or monocortical anchorage on maxillary implant stability: a 15-year retrospective study of Branemark System implants. *Int J Oral Maxillofac Implants.* 2000 Jan-Feb;15(1):103–110.

[4] **Isaaksson S, Ekfelt A, Alberius P, et al**. Early results from reconstruction of severely atrophic (class VI) maxillae by immediate endosseous implants in conjunction with bone grafting and Le Fort 1 osteotomy. *Int J Maxillofac Implant.* 1993;10:303–311.

[5] **Jaquiéry C, Rohner D, Kunz C, et al**. Reconstruction of maxillary and mandibular defects using prefabricated microvascular fibular grafts and osseointegrated dental implants: a prospective study. *Clin Oral Implants Res.* 2004 Oct;15(5):598–606.

[6] **Kim Y, Nowzari H, Rich SK**. Risk of prion disease transmission through bovinederived bone substitutes: a systematic review. *Clin Implant Dent Relat Res.* 2013 Oct;15(5):645-653.

[7] **Kleinheinz J, Büchter A, Kruse-Lösler B, et al**. Incision design in implant dentistry based on vascularization of the mucosa. *Clin Oral Implants Res.* 2005 Oct;16(5):518–523.

[8] **Krekeler G**. [Periodontal problems with the implant abutmnent.] *Schweiz Monatsschr Zahnmed.* 1985 Oct;95 Spec No:847–852. German.

[9] **Nyström E, Legrell PE, Forsell A, et al**. Combined use of bone grafts and implants in the severely resorbed maxilla. *Int J Oral Maxillofac Surg.* 1995 Feb;24(Pt 1):20–25.

[10] **Nyström E, Ahlquist J, Gunne J, et al**. 10-year follow-up of onlay bone grafts and implants in severely resorbed maxillae. *Int J Oral Maxillofac Surg.* 2004 Apr;33(3):258–262.

[11] **Pierrisnard, L, Renouard F, Renault P, et al**. Influence of implant length and bicortical anchorage on implant stress distribution. *Clin Implant Dent Relat Res.* 2003;5(4):254–262.

[12] **Sutter F, Weingart D, Mundwiler U, et al**. ITI implants in combination with bone grafts: design and biomechanical aspects. *Clin Oral Implants Res.* 1994 Sep;5(3):164–172.

[13] **Stephen S, Wallace, Dennis P, et al**. Maxillary sinus elevation by lateral window approach: evolution of technology and technique. *J Evidence-Based Dent Pract.* 2012 Sep;12(3):161–171.

[14] **ten Bruggenkate CM, van der Kwast WAM, Oosterbeek HS**. Patient selection in oral implantology: a review. *Int J Oral Implantol.* 1991;7(2):53–60.

[15] **ten Bruggenkate CM, Krekeler G, Kraaijenhagen HA, et al**. Hemorrhage of the floor of the mouth resulting from lingual perforation during implant placement: a clinical report. *Int J Oral Maxillofac Implants.* 1993;8(3):329–334.

[16] **Tallgren A**. The continuing reduction of the residual alveolar ridges in complete denture wearers: a mixed longitudinal study covering 25 years. *J Prosthet Dentist.* 1972 Feb;27(2):120–132.

[17] **Tatum H Jr**. Maxillary and sinus implant reconstructions. *Dent Clin North Am.* 1986 Apr;30(2):207–229.

[18] **Weingart D, Joos U, Hürzeler M**. Class III correction of alveolar ridge atrophy in edentulous patients using Le Fort I osteotomy with simultaneous endosseous implant placement. *Intern J Oral Maxillofac Implants.* 1992;7:529–534.

[19] **Weingart D, Werkmeister R, Joos U, et al**. [Korrektur der sagittalen Diskrepanz bei starker Atrophie des Oberkieferalveolarkammes.] *Deutsche Zahnäzt Zeitschrift.* 1995;51:46–49. German.

[20] **Weingart D, ten Bruggenkate CM**. Treatment of fully edentulous patients with ITI implants. *Clin Oral Implant Res.* 2000;11(Suppl):69–82.

[21] **Weingart D, Bublitz R, Petrin G, et al**. [Kombination der Sinusliftoperation mit der lateralen Kieferkammaugmentation–ein neues Behandlungskonzept zur die chirurgisch-prothetischen Rehabilitation der extremen Oberkieferalveolarkammatrophie.] *Mund Kiefer GesichtsChir.* 2005;9(5):317–323. German.

[22] **Weingart D, Biggel A**. [Lokale periimplantäre Augmentation des anterioren Unterkiefer-Alveolarforsatzes nach dem Prinzip der gesteuerten Geweberegeneration.] *Quintessenz.* 1992;43:403–416. German.

[23] **Weingart D, Buser DA, Weber HP**. The ITI dental system in maxillofacial applications in craniomaxillofacial reconstructive surgery and corrective bone surgery. In: Greenberg AM, Prein J, eds. *Principles of Internal Fixation AO/ASIF Techniques.* Berlin: Springer; 2002:164–173.

<table>
<tr><td>第五章</td><td>

半侧颜面短小——诊断、分型和治疗

Hemifacial microsomia—diagnosis, classification, and management

Adrian Sugar
</td></tr>
</table>

第一节　引言

半侧颜面短小（hemifacial microsomia，HFM）是继唇腭裂后第二常见的先天性颅颌面畸形。HFM主要由胚胎期第一、第二鳃弓发育异常所导致，且常伴发身体其他部位的多种先天畸形。通常单侧发病，常导致颅面部不对称（图4-5-1和图4-5-2）。

HFM在新生儿中发病率为1∶5 000~1∶6 000，表现为多种类型畸形。

HFM也常被称为颅面短小畸形、眼-耳-脊柱综合征或面-眼-耳-脊柱综合征。儿科医师喜欢用Goldenhar综合征来指代HFM，但是前者只包含了HFM的部分畸形，如严重脊柱畸形和眼球皮样囊肿。

一、病因

HFM病因尚未明确，致病基因也尚未鉴定。Poswillo（1988年）通过在动物胚胎中形成镫骨动脉系统血肿诱导出HFM样症状。成人孕期服用维甲酸（如沙利度胺）可导致胎儿双侧颅面短小样表现，这也被动物实验证实。

二、生长发育

目前尚不明确HFM导致的颅面畸形是否会随患者年龄增长而逐渐加重。Kaban（1984）通过一项纵向研究显示HFM患者下颌骨畸形程度随年龄增长而加重，而Polley（1997年）的研究却得出相

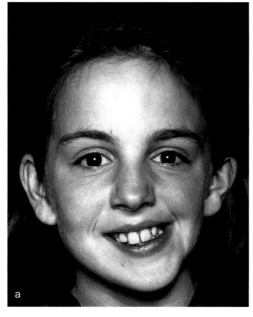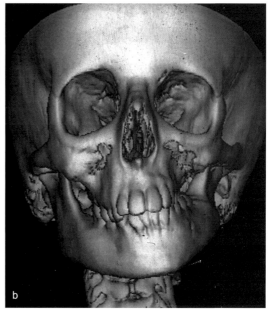

图4-5-1　a. 中度（Pruzansky Ⅱa型）HFM患者面像。b. 同一患者CT三维重建图像。

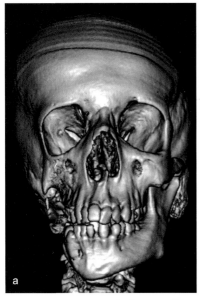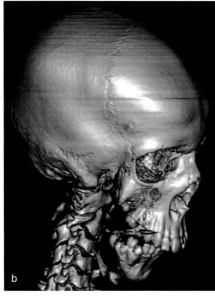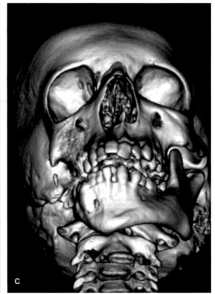

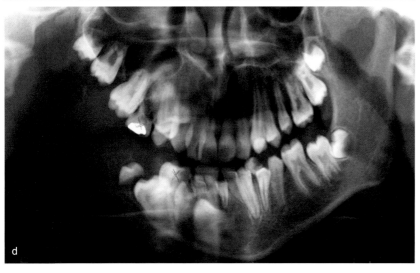

图4-5-2 重度（Pruzansky Ⅲ型）HFM。a. CT三维重建正面观。b. CT三维重建侧面观。c. CT三维重建颏下观。d. 曲面断层影像。

反的结论，即畸形并不随年龄增长加重。下图是我们的一位患者（图4-5-3和图4-5-4），其畸形程度随年龄增长而明显加重。另外我们也观察到不同患者畸形进展差异较大。

第二节　HFM患者评估

一、临床体格检查

临床检查是最早也是最重要的，且需要包括对患者听力、视力和脊柱畸形的检查。由于HFM易伴发脊柱畸形，因此所有患儿都应接受儿童骨科医师的检查，包括临床体格检查和脊柱平片。只有少数患有严重脊柱畸形的患儿需转诊至儿童脊柱外科

接受治疗，需要手术者甚少。

HFM导致的气道结构异常有时可能影响患儿呼吸。患儿病情评估时应首要关注呼吸、脊柱畸形、听力与视力缺陷、心脏畸形和颅面裂。由于HFM所涉及的畸形种类多样且遍布全身，检查时应包括所有器官系统。

HFM患者可能出现下列器官结构的发育不良、功能不全或错位：

- 下颌骨（尤其下颌支）。
- 咬合（通常偏斜于患侧）。
- 牙齿（缺失、异位或拥挤）。
- 耳（小耳畸形/无耳畸形，附耳）。
- 听力 [外耳和（或）中耳的缺失或发育不良，但通常内耳及耳蜗功能正常]。

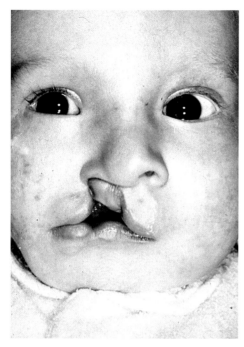

图 4-5-3　3月龄婴儿，Pruzansky Ⅲ 型 HFM，伴有右侧完全性唇腭裂。

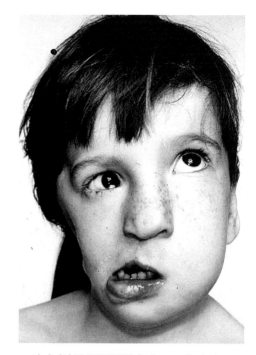

图 4-5-4　该患者仅行唇腭裂修复术，11 岁时照。

- 大约75%患者出现传导性耳聋。
- 大约11%患者出现感音神经性耳聋。
- 上颌骨。
- 颧骨。
- 颞骨，尤其是关节窝。
- 额骨。
- 脊柱（40%~60% HFM患者可能伴有脊柱畸形）。
- 面神经（22%患者有面神经受累症状）。
- 巨口畸形。
- 皮样囊肿（尤其眼球表面）。
- 咀嚼肌。
- 脂肪。
- 颞筋膜。
- 腮腺。
- 小眼畸形/无眼畸形。
- 眼球缺损。
- 单侧面裂。
- 罕见枕部脑膨出。
- 罕见发育迟缓。
- 唇腭裂（多见单纯腭裂）。

其他系统性疾病包含先天性心脏畸形在内，比如：

- 房间隔缺损（VSD）。
- 动脉导管未闭。
- 法洛四联症。
- 食管-气管瘘。
- 肾/输尿管畸形。

二、影像学检查

为了避免不必要的辐射，除非会对治疗产生不利影响，通常建议尽量推迟幼儿的影像学检查。患儿能基本配合后再考虑拍摄曲面断层片。

HFM头颈部畸形的影像学检查需要依靠高分辨率CT（尤其3D CT）和全景片（OPT）。年幼患儿可能需要镇静甚至全身麻醉以便拍摄CT。目前多层CT扫描设备能在1秒内得到相对高质量的影像数据。

三、诊断和鉴别诊断

由其他疾病导致的面部不对称时常被误诊为HFM，如斜颈和斜头畸形。相比之下，Treacher Collins综合征（TCS），是真正由第一、二鳃弓发育不全导致的畸形，但通常双侧发病，且常染色体显性遗传，致病基因已被鉴定。TCS诊断时有时较

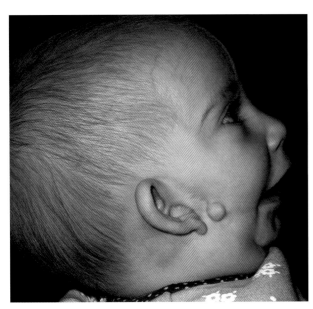

图4-5-5 不完全性Tessier 7型面裂。巨口畸形、外耳畸形及位于右侧面裂线上耳屏前的附耳。

为困难，因为65% TCS新生儿出现新的基因突变。

侧面裂（图4-5-5）实际上是一种严重的HFM类型。大多数患者为不完全面裂，表现为巨口畸形，常累及患侧耳和下颌骨。

第三节　HFM临床分类

Pruzansky、Lauritzen、David、Vento和Horgan等对HFM提出了多种分类方法。最全面的分类方法是由Horgan提出的"OMENS+"分类。然而，外科医师认为最具有临床应用价值的分类法当属由Pruzansky提出并由Kaban改进的骨性畸形分类法（图4-5-6）。

- OMENS+分类法

"OMENS+"将主要畸形细分并按程度分级，它包括：

O=眶部；

M=下颌骨；

E=外耳；

N=神经；

S=软组织；

+=颅颌面外其他畸形表现。

- Pruzansky分类

Pruzansky根据下颌骨畸形程度进行分类：

Ⅰ型：升支体积变小，但解剖外形正常；

Ⅱ型：颞下颌关节功能尚存但髁突与关节窝外形异常；

Ⅱa与Ⅱb亚型由Kaban提出改进；

Ⅱa：关节窝功能及位置尚可；

Ⅱb：TMJ位置异常且无法纳入手术重建；

Ⅲ型：下颌支及关节窝缺如。

这一分类有两处不足：①Pruzansky Ⅱ型TMJ功能存在，可伴或不伴有颧弓或关节窝缺失。②Pruzansky Ⅲ型下颌支及髁突缺如，TMJ功能缺失，可伴或不伴有颧弓及关节窝缺失。经过Kaban改进及对上述两种情况的考虑，Pruzansky分类能为HFM患者的下颌骨和TMJ重建提供有效指导。3D CT对HFM的分型和治疗具有重要价值。

根据分类做出诊断

（一）Pruzansky Ⅰ型

Pruzansky Ⅰ型病例数量最少，其特点有：

- 下颌骨：升支较小但所有解剖结构均可见；
- TMJ：完整、在位；
- 牙列咬合：通常为安氏Ⅰ类且不伴颌平面偏斜。

除上述特征外，下列临床表现也可能出现：

- 外耳：从内耳、中耳、外耳的外形及功能正常到完全无耳畸形且伴传导性耳聋均有可能出现。
- 眼眶：患侧眶及眼球位置正常，也可出现不同程度的垂直向或水平向眼球异位，亦可表现为大小眼畸形。
- 软组织：Pruzansky Ⅰ型患者中软组织量显著不足者较少。
- 面神经：Pruzansky Ⅰ型患者中面神经受累者较为罕见。

（二）Pruzansky Ⅱa型

Pruzansky Ⅱa型畸形较为严重，有以下特点（图4-5-7和图4-5-1）：

- 下颌骨：半侧下颌骨、升支体积减小，下颌角前切迹加深及颏部不对称向患侧偏斜。
- TMJ：TMJ发育不良，关节窝功能和位置尚可，健、患侧与中线基本等距，但患侧位置一般稍低。

眼眶

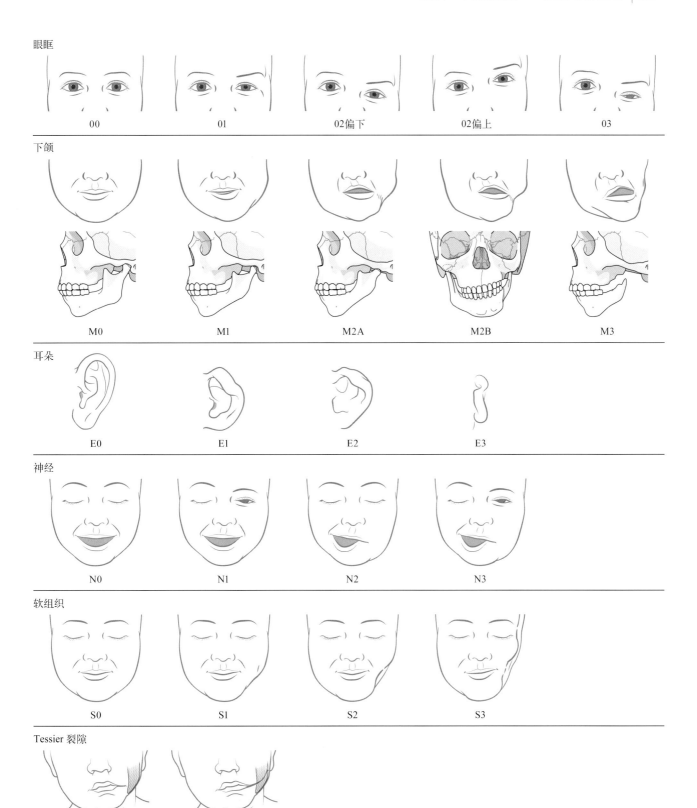

图4-5-6 OMENS+分型示意图。值得注意的是: M1、M2A、M2B 及 M3 是 Kaban 对 Pruzansky 分型提出的改良。

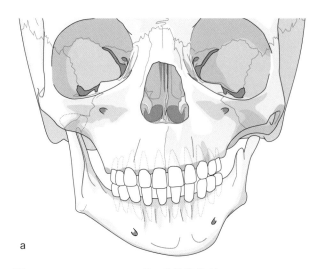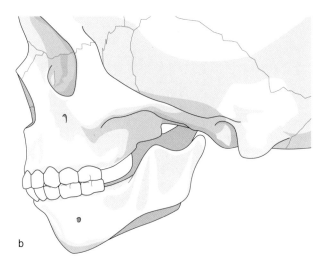

图 4-5-7　a、b. Pruzansky Ⅱ a 型骨性畸形。

- 牙列咬合：咬合偏向患侧，严重程度不一。咬合关系以安氏Ⅱ类为主，但Ⅰ、Ⅱ、Ⅲ类均可能出现。

除上述特征外，下列临床表现也可能出现：

- 耳：内耳、中耳、外耳的外形、功能从正常到完全无耳畸形且伴传导性耳聋均有可能出现。
- 眼眶：患侧眶及眼球位置正常，但可出现不同程度的垂直向或水平向眼球异位。也可表现为大小眼畸形。
- 软组织：患侧面部软组织畸形程度不一，从正常到严重发育不良。腮腺等软组织结构可能缺如。
- 面神经：面神经分支功能从完全正常到不同程度的功能减退（麻痹），并可能同时影响 1 个或多个分支。

（三）Pruzansky Ⅱ b 型

如图 4-5-8 所示，Pruzansky Ⅱ b 型，畸形更为严重：

- 下颌骨：半侧下颌较小，升支明显缩短，下颌角前切迹加深，颏部明显偏向患侧。重要的一点是患侧下颌支及髁突常向内移位。
- TMJ：患侧 TMJ 发育不良，关节窝向内移位。患侧 TMJ 与中线距离较健侧明显缩短。因此，TMJ 无法纳入重建。一般而言，健、患侧 TMJ 高度不一。
- 牙列咬合：咬合偏向患侧，严重程度不一。咬合关系以安氏Ⅱ类为主，但Ⅰ、Ⅱ、Ⅲ类均可

能出现。

注意：Pruzansky Ⅱ a/ Ⅱ b 亚型并未考虑到颧弓是否部分或整体缺如。在进行任何下颌手术前都应判断是否需要重建颧弓。

除上述特征外，下列临床表现也可出现：

- 耳：内耳、中耳、外耳的外形、功能从正常到完全无耳且伴传导性耳聋均有可能出现。
- 眶：患侧眶及眼球可处于正常位置，但可出现各种程度的垂直向或水平向异位。也可表现为大小眼畸形。
- 软组织：患侧面部软组织畸形程度不一，从功能正常到严重发育不全甚至缺如都有可能出现。
- 面神经：患侧面神经功能从正常到不同程度的功能减退（麻痹）均可出现，并可影响 1 个或多个分支。

（四）Pruzansky Ⅲ 型

如图 4-5-9 所示，Pruzansky Ⅲ 型是最严重的亚型：

- 下颌骨：患侧下颌骨明显畸形。轻则表现为患侧升支上部缺失，严重者可表现为患侧升支及部分下颌骨体部缺失。
- TMJ：缺失。
- 注意：Pruzansky Ⅲ 型病例可能表现为髁突或 TMJ 缺失，但保留残余的颧弓及明显的关节窝。
- 咬合：咬合显著偏向患侧，可表现为不同的严

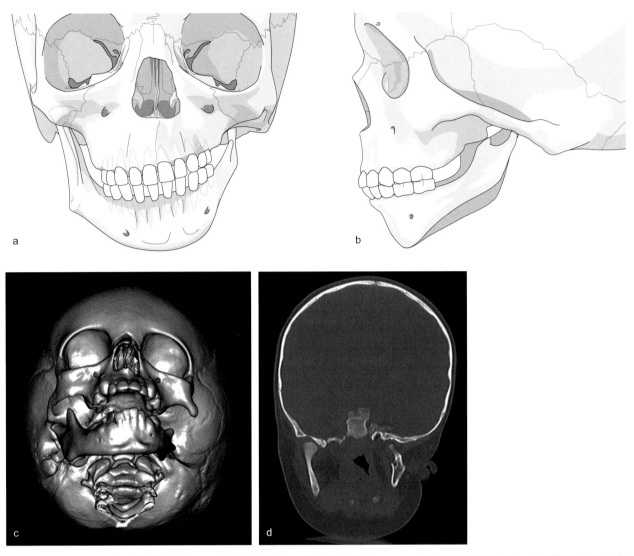

图4-5-8 Pruzansky Ⅱb型骨性畸形。a.正面观示意图。b.侧面观示意图。c.CT三维重建图像颏下观。d.冠状面CT显示患侧髁突和颞下颌关节向内侧移位。

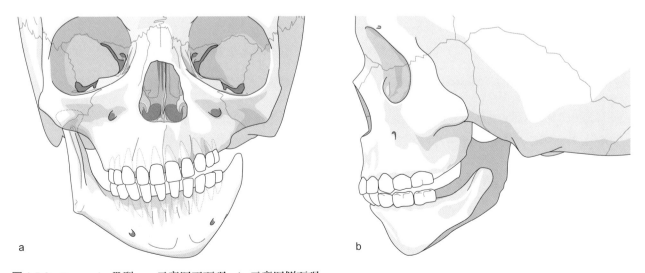

图4-5-9 Pruzansky Ⅲ型。a.示意图正面观。b.示意图侧面观。

重程度，主要为安氏Ⅱ类错𬌗畸形。

除上述特征外，下列临床表现也可出现：

- 耳：内耳、中耳、外耳之外形与功能从正常到完全无耳伴传导性耳聋均可能出现。

- 眶：患侧眶及眼的位置可正常，但可出现各种垂直向或水平向的异位。大眼征或小眼征也可出现。

- 软组织：患侧面部软组织可表现不同程度的畸形，从功能正常到严重发育不全。软组织结构，如腮腺，可缺如。

- 面神经：患侧面神经分支可功能正常，但也常有不同程度的功能减退（麻痹）并可影响1个或多个分支。

第四节　HFM的治疗原则

HFM的治疗取决于畸形分型和严重程度、患者年龄及患者和其家庭的意愿。尽管大部分外科医师根据畸形的复杂程度和个体特点为生长发育期患儿进行手术，但也有部分医师更倾向于发育完全后再行治疗。

下颌骨及TMJ

（一）Pruzansky Ⅰ型

通常Pruzansky Ⅰ型患者畸形程度较轻，因此在儿童期几乎不考虑手术治疗。大约在16岁以后，部分患者会接受颏成形或常规正颌手术。

此类畸形的治疗通常推迟至患者发育完成后进行，可根据患者实际情况选择下列任一项：

（1）不手术；

（2）颏成形术；

（3）常规正颌手术。

（二）Pruzansky Ⅱa/Ⅱb型

部分Pruzansky Ⅱa及Ⅱb型患者可伴有颧弓部分或全部缺失，此时可考虑用肋骨移植重建颧弓。

针对Pruzansky Ⅱb型患者，我们建议在延长下颌支前先行关节窝重塑，并将髁突处于更加外侧的位置，这有利于侧向重建并能获得更好的面部轮廓。有时TMJ严重异位，此时应采用与Pruzansky Ⅲ型相似的治疗方法，以肋骨和肋软骨分两期手术

重建关节窝、髁突及TMJ。

根据畸形的严重程度和患者家庭意愿，Pruzansky Ⅱa型及部分TMJ复位后的Pruzansky Ⅱb型患者，可考虑于3~4岁后行牵张成骨以延长下颌支。有些患儿仅有轻微的不对称，不需要行牵张成骨。因为手术后的患侧下颌骨发育不及健侧且畸形易复发，我们建议对任何在生长发育阶段接受牵张成骨的儿童进行长期干预。尽管有些3~4岁时接受治疗的患儿能将其疗效保持至成年，但仍应反复告知患者家长复发的可能性。

对于超过12岁的难治性Pruzansky Ⅱ型病例（或复发病例），如果能通过正畸调整咬合，可考虑行双颌牵张成骨。12岁以后，单纯下颌骨延长形成单侧开𬌗后不总是能使上颌恒牙继续萌出，从而关闭开𬌗。

部分HFM患者在16岁后需行正颌手术为主的治疗以解决残余骨性畸形。通常需要双颌截骨旋转，有时需onlay植骨以获得更好的美学效果。

部分病例存在严重的软组织不足，仅仅矫正骨性畸形不足以改善面部轮廓。解决这一问题的方法有以下几种。

（1）通过牵张成骨或截骨改善双侧下颌角的对称性。

（2）通过onlay植骨或异体移植物改善下颌侧面形态。

（3）通过真皮脂肪移植和（或）脂肪注射改善面部轮廓。

（4）通过带蒂软组织皮瓣改善面部轮廓。

（三）Pruzansky Ⅲ型

Pruzansky Ⅲ型患者不仅表现为严重的下颌支/髁突发育不良，同时还可有颧弓、关节窝、髁突、升支和下颌体的缺如。通常最早可于患儿2~3岁时行肋骨和肋软骨的移植以重建组织缺损。这样Pruzansky Ⅲ型病例可转化为Ⅱa型并能按前述方式进行治疗。

由于长度有限，单纯靠肋软骨移植难以有效延长下颌支。因此，对满足条件的患者，建议在肋软骨移植至少6个月后，可行牵张成骨进一步延长下颌支。有些患者行单纯肋软骨移植足够改善外形和生长需求，就不需要进一步干预。尽管有肋软骨过

度生长的病例，但就笔者经验而言，这在HFM患者中相当罕见。

第五节 耳、软组织、眶和面神经的治疗

HFM患者常见附耳，且多为双侧。因为影响美观，家长们通常想尽早手术去除。手术可在任何时间进行。笔者通常在患儿1岁或接受其他手术时同期切除附耳。

一、外耳

外形良好的外耳不需要治疗，尽管有时位置不佳，但移动它们也很困难。有些病例外耳发育畸形，但大部分组织尚存，这些病例能通过畸形整复而不需要通过完全重建的方式治疗。

治疗严重的小耳症或无耳症的方式有以下几种。

（1）不做处理（除非患儿或家属要求治疗）。

（2）一般8岁左右耳完全发育后，可以通过皮肤和软骨自体移植重建外耳，具体方法可见Brent（2002）和Nagata（1993）。

（3）3岁后，可考虑行钛种植体固定的骨支持式义耳修复。

二、面部软组织

面部软组织的处理通常在颅颌面骨重建后进行。以下情况例外：

（1）合并巨口畸形的病例。与唇裂类似，巨口畸形的矫治通常在出生后1年内完成，完全性侧面裂也同样如此。此类患者需要进行完善的面部肌肉重建，并在关创时采用z字成形术。

（2）在严重Pruzansky Ⅲ型病例中，软组织量不足可通过早期行带蒂软组织瓣移植的方式治疗。对于软组织量严重不足且合并皮下软组织结构缺如（如腮腺、咀嚼肌等）的Pruzansky Ⅲ型患者，单一骨组织重建会使面部外形突兀，下方骨组织轮廓可透过皮肤显示，此时建议早期手术改善软组织量，包括去上皮游离皮瓣、穿支皮瓣、真皮脂肪皮片的移植及脂肪注射。这些方法也适用于后期软组织整复。据作者观察（Colemen，2004；Colemen等，2009），尽管需要多次注射，但脂肪移植能够提供较为优异的软组织轮廓外形。

HFM患者常伴有面神经麻痹。然而，这一症状并不能通过面部动力恢复得以完全改善。可以使用游离皮瓣（如胸小肌或股薄肌）或多种软组织悬吊术实现面部动力恢复。

只有在面神经严重受累且累及面神经第二和（或）第三支时，才考虑行手术治疗。多种方法可促进面部动力恢复，而面神经第一支的麻痹通常采用在上睑植入金属配重的方式改善眼睑闭合。

三、眼眶

有时HFM患者会出现眶异位。轻微异位者不建议进行干预。如果严重异位（>1 cm），矫治方法同眶距过宽和垂直向异位者（眶四壁截骨术，具体见后）。通常在13岁后，当面中部牙齿完全萌出时再行眶异位手术治疗。手术主要过程涉及颅内操作以将眶部和眼球向上移动，因此只有比较严重的眼眶异位才建议手术治疗。

第六节 生长期儿童HFM的治疗

一、矫治巨口畸形

巨口畸形的治疗依照唇裂治疗原则（图4-5-10）。修复的口角与中线的距离需与健侧相同。可通过皮肤Z字形缝合减轻瘢痕挛缩，重建口周肌肉以恢复功能。

二、切除附耳

附耳通常出现在小耳症患者的耳屏前，有时也出现在外形完全正常的耳前。附耳通常双侧出现，其原因尚不清楚。患儿及家长常要求切除附耳，这一手术难度不高，常规切除和缝合即可。有些附耳内含软骨，彻底切除需要解剖至更深层面。

三、颧弓重建

当颧弓部分或全部缺如而关节窝尚存时，需要尽可能对称地重建颧弓。通过3D CT软件将健侧颧弓图像镜像至患侧能够为移植骨块的外形和位置提供参考。

颧弓重建手术通常在儿童期进行，也可安排在成年后。手术入路采取半冠状切口或耳前延长切口（图4-5-11a），暴露颧弓后缘并向前延伸至颧骨体部。

通常使用自体肋骨移植重建颧弓（图4-5-11b），单根肋骨即可完成移植修复。肋骨塑形钳可以将肋骨塑造成所需外形（图4-5-11c）。通过前后2枚螺钉固定移植骨块（如1.5 mm直径螺钉）。前螺钉固定于颧骨体部，后螺钉固定于颞骨乳突部（图4-5-11d、e）。成人患者的手术原则相同。

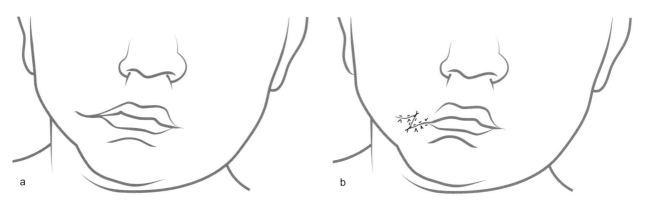

图4-5-10　巨口畸形的修复。a.患儿右侧巨口畸形。b.巨口畸形修复后。

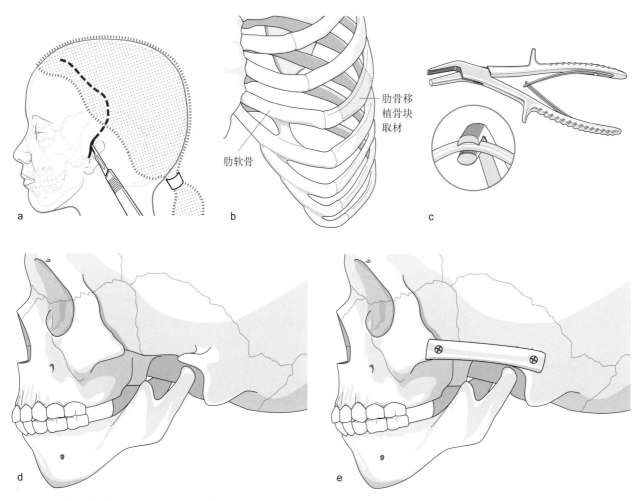

图4-5-11　移植肋骨重建颧弓缺损。a.半冠状切口/耳屏前延长切口。b.获取肋骨移植骨块。c.肋骨塑形。d.术前颧弓缺损。e.通过肋骨移植重建颧弓。

四、重建颧弓及关节窝

当颧弓及关节盘部分或完全缺如时，需要将它们尽可能对称地重建。其关键是要将关节窝在三维空间上尽可能恢复至与健侧相似的位置。根据笔者的经验，垂直高度的恢复很难实现。通过3D CT软件将健侧图像镜像至患侧能够为移植骨块的外形和位置提供参考。颧弓与关节窝重建通常于儿童期进行，也可在成年后。手术入路采用半冠状切口或耳前延长切口（图4-5-11a），充分暴露TMJ区，包括：①乳突的后缘。②颧骨体部前缘。③眶侧缘。

通常用自体肋骨重建颧弓及关节窝，一根肋骨段（10~12 cm）基本足够重建，但有时也需要两根肋骨。通过肋骨塑形钳将肋骨塑造成所需外形。在关节窝区，用螺钉固定多层肋骨，并用钻头磨出关节窝形态。通过前后2枚螺钉固定移植骨块（如1.5 mm直径螺钉）。前螺钉固定于颧骨体，后螺钉固定于颞骨乳突部（图4-5-12）。成人患者手术原则亦相同。

为避免关节强直，应确保重建的骨性结构表面要有软组织覆盖，尤其是关节窝，此步骤可在关节窝或髁突重建时进行。筋膜是用来覆盖关节窝的最佳选择，可使用带蒂颞肌筋膜瓣旋转覆盖在重建的关节窝表面，有时也可游离移植。在可用于邻近组织不足时（避免使用肌肉，因其有骨化的可能），可采用大腿阔筋膜。移植的骨段可能出现吸收，因此可能需要后期二次肋骨段移植或联合其他手术进行处理。

五、颧弓和关节窝截骨术

有时，颧弓和关节窝尚存但明显异位。当它们位置不佳时（例如关节窝过于向内而使得重建的下颌角不能获得良好对称性），此时可以用肋骨移植重建颧弓及关节窝（图4-5-12）或通过颧弓及关节窝截骨术将其移动至新的位置（图4-5-13和图4-5-14）。术前可通过CT数字化影像处理软件，镜像翻转健侧颧弓及关节窝至患侧以确定患侧颧弓及关节窝的理想重建位置（图4-5-13b、c）。术中采

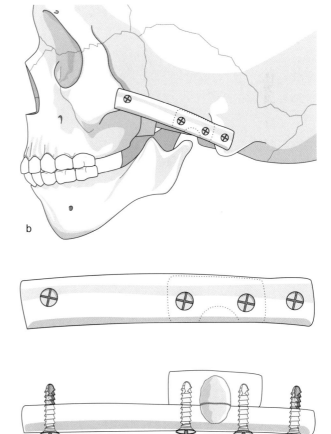

图4-5-12 重建颧弓与关节窝缺损。a.术前颧弓及关节窝缺损。b.通过肋骨移植重建颧弓及关节窝。c.将双层肋骨段雕刻出关节窝形态。

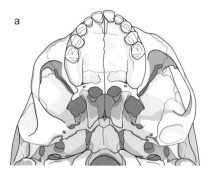 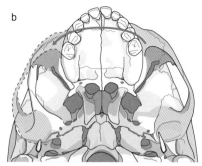 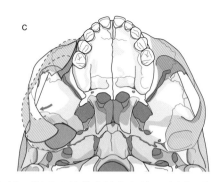

图4-5-13　颧弓及关节窝截骨术。a. 右侧颧弓及关节窝内侧移位。b. 将健侧（左侧）颧弓及关节窝镜像翻转至患侧（右侧）。c. 通过截骨术，远中移动颧弓和关节窝，与镜像模拟位置尽可能重合。

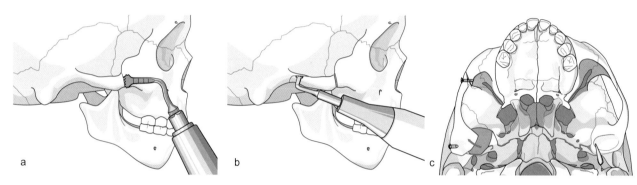

图4-5-14　颧弓及关节窝的截骨及复位。a. 颧弓前部截骨术。b. 关节窝后部截骨术。c. 复位颧弓-关节窝复合体并通过螺钉固定。

用截骨导板或手术导航系统辅助截骨线和骨块的精确定位。仔细评估CT影像，尤其是冠状平面的图像，这对术前判断骨厚度十分重要。手术入路采用部分冠状切口，暴露TMJ区域，包括后方乳突、前方颧骨体和眶侧缘。

按照设计方案进行截骨，前方在颧骨颧弓连接处做矢状向截骨；后方截骨线共两处：在颧骨根部外耳道前做垂直截骨，在关节窝上方、颅中窝下方做颅外水平截骨。

为减少进入颅腔的风险并避免损伤颞叶处的硬脑膜，建议使用超声骨刀。理论上超声骨刀不会损伤软组织，但术中仍需小心行事。颧弓与关节窝被离断后要轻柔地移动到预设位置并通过螺钉固定。数字化截骨导板和导航系统能有助于手术定位。为防止关节强直，必须用软组织覆盖游离的颧突-关节窝复合体表面，手术原则与用肋骨重建关节窝相同。

第七节　重建下颌支及髁突

重建缺失的下颌升支/体部和髁突需要以下前

提：关节窝存在或者已经通过重建或复位的方式使其处于与健侧基本对称的正常位置；关节窝表面要有软组织重新覆盖。尽管多种材料已被证明可用于髁突重建，大部分医师还是会首选肋软骨移植，尤其针对儿童患者。成人患者可考虑采用微血管皮瓣和（或）人工关节重建TMJ。

有时肋软骨移植物增加肋骨段作为补充。手术入路通常采用附加下颌下切口的耳前切口（图4-5-15）。当下颌骨缺损较大，较小的切口不能充分暴露并确定升支-髁突重建位置，且无法解剖面神经分支时，耳前切口与下颌下切口可相互连接并扩大，形成腮腺切口或面部除皱术切口，可经此有效翻开面部皮肤暴露神经（图4-5-16和图4-5-19）。

取肋软骨时（图4-5-17），女性患者胸前壁设计切口应位于第6、7肋间的乳房下皱襞。对于乳房未发育的女性，切口位置往往很难确定，需要根据术者经验。男性患者胸部切口位置并不那么关键，医师应将注意力放在切取所需骨段上。需注意儿童的肋骨-软骨连接处通常偏远中。

下列为手术要点：

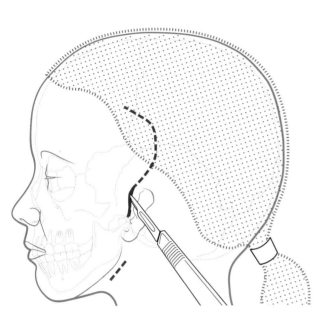

图4-5-15　耳前和下颌下切口。

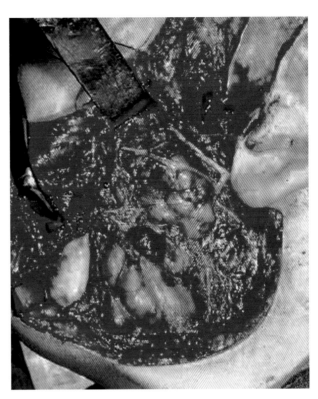

图4-5-16　腮腺或面部提升入路。

- 位置选择：一般来说，由于骨段曲度的要求，左侧下颌重建需取右侧肋软骨，反之亦然。
- 骨膜切开范围要超过所取肋骨段。
- 保留矩形骨膜覆盖骨－软骨连接处以降低骨－软骨分离的风险。
- 以骨膜剥离器和Doyan肋骨骨膜剥离器掀起骨膜。当掀开肋软骨下方骨膜时需小心，此处发生胸膜穿通的风险较高。
- 确保制备长度足够的肋骨段。
- 用手术刀将软骨分割。
- 避免损伤肋骨下方的骨膜和胸膜。
- 以肋骨剪或超声骨刀侧向分离肋骨。
- 精确对位缝合骨膜。
- 可视情况切取2根肋骨。

若骨膜或胸膜受损，可行简单缝合修复。缝合时需要让麻醉师增加通气，使肺部处于充分扩张状态。如果肺部未能正常扩张，则需要置入一根引流管。

升支－髁突重建的具体手术方式取决于下颌骨缺损程度和可用于固定移植骨段的剩余骨量，术中尽量避免损伤未萌牙胚。

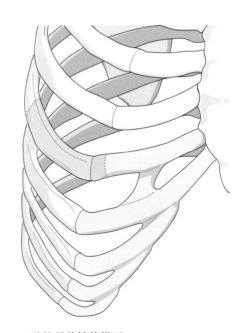

图4-5-17　肋软骨移植的供区。

一、面神经定位

当大部分或全部升支及部分体部缺如时，很难确定面神经的解剖层次。此时需行规范的面神经解剖术。由于解剖结构异常，有时很难辨别面神经主干，可以先分离面神经分支，再追溯到主干。

理论上，达到解剖学重建需将升支－髁突置于面神经分支深面。实际操作中，很难在不损伤面神经的同时还能获得良好的下颌对称性侧面轮廓。因此我们倾向于将骨块置于面神经分支的浅层（图4-5-18和图4-5-19）。

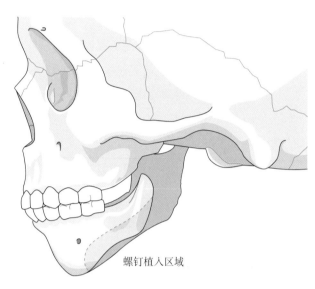

螺钉植入区域

图4-5-18 Pruzansky Ⅲ型患者伴有严重的下颌体、升支和髁突的缺损。

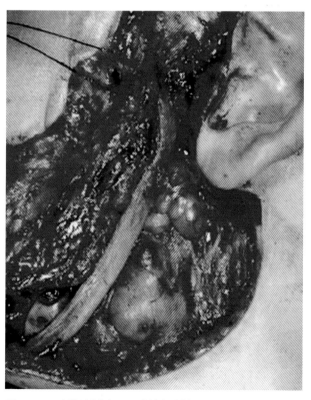

图4-5-19 延长腮腺切口，解剖面神经，并将肋软骨段置于神经浅面。

二、肋骨段塑形

使用手术刀修整肋软骨帽以模拟髁突形态（图4-5-20）。部分医师认为由肋软骨段产生的生长量与软骨比例相关（即软骨越多，生长越多），然而这并没有得到有效印证。修整软骨帽后对肋骨段进行适度弯曲以匹配下颌下缘外形。

三、定位和固定

在直视下将肋软骨端放置于关节窝中，有时可悬吊固定软骨段，确保不发生侧向移位。下方肋骨段通过至少2枚螺钉固定在下颌骨下缘，注意避开重要解剖结构如未萌牙牙胚和下牙槽神经，有时可前移至颏部钻孔固定以避免损伤牙胚。从钛板上剪下单孔用作垫圈（图4-5-21），它可以分散螺钉上的负荷，以避免拧紧螺钉时应力集中而导致的骨块开裂。

长期以来，我们尽可能避免使用钛板钛钉固定，这种固定方式不仅产生瘢痕，而且增加拆除时的难度。与之相反，单独螺钉固定仅在周边产生少量瘢痕，并能清楚显示所固定骨块的吸收程度。后续的拆除也更简单易行，可在行其他手术时或做皮肤小切口即可轻松暴露拆除钛钉。

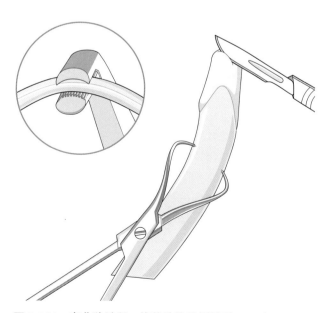

图4-6-20 弯曲肋骨段，修整肋软骨帽外形。

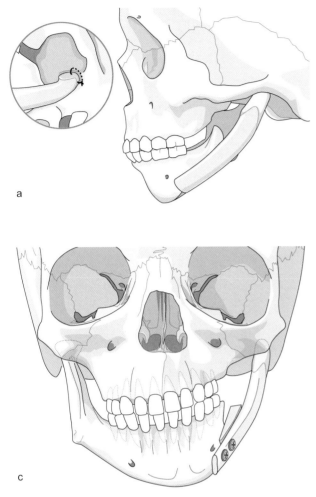

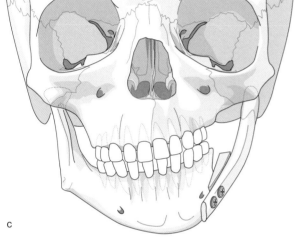

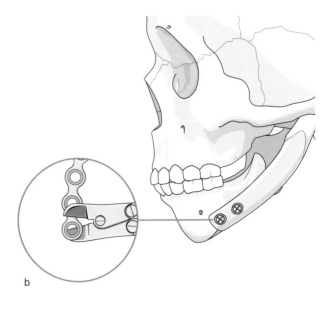

图 **4-5-21**　a~c. 将肋软骨段复位于关节窝，并将单孔钛板作为垫圈以螺钉固定于下颌骨（a、b）。有时下颌骨和移植骨块间有 V 形间隙。这一间隙需要用额外的肋骨块楔入并以螺钉固位（c）。

第八节　下颌支牵张成骨

使用牵张成骨延长下颌支应遵循以下原则：在多数病例中应确保牵张器位置，牵张方向与地面垂直并通过髁突，从而有效增加升支高度，形成下颌角新位置，产生侧方开𬌗，矫正颏部不对称。

治疗设计

牵张器可无须导板，直接徒手安置，但可能导致难以预测或不及预期的牵张结果。因此，本部分将介绍一种可预测的计算机辅助设计方法，使用软件对CT进行三维重建并行虚拟现实操作，估算出现有骨存量及所需的牵张量，从而有助于选择合适的牵张器。

畸形愈严重，下颌支愈小，所需的牵引距离愈大。可供内置式牵张器安装的空间有限。解决方法是使用外置式牵张器或带有外部旋转杆的内置式牵张器（半埋入式牵张器）。外置式牵张器的缺点是会遗留难看的面部瘢痕，当固定针穿过面部软组织时更是如此。因此，当条件允许时我们更倾向于使用上述半埋入式牵张器。

在软件中选择虚拟牵张器并模拟安装于下颌支，调整位置以避免损伤牙胚（图4-5-22）。在下颌小舌上方标记出水平截骨线后，模拟下颌支水平截骨和牵张成骨过程。若牵张效果不佳，可反复多次调整虚拟牵张器位置并重复上述步骤，直到获得满意效果。

可制作手术导板以准确定位截骨及牵张器安装位置（图4-5-23）。术中导航可获得类似效果。

手术入路在一定程度上取决于患者年龄、畸形程度和拟选用的牵张器类型。如果下颌支可充分暴露，可采用改良经口入路（图4-5-24）。

- 下颌支行骨膜下暴露，范围需上至髁突颈部及乙状切迹，下至下颌角和下颌后缘。

- 颌下区做一小切口以便旋转柄露出。
- 使用穿颊器植入螺钉固定牵张器。

严重畸形婴幼儿或下颌支无法暴露的儿童（口内入路难以获得良好的暴露），可以考虑完全口外入路（图4-5-25），常通过下颌下切口暴露下颌角和升支。实际上下颌骨内侧几乎不需要剥离骨膜。

首先用螺钉固位手术导板（图4-5-26），标记出牵张器螺钉定位孔及截骨线。接下来取下导板，用来复锯和骨凿完成截骨。接下来安置牵引器，并做一下颌下小切口将旋转杆露出（图4-5-27）。如

采用口外切口安装牵张器，另做皮肤切口暴露旋转杆通常比经原切口暴露更美观。然后，利用先前制备的螺钉定位孔将牵引器固定在设计位置上，调试牵张器确保其能够正常牵张后复位至初始状态。最后缝合切口并用敷料覆盖。

在恰当间歇期（3~5天）后，通常由患者父母以每天1.0 mm的速度逐渐牵张下颌支（图4-5-28）。患者需每周复诊直到达到预期的牵张效果。牵张器保持原位以便维持牵张间隙并让新骨形成并稳固。患者需定期摄片以确认牵张进展。头颅侧位片和曲

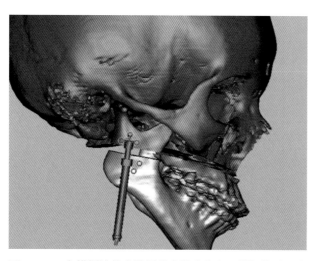

图4-5-22 在模拟软件中选择并安装牵张器，模拟截骨及牵张过程。

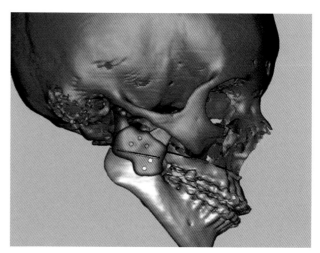

图4-5-23 通过虚拟模型制作导板辅助精准截骨与牵张器就位。

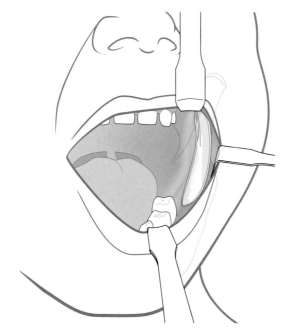

图4-5-24 口内入路暴露下颌角及升支。

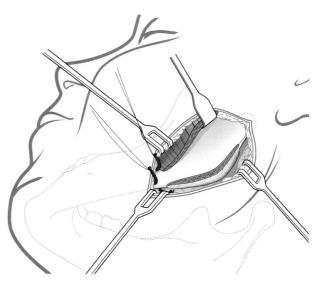

图4-5-25 口外下颌下切口暴露下颌角及升支。

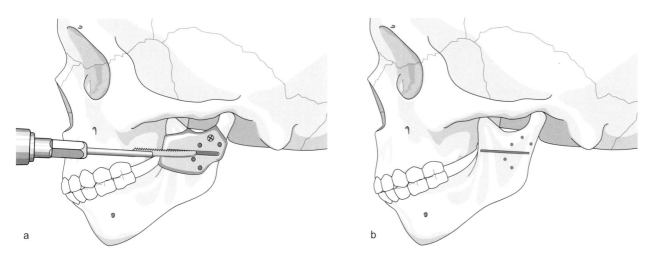

图4-5-26　a、b.通过螺钉固定导板并用骨锯截骨，图中展示的来复锯适用于口内手术。对于口外颌下切口，摇摆锯更合适。取下导板，完成截骨。

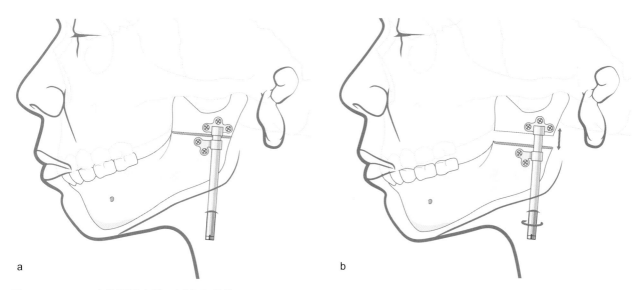

图4-5-27　a、b.牵张器的安装、固定和牵张。

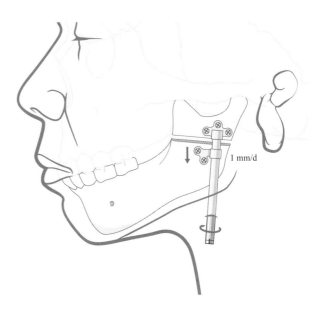

图4-5-28　牵张器在位并以每天1 mm的速度牵张。

面断层片可以明确牵张间隙及之后出现的新骨形成。些许过矫治将有利于获得更好的治疗效果——患者越年轻，越需要过矫治。牵张间隙中新骨形成并稳固大约需要8周时间。当牵张间隙内形成足量新骨时，可在全身麻醉下取出牵张器。

第九节 牵张成骨前移下颌骨

如果生长发育期患儿需要前移下颌骨，牵张成骨是最好的选择。下颌骨前移量很少能做到双侧对称，尤其是在HFM患者中，然而大多数情况下双侧牵引仍是必要的。具体实施方法取决于患者年龄、畸形严重程度及下颌骨牵张成骨的部位。

可经口内入路辅以穿颊器放置并固定牵张器。下颌骨截骨部位越靠前，口内入路就越可行。如面部有既往切口可选择口外入路实施手术。选择口外切口位置时必须考虑患者的皮纹、面神经分支走行及需要暴露的术区范围等因素。

一、治疗设计

使用合适的软件三维重建CT扫描数据，通过虚拟现实进行手术设计（图4-5-29）。通常建议使用半埋入式牵张器，特别是当转轴和旋转杆位于口内或向后穿过皮肤至口外时。在虚拟现实中选择牵张器并放置在左、右下颌骨体部（图4-5-30），标记出截骨线并完成截骨。启动牵张器完成虚拟牵张

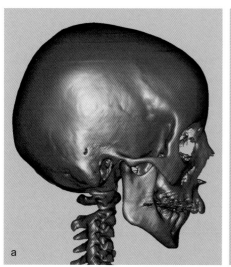
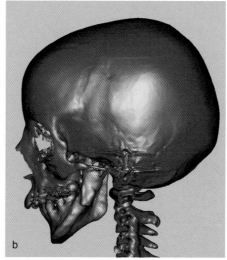
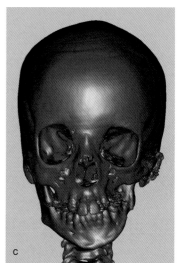

图4-5-29　a~c. 对3D CT数据使用虚拟现实技术重建模型，展示该左侧HFM患者有明显下颌后缩及不对称畸形。

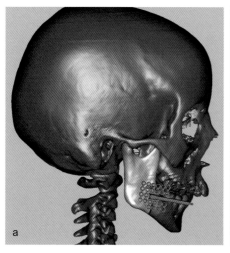
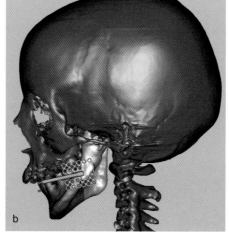
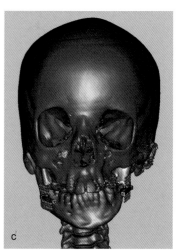

图4-5-30　a~c. 在虚拟模型上安装牵张器。

过程，观察牵张效果（图4-5-31）。如果对下颌骨移动不满意，则调整牵张器位置重复以上步骤，直到获得满意的牵张效果。

确定手术方案后可在软件中设计制作手术导板

（图4-5-23），也可以使用3D打印技术制作下颌骨等比例模型（图4-5-32），将牵张器先行安装于下颌骨模型上来调整匹配。可制作导板辅助牵张器安放和截骨线精确定位，术中导航也可以获得同样的

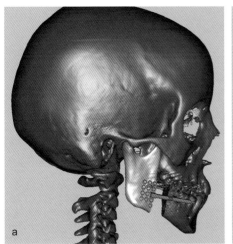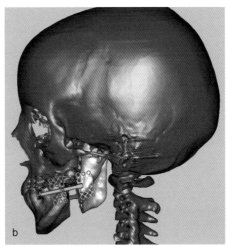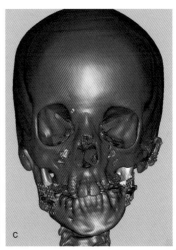

图4-5-31　a~c. 在虚拟模型上模拟牵张过程。

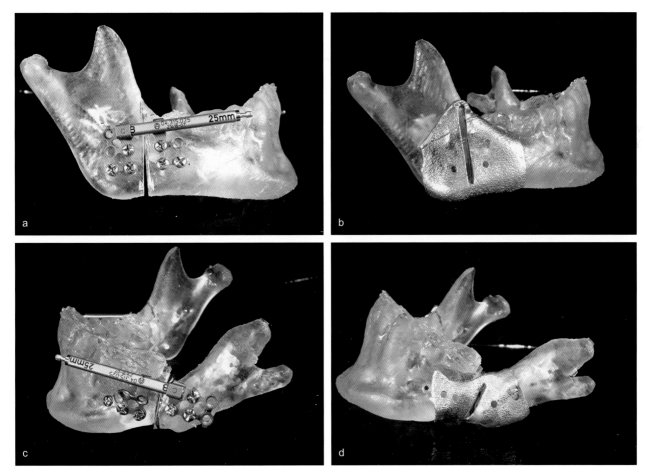

图4-5-32　a~d. 3D打印模型展示导板和牵张器就位。

效果。最终使整个牵张过程与术前设计相一致。

二、截骨并安装牵张器

手术时，首先至少用1枚螺钉固定导板（图4-5-33），依照导板标记出牵张器定位孔及截骨线。然后取下导板，截开下颌骨外侧骨皮质，再用骨凿继续完成截骨，注意避开下牙槽神经。在截骨线内旋转骨凿（也可用Smillie半月板切除刀）以充分游离骨段。按照预先钻好的定位孔安装牵张器。测试牵张器可正常使用后复位（图4-5-34）。

三、牵张

适当的间歇期后，每天由患者父母牵张，并每周由外科医师随诊，直到达到术前设计所需的牵张量。可通过拍摄X线片观察牵张进展。些许过矫治将有利于获得更好的手术效果——患者越年轻，越需要过矫治。牵张期完成后，仍需将牵张器留在原

位等待新骨形成并稳固，此过程大约需要8周。牵张间隙内的新生骨状况可以通过X线片进行观察（图4-5-35）。当牵张间隙内产生足量新骨时取出牵张器。利用固定矫治器和颌间弹性牵引建立精确咬合关系。X线片（图4-5-36）可见牵张器移除后新骨形成状况。头颅侧位片（图4-5-34和图4-5-36）可见下颌骨明显前移。

有时临床上可见双侧HFM患者表现为面部不对称、双侧下颌支短小、下颌骨前后向发育不足及前牙开𬌗等。此类畸形的矫治方法同Treacher Collins综合征。仅靠前移下颌骨体部并不能解决下颌支短小及前牙开𬌗的问题。通过常规牵张成骨延长下颌支时需稍早取出牵张器，在新生骨强度尚较弱时适当弯曲下颌骨来关闭前牙开𬌗（稳定期中或拆除牵引器时），术后颌间固定一段时间（图4-5-37）。

另一种方法是使用弧形牵张器延长下颌支，前移下颌体并关闭前牙开𬌗。为确保牵张器的正确选

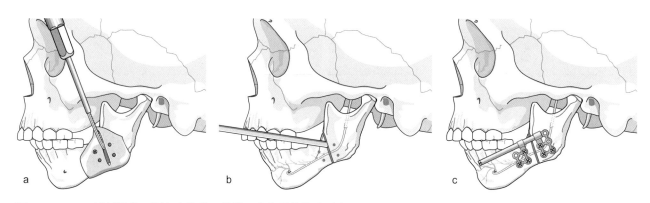

图4-5-33 a~c.导板就位，制备定位孔，截骨，牵张器就位及固定。

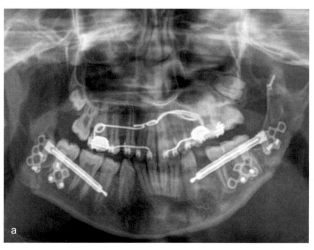
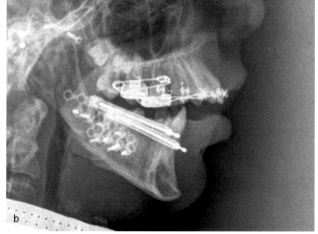

图4-5-34 a、b.X线片表明牵张起始前，牵张器在位。

用和定位，推荐术前使用3D软件模拟设计手术方案（图4-5-38）。

第十节　耳重建

HFM患者外耳畸形的表现各不相同，可呈现为几乎正常的耳朵到完全无耳（图4-5-39）。

一、自体组织耳再造

对于无耳或严重的小耳畸形患者，可考虑自体软骨移植重建外耳。通常该手术应在患儿8岁后实施，也有部分外科医师认为将手术推迟到患儿10~12岁后可获得更好的效果。

以健侧为模板在透明塑料薄膜上描绘出外耳轮廓及解剖标志（图4-5-40a），根据健侧外耳位置、发际线和可能用于再造耳垂的患侧残余小耳组织，将该膜片翻转置于患侧外耳并调整至最合适的位置（图4-5-40b）。肋软骨切取自第6~10肋（图4-5-40c）。在软骨支架上雕刻出底板和外耳轮在内的结构（图4-5-40d）。受区制备需分离皮下组织，可同时进行或不进行耳垂转位（图4-5-40e）。将软骨支架置于皮下，同时留置引流管（图4-5-40f）。

一期手术完全恢复后（图4-5-41a），如果发现存在耳垂转位、外耳提升，就需要额外的软骨来支撑外耳。由此造成的软组织缺损可通过翻转乳突筋膜瓣或颞顶筋膜瓣辅以植皮覆盖加以解决（图4-5-41b）。耳垂区可根据需要另行软组织修复（图4-5-41c）。

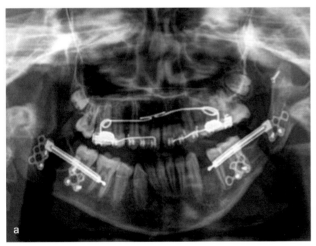
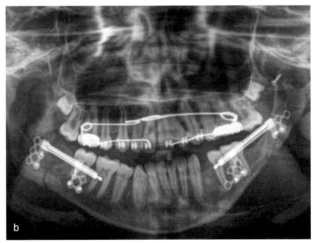

图4-5-35　a、b. X线片显示牵张过程中（a）和牵张完成后的骨稳固（b）。

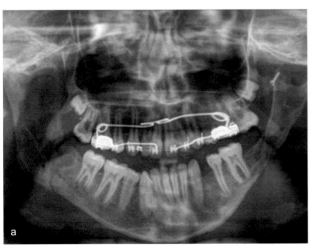
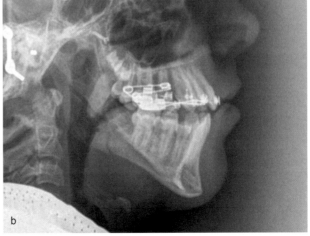

图4-5-36　a、b. 牵张器取出后X线片。

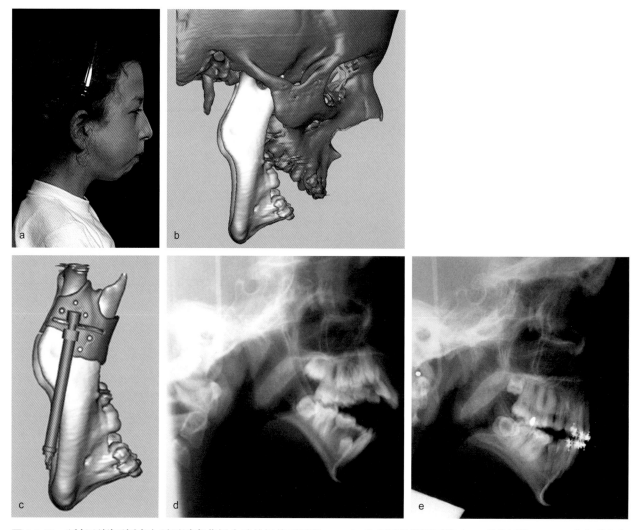

图4-5-37　延长双侧下颌支之后通过弯曲新生骨关闭前牙开殆。a、b.升支延长前侧面像及CT重建图像。c、d.升支垂直向延长。e.弯曲新生骨后侧位片。

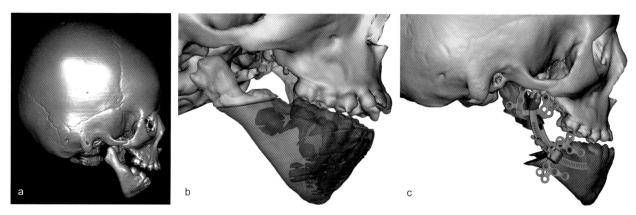

图4-5-38　a~c.在虚拟模型上设计双侧下颌弧形牵张器方案。

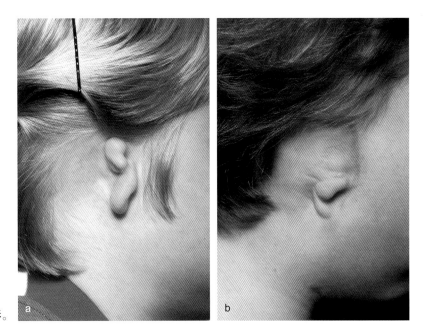

图 4-5-39　a、b. 典型的小耳畸形。

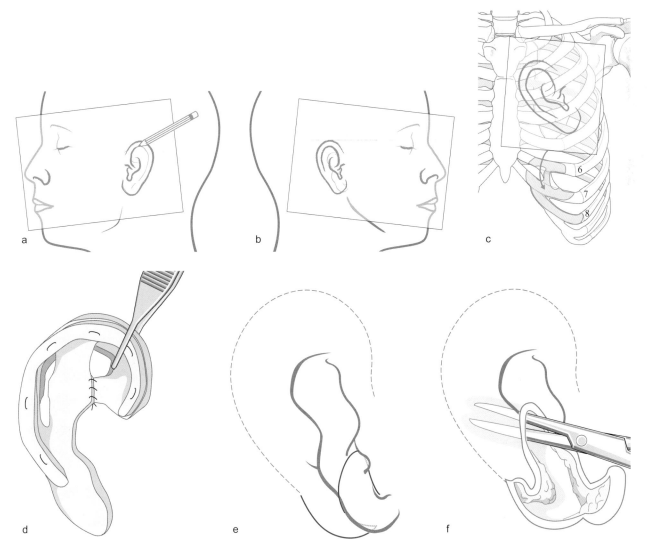

图 4-5-40　a~f. 自体组织外耳再造设计与软骨支架制备。

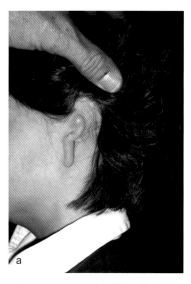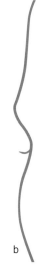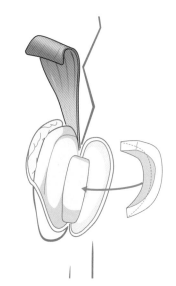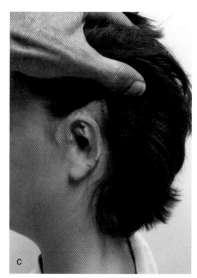

图 4-5-41 a~c. 耳再造与预后。

二、骨锚式义耳修复

考虑到周边其他面部畸形的手术重建，HFM 患者的小耳畸形治疗十分复杂，有时很难决定多种畸形的治疗顺序，目前也没有明确的规则，通常应综合考虑患者个体情况及家属意愿做出决定。HFM 患者的小耳畸形常伴有位置异常。一般来说，解决此类情况可通过一期切除部分残余外耳，并比照健侧外耳位置构造理想义耳修复。应需注意增加周边软组织量以达到良好的美学效果。外耳道的异位会增加赝复体修复的难度，常常需要与相关颅颌面外科医师协作处理。

（一）骨锚式义耳设计

如图 4-5-42 所示，根据义耳确定钛种植体的理想位置。以下将分别说明常用的两种设计方法。

（二）传统非计算机辅助设计

用口腔科印模材料对健侧外耳取模并制作石膏模型。根据健侧耳廓模型镜像雕刻患侧耳廓蜡模，在蜡模理想位置上打孔以便放置 2 颗种植体。移动蜡耳至合适位置（图 4-5-43a~c）。根据蜡模，用笔将种植体放置的最佳位置标记在皮肤上（只要种植区骨量充足，此方法可有良好效果）（图 4-5-43d）。对患侧取模，并在石膏模型上标记种植体位置。根据此模型制作塑料导板用以术中引导种植体定位（图 4-5-43e）。一期种植术后约 4 个月时，若骨结合良好，可行二期手术暴露植体，取模，铸造杆卡，

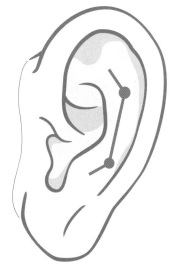

图 4-5-42 根据赝复体确定种植体及杆卡的理想位置。

以便安装义耳（图 4-5-43e~g）。

（三）数字化计算机辅助设计

对患者颅颌面部软、硬组织进行高分辨率 CT 扫描，获得平面及三维重建图像（图 4-5-44a~f）。应用计算机辅助设计软件按照下述步骤进行设计。

- 步骤 1：生成健侧外耳的镜像（图 4-5-44a）。
- 步骤 2：将镜像耳廓覆盖在患侧，移动该镜像直到获得理想且对称的位置（图 4-5-44b、c）。
- 步骤 3：在三维虚拟模型上标记此镜像对应种植体的位置并模拟植入（图 4-5-44d~f）。
- 步骤 4：移除软组织（图 4-5-44g、h），通过种植体长轴做一横断面，观察植体周围骨质骨

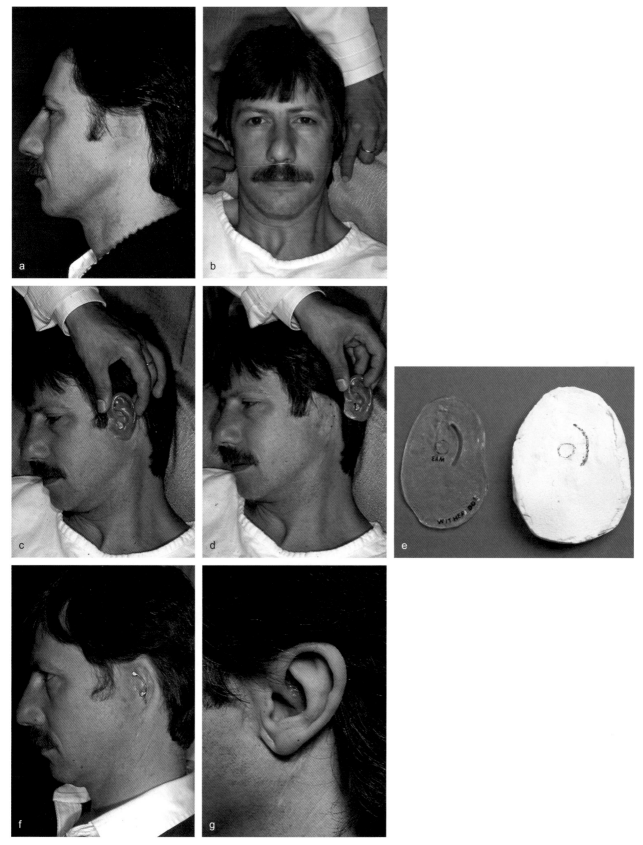

图4-5-43 a~g. 根据健侧外耳形状与位置制作并移动蜡耳模型以确定种植体最佳位置（a~d），并制作导板辅助手术（e），术后效果良好（f、g）。

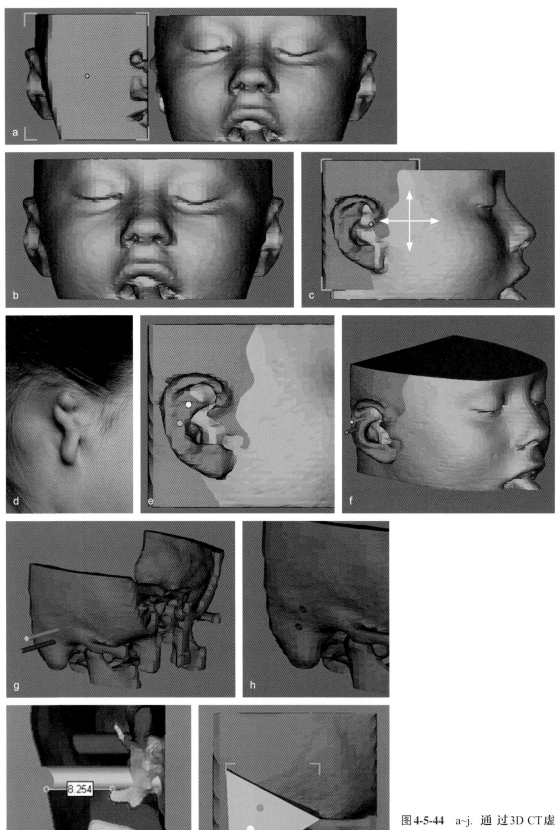

图 4-5-44 a~j. 通过 3D CT 虚拟模型重建能够镜像模拟健侧外耳并选择合适的种植体植入位点（a~i）。骨支持式导板能通过 3D 打印制作（j）。

量（图中标记为红色）是否满足种植需要（图4-5-44i）。如果骨量不足或骨质较差，必须考虑选择其他位置。

- 步骤5：当植体位置和周围骨质均可接受时，在虚拟模型上设计骨支持式数字化手术导板，并通过3D打印技术完成制作（图4-5-44j）。

（四）手术

由于儿童骨质较松软无法实现即刻负重，因此建议分两次手术完成种植体植入，通常两次手术间隔4个月以确保种植体获得足够的骨结合。成人可以一次手术完成。种植体由商品化纯钛制作，通过颅面法兰结构固定。

1. **一期手术和一步法** 使用外部导板时，可用长针头和墨水在种植体对应位置皮肤及皮下组织做标记。在拟植入位置略后处切开皮肤直至骨膜，翻开皮肤及皮下软组织后暴露骨膜，即可见之前的标记。如使用骨支持式导板（图4-5-45），则可将其放置在骨面上（有时也放置在骨膜上），并在骨面标记出植入位点。若骨膜未被剥离，则需在植体周围切除部分骨膜。

备洞时应先用球钻做定位孔（图4-5-46a），然后用扩孔钻预备洞形（图4-5-46b）。为降低因过热而造成的骨损伤风险，建议使用低速钻头并使用低温生理盐水持续冲洗降温。带法兰凸缘的伞状愈合帽通常由专用扭矩扳手旋入（图4-5-46c、d）。最后旋入覆盖螺丝以避免组织长入（图4-5-46e）。

如采用两步法，此时需分层严密关创，为植体骨结合创造相对密闭的稳定环境，此过程约4个月。残留外耳通常待二期手术时再去除。如采用一步法，一般同期切除附耳及残余软组织，同时切除大量皮下组织修薄软组织瓣，以确保种植体基台周围皮肤紧贴骨面。基台安装如前所述。

2. **二期手术** 如采用两步法，则在二期手术时切除附耳及残余组织（图4-5-47a），并暴露植体检查骨结合是否可靠（图4-5-47b）。取下覆盖螺丝，修薄皮肤-软组织瓣后复位缝合。薄皮瓣可以紧贴骨面避免移动，减少感染等局部并发症的发生。使用手术刀或活检打孔器切除植体表面皮肤，暴露植体后旋入钛基台（图4-5-47c）。有时可切除植体表面皮肤及皮下组织，用移植皮片覆盖骨面，确保紧

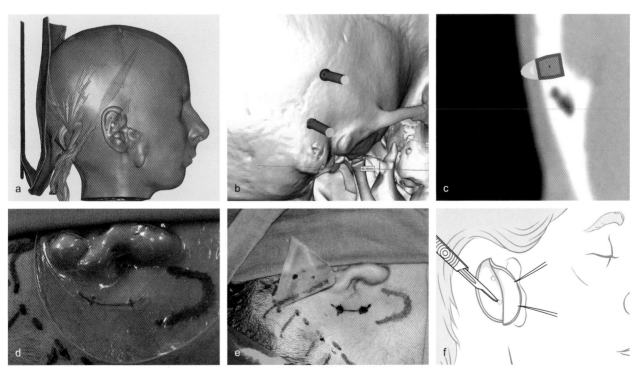

图4-5-45 a.通过计算机软件镜像模拟健侧耳外至患侧，并确定2枚骨锚式种植体位置，设计义耳。b.预先确定种植体位置。c.测量植入点的骨厚度，确定合适的种植体长度。d.软组织支持式导板。e.与受植区骨适应的位置标记。f.弧形切口暴露颞骨。

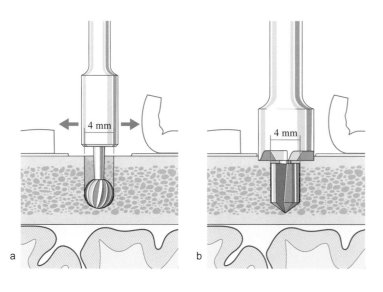

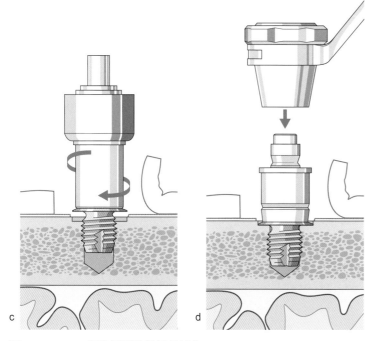

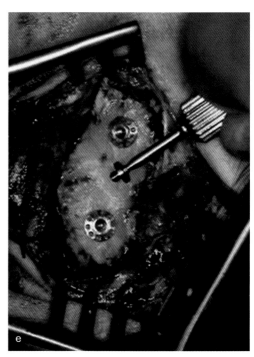

图 4-5-46 a~e. 备孔流程及种植体植入。

密贴合,最大限度地减少种植体周围慢性炎症的风险。下一步,将愈合帽拧入基台,以便固定塑形敷料。该敷料由浸泡抗菌溶液的纱布制成,置于愈合帽下方,覆盖基台周围的创面。当采用移植皮片时,敷料应首选对组织压力更小的多层凡士林纱布,防止皮片坏死。如果是一步法,将敷料纱布呈"8"字环绕2颗基台后覆盖术区,或者用厚海绵覆盖。每周更换敷料直到伤口愈合、基台暴露良好,此过程耗时约4周(图4-5-47d、e)。全过程手术图见图4-5-48。

(五)赝复体制作

通常二期(或一期)手术4~6周后开始制作赝复体,耗时2~3天。为获得更好的美学效果,赝复体制作、试戴和个性化调试时需要患者本人在场。

第一步,制作定制金合金杆卡(图4-5-49a),将杆卡通过金合金螺丝固位至基台上。当金属杆固位后,使用硬质塑料制作义耳下部结构(图4-5-49b),通过金属卡固定于金属杆,外侧与硅胶义耳相结合。

首先用蜡雕刻出义耳外形以便调整形状提高

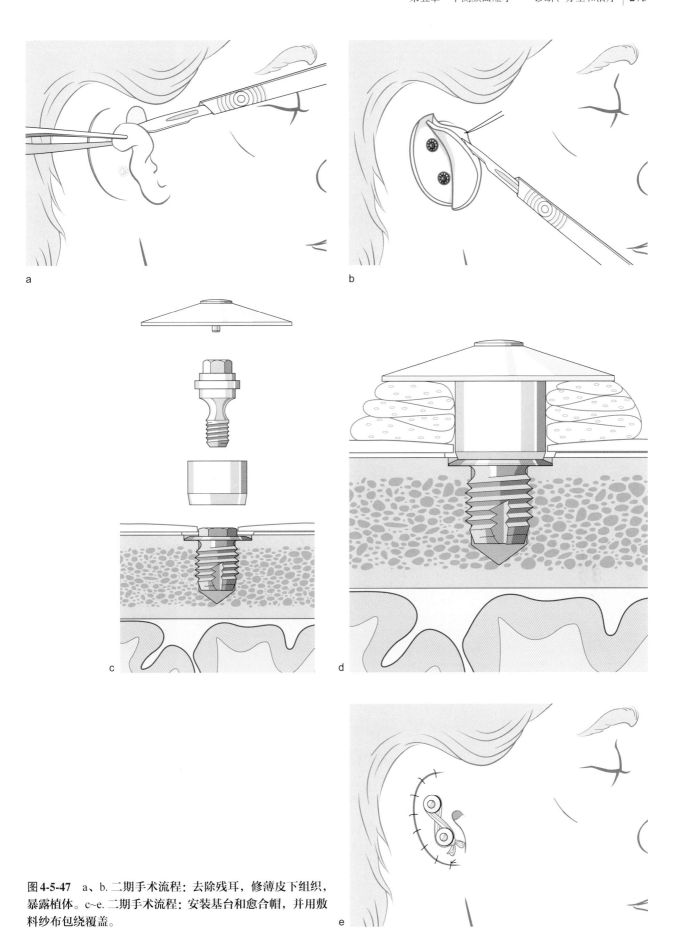

图4-5-47　a、b. 二期手术流程：去除残耳，修薄皮下组织，暴露植体。c~e. 二期手术流程：安装基台和愈合帽，并用敷料纱布包绕覆盖。

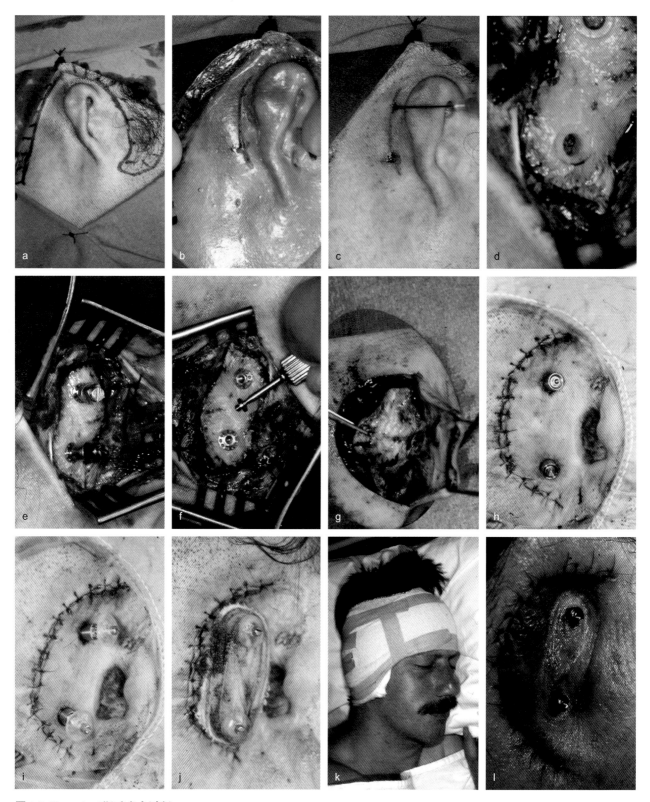

图 4-5-48　a~l. 二期手术全过程。

适配度（图4-5-50a）。应用数字化手段可大幅降低手术难度，减少工时并提升精确性，操作步骤如下：利用三维摄影或CT数据在软件中重建健侧外耳并镜像至患侧，做适当调整后利用快速成形技术制作蜡模型。确定义耳位置和形状后需修整蜡耳模型边缘以密切贴合患者皮肤。使用失蜡法制作硅胶义耳（图4-5-50b）。如若需要，可制作多个硅胶义耳。当技工完成义耳制作后可行试戴，并完成颜色微调，同时需向患者展示如何摘戴义耳。磁性附着体可用于代替杆卡连接，这些材料一般可与义耳体部直接连接（图4-5-51）。

第十一节　成人HFM的治疗

一、下颌牵张成骨侧向扩容

该方法通过下颌矢状劈开截骨术及对近心骨段的牵张达到增加骨量改善面形的目的。需根据适应证仔细选择患者。

手术采用与单纯下颌矢状劈开截骨术相同的口内入路。术前必须确保患侧骨量满足骨劈开术的实施及牵张器的安装需要。牵张过程中要保证牵张器正常工作且咬合关系稳定，尽管不一定使用正畸矫

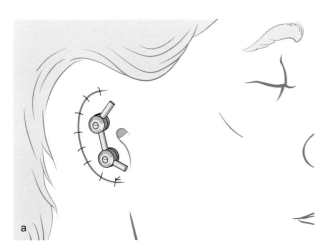

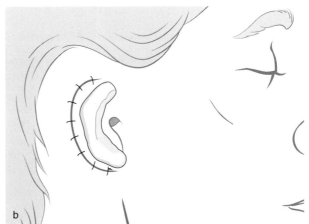

图4-5-49　a、b. 个性化金属铸造杆及下部结构。

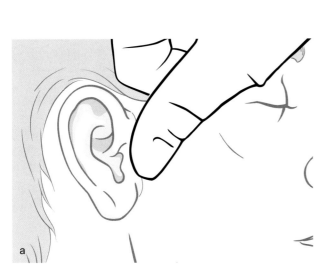

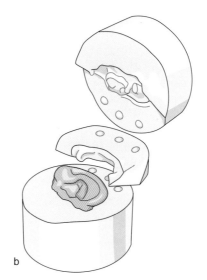

图4-5-50　a. 蜡耳塑形。b. 失蜡法阴模制作硅橡胶义耳。

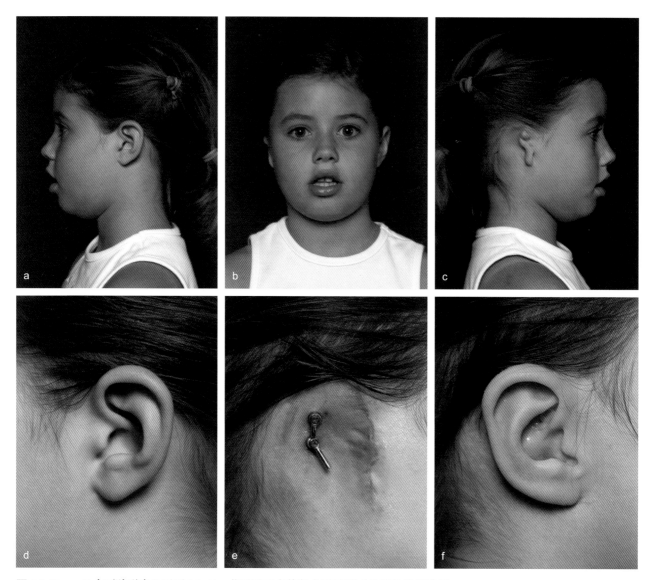

图 4-5-51　a~f. 小耳畸形患儿同图 4-5-44。此图显示术前和术后骨锚式义耳的修复效果。

治器或牙弓夹板以达到此目标。如术区有任何前次手术遗留的螺丝或固定装置，则应在牵张成骨前移除这些固定物。

采用 Obwegeser 法行下颌矢状劈开截骨术（图 4-5-52）。需判断术区既往手术史是否导致骨质和骨量的不足。

手术与常规下颌矢状劈开截骨术一样，需切开三处骨皮质。第一处位于下颌孔上方，以来复锯平行于𬌗平面由下颌支前缘至后缘水平切开舌侧骨皮质；第二处位于第一或第二磨牙附近，垂直切开下颌体颊侧骨皮质；第三处位于下颌升支前缘，沿前两处截骨线的连线矢状切开骨皮质。最后用骨凿沿截骨线将整个升支由前向后分开形成近心与远心骨

段。完成截骨后，在第二处垂直截骨线前端（远心骨段）的近下颌下缘位置植入一对经皮双皮质骨螺钉（图 4-5-53），螺钉间的距离由牵张器型号决定，其植入需要专用钻头引导。另一对骨皮质螺钉同样经皮植入近心骨段下缘，仅穿过颊侧单层骨皮质。同样，它们间的距离由牵张器型号决定。螺钉与外部牵张器相连接，通过侧向牵引近心端骨段发挥作用。在牵张器调试或正常工作过程中，上、下牙列都应维持咬合稳定。

经过适当的间隙期，下颌骨将以每天 1 mm 的速度被牵引。当牵张器工作时，建议患者紧咬牙以保持咬合关系不变。经常性评估患者病情直到达到预期的牵张位置。牵张结束的时间节点有时会难以

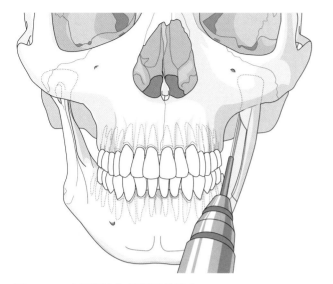

图4-5-52 左下颌支矢状劈开截骨术。

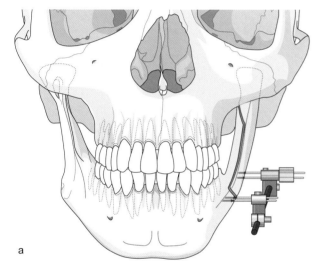

a

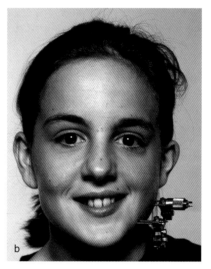

b

图4-5-53 a、b. 外置式侧向牵张器被安装于图4-5-1患者。

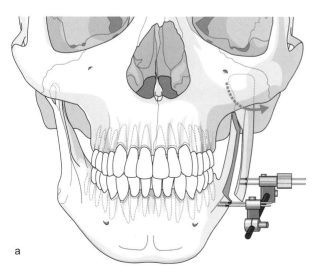

a

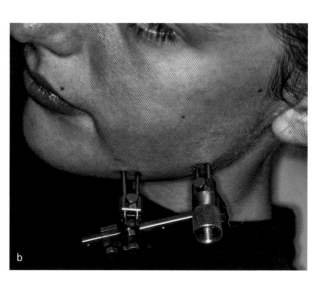

b

图4-5-54 a、b. 牵张器就位并启动。

确定，因为患者常不可避免地出现轻微术后水肿。此外，很难确定患者在颞下颌关节出现明显症状前下颌支能侧向移动的最大距离。我们针对少量患者的治疗经验表明，约1 cm的侧向移动不会导致明显的并发症（图4-5-54）。

当牵张到理想位置后，牵张器需保持在位以促进新骨形成并稳固。这大概需要8周时间，可以用影像学检查成骨。当牵张间隙内骨量足够后，移除牵张器（图4-5-55）。

二、截骨术侧向扩容

侧面轮廓矫形也能通过下颌支矢状劈开并在截骨间隙内植入骨块的方式实现。通常采用双皮质骨螺钉固定骨块（图4-5-56）。如果最终治疗方案需要进一步加宽下颌骨，可通过双侧下颌支矢状劈开截骨术（BSSRO）及下颌骨正中分块术以实现。通过Le Fort Ⅰ型正中分块截骨术能扩展患侧上颌并保持上、下牙列咬合关系（图4-5-57）。

三、双颌旋转截骨术（包括倒L形升支截骨术和颏成形术）

大部分HFM患者最终需要接受旋转双颌的正颌手术。当然，也有少数患者例外。手术的难点在于，这类患者往往由于严重骨畸形并经过多次手术导致大量软组织瘢痕残留。此外，骨块的旋转常将其表面软组织拉伸至极限。大部分手术操作技术与常规正颌手术相同，我们在此仅就治疗HFM患者所需注意的特殊事项进行阐述。

术前最好将CT数据导入专用软件进行数字化设计。通过虚拟技术或模型外科的方式确定手术方案（图4-5-58）。患者颅颌面3D模型可使用立体光刻快速成形技术获得。一般先行上颌手术，通常为传统的Le Fort Ⅰ型截骨术。上颌骨块松解后旋转摆正𬌗平面，同时以面中线为参照摆正上牙列中线。随后使用小型接骨板固定上颌骨。骨皮质松质块（corticocancellous bone grafts）最佳供区为髂骨，它适用于填充上颌骨块下移产生的任何缝隙并

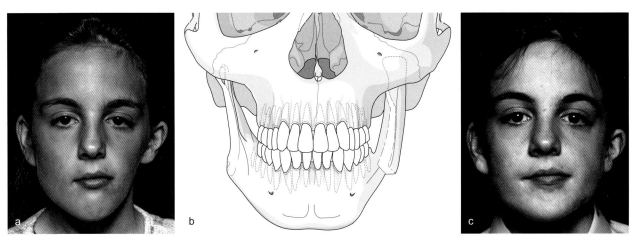

图4-5-55　侧向牵张成骨术前与术后。a. 图4-5-1所示患者为Pruzzansky Ⅱa型HFM，通过牵张成骨延长了下颌支但侧面外形仍显不足。b. 侧向牵张成骨后示意图。c. 侧向牵张成骨后疗效。

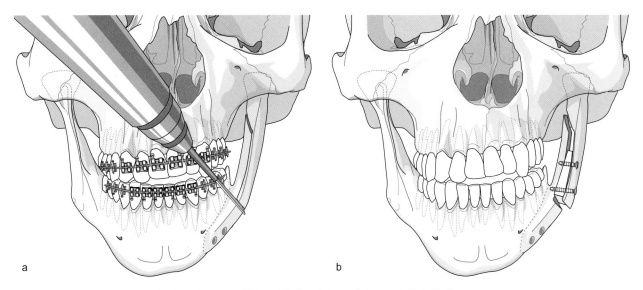

图4-5-56　a、b. 左侧下颌支矢状截骨术，通过植入骨块并用螺钉固定保证下颌支侧向位置。

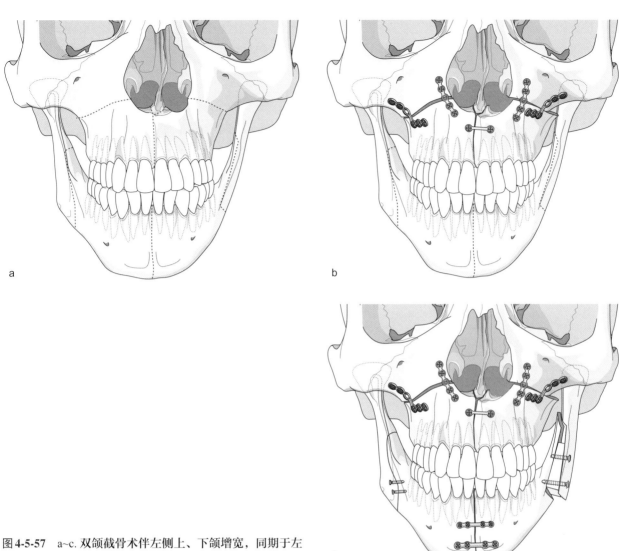

图4-5-57　a~c. 双颌截骨术伴左侧上、下颌增宽，同期于左侧下颌支内移植骨块。

图4-5-58　a、b. 一例18岁Pruzansky Ⅲ型HFM患者立体光刻模型，10年前曾接受手术通过血管化游离皮瓣重建右侧下颌骨及颧弓。右侧模型模拟Le Fort Ⅰ型手术、右侧倒L形升支截骨术、左侧下颌支矢状劈开截骨术及骨块植入，以及颏成形术。

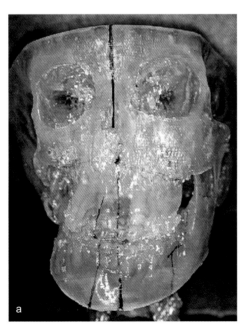

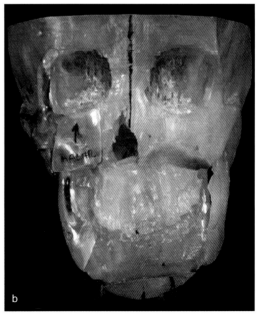

能满足上颌前份植骨需要。

　　若患者下颌畸形较轻无需牵张成骨，可直接行双侧下颌支矢状劈开截骨术矫正颌骨畸形。若术前设计要求下颌支显著延长，或因既往手术使下颌支矢状劈开术难以操作（这种情况在HFM患者中并不少见），可选择倒L形升支截骨术并在截骨间隙内植骨，同期行颏成形术纠正颏中线（图4-5-59）。

　　下颌骨截骨术前应取出任何既往手术遗留的固定装置。健侧下颌支通常不需要较多延长，因此该侧仅行矢状劈开截骨术即可。倒L形截骨术虽能经口内切口操作，但这会导致植骨和固定的困难，因

此经皮口外切口是更理想的选择。对于一些病例，延期行颏成形术更能有效评估双颌旋转截骨术后颏部对称性。从另一方面来说，颏成形术也是上述所有手术中最易实现的。

四、眶四壁截骨术治疗眼眶异位

　　该手术使用头皮冠状切口入路，与治疗颅缝早闭不同之处在于只需翻开颞肌前份。术中可通过经结膜和经口入路获得额外暴露，使得眼眶能360°完全脱套同时保留内眦韧带（一些医师会先离断内眦肌腱，而后重新缝合）。术前可通过游标卡尺测量

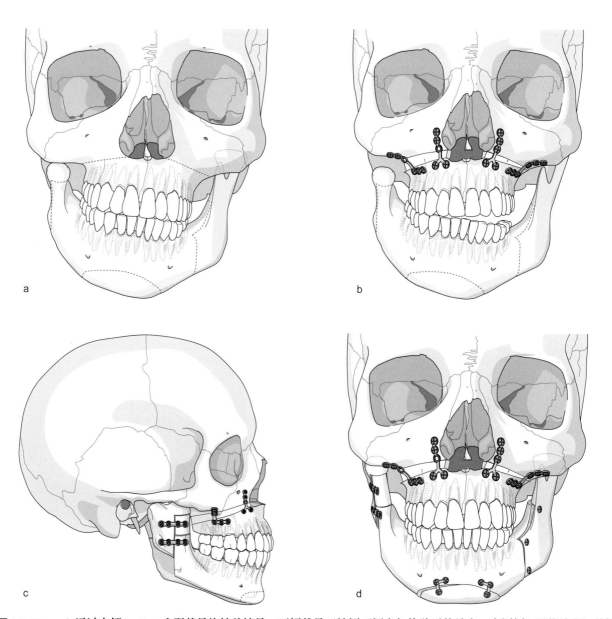

图4-5-59 a~d. 通过上颌Le Fort Ⅰ型截骨旋转并植骨，下颌截骨（健侧下颌支矢状劈开截骨术，患侧倒L形截骨术）并植骨，以及颏成形以对齐颏中线和矫正颌骨的不对称畸形。

眶间距及双侧眶高度差（图4-5-60）。为纠正两侧眼眶水平向或垂直向上的偏差，术者需切除眶内侧或上部的部分骨块。注意：上颌恒牙完全萌出后才能实施该术式以免损伤恒牙胚。

充分暴露前额及眶部后，于眶上缘1 cm处行单侧颅骨前份截骨术，由中线向后延伸至冠状缝后方（图4-5-61）。

在额骨与鼻骨、顶骨与蝶骨交界处分别钻孔，并行硬膜外剥离。之后由神经外科医师通过开颅器完成截骨。取下骨瓣后，大脑在硬脑膜外层次上从颅前窝、颅中窝分离。此时需注意保护脑组织，可使用神经外科海绵和脑压板保护大脑和眶内容物。在脑压板的保护下，在眶外缘后方截骨并切开眶外侧壁（图4-5-61）。

于颧骨和颧弓交界处行垂直截骨（图4-5-62），使用骨凿由颞窝沿眶底向眶下裂后份离断。使用骨凿从眶侧壁后方齐颧骨水平处向近中延伸，直至与眶内侧壁截骨线相连。注意：眶内四壁截骨线需位于眶周径后方以保证眶骨彻底游离移动时能带着眼球一起移动。

然后，以直角锯转向颅内，由翼点至筛状板切开眶上壁。以骨凿嵌入翼点，分离眶外侧壁。接着，向颅内嵌入骨凿，由内眦后方至眶内侧角离断眶内侧壁。经上颌颊侧前庭沟或睑缘切口，在眶下神经下方自颧骨上颌突至梨状孔边缘截开。之后，从前颅骨沿患侧鼻骨离断至鼻软骨连接处，此时眶部应完全游离并能向上移位（图4-5-63）。

因眶部可能需要少量旋转及侧向移动，术中任何影响骨块移动的骨尖、骨刺或筛窦组织应以咬骨钳去除。梨状孔水平处的骨干扰也应去除。术中可以使用1~2个钢丝暂时固定骨块，最终用1.5 mm钛板和钛钉固定（图4-5-64）。额骨骨块在复位及固

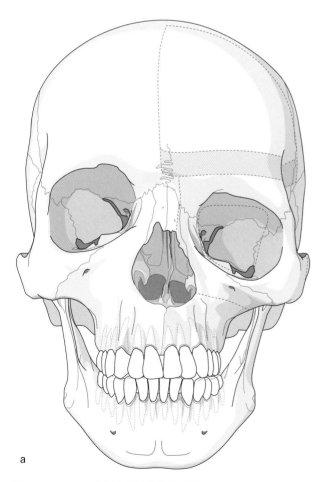

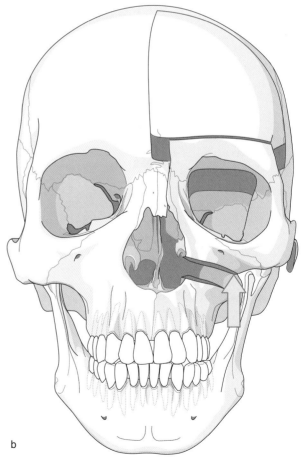

a   b

图4-5-60 a、b. 矫正眶部垂直向异位。

定前应根据眶部移动距离先行修整，修整下的骨块可作为植骨材料用于填充间隙，特别是上颌骨前壁。如果内眦韧带未离断，它能和骨块一起移动。如果内眦韧带已离断，需行类似创伤后重建的经鼻内眦固定术，以钢丝和金属板将内眦锚固在鼻骨上，或用牢固的经鼻缝合和移植骨块锚固内眦。同时也需再行外眦悬吊术。

有些外科医师会采用经鼻缝线打包纱布以促进软组织贴附于新的鼻骨位置。有些还会用经皮垫以保证皮肤贴附于下方骨组织。然而，这些操作都应慎重进行以免其下皮肤坏死。

五、软组织扩容

矫正儿童和成人患者的颌骨畸形能很好地改善

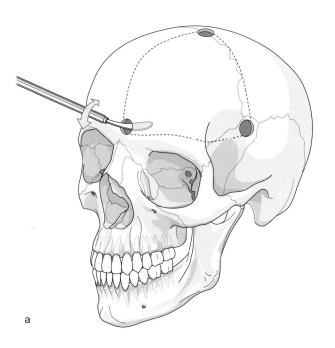

a

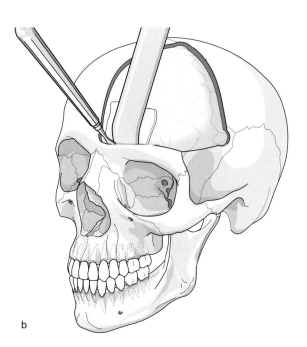

b

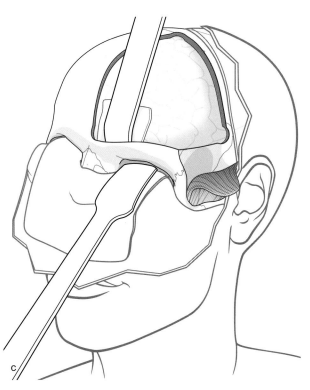

c

图 4-5-61 a~c. 前部颅骨截骨术及暴露眶顶的过程。

面形。然而，有些病例同时伴有软组织不足，仅仅纠正颌骨畸形并不足以有效改善面部轮廓。可以有许多方法解决软组织不足这一问题，但一般需在颌骨畸形矫正后进行。也有少数病例需提前考虑软组织扩容，比如严重的 Pruzansky III 型患者皮肤下方几乎没有软组织（咀嚼肌或腮腺均可缺如）。

软组织扩容的方法选择取决于畸形部位、严重程度及患者和医生的治疗目标。可用的方法有：以真皮脂肪移植或脂肪注射的方式改善面部外形；以血管化皮瓣改善面部外形，如肩胛骨周皮瓣、多种穿支皮瓣等。

六、面部动力恢复

HFM 患者常伴有面神经麻痹。然而，这一症

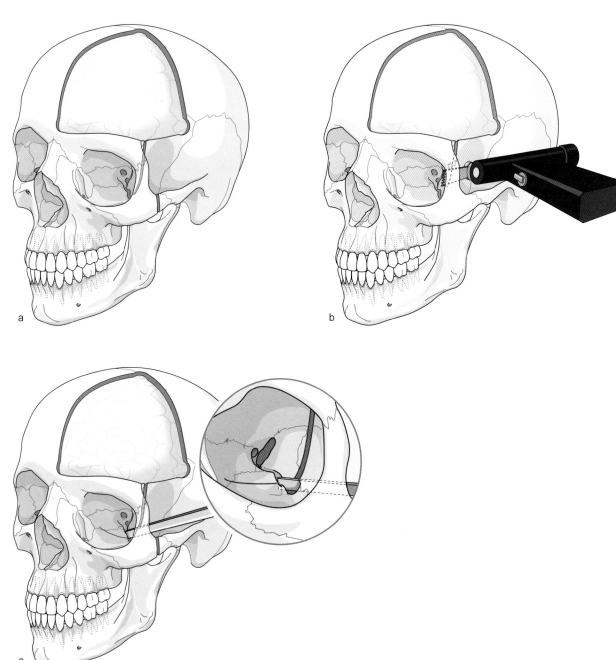

图 4-5-62 a~c. 眶截骨术的起始。

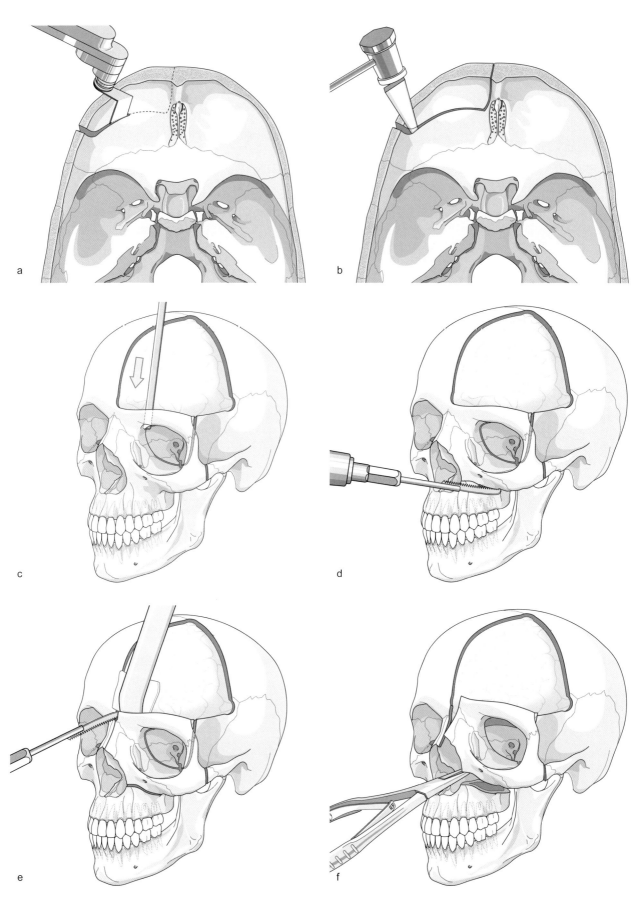

图 4-5-63　a~f. 完成眶部截骨术并复位。

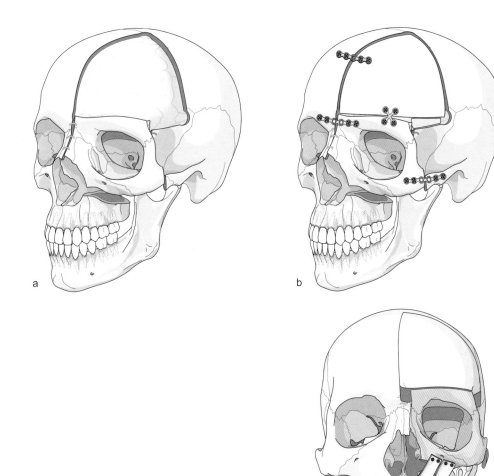

图 4-5-64　a~c. 眶四壁截骨术后的固定及植骨。

状几乎不会严重到需要通过神经移植来实现面部动力恢复。悬吊法、游离组织移植均有一定效果。一般来说，面神经第一支严重麻痹导致的上睑闭合不全可通过在上睑内植入金属配重的方式以恢复眼睑闭合。如畸形严重，需更好地保护眼球，可行外眦固定术。

第十二节　总结

　　HFM 涉及众多解剖结构，个体差异明显，临床表现复杂而多样。认识它、了解它、治疗它及努力帮助受其影响的众多患者是笔者毕生追求。本章献给所有 HFM 患者。

第十三节　致谢

　　感谢 Scott Barlett（颅面外科医师，Philadelphia Children's Hospital，USA）对本章的贡献，特别是自体耳重建和矫正垂直向眶异位。感谢我的同事 Steve Key 多年来与我一起手术并建立了 HFM 患者多学科诊疗模式，感谢 Mark Cooper（整形外科医师）与他的诊所对小耳畸形患者治疗的贡献。同时感谢 Moriston 医院颅面修复专家 Peter Evans、Alan Bocca、Lawrence Dovgalski 和 Steven Hollisey-McLean 及 Heather Goodrum 精湛的 3D 设计，Malcolm Jones、Charlotte Eckhardt 和 Helen Taylor 提供正畸治疗的帮助，以及 Vanessa Hammond 提供的临床心理辅导。

（程杰　江宏兵 译，乌丹旦 校）

参考文献

[1] **Baluch N, Nagata S, Park C, et al**. Auricular reconstruction for microtia: a review of available methods. *Plast Surg.* 2014 Spring;22(1):39–43.

[2] **Bibb R, Bocca A, Sugar A, et al**. Planning osseointegrated implant sites using computer aided design and rapid prototyping. *J Maxillofac Prosthetics Technol.* 2003;6:1–4.

[3] **Brent B**. Microtia repair with rib cartilage grafts: a review of personal experience with 1000 cases. *Clin Plast Surg.* 2002 Apr;29(2):257–271.

[4] **Clark RN, Sugar AW, Evans PLl, et al**. One stage surgery for bone anchored facial prostheses. *Br J Oral Maxillofac Surg.* 1997;35(3):209.

[5] **Coleman S**. *Structural Fat Grafting.* New York: Thieme; 2004.

[6] **Coleman S, Mazozola R**. *Fat Injection: From Filling to Regeneration.* New York: Thieme; 2009.

[7] **David DJ, Mahatumarat C, Cooter RD**. Hemifacial microsomia: a multisystem classification. *Plast Reconstr Surg.* 1987 Oct;80:(4):525–535.

[8] **Grabb WC**. *Plastic Surgery.* 3rd ed. Boston: Little, Brown & Co; 1979.

[9] **Hodder SC, Sugar AW, Taylor H, et al**. Distraction osteogenesis for congenital mandibular deformity. *Br J Oral Maxillofac Surg.* 1997;35(3):203.

[10] **Horgan JE, Padwa BL, LaBrie RA, et al**. OMENS-Plus: analysis of craniofacial and extracraniofacial anomalies in hemifacial macrosomia. *Cleft Palate Craniofacial J.* 1995 Sep;32(5):405–412.

[11] **Jacobsson C, Granstrom G**. Clinical appearance of spontaneous and induced first and second branchial arch syndromes. *Scand J Plast Reconstruct Surg Hand Surg.* 1997;31(2):125–136.

[12] **Kaban LB, Mulliken JB, Murray JE**. Three-dimensional approach to analysis and treatment of hemifacial microsomia. *Cleft Palate J.* 1981 Apr;18(2):90–99.

[13] **Kaban LB, Moses MH, Mulliken JB**. Surgical correction of hemifacial microsomia in the growing child. *Plast Reconstr Surg.* 1988 Jul;81(1):9–19.

[14] **Kaban LB, West B, Conover M, et al**. Midface position after Le Fort III advancement. *Plast Reconstr Surg.* 1984;73:758–767.

[15] **Lauritzen C, Munro IR, Ross RB**. Classification and treatment of hemifacial microsomia. *Scand J Plast Reconstr Surg.* 1985;19(1):33–39.

[16] **McCarthy J**. The role of distraction osteogenesis in the construction of the mandible in unilateral craniofacial microsomia. *Clin Plast Surg.* 1994 Oct;21(4):625–631.

[17] **Meazzini MC, Mazzoleni F, Bozzetti A, et al**. Brusati R. Comparison of mandibular vertical growth in hemifacial microsomia patients treated with early distraction or not treated: follow up till the completion of growth. *J Craniomaxillofac Surg.*

2012 Feb;40(2):105–111.

[18] **Murray JE, Kaban LB, Mulliken JB**. Analysis and treatment of hemifacial microsomia. *Plast Reconstr Surg.* 1984 Aug;74(2):186–199.

[19] **Nagata S**. A new method of total reconstruction of the auricle for microtia. *Plast Reconstr Surg.* 1993 Aug;92(2):187–201.

[20] **Ortiz Monasterio F, Molina F, Andrade L, et al**. Simultaneous mandibular and maxillary distraction in hemifacial microsomia in adults: avoiding occlusal disasters. *Plast Reconstr Surg.* 1997 Sep;100(4):852–861.

[21] **Padwa BL, Kearns GJ, Todd R, et al**. Simultaneous maxillary and mandibular distraction osteogenesis with a semiburied device. *Int J Oral Maxillofac Surg.* 1999 Feb;28(1):2–8.

[22] **Polley JW, Figueroa AA, Liou EJ, et al**. Longitudinal analysis of mandibular asymmetry in hemifacial macrosomia. *Plast Reconstr Surg.* 1997 Feb;99(2):328–339.

[23] **Poswillo D**. The aetiology and pathogenesis of craniofacial deformity. *Development.* 1988;103 Suppl:207–212.

[24] **Pruzansky S**. Craniofacial surgery: the experiment on nature's experiment. Review of three patients operated by Paul Tessier. *Eur J Orthod.* 1982;4:151–171.

[25] **Pruzansky S**. Not all dwarfed mandibles are alike. *Birth Defects.* 1969;1:120–129.

[26] **Tahiri Y, Chang CS, Tuin J, et al**. Costochondral grafting in craniofacial microsomia. *Plast Reconstr Surg.* 2015 Feb;135(2):530–541.

[27] **Tessier P**. Anatomical classification facial, cranio-facial and latero-facial clefts. *J Maxillofac Surg.* 1976 Jun;4(2):69–92.

[28] **Tjellström A**. Osseointegrated implants for replacement of absent or defective ears. *Clin Plast Surg.* 1990 Apr;17(2):355–366.

[29] **Sugar AW**. The management of syndromic mandibular asymmetry, especially hemifacial microsomia. *Br J Oral Maxillofac Surg.* 2009 Sep;47(6):503–504.

[30] **Sugar AW**. Congenital deformities: cleft deformities and hemifacial microsomia teaching websites. Available at: http://www.aocmf.org. AOCMF Surgery Reference; 2012.

[31] **Sugar AW, Pradhan R**. Temporomandibular joint ankylosis in the growing child: costo-chondral grafting as an approach to management. *Indian J Surg.* 1984;46:352–362.

[32] **Sugar AW, Beumer III J**. Reconstructive prosthetic methods for facial defects. *Oral Maxillofac Surg Clin N Am.* 1994;6(4):755–764.

[33] **Vento AR, LaBrie RA, Mulliken JB**. The O.M.E.N.S. classification of hemifacial microsomia. *Cleft Palate Craniofac J.* 1991 Jan;28(1):68–76; discussion 77.

[34] **Whyte AM, Hourihan MD, Earley MJ, et al**. Radiological assessment of hemifacial microsomia by three-dimensional computed tomography. *Dentomaxillofac Radiol.* 1990 Aug;19(3):119–125.

第六章　牙槽突裂植骨和处理

Cleft bone grafting and management of the alveolar ridge defect

Jeffrey C Posnick

第一节　引言

先天性唇腭裂患儿可能已经成功完成唇裂和腭裂手术，但牙槽突、鼻底和硬腭的骨缺损仍然存在。尽管初期的唇腭裂手术已经基本关闭上颌的裂隙，但牙槽嵴、鼻底、口内软组织及牙列畸形的完全修复仍需要结合正畸对软、硬组织进行进一步重塑。

第二节　目前治疗准则

单侧和双侧唇腭裂患者的牙槽突裂修复也是唇腭裂治疗的重要组成部分。牙槽突裂修复可以为鼻基底、裂隙区牙齿及牙周组织提供支持。文献报道有三种修复牙槽突裂的方法：一期植骨、二期植骨及膜龈成形术（gingival periosteoplasty，GPP）。普遍认为一期植骨会导致严重的面中部生长发育障碍，因此此术式在全球范围内几乎被弃用。二期（混合牙列期）植骨则被认为是一种有效的方法，不仅能避免面中部生长发育障碍，而且可以有效支撑鼻底、提供侧切牙或尖牙萌出所需的骨量及促进牙周健康。GPP技术于1965年首次被Skoog报道，即在行唇裂修复术时同期将牙槽裂隙关闭，其目的是在婴儿期"去除"牙槽裂隙，并希望不会造成面部损伤。Millard（1990）提出可先用"Latham装置"缩小牙槽裂隙，再行唇裂修复同期GPP。Grayson和Cuting（2001）后来提出在GPP和初次唇裂修复之前可使用鼻-牙槽塑形器（nasoalveolar molding，NAM）来完成牙槽裂隙的缩小。自20世纪70年代后期开始，许多学者开展临床研究以评估GPP对唇腭裂患者面中部生长发育的长期影响。大量研究（Millard等，1999；Berkowitz等，2004；Matic等，2008；Henkel等，1997）发现接受GPP治疗的患者咬合关系较差，青少年时期对正颌手术的需求高于预期。最近，Hsieh等（2010）完成了一项专门评估GPP对单侧唇腭裂患者面部生长发育影响的回顾性临床研究。这是一项将系列患者分成两组开展详细研究比较，即接受NAM治疗的GPP组和接受NAM治疗的非GPP组。在患者5岁时，他们发现行GPP对上颌位置（SNA）、颌间位置（ANB）、上颌长度（PMP-ANS）和上颌牙槽长度（PMP-AN）有显著的负面影响。他们得出结论，牙槽突裂患者早期行GPP对上颌骨的矢状向生长会产生不利影响。

目前，大多数唇腭裂中心都同意在尖牙萌出前的混合牙列期使用自体骨松质移植于腭、牙槽和鼻底的缺损处，并同期关闭口鼻瘘。这种"早二期"植骨的治疗模式被认为是目前唇腭裂患者序列治疗的重要组成部分。

第三节　牙槽植骨前的正畸治疗

混合牙列期的正畸阻断性矫治可与手术相配合实现上颌骨的完整连续，封闭口鼻瘘，并提供适当的牙弓形态和较整齐的牙列。

对于单侧唇腭裂患者，术前正畸的目标是：①将上颌牙弓宽度扩大到正常尺寸。②避免裂隙邻牙向裂隙倾倒，因为这会导致牙周支持的丧失。

③决定裂隙相邻的萌出或阻生的乳牙、多生牙或发育不全的侧切牙哪些无保留价值需要拔除。对于双侧唇腭裂患者，除上述目标之外，还应考虑活动的前颌骨的位置。恢复前颌骨位置可以改善上牙中线及面中线，如有条件还可同时纠正前部或后部的牙列不齐。

以上是一些植骨前正畸的治疗目标，但我们不建议在上颌第一恒磨牙完全萌出之前开始正畸阻断性矫治。上颌第一恒磨牙完全萌出后再正畸可以使得上颌骨在植骨前有足够的横向生长，且可将扩弓器固定于上颌第一磨牙，促进牙弓狭窄患者快速扩弓。快速扩弓可以使用腭矫治器（如Hyrax或Quadhelix矫治器）来完成。正畸一般于植骨前2~6个月开始。

应根据牙齿发育情况而不是实际年龄来确定植骨的时机。值得注意的是，腭裂患者牙齿萌出通常会延迟。上颌第一磨牙和中切牙可能要到7或8岁才能萌出。裂隙部位的上颌恒尖牙可能要到13岁才能萌出。有时会拔除裂隙处乳牙以加快恒牙萌出。在任何情况下，植骨都应在裂隙部位恒尖牙萌出之前完成。

第四节　手术操作

患者需要全麻插管，一定程度的低血压麻醉可以减少失血（需要输血的情况很少见）。将头颈部及一侧髂前嵴进行消毒铺巾。手术开始前给予静脉注射抗生素以预防感染。

一、取骨

髂部：在平行于髂嵴的侧后方做一3~4 cm的切口。切开皮肤和皮下组织，然后向下分离到达髂嵴。注意避免损伤外侧臀中肌和内侧腹外斜肌、腹内斜肌及腹横肌。损伤这些肌肉群中的任何一束会导致术后髋部或腹部不适，对行走产生负面影响（见第一篇第一章）。

如果髂嵴上方存在软骨帽（大约12岁之前），则直接从嵴上方的中心劈开，并在软骨任一端做垂直松弛切口，这样就比较容易从下方骨髓侧向外轻松提起每一半软骨帽。可以用骨膜剥离子将软骨帽翻开，然后用刮匙收集骨松质。在获得足够的骨松质后，可以在骨髓腔内使用一层薄薄的骨蜡止血。然后将软骨帽重新复位并缝合。筋膜和皮肤用可吸收缝线分层闭合，最后放置无菌敷料。通常不需要用引流装置。

如果髂骨发育成熟，无软骨帽结构（大约12岁之后），那将由髂嵴中央向下沿骨皮质去除数厘米形成骨窗。可以使用矢状向的摆动锯来完成此步骤。之后，用刮匙收集骨松质。去除的小段骨皮质不需要重新复位，因为髂嵴完整性没有被破坏，并且皮肤伤口关闭后不会触及或检查到有骨缺损。有趣的是，由于骨松质会一定程度再生，当正颌手术中还需要植骨时，可以在同一部位取骨（Posnick，2015）。

二、上颌植骨床制备

头颈部：消毒后将口咽腔吸干净，清洁口腔，放置咽纱。为了在手术中充分翻开腭瓣及关闭口鼻瘘，术前由正畸科医师或术中由外科医师将腭侧的正畸矫治器去除。在翻瓣、植骨和关闭伤口方面，单侧和双侧唇腭裂患者的手术处理都存在显著不同。

（一）单侧唇腭裂患者

沿着裂隙缘将两侧唇龈黏膜瓣切开，在靠近第一恒磨牙处做斜向辅助切口将（角化的）附着龈分开，切口斜向前至第一磨牙近中的颈缘，然后继续向前沿着龈沟直至乳尖牙的近中乳头（图4-6-1a）。切口沿尖牙的近中向上至裂隙最上缘，分开口、鼻腔黏膜面。继续沿中切牙的远中线角向非裂侧做唇颊侧切开并同时翻瓣。使用骨膜剥离子将每个唇龈黏膜瓣在骨膜下翻开，向上暴露前上颌骨至眶下神经（图4-6-1a、b）。

腭部从两侧第一磨牙的后部开始，沿着龈沟向前切开全层黏骨膜，直到牙槽裂隙处口鼻瘘的部位（图4-6-1b）。从两侧牙槽嵴顶开始向后平行切开裂隙，分开瘘管的口、鼻腔侧黏膜，切口延伸至腭部裂隙的后面。因此腭部裂隙切口可能只到切牙孔，也可能更向后到软腭。两侧全层黏骨膜瓣需从硬腭表面翻开。两侧腭大血管需保持完整以维持腭瓣的血供（图4-6-1c、d）。

鼻黏膜瓣从牙槽嵴和硬腭处与唇瓣及腭瓣完全

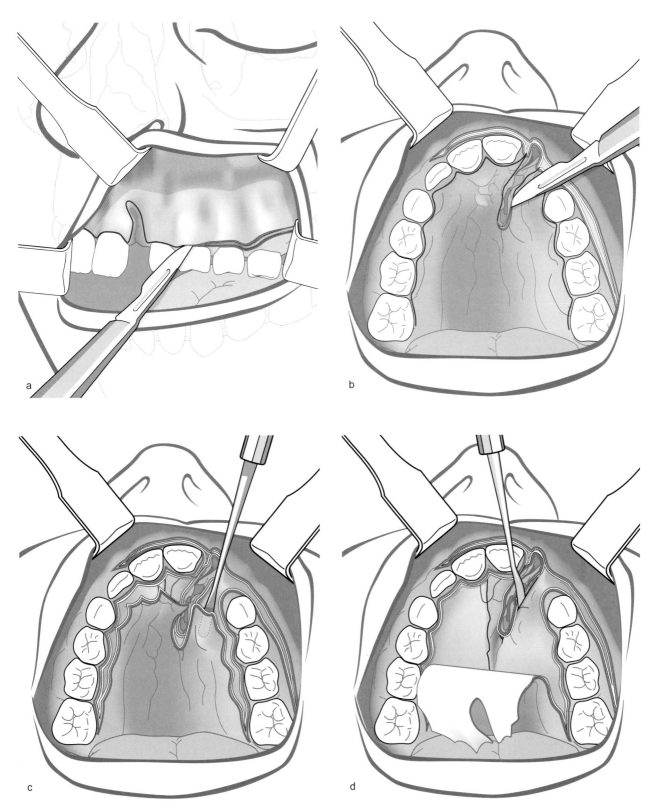

图4-6-1 9岁单侧唇腭裂患者的骨移植和同期关闭口鼻瘘的手术操作技术。唇裂和腭裂已分别在婴儿期和儿童早期得到修复。a. 进行中的左侧唇侧龈黏膜切口视图。b. 腭侧翻瓣并在口鼻瘘处将口、鼻腔黏膜分离。c. 腭瓣从骨膜下剥离。d. 翻开腭瓣后，将鼻腔黏膜从两侧鼻底分离，以便稍后缝合。

分开。分离的鼻黏膜瓣向上翻至鼻底。通常会有一个增生的球状下鼻甲，用剪刀将其缩小，为骨移植腾出空间并改善鼻呼吸。然后将鼻黏膜瓣边缘瘢痕及肉芽组织修除，用可吸收线缝合关闭口鼻瘘。完全缝合鼻黏膜瓣的最后端是较困难且不必要的（图4-6-1e）。

沿着翻开的腭瓣边缘去除瘢痕及肉芽组织，用

可吸收线缝合关闭腭部裂隙。然后将取出的骨松质填充到裂隙内的腭侧、鼻底、牙槽和发育不全的上颌骨表面的骨缺损处（图4-6-1f）。

将唇黏膜瓣的骨膜用刀片划痕松弛，以允许向前滑行至裂隙处。将两侧唇瓣相互缝合，然后跨过牙槽嵴顶缝合于腭瓣。将黏膜瓣抬高松弛后通过两牙间乳头缝合唇瓣与腭瓣（图4-6-1g）。

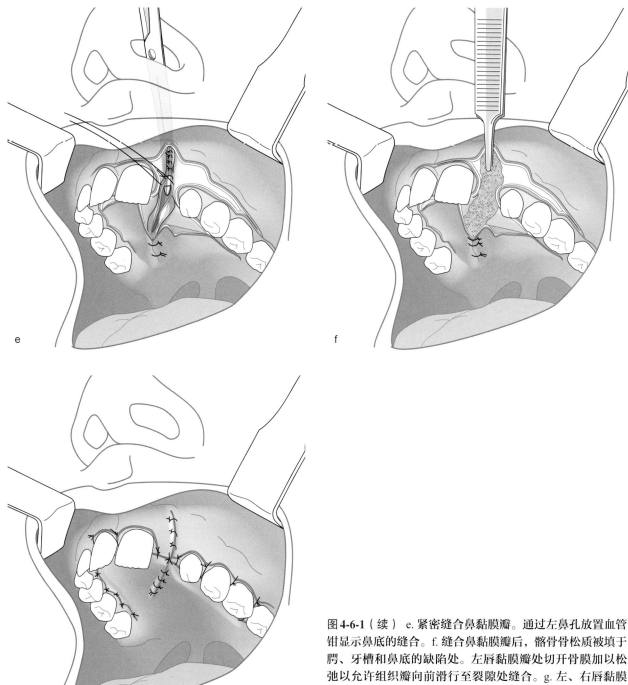

图4-6-1（续） e.紧密缝合鼻黏膜瓣。通过左鼻孔放置血管钳显示鼻底的缝合。f.缝合鼻黏膜瓣后，髂骨骨松质被填于腭、牙槽和鼻底的缺陷处。左唇黏膜瓣处切开骨膜加以松弛以允许组织瓣向前滑行至裂隙处缝合。g.左、右唇黏膜瓣和腭瓣缝合。滑行左唇黏膜瓣使得角化龈位于尖牙萌出的牙槽嵴区。

这种技术通过"四瓣"分离松解和"三层"缝合（即鼻腔层、骨移植层、口腔层）可以确保裂隙关闭，并使恒尖牙萌出区域拥有角化龈，同时仍然在磨牙区保持足够的附着龈。

（二）双侧唇腭裂患者

唇瓣和腭瓣的剥离与单侧唇腭裂患者不同。当剥离唇瓣和腭瓣以填充移植骨和关闭裂隙时，必须保证前颌骨段的血供。在唇瓣剥离时，需注意覆盖于前上颌骨的唇黏膜不能与骨膜和骨彻底分离（图4-6-2a）。当然，前上颌骨的腭侧也需要切开以完全分离口、鼻腔黏膜，切口线位于腭黏膜（角化）和鼻黏膜（未角化）之间（图4-6-2b）。

像单侧唇腭裂患者一样，裂隙远中侧唇瓣做一较小辅助切口剥离。后部腭瓣剥离也类似单侧唇腭裂患者。下鼻甲也根据需要缩小以便鼻黏膜瓣缝合，为骨移植腾出空间，并改善鼻呼吸。鼻黏膜瓣边缘也需要修除瘢痕及肉芽组织，然后将其复回鼻底进行缝合以获得紧密的鼻腔侧关闭。

两侧腭瓣于腭侧瘘管中线处缝合关闭口鼻瘘，然后将腭瓣前端分别与前颌骨腭黏膜相缝合（图4-6-2c）。如果裂隙过宽，腭瓣就不能在切牙孔区紧密缝合，就会影响骨移植和裂隙的完全闭合，有时就需要利用蒂在前的舌瓣来关闭伤口。

对于双侧唇腭裂患者，在愈合过程中前颌骨的固定对于实现上颌骨前段与上颌外侧段的骨性结合至关重要。将定制设计的预制丙烯酸夹板直接放置于上颌牙𬌗面上以将3个上颌骨段相固定是一种可靠的固定方法。夹板可以被连接或黏合到正畸托槽上以实现上颌骨段的固定。夹板在手术后留置6~8周（图4-6-2d）。

第五节 牙槽植骨

一、牙槽植骨后的护理

术后重要的指导包括口腔卫生、饮食、身体活动和药物使用。刷牙需要用软毛小儿牙刷。不建议使用冲牙器冲洗伤口，因为不适当水压可能会导致伤口裂开和移植骨暴露。对于单侧唇腭裂患者糊状饮食应持续约4周，双侧唇腭裂患者需要6~8周，这样有助于伤口愈合和移植骨稳固。在身体活动方面，手术后不久就可以走动，但术后4~6周不能剧烈运动。这样可以保护口腔和髋部伤口。还可根据外科医师的建议出院后继续口服抗生素及止痛片。

二、牙槽植骨后的正畸目标

骨移植且口鼻瘘关闭后约6周，患者将于正畸科医师处复诊。一般不需要重新置入腭矫治器。手术辅助快速腭部扩弓（surgically assisted rapid palatal expansion，SARPE）后牙弓狭窄不会如预期般复发。上颌前牙的排齐需要额外的时间。植骨区尖牙通常在正畸引导下萌出至缺失的侧切牙位置（在不需要义齿修复情况下正畸关闭牙间隙）。正畸科医师应尽量缩短正畸治疗疗程。相比术后一段式连续正畸治疗，阶段式治疗更适用于唇腭裂患者。目前来说牙弓的精细调整将一直持续到骨骼发育成熟，这通常与青少年期的正颌手术相结合。

三、争议

唇腭裂患者咬合重建的争议一直围绕着是否能通过传统"尖牙保护𬌗"还是"组牙功能𬌗"来达到"28颗牙安氏Ⅰ类咬合"。研究证实，约93%唇腭裂患者裂隙区的侧切牙先天缺失或发育不足。裂隙附近可能出现发育不全的门牙或多生牙，它们的共同特点是牙根发育不良。要实现"28颗牙齿"的咬合，需要保持每个牙间隙（比如侧切牙区），并且正畸时不能额外拔牙（非拔牙治疗）。随后将进行单颗牙种植或义齿修复。然而，上颌骨缺损的唇腭裂患者通常存在牙列拥挤的问题。出于这个原因，为了避免出现远期牙周问题，需要拔牙和（或）关闭牙间隙。

在非唇腭裂人群中，只有少数研究比较了对于先天性上颌侧切牙缺失患者行正畸关闭间隙与义齿修复的结果差异。缺乏高质量的临床研究来评估种植体替代（非义齿桥修复）效果，使得唇腭裂患者侧切牙缺失的最佳治疗方案仍存在争议。多项研究证实对于有牙槽突裂的患者，正畸关闭间隙（orthodontic space closure，OSC）比经典的修

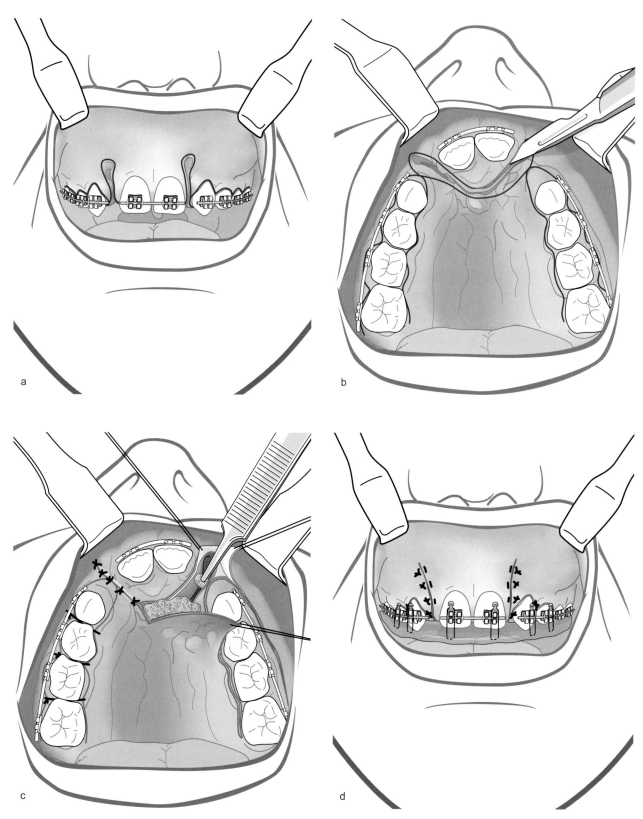

图4-6-2 双侧唇腭裂患者的骨移植和同期关闭口鼻瘘的手术操作技术。a. 正面观显示设计的唇黏膜切口的位置和范围。注意，保持唇黏膜完整性对前颌骨血供十分重要。否则，前颌骨的血供可能会受到影响。b. 腭侧面显示腭侧切口的位置和范围。c. 腭侧面显示，右侧鼻腔侧关闭并骨移植后口腔侧关闭，左侧口腔侧关闭前的的骨移植。d. 骨移植和伤口关闭后的正面视图。预制丙烯酸夹板使3个上颌骨段相互连接固定，以促进骨移植愈合。

复体替代（prosthetic replacement，PR）治疗更能获得健康的牙周和患者的满意。在牙槽骨移植成功后，通过正畸关闭间隙具有额外的优势，即可通过将尖牙移到侧切牙位置改善牙槽嵴形态。在唇腭裂患者中，理论上单颗牙种植是一种有吸引力的选择方案，但需要足够骨体积的完整上颌骨（比如双侧唇腭裂患者前上颌骨的稳定）、邻间牙槽嵴高度、裂隙部位有足够的附着龈以实现良好的种植体放置、牙齿美学和长期维护。然而这些生理或者解剖条件在唇腭裂患者中并不常见。此外，医疗保险很少涵盖所需的口腔科操作（如牙龈移植、牙槽骨增量、种植体植入），这些增加了家庭的经济负担。这些操作需要一系列具有专业知识和奉献精神的口腔科专家（如正畸科医师、牙周病医师、修复科医师和外科医师）的协调配合。即使种植体植入和牙冠修复成功，患者还需要一个长期的牙列维护过程。这些因素导致正畸关闭间隙更可行、更适当。

实现正畸关闭间隙需要成功地混合牙列期骨移植、植骨区尖牙的萌出和正畸关闭间隙。Oosterkamp等（2010）完成了一项回顾性研究，研究对象为两侧侧切牙均缺失的双侧唇腭裂成人患者。一部分患者接受正畸关闭间隙（n=17），另一部分接受修复体替代治疗（n=10）。该研究的目的是比较双侧唇腭裂患者中正畸关闭间隙与侧切牙修复体替代治疗

的牙齿美学和功能差异。该研究没有考虑经济和时间因素的影响。修复体替代的主要方式是树脂黏合桥。牙齿美学由患者本人和专业小组进行评估。通过下颌功能障碍问卷（标准化调查）评估下颌功能，使用功能障碍评定量表（标准化评定量表）计算下颌损伤程度。在牙齿美学方面，正畸关闭间隙和修复体替代治疗之间没有显著差异。在功能方面，接受修复体替代治疗的患者下颌损伤水平明显更高。

第六节 总结

作者首选牙槽突裂的治疗方法是在混合牙列期上颌尖牙萌出前，在硬腭、牙槽嵴和鼻底裂隙缺损处植入颗粒化自体髂骨骨松质，同时关闭所有残留的口鼻瘘。在骨移植前可以进行短期的正畸治疗以使上颌牙弓形态正常化。植骨后通过正畸将尖牙移入间隙关闭牙缝（先天性侧切牙缺失区域），达到低维护的牙周健康。

如果这种分阶段的治疗模式成功完成，可将断裂的上颌骨恢复为完整的上颌骨，且不会对上颌骨施加额外的生长抑制。如果以后需要对上颌骨发育不全进行手术治疗，则可使用标准的LeFort I型截骨术，而无须特殊考虑先前牙槽突裂的影响。

（乌丹旦 译，程杰 江宏兵 校）

参考文献

[1] **Abyholm FE, Bergland O, Semb G**. Secondary bone grafting of alveolar clefts. *Scand J Plast Reconstr Surg Hand Surg.* 1981;15(2):127–140.

[2] **Adell R**. Regeneration of the periodontium. *Scand J Plast Reconstr Surg Suppl.* 1974;11:1–177.

[3] **Bergland D, Semb G, Abyholm FE, et al.** Elimination of the residual alveolar cleft by secondary bone grafting and subsequent orthodontic treatment. *Cleft Palate J.* 1986 Jul;23(3):175–205.

[4] **Berkowitz S**. The comparison of treatment results in complete cleft lip/palate using conservative approach vs Millard–Latham PSOT procedure. In: Sadowsky PL, ed. *Cleft Lip and Palate.* Philadelphia: Saunders; 1996:169.

[5] **Berkowitz S, Mejia M, Bystrik A**. A comparison of the effects of the Latham-Millard procedure with those of a conservative treatment approach for dental occlusion and facial aesthetics in unilateral and bilateral complete cleft lip and palate: part 1. Dental occlusion. *Plast Reconstr Surg.* 2004 Jan;113(1):1–18.

[6] **Boyne PJ, Sands NR**. Secondary bone grafting in residual alveolar and palatal defects. *J Oral Surg.* 1972 Feb;30(2):87–92.

[7] **Capelozza FL, Normando AD, da Silva Filho OG**. Isolated influences of lip and palate surgery on facial growth: comparison of operated and unoperated male adults with UCLP. *Cleft Palate Craniofac J.* 1996 Jan;33(1):51–56.

[8] **Cassolato SF, Ross B, Daskalogiannakis J, et al.** Treatment of dental anomalies in children with complete unilateral cleft lip and palate at SickKids Hospital, Toronto. *Cleft Palate Craniofac J.* 2009 Mar;46 (2):166–172.

[9] **Daskalogiannakis J, Ross RB**. Effect of alveolar bone grafting in the mixed dentition on maxillary growth in complete unilateral cleft lip and palate patients. *Cleft Palate Craniofac J.* 1997 Sep;34(5):455–458.

[10] **Daskalogiannakis J, Mehta M**. The need for orthognathic surgery in patients with repaired complete unilateral and complete bilateral cleft lip and palate. *Cleft Palate Craniofac J.* 2009

Sep;46(5):498–502.

[11] **David DJ, Anderson PJ, Schnitt DE, et al**. From birth to maturity: a group of patients who have completed their protocol management. Part II. Isolated cleft palate. *Plast Reconstr Surg.* 2006 Feb;117(2):515–526.

[12] **DeLuke DM, Marchand A, Robles EC, et al**. Facial growth and the need for orthognathic surgery after cleft palate repair: literature review and report of 28 cases. *J Oral Maxillofac Surg.* 1997 Jul;55(7):694–698.

[13] **Felstead AM, Deacon S, Revington P**. The outcome for secondary alveolar bone grafting in the South West UK region post-CSAG. *Cleft Palate Craniofac.* 2010 Jul;47(4):359–362.

[14] **Friede H, Lilja J**. Dentofacial morphology in adolescent or early adult patients with cleft lip and palate after a treatment regime that included vomer flap surgery and pushback palate repair. *Scand J Plast Reconstr Hand Surg.* 1994 Jun;28(2):113–121.

[15] **Friede H, Pruzansky S**. Long-term effects of premaxillary setback on facial skeletal profile in complete bilateral cleft lip and palate. *Cleft Palate J.* 1985 Apr;22(2):97–105.

[16] **Fudalej P, Hortis-Dzierzbicka M, Obloj B, et al**. Treatment outcome after one-stage repair in children with complete unilateral cleft lip and palate assessed with the Goslon Yardstick. *Cleft Palate Craniofac J.* 2009 Jul;46(4):374–380.

[17] **Good PM, Mulliken JB, Padwa BL**. Frequency of Le Fort I osteotomy after repaired cleft lip and palate or cleft palate. *Cleft Palate-Craniofac J.* 2007 Jul;44(4):396–401.

[18] **Grayson BH, Cutting CB**. Presurgical nasoalveolar orthopedic molding in primary correction of the nose, lip, and alveolus of infants bone with unilateral and bilateral clefts. *Cleft Palate Craniofac J.* 2001 May;38(3):193–198.

[19] **Guzel MZ, Altintas F**. Repair of large, anterior palatal fistulas using thin tongue flap: long-term follow-up of 10 patients. *Ann Plast Surg.* 2000 Aug;45(2):109–114; discussion 114–117.

[20] **Hall HD, Posnick JC**. Early results of secondary bone grafts in 106 alveolar clefts. *J Oral Maxillofac Surg.* 1983 May;41(5):289–294.

[21] **Harrison JW**. Dental implants to rehabilitate a patient with an unrepaired complete cleft. *Cleft Palate Craniofac J.* 1992 Sep;29(5):485–458.

[22] **Hathaway RR, Eppley BLE, Hennon DK, et al**. Primary alveolar cleft bone grafting in UCLP: arch dimensions at age 8. *J Craniofac Surg.* 1999 Jan;10(1):58–67.

[23] **Hathaway R, Daskalogiannakis J, et al**. The Americleft Study: an inter-center study of treatment outcomes for patients with unilateral cleft lip and palate. Part 2. Dental arch relationship. *J Cleft Palate Craniofac.* 2011 May;48(3):244–251.

[24] **Heidbüchel KL, Kuijpers-Jagtman AM, Freihofer HPM**. Facial growth in patients with bilateral cleft lip and palate: a cephalometric study. *Cleft Palate Craniofac J.* 1994 May;31(3):210–216.

[25] **Henkel KO, Gundlach KKH**. Analysis of primary gingivoperiosteoplasty in alveolar cleft repair. Part I: facial growth. *J Craniomaxillofac Surg.* 1997 Oct;25(5):266–269.

[26] **Hsieh CH, Ko EW, Chen PK, et al**. The effects of gingivoperiosteoplasty on facial growth in patients with complete unilateral cleft lip and palate. *Cleft Palate Craniofac J.* 2010 Sep;47(5):439–446.

[27] **Jorgenson RJ, Shapiro SD, Odinet KL**. Studies on facial growth and arch size in cleft lip and plate. *J Craniofac Genet Dev Biol.* 1984;4(1):33–38.

[28] **Lund TW, Wade M**. Use of osseointegrated implants to support a maxillary denture for a patient with repaired cleft lip and palate.

[29] **Mars M, Plint DA, Houston WJB, et al**. The Goslon Yardstick: a new system of assessing dental arch relationships in children with unilateral clefts of the lip and palate. *Cleft Palate J.* 1987 Oct;24(4):314–322.

[30] **Matic DB, Power SM**. The effects of gingivoperiosteoplasty following alveolar molding with a pin-retained Latham appliance versus secondary bone grafting on midfacial growth in patients with unilateral clefts. *Plast Reconstr Surg.* 2008 Sep;122(3):863–870.

[31] **McIntyre GT, Devlin MF**. Secondary alveolar bone grafting (CLEFTSiS) 2000–2004. *Cleft Palate Craniofac J.* 2010 Jan;47(1):66–72.

[32] **Millard DR Jr, Latham RA**. Improved primary surgical and dental treatment of clefts. *Plast Reconstr Surg.* 1990 Nov;86(5):856–871.

[33] **Millard DR, Latham RA, Huifen X, et al**. Cleft lip and palate treated by presurgical orthopedics, gingivoperiosteoplasty, and lip adhesion (POPLA) compared with previous lip adhesion method: a preliminary study of serial dental casts. *Plast Reconstr Surg.* 1999 May;103(6):1630–1644.

[34] **Normando AD, da Silva Filho OG, Capelozza Filho L**. Influence of surgery on maxillary growth in cleft lip and/or palate patients. *J Craniomaxillofac Surg.* 1992 Apr;20(3):111–118.

[35] **Nordquist GG, McNeill RW**. Orthodontic vs. restorative treatment of the congenitally absent lateral incisor—long-term periodontal and occlusal evaluation. *J Periodontol.* 1975 Mar;46(3):139–143.

[36] **Oosterkamp BC, Dijkstra PU, Remmelink HJ, et al**. Orthodontic space closure versus prosthetic replacement of missing upper lateral incisors in patients with bilateral cleft lip and palate. *Cleft Palate Craniofac J.* 2010 Nov;47(6):591–596.

[37] **Posnick JC**. Orthognathic surgery for the cleft lip and palate patient. In: *Seminars in Orthodontics*. Philadelphia: WB Saunders 1996;2(3):205–214.

[38] **Posnick JC**. Cleft orthognathic surgery: the unilateral cleft lip and palate deformity. In: Posnick JC, ed. Orthognathic Surgery: *Principles and Practice.* St Louis: Elsevier; 2014;33:1297–1370.

[39] **Posnick JC**. Cleft orthognathic surgery: the unilateral cleft lip and palate deformity. In: Posnick JC, ed. Orthognathic Surgery: *Principles and Practice.* St Louis: Elsevier; 2014;33:1371–1440.

[40] **Posnick JC**. The staging of cleft lip and palate reconstruction: infancy through adolescence. In: Posnick JC, ed. *Craniofacial and Maxillofacial Surgery in Children and Young Adults.* Philadelphia: WB Saunders; 2000;32:785–826.

[41] **Posnick JC, Gray JA**. Is it safe to re-harvest the anterior iliac crest to manage Le Fort I interpositional defects in young adults with a repaired cleft? *J Oral Maxillofac Surg* 2015;73:S32–S39.

[42] **Posnick JC**. Cleft lip and palate: bone grafting and management of residual oro-nasal fistula. In: Posnick JC, ed. *Craniofacial and Maxillofacial Surgery in Children and Young Adults.* Philadelphia: WB Saunders Co; 2000;33:827–885.

[43] **Proffitt WR**. Orthodontic treatment of clefts: yesterday, today and tomorrow. In: Proceedings of the 48th Annual Meeting, American Cleft Palate–Craniofacial Association; March 1991; Hilton Head, SC.

[44] **Robertsson S, Mohlin B**. The congenitally missing upper lateral incisor: a retrospective study of orthodontic space closure versus restorative treatment. *Eur J Orthod.* 2000 Dec;22(6):697–710.

Cleft Palate Craniofac J. 1993 Jul;30(4):418–420.

[45] **Ronchi P, Chiapasco M, Frattini D**. Endosseous implants for prosthetic rehabilitation in bone grafted alveolar clefts. *J Craniomaxillofac Surg.* 1995 Dec;23(6):382–386.

[46] **Ross RB**. Treatment variables affecting facial growth in complete unilateral cleft lip and palate: Part 3. Alveolus repair and bone grafting. *Cleft Palate J.* 1987 Jan;24(1):33.

[47] **Ross BR**. Treatment variables affecting facial growth in complete unilateral cleft lip and palate. Part 7: an overview of treatment and facial growth. *Cleft Palate J.* 1987 Jan;24(1):71–77.

[48] **Skoog T**. The use of periosteal flaps in the repair of cleft of the primary palate. *Cleft Palate J.* 1965;2:332–339.

[49] **Suzuki A, Takahama Y**. Maxillary lateral incisor of subjects with cleft lip and/or palate: Part 1. *Cleft Palate Craniofac J.* 1992 Jul;29(4):376–379.

[50] **Takahashi T, Fukuda M, Yamaguchi T, et al**. Use of an osseointegrated implant for dental rehabilitation after cleft repair by periosteoplasty: a case report. *Cleft Palate Craniofac J.* 1997;35:268.

[51] **Takahashi T, Fukuda M, Yamaguchi T, et al**. Use of endosseous implants for dental reconstruction of patients with grafted alveolar clefts. *J Oral Maxillofac Surg.* 1997 Jun;55(6):576–583.

[52] **Turvey TA, Vig K, Moriarty J, et al**. Delayed bone grafting in the cleft maxilla and palate: a retrospective multidisciplinary analysis. *Am J Orthod.* 1984 Sep;86(3):244–256.

[53] **Vargervic K**. Orthodontic management of unilateral cleft lip and palate. *Cleft Palate J.* 1981 Oct;18(4):256–270.

[54] **Verdi FJ Jr, Slanzi GL, Cohen SR, et al**. Use of the Branemark implant in the cleft palate patient. *Cleft Palate Craniofac J.* 1991 Jul;28(3):301–303.

[55] **Zachrisson BU, Stenvik A**. Single implants—optimal therapy for missing lateral incisors? *Am J Orthod Dentofacial Orthop.* 2004 Dec;126(6):A13–15.

第七章 | 单侧和双侧唇腭裂患者的正颌手术

Orthognathic surgery for unilateral and bilateral total clefts

Jeffrey C Posnick

第一节 引言

唇腭裂患者的成功治疗与正畸和外科手术密不可分。许多在婴儿期行唇/腭裂修复术的单、双侧唇腭裂或单纯腭裂患者后续也需要接受正颌手术。

第二节 婴儿期腭裂修复对面部发育的影响

Good等（2007）回顾了波士顿儿童医院治疗的唇腭裂患者中需要行LeFort Ⅰ型截骨术的比例，发现48%单侧唇腭裂修复患者和76.5%双侧唇腭裂修复患者在青少年时期需行正颌手术。同样，加拿大儿童医院发现48.3%单侧完全性唇腭裂患者和65.1%双侧唇腭裂患者需要或已经接受了正颌手术，而70%外院行唇腭裂修复后转诊的双侧唇腭裂患者需要进行正颌手术。

第三节 多学科团队治疗

对唇腭裂患者的治疗最好由综合专家小组进行系统评估后提供。目前普遍不认同由那些专科从业者（比如外科医师、正畸科医师、修复科医师、语言病理学家或耳鼻喉科医师）不与团队合作独自开展超范围治疗。

一、治疗方案

伴有颌骨畸形的唇腭裂患者寻求手术治疗时至少需要有正畸科医师、正颌外科医师、耳鼻喉科医师和语言病理学家共同会诊。同时需要听取口腔修复科医师、儿童口腔/综合口腔科医师、牙周医师和其他医学专家（如睡眠专家、遗传学家）的意见。为了评估牙颌面畸形程度，需要收集以下这些信息：面部和咬合的照片、头影测量分析和口腔科X线片、牙列模型和正中咬合关系、直接面部测量数据、鼻内镜检查、语音和腭咽闭合功能及上气道全面评估。

治疗专家、口腔科顾问、患者及家属都需要充分沟通并知晓正颌手术涉及的内容和操作过程。在正式治疗前，所有参与者和家属都应接受涉及语音、上气道、牙齿和面容改变的总体方案。

二、正颌手术时机

最好在骨骼发育成熟后进行颌骨畸形的矫正。一般女孩在14~16岁、男孩在16~18岁完成颌面生长发育。但是骨骼生长不是不变的，最好通过记录青春期生长增突曲线或定期拍摄的连续头影测量X线片来分析。患者及家属基于心理（如自尊、身体形象）和功能障碍（如语言、吞咽、咀嚼和呼吸）所期望的治疗时机也需要被考虑在内。

三、唇腭裂患者青少年期余留的畸形

对于正颌外科医师和唇腭裂团队来说，矫正青少年唇腭裂患者余留的骨骼、软组织和牙齿畸形尤其具有挑战性。畸形主要包括上颌发育不全，常合并残留的口鼻瘘、骨缺损、鼻内阻塞、软组织瘢痕和腭咽闭合功能障碍。此外，裂隙部位通常有上颌侧切牙先天缺失或缺陷而余留牙间隙。鼻、下颌骨和颏部的继发畸形也属常见。成年唇腭裂患者中这

些余留畸形的发生率差异很大，这取决于初期手术的外科医师的理念、专业知识、患者个体的生长潜力以及家庭/患者生活习惯。有临床调查表明，尽管许多唇腭裂患者在比较先进的医学中心接受最好的治疗，但仍有一些儿童无法进行混合牙列期（在尖牙萌出之前）的骨移植。另外，其中一些由于无法行骨移植，需要其他替代重建和牙齿修复治疗。由于这些原因，部分唇腭裂患者在青春期或之后出现相关的畸形可能包括以下几种。

- 上颌发育不全。
- 残留的口鼻瘘。
- 残余骨缺损。
- 牙间隙。
- 颏部发育不全。
- 下颌发育不全。
- 鼻塞和鼻窦阻塞。
- 腭咽闭合功能不全。

四、唇腭裂继发错殆畸形的正畸考量

青少年或成人单/双侧唇腭裂患者由于上颌发育不全和骨移植失败，将出现由裂隙分隔的两三个上颌骨段。每个上颌骨段在三维上都会有不同程度的发育不全或发育异常。从正畸的角度来看，每个骨段都应被矫正，以期后续进行节段手术重新复位。另一方面，如果患者在混合牙列期骨移植成功并伴随尖牙顺利萌出，上颌牙弓形态应该作为一个整体由正畸科医师进行评估。

需不需要拔除完全萌出的正常牙齿（如第一前磨牙）取决于牙槽骨的体积和高度能否容纳牙弓（或部分牙弓）内所有牙根。当现实需要时优选拔除第一前磨牙，以确保有足够的牙槽骨来整平和排齐牙列，而不会不可逆地削弱牙周支撑。拔牙与否取决于上颌牙槽空间的所需量及将中切牙调整至理想位置所需的牙齿移动量。下颌一般不需要拔牙。

无论通过正畸还是手术的方式关闭牙间隙都有潜在缺点：将术前前牙余留的间隙（侧切牙区域）转变为治疗后后牙的间隙（第二磨牙区域）。治疗前需要在上颌骨（或上颌骨段）牙列模型上分析术后位置，这样可以确认上、下颌后牙咬合关系。出于这个原因，上颌第二磨牙也应该包含在正畸治疗

方案中。有时萌出的上颌第三磨牙也可以用来与下颌第二磨牙对咬合。

五、术前的重新评估

手术前2~6周，正畸科医师需要放置手术所需正畸钢丝并确认已达到术前正畸目标。外科医师需取上、下颌藻酸盐印模、记录正中咬合关系、面弓转移至半可调殆架和直接测量面部数据，同时回顾过去的医疗资料（比如放射片、病史记录、照片、口腔科模型、特殊分析）。CT可以有效评估双侧唇腭裂患者的骨量。最终确定颌骨移动的矢量变化（重新复位）并精确计算对应的移动距离和角度。在石膏模型上进行模型分析并制作殆板，殆板有助于术前设计的精确咬合和面部外形。

第四节 正颌手术

一、单侧唇腭裂患者

历史上很多文章警示了单侧唇腭裂患者行上颌骨截骨术可能出现的并发症。在正颌外科领域，Hugo Obwegeser对唇腭裂患者行颌骨重建有突出贡献。到20世纪60年代后期，他成功地在不后退下颌的前提下将唇腭裂患者的上颌前移到理想位置。到20世纪80年代中期，Posnick利用Obwegeser技术对牙槽植骨失败的单侧唇腭裂患者进行LeFort Ⅰ型分块截骨术。关键一点是使用前庭沟切口，该切口可以直接暴露术区以便进行解剖分离、截骨、解除嵌塞、关闭瘘管、鼻中隔成形术、下鼻甲缩小术、梨状孔重塑、骨移植及钛板钛钉固定。这种入路可以对每个骨段进行重新摆位来关闭牙间隙。图4-7-1~图4-7-4显示了混合牙列期骨移植失败的单侧唇腭裂患者的改良分块LeFort Ⅰ型截骨术。

上颌前移的程度由外科医师基于术前确定的咬合关系、气道需求和面部美学因素等确定。垂直高度改变也是根据术前设计在术中实现。根据Luhr（1968）描述的原理，在两侧尖牙支柱和颧突支柱处用钛板钛钉固定。另外使用微型钛板来固定植入的骨皮质松质（髂骨）。

为了更好地矫正继发畸形和面部不对称，经常

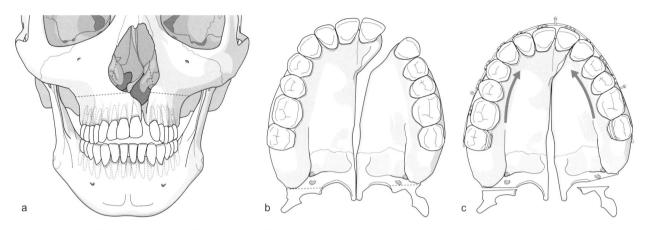

图 4-7-1   a.截骨前正视图:红色虚线为LeFort Ⅰ型截骨线。b、c.骨段重新摆位前(b)和后(c)的腭部视图。

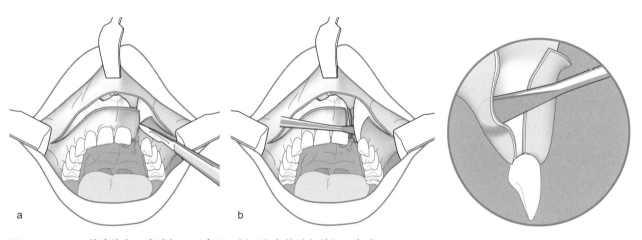

图 4-7-2   a、b.前庭沟和口鼻瘘切口示意图,便于完全截骨和关闭口鼻瘘。

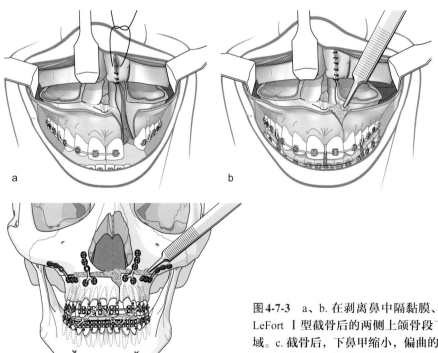

图 4-7-3   a、b.在剥离鼻中隔黏膜、下鼻甲减容、关闭鼻底黏膜后,将LeFort Ⅰ型截骨后的两侧上颌骨段下降折断。髂骨骨松质移植于裂隙区域。c.截骨后,下鼻甲缩小,偏曲的中隔也进行了黏膜下切除术。鼻底用磨球修整外形。沿着鼻底放置了髂骨骨松质。骨皮质松质(髂骨)也被放置在每侧上颌骨的截骨间隙中,获得正确的咬合。

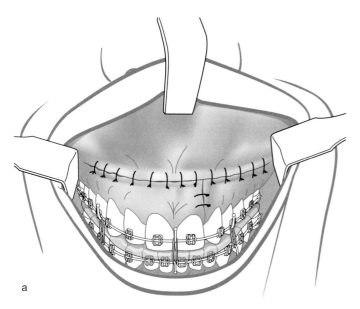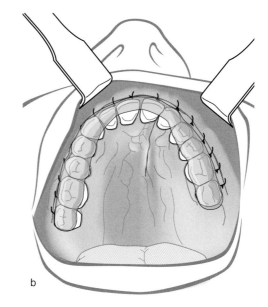

图 4-7-4　a、b. 伤口缝合。殆板在位。

需要实施下颌骨截骨术和颏成形术。下颌骨截骨术的目的不是单纯后退下颌骨，而是更好地矫正脸型。术中根据需要可同期通过鼻中隔成形术、下鼻甲减容术及梨状孔/鼻底/前鼻棘重塑来改善鼻通气。

二、双侧唇腭裂患者

尝试矫正双侧唇腭裂患者颌骨畸形的先例可以追溯到 1938 年的 Steinkamm。虽然 Hugo Obwegeser（1969，1985）对唇腭裂患者颌骨重建做出了里程碑式贡献。但不幸的是，当时少有临床医师像他一样热衷于治疗唇腭裂伴发的颌骨畸形（图 4-7-5）。

Posnick（1990）阐明 LeFort Ⅰ型分块截骨术对于混合牙列期植骨疗效不佳的双侧唇腭裂患者是安全可行的。有文献记载的良好效果证实手术成功的关键在于依据合理的生物学原则进行操作。在植骨效果不佳的双侧唇腭裂患者中，保留前颌骨的唇侧软组织-黏膜蒂是必不可少的。Bell 等（1971）在恒河猴中证实了该唇侧瓣的血供效果。对于表现为"三骨段"的双侧腭裂颌骨畸形患者，行改良 LeFort Ⅰ型分块截骨术（三段式）是安全有效的（图 4-7-5）。

完成单侧牙槽植骨的双侧唇腭裂患者呈现出类似于未植骨的单侧唇腭裂的解剖结构，上颌骨手术方法与未植骨的单侧唇腭裂相同（见上文）。

对于两侧牙槽植骨均成功的患者，可以实施标准的 LeFort Ⅰ型截骨术。

为了更好地矫正继发畸形和面部不对称，经常需要实施下颌骨截骨术和颏成形术。下颌骨截骨术的目的不是单纯后退下颌骨，而是更好地矫正脸型。术中可根据需要同期行鼻中隔成形术、下鼻甲减容术及梨状孔/鼻底/前鼻棘重塑来改善鼻通气。

三、单纯腭裂患者

上颌发育不全或发育异常是青少年单纯腭裂中观察到的主要颌骨畸形，这是由腭裂本身畸形和手术操作所导致，通常考虑行标准的 LeFort Ⅰ型截骨术来治疗。Obwegeser 提出，上颌骨下降折断后的充分游离松解对于矫正颌骨畸形和减少远期复发是必不可少的。单纯腭裂患者中任何残留的腭瘘很难在 LeFort Ⅰ型截骨术中同期修复，这是因为修复腭瘘通常需要剥离翻开腭瓣，而这会影响上颌骨段的血供。

四、手术后的临床处理

术后住院期间和出院早期康复的精细护理对于手术成功至关重要。外科医师需要在这个阶段对患者密切随访，定期留存 X 线片、头影测量分析及面部和咬合照片，及时记录患者进展。

初期愈合后（术后 5 周）需要开始正畸以帮助巩固手术效果并精细调整咬合。从外科医师到正畸

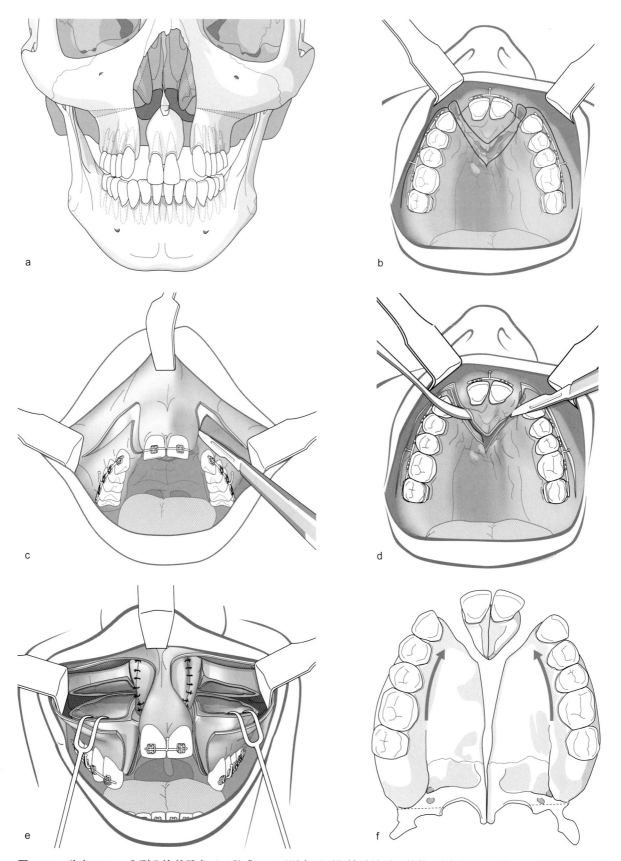

图 4-7-5 改良 LeFort Ⅰ型分块截骨术（三段式）用于混合牙列期植骨效果不佳的双侧唇腭裂患者。a. 未植骨的双侧唇腭裂患者的上颌畸形。图中显示截骨线和下鼻甲减容切口线。b. 前庭沟和腭部切口。c. 前庭沟切口。d. 腭部切口。e. 上颌骨下降折断后便于暴露口鼻瘘的鼻腔侧并缝合。f. 关闭牙间隙前和重新摆位骨段关闭牙间隙后的腭部视图。

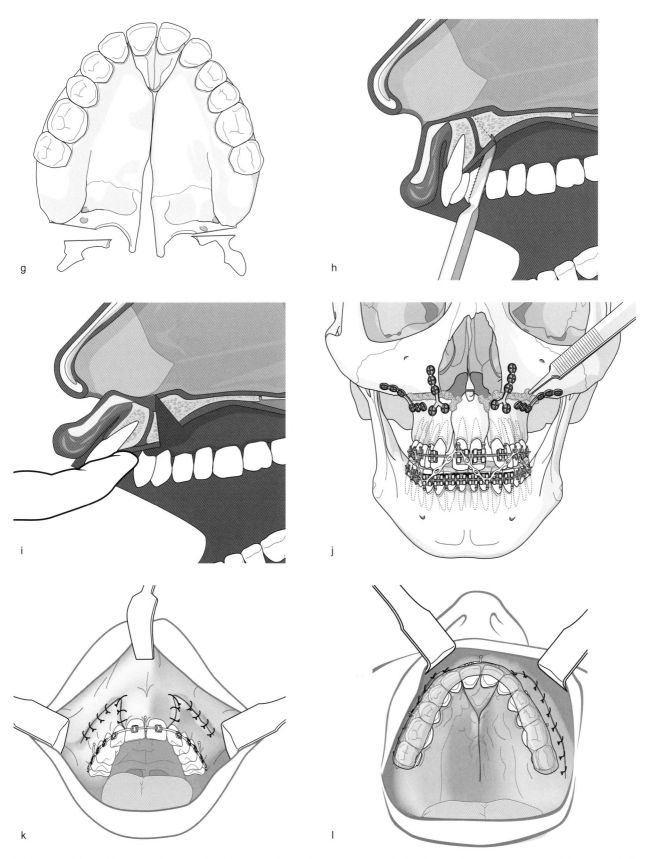

图 4-7-5（续） g. 关闭牙间隙前和重新摆位骨段关闭牙间隙后的腭部视图。h、i. 使用往复锯在腭侧进行前上颌骨截骨术（犁骨截骨术）。j. LeFort Ⅰ型分块截骨术后3个骨段重摆位和固定。图示鼻中隔成形术、下鼻甲减容术、上颌自体骨移植术。k、l. 缝合口腔伤口。注意：腭侧不需要缝合。

科医师的无缝过渡至关重要。术后6个月可以重新客观地评估语音和腭咽闭合功能，届时也可以解决其他剩余问题。有条件的话，可使用鼻内镜评估腭咽闭合功能。正颌手术后6个月就可以进行软组织手术（如鼻成形术、唇瘢痕修复术、咽瓣/腭瓣成形术）。一拆除正畸矫治器，就可以立即进行计划内的牙齿修复治疗。

第五节　争议和遗留问题

一、Lefort Ⅰ型截骨前移后的腭咽闭合功能

当唇腭裂患者必须行正颌手术时，腭咽闭合功能的改变和可能需要的咽瓣成形术不应成为限制手术实施的因素。由熟悉解剖的语音病理学家和外科医师进行鼻内镜检查可记录术前腭咽闭合功能，并合理预测LeFort Ⅰ型截骨前移对腭咽闭合功能的影响。当预测术后腭咽闭合功能将明显恶化时，应就治疗顺序向患者及其家属提出解释和建议。临床研究已证实无论是牵张成骨术还是标准的LeFort Ⅰ型截骨术，都会导致腭咽闭合功能恶化。尽管时常需通过LeFort Ⅰ型截骨前移以矫治腭裂患者的颌骨畸形、改善其上呼吸道和面型面貌，但目前还没有必要，或者说没有显著优势，使用插入咽后壁瓣的方式使得上颌骨活动并同时获得期望的其他效果。作者和其他学者的研究表明，LeFort Ⅰ型截骨术同期行咽瓣成形术不会增加术后并发症的风险，也不会增加术后复发的概率。

最早可在正颌术后3~6个月对腭咽闭合功能进行最终评估。术后6个月可以安全地进行初次或二次咽瓣成形术，如果需要，也可以同期进行鼻成形术或者唇修复术。

二、混合牙列期的Lefort Ⅰ型截骨术

20世纪80年代中期有研究发现，如果为了解决生长发育期腭裂患者面中份发育不足的问题，选择行Le Fort Ⅰ型截骨前移上颌骨，那么一旦颌骨发育成熟就可能需要再次手术（Posnick，1990）。最近有学者在混合牙列期的唇腭裂患者中先行牵张成骨再行LeFort Ⅰ型截骨前移，验证了这一理论。

然而迄今所有研究表明，在混合牙列期的唇腭裂患者中无论是运用标准LeFort Ⅰ型截骨还是牵张成骨来前移上颌，上颌骨都不会进一步水平向前生长。由于下颌骨继续生长，将来还是会出现安氏Ⅲ类错𬌗畸形，仍然需额外行LeFort Ⅰ型截骨前移上颌或后退下颌来改善面容。

三、Lefort Ⅰ型截骨术后复发

有100多篇文章回顾了唇腭裂患者使用标准LeFort Ⅰ型截骨或牵张成骨前移上颌的术后颌骨稳定性和复发率，数据显示两种技术的复发率无显著差异。牵张成骨术的支持者通常认为，当上颌骨前移超过10 mm时使用钛板钛钉固定和骨移植的标准LeFort Ⅰ型截骨术，可能会导致更高的复发率，但基于大量文献的回顾研究，并不支持这一理论。事实上，应注意只有5%的唇腭裂患者需通过LeFort Ⅰ型截骨前移上颌超过10 mm（以中切牙位置计算），这些患者的治疗是公认最具挑战性的。造成这种情况不是单单由于上颌骨自身发育不足。这些患者还可能存在多种余留畸形、先前失败的手术后遗问题及上颌其他区域发育不足（如垂直和横向发育不良）。

Aksu等（2010）报道对上颌发育不足的青少年或成年唇腭裂患者使用牵张成骨前移上颌后，经过3年随访患者的复发率为22%。He等（2010）报道了他们对上颌发育不全的青少年唇腭裂术后患者进行LeFort Ⅰ型截骨及外支架式牵张成骨，该研究中的17例患者于2000—2006年在同一中心接受治疗且随访超过1年。有趣的是，最早接受治疗的4例患者（单、双侧唇腭裂各2例）出现了纤维性骨不连，这4例都需要再次手术，通过坚固内固定来实现骨性愈合。随后研究者将其余13例患者的巩固期延长至少3个月，均实现了骨性愈合（13/17）。该组的术后平均复发程度为11.9%。其中13例患者中有5例（38%）咬合关系不佳，需要进行二次手术。也就是说17例患者中共有9例（53%）需要进行两次手术。

Chen等（2011）报道了一项针对唇腭裂患者的连续队列研究，发现进行外支架式牵张成骨的患者，1年后随访时复发率为30.7%。

Posnick等（1990，1994）记录了对唇腭裂患者行LeFort Ⅰ型截骨术（分块截骨）后的长期随访结果和复发程度，该组病例复杂，包含青少年和成人患者，同时可能有多种残留的终末期畸形（本章已讨论手术操作技巧）。术后1年通过头影测量分析和临床检查评估上颌骨的水平移动和稳定性。根据腭裂类型分组，他们发现单侧唇腭裂患者平均前移6.9 mm，术后保持前移5.3 mm；94%的双侧唇腭裂患者保持正覆盖；单纯腭裂患者平均前移6.1 mm，术后保持前移5.1 mm。有意思的是，根据Posnick等的报道，对这些复杂终末期畸形（如先前骨移植失败、残留瘘管、牙间隙）患者使用标准LeFort Ⅰ型截骨术后复发程度小于一些医师使用Obwegeser在20世纪60年代报道的牵张成骨术。Precious（2007）研究也表明："唇腭裂患者LeFort Ⅰ型截骨术后的复发可能与术中未能充分活动上颌骨有关，术中充分剥离不正常的软组织附着比截骨术本身或唇腭裂类型更重要。"

第六节　上颌重建的阶段治疗

一、单侧唇腭裂患者

作为治疗上颌发育不全合并残留的口鼻瘘、牙槽缺损和牙间隙的单侧唇腭裂患者的一种方法，改良Le Fort Ⅰ型（两段式）截骨术并不能代替现存的唇腭裂序列治疗。我们更倾向于在尖牙萌出前的混合牙列期先行牙槽植骨，然后正畸关闭间隙。但是对那些错过了混合牙列期植骨、仍然存在颌骨畸形的患者，改良Le Fort Ⅰ型（两段式）截骨术确实是一种重建上颌骨的很好选择。

对于出现上颌发育不全、残留牙槽裂、口鼻瘘、牙间隙和鼻通气障碍的青少年或成人患者，使用两阶段分期治疗所花的金钱与时间较多。根据我们的经验，如果采用两阶段治疗，上述终末期畸形的总体发生率会潜在增加。改良LeFort Ⅰ型截骨术为同期解决这些残余终末期畸形提供了安全可靠的机会，可以获得牙齿的"低维护"康复（非义齿修复），对患者的长期咬合稳定和牙周健康非常有益。

二、双侧唇腭裂患者

作为治疗上颌发育不全合并残留的口鼻瘘、牙槽缺损和牙间隙的双侧唇腭裂患者的一种方法，改良Le Fort Ⅰ型（三段式）截骨术也不能代替现存的唇腭裂序列治疗。我们更倾向于在尖牙萌出前的混合牙列期先行牙槽植骨，然后正畸关闭牙间隙。但是对那些错过了混合牙列期植骨、仍然存在颌骨畸形的患者，改良Le Fort Ⅰ型（三段式）截骨术确实提供了上颌重建的最终选择。分两阶段治疗的方法对于这些多发畸形患者既不经济也不省时，并且可能增加畸形发生率。改良LeFort Ⅰ型分块截骨术可以重新摆位各骨段来解决残留畸形，并建立较低牙周健康维护成本基础上的良好牙列关系。

三、标准Lefort Ⅰ型截骨与牵张成骨前移上颌骨的比较

作者同意Obwegeser的观点："现在许多外科医师会使用牵张装置来逐渐前移上颌骨。虽然这可能在某些情况下是合适的，但应该记住，大多数唇腭裂患者可以通过经典的LeFort Ⅰ型手术得到有效治疗，即使上颌需要显著前移也是如此。"

标准思路是外科医师先在术前制订上颌前移方案（牵张成骨或者标准LeFort Ⅰ型截骨术前移上颌骨），无论术中发生什么，都应坚持完成该方案。不幸的是，这种思路使得许多外科医师选择牵张成骨。基于对文献的回顾和个人专精于腭裂患者颌骨手术的30年外科经验，作者提出以下评论和建议。

（一）对牵张成骨治疗腭裂患者颌骨畸形的相关评论

- 经典LeFort Ⅰ型截骨术及稳定的坚固内固定应始终是优于牵张成骨的首选。牵张成骨的术后恢复期会更长，在此期间至少有3个月患者的正常饮食和体育锻炼会受到限制，还通常需要戴面罩几个月。牵张成骨装置显得笨拙怪异，导致社交尴尬，且通常会挡住患者的视野（如红色、蓝色或绿色的外固定装置）（参见第四篇第八章）。此外，与经典的LeFort Ⅰ型截骨术相比，牵张成骨围手术期发生并发症的可能并未减少。

- 如果发生腭裂的上颌骨能充分折断－下降、游离松解，能嵌入充填骨移植物，并能使用钛板钛钉固定，那么行经典 LeFort Ⅰ 型截骨术将很有可能达到计划内的愈合，结果可预测，术后恢复期更短。
- 经验丰富的颌骨畸形外科医师在术中能对折断－下降和松解上颌骨段更有信心。因此经验不足的医师为了避免术中不确定性（如因个人压力而导致），更有可能选择牵张成骨。
- 碰到罕见的重度上颌发育不全和相关畸形的患者，即使是经验丰富的正颌外科医师也会选择用牵张成骨。尽管牵张成骨延长愈合时间，且对同时矫正其他畸形有一定限制，但该装置的渐进拉伸能力很强，甚至可以拖动最难治的上颌骨。

（二）对使用牵张成骨矫治腭裂患者颌骨畸形的相关建议

对于几乎所有上颌发育不全的唇腭裂患者，首选经典的 LeFort Ⅰ 型截骨术来有效地矫正出现的畸形。牵张成骨可以作为针对少数术中上颌骨不能充分松动病例的补充手段。术前可以提前告知有此手术风险的患者及家属，可能会用牵张成骨来达到上颌充分前移以应对意外情况的发生。这样外科医师可以灵活地在正确的时间做出正确的决定，以达到最有效的康复和最好的远期结果。

第七节　总结

目前不少高可信度的临床研究发现，腭裂修复术后的成年患者有较高的颌骨畸形发生率。由专门的正颌外科医师及其团队对这些患者余留的颌骨畸形、错𬌗、口鼻瘘、牙槽缺损、牙间隙、鼻塞和面容进行治疗是安全有效的。成功的正颌外科和鼻内手术操作为鼻唇软组织的最终重建提供了一个良好稳定的基础。

（乌丹旦 译，程杰　江宏兵 校）

参考文献

[1] **Abyholm F, Bergland O, Semb G**. Secondary bone grafting of alveolar clefts. *Scand J Plast Reconstr Surg.* 1981;15(2):127–140.

[2] **Aksu M, Saglam-Aydinatay B, Akcan CA, et al**. Skeletal and dental stability after maxillary distraction with a rigid external device in adult cleft lip and palate patients. *J Oral Maxillofac Surg.* 2010;68:254–259.

[3] **Bell WH, Levy BM**. Revascularization and bone healing after posterior maxillary osteotomy. *J Oral Surg.* 1971 May;29(5):313–320.

[4] **Bell WH, You ZH, Finn RA, et al**. Wound healing after multisegmental Le Fort I osteotomy and transection of the descending palatine vessels. *J Oral Maxillofac Surg.* 1995 Dec;53(12):1425–1433.

[5] **Berkowitz S, Mejia M, Bystrik A**. A comparison of the effects of the Latham-Millard procedure with those of a conservative treatment approach for dental occlusion and facial aesthetics in unilateral and bilateral complete cleft lip and palate: part 1. Dental occlusion. *Plast Reconstr Surg.* 2004 Jan;113(1):1–18.

[6] **Boyne PJ, Sands NR**. Secondary bone grafting of residual alveolar and palatal clefts. *J Oral Surg.* 1972 Feb;30(2):87–92.

[7] **Cassolato SF, Ross B, Daskalogiannakis J, et al**. Treatment of dental anomalies in children with complete unilateral cleft lip and palate at SickKids Hospital, Toronto. *Cleft Palate Craniofac J.* 2009 Mar;46(2):166–172.

[8] **Chanchareonsook N, Samman N, Whitehill TL**. The effect of cranio-maxillofacial osteotomies and distraction osteogenesis on speech and velopharyngeal status: a critical review. *Cleft Palate Craniofac J.* 2006 Jul;43(4):477–487.

[9] **Chanchareonsook N, Whitehill TL, Samman N**. Speech outcome and velopharyngeal function in cleft palate: comparison of Le Fort I maxillary osteotomy and distraction osteogenesis—early results. *Cleft Palate Craniofac J.* 2007 Jan;44(1):23–32.

[10] **Chen ZQ, Qian YF, Wang GM, et al**. Sagittal maxillary growth in patients with unoperated isolated cleft palate. *Cleft Palate Craniofac J.* 2009 Nov;46(6):664–667.

[11] **Chen PK, Por YC, Liou EJ, et al**. Maxillary distraction osteogenesis in the adolescent cleft patient: three-dimensional computed tomography analysis of linear and volumetric changes over five years. *Cleft Palate Craniofac J.* 2011 Jul;40(4):445–454.

[12] **Cheung LK, Chua HD**. A meta-analysis of cleft maxillary osteotomy and distraction osteogenesis. *Int J Oral Maxillofac Surg.* 2006 Jan;35(1):14–24.

[13] **Cho BC, Kyung HM**. Distraction osteogenesis of the hypoplastic midface using a rigid external distraction system: the results of a one-to six-year follow-up. *Plast Reconstr Surg.* 2006 Oct;118(5):1201–1212.

[14] **Daskalogiannakis J, Ross RB**. Effect of alveolar bone grafting in the mixed dentition on maxillary growth in complete unilateral cleft lip and palate patients. *Cleft Palate Craniofac J.* 1997 Sep;34(5):455–458.

[15] **Daskalogiannakis J, Mehta M**. The need for orthognathic surgery in patients with repaired complete unilateral and complete bilateral cleft lip and palate. *Cleft Palate Craniofac J.* 2009 Sep;46(5):498–502.

[16] **David DJ, Anderson PJ, Schnitt DE, et al**. From birth to maturity: a group of patients who have completed their protocol management. Part II. Isolated cleft palate. *Plast Reconstr Surg.* 2006 Feb;117(2):515–526.

[17] **DeLuke DM, Marchand A, Robles EC, et al**. Facial growth and the need for orthognathic surgery after cleft palate repair: literature review and report of 28 cases. *J Oral Maxillofac Surg.* 1997 Jul;55(7):694–697; discussion 697–698.

[18] **Dodson TB, Bays RA, Neuenschwander MC**. Maxillary perfusion during Le Fort I osteotomy after ligation of the descending palatine artery. *J Oral Maxillofac Surg.* 1997 Jan;55(1):51–55.

[19] **Drommer R**. Selecting angiographic studies prior to Le Fort I osteotomy in patients with cleft lip and palate. *J Maxillofac Surg.* 1979 Nov;7(4):264–270.

[20] **Drommer R, Luhr HG**. The stabilization of osteotomized maxillary segments with Luhr mini-plates in secondary cleft surgery. *J Maxillofac Surg.* 1981 Aug;9(3):166–169.

[21] **Drommer RB**. The history of the "Le Fort I osteotomy". *J Maxillofac Surg.* 1986 Jun;14(3):119–122.

[22] **Erbe M, Stoelinga PJ, Leenen RJ**. Long-term results of segmental repositioning of the maxilla in cleft palate patients without previously grafted alveolo-palatal clefts. *J Craniomaxillofac Surg.* 1996 Apr;24(2):109–117.

[23] **Ewing M, Ross**. Soft tissue response to orthognathic surgery in persons with unilateral cleft lip and palate. *Cleft Palate Craniofac J.* 1993;30:320–332.

[24] **Felstead AM, Deacon S, Revington P**. The outcome for secondary alveolar bone grafting in the southwest UK region post-CSAG. *Cleft Palate Craniofacial.* 2010;47:359–362.

[25] **Figueroa AA, Polley JW, Friede H, et al**. Long-term skeletal stability after maxillary advancement with distraction osteogenesis using a rigid external distraction device in cleft maxillary deformities. *Plast Reconstr Surg.* 2004;114:138.

[26] **Freihofer HP Jr**. Results of osteotomies of the facial skeleton in adolescence. *J Maxillofac Surg.* 1977 Nov;5(4):267–297.

[27] **Friede H, Lilja J**. Dentofacial morphology in adolescent or early adult patients with cleft lip and palate after a treatment regimen that included vomer flap surgery and pushback palatal repair. *Scand J Plast Reconstr Hand Surg.* 1994 Jun;28(2):113–121.

[28] **Friede H, Pruzansky S**. Long–term effects of premaxillary setback on facial skeletal profile in complete bilateral cleft lip and palate. *Cleft Palate J.* 1985 Apr;22(2):97–105.

[29] **Fudalej P, Hortis-Dzierzbicka M, Obloj B, et al**. Treatment outcome after one-stage repair in children with complete unilateral cleft lip and palate assessed with the Goslon Yardstick. *Cleft Palate Craniofac J.* 2009 Jul;46(4):374–380.

[30] **Fudalej P, Hortis-Dzierzbicka M, Dudkiewicz Z, et al**. Dental arch relationship in children with complete unilateral cleft lip and palate following Wassaw (one-stage repair) and Oslo protocols. *Cleft Palate Craniofac J.* 2009 Nov;46(6):648–653.

[31] **Garrison BT, Lapp TH, Bussard DA**. The stability of the Le Fort I maxillary osteotomies in patients with simultaneous alveolar cleft bone grafts. *J Oral Maxillofac Surg.* 1987 Sep;45(9):761–766.

[32] **Gillies HD, Rowe NL**. L'ostéotomie du maxillaire supérieur enoisagée essentiellement dans le cas de bec-de-lièvre total. *Rev Stomatol.* 1954;55:545–552.

[33] **Good PM, Mulliken JB, Padwa BL**. Frequency of Le Fort I osteotomy after repaired cleft lip and palate or cleft palate. *Cleft Palate Craniofac J.* 2007;44:396–401.

[34] **Guyette TW, Polley JW, Figueroa A, et al**. Changes in speech following maxillary distraction osteogenesis. *Cleft Palate Craniofac J.* 2001;38:199–205.

[35] **Hall HD, Posnick JC**. Early results of secondary bone grafts in 106 alveolar clefts. *J Oral Maxillofac Surg.* 1983 May;41(5):289–294.

[36] **Harada K, Baba Y, Ohyama K, et al**. Maxillary distraction osteogenesis for cleft lip and palate children using an external, adjustable, rigid distraction device: a report of 2 cases. *J Oral Maxillofac Surg.* 2001 Dec;59(12):1492–1496.

[37] **Harada K, Ishii Y, Ishii M, et al**. Effect of maxillary distraction osteogenesis on velopharyngeal function: A pilot study. *Oral Surg Oral Med Oral Pathol Oral Radiol Endod.* 2002 May;93(5):538–543.

[38] **Harada K, Sato M, Omura K**. Long-term maxillomandibular skeletal and dental changes in children with cleft lip and palate after maxillary distraction. *Oral Surg Oral Med Oral Pathol Oral Radiol Endod.* 2006 Sep;102(3):292–299.

[39] **Hathaway R, Daskalogiannakis J, Mercado J, et al**. The Americleft Study: an intercenter study of treatment outcomes for patients with unilateral cleft lip and palate. Part 2. Dental arch relationship. *Cleft Palate Crainofac J.* 2011 May;48(3):244–251.

[40] **He D, Genecov DG, Barcelo R**. Nonunion of the external maxillary distraction in cleft lip and palate: analysis of possible reasons. *J Oral Maxillofac Surg.* 2010 Oct;68(10):2402–2411.

[41] **Heidbüchel KL, Kuijpers-Jagtman AM, Freihofer HPM**. Facial growth in patients with bilateral cleft lip and palate: a cephalometric study. *Cleft Palate Craniofac J.* 1994 May;31(3):210–216.

[42] **Heliövaara A, Ranta R, Hukki J, et al**. Skeletal stability of Le Fort I osteotomy in patients with unilateral cleft lip and palate. *Scand J Plast Reconstr Surg Hand Surg.* 2001 Mar;35(1):43–49.

[43] **Henkel KO, Gundlach KKH**. Analysis of primary gingivoperiosteoplasty in alveolar cleft repair. Part I: facial growth. *J Craniomaxillofac Surg.* 1997;25:266–269.

[44] **Hochban W, Ganss C, Austermann KH**. Long-term results after maxillary advancement in patients with clefts. *Cleft Palate Craniofac J.* 1993 Mar;30(2):237–243.

[45] **Houston WJ, James DR, Jones E, et al**. Le Fort I maxillary osteotomies in cleft palate cases. Surgical changes and stability. *J CranioMaxillofac Surg.* 1989 Jan;17(1)9–15.

[46] **Hsieh CH, Ko EW, Chen PK, et al**. The effect of gingivoperiosteoplasty on facial growth in patients with complete unilateral cleft lip and palate. *Cleft Palate Craniofac J.* 2010 Sep;47(5):439–446.

[47] **Huang CS, Harikrishnan P, Liao YF, et al**. Long-term follow-up after maxillary distraction osteogenesis in growing children with cleft lip and palate. *Cleft Palate Craniofac J.* 2007 May;44(3):274–277.

[48] **Kanno T, Mitsugi M, Hosoe M, et al**. Long-term skeletal stability after maxillary advancement with distraction osteogenesis in nongrowing patients. *J Oral Maxillofac Surg.* 2008 Sep;66(9):1833–1846.

[49] **Kapp-Simon KA**. Psychological interventions for the adolescent with cleft lip and palate. *Cleft Palate Craniofac J.* 1995 Mar;32(2):104–108.

[50] **Ko EW, Figueroa AA, Guyette TW, et al**. Velopharyngeal changes after maxillary advancement in cleft patients with distraction osteogenesis using a rigid external distraction device: 1-year cephalometric follow-up. *J Craniofac Surg.* 1999 Jul;10(4):312–320.

[51] **Laspos CP, Kyrkanides S, Tallents RH, et al**. Mandibular and maxillary asymmetry in individuals with unilateral cleft lip and palate. *Cleft Palate Craniofac J.* 1997 May;34(3):232–239.

[52] **Laspos CP, Kyrkanides S, Tallents RH, et al**. Mandibular asymmetry in noncleft and unilateral cleft lip and palate individuals. *Cleft Palate Craniofac J.* 1997 Sep;34(5):410–416.

[53] **Luhr HG**. [On the stable osteosynthesis in mandibular fractures]. *Dtsch Zahnarztl Z.* 1968 Jul;23(7):754. German.

[54] **Lund TW, Wade M**. Use of osseointegrated implants to support a maxillary denture for a patient with repaired cleft lip and palate. *Cleft Palate Craniofac J.* 1993 Jul;30(4):418–420.

[55] **Mansour S, Burstone C, Legan H**. An evaluation of soft-tissue changes resulting from Le Fort I maxillary surgery. *Am J Orthod.* 1983 Jul;84(1):37–47.

[56] **Marrinan EM, LaBrie RA, Mulliken JB**. Velopharyngeal function in nonsyndromic cleft palate: relevance of surgical technique, age at repair, and cleft type. *Cleft Palate Craniofac J.* 1998 Mar;35(2):95–100.

[57] **Mars M, Asher-McDade C, Brattström V, et al**. A six-center international study of treatment outcomes in patients with clefts of the lip and palate. Part 3. Dental arch relationships. *Cleft Palate Craniofac J.* 1992 Sep;29(5):405–408.

[58] **Matic DB, Power SM**. The effects of gingivoperiosteoplasty following alveolar molding with a pin-retained Latham appliance versus secondary bone grafting on midfacial growth in patients with unilateral clefts. *Plast Reconstr Surg.* 2008 Sep;122(3):863–870.

[59] **McComb RW, Marrinan EM, Nuss RC, et al**. Predictors of velopharyngeal insufficiency after Le Fort I maxillary advancement in patients with cleft palate. *J Oral Maxillofac Surg.* 2011 Aug;69(8):2226–2232.

[60] **McIntyre GT, Devlin MF**. Secondary alveolar bone grafting (CLEFTSiS) 2000-2004. *Cleft Palate Craniofac J.* 2010;47(1):66–72.

[61] **Millard DR, Latham RA, Huifen X, et al**. Cleft lip and palate treated by presurgical orthopedics, gingivoperiosteoplasty, and lip adhesion (POPLA) compared with previous lip adhesion method: a preliminary study of serial dental casts. *Plast Reconstr Surg.* 1999 May;103(6):1630–1644.

[62] **Mølsted K, Dahl E, Brattström V, et al**. A six-center international study of treatment outcome in patients with clefts of the lip and palate: evaluation of maxillary asymmetry. *Cleft Palate Craniofac J.* 1993 Jan;30(1):22–28.

[63] **Mølsted K, Brattström V, Prahl-Andersen B, et al**. The Eurocleft study: intercenter study of treatment outcomes in patients with complete cleft lip and palate. Part 3: dental arch relationships. *Cleft Palate Craniofac J.* 2005 Jan;42(1):78–82.

[64] **Motohashi N, Kuroda T, Capelozza Filho L, et al**. P-A cephalometric analysis of nonoperated adult cleft lip and palate. *Cleft Palate Craniofac J.* 1994 May;31(3):193–200.

[65] **Nollet PJ, Katsaros C, van't Hof MA, et al**. Treatment outcome after two-stage palatal closure in unilateral cleft lip and palate: a comparison with Eurocleft. *Cleft Palate Craniofac J.* 2005 Sep;42(5):512–516.

[66] **Normando AD, da Silva Filho OG, Capelozza Filho L**. Influence of surgery on maxillary growth in cleft lip and/or palate patients. *J Craniomaxillofac Surg.* 1992 Apr;20(3):111–118.

[67] **Obwegeser HL**. Correction of the facial appearance of harelip and cleft palate patients by surgery on the jaws. In: *Exerpta Medica International Congress Series No 141. Reconstructive Surgery. Thermal Injury and Other Subjects.* 1966;110–117.

[68] **Obwegeser HL**. Surgery as an adjunct to orthodontics in normal and cleft palate patients. *Rep Congr Eur Orthod Soc.* 1967 Jul;42:343–353.

[69] **Obwegeser HL**. Surgical correction of deformities of the jaws in adult cleft cases. Paper presented at: the First International Conference on Cleft Lip and Palate; 1969:14–17; Houston, Texas.

[70] **Obwegeser HL**. Orthognathic surgery and a tale of how three procedures came to be: a letter to the next generations of surgeons. *Clin Plastic Surg.* 2007 Jul;34(3):331–355.

[71] **Phillips JH, Klaiman P, Delorey R, et al**. Predictors of velopharyngeal insufficiency in cleft palate orthognathic surgery. *Plast Reconstr Surg.* 2005 Mar;115(3):681–686.

[72] **Polley JW, Figueroa AA**. Rigid external distraction: its application in cleft maxillary deformities. *Plast Reconstr Surg.* 1998 Oct;102(5):1360–1372.

[73] **Posnick JC, Ewing MP**. Skeletal stability after Le Fort I maxillary advancement in patients with unilateral cleft lip and palate. *Plast Reconstr Surg.* 1990 May;85(5):706–710.

[74] **Posnick JC**. Orthognathic surgery in the cleft patient. In: Russel RC, ed. *Instructional Courses, Plastic Surgery Education Foundation.* St Louis: CV Mosby Co; 1991;4:129–157.

[75] **Posnick JC, Tompson B**. Modification of the maxillary Le Fort I osteotomy in cleftorthognathic surgery: the unilateral cleft lip and palate deformity. *J Oral Maxillofac Surg.* 1992 Jul;50(7):666–675.

[76] **Posnick JC, Tompson B**. Modification of the maxillary Le Fort I osteotomy in cleftorthognathic surgery: the bilateral cleft lip and palate deformity. *J Oral Maxillofac Surg.* 1993 Jan;51(1):2–11.

[77] **Posnick JC, Dagys AP**. Skeletal stability and relapse patterns after Le Fort I maxillary osteotomy fixed with miniplates: the unilateral cleft lip and palate deformity. *Plast Reconstruct Surg.* 1994 Dec;94(7):924–932.

[78] **Posnick JC, Taylor M**. Skeletal stability and relapse patterns after Le Fort I osteotomy using miniplate fixation in patients with isolated cleft palate. *Plast Reconstr Surg.* 1994 Jul;94(1):51–58.

[79] **Posnick JC, Tompson B**. Cleft-orthognathic surgery: complications and long-term results. *Plast Reconstruct Surg.* 1995 Aug;96(2):255–266.

[80] **Posnick JC**. The treatment of secondary and residual dentofacial deformities in the cleft patient: surgical and orthodontic therapy. *Clin Plast Surg.* 1997 Jul;24(3):583–597.

[81] **Posnick JC, Ricalde P**. Cleft-orthognathic surgery. *Clin Plastic Surg.* 2004 Apr;31(2):315–330.

[82] **Posnick JC, Agnihotri N**. Managing chronic nasal airway obstruction at the time of orthognathic surgery: a twofer. *J Oral Maxillofac Surg.* 2011 Mar;69(3):695–701.

[83] **Posnick JC, ed**. Cleft orthognathic surgery: the unilateral cleft lip and palate deformity. In: *Orthognathic Surgery: Principles and Practice.* St Louis: Elsevier; 2014:1297–1370.

[84] **Posnick J**. Cleft orthognathic surgery: the bilateral cleft lip and palate deformity. In: *Orthognathic Surgery: Principles and Practice.* St Louis: Elsevier; 2014:1371–1440.

[85] **Posnick J**. Cleft orthognathic surgery: the isolated cleft palate deformity. In: *Orthognathic Surgery: Principles and Practice.* St Louis: Elsevier; 2014: 1441–1470.

[86] **Precious DS**. Treatment of retruded maxilla in cleft lip and palate. *J Oral Maxillofac Surg.* 2007 Apr; 65:758–761.

[87] **Roberts-Harry D, Semb G, Hathorn I, et al**. Facial growth in patients with unilateral clefts of the lip and palate: a two-center study. *Cleft Palate Craniofac J.* 1996;31:372–375.

[88] **Robertsson S, Mohlin B**. The congenitally missing upper lateral incisor: a retrospective study of orthodontic space closure versus restorative treatment. *Eur J Orthod.* 2000 Dec;22(6):697–710.

[89] **Ross RB**. Treatment variables affecting facial growth in complete unilateral cleft lip and palate. *Cleft Palate J.* 1987 Jan;24(1):71–77.

[90] **Sandham A, Murray JA**. Nasal septal deformity in unilateral cleft lip and palate. *Cleft Palate Craniofac J.* 1993 Mar;30(2):222–226.

[91] **Schnitt DE, Agir H, David DJ**. From birth to maturity: a group

of patients who have completed their protocol management. Part I. Unilateral cleft lip and palate. *Plast Reconstr Surg.* 2004 Mar;113(3):805–817.

[92] **Shaw WC, Asher-McDade C, Brattström V, et al**. A six-center international study of treatment outcomes in patients with clefts of the lip and palate. *Cleft Palate Craniofac J.* 1992 Sep;29(5):393–397.

[93] **Sinko K, Caacbay E, Jagsch R, et al**. The GOSLON yardstick in patients with unilateral cleft lip and palate: review of a Vienna sample. *Cleft Palate Craniofac J.* 2008 Jan;45(1):87–91.

[94] **Steinkamm W**. *Die Pseudo-Progenie und ihre Behandlung* [Inaugural dissertation]. Berlin; University of Berlin; 1938. German.

[95] **Suzuki A, Takahama Y**. Maxillary lateral incisor of subjects with cleft lip and/or palate: Part 1. *Cleft Palate Craniofac J.* 1992 Jul;29(4):376–379.

[96] **Suzuki A, Watanabe M, Takahama Y**. Maxillary lateral incisors of subjects with cleft lip and/or palate: Part 2. *Cleft Palate Craniofac J.* 1992 Jul;29(4):380–384.

[97] **Tessier P, Tulasne JF**. Secondary repair of cleft lip deformity. *Clin Plast Surg.* 1984 Oct;11(4):747–760.

[98] **Trindale IE, Yamashita RP, Suguimoto RM, et al**. Effects of orthognathic surgery on speech and breathing of subjects with cleft lip and palate: Acoustic and aerodynamic assessment. *Cleft Palate Craniofac J.* 2003 Jan;40(1):54–64.

[99] **Westbrook MT Jr, West RA, McNeil RW**. Simultaneous maxillary advancement and closure of bilateral alveolar clefts and oronasal fistulas. *J Oral Maxillofac Surg.* 1983 Apr;41(4):257–260.

[100] **Williams AC, Bearn D, Mildinhall S, et al**. Cleft lip and palate care in the United Kingdom—the Clinical Standards Advisory Group (CSAG) study. Part 2: dentofacial outcomes and patient satisfaction. *Cleft Palate Craniofac J.* 2001 Jan;38(1):24–29.

[101] **Willmar K**. On Le Fort I osteotomy: a follow-up study of 106 operated patients with maxillo-facial deformity. *Scand J Plast Reconstr Surg.* 1974;12(0):suppl 12:1–68.

[102] **Wiltfang J, Hirschfelder U, Neukam FW, et al**. Long-term results of distraction osteogenesis of the maxilla and midface. *Br J Oral Maxillofac Surg.* 2002 Dec;40(6):473–479.

[103] **Witzel MA, Munro IR**. Velopharyngeal insufficiency after maxillary advancement. *Cleft Palate J.* 1977 Apr;14(2):176–180.

[104] **Wolford LM, Cassano DS, Cottrell DA, et al**. Orthognathic surgery in the young cleft patient: preliminary study on subsequent facial growth. *J Oral Maxillofac Surg.* 2008 Dec;66(12):2524–2536.

[105] **Zachrisson BU, Stenvik A**. Single implants—optimal therapy for missing lateral incisors? *Am J Orthod Dentofacial Orthop.* 2004 Dec;126(6):A13–A15.

<table>
<tr><td>第八章</td><td>

外置式上颌骨牵张成骨
Distraction osteogenesis of the maxilla with external devices
Alexander Hemprich, Thomas Hierl

</td></tr>
</table>

第一节 引言

较大幅度的上颌前移具有一定挑战性，尤其是唇腭裂患者；与非唇腭裂患者相比，其面中份前移在技术上更困难且更易复发。这可能和初期手术后留下的瘢痕、局部骨缺损和软组织包绕过紧相关。有些患者已经行腭咽成形术使软腭和咽后壁紧密连接，这可能使上颌骨前移更加困难。

Helfrick（1991）、Epker（1988）和Luhr（1995）指出，唇腭裂患者行传统Le Fort I 型截骨前移上颌骨的极限在5~8 mm，上颌前移量与术后长期稳定性呈负相关。因此，唇腭裂患者面中份前移超过8 mm会出现一定的问题。

牵张成骨可用于治疗软组织条件不佳的严重面中份后缩的唇腭裂患者。对于这些患者来说，牵张成骨似乎是首选方法，因为它是唯一可以通过单独纠正上颌骨来解决较大的上、下颌间矢状向差异的技术。另一种替代方法是双颌手术，将上颌前移与下颌后退相结合，但这可能会影响侧貌，甚至导致睡眠呼吸暂停。

第一个报道通过上、下颌间弹性牵引牵张面中份的学者是Wassmund（1935）（图4-8-1）。

尽管有成功的案例，但直到1978年才有Nanda（1978）在恒河猴上进行面中部生物力学和骨再生的动物研究。他证明了受控的外力能使上颌骨伸长，即使未经截骨的成年猴子也可以表现出骨缝牵张。

Polley等（1995）将骨痂牵张原理应用于颅颌面骨骼，并开发了一种用于面中份移动的多向牵张器。该牵张器通过环状框架固定在颅骨上并与上颌

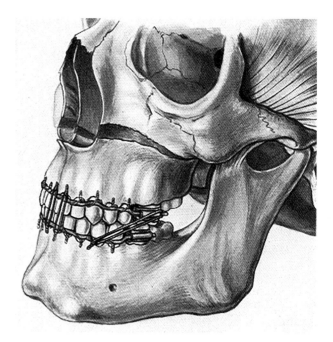

图4-8-1　Wassmund于1927年在德国柏林进行了历史上第一次上颌牵张（引自JA Barth）。

牙列相连接（图4-8-2）。

Polley（1997）将牵张装置连接到牙齿的想法在无牙颌和上牙列缺损的患者中是不能实现的，对于这样的患者需要直接将牵张装置连接到颌骨上。

第二节　术前诊断

术前评估从面部动、静态检查开始，需要获取牙齿、𬌗平面及咬合关系数据，检查面部对称性，并分析软组织量和质（瘢痕）。

除非有三维重建CT扫描，否则需要3个平面的X线平片。三维重建CT是目前公认的诊断颌骨

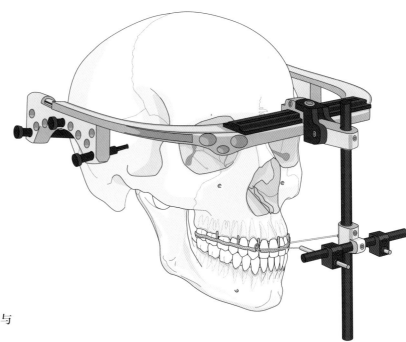

图4-8-2 外置式面中份牵张器。上颌骨与
牵张系统通过牙支持式装置连接。

畸形的影像学金标准。

在传统的X线平片中，头颅侧位片用于评估颅
底、面中部和下颌骨之间的关系。基于术前分析，设
计确定上颌骨矢状和垂直向上的移动量。正位影像可
以选用Water（华特）位片。手术必须要排除有严重
鼻窦疾病的患者。CT扫描在鼻窦评估方面优于X线
平片。应进行全景片检查以筛查隐藏的牙齿病变。

轴位和冠状位CT扫描是术前设计复杂病例手
术方案的首选影像，它特别适用于评估骨质量和面
中部支柱的强度。基于CT数据，可以制作光固化
成形模型用于三维分析。在确定牵张成骨所需的移
动量后，可以进行模型上的模拟手术操作。该步骤
也可在软件中虚拟完成。

术前应进行适当的语音评估，以分析比较患者
在面中部牵张前后的腭咽闭合功能。

许多唇腭裂患者有鼻通气问题，面中部牵张后
鼻通气可能会得到改善。可以通过鼻腔测压法和声
反射鼻测量法在治疗前后获取客观数据进行分析。

第三节 手术操作

可以使用外置式或内置式装置行面中部牵张成
骨。外置式牵张器需要用环状头架固定在患者的颅
骨，并直接连接到患者上颌骨（骨支持式）或上牙

列上（牙支持式）。内置式牵张器经口放置。它们
一端固定在截骨后可移动的上颌骨段，另一端固定
在不可移动的面中份上部（见第四篇和第九章）。

外置式牵张器的优点：
- 可以调整牵引力大小和方向；
- 可以多方向牵引；
- 牵张臂不需要严格平行；
- 操作简单。

外置式牵张器的缺点：
- 显眼的环状框架使患者感到别扭；
- 由于患者感到别扭、固定针松动或感染等原
  因，牵张保持期不够久。

内置式牵张器的优点：
- 由于不可见，患者初始接受度较高。

内置式牵张器的缺点：
- 只允许一个方向牵引；
- 颌骨两侧的牵引方向需要几乎平行；
- 牵引过程中不能改变方向；
- 口内异物可能导致黏膜疼痛，患者不适感逐渐加重。

使用外置式牵张器牵张

为实现上颌骨块严格平行向前移动而不发生倾
斜，牵引力的方向应沿所截的上颌骨块中心向前
（图4-8-3）。这意味着，理想情况下，钢丝应直接

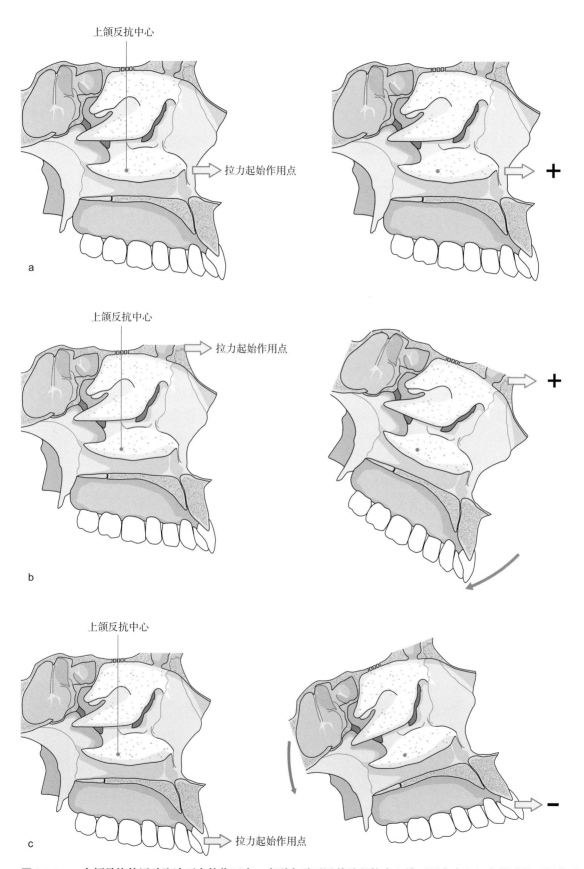

图 4-8-3 a.上颌骨块的运动取决于力的作用点。牵引力需要沿着骨段的中心线（阻力中心）向前才能平行移动上颌骨。b.在阻力中心的上方施力引起前牙咬合关闭（上颌后部向上运动，上颌前部向下运动）。c.在阻力中心的下方施力引起前牙咬合打开（上颌后部向下运动，上颌前部向上运动）。

穿过鼻旁软组织固定在下方的颌骨上。为避免这种情况，Polley等（1997）使用一根长钢丝连接到牙支持式固定装置上，并绕嘴唇弯曲到鼻孔上方。但是，该方法不能应用于无牙颌患者。

Hierl等（2000）介绍了一种特殊的模块化固定装置，可以使上颌骨沿着一个明确而稳定的方向进行牵引（图4-8-4）。

一个1.8 mm厚的方形钛杆可以从上颌骨前壁绕着上唇弯曲到所需的牵引平面。它通过一个特别设计的附件连接到固定在颌骨上的改良微型钛板。该装置即使在厚度仅约1 mm的颌骨表面也能保证稳固。3枚钛钉固定在附件近中侧，4~5枚钛钉固定在附件远中侧。

该装置不仅可用于上颌骨萎缩的无牙颌患者，也可用于牙齿较小及牙齿数量减少或慢性牙周炎的患者。它甚至可以用于6岁以上的儿童，同时不会对恒牙牙根造成任何伤害（图4-8-5）。

如有需要，可以在牵引过程中改变方向。不仅可以调节垂直方向，还可在水平方向上对两侧骨块分别调整，从而抹平两侧骨块在矢状向上的距离差，如可以使较小的骨块向前移动更多距离。该外部装置也可以与如牙支持或骨支持式腭部扩弓器组合使用。

外置式牵张器治疗方案如图4-8-6所示。

（1）按照上颌骨前壁和侧壁外形调整微型钛板形状，调整附件位置（图4-8-5）。

（2）绕上唇弯曲钛杆并固定于附件上。

（3）将整个装置固定到上颌前壁和外侧壁，附件近中侧至少3枚单皮质螺钉，远中侧至少4~5枚螺钉。

（4）眉弓上方2 cm处，用3~4枚固定钉将环状框架固定在颅骨上，使得框架平行于Frankfurt平面。

注意：固定钉置入过程中扭矩不要超过0.35 Nm——使用扭矩扳手避免穿透颅骨（de Mol等，1991）。

（5）根据治疗方案进行面中部截骨术。

（6）在4天的间歇期后，将钛杆连接到牵引部件上，并以每天2次0.5 mm（共1 mm/d）的速度开始牵引（图4-8-6d）。

（7）稳定期：儿童和青少年维持3~4周；年龄较大或无牙颌患者维持6~8周。

（8）拆除装置时可同期行骨移植（如有必要）。

如果不使用这种固定装置，步骤（2）~（4）可以用其他装置（牙支持装置、微型板、钛网）来代替，将其固定在上颌骨上并连接到环状框架。

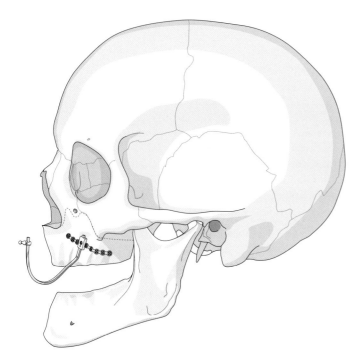

图4-8-4　整个固定装置安装在上颌前壁和外侧壁上。

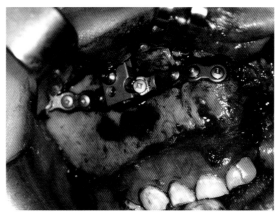

图4-8-5　6岁患者，固位钛板及其附件固定在上颌骨前侧和外侧。

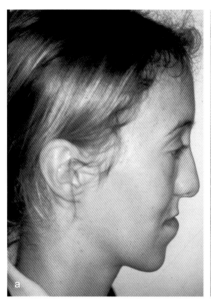

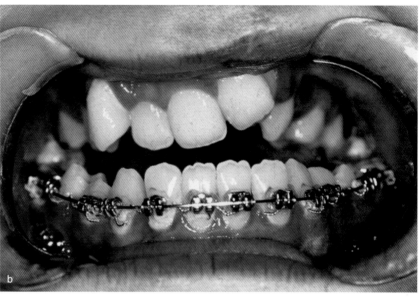

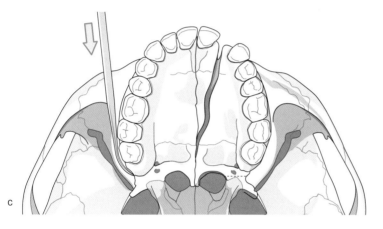

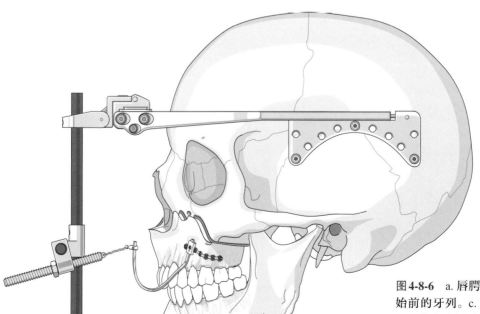

图4-8-6　a. 唇腭裂患者上颌后缩。b. 治疗开始前的牙列。c. 用弯骨凿分离翼上颌连接。d. 固定在上颌骨和颅骨外侧上的外置式牵引装置。注意：连接钛杆和牵张器主轴的钢丝刚好位于上颌骨阻力中心线的上方。

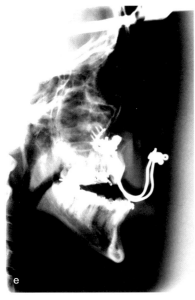
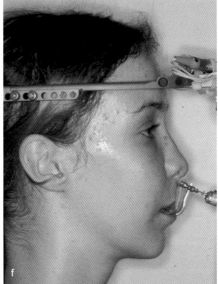
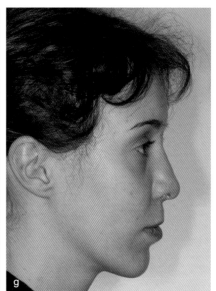
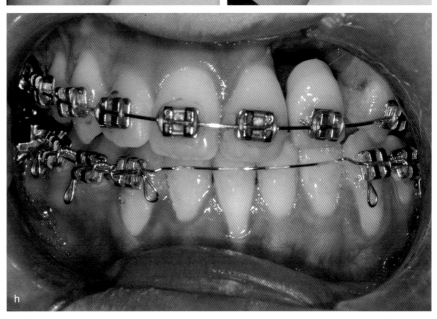

图4-8-6（续） e.牵引开始时的头颅侧位片。f.牵引结束阶段的患者侧面照。g.牵引结束后2年的患者侧面照。h.正畸治疗结束时的牙列。下一步需行义齿修复。

第四节 个人经验

1998年5月至2009年1月，共有55例患者（年龄为6~65岁）行外置式牵张成骨牵张面中份。45例为唇腭裂（含牙槽裂）患者，其中36例单侧唇腭裂，6例双侧唇腭裂，3例单纯腭裂；8例为先天性面中份发育不全患者；2例为Crouzon综合征患者。

45例唇腭裂患者中28例曾行腭咽成形术；10例上颌几乎无牙；1例患有阻塞性睡眠呼吸暂停综合征。除最初的6例患者是用钢丝将牵张器固定在上颌骨上，其余患者无论有无牙齿，均使用前述的模块化外置式牵张器，这是我们的首选方法。11例

患者同时使用了牙支持式Hyrax扩弓器。有38例患者在拆除外置式牵张器后进行了牙槽突裂植骨术。2例老年患者需在牵张间隙内植入髂骨骨松质，并用4块小钛板在鼻旁支柱和颧牙槽嵴支柱处固定。7例患者同时进行onlay植骨和上颌窦提升，以便后续种植。

前7例有牙颌患者拆除外置式框架后用Delaire面罩维持，后来我们发现青年和老年患者只要分别维持4周和8周就可使颌骨足够稳定，且患者依从性较差，所以弃用了Delaire面罩维持的方法。经过牵引，所有患者都达到了预先设计的上颌移动距离：9~31 mm（平均17 mm）。CT扫描显示，牵张

成骨结束8周后面中份上颌支柱处有明显新骨形成（图4-8-7）。另外，在20例行上颌onlay植骨或牙槽突裂植骨或种植体植入的患者中，40块半侧上颌骨中的36块与梨状孔周围骨完全愈合（图4-8-8）。

只有2例超过40岁患者在去除外固定牵引装置时加用小钛板固定，并同时在牵张间隙内植骨。根据Segner等（1991）提出的头影测量方法，牵引结束时SNA角增加约12.1°，平均值从术前71.7°到术后83.8°。6个月后该角度下降19%，12个月后下降25%（表4-8-1）。

表4-8-1 牵引结束后SNA和ANB的变化

变化	例数	SNA	SNB
最初增加	38	12.1° =100%	13.6° =100%
6个月后	27	−2.3° （19%）	−2.3° （16.8%）
12个月后	20	−3.1° （25%）	−3.8° （28.6%）
24个月后	6	−3.2° （23%）	−3.2° （23%）

牵引结束后的前6个月变化最大，之后变化较小，几乎不会再有复发的趋势（图4-8-9）。在成人

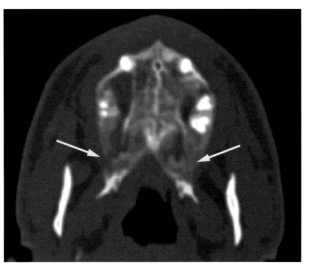

图4-8-7 牵张成骨8周后水平位CT扫描。箭头指向上颌骨后部形成的新骨。

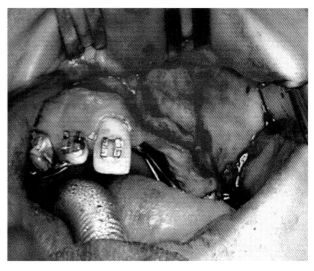

图4-8-8 去除外置式牵张器后，在梨状孔和上颌壁前周围形成的新骨。

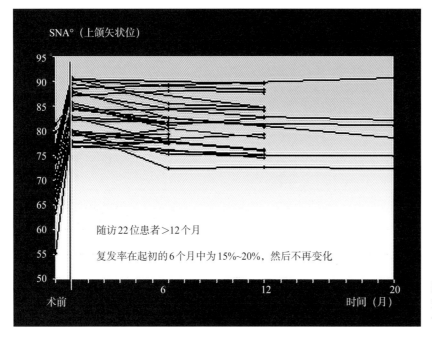

图4-8-9 22例患者的SNA角度变化。如果发生复发，矢状面上测量不会超过20%。注意：6个月后的改变很小（由Thomas Hierl，MD提供）。

无牙颌患者中，应设计过矫治20%以抵消上述复发（SNA角）。在有牙颌患者中同样建议适度过矫治，尤其在进行垂直向牵引时。术后会出现骨性复发，但程度较轻，且能始终保持前牙正覆盖。

面中份牵张成骨和传统正颌手术的术后复发程度很难进行比较。不同学者（Figueroa等，2001；KO等，2000）报道牵张成骨术后复发12%~28%，而传统的LeFort Ⅰ型截骨术后复发10%~29%（Gurstein等，1998；Heliövaara等，1998）。然而，这些研究中上颌骨平均前移量均未超过6 mm。

根据我们的经验，牵张成骨在面中份严重发育不全的唇腭裂患者中具有更大优势。

为了更好地了解前移上颌骨及周围软组织所需的力，Knapp等（2004）开发了一种可以固定在外置式牵引器上的张力测量装置（图4-8-10）。患者可通过特别设计的数据记录器，记录牵引过程中力的大小。据报道，完成预计的上颌骨前移所需的力在50~114 N。装置上的螺丝、钛板、头架都要能承受这个力。

由于上述的矫形力对颅骨上环状框架的6~8枚固定钉也产生了巨大的负荷，因此需要通过有限元分析来可视化研究颅骨的变形情况。研究发现，沿着固定钉的外侧颅骨向内变形。为使术后瘢痕足够隐匿，外置框架常固定在有头发覆盖的颅骨中最薄弱区域，因而可能导致颅骨变形（Polley等，1997）。

复杂正颌手术通常会通过三维CT扫描进行术前设计，这样术前和术后的数据比较就较容易实现，甚至可以通过移动覆盖骨组织和软组织层来预测手术改变。图4-8-11显示1例19岁左侧完全性唇腭裂女性患者行牵张成骨前后的三维CT影像。可视化黏弹性模型将患者颌骨的变化更直观地体现（图4-8-12）。

可以看到上颌骨的牵引会带动鼻、眶、颧部向前、向上移动。所有这些面中份改变可以借助矢量箭头标记出来（图4-8-13）。

几乎所有患者鼻通气都有改善。患者主观上和客观鼻腔测压均未发现术后鼻阻塞。

语音师通过声学仪器检测发现非腭裂患者的腭咽闭合功能没有改变。5例腭裂患者术后语音功能下降，而有2例患者却表现出腭咽闭合功能的改善。另有9例术前即有病理改变的患者出现鼻腔共振和鼻漏气增加。2例老年患者最终行腭咽成形术。

如果与传统LeFort Ⅰ型截骨术比较术后语音功能的改变，腭裂患者中行牵张成骨后语音功能减退者占16%，而前者术后语音功能减退者占23%~81%，而且LeFort Ⅰ型截骨组上颌前移量不足牵张成骨组平均前移17 mm的50%。不过牵张成骨组大部分患者既往已行腭咽成形术。同时我们发现牵张成骨组中术后语音问题与牵引前移量没有相关性。Sugar（2001）发现与传统正颌手术相

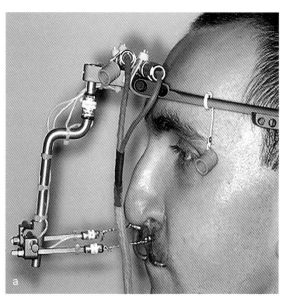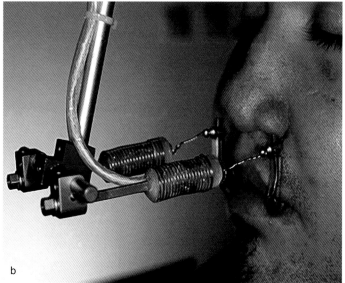

图4-8-10 a、b.张力测量仪安装在两个牵引杆和中央碳棒上，用于测量牵引时牵张力大小。

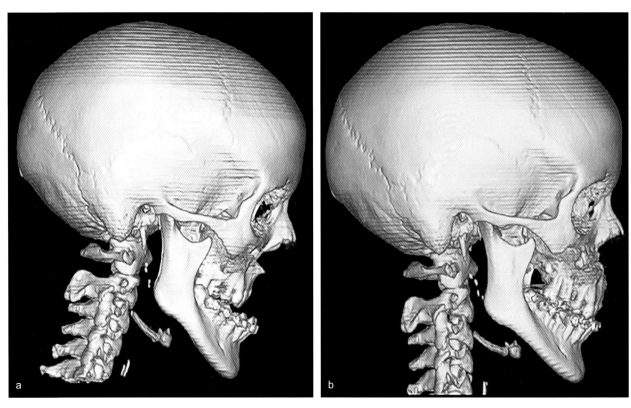

图4-8-11　a、b. 19岁左侧完全性唇腭裂女患者牵张成骨术前和术后侧面观。整个面中份骨性改变十分明显。

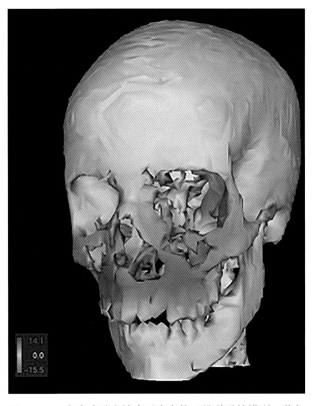

图4-8-12　牵张成骨术结束后患者的三维黏弹性模型。蓝色阴影部分表明颌骨向前的移动/增长。

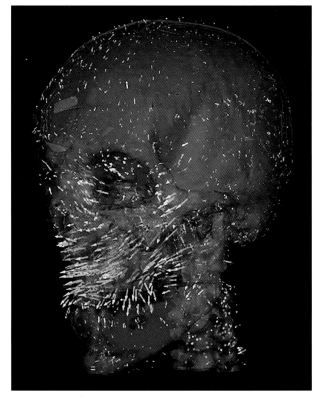

图4-8-13　矢量箭头表示牵张成骨后面中部各个部分的移动。

比，行内置式牵张成骨对需前移上颌的唇腭裂患者术后效果更好。需注意的是，他的牵张成骨组中多数患者也曾行腭咽成形术，所以两组间不是完全可比的。

第五节　并发症与不足

55例行牵张成骨的患者，有12.7%后续进行了二次手术，这个数据比文献报道（Tung等，1995）行传统LeFort Ⅰ型截骨术后6%~9%的二次手术率高。必须说明，这些需要二次手术的病例都发生在我们开始临床研究的前3年，因此这可能与新技术的引入需要外科医师适应性学习有关。

在行牵张成骨时可出现以下问题：

- 环状框架松动。
- 钛杆嵌入上唇。
- 上颌骨活动度不足。
- 固定钛板松脱。
- 上颌骨牵张量不足（过早骨化）。

以下为这些问题的针对性解决方案。我们的第一个病例中，根据外科医师的个人经验和判断，通过拧紧6~8枚螺钉将环状框架固定到颅骨上。后来在有限元模型中发现颅骨变形，CT扫描中也检测到颅骨外侧板变形和部分裂缝的产生。因此强烈建议固定外置框架的螺钉扭矩最大不超过0.35 Nm，可以使用扭矩扳手控制螺丝扭矩。每周需要检查外置框架是否紧密固定。

术中钛杆需要沿上唇外形仔细弯制以免嵌入嘴唇。

可以选择颧牙槽嵴区域来固定钛板，因为这里是上颌骨最坚固的部位。

疼痛不是患者牵张成骨时主要的问题。在牵引时，尤其有咽瓣的患者可能会感觉咽瓣蒂部有一些疼痛或者牵拉感，但牵引结束后该感觉就会消退。我们的所有病例中只有4例在整个牵引过程中需要少量止痛药，其余患者都能耐受，甚至能在没有任何麻醉的情况下接受每周旋紧外置框架固定钉（表4-8-2）。

表4-8-2　需要再次手术的并发症

原因	例数	年龄（岁）	处理
环状框架松动	1	16	重新固定
钛杆嵌入上唇	1	12	重新弯曲钛杆
上颌骨活动度不足	1	24	再次牵引
固定钛板松脱	2	32，65	用更多钛钉在更坚固部位重新固定
上颌骨牵张量不足（过早骨化）	2	20，25	二次手术（LeFort Ⅰ型截骨术）

第六节　总结

使用外置式牵张器对面中份行牵张成骨是一种安全可靠的方法，不仅实现上颌骨在矢状向和垂直向上移动，还可以同时使用附加的腭部扩弓装置实现上颌骨宽度的同步增加。可以说，面中份牵张成骨不会引起严重的并发症。由于截骨后不需要对上颌骨或面中份进行广泛松解，因此大出血的风险远低于传统的LeFort Ⅰ/Ⅱ/Ⅲ型截骨术。

（乌丹旦 译，程杰　江宏兵 校）

参考文献

[1] **Chin M, Toth BA**. Le Fort III advancement with gradual distraction using internal devices. *Plast Reconstr Surg.* 1997 Sep;100(4):819–830; discussion 831–832.

[2] **Cohen SR**. Craniofacial distraction with a modular internal distraction system: evolution of design and surgical techniques. *Plast Reconstr Surg.* 1999 May;103(6):1592–1607.

[3] **de Mol van Otterloo JJ, Tuinzing DB, Greebe RB, et al**. Intra- and early postoperative complications of the Le Fort I osteotomy. *J Craniomaxillofac Surg.* 1991 Jul;19(5):217–222.

[4] **Devani P, Watts R, Markus AF**. Speech outcome in children with cleft palate: aerophonoscope assessment of nasal emission. *J Craniomaxillofac Surg.* 1999 Jun;27(3):180–186.

[5] **Epker BN, Stella JP, Fish LC**. Dentofacial deformities associated with cleft lip and palate. In: Epker BN, Stella JP, Fish LC, eds. *Dentofacial Deformities: Integrated Orthodontic and Surgical Correction.* Mosby: St Louis; 1988;3:1571–1708.

[6] **Erbe M, Stoelinga PJW, Leenen RJ**. Long term results of segmental repositioning of the maxilla in cleft palate patients without previously grafted alveolo-palatal clefts. *J Craniomaxillofac Surg.* 1996 Apr;24(2):109–117.

[7] **Figueroa AA, Polley JW, Ko E.** Distraction osteogenesis for treatment of severe cleft maxillary deficiency with RED technique. In: Samchucov ML, Cope JB, Cherkashin AM, eds. *Craniofacial Distraction Osteogenesis.* St Louis: Mosby; 2001:485–493.

[8] **Gurstein KW, Sather AH, An KN, et al.** Stability after inferior or anterior maxillary repositioning by Le Fort I osteotomy: a biplanar stereocephalometric study. *Int J Adult Orthodon Orthognath Surg.* 1998;13(2):131–143.

[9] **Helfrick JF.** Treatment of secondary cleft deformities: orthognathic surgery. *Ann R Australas Coll Dent Surg.* 1991 Oct;11:244–258.

[10] **Heliövaara A, Ranta R, Hukki J.** Le Fort I osteotomy: skeletal stability and soft tissue changes in different cleft types. *J Craniomaxillofac Surg.* 1998;[Suppl 1]:26:71–72.

[11] **Hierl T, Hemprich A.** Callus distraction of the midface in the severely atrophied maxilla: a case report. *Cleft Palate Craniofac J.* 1999 Sep;36(5):457–461.

[12] **Hierl T, Hemprich A.** A novel modular retention system for midfacial distraction osteogenesis. *Br J Oral Maxillofac Surg.* 2000 Dec;38(6):623–626.

[13] **Hierl T, Klöppel R, Hemprich A.** Midfacial distraction osteogenesis without major osteotomies: a report on the first clinical application. *Plast Reconstr Surg.* 2001 Nov;108(6):1667–1672.

[14] **Hochban W, Ganss C, Austermann KH.** Long-term results after maxillary advancement in patients with clefts. *Cleft Palate Craniofac J.* 1993 Mar;30(2):237–243.

[15] **Knapp W, Hierl Th, Gunter T, et al.** Measurement and analysis of forces during midfacial distraction osteogenesis. *Int J Tech Health Care.* 2004;12:197–198.

[16] **Ko EW, Figueroa AA, Guyette TW, et al.** Velopharyngeal changes after maxillary advancement in cleft patients with distraction osteogenesis using a rigid external distraction device: a 1-year cephalometric follow-up. *J Craniofac Surg.* 1999 Jul;10(4):312–322; discussion 321–322.

[17] **Luhr HG, Jäger A.** (Indikation, Technik und Ergebnisse der bimaxilläen Chirurgie). *Fortschr Kiefer Gesichtschir.* 1995;40:1–12. German.

[18] **Nanda RS.** Protraction of maxilla in rhesus monkeys by controlled extraoral forces. *Am J Orthod.* 1978 Aug;74(2):121–141.

[19] **Polley JW, Figueroa AA, Charbel FT, et al.** Monobloc craniomaxillofacial distraction osteogenesis in a newborn with severe craniofacial synostosis: a preliminary report. *J Craniofac Surg.* 1995 Sep;6(5):421–423.

[20] **Polley JW, Figueroa AA.** Management of severe maxillary deficiency in childhood and adolescence through distraction osteogenesis with an external, adjustable, rigid distraction device. *J Craniofac Surg.* 1997 May;8(3):181–185; discussion 186.

[21] **Schwarz C, Gruner E.** Logopaedic findings following advancement of the maxilla. *J Maxillofac Surg.* 1976 Mar;4(1):40–55.

[22] **Segner D, Hasund A.** *Individualisierte Kephalometrie.* Hamburg: Eigenverlag; 1991. German.

[23] **Tung TC, Chen YR, Bendor-Samuel RL.** Surgical correction of the Le Fort I osteotomy: a retrospective review of 146 cases. *Changgeng Yi Xue Za Zhi.* 1995 Jun;18(2):102–107.

[24] **Van de Perre JP, Stoelinga PJ, Blijdorp PA, et al.** Perioperative morbidity in maxillofacial orthopaedic surgery: a retrospective study. *J Craniomaxillofac Surg.* 1996 Oct;24(5):263–270.

[25] **Wassmund W.** *Lehrbuch der praktischen Chirurgie des Mundes und der Kiefer Bd. 1.* Leipzig: JA Barth; 1935. German.

[26] **Watzke I, Turvey TA, Warren DW, et al.** Alterations in velopharyngeal function after maxillary advancement in cleft palate patients. *J Oral Maxillofac Surg.* 1990 Jul;48(7):685–689.

第九章 基于内牵引器的面中部前移

Midface advancement with internal distractors

Jaime Gateno, James J Xia, John F Teichgraeber

第一节 引言

牵引装置根据其安置的部位可以分为内牵引和外牵引。内牵引放置在皮下、骨组织上。外牵引放置在皮肤表面。在本章中，我们将讨论使用内牵引装置前移上颌和面中部。

内牵引相对于外牵引具有显著优势。首先，它们位置隐蔽，隐藏在视线之外，因此更容易被患者和家属接受。其次，它们对功能的损害小于外牵引，例如，晕轮设备显著影响语言、咀嚼和情感表达。再者，与外牵引相比，内牵引不会干扰或扰乱日常生活活动，如穿衣和睡觉（Eggermont等，2007）。最后，内牵引比外牵引更安全。值得注意的是，晕轮装置曾导致颅骨骨折、针刺入颅内及跌倒损伤（van der Meulen等，2005；Aizenbud等，2008；Cai等，2010）。

尽管如此，内牵引也有缺点。首先，它们只能沿直线移动骨骼。由于其活动范围有限，只有在矫正畸形所需的操作较为简单时，这些装置才能产生良好的效果。第二，内牵引是不可调节的；也就是说，在治疗过程中内牵引的方向无法改变。如果装置未完全对齐，患者最终将出现医源性畸形。第三，内牵引器通常需要二次手术拆除。

尽管内牵引有看似无法克服的弊端，但我们可通过以下方法持续获取良好的治疗效果：①简化牵引动作。②准确选择、调试和安装牵引装置。③当结果与预期计划不符时，制订相应补救干预措施。

第二节 上颌骨牵引

一、适应证

当上颌后缩时，尤其是当矫正后缩所需的动作幅度大于周围软组织所能够灵活适应的动作幅度时，这就需要通过牵引来前移上颌骨，常见于严重上颌后缩或其周围软组织因瘢痕而僵硬时。由于唇腭裂修复术后会形成瘢痕组织，导致唇腭裂患者普遍存在硬性软组织。虽然正常的软组织可能允许上颌骨前移10~12 mm，但含有瘢痕组织的唇腭裂术后组织允许上颌骨前移的距离仅为正常值的一半（5~6 mm）（Yu等，2004）。

注意：当患者的骨骼不足以固定装置时，或患者行为与口内装置的激活不兼容时，禁忌使用内牵引治疗。

两步治疗方案

在本部分内容中，我们将讨论使用内牵引进行上颌牵张的治疗方案。

上颌牵引器通常是一种模块化装置，由主体、踏板和手臂三部分组成。主体内含有牵引螺丝，位于口腔前庭的软组织外。踏板和手臂位于软组织下方，可将器械固定在骨骼上。

踏板将器械固定在面中份，手臂可将装置固定到上颚（图4-9-1）。

利用内牵引器成功前移上颌需要广泛的术前计划（Scolozzi等，2017）。由于其复杂性，内牵引治疗计划需要三维手术模拟软件辅助。术前用该软件

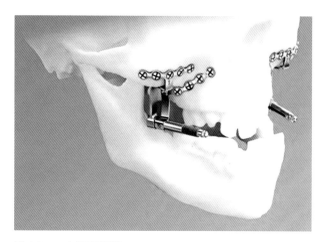

图4-9-1 上颌牵引器。

建立一个精准的脸部模型。该模型通过分割计算机断层扫描（CT），并将虚拟咬合模型合并到面部模型（Gateno等，2003）。CT扫描显示下颌骨呈正中关系。面部模型由单独的3D部分组成——面中部骨骼、上颌骨和下颌骨。此外，还应具有一个正确的解剖参照系（即矢状面、轴面和冠状面）。

二、简化程序

移动上颌骨需要两个牵引器，放置于上颌左右两侧。左右设备安装高度一致、前向位置一致、俯仰一致。此外，左右器械应与矢状面平行；然而，轻微的前部内收敛也是可以的。

两个直线型牵引器，安装如上所述，其运动路径可能会不同，这取决于它们的激活方式。当左右设备被同时激活时，上颌骨整体平移。移动的方向由设备的方向决定。当左右两种装置激活不同步时，上颌骨会旋转旋转轴垂直于两个内牵引长轴的平面。尽管这些设备可以进行一些旋转，但它们不能随意旋转。不同步激活设备会同时改变上颌骨的上下、左右和位置，而不是使上颌骨围绕一个单一的枢轴旋转。同时进行多轴运动在临床上很难控制。因此，我们认为内牵引只能平移。

下颌后缩调整到正常位置是一个复杂的过程，原因有二。第一，上颌后缩是一种孤立的畸形。许多患有此病的患者也同时伴有垂直缺陷和旋转不良。第二，即使是单纯的下颌后缩，上颌也需要进行各个方向的移动和旋转，以达到正常的咬合状态。

将上颌从最初的（畸形的）位置调整到正常排列通常需要6种转换（运动）：①前部移动。②垂直移动。③横向移动。④左右旋转。⑤辊旋转。⑥俯仰旋转。

不幸的是，直线型内部装置只允许两种类型的转换：①前部移动。②垂直移动。

一个显而易见的问题是：如何使用只能实现6种所需转换中的2种转换器械来矫正上颌后缩？

解决方法是分两步矫正畸形。首先，外科医师要完成所有设备不能完成的动作。这些动作均在术中进行，于截骨手术完成后，但在安装牵张器之前。第二步，使用牵引器完成它们所能完成的动作（表4-9-1）。这些变化发生于术后牵引期。

表4-9-1 利用转换纠正复杂上颌后缩

术中转换（不可线性牵引）	术后转换（可线性牵引）
术中平移	术后平移
横向平移	前部移动
左右旋转	垂直移动
辊旋转	
俯仰旋转	

在两步方案的第一步，已完成标准的Le Fort I型截骨术。随后，上颌骨被移动到中间位置。此步术中操作完成了设备不能完成的所有转换（如横向平移、偏航旋转、滚转和俯仰旋转）。使用咬合板将上颌进一步移动到中间位置，该咬合板是由软件设计，并通过3D打印制造。

在软件中制作咬合板，首先要将上颌移动到中间位置。用逆向的方法可确定此位置。上颌并不是从原始位置移动到中间位置，而是向后移动，最终达到需对齐的位置（图4-9-2）。

从最终的对准中，需移除牵引器可能带来对转换的影响。其步骤如下：首先，将上颌向后直滑，直到其中一个上颌结节触及其翼状板（图4-9-3），从而减去前向平移。

向上移动上颚，直到它接触到面中部，从而消除向下平移（图4-9-4）。

此时，我们将评估截骨间隙。传统的牵引从上颌的原始位置开始，那里骨段之间接触充分。然而，在我们的两步方案中，牵引从骨接触最小的中间位置开始。为了在牵张过程中成骨，必须用软骨痂来弥补截骨间隙。当第一步手术在骨段之间造成很大的间隙时（图4-9-4），桥接性骨痂可能无法形成，从而导致成骨失败。为了防止这种并发症，可以通过进一步上移上颌来增加骨接触（图4-9-5）。

当然，这样做需要切除重叠区域的骨。该重叠区域在术前可以通过软件进行设计（图4-9-6），以保证在手术时切除。

当截骨段处于中间位置时，需使用三维设计软件设计咬合板，咬合板必须具有一定的厚度，因为正如后文所述，咬合板的侧翼将用来携带牵引器到

正确的位置（图4-9-7）。

单用中间咬合板并不能保证截骨段都处于中间位置。当咬合板夹在牙弓之间，颌骨用金属丝闭合时，上、下颌仍然可以移动。因此，我们需要一种额外的方法来将移动部分固定在正确的对齐位置上。一种常见的技术是追踪上颌中切牙的垂直位置（Johnson，1985）。具体而言，为U_0的垂直位置（该点位于上切牙近中切角之间的中点，图4-9-15g上的黄色点）。手术前，在设计软件中计算U_0的垂直位移，即当移动段从原始位置移动到中间位置时，U_0所经历的垂直位置变化。在手术中，该距离用来确定移动节段应该放置的位置。此类方法将在手术部分详细描述。

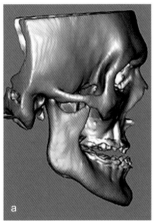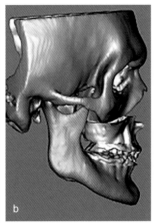

图4-9-2 手术模拟从将上颌放置在理想的对齐位置开始。a.原始状态。b.理想的对齐位置。

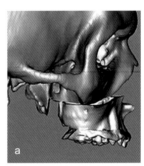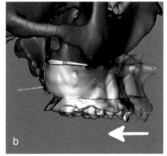

图4-9-3 a、b.最终对齐后，上颌直向后移动，直到其中一个上颌结节接触翼板。

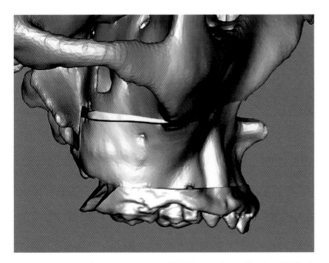

图4-9-4 上颌向上移动，直到接触面中部。然后评估截骨间隙。间隙过大会导致成骨失败。

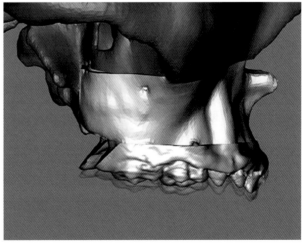

图4-9-5 为了增加骨接触，需将面中部的下部进一步向上移动。这可改善上部和下部之间的骨骼接触。

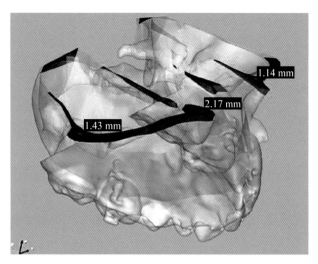

图4-9-6 此处显示为红色的骨重叠区域，可以在规划软件中绘制，以便将来移除。

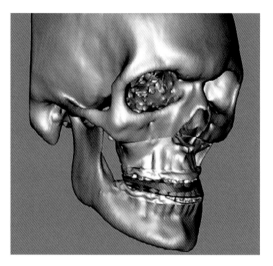

图4-9-7 将截骨段置于中间位置，制作咬合板（橙色透明）。夹板必须比较厚。

牵引器的选择、适配和安装

为了成功地进行内牵引，需要选择合适的牵引装置，调整好每一个部件，并准确地安装整个装置。在手术过程中通过即兴发挥来实现所有这些目标几乎是不可能的。

设计手术的牵引器，首先要计算干扰矢量。这个矢量是直角三角形的最长边（斜边），直角三角形的边是正三角形平移（运行）和向下移动（上升）。矢量的长度是设备应该被激活以达到预期结果的距离。矢量（θ）的方向是安装牵引器的角度。角度的计算公式是θ=cotangent（rise/run）。这些计算方式如图4-9-8所示。

在下一步的准备工作中，通过构造两个具有矢量方向和牵引器长度的圆柱体，将牵引矢量呈现在设计软件中。将圆柱体放置在上颌的两侧，即牵引器最终安装的位置。牵引器体部放置在两侧平行的位置，这样患者可以轻松地激活它们，且舒适度较高。考虑到这些因素，可将圆柱体（模拟的牵引体）放置在靠近牙颈部的磨牙区（图4-9-9）。

当模拟牵引器的主体放置到位后，可用树脂打印头骨的3D虚拟模型。该模型可显示上面中部LeFort I段和模拟牵引器。Le Fort I段处于中间位置。

接下来，我们将挑选符合虚拟模型的牵引器。这个过程从选择牵引器的主体开始。主体包括牵引机械（螺钉），分别有10 mm、15 mm、20 mm和25 mm的长度。主体长度应匹配或超过牵引器矢量的长度。然而，也不能太长，因为太长会侵犯脸颊，这会让患者感到不舒服。

牵引器主体确定后，我们再选择踏板。踏板是一个T形板，在它的垂直肢上有一个后台阶（偏移）。T形板的水平端与颧骨相连。底部支撑着牵引器的主体。踏板有三种高度可供选择（短、中、高），每一种都有2个可能的后偏移（7 mm和12 mm）。T形板的垂直翼有两段：上段从水平翼延伸到偏移端，下段从偏移端延伸到T形板的底部。对于所有的踏板，上段的高度为6.8 mm。下段的高度是可变的；短板、中板和长板的尺寸分别为8.6 mm、13.6 mm和18.6 mm。

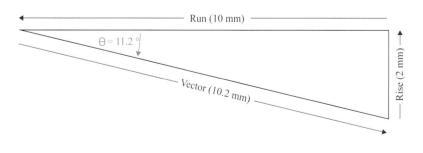

图4-9-8 牵引矢量计算。运行（run）是向前平移。上升（rise）是向下运动。直角三角形的斜边是牵引力矢量（vector）。

为了选择具有正确高度的踏板，需测量颧支撑与模拟牵引体（圆柱）之间的垂直距离（图4-9-9）。最理想的踏板是其下部的垂直段高度近似于这个距离。踏板的偏移使牵引器体部向后移动，以增加患者的舒适感，并使牵引器尽可能保持平行。为选择合适的偏移量，需测量颧支撑与上颌粗隆之间的水平距离（图4-9-9）。当距离等于或大于12 mm时，选用偏移量大的踏板；如果距离小于12 mm，我们选择偏移量小的踏板。在踏板选定之后，将其进行调整以适应模型，T形板的水平端应与颧骨贴合。

踏板的底端是弯曲的，以便它支撑着牵引器主体始终保持在理想的对齐位置（镜像模拟牵引体部对齐）。

接下来，我们将选择合适的牵引器手臂。它外形类似一个直角"L"，其作用是将设备固定到上颌。牵引器的模块包含有三种不同高度的左右臂（6 mm、10 mm和14 mm）。为了选择合适的手臂，需要测量牵引器体部与Le Fort Ⅰ型切口之间的垂直距离。手臂高度近似于这个距离。在选择了正确的手臂后，将它与牵引器连接并适应上颌。手臂应该与Le Fort Ⅰ型切口下的上颌骨表面吻合。它的螺丝孔应位于最厚的可用骨上。一旦左右两侧的牵引器放置合适，装置就固定在塑料模型和被测物体的平行度上（图4-9-10）。我们将从插入踏板螺丝

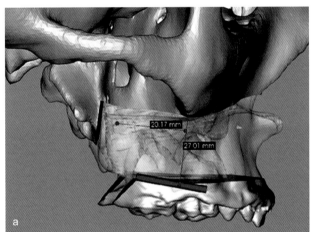
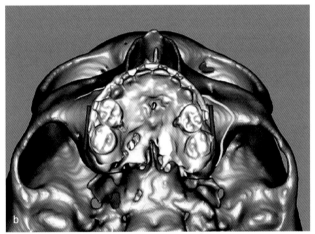

图4-9-9　a、b. 使用两个圆柱体在计算机模型中绘制的牵引矢量。所述圆柱具有矢量的倾斜度和牵引体的长度。

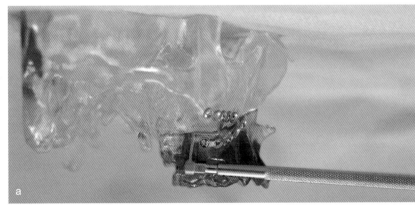
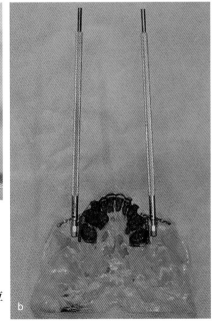

图4-9-10　a. 将对准杆连接到牵引器上，以测试它们的平行度。b. 杆在矢状面应该彼此平行，但可以稍微向前会聚。

开始，保持牵引器与它的模拟圆柱对齐，并钻颧引定位孔。安装踏板螺钉后，将定位杆附在牵引装置上，以测试它们的平行度。杆应该在矢状面彼此平行，但允许两个牵引器主体在长轴的平面中可略微会聚（图4-9-10）。通常，必须稍微弯曲牵引器以确保平行度。

在模型上确定所需位置后，手术中必须达到对齐一致（图4-9-11）。这可通过将设备固定在中间咬合夹板上来实现，因夹板是可拆卸的，所以无论在模型上还是在患者上都可以很容易地将其放置在相同位置。

牵引器附着在咬合夹板的两侧，安装它需要新的手臂，而对侧手臂工作良好；当反转时，它们会向下延伸而不是向上延伸。为选择正确的夹板臂高度，需测量牵引器体部与咬合片侧面之间的垂直距离。一旦选择了合适的手臂，从模型中分离出牵引器，移除骨载臂，换上新的（夹板载）手臂。随后，新臂被调整到夹板的两侧，通过再插入踏板螺丝将牵引器重新安装到模型上。最后，在夹板臂孔所在的一侧钻导孔（图4-9-12）。

当使用预弯曲上颌牵引器时，如果患者的Le Fort Ⅰ型切口与计算机模型中模拟的切口不同，则该设备可能不适合。当截骨线过高或过低时，固定钢板的螺钉孔可能位于截骨线的错误侧或太靠近截骨线。为了避免这种并发症，我们可在计算机模型中测量Le Fort Ⅰ型切口的高度，特别是从上尖牙

和第一磨牙到切口的距离，这可用于在术中定义骨切口的高度。

三、手术干预

手术需要以下器械和记录：

（1）预弯的左右牵张器，每个都有两个臂：一个骨牵引臂和一个倒置的夹板牵引臂。

（2）一种两侧钻有导孔的无菌中间夹板。

（3）一个相对于上颌牙，水平Le Fort Ⅰ型切口纵向位置的记录。

（4）U_0点从原始位置到中间位置的垂直位移记录。

（5）一张预测上颌和面中份之间骨头重叠的地图。

第一步，手术首先将克氏针插入鼻骨，测量克氏针与U_0之间的垂直距离。此距离记为基线高度。对于该测量值，外科医师增加或减去预计的U_0垂直位移，算出的结果便为目标高度。

第二步，标准的上颌前庭切口暴露上颌骨。在上颌骨标记Le Fort Ⅰ型截骨线。用圆规在颌骨的每一侧定位两个点，标记切口的正确高度。通过勾画一个弧，其半径为预量的尖牙与Le Fort Ⅰ型切口之间的距离，确定前点。后点也是以同样的方式确定，但半径是第一磨牙与Le Fort Ⅰ型切口之间的距离。每条弧线的最高点决定了骨切割的高度。

第三步，完成Le Fort Ⅰ型截骨术并活动骨段。

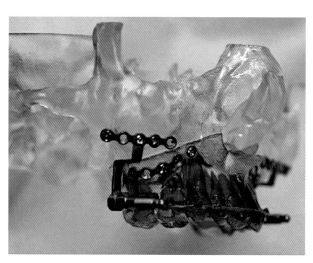

图4-9-11 左右牵引器安装在塑料模型上。踏板固定在颧骨上；手臂与上颌骨相连。

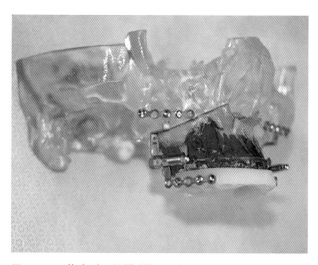

图4-9-12 将牵引器从模型搬运到患者头部后，将它安装在咬合板上。夹板承载臂将取代骨承载臂。

然后，在计算机地图的引导下，截除预测的重叠区域的骨骼。

第四步，插入中间咬合板，并用钢丝将上、下牙齿结扎。随后，将下颌骨髁突放置在中心位置，旋转上颌下颌复合体，直到U_0达到目标高度。这个动作的目的是测试上颌是否能无阻碍地置于中间位置。

第五步，安装预弯牵引器。首先，将每个牵引器的踏板、体部和夹板支撑的手臂组装在一起。然后，将牵引器插入伤口，牵引器臂用螺钉固定在中间夹板的两侧。随后，将牵引器连接到夹板的导向孔，对齐牵引器体部，并将踏板安装到面中份（图4-9-13a）。

然后，将牵引器的踏板固定在颧骨上。再次将髁突置于正中关系位，旋转上颌下颌复合体，直到U_0位于目标高度。在该位置，将2枚或3枚固定螺

钉放置在每个踏板上（图4-9-13a）。随后，拆卸其中一个牵引器，将夹板承载臂替换为骨承载臂。接下来，通过重新拧入颧骨螺钉将该装置再次安装到患者身上。如果一切按计划进行，新的牵引臂应该能很好地贴合上颌骨。如果确认适应性良好，则在臂内放置2枚或3枚固定螺钉（图4-9-13b）。在对侧重复同样的顺序。

第六步，测试牵引器的平行度。将定位杆连接到每个牵引器体部，并对设备的方向进行评估。从侧面看，这些装置应该彼此平行。当从顶部或底部看时，轻微的前会聚是可以接受的（图4-9-14）。

如果设备有轻微的错位，可通过操纵校准杆在原位做小弯曲。这些调整必须小心进行，以避免骨折。如果调整幅度较大，建议按以下步骤进行：①拧松固定螺钉。②调整牵引装置。③在开孔处放

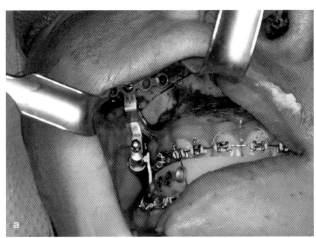
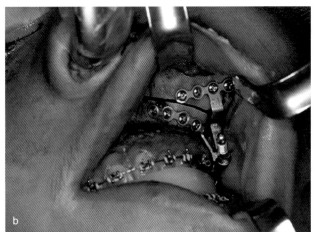

图4-9-13　术中移动上颌骨的下部后，将咬合夹板放置在牙齿之间，并将颌骨用结扎钢丝结扎。a. 使用其夹板承载臂组装该牵引器，并将设备安装在咬合板的侧面。这可使牵引器对准正确的位置。b. 夹板承载臂已更换为骨承载臂。

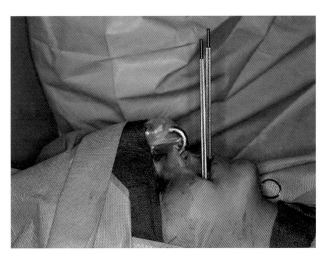

图4-9-14　术中使用对齐棒检查牵引器的方向。

置新螺钉。④将松动的螺钉重新拧紧。一旦设备对齐良好，则安装剩余的骨螺钉。

在手术的第七步，也是最后一步，需要测试牵引器移动颌骨的能力。随着交替调整，左右两侧牵引器各激活5 mm。上颌骨的下部也应随之移动。在确认良好的活动性后，松开推进装置并闭合伤口。需要上颌牵引的患者也可能需要进行下颌正颌手术。当使用内置牵引器进行上颌牵引时，建议将下颌手术推迟到牵引器取出时进行。如果内牵张导致错𬌗畸形，可以很容易地通过下颌骨手术以矫正

咬合畸形。

腭裂患者行上颌内牵引的临床实例见图4-9-15。

四、术后护理

术后第1周，牵引器未激活。此期能促进骨痂形成和软组织愈合。可于术后第5~7天开始牵引，以每天1 mm的速度、每天4次的频率进行牵引，直到移动到所需位置（Ilizarov，1997）。

在预后不佳时应用补救干预

尽管进行了精心的计划和手术，上颌骨牵引结

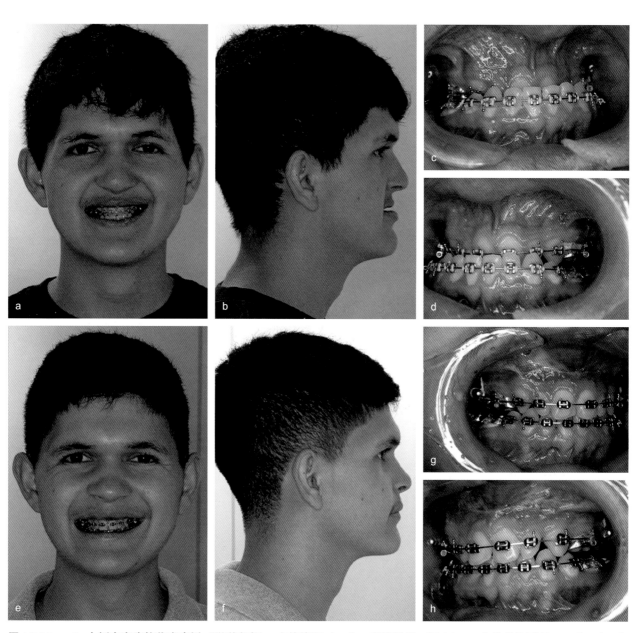

图4-9-15　a~h. 上颌内牵张的临床病例（腭裂患者）。术前状况（a~d）。牵张结果，图4-9-15g上的黄色圆点=U$_0$（e~h）。在牵引时未使用橡皮筋。

束时仍可能无法达到理想的对齐。这种并发症的主要原因是无法预见的颌骨旋转。最初，可以假设平行的直线牵引器被同时激活将产生完全上颌平移；然而，情况并非总是如此。我们的（未发表的）案例系列显示，在大约一半的患者中，活动节段的螺距在牵引时会发生变化。我们研究发现，当我们看患者的右侧时，33%的患者旋转方向是逆时针旋转，22%的患者是顺时针旋转，导致这种不恰当旋转的机制尚未阐明。但我们假设，装置的倾斜是由周围软组织的阻力引起的，具体来说，由骨骼变形、器械弯曲和牵引器的松动所引起，牵引机制的设计允许牵引器的组件之间有一定的活动度。

在牵引过程中无法预料的上颌旋转将导致错𬌗畸形，其中一些很容易纠正；如由于顺时针旋转而发生的后牙开𬌗。后橡皮筋可以在骨痂钙化前使上颌骨去旋转，或使后牙萌出形成咬合。相反，因逆时针旋转而发生的前牙开𬌗则更难纠正。可以尝试使用前橡皮筋治疗；但往往无法成功。如果因下颌畸形已计划行双颌手术，可在下颌骨截骨术后关闭前开𬌗。如果没有计划进行双颌手术，可以在激活结束和骨痂骨化之前尽早移除牵引器装置。随后，将上颌骨的下部与下颌骨置于理想的咬合关系中，再用钢板固定于面中上部（Baker等，2007）。此过程被称为骨痂成形。

总而言之，大约有一半的患者可以在没有治疗干预的情况下取得良好的治疗效果。对于那些将发展为后牙开𬌗的患者（大约25%），错𬌗畸形可以利用后（垂直）橡皮筋进行弹性矫正。剩下的1/4的前牙开𬌗患者中，错颌畸形可以通过额外的正颌手术或骨痂成形来矫正。下颌骨手术用于矫正下颌畸形；在下颌正常的情况下使用骨痂成形。骨痂成形不会增加治疗的复杂性，因为所有接受这种补救干预的患者都需要进行第二次手术以移除设备。另一种减少前牙开𬌗患者数量的治疗方案是在中间位置增加1°或2°顺时针旋转。虽然这可能会增加后牙开𬌗患者的数量，但后牙开𬌗的矫正手术还是更易于操作的。

五、上颌内牵张的并发症

上颌内牵引患者会发生不良事件。如大多数手术中常见的感染等一些并发症；其他则特定于手术技术。这里仅描述具体并发症。

例如因骨质太薄而无法使用锚定螺钉。这种情况很少发生在面中份，因为踏板位于厚厚的颧骨上。有时发生在Le Fort I型骨段，但当牵引臂位于上颌骨表面时，支撑面可能轻薄如纸。

当骨太薄而不能使用锚定螺钉时，可使用夹板臂通过插入咬合板进行牵引。对于这种入路，必须修改夹板。在晶圆片的外围钻垂直孔，这样晶圆片就可以连接到上牙。将下表面的凹痕磨平，以允许夹板滑动。一旦这些修改完成后，将骨牵引臂替换为夹板牵引臂，把组装好的牵引臂安装在患者身上。踏板与面中上部相连；手臂固定在夹板的侧翼。

上颌内牵引的另一个并发症是错𬌗畸形，其原因有很多：①使用直线器械进行复杂的颌运动。②牵引装置安装不到位。③设备激活过程中未预见到的下颌旋转。④激活不足。

此外，硬件故障（如螺钉松动）也是上颌内牵引的并发症之一。这种并发症很少见。当这种情况发生时，可行补救治疗：移除内部的牵引器，并用外部设备完成牵引。

错𬌗是上颌内牵引的另一个并发症（矫正后畸形的复发）（Gateno等，2005）。在巩固阶段发生的复发是可变的。我们认为，患者畸形复发源于软组织包膜内。虽然不能预防复发，但可通过过度矫正畸形来克服。

两步法治疗的并发症之一是上颌骨下端与面中部的上端之间的骨不相连。骨不愈合通常是由于截骨间隙太宽造成的。术中为简化牵引而进行的运动会产生较大间隙。幸运的是，骨不连也较为少见。通常是在牵引器被移除时才被发现。其治疗方法也很简单，用4枚钛板固定住上颌骨后，对骨不愈合区域进行骨移植。

第三节　面中部牵引

一、适应证

面中部牵引用于治疗面中部后缩，特别是伴有眼球突出、眼睑闭合不全、睡眠呼吸暂停和错𬌗畸形。这些都为颅面关节早闭综合征（如Crouzon，Apert，Pfeiffer）的特征。传统的面中部后缩手术是在手术过程中移动面中部。这种方法需要广泛的活动、固定和植骨。另外，牵张成骨术可在术后逐渐移动面中部。这种缓慢的移动避免了立即进行广泛软组织拉伸，并可能消除对植骨的需要。

治疗计划

与上颌骨牵引一样，面中部牵引的治疗计划也需使用三维外科模拟软件。与上颌牵引相比，面中部牵引的治疗计划相对简单。要纠正面中部后缩，唯一要做的就是将面中部笔直前移。

面中部后缩在不同的程度上影响面部。鼻和眶缘的后缩会引起眼球突出；上颌骨后缩会导致错𬌗畸形。在一些患者中，鼻、眶和上颌后缩的矢量是相似的。而在其他患者则不然。当后缩均匀时，在同一水平上纠正畸形就可以纠正整个缺陷。但当不同节段的后缩程度不同时，在一个节段纠正畸形便会导致其他节段畸形。面中部前移的一个重要概念是眶畸形的矫正优先于其他位置的畸形（Mulliken等，1996；Gateno等，2007）。其原因是其他水平的畸形，可以很容易地通过额外的程序矫正，而眼眶畸形不能。在实践中，当面中部前移时，不应以纠正错𬌗畸形为目标，而应着眼于纠正眼球突出。

幸运的是，在大多数情况下，当眼球突出改善后，错𬌗畸形也同时会被纠正。然而，当突眼矫正后，上颌仍后缩，此时应避免继续前移面中份，因为这样会导致眼球内陷。

眼眶在纠正垂直缺陷时也具有优先权（Gateno等，2007）。许多颜面早闭的患者上颌骨太小，且位置偏上，但眼眶高度正常。如果试图通过向前和向下牵引面中部来纠正上颌垂直缺陷，眼眶将会变形（图4-9-16）。

为了避免这一并发症，最好在牵引面中份时不要矫正上颌垂直向缺损。随后应针对性采用Le Fort Ⅰ型截骨术予以矫正（图4-9-17）。

面中部牵引从建立一个虚拟的面部模型开始。与设计下颌骨牵引模型一样，该模型显示了骨骼、牙齿和面部软组织。然而，在设计面中部牵引模型时，需渲染眼睛，以便测量眼眶后缩（图4-9-18）。

测量眼眶后缩的方法：首先，在眶周标注4个基点（上、内、下、外侧）。这些点代表4个边缘：眶上、眶内、眶下和眶外侧。然后，构建一个与角膜相切的副冠状面。接下来，测量平面与4个基点之间的距离（图4-9-18）。最后，将测量值与标准值进行比较（表4-9-2）（Mulliken等，1996；Gateno等，2007；Eckstein等，2011）。

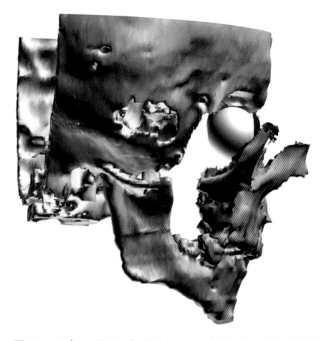
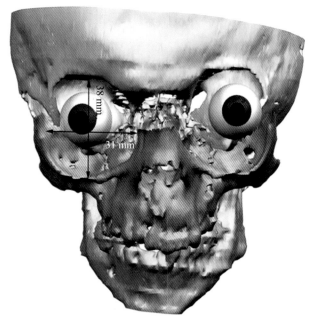

图4-9-16 如图所示：牵引面中部时，上颌骨不宜向前和向下移动。因为这个矢量会扭曲轨道。

表4-9-2 眼球到眶的平均距离

	距离,均值 ± SD,mm	
基点	西方人	东方人
上方	4.6 ± 4.2	5.0 ± 4.5
鼻	4.6 ± 4.2	5.0 ± 4.5
下方	12.6 ± 3.7	11.1 ± 4.3
侧位	12.6 ± 3.7	11.1 ± 4.3

后缩的位置和距离有助于手术设计。例如,对于整个眶缘明显向后缩的患者,可以考虑单块推进(图4-9-19)(Kumar等,2014;Hariri等,2016;Visser等,2017)。然而,对于仅累及内侧、下缘和外侧缘的患者,推荐使用Le Fort Ⅲ型前移术(图4-9-18)(Gateno等,2007;Raposo-Amaral等,2013)。

面中部前移的距离取决于眼眶后缩的程度。不幸的是,眼眶后缩的精确程度很难确定,因为每个眼眶边缘的后缩都可能不同。例如,眶外侧缘的后

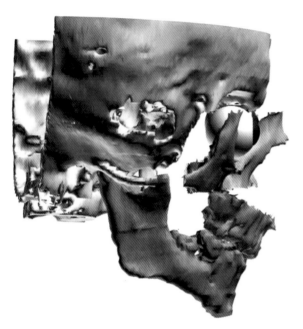
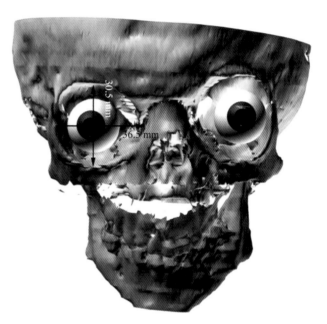

图4-9-17 为纠正剩余错𬌗畸形,最好稍后进行Le Fort Ⅰ型截骨术。

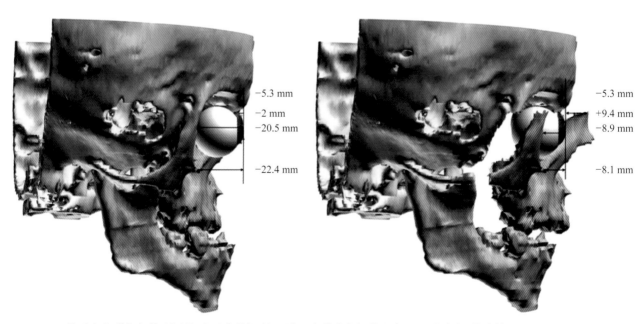

图4-9-18 构建与角膜相切的副冠状面,测量该面与眶缘4个基点之间的距离,即可测量眶缘内缩。

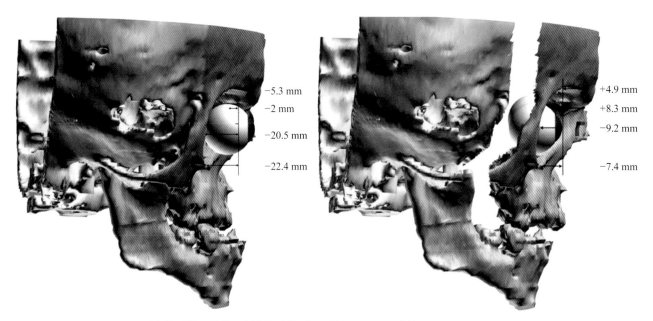

图4-9-19　如图所示：当眶上缘正常，其他3个边缘后缩时，可行Le Fort Ⅲ型前移术。当整体后缩时，可考虑单块推进。

缩可能与眶下缘的后缩不同。在实践中，外科医师需要确定一个平衡所有不同的牵引长度，考虑到轻微眼球突出优于任何眼球内陷（Mulliken等，1996）。因此一旦牵引距离确定，需在软件中模拟牵引情况。截骨术完成后，面中部即向前移动。

在下一步的治疗计划中，这些牵引器将用于手术。面中部内牵引器有三个组成部分：体部、后踏板和前踏板。体部具有牵引机制。后踏板将装置固定在颞骨上。前踏板将装置固定在颧骨上。

牵引器的形状是根据患者头骨的3D打印树脂模型来调整的。在打印的模型上，两个牵引器水平对齐，并位于颧弓上方。前踏板经过修整，与颧骨的颊表面相适应，跨越颧上颌缝。在牵引过程中，跨骑固定可防止颧骨与上颌骨分离。

一些前踏板有一个突出的部分向内侧延伸到颧骨的颞界后面。该突出部的作用是将牵引力直接传递到骨，减少传递至固定螺钉。只有当垂直突出块与倾斜的颧骨充分接触时，才有可能实现负载分担。为了达到足够的接触，需对颧骨的颞边界重塑，为突出部创造一个垂直的边缘。后踏板应与颞界后面的颞骨相适应。

二、手术

手术从冠状切口暴露面中部开始。然后，临时安装牵引器。对于大多数患者，牵引器体部放置在颞肌上。然而，对于颞窝隆起的患者，可能需要将设备放置在肌肉下。在面中部完全暴露后，通过在每个踏板上放置2~3枚螺钉来临时安装牵引器。接下来，移除设备，完成截骨并活动面中部骨块。最后，在每块钢板上至少安装4枚螺钉（图4-9-20）。

在一些面中部内牵张器中，由于牵引器体部可以与前踏板分离，所以在截骨和活动时，前踏板可留在骨上。

在重新安装牵引器之前，需要充分调动面中份。否则，牵引将会失败。设备安装完成后，将面中部向前移动5 mm，以测试移动度。然后将其向后缩，并闭合切口。

设备需在5~7天后开始激活（Kumar等，2014）。我们建议每天激活设备4次，以移动面中部，或每天1 mm（Ilizarov，1997）。一旦面中部处于正确位置，便可拆除激活杆并埋植设备。3个月后，进行第二次手术以移除这些设备。图4-9-21为一名Crouzon综合征患者行面中部内侧牵引的临床实例图。

三、并发症

接受面中部内牵引的患者可能会出现任何外科手术常见的并发症或手术特有的问题。面中部牵引可能发生的并发症之一是颞部骨折。它可以发生在

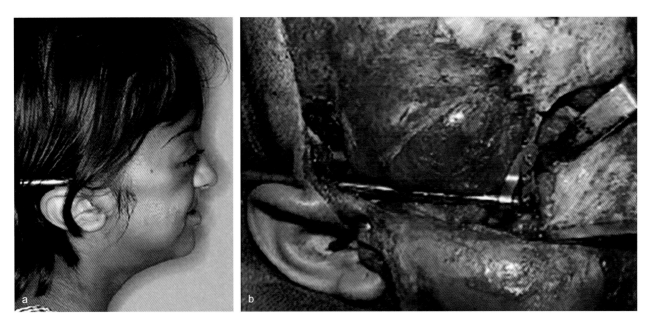

图4-9-20　a.带牵引器的患者。b.牵引器在颧弓上方水平对齐。后踏板固定在颞骨上，前踏板固定在颧骨上。

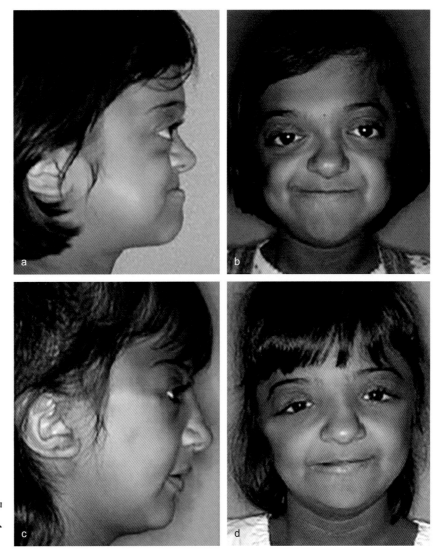

图4-9-21　Crouzon综合征患者行面中部内牵引的临床病例。a、b.术前。c、d.术后。

截骨术、活动，或设备激活期间。为了降低骨折的风险，应轻柔但充分地活动面中部。如果在活动过程中施加太大的力，颧骨可能会与面中部的其余部分分离。如果面中部未能充分活动，则在设备激活过程中颧骨可能发生骨折。外科医师可以通过将前踏板网桥接颧上颌缝来降低颧骨分离的风险。

面中部内牵引的另一个并发症是固定螺钉松动。为防止此类并发症，需在每个踏板至少放置4枚螺钉。

面中部内牵引还可能出现牵引错位等并发症。这发生在牵引器方向不正确或阻力使面中部倾斜时。当治疗结果无法接受时，在骨痂硬化前将患者带回手术室，手术取出牵引器，矫正错位，使用内固定稳定面中部。

（宋晓彬 译，朱鸳 校）

参考文献

[1] **Aizenbud D, Rachmiel A, Emodi O**. Minimizing pin complications when using the rigid external distraction (RED) system for midface distraction. *Oral Surg Oral Med Oral Pathol Oral Radiol Endod.* 2008 Feb;105(2):149–154.

[2] **Baker SB, Reid RR, Burkey B, et al**. Rapid maxillary distraction protocol utilizing the halo distraction system and rigid internal fixation. *Cleft Palate Craniofac J.* 2007 Sep;44(5):476–481.

[3] **Cai M, Shen G, Wang X, et al**. Intracranial fixation pin migration: a complication of external Le Fort III distraction osteogenesis in Apert syndrome. *J Craniofac Surg.* 2010 Sep;21(5):1557–1559.

[4] **Eckstein LA, Shadpour JM, Menghani R, et al**. The relationship of the globe to the orbital rim. *Arch Facial Plast Surg.* 2011 Jan-Feb;13(1):51–56.

[5] **Eggermont B, Jansma J, Bierman MW, et al**. Patient satisfaction related to rigid external distraction osteogenesis. *Int J Oral Maxillofac Surg.* 2007 Oct;36(10):896–899.

[6] **Gateno J, Xia J, Teichgraeber JF, et al**. A new technique for the creation of a computerized composite skull model. *J Oral Maxillofac Surg.* 2003 Feb;61(2):222–227.

[7] **Gateno J, Engel ER, Teichgraeber JF, et al**. A new Le Fort I internal distraction device in the treatment of severe maxillary hypoplasia. *J Oral Maxillofac Surg.* 2005 Jan;63(1):148–154.

[8] **Gateno JT, Xia J**. Surgical planning for distraction osteogenesis. In: Bell WHG, ed. *Distraction Osteogenesis of the Facial Skeleton.* 1st ed. Hamilton, Ontario: BC Decker; 2007:131–139.

[9] **Hariri F, Cheung LK, Rahman ZA, et al**. Monobloc Le Fort III distraction osteogenesis for correction of severe fronto-orbital and midface hypoplasia in pediatric Crouzon syndrome. *Cleft Palate Craniofac J.* 2016 Jan;53(1):118–125.

[10] **Ilizarov GA**. The principles of the Ilizarov method. *Bull Hosp Jt Dis.* 1997;56(1):49–53.

[11] **Johnson DG**. Intraoperative measurement of maxillary repositioning: an ancillary technique. *Oral Surg Oral Med Oral Pathol.* 1985 Sep;60(3):266–268.

[12] **Kumar AR, Steinbacher D**. Advances in the treatment of syndromic midface hypoplasia using monobloc and facial bipartition distraction osteogenesis. *Semin Plast Surg.* 2014 Nov;28(4):179–183.

[13] **Maxillary Distraction System Technique Guide**. Available at: DePuy Synthes http://www.depuysynthes.com/hcp/cmf/products/qs/Maxillary_Distractor; DePuy Synthes; 2017.

[14] **Mulliken JB, Godwin SL, Pracharktam N, et al**. The concept of the sagittal orbitalglobe relationship in craniofacial surgery. *Plast Reconstr Surg.* 1996 Apr;97(4):700–706.

[15] **Raposo-Amaral CE, Tong A, Denadai R, et al**. A subcranial Le Fort III advancement with distraction osteogenesis as a clinical strategy to approach pycnodysostosis with midface retrusion and exorbitism. *J Craniofac Surg.* 2013 Jul;24(4):1327–1330.

[16] **Scolozzi P, Herzog G**. Computer-assisted virtual planning for surgical guide manufacturing and internal distractor adaptation in the management of midface hypoplasia in cleft patients. *Cleft Palate Craniofac J.* 2017 Jul;54(4):457–464.

[17] **van der Meulen J, Wolvius E, van der Wal K, et al**. Prevention of halo pin complications in post-cranioplasty patients. *J Craniomaxillofac Surg.* 2005 Jun;33(3):145–149.

[18] **Visser R, Ruff CF, Angullia F, et al**. Evaluating the efficacy of monobloc distraction in the Crouzon-Pfeiffer craniofacial deformity using geometric morphometrics. *Plast Reconstr Surg.* 2017 Feb;139(2):477e–487e.

[19] **Yu JC, Fearon J, Havlik RJ, et al**. Distraction osteogenesis of the craniofacial skeleton. *Plast Reconstr Surg.* 2004 Jul;114(1):1E–20E.

面中份高位截骨术

High midface osteotomies

Richard A Hopper, Faisal Al-Mufarrej

第一节 引言

面中份畸形（如发育不良）可能是先天因素造成的（如Crouzon综合征、Apert疾病、Pfeiffer综合征、Binder综合征及Hajdu-Cheney综合征）（Satoh等，2002），也可能是后天因素造成的（放射治疗或者外伤后治疗）。Gillies 和 Harrison 于1950年首次报道了颅下Le Fort Ⅲ型截骨术。20年后，Tessier改进了该项技术使其达到实际临床应用的水平，并将其推广。1992年，McCarthy成功将Ilizarov的牵张成骨原理应用于颅面部骨骼。从此以后，有关面中份截骨牵引的成功病例报道络绎不绝，例如Habal于1995年报道的用一种外固定器实施面中份骨骼前牵的病例及 Chin 和 Toth 于1997年报道的借助一种体内装置实施Le Fort Ⅲ型牵引术。此外，Lefort Ⅱ型前移术也能够用于仅移动面中部的中央部骨骼而保持颧骨的位置不动。

第二节 Le Fort Ⅲ型截骨术

目前，Le Fort Ⅲ型前移术是一种标准的选择性手术来治疗综合征性面中份上部发育不良。以前只能通过传统技术才有可能进行的面部节段性运动，现在也可采用牵引成骨术。

一、适应证和治疗计划

严重面中份发育不良均为Le Fort Ⅲ型和Ⅱ型截骨术的适应证，然而能否在面部生长发育期进行此类手术是有争议的。理想情况下，针对上颌骨的手术应该在面中份发育基本完成后（16~18岁）进行（Bachmayer等，1986；Marchac等，1994）。但是，考虑到在8.5~15.5岁期间眼眶在矢状向上的发育长度不超过4 mm，因此在患者青春期就将面中份骨骼牵引至成人眼眶的比例尺寸，理论上是可行的（Chin等，1997）。

当面中份发育不良和阻塞性睡眠呼吸暂停（obstructive sleep apnea，OSA）相关时，有必要实施早期的手术干预（3~7岁），以降低相关发病率（Chin等，1997）。对于那些患有严重OSA的儿童，考虑使用一些辅助措施（持续气道正压通气支持、腺样体切除术、扁桃体切除术或者临时气管切开术）非常重要，并借助这些辅助措施来最大限度地减少术后呼吸道并发症，并暂缓手术直至患者的最佳年龄（Czerwinski等，2010）。在接受了Le Fort Ⅲ型前移术的患者群体中，有研究学者用计算机断层扫描（CT）和头影测量技术来评估患者上气道容积，结果表明术后患者的上气道容积显著增加（Lannetti等，2006&2011；Nout等，2010；Flores等，2009）。

青春期前面中份手术的效果随着年龄的增长而降低，因为下颌骨的发育总是会超过发育不足的面中份骨骼（Reid，2007；Reitsma等，2012）。因此，需要进行外科手术过度矫正以产生医源性覆盖，以减少未来要实施的上颌骨手术（Meazzini等，2005；Swennen等，2001；Shetye等，2010）。与Le Fort Ⅰ型截骨术不同，Le Fort Ⅲ型前移术通常不会对患者的语音、鼻音和腭咽闭合功能造成负面影响（Pereira等，2008）。

早期Le Fort Ⅲ型手术的另一个指征是眼球突出伴随难以处理的暴露性角膜炎（Buncic，1991），因其能够在不伴有眶上缘后移的情况下增加了眼眶的容积从而治疗眼球突出（Festa等，2012）。如果患者还伴有前额后缩使临床症状复杂化，那么更合理的方案为整体式推进（Monobloc Frontofacial Advancement）（如果存在严重的OSA）或眶前推进（Fronto-Orbital Advancement，FOA）后，行Le Fort Ⅲ型截骨术（如果不存在严重的OSA）。

尽管Le Fort Ⅲ型前移术对咬合关系和气道都能产生积极作用，但它主要是被视作一种眶下手术，其最终目标是使眼球–颧骨关系正常化（图4-10-1）。如果外科医师没有意识到这一点，只着眼于建立正常咬合而忽略眶周组织的协调性，就可能造成医源性的眼眶畸形。相比之下，Le Fort Ⅱ型截骨术不会影响到眼球–颧骨关系，与Le Fort Ⅲ型前移术相比，该截骨术可以使骨骼的移动更具灵活性。在接受面中份高位截骨术的儿童中，术中就建立正常咬合关系的可能性很小，以至于在今后有必要补充实施Le Fort Ⅰ型截骨术。而对于骨骼发育基本完成后需要行面中部前移术的患者，可以同时实施Le Fort Ⅰ型截骨术，让面中份下部的骨骼节段性移动并独立于上部从而解决咬合问题。

手术前，患者应该接受眼科医师的视力评估、睡眠监测及颅面部CT扫描和三维重建。术前的计算机辅助虚拟外科技术对于多水平（多节段）面中份截骨术也有较大的帮助。对于脑室扩大或者疑似Chiari Ⅰ型畸形的综合征患儿，如出现临床症状，术前需行脑部MRI，并给予适当治疗（如脑脊液分流术）。常规面中份手术术前和术后的头影测量非常重要，因为其可以帮助评估骨骼前移的方向和程度，而这项技术对处于牵张成骨激活期的大龄患儿也很有必要。我们最终要实现的目标就是使眶下缘的位置达到正常范围（Chin等，1997）。

二、操作技术

（一）暴露术区

通常Le Fort Ⅲ型手术的唯一必要切口是从耳上方延伸至耳后约1.5 cm的双颞部Z字形冠状皮肤切口，相比较下，Le Fort Ⅱ型截骨术通常需要附加下睑缘皮肤切口和上颌颊侧前庭沟口内切口来实现颧骨和上颌骨的分离。而对于常规Le Fort Ⅲ型前移术配合坚强内固定和植骨，术中必须暴露颧弓。手术解剖沿着颞深筋膜浅层至颧颌缝水平，接着越过颞深脂肪垫到达颧弓部的骨膜下平面（Lacey等，1994）。对于接受Le Fort Ⅲ型牵张术的患者，关键解剖步骤的解剖同样必不可少，但是颞浅部结构的解剖和颧弓的暴露就无须进行，因为此时不需要进行植骨和固定。随后，冠状皮瓣在骨膜下平面（该平面在颞肌下向侧方延续）被翻起，接着从眶侧缘向下分离至颧骨体后部。因颧骨截骨术是在体后部进行，所以这种局部性肌下剥离是可能的。相较于常规的解剖路径，这种方式最大限度地降低了医源性颞肌萎缩和面神经额支损伤的风险。

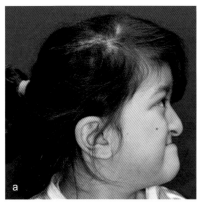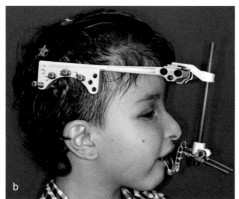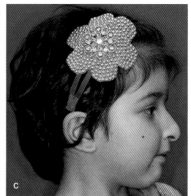

图4-10-1　一名接受Le Fort Ⅲ型截骨前牵引术配合外支架的Crouzon综合征患儿术前（a）、术中（b）和术后照片（c）。该患儿曾有睡眠呼吸暂停和面中份凹陷。

（二）截骨术

1. **传统截骨术**　术区暴露后，截骨的顺序是从外到内、从低风险区到高风险区。用往复锯在颧弓中部截骨，继而自眶下裂起做一反C形截骨线，使之平行于眶外侧缘，然后终止于颧额缝。用小号骨刀从眶下裂切开眶底，与眶下缘平行至泪窝后方。这里要注意的是，对于年幼的综合征患儿，需确保眶部的截骨线进入上颌窦，因为其眶下缘通常有个尖锐的骨突，如果位置太靠前的话，很容易发生骨折。接着，用骨刀沿着中线垂直撕裂眶纸板，与泪窝后方的截骨线相连。将骨刀置于颞肌下方的外侧份，其尖端进入眶下裂抵于眶底截骨线，便开始进行翼突和上颌骨的分离。从眶下裂起向下沿着上颌窦后壁，至翼上颌连接。采用双合诊的手法，一根手指放在口内翼钩上，感受骨刀在翼上颌裂内推进，确保骨刀和上颌骨之间没有卡入软组织以保护上颌内动脉。为了完成翼突和上颌骨的分离，可以在口内附加一小切口以提供更直接的通道。最后截骨的位置在中线，在鼻额缝的下方做一横行切口连接两侧框内壁的截骨线。在综合征患儿中，筛骨的位置可能较低，因此仔细的影像学分析是确保截骨线完全位于颅下的关键。用一薄型骨刀从鼻额缝下方的截骨线向后至后鼻嵴将鼻中隔与颅底分离，这个过程同样也采用1根手指置于硬腭后缘的双合诊手法协助完成（图4-10-2）。为了最大限度地减少鼻出血，在截骨术前可以通过开放式鼻成形术进行内鼻中隔黏膜下剥离。

一旦完成了所有计划部位的截骨后，就可以用罗氏钳进行翼突和上颌骨的分离。也有学者建议在分离前在腭盖部置咬合夹板，以保证面中份骨骼移动的过程中不会损伤牙齿和腭部的黏膜，也不会造成面中份矢状裂（Chin等，1997）。尤其重要的是，在分离前一定要确保截骨的完整性，否则可能会造成向眶尖部延伸的骨折。

2. **牵张成骨**　在应用牵张成骨后，颅下截骨术虽然与传统技术类似，但是不进行坚强内固定。取而代之的是，在术后应用体内或者体外装置帮助面中份推进到新的位置。与传统的技术相比，牵张成骨的优点包括以下几点（Meazzini等，2005；Iannetti等，2011；Swennen等，2001；Figueroa等，2007；Warren等，2012）：

- 更少的软组织解剖。
- 更少的手术时间。
- 更少的术中出血。

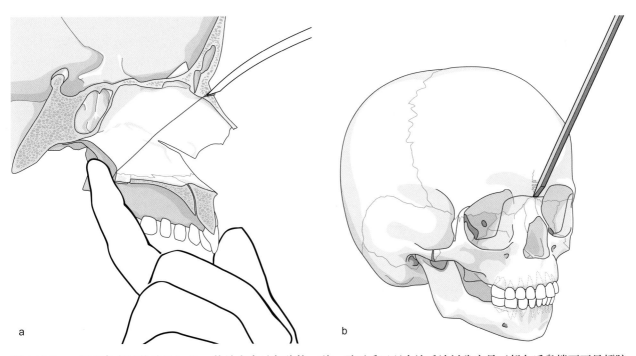

图4-10-2　a. 颅下鼻中隔截骨是Le Fort截骨术中最危险的一种，需要采用双合诊手法以确定骨刀朝向后鼻嵴而不是颅脑。b. 与图a相同的手法，45°投照。

- 更大范围的骨骼前移从而实现更好的矫正效果。
- 实现了软组织再生的可能。
- 无骨移植并发症。
- 术后无颅面部缺损。

眶外侧缘的截骨是在眶下缘水平沿着颧骨的颞部延伸进行的（不是在颧额缝的水平），因此不需要钛板固定。为了确保颅下骨骼推进的程度，将截骨线下方的颅骨和鼻骨边缘修正成一定的轮廓以避免在牵张成骨的激活器出现尖锐的阶梯状畸形（图4-10-3）。在使用体内牵引装置的时候，使颧骨的截骨线垂直于并且穿过颧骨体（而不是颧弓）以保证牵引器的近中段和远中段有足够的骨量与之接触（Chin等，1997），从而最大限度地成骨（Jensen等，2007）。这也避免了解剖颞深脂肪垫而导致的有关并发症。

内牵引器可以连接颧骨-颧骨（前板和后板分别与被截断的颧骨相接触）（Satoh等，2006）。无论如何，内牵引器和截骨部位的衔接对于维持骨段的稳定非常重要（Chin等，1997）。经皮插管通过耳前小切口伸出，并以限制软组织张力的方式放置。用标记刻度的转矩扳手来激活导螺杆及校准传

力载体。体外晕轮装置固定在个性化的上颌夹板延伸至口外的部分，该夹板粘接在牙弓上，并通过皮下悬挂钢丝连接到颧骨上（图4-10-4）。如果颊龈通道可以建立，那么这个夹板也可以借助4根环颌钢丝穿过梨状孔在颧颌复合体周围固定（Fearon，2001）。有些学者还描述了一种"翻绳"或者减震悬架类的装置，即使用穿过软腭部的钢丝对整个面中份的骨骼进行圆周悬吊（Havlik等，2004）。经皮骨锚钉拧入颧骨隆起（Kobus，2006）或者借助四孔微型钛板用穿过梨状孔的钢丝固定在支架上（Satoh等，2002）作为额外牵引的部分，但这通常非必要操作（Fearon，2001）并可能导致面部瘢痕的形成。这些附加装置最适合那些上颌牙弓发育不全、牙齿缺失或者发育不良的患者。

3. **改良** 很多文献中已经描述了Le Fort Ⅲ型截骨术的改良方法。

（1）有关鼻突度的改良：不涉及靠近中间的眼眶壁和鼻部骨骼的面中份截骨和外牵张技术（Kobus，2006）。眶下截骨术在泪窝水平正下方的上颌骨额突上继续施行。该方法旨在解决一些接受常规Le Fort Ⅲ型手术的患者术后可能会出现的鼻部过度突出情况，但这种技术不会扩张鼻咽呼吸

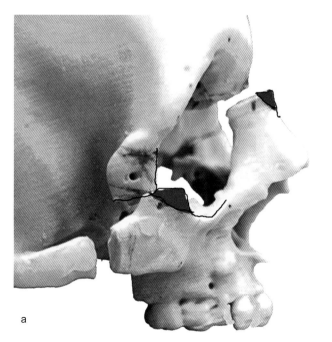

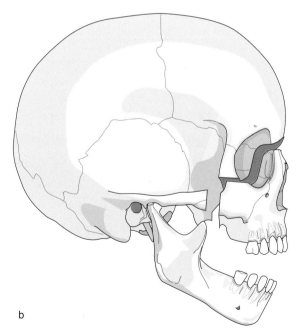

a
b

图4-10-3 a、b. Le Fort Ⅲ型截骨和颅下分离术后需进行骨轮廓的修整，其中比较重要的是能够准确估计Le Fort Ⅲ型骨段前移的距离，使修整后的骨块轮廓在牵引后能够与周围骨块的轮廓相连续。如果不这样做的话，将会形成可见的、可触及的台阶样畸形。

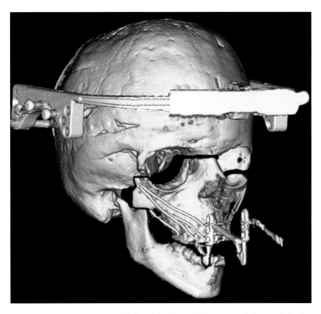

图4-10-4　Le Fort Ⅲ型牵引术使用外部Halo支架（中间杆不是为了更好的可视化而绘制的），与传统的Le Fort Ⅲ型手术相比，眶侧缘截骨线位于眶下缘水平，颧弓截骨线处位于颧骨体后方，这使得牵张过程中骨接触面的最大化，由于其无须钛板固定，因此也是可行的。而Le Fort Ⅲ型传力部分通过个性化的上颌牙弓夹板与外部Halo固定，夹板通过骨膜下钢丝环绕颧骨悬吊。

道，对眼球突出的影响也是有限的，并可能使鼻翼更加饱满。

　　患有Stickler综合征、Apert综合征或Pfeiffer综合征的患者可能会有超过面中份后缩程度的鼻部后缩。在传统的Le Fort Ⅲ型前移术的基础上，在鼻背放置悬臂桥样的移植骨可以矫正这种畸形（Allam等，2011；Kobus，2006），但是鼻背上覆盖的软组织可能会限制鼻部的突出程度。接受面中份牵张术的患者可以在截骨的同时行鼻背骨移植，移植骨固定在传力载体上（Hopper等，2012）。与常规前牵不同，鼻部的移植骨随着面中份的牵张向前移动，拉伸覆盖的皮肤并改善鼻梁轮廓。

　　（2）使用面部穿刺针行面中份牵张（4个月至10岁患有颅内高压和面中份后缩的儿童），在额眶前移的时候只进行眶侧缘和颧骨的截骨（Coeugniet，2012）。这种方式不需要传力载体的控制，目前只有一个团队报道了令人满意的骨前移效果，而其他研究中心成果有限。

　　（3）使用超声骨刀在内镜下辅助行Le Fort Ⅲ型截骨术（Taylor等，2009）。虽然这种技术可能

会减少术中出血，但手术入路需要更长的时间，还需要附加眼睑切口。

　　（4）为了防止颧额部的截骨线在牵张过程中出现较大的台阶样畸形，对此类患者的眶外侧缘进行拉锯式改良。在鼻额部截骨线的下方1.5 cm处进行第二次眶外侧壁的截骨，然后用4-0不可吸收缝线将骨块疏松地连接在额骨上（Mavili等，2004）。

　　（5）Dual Le Fort Ⅲ Minus Ⅰ型结合Le Fort Ⅰ型骨牵张术（Satoh等，2003）。

　　（6）无须使用冠状切口的Le Fort Ⅲ型截骨术。鼻额部的截骨除了采用龈颊沟切口和眼睑切口外，还可以采用上内侧眼睑成形术的切口（Hollier等，2002）。

　　（7）在罕见的面部不对称后缩的情况下，需要左右程度不同的面部推进，这可以通过一种"摆动式"的Le Fort Ⅲ型前移术来实现，也就是通过一侧的环扎来限制一侧（畸形程度较轻的一侧）的推进，从而使另一侧（畸形程度较重的一侧）继续前移（Hopper等，2012）。

（三）固定

　　对于传统的Le Fort Ⅲ型前移术，面中部采用钛板和取自颅骨、髂骨或肋骨的间质骨皮质移植进行固定（图4-10-5）。全局移动通常要求上覆软组织及附着肌的骨膜松解。将眶下缘移动到理想的位置后，就可以在骨组织鼻腔内进行植骨（Dai等，2012）。在左、右颧弓上也同样进行了骨间隙的植骨。反C形截骨造成青枝骨折以形成眶部平滑的轮廓，并使用弯曲的、长1.5 mm的钛板将其固定至额骨上。颧弓及骨间隙的移植骨也需要使用直的微型钛板固定。

三、软组织考量

　　在截骨、固定或者使用牵张装置前移的过程完成后，解剖平面的闭合必须包括骨膜的软组织再悬吊（Phillips等，1991）及侧方眼睑固定术。在牵张成骨的患者中，眼角的再悬吊不应该位于牵张器的传力部分上，而是应该将其固定于邻接颅底的颧骨截骨线的上方。

四、术后护理

　　术后患者需要在重症监护室插气管导管至少2

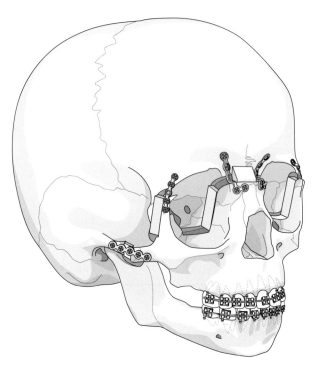

图4-10-5 常规的Le Fort Ⅲ型前移术、骨移植和固定。肋骨、颅骨或髂骨皮质或骨皮质松质在推进后放置在鼻额、颧骨、内侧和外侧眶截骨线。眼眶外侧缘截骨为C形，然后可以用借助青枝骨折以获得平滑但稳定的眼眶轮廓。颧骨截骨术位于后方，以确保不会触及固定钛板。

天，直到确认气管导管的周围有空气渗漏的情况。术后采取肠内营养支持，直到患者能够耐受经口摄入。

牵张激活

在0~5天的静止期后，牵张成骨以每天1~1.5 mm的速度开始（McCarthy等，1992；Fearon等，2001；Fearon，2005；Hopper等，2010）。阻抗中心位于从咬合平面到鼻根点的最短垂直距离的55%高度（Shetye等，2009）。为了防止面中份的旋转，牵张装置的传力载体需要与眶耳平面平行，维持面中份的垂直高度。因为气道容积的增加和前移的距离无关（Nout等，2010），从美观角度考虑设置的前移终点为眶下缘正好经过角膜最凸点的冠状面稍前的位置。当需要治疗OSA时，线性的牵张距离与OSA症状改善之间的相关性似乎并不如SNA或SNO（蝶鞍点、鼻根点和上牙槽座点所形成的角度）的改变更大（Nout等，2010；Ettinger等，2011）。有学者基于对翼上颌部位的影像学分析，认为牵张装置固定6周的时间是足够的（Hopper等，2010）。

内部牵引器就需要在保持一段时间后重新打开手术切口来拆除，而外部牵引器通常在少量镇静剂的作用下拆除即可。

五、并发症

（一）死亡率

自本书首次发表以来，颅下手术发生严重并发症和死亡的概率显著降低，一项针对15所颅颌面医学中心的调查显示严重并发症的发生率为0.1%（Czerwinski等，2010），死亡率为0.3%。死亡发生的原因包括失血、心律失常、体温过高、药物相互作用、肺血栓栓塞症或静脉空气栓塞等（Czerwinski等，2010；Phillips等，1988）。对自体血液回收和置换、适合午龄的深静脉血栓预防（为13岁及以上的低风险儿童和9岁及以上的高风险儿童设立顺序压缩装置）（Sandoval等，2008；Victoria等，2009）、颅下面中份推进时机的选择及细致的术中和术后呼吸道管理提高重视，对于降低该手术死亡率非常有必要（Czerwinski等，2010）。

（二）颅脑

筛板骨折和硬脑膜撕裂可继发脑脊液漏（鼻漏）、脑膜炎、脑膜脑膨出和脑膨出（Tessier，1971；Victoria等，2009）。需进行分流的脑脊液渗漏概率为0~2.2%（Chin等，1997；Girotto等，1998；Watts，1984；Carr等，1986）。在综合征患者中，筛板骨折的风险增加，因为颅缝闭合和颅内高压可能会导致颅底前倾、钢板下移。筛骨侵蚀也可导致脑膜脑膨出（Tessier，1971；Victoria等，2009）。一些权威机构建议，当筛板的术前影像学表现为低位时，采用颅内入路行鼻额部截骨（Victoria等，2009）。压电锯片使用了频率为微米级别的超声波振动，可以选择性地切割矿化结构，因此术中借助压电锯可以避免软组织损伤和骨折线的延展。影像学辅助的外科操作平台可以帮助确定鼻额部位和翼上颌连接部位截骨的手术路径，防止无意中损伤到患者的颅底和牙齿（Lanigan等，1993；Little等，1991）。

（三）视觉

在解剖、截骨、骨块后退和脱嵌的时候，直接眼球损伤或间接视神经损伤可能导致失明和视力下降。翼突上颌骨分离和向下骨折可导致翼突部位骨折线不受控制地蔓延，骨折线穿过蝶骨小翼、视神经管和鞍区，潜在地破坏通往视神经的营养血管（Girotto等，1998）。由于展神经（Watts，1984）或动眼神经的失用（Carr等，1986）造成的短暂复视也被报道过。

一过性溢泪可见于泪窝骨折或泪液系统中断（Lanigan等，1993；Little等，1991）。鉴于并发症的罕见和远端泪道系统维持其通畅的能力，一般不需要使用泪道支架来预防这种情况。

（四）牙齿

牙齿损伤最可能发生在翼突上颌骨分离时，但也可发生在牵引牙槽骨时。在4~6岁的患儿中，Le Fort Ⅲ型手术影响第一和第二磨牙萌出的概率分别达到21%和82%（Fearon，2005）。因此截骨部位应尽可能放置在第二磨牙牙蕾的远侧，以尽量减少这种并发症。

（五）硬件

内部牵引装置，即使使用可吸收钛板（Mofid等，2001），也需要进行二次手术。与成人相比，使用Halo支架的儿童患者并发症的发生率更高（Dai等，2012）。据报道，有8%的病例出现硬件松动（Dai等，2002），针道感染的总发生率为5%，其中0.9%的病例需要拆卸硬件（Mofid等，2001）。还有报道在3岁以下儿童（Fearon，2005）和接受异体移植颅骨重建患者中出现Halo固定针在颅内可移动的情况（Breugem等，2008）。Mavili等于2004年建议将针沿颅骨赤道（耳上方3 cm，眶上缘上方1.5 cm）放置，但在儿童颅骨中没有放置针头的"安全区"（Wong等，1994），所以这些固定针的放置需达到一种"指尖紧绷感"（Letts等，1988）。如果在高风险患者组中应用外部牵张装置，机械针头限位器［即使这会增加瘢痕形成（Mavili等，2004；Voor等，1998）］的辅助可以预防这种并发症。

（六）美观

常规的的面中份前移可能与畸形矫正不足、颧骨缩小、面部软组织下垂和面部皱褶加深有关，共同造成面部加速老化的现象（Warren等，2012）。在牵张的时候，与阻抗中心有关的不恰当放置的传力介质会造成腭平面逆时针方向旋转、眼眶推进不足、下颌顺时针旋转、面部垂直高度增加及开𬌗程度增加的情况（Shetye等，2010；Hopper等，2010；Shetye等，2007）。有研究报道在16%的面中份牵张病例中存在传力介质的不恰当放置，其中一半以上与单一介质干扰有关。尽管理论上讲多介质内牵引装置的使用一定程度上可以避开这一问题，但是目前这种装置的介质术后无法调整（Gosain等，2002）。一些外科医师将内部和外部装置结合使用（Gosain等，2002），但是这种办法增加了牵张的复杂性和费用。

（七）骨折

由于颧颌交界处通常发育不良、阻抗中心位于翼上颌缝的中线处，内牵张对颧骨的挤压会导致沿相对薄弱的颧颌缝处的骨折，使得鼻根下的上颌骨无法前移（Gosain等，2002；Mitsukawa等，2004）。

（八）复发

有学者表示Le Fort Ⅲ型牵张和前移术提供的骨段移动在1年（Shetye等，2010；Hopper等，2010；Shetye等，2007）和10年（Shetye等，2010）的随访中都能保持稳定。但是目前没有时间更长的随访。

第三节　Le Fort Ⅱ型截骨术

一、适应证和治疗计划

常规Le Fort Ⅱ型前移术配合骨移植已经被用于面中份骨骼前移、颧骨位置不动的情况（图4-10-6）。Le Fort Ⅱ型Halo牵引也被用于内牵张过程中无意造成颌颧骨折的补救措施（Mitsukawa等，2004），也可用于一些唇腭裂的患者。

对于Apert综合征患者，Le Fort Ⅱ型牵张术结合颧骨再定位是作者最喜欢的方法，因为它不仅解决了面中份后缩问题，而且还解决了垂直向上颌骨不足的问题（Hopper等，2012）。重新定位的颧骨将眼球保持在恰当的位置，而中央部上颌骨的重新定位是通过牵张进行的，无须担心造成医源性眼眶畸形（图4-10-7和图4-10-8）。

二、操作技术

除冠状皮肤切口外，还需要采用双侧经结膜入路、下眼睑切口和口内切口。在标准的Le Fort Ⅱ型截骨术中，既不需要眶侧缘，也不需要颧骨的截骨。颅下截骨和双合诊手法如前所述。颧颌部的截骨是经过眶下孔旁的口内和眼睑切口完成的。对于牵张的过程，Le Fort Ⅲ型牵引术中使用的定制夹板也用于Le Fort Ⅱ型牵引术，但钢丝悬吊固定在梨状缘的内侧，以及截骨线外下方的上颌外侧支撑物上。常规的固定位置在鼻额部和颧颌部位截骨线上（图4-10-6）。

三、术后护理

Le Fort Ⅱ型手术的术后护理类似于Le Fort Ⅲ型手术。对于前者，传力装置可帮助获得理想的鼻背长度、上颌骨的垂直高度和上颌咬合平面。与Le Fort Ⅲ型手术不同，此手术骨段的下移不会导致医源性眼睑下垂。

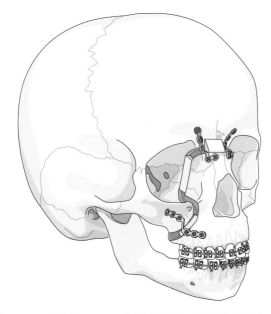

图4-10-6 常规的Le Fort Ⅱ型前移术、骨移植和固定。肋骨、颅骨或髂骨自体植骨放置在鼻额和颧颌部截骨术中并固定。眼眶内侧壁缺损也可能需要植骨或钛网固定。

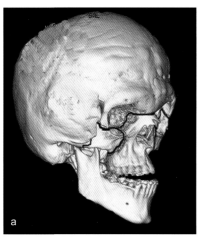
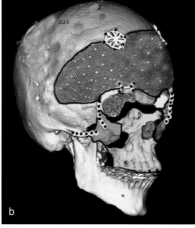

图4-10-7 a、b. Apert面部畸形的治理需要在术中进行眶颧再定位，以及固定（紫）、术后的牵张和Le Fort Ⅱ型骨段的延长（绿）。额部中央的嵌体植入物也经常同时放置（红色）。与Le Fort Ⅲ型截骨术不同，Le Fort Ⅱ型骨段（绿色）可以独立于眼眶移动，使用外部牵张装置矫正Apert患者独特的面中份后退和旋转畸形。相似的操作在Le Fort Ⅲ型手术中就会导致医源性眼眶畸形和颌骨旋转畸形。

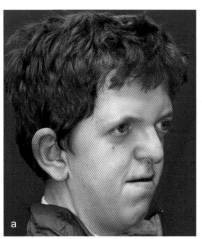
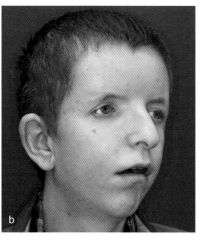

图4-10-8 Apert综合征患者在Le Fort Ⅱ型截骨术配合牵张成骨，以及眶颧同期再定位的术前（a）和术后照片（b）。与Crouzon综合征不同，该患者需要更多的面中份前移而不是侧向扩展和垂直向拉长。该手术可以垂直延长面中份，同时重新定位和固定眶侧缘以保持眼球位置。

（宋晓彬 译，朱鸳 校）

参考文献

[1] **Allam KA, Wan DC, Khwanngern K, et al**. Treatment of apert syndrome: a long-term follow-up study. *Plast Reconstr Surg.* 2011 Apr;127(4):1601–1611.

[2] **Bachmayer DI, Ross RB, Munro IR**. Maxillary growth following LeFort III advancement surgery in Crouzon, Apert, and Pfeiffer syndromes. *Am J Orthod Dentofacial Orthop.* 1986 Nov;90(5):420–430.

[3] **Breugem CC, Bush K, Fitzpatrick DF**. Le Fort III rigid external distraction complicated by intracranial movement of halo fixation pins. *Cleft Palate Craniofac J.* 2008 May;45(3):332–336.

[4] **Buncic JR**. Ocular aspects of Apert syndrome. *Clin Plast Surg.* 1991 Apr;18(2):315–319.

[5] **Carr RJ, Gilbert P**. Isolated partial third nerve palsy following Le Fort I maxillary osteotomy in a patient with cleft lip and palate. *Br J Oral Maxillofac Surg.* 1986 Jun;24(3):206–211.

[6] **Celik M, Tuncer S**. Nasal reconstruction using both cranial bone and ear cartilage. *Plast Reconstr Surg.* 2000 Apr;105(5):1624–1627.

[7] **Chin M, Toth BA**. Le Fort III advancement with gradual distraction using internal devices. *Plast Reconstruct Surg.* 1997 Sep;100(4):819–830; discussion 831–832.

[8] **Coeugniet E, Dhellemmes P, Vinchon M, et al**. Midfacial distraction without osteotomy using a transfacial pin and external devices. *J Craniofac Surg.* 2012 Jan;23(1):184–189.

[9] **Czerwinski M, Hopper RA, Gruss J, et al**. Major morbidity and mortality rates in craniofacial surgery: an analysis of 8101 major procedures. *Plast Reconstr Surg.* 2010 Jul;126(1):181–186.

[10] **Dai J, Wang X, Yu H, et al**. Simultaneous Le Fort I, II, and III osteotomies for correction of midface deficiency in Apert disease. *J Craniofac Surg.* 2012 Sep;23(5):1391–1395.

[11] **Ettinger RE, Hopper RA, Sandercoe G, et al**. Quantitative computed tomographic scan and polysomnographic analysis of patients with syndromic midface hypoplasia before and after Le Fort III distraction advancement. *Plast Reconstr Surg.* 2011 Apr;127(4):1612–1619.

[12] **Fearon JA**. The Le Fort III osteotomy: to distract or not to distract? *Plast Reconstr Surg.* 2001 Apr 15;107(5):1091–1103; discussion 1104–1106.

[13] **Fearon JA**. Halo distraction of the Le Fort III in syndromic craniosynostosis: a long-term assessment. *Plast Reconstr Surg.* 2005 May;115(6):1524–1536.

[14] **Festa F, Pagnoni M, Valerio R, et al**. Orbital volume and surface after Le Fort III advancement in syndromic craniosynostosis. *J Craniofac Surg.* 2012 May;23(3):789–792.

[15] **Figueroa AA, Polley JW**. Management of the severe cleft and syndromic midface hypoplasia. *Orthod Craniofac Res.* 2007 Aug;10(3):167–179.

[16] **Flores RL, Shetye PR, Zeitler D, et al**. Airway changes following Le Fort III distraction osteogenesis for syndromic craniosynostosis: a clinical and cephalometric study. *Plast Reconstr Surg.* 2009 Aug;124(2):590–601.

[17] **Gillies H, Harrison SH**. Operative correction by osteotomy of recessed malar maxillary compound in a case of oxycephaly. *Br J Plast Surg.* 1950 Jul;3(2):123–127.

[18] **Girotto JA, Davidson J, Wheatly M, et al**. Blindness as a complication of Le Fort osteotomies: role of atypical fracture patterns and distortion of the optic canal. *Plast Reconstr Surg.* 1998 Oct;102(5):1409–1421; discussion 1422–1423.

[19] **Gosain AK, Santoro TD, Havlik RJ, et al**. Midface distraction following Le Fort III and monobloc osteotomies: problems and solutions. *Plast Reconstr Surg.* 2002 May;109(6):1797–1808.

[20] **Habal MB**. A future domain distractor for the facial skeleton. *J Craniofac Surg.* 1995 Sep;6(5):414–416.

[21] **Havlik RJ, Seelinger MJ, Fashemo DV, et al**. "Cat's cradle" midfacial fixation in distraction osteogenesis after Le Fort III osteotomy. *J Craniofac Surg.* 2004 Nov;15(6):946–952.

[22] **Hollier L, Kelly P, Babigumira E, et al**. Minimally invasive Le Fort III distraction. *J Craniofac Surg.* 2002 Jan;13(1):44–48.

[23] **Hopper RA, Prucz RB, Lamphongsa S**. Achieving differential facial changes with Lefort III distraction osteogenesis: the use of nasal passenger grafts, cerclage hinges, and zygomatic repositioning. *Plast Reconstr Surg.* 2012 Dec;130(6):1281–1288.

[24] **Hopper RA, Sandercoe G, Woo A, et al**. Computed tomographic analysis of temporal maxillary stability and pterygomaxillary generate formation following pediatric Le Fort III distraction advancement. *Plast Reconstr Surg.* 2010 Nov;126(5):1665–1674.

[25] **Iannetti G, Polimeni A, Pagnoni M, et al**. Upper airway volume after Le Fort III advancement in subjects with craniofacial malformation. *J Craniofac Surg.* 2011 Jan;22(1):351–355.

[26] **Jensen JN, McCarthy JG, Grayson BH, et al**. Bone deposition/generation with LeFort III (midface) distraction. *Plast Reconstr Surg.* 2007 Jan;119(1):298–307.

[27] **Kobus KF**. New osteotomies for midface advancement in patients with Crouzon syndrome. *J Craniofac Surg.* 2006 Sep;17(5):957–961.

[28] **Lacey M, Antonyshyn O, MacGregor JH**. Temporal contour deformity after coronal flap elevation: an anatomical study. *J Craniofac Surg.* 1994 Sep;5(4):223–227.

[29] **Lanigan DT, Romanchuk K, Olson CK**. Ophthalmic complications associated with orthognathic surgery *J Oral Maxillofac Surg.* 1993 May;51(5):480–494.

[30] **Letts M, Kaylor D, Gouw G**. A biomechanical analysis of halo fixation in children. *J Bone Joint Surg Br.* 1988 Mar;70(2):277–279.

[31] **Little C, Mintz S, Ettinger AC**. The distal lacrimal ductal system and traumatic epiphora. *Int J Oral Maxillofac Surg.* 1991 Feb;20(1):31–35.

[32] **Marchac D, Renier D, Broumand S**. Timing of treatment for craniosynostosis and facio-craniosynostosis: a 20-year experience. *Br J Plast Surg.* 1994 Jun;47(4):211–222.

[33] **Mavili ME, Tuncbilek G**. Seesaw modification of the lateral orbital wall in Le Fort III osteotomy. *Cleft Palate Craniofac.* 2004 Nov;41(6):579–583.

[34] **Mavili ME, Vargel I, Tuncbilek G**. Stoppers in RED II distraction device: is it possible to prevent pin migration? *J Craniofac Surg.* 2004 May;15(3):377–383.

[35] **McCarthy JG, Schreiber J, Karp N, et al**. Lengthening the human mandible by gradual distraction. *Plast Reconstr Surg.* 1992 Jan;89(1):1–8; discussion 9–10.

[36] **Meazzini MC, Mazzoleni F, Caronni E, et al**. Le Fort III advancement osteotomy in the growing child affected by Crouzon's and Apert's syndromes: presurgical and postsurgical growth. *J Craniofac Surg.* 2005 May;16(3):369–377.

[37] **Mitsukawa N, Satoh K, Hayashi T, et al**. Salvaged Le Fort II halo distraction for an unfavorable outcome of midfacial distraction using an internal device in syndromic craniosynostosis. *Plast Reconstr Surg.* 2004 Apr 1;113(4):1219–1224.

[38] **Mofid MM, Manson PN, Robertson BC, et al**. Craniofacial distraction osteogenesis: a review of 3278 cases. *Plast Reconstrt Surg.* 2001 Oct;108(5):1103–1114; discussion 1115–1117.

[39] **Nout E, Bouw FP, Veenland JF, et al**. Three-dimensional airway changes after Le Fort III advancement in syndromic craniosynostosis patients. *Plast Reconstr Surg.* 2010 Aug;126(2):564–571.

[40] **Pereira V, Sell D, Ponniah A, et al**. Midface osteotomy versus distraction: the effect on speech, nasality, and velopharyngeal function in craniofacial dysostosis. *Cleft Palate Craniofac J.* 2008 Jul;45(4):353–363.

[41] **Phillips JH, Gruss JS, Wells MD, et al**. Periosteal suspension of the lower eyelid and cheek following subciliary exposure of facial fractures. *Plast Reconstr Surg.* 1991 Jul;88(1):145–148.

[42] **Phillips RJ, Mulliken JB**. Venous air embolism during a craniofacial procedure. *Plast Reconstr Surg.* 1988 Jul;82(1):155–159.

[43] **Reid RR**. Facial skeletal growth and timing of surgical intervention. *Clin Plast Surg.* 2007 Jul;34(3):357–367.

[44] **Reitsma JH, Ongkosuwito EM, Buschang PH, et al**. Facial growth in patients with Apert and Crouzon syndromes compared to normal children. *Cleft Palate Craniofac J.* 2012 Mar;49(2):185–193.

[45] **Sandoval JA, Sheehan MP, Stonerock CE, et al**. Incidence, risk factors, and treatment patterns for deep venous thrombosis in hospitalized children: an increasing population at risk. *J Vasc Surg.* 2008 Apr;47(4):837–843.

[46] **Satoh K, Mitsukawa N, Hosaka Y**. Dual midfacial distraction osteogenesis: Le Fort III minus I and Le Fort I for syndromic craniosynostosis. *Plast Reconstr Surg.* 2003 Mar;111(3):1019–1028.

[47] **Satoh K, Mitsukawa N, Tosa Y, et al**. Le Fort III midfacial distraction using an internal distraction device for syndromic craniosynostosis: device selection, problems, indications, and a proposal for use of a parallel bar for device-setting. *J Craniofac Surg.* 2006 Nov;17(6):1050–1058.

[48] **Satoh K, Tsutsumi K, Tosa Y, et al**. Le Fort III distraction osteogenesis of midfaceretrusion in a case of Hajdu Cheny syndrome. *J Craniofac Surg.* 2002 Mar;13(2):298–302.

[49] **Shetye PR, Boutros S, Grayson BH, et al**. Midterm follow-up of midface distraction for syndromic craniosynostosis: a

clinical and cephalometric study. *Plast Reconstr Surg.* 2007 Nov;120(6):1621–1632.

[50] **Shetye PR, Davidson EH, Sorkin M, et al**. Evaluation of three surgical techniques for advancement of the midface in growing children with syndromic craniosynostosis. *Plast Reconstr Surg.* 2010 Sep;126(3):982–994.

[51] **Shetye PR, Giannoutsos E, Grayson BH, et al**. Le Fort III distraction: Part I. Controlling position and vectors of the midface segment. *Plast Reconstr Surg.* 2009 Sep;124(3):871–878.

[52] **Shetye PR, Kapadia H, Grayson BH, et al**. A 10-year study of skeletal stability and growth of the midface following Le Fort III advancement in syndromic craniosynostosis. *Plast Reconstr Surg.* 2010 Sep;126(3):973–981.

[53] **Swennen G, Schliephake H, Dempf R, et al**. Craniofacial distraction osteogenesis: a review of the literature: Part 1: clinical studies. *Int J Oral Maxillofac Surg.* 2001 Apr;30(2):89–103.

[54] **Taylor JA, Maercks RA, Runyan CM, et al**. Endoscopically assisted Le Fort III osteotomy using an ultrasonic scalpel: a feasibility study in cadavers. *J Craniofac Surg.* 2009 Nov;20(6):2211–2214.

[55] **Tessier P**. The definitive plastic surgical treatment of the severe facial deformities of craniofacial dysostosis. Crouzon's and Apert's diseases. *Plast Reconstr Surg.* 1971 Nov;48(5):419–442.

[56] **Victoria T, Mong A, Altes T, et al**. Evaluation of pulmonary embolism in a pediatric population with high clinical suspicion. *Pediatr Radiol.* 2009 Jan;39(1):35–41.

[57] **Voor MJ, Khalily C**. Halo pin loosening: a biomechanical comparison of experimental and conventional designs. *J Biomech.* 1998 Apr;31(4):397–400.

[58] **Wall SA, Butler L, Byren J, et al**. Combined internal and external Le Fort III distraction osteogenesis—the "elusive vector". *J Craniofac Surg.* 2009 Sep;20 Suppl 2:1806–1808.

[59] **Warren SM, Shetye PR, Obaid SI, et al**. Long-term evaluation of midface position after Le Fort III advancement: a 20-plusyear follow-up. *Plast Reconstr Surg.* 2012 Jan;129(1):234–242.

[60] **Watts PG**. Unilateral abducent nerve palsy: a rare complication following a Le Fort I maxillary osteotomy. *Br J Oral Maxillofac Surg.* 1984 Jun;22(3):212–215.

[61] **Wong WB, Haynes RJ**. Osteology of the pediatric skull. Considerations of halo pin placement. *Spine (Phila Pa 1976).* 1994 Jul 1;19(13):1451–1454.

第十一章　颅缝早闭症

Craniosynostosis

Ignacio Ismael García Recuero, Gregorio Sánchez Aniceto

第一节　适应证和治疗计划

父母和医师可以很容易地观察并检查新生儿头颅的大小和形状。如果患者被诊断为严重的颅骨畸形或不对称，所有的诊断和治疗工作将首先致力于保护患者的生命，避免可能的并发症，并在每个治疗阶段向父母提供支持和咨询。

从Lane和Lannelongue 1890年首次外科手术修复颅骨矢状缝早闭，20世纪30年代进行首次Gillies-Le Fort Ⅲ型截骨术用于治疗Crouzon综合征（颅面骨发育不全）以来，儿科颅颌面外科已取得了巨大进展。Paul Tessier（Virchow，1851）在1967年描述了使用复杂的颅颌面截骨术矫正孤立性和综合征性颅缝早闭。他和其他先驱，如F Ortiz Monsterio和JG McCarthy，预见了先天性颅面畸形外科团队治疗方法的必要性，从而在将并发症降至最低的同时，改善治疗后的功能和美学效果，这也奠定了当代颅颌面外科学的基础。

"颅缝早闭症（狭颅症）"一词的定义为颅骨缝过早闭合，发病率在0.4‰左右。它可以作为非综合征形式的孤立性疾病发生，也可以作为综合征性疾病的一部分发生，伴有累及面部、颈部、躯干或四肢的相关临床表现。在某些类型的颅缝早闭症中存在性别倾向，例如，矢状缝早闭在男性的发病率更高（男女比例4∶1）。然而，对于单侧冠状缝早闭女性发病率较男性更高，比例为3∶2（Persing，2008）。其余的类型并没有明确的性别倾向。

颅底是大脑发育的支持平台，它包含多个促进颅骨和上面部生长发育的生长中心。1851年，

Virchow首次描述了颅缝早闭症的病理生理学特征，他发现"在垂直于骨性结合缝的方向的骨扩张停止，同时在相反方向出现代偿性骨扩张"（Virchow，1851）。共有8条主要的颅缝：左/右冠状缝、左/右人字缝、左/右鳞状缝；2条位于中线，即矢状缝和额缝（表4-11-1）。另外还有1条鼻额缝。本文报道了这些颅缝在颅底软骨融合处的延伸及其对颅缝早闭症发生的影响（图4-11-1~图4-11-5）。在20世纪90年代末，一些报道提出，骨性结合的发生可能与不同生长因子和蛋白质受体的突变有关，如转化生长因子-β1（TGF-β1）、成纤维细胞生长因子受体-2（FGFR-2）、FGFR-3或颅缝内的Twist蛋白等（Cohen，1991；Gosain等，2004）。维甲酸暴露可通过增强成骨作用导致颅缝过早融合。此外，曾有学者探究了骨形态发生蛋白（BMP）与细胞外BMP拮抗剂之间的相互作用，但似乎BMP

表4-11-1　累及颅缝及临床骨性结合

颅缝	临床骨性结合
单侧冠状缝	前斜头
单侧人字缝	后斜头
双侧冠状缝	前短头
双侧人字缝	后短头
矢状缝	舟状头
额缝	三角头
多发骨结合	尖型头、尖头畸形、Kleeblattschädel畸形（三叶草形头颅）、综合征［Crouzon综合征，Apert综合征（尖头并指综合征）］

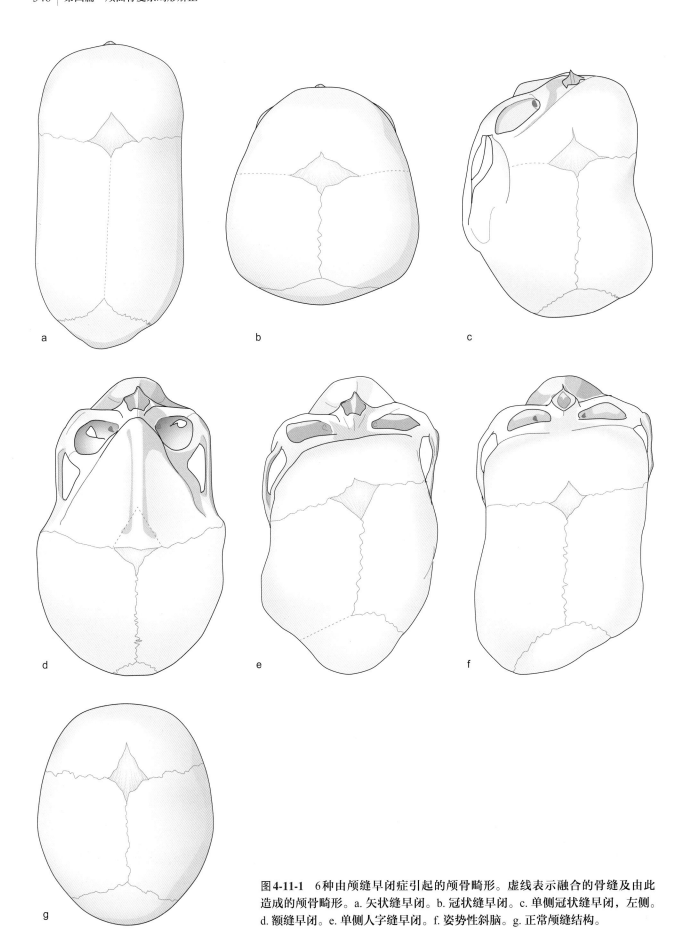

图4-11-1 6种由颅缝早闭症引起的颅骨畸形。虚线表示融合的骨缝及由此造成的颅骨畸形。a. 矢状缝早闭。b. 冠状缝早闭。c. 单侧冠状缝早闭，左侧。d. 额缝早闭。e. 单侧人字缝早闭。f. 姿势性斜脑。g. 正常颅缝结构。

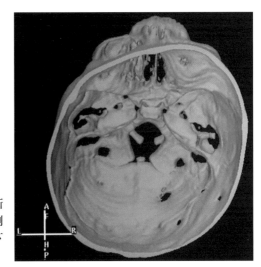

图4-11-2 一例左侧单侧冠状缝早闭（左前斜头）患者的三维计算机断层扫描。注意患侧眶上缘是如何凹陷、升高和侧向移位的；鼻根向患侧倾斜，反映左前颅窝缩短。在对侧，前额呈代偿性隆起，眶上缘向前下旋转。

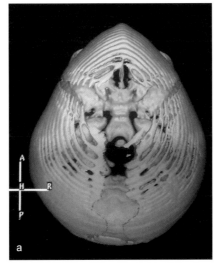 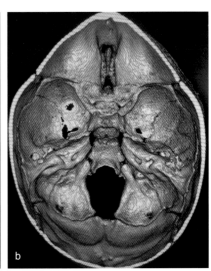

图4-11-3 a、b. 一例额缝早闭（三角头）患者的三维计算机断层扫描。前额呈三角形，前嵴凸出，眶上缘凹陷，低眼眶症伴前颅窝狭窄是诊断特征。

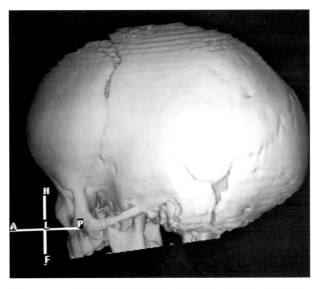 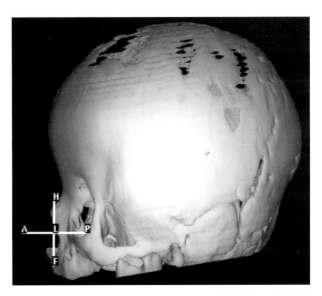

图4-11-4 一例矢状缝早闭患者（舟状头或长头）患者的三维计算机断层扫描。最常见的骨性结合表现为颅骨前后长度增加，颅骨横向尺寸减小。

图4-11-5 一例双侧冠状缝早闭（短头）患者进行三维计算机断层扫描。颅骨前后向生长的减少会导致颅骨高度增加或尖头畸形，并伴有眼球突出和鼻额角加深。

仅在术后骨创伤愈合中发挥作用，而与颅缝早闭症的发病机制无关（Cray等，2011）。

大脑的发育依赖于颅骨的正常生长。出生时的大脑重量约为400 g，6个月时增加1倍，2.5岁时增加3倍，在出生后的前3~5年内接近成人的尺寸（1 400~1 600 g）。颅缝早闭症的早期诊断和出生后2年内进行的手术治疗旨在改善颅骨形态，预防功能紊乱，并促进儿童的心理发展（Cohen，1991）。

预防、检测和治疗可能的颅内压升高和气道阻塞是早期治疗的两个主要指征，尤其是在综合征性颅缝早闭患者中。尽管这些问题在严重的多发性颅缝早闭和综合征病例中更为常见，但单颅缝早闭也不应因此被低估。有时，在骨融合部位、颅骨临近和远处代偿性改变部位的手术矫正非常困难。

必须正确诊断体位性畸形（典型的同侧压扁伴对侧后凸），因为这些患者只能在睡眠或头盔治疗期间通过体位技术进行治疗。

位置性颅骨畸形是指婴儿的颅骨形状因长期在外力的作用下而发生变形。婴儿的头部具有良好的可塑性且生长迅速，因此容易变形，尤其是当婴儿处于仰卧位时偏好某种头部姿势。在建议将婴儿置于仰卧位以预防婴儿猝死综合征后，颅骨畸形的患病率显著增加。对此，首选的治疗通常是非手术治疗。在最近发布的一份指南（2012年）中，荷兰预防性儿童保健中心建议，在婴儿探访期间，就为那些存在位置偏好或颅骨变形的婴儿的父母提供咨询，以指导她们如何处理及更改婴儿的姿势（Argenta等，1996年；Meyer Marcotty等，2014年）。

必须对患者行系统且全面的评估，以正确诊断、全面评估任何有可能相关的医疗问题，并开始适当的早期临床处理。详细的功能和美学评估对于获得成功的治疗结果至关重要，这首先要进行重点、详细的病史和体格检查。在颅缝早闭症患者中，颅面部异常的解剖特征通常很清楚，但颅内压升高的症状（如头痛、恶心、呕吐、智力迟钝、视觉盲区扩大）需要尽早确诊。大多数综合征性颅缝早闭表现为常染色体显性遗传（Apert综合征、Crouzon综合征、Pfeiffer综合征），因此询问家族史及分娩和妊娠细节很重要。在第一次评估时需测

量患者头部周长，因为小头畸形可能由大脑的原发性生长异常引起或继发于颅缝早闭症的颅骨无代偿性生长受限所致。头部周长增加可能表明存在脑积水或继发于颅缝早闭症的颅骨代偿性生长。囟门和颅缝触诊是必须进行的检查，因为在某些疾病中经常存在囟门增大，如Apert综合征；而囟门隆起则可能表明颅内压升高甚至脑积水；可触及的嵴通常意味着颅缝骨性融合及囟门过早闭合。

必须经过影像学分析以确定临床诊断。金标准是计算机断层扫描（CT）和三维重建图像；然而，辐射剂量，尤其是对两个透镜的辐射剂量，经常是一个关键的争议点。为了最大限度地减少辐射剂量，一些外科医师仍然更喜欢传统的X线片，还有人使用磁共振图像（MRI）或超声检查辅助诊断和制订治疗计划。影像学检查将通过客观地显示颅缝的融合、识别可能同时存在的其他异常（如Arnold-Chiari畸形或脑积水），评估累及颅缝的数量及其范围来证实颅缝早闭症的临床特征。在特定的病例中，MRI有助于检测相关的脑及脑室异常，区分巨脑室和脑积水，精确检查后颅窝和脊柱，从而使Arnold-Chiari畸形的严重程度和脊髓空洞症可视化（Gosain等，2004）。临床照片（包括可获得的三维照片）、脑部超声、睡眠呼吸暂停或脉搏血氧饱和度研究将为完善术前诊断提供重要数据。此外，还应对患者进行仔细的麻醉前检查，并完成术前免疫接种以预防链球菌肺炎。应用各种图像处理平台以更好地管理CT扫描的DICOM数据，从而进行充分的三维手术规划。立体光刻模型也可用于规划手术治疗。

患者出现持续性斜颈可能与颈椎畸形、眼外肌异常或胸锁乳突肌结构缩短有关。对这些问题的认识、诊断和治疗至关重要，因为肌肉失衡会导致严重的不对称，最终会影响面部和颅骨的正常生长和发育（Buchman等，2002）。

颅内高压可能会出现在单缝颅缝早闭症病例中，但在综合征或多缝颅缝早闭症病例中更为常见。所有颅缝早闭症患者，尤其是综合征患者，均应当进行全面的眼科评估，以确定是否存在斜视或眼睑改变。患者需要完成眼内评估，包括眼底检查和视神经盘可视化检查，以排除眼底苍白和视乳头水肿等

颅内压升高的迹象。脑积水和颅内高压的分流手术最好在开颅术和颅盖骨重建之前进行（图4-11-6）。

颅缝早闭症患者需要进行基因咨询，以完善、确认或帮助确定诊断及筛查相关问题，并提出进一步评估或检查的建议。遗传咨询可以安慰和告知患者的家人，并生成一份报告，作为记录父母和孩子的遗传方式及后代发病风险的参考。FGFR、TWIST或其他基因的改变将决定这些患者的治疗和预后，尤其是在综合征患者中。

FGF/FGFR信号系统与细胞的基本生命活动（如增殖、分化、迁移、极化、黏附、凋亡）的控制有关，这些细胞将成为包括骨和软骨在内的各种人体组织。FGFR1、FGFR2和FGFR3的突变可导致不同程度的骨骼发育障碍，如FGFR相关的颅缝早闭症综合征（即Apert综合征、Beare Stevenson综合征、Crouzon综合征、Crouzon综合征伴黑棘皮病、Jackson Weiss综合征、Muenke综合征和Pfeiffer综合征）。这些综合征以1条或多条颅缝过早融合及其引起相应的颅骨畸形为特征，并可能伴有累及四肢、上呼吸道、脑、脊柱、心脏和（或）肺的畸形。Apert综合征（FGFR2突变导致的颅缝早闭综合征）患者在智力残疾、发育迟缓、中枢神经系统异常和肢体异常方面受到的影响最为严重。所有患有FGFR相关综合征性颅缝早闭症的患者都

有一定程度的听力丧失，需要进行彻底的初步评估和后续随访。颅内高压是颅缝早闭症患者的一个重要临床表现，多发性颅缝受累患者和FGFR2突变患者颅内压升高的风险最高。视乳头水肿是颅内高压的标志，其在FGFR2相关的颅缝早闭症患者中最为常见（Apert综合征、Crouzon综合征和Pfeiffer综合征）。未发现基因突变的患者中也可能出现视乳头水肿，但其在已知存在基因突变的患者中更常见。伴有FGFR突变或其他基因相关改变的综合征性颅缝早闭症的患者，如果他们的生命安全受到威胁，则需要更准确的诊断和更为积极的治疗方案（Agochukwu等，2012年）。

第二节 手术矫正时间表

非综合征性颅缝骨病手术治疗的指征是颅内压升高（ICP）的风险和颅骨形态异常。舟状头患者ICP升高的风险为12%，三角头为9%，斜脑为10%。双侧冠状缝早闭症患者中ICP升高的风险约为37%。颅内高压常与多发综合征性颅缝早闭症相关。综合征性颅缝早闭症患者术前ICP升高的患病率在Apert综合征为40%~50%，在Crouzon综合征和Pfeiffer综合征为50%~70%，在Saethre-Chotzen综合征为35%~45%，在复杂颅缝早闭症中

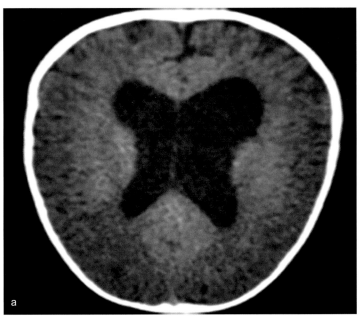
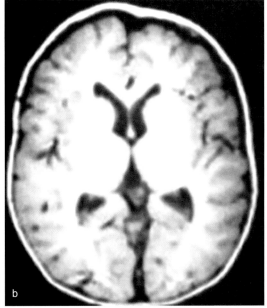

图4-11-6 a. CT扫描显示颅内压升高。b. 分流手术后同一患者的CT扫描。

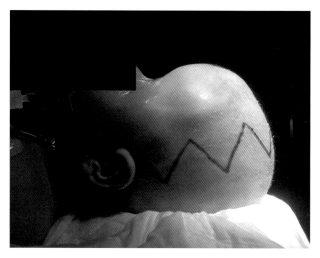

为50%~80%，在Muenke综合征中为0。在Apert综合征、Crouzon综合征、Pfeiffer综合征和Saethre-Chotzen综合征的患者中，早期颅穹窿扩张后的ICP升高患病率在35%~43%。

这些患者应常规进行眼底镜检查以评估需要紧急手术干预的视乳头水肿。其他表明颅内高压的指征包括头痛、呕吐、行为突变、嗜睡和头颅X线片上的"铜打碗征（狭颅症）"。如发现视乳头水肿后，应进行CT或MRI扫描，以评估脑室大小的变化（脑积水）。

一晚上和至少12小时以上的颅内压有创测量（如硬膜外传感器或腰椎穿刺）是确定是否存在颅内压的有效方法。颅内压增高通常定义为在慢波睡眠期间颅内压持续保持在高于15 mmHg或超过3个高原波。而将影像学检查如诊断意见、脑室大小或其变化作为ICP增加的筛查方法是不可靠的。

眼底检查发现视乳头水肿很可能是ICP升高的标志，但当它不存在时，并不能排除ICP升高的可能。有创性ICP测量仍然是金标准，但它自然也有缺点，如需要麻醉、手术干预有并发症风险，以及需要入住重症监护室等。

患有综合征性颅缝早闭症的患者应接受长期术后监测一直到大约12岁，此时大脑体积已生长完全。对这些患者的监测计划应包括对多发颅缝早闭症患者（包括Crouzon综合征、Apert综合征、Pfeiffer综合征、Saethre-Chotzen综合征和Muenke综合征患者）每隔6个月进行一次眼底镜检查。对于综合征性颅缝早闭症相关的中枢神经系统畸形，包括脑积水和Chiari畸形，应每隔6~12个月进行一次MRI检查（Collman等，2011；Mathijssen，2015）。

第三节 颅颌面手术的患者体位和手术切口

通常情况下，颅缝早闭症患者的首选的手术入路是从一侧耳朵至对侧耳朵的冠状切口，必要时附加耳前/耳后延长切口（Cray等，2011）。传统的直线切口设计会产生明显的瘢痕。Munro（1987）提出的圆锯齿或锯齿形切口可减少可见瘢痕（图4-11-7）。在极少数情况下，这种"T"形切口的后部延伸

图4-11-7 短头畸形患者的锯齿形冠状切口。

可用于暴露枕部。但在某些情况下，可以附加睑缘下切口，以更好地暴露眼眶内部和上颌骨的手术野。

在颞线上方和后方的骨膜上做一个弧形的独立切口。在保留骨膜瓣、眶上神经和血管的情况下行骨膜下剥离术，同时应避免颞肌损伤，保留颞肌的血管和神经支配。手术需尽可能减少出血。用湿敷料覆盖住暴露的骨头有助于避免骨干燥。可利用眼睑缝合、轻柔的眶内牵拉等措施保护眼睛，以防止角膜、结膜或眼球损伤。在某些情况下，建议将保留的颞肌进行前内侧复位，以防止翼点区畸形。

当计划进行前颅部重建时，患者应在开始时处于仰卧位。如果需要进行后颅部重建或者全颅再造二期手术，应以俯卧位（"狮身人面像"位）开始手术（图4-11-8）。在全颅重建一期手术中，应在经验丰富的麻醉团队的协调下，将患者体位从仰卧位改为俯卧位（Gosain等，2004），尤其是在这些长时间手术中，还应注意保护患者的眼睛、防止褥疮并保持体温正常。

第四节 外科技术：前颅骨扩张术

对于颅缝早闭症患者，如何选择合适的受累颅缝松解时机一直存在争议，目前建议采用个体化的方法。早期松解颅缝的益处尚有争议。我们的手术理念现在已经转变为一种更全面的策略，旨在在松解骨缝的同时，将颅顶骨的骨骼重新定位到一个更

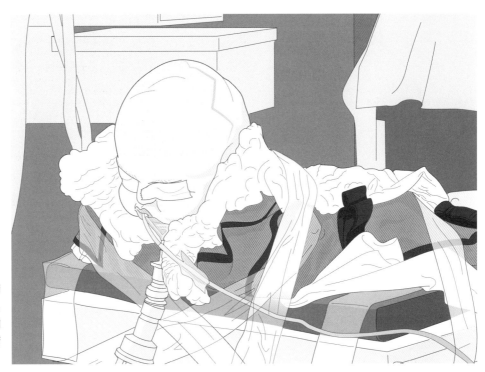

图 4-11-8　Crouzon 患者的狮身人面像（俯卧位）体位。应注意在保护患者的眼睛和避免褥疮的同时，确保气管插管通畅和患者安全。

为正确的解剖位置。理想情况下，手术在患者 9~12 个月大时完成，这将为患者提供一个正常的生长模式。早期手术通常与再次手术的高发生率相关。我们认为，应该尽量减少手术次数，这不仅是为了降低患者的风险，而且因为每次接受外科手术时，骨质量都会降低。但该治疗方案也存在一些特殊情况，在考虑到个体一般健康状况较差时，如存在颅内压高，这就必然意味着需要进行早期手术。

　　对于单侧冠状缝、双侧冠状缝和颞缝早闭症的患者，可采用前颅扩张术进行额眶前推。大多数患者将接受双侧截骨和重塑治疗，通过矫正患侧及健侧和额眶区的代偿性改变来达到两侧对称。轻微的额眶带过矫将最大限度地减少未来畸形和残余的不对称。在特定的轻度患者中，可使用单侧眼眶推进技术和单独的额顶缝切除术（内镜辅助下），术后配合或不配合头盔治疗（图 4-11-9）。在综合征患者中，如 Crouzon 综合征或 Apert 综合征，可以采用带额眶前推的单块截骨术或 Le Fort Ⅲ 型截骨术（图 4-11-10），在前推面部和前额区域的同时，改善气道和凹陷的额眶区域（Molina，2004）。

　　将患者置于仰卧位，采用冠状切口和骨膜下入路，翻开头皮暴露额部、翼点和颞部、鼻部、眶顶和外侧眶缘及眶壁。在解剖无骨覆盖的区域时应特

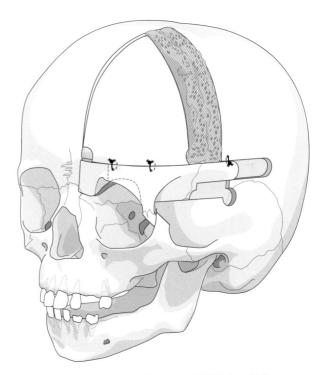

图 4-11-9　单侧——Hoffman 和 Mohr 所述的单侧额眶前推（1976）。

别小心（尤其是在综合征病例中），以避免损伤硬脑膜。颞肌可以保留在皮下组织上，或者在颞嵴下方部分切开，以在严重病例中更好地暴露翼点区。

　　在放置周边或中央钻孔后，解剖患者并获取前额骨瓣，在不损伤嗅神经的情况下进入前外侧和中

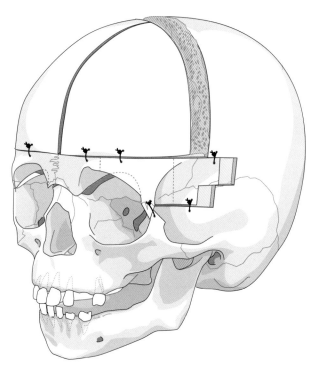

图4-11-10 Marchac 描述的双侧额眶前推（1978）。

央颅底、眶顶和筛板。建议保存截骨和打孔时的骨渣，以便在手术结束时用作骨移植，填补小间隙。眶上截骨术或"调节带"的位点为眶顶上方1~1.5 cm处，以"舌槽"（由 Tessier 设计）的形式延伸至颞窝，以改善单侧或更常见的双侧的固位。在患侧颧骨隆起和健侧颧额骨缝合处，通过眶顶、鼻额缝、蝶骨和颧骨额突的截骨术完成眶上缘截骨，根据眶缘畸形的严重程度改变颧骨截骨的位置（Esparza等，1998；Muñoz等，2003）。在前斜头患者（图4-11-11）中，可以在患侧鼻骨上部进行闭合楔形截骨术的鼻矫直，来旋转鼻锥体并闭合鼻前额间隙（Marchac，1978）。但该方法在长期随访中所达到的鼻矫正尚存争议。为了避免可能的生长受限，冠状缝早闭症患者的鼻或颧骨异常在早期进行的手术中不必充分治疗。

颧骨通常是凹陷的，根据不同的病例和类型，它们可以以不同的方式使用。可用作骨移植的供

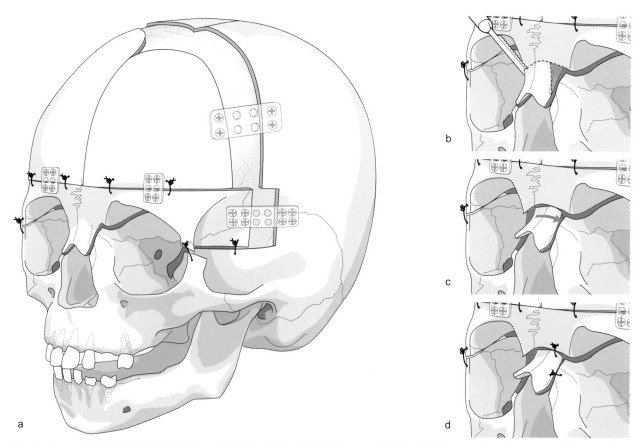

图4-11-11 a. 双侧额眶包括鼻骨前推，由钢丝和可吸收接骨板固定。b. 在额眶带固定后，对鼻骨进行额外的截骨术，以便将鼻骨复位到面部中线。c. 鼻骨段向患侧旋转。这种旋转需要切除一块楔形骨（箭头所示）才能实现。d. 定位后，用钢丝或接骨板和螺钉固定鼻骨段。

区，也可以以更为对称的形状和位置移除、重塑和替换。额骨瓣和眶上缘可以通过周边截骨术进行重塑，或以凹桶状的方式弯曲，也可以使用从顶骨区域获取的骨移植物进行替换。对此，Marchac模板（Cray等，2011；Burge等，2011）（图4-11-12a）往往很有帮助。在获取移植骨块后，供区可以用一块或多块原前额骨瓣填充。然后，用可吸收的接骨板或网片及螺钉将这个新的额瓣固定在内外平面上，使重塑后的额嵴处于略微过度矫正的位置，从而实现治疗计划的额前推15~20 mm（图4-11-12b）。通过在颞区、顶叶区和鼻额区两侧电镀（plate）该支架，可以达到充分稳定前颅骨扩张的目的。在某些严重的斜头畸形病例中，可在眶上区进行截骨术，从而构建一个新的前额区，其中包含带有单个顶骨瓣的眶上缘（Gosain等，2004；Cray等，2011）。关闭头皮创口可能比较困难，在需要大幅度前推的情况下，接骨板上的软组织张力可能会增加早期创口复裂的风险。为了避免这种情况，应设计帽状腱膜的平行切口，然后将帽状腱膜与放置在顶枕区的单皮质可吸收螺钉锚定缝合。

颞缝早闭症（三角头）常表现为双侧眶上缘后缩（大部分为外侧位）和低眼眶症（图4-11-13）。手术计划应实现双侧眼角前移，修整眶上缘，并重塑前额，Marchac对此进行了详细描述（1978）。为

此，必要情况下可在中线（颅缝融合处）或侧方区域设计一个带有青枝骨折的眶上嵴。然后根据术前计划，根据需要弯曲和推进骨段。额部通常由顶骨区或额骨段外侧的一块骨移植重建。在严重病例中，可以在眶上区域进行截骨，用单个顶骨移植骨块修复前额和眶上缘，用先前的眶上区和额骨移植物来填充顶骨供骨区（Cray等，2011）。

如今，通过计算机辅助设计和计算机辅助制造（CAD-CAM）进行的手术指导可提高手术治疗的效率和精度。这适用于所有前颅缝早闭症。计算机辅助建模和基于导板的手术增强了手术的计划性及对术前解剖的理解，在避免潜在风险的同时也降低了手术时间过长带来的风险（Taylor等，2012）。

第五节　后颅骨扩张

传统的颅骨后扩张截骨术对于以横向扩张和重塑为主要目标的非综合征患者是有效的。然而，对于患有多发性颅缝融合的综合征患者，尤其是存在Chiari畸形或颅内高压的患者，可能更加推荐采用牵张成骨技术进行后颅扩张（Steinbacher等，2011）。

患者取俯卧位，采用冠状切口进行骨膜下剥离至后颈部肌肉附着处，暴露枕骨和人字缝；如果遇

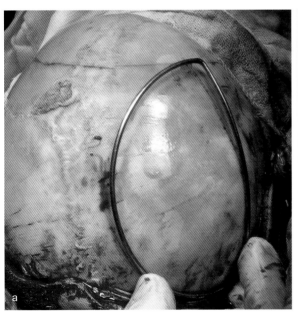
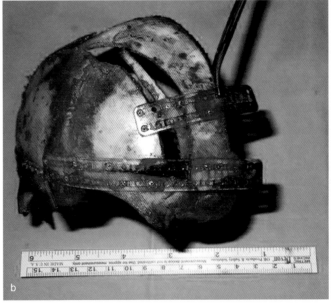

图4-11-12　a. Marchac模板。b. 颞肌区固定的可吸收接骨板。

到骨皮质静脉通道，则将其烧灼处理。在后路扩张的病例中，需要从颅顶采集"新的调节带"。在标记完成后，设计一个新的颅顶调节带后，有必要去除畸形骨骼，以横向方式进行两块式顶枕颅骨切开术。Van der Kolk等（1993）描述了一条截骨线：从左人字缝接合处上方5~8 cm处开始，沿着矢状缝的后部，并以曲线的方式延伸到星点区域。在横窦以下行下截骨术。

然后取出调节带并翻转180°，使调节带的右侧移动到颅骨的左侧。当调节带插入颅顶下方90°时，颅骨在扁平的骨结合处产生了更多的后部投影，从而对应于健侧更高的耳廓头部高度。然后对顶枕骨进行修整，以适应新调节带上方和下方的开放空间，并最终在两侧进行凹桶型截骨术，以获得更多的后部扩张和轮廓。

后方前推的程度受到头皮闭合所限制，如果接骨不够稳定，也可能出现病情复发（图4-11-14）。如果使用牵张成骨技术，在神经外科团队完成顶枕钻孔和有限的硬脑膜剥离后，于横窦上方设计枕部截骨线。将带有后下运动矢量的牵张装置放置在矢状缝旁，在颅前部的头皮皮瓣中放置装置的外部（Munro，1997）。

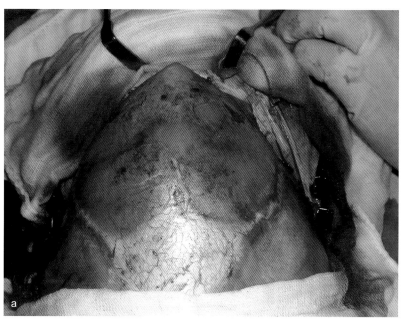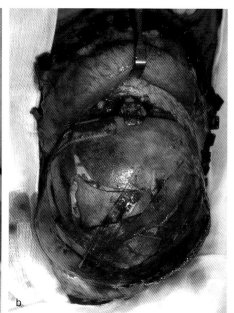

图4-11-13　a.三角头病例手术治疗矫正前的术中照片。b.三角头病例手术治疗矫正后的术中照片。

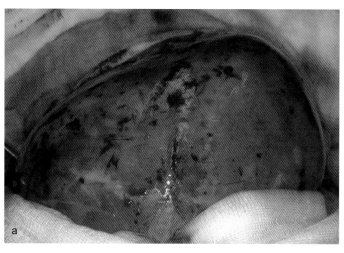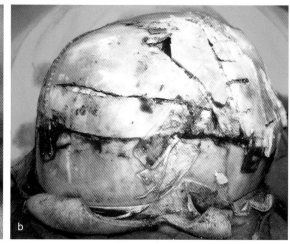

图4-11-14　a.后颅缝早闭症。b.行扩张和重塑治疗后的后颅缝早闭症。

第六节　颅骨完全或次全扩张

完全或更常见的接近全颅扩张适用于伴有短头-尖头畸形的严重颅缝早闭症患者、综合征性病例及需要全颅顶重建以保证充分脑扩张的复发病例。对于年龄小于2岁的患者，这是一种风险很高的手术，存在潜在的并发症，例如与狮身人面像位置和大面积颅顶暴露有关的空气栓塞，以及需要大量血液置换（Muñoz等，2003）。塔形颅骨畸形或尖头畸形是最难矫正的颅骨畸形，因为多余的颅骨高度需要通过多次联合截骨术和颅骨扩张才能改善。尽管如此，这种手术通常适用于严重的塔形-短头颅缝早闭症或综合征病例，手术需尽早进行（出生后的第一年），且最好是"一步"手术，需注意避免可能的多余手术或医疗并发症。应注意的是：请勿仅对颅骨行部分扩张而导致治疗不足，从而无法有效地解决脑受压问题。在有限入路下仅进行额眶前推不能解决多发性颅缝早闭症引起的枕部扁平或异常高度升高（图4-11-15）。

将患者置于俯卧位（图4-11-8），如Munro在1997年所描述（Taylor等，2012），颅顶次全重建始于双侧额眶前推，移除蝶骨大翼和Tessier所描述的蝶额缝的侧面部分；或者将从顶骨区域获取的新额骨固定在前推的位置（Muñoz等，2003）。然

后，对顶骨和颞肌区域行颅骨根治性切除，在一个或多个截骨段中保留中央部位的骨条，以避免损伤矢状窦（图4-11-16）。从顶骨和颞骨区域切除的骨经过重塑并向外侧面推进，覆盖到颅底以降低垂直高度。硬脑膜在额部和颞部区域折叠成扇状（Steinbacher等，2011），以获得额外的大脑重塑，这也有助于骨瓣的成活。Persing（1990）描述了平行垂直截骨术，在颅底的"凹桶形"形状中形成向外的青枝骨折，以获得额外的空间并降低垂直压缩的阻力，从而保证降低颅骨高度的安全性（Munro，1997）。作为全颅骨扩张病例的最后一步，枕骨和人字缝在枕骨大孔边缘附近以凹桶状的方式行截骨术；左侧漂浮的骨头缝合在硬脑膜上，需改善AP空间以利于大脑延长；或者向前推进、旋转、横向覆盖、以减少AP伸长，改善大脑的横向直径。在术后，儿童通常以仰卧位休息，以避免畸形复发。应注意的是：接骨技术应精确，避免骨间隙，接骨板应放置在骨量充足且稳定的区域。

第七节　头盔治疗

非手术颅骨矫正可以有效地治疗无颅缝早闭的位置性颅骨畸形。即使在古代文化中，也会应用早期的头部塑形来追随当时流行的审美观念，并且其

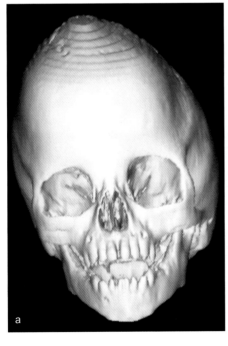
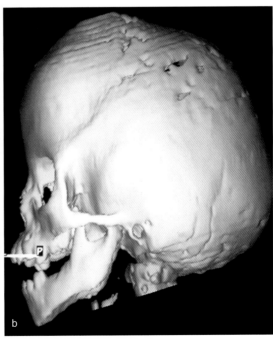

图4-11-15　a、b. 一例多发性颅缝早闭症和短头畸形患者的计算机断层扫描。

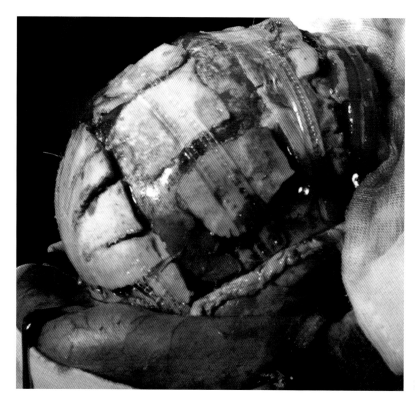

图4-11-16　a、b. 图4-11-15中患者的颅骨次全扩张和全颅骨重塑。

塑形效果是终身的。自从采用婴儿仰卧位以预防婴儿猝死综合征以来，西方社会中姿势性头部畸形的发生率有所增加。因此，也有学者发表了在父母控制下增加婴儿"俯卧时间"的建议。

颅缝的骨性融合通常需要手术矫正，但位置性头部畸形可采用不同的治疗方法。因此，通过临床手段、超声、"黑骨"MRI或三维CT扫描进行鉴别诊断对于确定治疗方案至关重要。

男性颅骨畸形的发生率是女性的3倍，多胎由于子宫内空间不足可能引起颈部肌肉不对称，从而发生后天畸形的风险较高。在大多数情况下，头颅畸形会发生在出生后的前6~8周，如果存在颈部肌肉缺陷或颈椎障碍，体位改变治疗将无法成功。当消除导致畸形的病因后，畸形可由机体自行矫正。因此，体位改变、理疗、脊椎按压治疗和整骨治疗是主要的治疗选择。然而，消除导致畸形原因后的自行矫正通常只发生于出生后4~5个月，随后头部呈圆周生长但外形保持不变。在这之后可由个性化的颅骨矫正器（头盔疗法）来引导颅骨生长。根据颅骨生长曲线，在出生第一年内治疗的成功率最高。

由此看来，出生后3个月内持续存在的明显可见的短头畸形和超过2 cm倾斜（对角线）差异的颅骨不对称（长头畸形），特别是伴有明显的颅底受累时，似乎是头盔治疗的明显适应证，这可通过头盔治疗以预防畸形对美观的影响或功能相关畸形，如错𬌗发育。

通过三维摄影测量在1.5毫秒内完成整个头部的配准，并在CAD工作站中编辑数据集。理想的头部形状设计需考虑颅骨生长空间。精确的CAD规划可以评估矫正畸形所必需的体积。因与头盔接触的颅骨区域生长受阻，而在没有接触头盔的颅骨区域，颅骨正常生长且其生长方向受到引导，这就形成了颅骨特定区域的生长。为了获得精确的生长指导，头盔必须每天佩戴23小时。在随访期间，可通过反复行三维摄影测量来记录治疗效果。根据畸形的程度，治疗时间从几周到几个月不等。治疗时间的预测基于对不同年龄颅骨体积变化规律的认识（Blecher等，2012）。

第八节　风险和并发症

儿童颜面手术的技术难度与成人外伤和颅底肿瘤手术相似，但围手术期或术后死亡率等并发症的发生率相对较低。所有接受颜面部手术的患者，必须由麻醉师、儿科医师和重症监护团队相互协调，以团队合作的方式对患者进行详细的术前评估。

术前进行详细的气道评估及围手术期专家之间进行持续沟通是取得手术成功的关键。此外，大多数患有综合征性颅缝早闭症的患儿存在气道狭窄和气道改变，可使用光导纤维镜辅助插管进行气道管理。对于一些病情严重和特殊的患者，围手术期行气管切开术是有必要的（Tessier，1971）。

持续监测和补液对接受颅面重建的儿科患者至关重要。术中可能会发生大量失血。必须将动脉置管和中心静脉置管用于心血管流体动力学监测和补液。在术前3周每周服用促红细胞生成素是有效的，还提倡使用细胞保护系统和抑肽酶（e-氨基己酸）以减少对血浆置换的需求（Persing，2008；Persing等，1990）。

重视手术止血和术中自体血回输将有效避免术后异体输血，在某些情况下，还能避免一些与输血相关的重大风险，如溶血、输血相关急性肺损伤、输血后肝炎、过敏反应等。此外，由于截骨术使帽状腱膜下和硬膜外间隙之间相通，所以术后血肿或水肿发生颅内高压的风险也较低。通常，在患者失血量达到或超过循环血容量时，输血才需考虑患者可能存在凝血功能障碍。

静脉空气栓塞是一种危险情况，易出现在处于头高脚低位的患者。可用多普勒监测辅以潮气末二氧化碳测量来检查相关情况。大面积空气栓塞的血流动力学反应包括缺血性梗死和心脏衰竭。适当的患者体位、麻醉管理、细致的止血及用湿海绵仔细覆盖骨膜下剥离处暴露的骨组织通常可以预防此类情况发生（Persing，2008）。

硬脑膜撕裂伤主要发生在二期手术中，治疗方法为术中修复，可直接闭合裂口或使用骨膜、颞肌筋膜或硬脑膜替代物进行修补。小至中等大小的骨间隙可不做处理，尤其是在儿童出生的第一年，如果骨膜覆盖良好，一般可自行骨性愈合。对于其他年龄较大的患者，则需要使用自体骨，通常为裂开的颅骨移植物来填补这些缺口。在某些情况下，可能需要植入颅骨成形植入物进行修补。颅骨"生长性骨折"通常与颅内高压、骨固定或重建不足有关。

"软脑膜囊肿"，发生在创伤后脑软化症附近的扩大颅骨骨折，通常见于创伤（<1%的颅骨骨折）或颅面手术后几个月出现。在全颅面手术并伴有硬脑膜撕裂的患者中，软脑膜和（或）脑实质疝入其中。脑脊液（CSF）的搏动会侵蚀骨断端，最终导致扩张和骨不连。在CT扫描中，病变表现出以下特征：颅外脑疝，脑积水，单侧脑室扩张和脑穿通性囊肿（Liu等，2012）。

接骨材料的选择取决于患者的年龄、是否存在骨缺损和骨的成熟度。金属固定材料的使用似乎仅限于年龄较大的儿童、复发或需要广泛植骨的复杂病例。金属接骨材料也可用于不利情况，如眶顶或眶侧壁缺损，以抑制疝出的大脑。有文献报道称，放置在颅骨外部的金属植入物通过颅骨内部的吸收和骨在其外表面的沉积，随着颅骨的自然生长而内化。钢板和（或）螺钉内部移位的后果尚不清楚，但目前的报道显示，在这种情况下，脑损伤的发生率并没有明显增加（Hasan等，2004）。尽管如此，可吸收接骨板仍可以像金属植入物一样被内化，但其最终治疗效果尚不清楚（Jimenez等，1995）。

头皮闭合是保证接骨材料稳定性的关键步骤，尤其是在使用可吸收接骨板和螺钉的情况下。固定失败或固定不充分将立刻导致术后病情复发。在主要的额眶或后颅扩张手术中，缝合时要避免头皮瓣张力过大，可以在一些部位采取帽状腱膜松弛切口、骨交错间镶嵌连接和使用微型钛板等措施避免术后立即复发（图4-11-17）。

颅面外科手术感染的发生率很低。感染的发生与鼻咽和（或）副鼻窦穿孔无关，且由于头皮血管化良好，患者年龄较小，围手术期预防性使用抗生素就足以预防感染。此外，感染脑膜炎的风险也很低，它通常发生在持续的术后脑脊液漏的患者，此类患者必须使用广谱抗生素，并进行血肿引流和脑脊液漏修补。由于血液制品与硬脑膜接触会产生降解或长时间使用中心静脉置管，术后高热在接受血液制品治疗的颅缝早闭症手术患者中也较为常见。

在此类手术中，骨形状不规则和缺乏令人满意的结果是最常见的次优结果。选择重大手术治疗的必要性取决于颅缝早闭症的严重程度和类型、手术

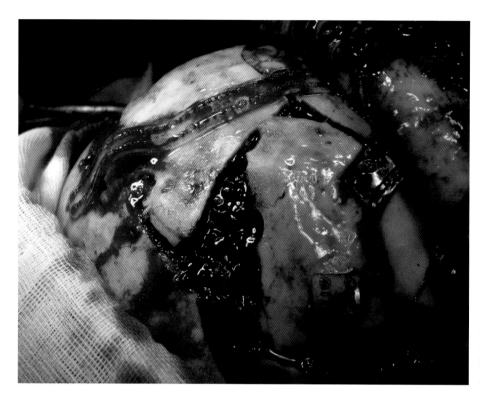

图4-11-17 由于头皮缝合处张力过大，可吸收接骨板固定的刚度不够，导致额眶推进术后病情立即复发。可见到术后血肿形成和接骨板变形。

时患者的年龄及采用的手术技术。累及颅顶和颅底严重不对称畸形的矫正，如前斜头畸形和综合征性颅缝早闭症，需要进行二次手术和后期矫正的概率较大，通常会延迟到3~5岁再进行二次治疗，此时大脑和眼眶的发育基本完成。

第九节　致谢

我们感谢瑞士巴塞尔大学医院的Christoph Kunz医学博士撰写了"头盔治疗"这一部分内容。

（宋晓彬 译，朱鹙 校）

参考文献

[1] **Agochukwu NB, Solomon BD, Muenke M**. Impact of genetics on the diagnosis and clinical management of syndromic craniosynostoses. *Childs Nerv Syst.* 2012 Sep;28(9):1447–1463.

[2] **Argenta L, David LR, Wilson JA, Bell WO**. An increase in infant cranial deformity with supine sleeping position. *J Craniofac Surg* 1996;7:5–11

[3] **Blecher C, Kunz C, Mayr J, et al**. Helmtherapie: konservative Kopfmodellierung. Behandlung lagebedingter Kopfdeformitäten. *MKGChirurg* 2012(5):289–296. German.

[4] **Buchman SR, Muraszko K**. Frontoorbital reconstruction. *Atlas Oral Maxillofacial Surg Clin North Am.* 2002 Mar;10(1):43–56.

[5] **Burge J, Saber NR, Looi T, et al**. Application of CAD/CAM prefabricated age-matched templates in cranio-orbital remodeling in craniosynostosis. *J Craniofac Surg.* 2011 Sep;22(5):1810–1813.

[6] **Cray J Jr, Burrows AM, Vecchione L, et al**. Blocking bone morphogenetic protein function using in vivo noggin therapy does not rescue premature suture fusion in rabbits with delayed-onset craniosynostosis. *Plast Reconstr Surg.* 2011 Mar;127(3):1163–1172.

[7] **Cohen MM Jr**. Etiopathogenesis of cranyosinostosis. *Neurosurg Clin North Am.* 1991 Jul;2(3):507–513.

[8] **Collman H, Schweitzer T, Bohm H**. Imaging studies and

neurosurgical treatment. In: Muenke M, Kress W, Collman H, et al, eds. *Monographs in Human Genetics. Craniosynostoses: Molecular Genetics, Principles of Diagnosis and Treatment.* Karger Publishing: Basel; 2011;19:216–231.

[9] **Esparza J, Muñoz MJ, Hinojosa J, et al**. Operative treatment of the anterior synostotic plagiocephaly: analysis of 45 cases. *Childs Nerv Syst.* 1998 Sep;14(9):448–454.

[10] **Gosain AK, Recinos RF, Agresti M, et al**. TGF-beta1, FGF-2, and receptor mRNA expression in suture mesenchyme and dura versus underlying brain in fusing and nonfusing mouse cranial sutures. *Plast Reconstr Surg.* 2004 May;113(6):1675–1684.

[11] **Hasan RA, Nikolis A, Dutta S, et al**. Clinical outcome of perioperative airway and ventilatory management in children undergoing craniofacial surgery. *J Craniofac Surg.* 2004 Jul;15(4):655–661.

[12] **Hansen M, Mulliken JB**. Frontal plagiocephaly: diagnosis and treatment. *Craniofacial Surg.* 1994 Oct;21(4):543–553.

[13] **Hansen M, Padwa BL, Scott M, et al**. Synostotic frontal plagiocephaly: anthropometric comparison of three techniques for surgical correction. *Plast Reconstr Surg.* 1997 Nov;100(6):1387–1395.

[14] **Hoffman HJ, Mohr G**. Lateral canthal advancement of the

supraorbital margin. A new corrective technique in the treatment of coronal synostosis. *J Neurosurg.* 1976 Oct;45(4):376–381.

[15] **Jimenez DF, Barone CM**. Intraoperative autologous blood transfusion in the surgical correction of craniosynostosis. *Neurosurgery.* 1995 Dec;37(6):1075–1079.

[16] **Liu XS, You C, Lu M, et al**. Growing skull fracture stages and treatment strategy. *Neurosurg Perdiatr.* 2012;9(6)670–675.

[17] **Marchac D**. Radical forehead remodeling for craniostenosis. *Plast Reconstr Surg.* 1978 Jun;61(6):823–835.

[18] **Mathijssen I**. Guideline for care of patients with the diagnoses of craniosynostosis: working group on craniosynostosis. *J Craniofac Surg.* 2015;26:1735–1807.

[19] **Meara J, Burvin R, Barlett R, et al**. Anthropometric study of synostotic frontal plagiocephaly: before and after frontoorbital advancement with correction of nasal angulation. *Plast Reconstr Surg.* 2003 Sep;112(3):731–738.

[20] **Meyer-Marcotty P, Bohm H, Linz C, et al**. Spectrum of positional deformities—is there a real difference between plagiocephaly and brachycephaly? *J Craniomaxillofac Surg.* 2014 Sep;42(6);1010–1016.

[21] **Molina F**. From midface distraction to the "true monoblock". *Clin Plastic Surg.* 2004 Jul;31(3):463–479.

[22] **Muñoz MJ, Esparza J, Hinojosa J, et al**. Fronto-orbital remodeling without orbito-naso-frontal bandeau. *Childs Nerv Syst.* 2003 Jun;19(5-6):353–358.

[23] **Munro IR**. Reshaping the cranial vault. In: Converse JM, ed. *Reconstructive Plastic Surgery.* 2nd ed. Philadelphia: WB Saunders Co; 1997.

[24] **Persing JA**. MOC-PS (SM) CME article: management considerations in the treatment of craniosynostosis. *Plast Reconst Surg.* 2008 Apr;121(4 Suppl):1–11.

[25] **Persing JA, Jane JA, Delashaw JB**. Treatment of bilateral coronal synostosis in infancy: a holistic approach. *J Neurosurg.* 1990 Feb;72(2):171–175.

[26] **Persing JA, Posnick J, Magge S, et al**. Cranial plate and screw fixation in infancy: an assessment of risk. *J Craniofac Surg.* 1996 Jul;7(4):267–270.

[27] **Prein J, ed**. *Manual of Internal Fixation in the Cranio-Facial Skeleton.* Berlin: Springer; 1998.

[28] **Steinbacher DM, Skirpan J, Puchala J, et al**. Expansion of the posterior cranial vault using distraction osteogenesis. *Plast Reconstr Surg.* 2011 Feb;127(2):792–801.

[29] **Taylor JA, Derderian CA, Barlett SP, et al**. Perioperative morbidity in posterior cranial vault expansion: distraction osteogenesis versus conventional osteotomy. *Plast Reconstr Surg.* 2012 Apr;129(4):674e–680e.

[30] **Tessier P**. [Total facial osteotomy. Crouzon's syndrome, Apert's syndrome: oxycephaly, scaphocephaly, turricephaly]. *Ann Chir Plast.* 1967 Dec;12(4):273–286. French.

[31] **Tessier P**. Total osteotomy of the middle third of the face for faciostenosis or for sequelae of Le Fort 3 fractures. *Plast Reconstr Surg.* 1971 Dec;48(6):533–541.

[32] **Tessier P**. The definitive plastic surgical treatment of the severe facial deformities of craniofacial dysostosis, Crouzon's and Apert's diseases. *Plast Reconstr Surg.* 1971 Nov;48(5):419–442.

[33] **Virchow R**. [Über den Cretinismus, namentlich in Franken, und über pathologische Schädelformen.] *Verh Phys Med Gesamle Würzburg.* 1851;2:230–256. German.

[34] **Van der Kolk CA, Carson BS, Robertson BC, et al**. The occipital bar and internal osteotomies in the treatment of lambdoidal synostosis. *J Craniofac Surg.* 1993;4:112–118.

[35] **Wiltfang J, Merten HA, Becker HJ, et al**. The resorbable miniplate system Lactosorb in a growing cranio-osteoplasty animal model. *J Craniomaxillofac Surg.* 1999 Aug;27(4):207–210.

第十二章 眶距增宽症
Orbital hypertelorism
Larry A Sargent

第一节 引言

眶距增宽症是指两眼眶间骨性距离过宽的一种疾病。1924年Greig首次描述了这类两眼之间拥有过大宽度的颅面畸形患者（Greig，1924）。"增宽症"仅是用以描述任何双侧组织结构的过宽或者分离。Tessier将眶距增宽症描述为整个眼眶复合体的侧向宽大，眶内侧壁、外侧壁之间的距离均增宽（Tessier，1972）。在文献中，距离过远（hypertelorism）已经与眼距过宽（orbital hypertelorism）、眶距过宽（teleorbitism）及眶距过大（hyperteleorbitism）等症候群词汇互换使用。这些复杂的颅面畸形表现出一系列的眶间畸形。但是，内眦间距增宽畸形仅代表内眦角间距的宽大，而眼眶骨性内侧壁间距正常。仅表现为眶内侧壁间距增宽，而外侧壁之间距离正常的患者，也许被称为眶内侧壁增宽症或骨性内眦增宽症更为恰当。分析这些患者的具体解剖结构和异常情况对于确定畸形的类型、严重程度及最佳外科治疗方案至关重要。

第二节 分类

全面的临床和影像学评估对于判定病因学和解剖学诊断是必要的（Tan等，1997；Yaremchuk等，1993）。这些工作对治疗方案的抉择起着关键作用。包括测量并记录内眦间距和瞳距，以及内眦、眶内壁和眶内缘的形态和位置。当前，评估骨性眶间畸形的最佳手段为CT三维重建。这些图像可以给出眶部位置、旋转度、对称性和眶间解剖的精确信息。眶距增宽症可通过测量泪点（前泪嵴）之间的距离来判定。Tessier（Tessier，1974）利用眶间距离对畸形的严重程度进行分度：30~34 mm为Ⅰ度；35~40 mm为Ⅱ度；超过40 mm为Ⅲ度。但这一分度方法仅适用于成人，正常成年女性的平均眶间距离为25 mm，男性为28 mm。儿童和婴儿的眶间距离明显较小，必须适当地按比例缩窄。评估眶内侧壁的形态和位置及筛窦的大小和构造对矫治方案的计划也很重要。冠状CT断层扫描可显示异常膨大的筛窦形态和类型。眶内侧壁的位置和轮廓由异常膨大的筛窦所决定。筛窦膨大的类型可分为前、中、后或均匀膨大，其评估对于制订成功的治疗计划至关重要（图4-12-1）。CT扫描也显示了筛骨板的水平及任何其他颅内异常。

值得一提的是，眶距增宽并非综合征，它是颅面畸形的一种症状或体征。症状并非畸形本身。眶间距离的增宽可由多种不同的原因引起，可能与一系列的颅骨或眶骨畸形相关。眶距增宽症最常见的病因有额鼻发育不良、面裂、颅面骨发育不良（Apert，1906；Crouzon，1912）和脑膨出。完善的体格检查和影像学评估对于识别和评估所有其他面部异常至关重要（Tan等，1997）。

第三节 矫治计划

眶距增宽症的手术治疗受到其严重程度、病因、年龄及相关畸形等多种因素影响（Tessier，1974；Mulliken等，1986；Whitaker等，1988）。2岁以前实施手术治疗风险较高且易复发，通常只针对存在脑

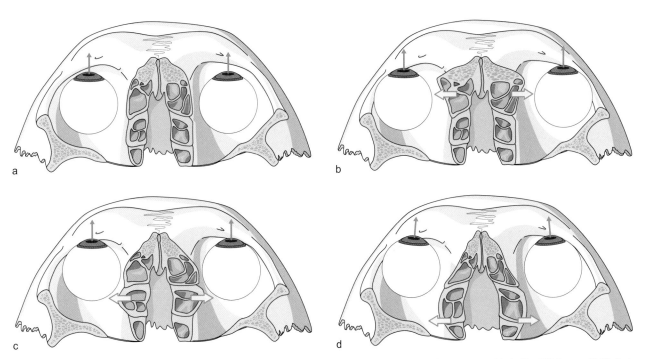

图4-12-1 CT扫描显示的眶内侧壁与筛窦的畸形分类。a. 筛窦均匀膨大（眶内侧壁平行）。b. 筛窦前区膨大。c. 筛窦中央区膨大（橄榄形膨大）。d. 筛窦后区膨大。

膨出需要早期治疗的患儿（McCarthy等，1990）。手术治疗由Paul Tessier（Tessier，1972，1974；Tessier等，1973）开创，后续经其他学者进一步改良（Munro等，1979；van der Meulen等，1983；Whitaker等，1988），提出了各种不同的眶骨截骨式。手术矫正的基本技术有颅外入路和颅内入路两种。颅外截骨术适用于眶间距离增宽但眶内侧壁间筛骨板未脱出的轻度病例。对具有异常低位筛骨板的患者进行颅外截骨会增加颅内损伤的风险。

颅内、外联合入路截骨手术是中至重度眶距增宽症患者矫正最常用的手术方法。尽管这种方法难度最高，但由于对大脑和眶骨的广泛暴露和掌握，反而也提供了最高的安全性。最常见的截骨类型是在一个"箱形"骨单元内，随之移动而实施的块状截骨。后面举例说明的两分法截骨手术则不太常用。

第四节　手术方式

一、颅外入路

颅外入路矫正眶距增宽症适用于轻度眶距增宽的病例。基本途径有两种：①眶内侧壁截骨术（图4-12-2）。②U形截骨术（图4-12-3）。眶内侧壁截骨术还可联合外侧壁截骨，使其随同向内侧移动，或在内侧到外侧壁之间简单植入骨移植物。这些技术通过内移眶内侧壁来矫正眶距增宽。与U形截骨术相比，眶内侧壁截骨术结合内、外侧壁间植骨术（如果需要）是一种更简单、多功能的手术方式。手术入路采用冠状切口、下睑缘（或经结膜）切口和上龈沟切口，可充分显露整个鼻筛骨、眶骨及梨状窝区域。在截骨过程中需要定位保护好泪囊和眶下神经。所用的截骨术式示意图如图4-12-2a、b和图4-12-3a所示。行眶周骨膜下剥离，使软组织更容易移动，膨大的筛窦小室骨质予以切除。去除骨质以缩窄眶距（mm）的比例绝不是1:1的。骨质的切除和眶内侧壁的内移往往需要适度过矫，争取使得骨性眶距达到20 mm，每侧的软组织距离最好比真实的软组织距离小5 mm。一旦眶内壁向内侧移动到位，就经鼻骨钻孔，从后上方穿向泪囊窝后上缘，以对称的方式用经鼻钢丝拉拢结扎固定。然后用微型钢板将骨块进一步固定于眶上额骨、眶下缘和（或）梨状孔缘。鼻背以钢板螺钉固定，悬臂式植入颅骨予以重建，抬高鼻梁。

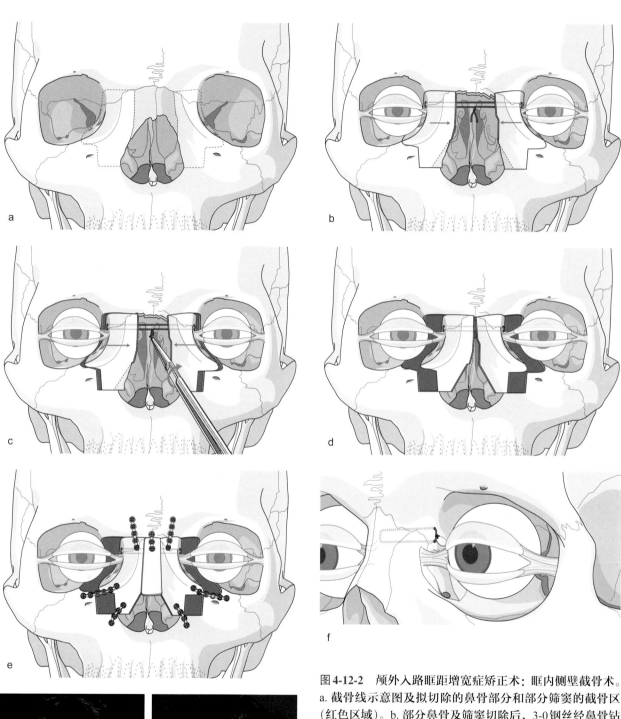

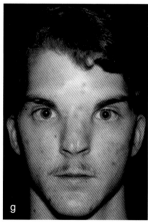 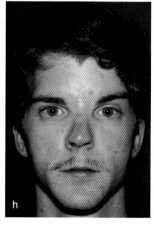

图 4-12-2　颅外入路眶距增宽症矫正术：眶内侧壁截骨术。
a. 截骨线示意图及拟切除的鼻骨部分和部分筛窦的截骨区
（红色区域）。b. 部分鼻骨及筛窦切除后，3-0 钢丝经鼻骨钻
孔向泪囊窝后上方走行，结扎固定重塑骨性内眦。c. 手动
内移骨块，固定钳固位后，轻柔扭转穿经鼻骨的钢丝，使
骨块靠拢。d. 移动完成，钢丝收紧。注：穿鼻骨钢丝位置
在内眦韧带后脚及泪囊窝的后上方。e. 在鼻筛骨复合体周
边用微型钢板固定，颅骨植骨重塑鼻骨。内眦周围或鼻侧
壁不应用内固定板，因为其厚度和纤维化会明显增加眶间
宽度。如果筛骨板异常低，需要进行额部开颅以保护大脑
和筛骨板。如果骨间隙超过几毫米，可能需要嵌入植骨。
f. 左侧内侧眦韧带附着（侧面观）。穿鼻骨钢丝位于泪囊窝
和内眦韧带后脚的后上方。g. 颅外入路眶内侧壁截骨术前。
h. 颅外入路眶内侧壁截骨术后。

眶内侧壁的移动和固定可以有效地完成，并取得可预期结果。然而，这只是这些复杂畸形矫正中获得良好效果的第一步。

内眦区软组织畸形的处理至关重要，它带来的技术难度比增加的眶间骨距要大得多。内眦韧带及其周围软组织的处理是提升眶距增宽症矫正效果的关键。如果骨性轮廓和内眦轮廓及内眦区软组织厚度正常，则内眦韧带无须游离。然而通常情况并非如此，即使没有游离韧带，它的附着也总是被穿鼻骨钢丝加强。在内眦部眼皮汇合处的皮肤上做3~4 mm横切口，恰好位于内眦韧带表面，从而辨识出内眦韧带。采用改良Kessler缝合法或8字缝合法，3-0弯针钢丝线缝合固定内眦韧带。使得内眦韧带附着在泪囊窝后上缘的后方，将其加固或者重新附着于眶内侧壁骨块上，此处3-0穿鼻骨钢丝两端经1~2个钻骨孔位于内眦韧带后脚附着的后方，泪囊窝的后上方。这些钢丝经鼻骨延伸，从对侧穿出，可在软组织闭合前的最后一步收紧，这2根钢线环绕固定在额骨的螺钉上，每侧内眦设1根穿鼻骨钢丝。

这种手法有效地加强了内眦韧带对骨的附着，因此有助于控制眶内侧壁骨块的位置，以达到缩窄和稳定的疗效。从本质上讲，单根穿鼻骨钢丝同时起到了复位固定骨块和软组织内眦固定的作用。一些外科医师使用了多组钢丝，一套用于稳定骨段，一套用于固定内眦韧带，一套用于将软组织固定在骨块上（"加压钉板"）。对侧实施同样处理，然后将几组钢丝线拧在一起，缩窄并固定眶内侧壁骨块（图4-12-2c~e和图4-12-3b）。适当过矫总是需要的，并且通过持续拧紧钢丝很容易实现，但首先应该用固定钳将骨段手动固定在正确的位置，同时逐渐拧紧钢丝来靠拢固定缩窄的骨段（否则靠钢丝本身拧紧复位，单薄的骨块可能会断裂）。如果眶骨内侧缘节段的轮廓不正常，则可使用磨头对其进行进一步修整；如果轮廓打磨不能实现形态和厚度的矫正，则可能需要额外进行骨块的截骨修整。

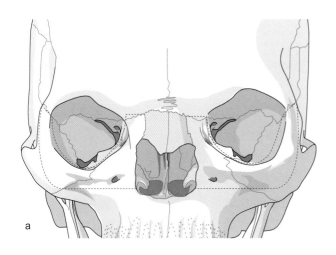

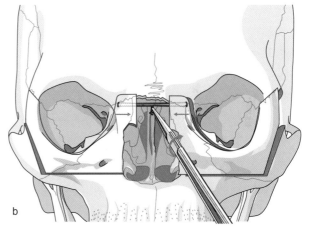

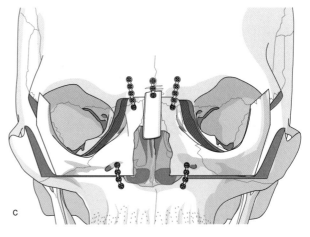

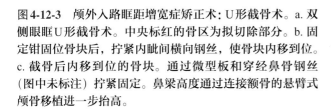

图4-12-3 颅外入路眶距增宽症矫正术：U形截骨术。a. 双侧眼眶U形截骨术。中央标红的骨区为拟切除部分。b. 固定钳固位骨块后，拧紧内眦间横向钢丝，使骨块内移到位。c. 截骨后内移到位的骨块。通过微型板和穿经鼻骨钢丝（图中未标注）拧紧固定。鼻梁高度通过连接额骨的悬臂式颅骨移植进一步抬高。

二、颅内入路

颅内入路适用于中重度的眶距增宽症的矫正。本质上有三种手术方式：①标准的整块截骨术。②眶内侧壁截骨术。③二分法截骨手术。每一种手术都联合了额骨瓣开颅术与颅内入路眼眶截骨术。手术通过冠状切口暴露术野，通常还需要联合上牙龈沟和睑缘切口。采用360°眶骨膜下剥离，达到眶中部后1/3交界处。暴露整个鼻筛骨，仔细解剖游离泪囊，使其移动并贴附于泪小管。正如前文所述，通过内眦部眼皮皮肤汇合处的3~4 mm皮肤横切口，用3-0钢丝缝合固定内眦韧带。掀起双侧颞肌暴露眶外侧壁。

标准的额骨瓣设计和开颅术通常由神经外科医师实施。眶上截骨位置在眶上缘上方10~15 mm，在额骨瓣（图4-12-4和图4-12-5）上眶上缘与眶上截骨线之间保留15 mm条状区域。通过颅内入路的暴露，可以安全地进行眶顶截骨。去除中央鼻额区骨质，保留好嗅神经和筛骨板。通过颅内暴露，筛窦被去顶，必要时，从上方和下方对筛窦进行全切或次全切。通过以上操作，眼眶就可以整块向内侧移动了。筛骨板和嗅神经将在中央区完整保留，并不属于活动或切除的部分。通过钢线贯穿结扎实现骨块间中央区的固定，外周固定应用多个微型钢板。对于眶壁截骨后较大的缺损，可根据需要进行植骨。同时通过植骨来抬高鼻梁，改善鼻子轮廓，婴幼儿采用全层颅骨，成人采用颅骨外板。术中需要扩大梨状孔，防止鼻腔气道变窄。

处理内眦韧带也许是本术式中最重要的一步。如前文所述，内眦韧带已通过一个单独的内眦部皮肤切口被3-0钢丝缝合固定。如果眶内侧壁正常发育，内眦韧带可保留其原有附着，只做加强，但这种情况很少。正常情况下，眶内侧壁可通过额外的轮廓整复或内侧壁截骨，进一步内移。在这种情况下，需要在眶内侧壁进行"定制截骨"和整形，进一步缩窄眶间距离，并对眶内侧缘进行轮廓化重塑（图4-12-6）。每侧内眦点采用如前所述的穿鼻骨钢丝，行内眦复位/固定。用另一组穿鼻骨钢丝或缝线加压支撑软组织复位，如"风险及并发症"章节中所述。

悬臂式颅骨移植用于重建鼻背的高度。额骨瓣

回植并用微型钢板固定。颞肌向前推进并缝合固定于眶外侧缘。在颧额缝水平（高于Whitnall结节），眶内钻孔，用3-0钢丝缝合固定每侧外眦复合体。钻孔和骨间隙填充碎骨质，并在头皮瓣下放置引流后关创。

标准的块状截骨并不总是最佳选择。在合并脑膨出的新生儿（图4-12-8）或年龄较大的轻度眶距增宽症患者中，筛骨板脱垂程度较低，可采用颅内入路的眶内侧壁截骨术（图4-12-5和图4-12-7）。在进行整块推进的特殊情况下，可以使用Tessier（1972，1974）所描述的面部二分法截骨来矫正眶距增宽症（图4-12-7）。

第五节　并发症和风险

在所有颅面畸形中，眶距增宽症的矫正具有极大的挑战性。许多误区会导致矫正效果不佳。其中包括：

(1) 眶间骨性距离矫正不到位或不足。
(2) 鼻筛骨骼骨性轮廓缺乏标准。
(3) 内眦移位和内眦赘皮畸形。
(4) 软组织移动不足。
(5) 软组织悬吊及复位不足。

通过牢固的钢板和螺钉固定及定制化截骨术，骨畸形的矫正已经成为手术中最可预见的部分。而对软组织矫正和复位的关注，将提升眶距增宽症治疗的效果。如果不采取措施使内眦区的软组织厚度、轮廓和位置恢复正常，就无法达到恢复正常外观的目的。面部骨骼中无处不在的软组织与骨骼的附着面更为重要，重视这方面的治疗将明显改善疗效。鼻筛眶骨表面软组织轮廓的恢复，与骨块的复位和固定同等重要（Sargent等，1988）。为了完成所需的截骨术，可能需要在内眦韧带周围和下方进行广泛的解剖或眦游离。在这些情况下，血肿和慢性水肿可能导致软组织增厚，内眦韧带张力过大，瘢痕增厚，伤口开裂，随后内眦区薄层软组织失去正常软组织对骨的附着。尽管眼眶和筛骨骨性复位很理想，但这种瘢痕化过程会形成类似于眶距增宽症患者的鼻背过宽外观，而未达到恢复内眦区和"鼻眶"沟正常精致的皮肤外观和轮廓的目标（治

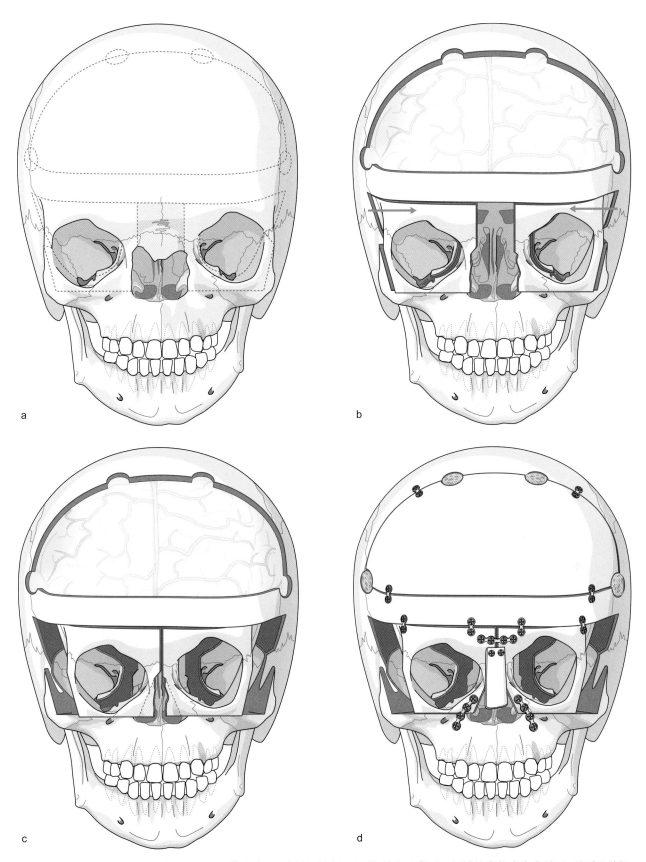

a

b

c

d

图4-12-4 颅内/颅外整形截骨术矫正眶距增宽症。a. 额骨开颅及眼眶截骨术示意图。超过筛窦的中央去骨区（红色区域）。b. 截骨术后，切除了中央骨块和筛窦。c. 双侧眶区骨块内移。d. 微型钢板固定，悬臂式颅骨植骨重塑鼻形。骨间隙可能需要植骨（穿鼻骨缩窄复位钢丝未显示）。

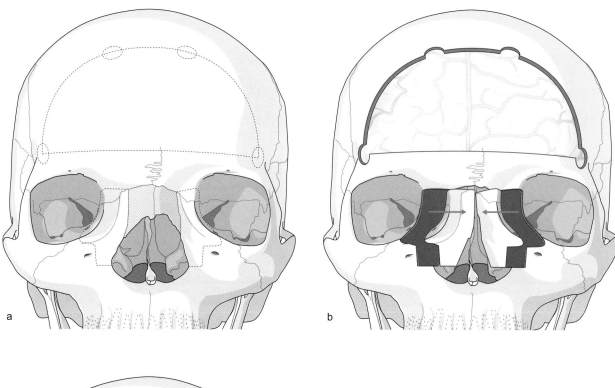

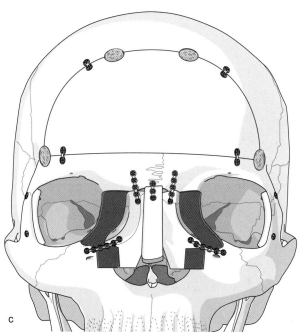

图4-12-5　颅内外联合入路眶内侧壁截骨术矫正眶距增宽症。a.骨线示意图，包括鼻骨区段的截骨，中央红色区域所示为去骨区，筛窦也需要切除。b.骨块移动。c.应用钢板螺钉型稳定固定。悬臂式植骨抬高鼻背。回植额骨瓣。眶外侧壁植骨加固，螺钉固定；然后，磨钻孔用碎骨质填满。残留的眶内壁缺损可能需要植骨。眶外侧壁骨移植的一个更好的替代方法是对眶外侧壁进行截骨，随后向内侧复位。与植骨相比，这将重塑前上面部的宽度，并通过调整眼眶以缩窄横向面部宽度。

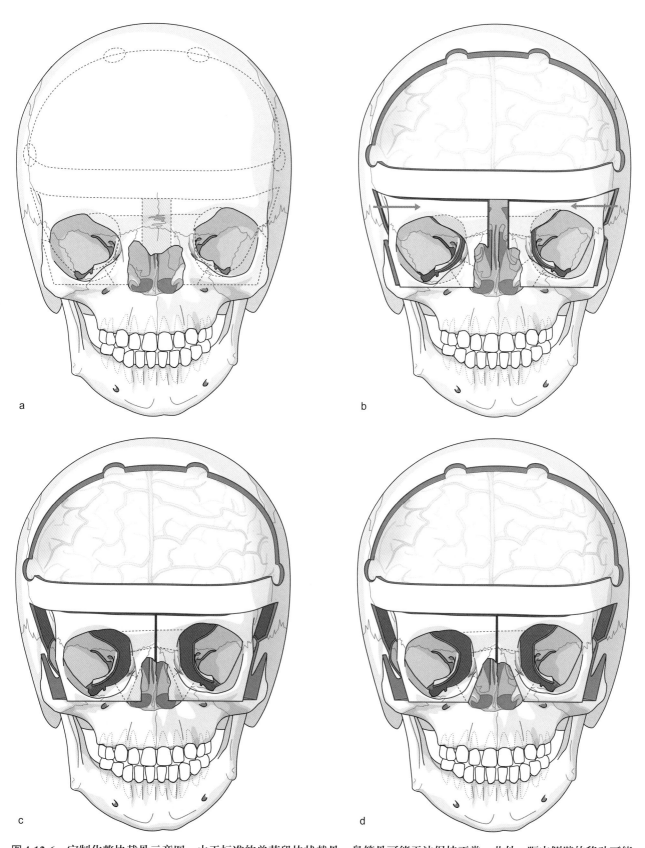

图4-12-6 定制化整块截骨示意图。由于标准的单节段块状截骨，鼻筛骨可能无法保持正常。此外，眶内侧壁的移动可能需要多于外侧壁。a. 包括鼻骨段的截骨线示意图；标红的中央骨区连同筛窦被切除。b. 不论剩下的多余宽度部分如何，可能需要额外的内侧壁整形和定制的眶内侧缘截骨术，以进一步重塑内侧眶骨轮廓形态。实施了最初的块状截骨后，展示了一种可行的定制化内侧壁截骨和内侧缘重塑。c. 定制化内侧缘截骨，矫正过宽的轮廓。d. 切除鼻骨超宽骨质。

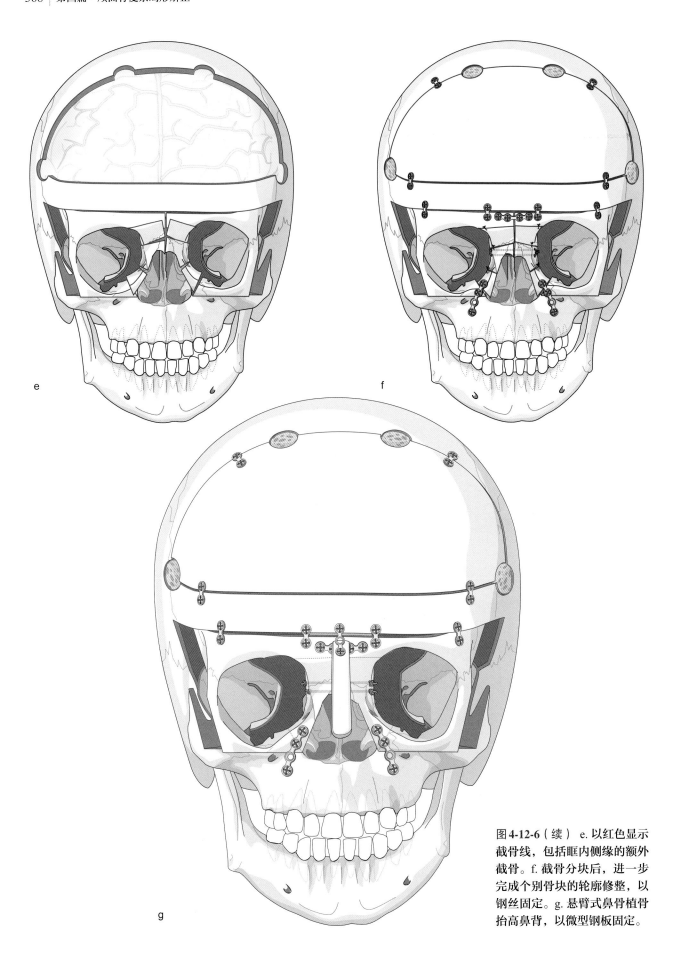

e

f

g

图 4-12-6（续） e. 以红色显示截骨线，包括眶内侧缘的额外截骨。f. 截骨分块后，进一步完成个别骨块的轮廓修整，以钢丝固定。g. 悬臂式鼻骨植骨抬高鼻背，以微型钢板固定。

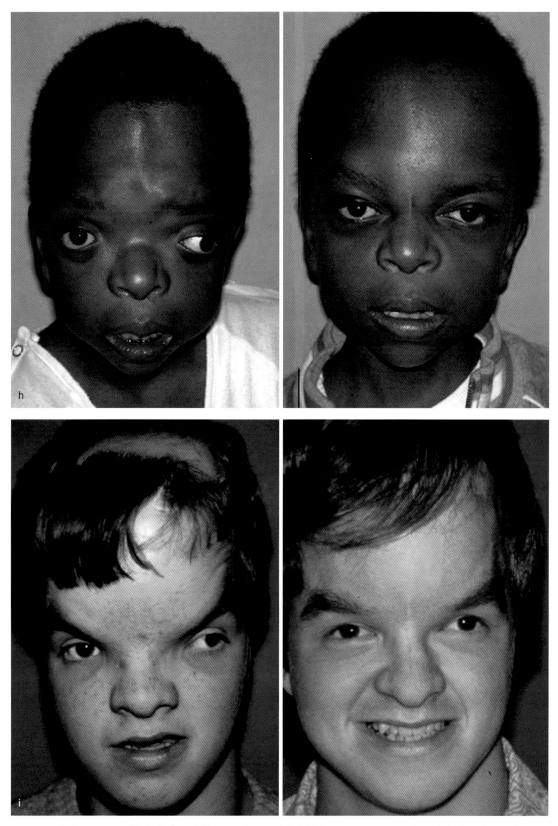

图 4-12-6（续） h. 眶距增宽症患者术前、术后观，手术实施如图 6a~i。i. 经颅内入路实施"定制化"眶内壁截骨术患者术前、术后观。

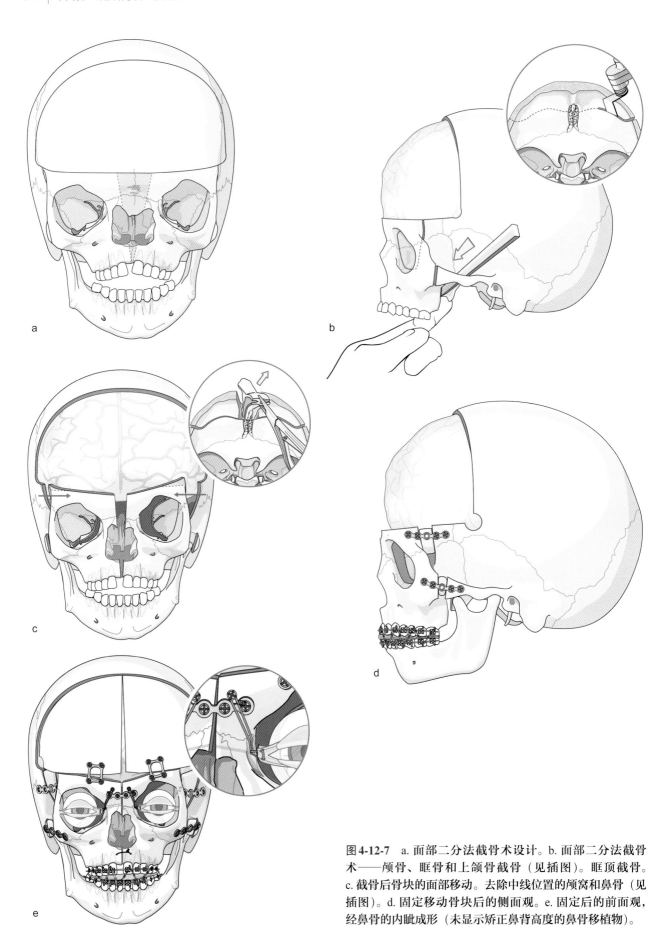

图4-12-7　a. 面部二分法截骨术设计。b. 面部二分法截骨术——颅骨、眶骨和上颌骨截骨（见插图）。眶顶截骨。c. 截骨后骨块的面部移动。去除中线位置的颅窝和鼻骨（见插图）。d. 固定移动骨块后的侧面观。e. 固定后的前面观，经鼻骨的内眦成形（未显示矫正鼻背高度的鼻骨移植物）。

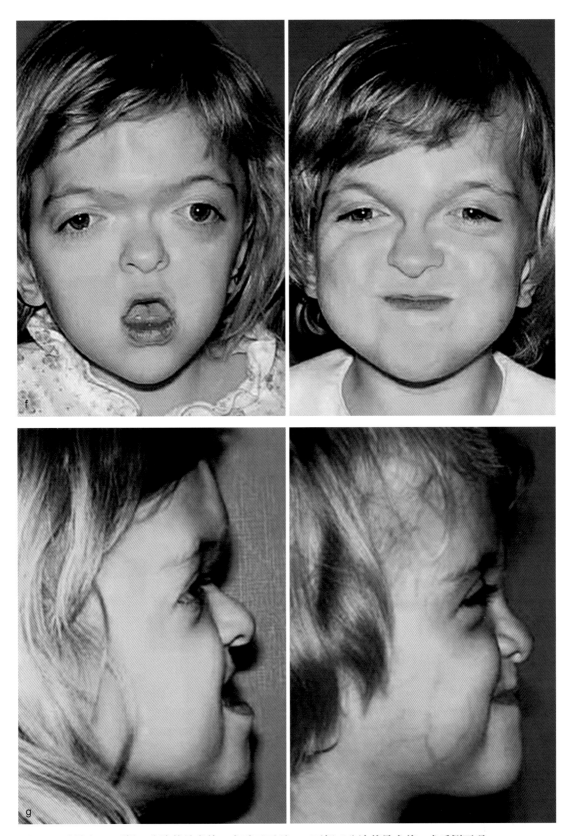

图4-12-7（续） f. 面部二分法截骨术前、术后正面观。g. 面部二分法截骨术前、术后侧面观。

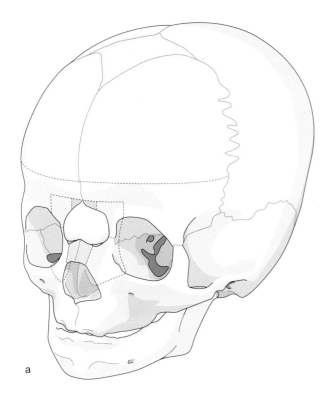

a

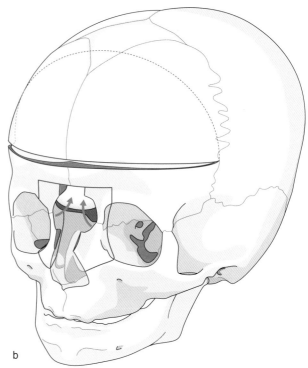

b

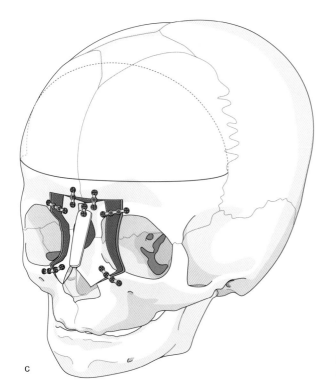

c

图4-12-8　矫正鼻筛部骨缺损脑膨出。a.眶内侧壁截骨移动。额部水平截骨线用以暴露颅底。b.通过颅内复位脱垂的脑组织，修复硬脑膜，来纠正脑膨出。眶骨壁向中央移动。额部截骨进一步扩展开放，充分暴露颅底，也可做标准额骨瓣（点状线延伸标示）。c.脑膨出已矫正。眶壁用微型钢板固定，鼻背部悬臂式植骨抬高。剩余的骨缺损可能需要植骨。经鼻骨眦固定术钢丝未显示。

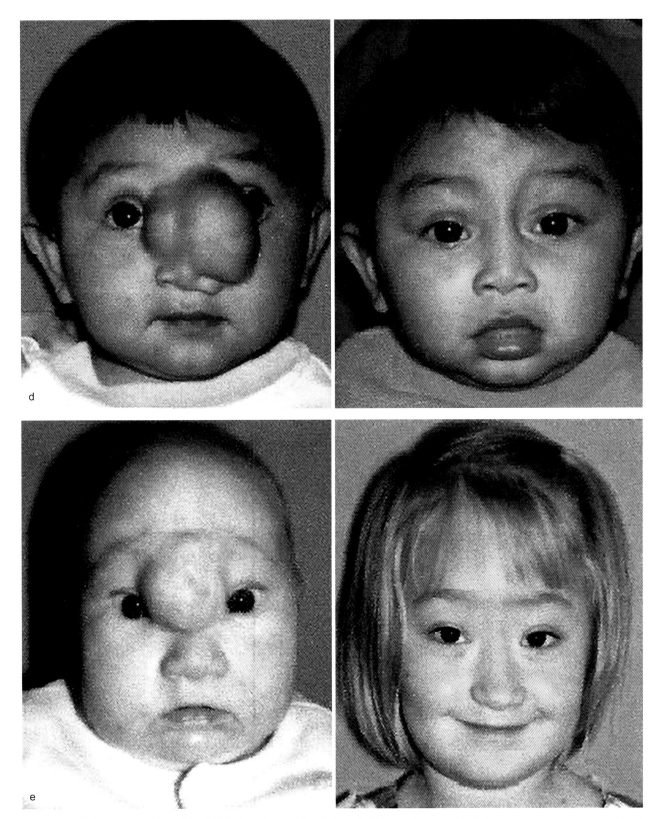

图4-12-8（续） d. 眶距增宽症合并鼻筛部脑膨出患儿矫正术前和术后观。e. 眶距增宽症合并鼻筛部脑膨出患儿矫正术前和术后观。

疗难点）。应避免在邻近内眦韧带或内眦韧带附着点及鼻骨外侧植入内固定板，这会引起组织纤维化，导致厚、钝外观。联合对异常解剖的复位处理和截骨术中广泛的骨膜下剥离，是恢复软组织轮廓、完成眶距增宽症矫正手术的关键步骤。如果不采取步骤对软组织进行物理缩窄和轮廓重塑，则无法获得正常的轮廓和外观，术后鼻筛复合体宽大畸形仍会持续存在。这种异常的软组织厚度和软组织错位会雷同于术前畸形外观（图4-12-9）。

手术技术原则

（1）单纯的内眦固定术仅仅是一个维度的修复，是不够的。

（2）需使用3-0钢丝缝合固定内眦韧带。

（3）需加强或重新定位内眦韧带。

（4）皮肤的内眦固定术的三个固定点位，位于内眦韧带附着点前方及鼻眶沟内，三个点位采用渐进式拉拢。同时合理协同内眦成形术、内眦软组织固定术和加压垫来达到手术效果。

（5）根据需要修薄软组织。

（6）恢复鼻部高度以获得鼻眶沟（Converse用来描述鼻子、上颌骨和鼻侧眶骨交界处）的正常轮廓是必需的。

（7）软组织加压垫，用以将软组织向鼻骨加压塑形，防止血肿或纤维组织增生。

（8）通常需要过矫（过度缩窄）骨/软组织3~5 mm。

有几种技术可以用来恢复内眦区精细的轮廓形态（见"手术技术原则"）。

（1）用皮钉技术弧形缝合（2~3次缝合）固定皮肤（内眦韧带前约10 mm处）至鼻骨下方（图4-12-10a）。这可能在鼻骨植入物下方穿行至对侧皮肤。有助于防止血肿、水肿、瘢痕等引起的软组织增厚，防止与下方骨的分离，重建该区域正常的软组织轮廓。

（2）内眦韧带的附着可能需要加强（左侧眶骨，内眦部钢丝）（图4-12-10a）。随着内眦韧带的广泛剥离和移动，所产生的张力会引起其附着处的拉伸或拉脱。如前所述，采用改良的Kessler缝合术，可采用3-0钢丝缝合固定内眦韧带至鼻骨。最好再用另一根钢丝（或同一条钢丝）扭转，穿鼻骨段固定（图4-12-10a、b）。

（3）使用软组织加压垫或钢板及垫料，以保持骨骼与软组织的附着，重建上颌骨与鼻子交界处皮肤的直角形态。这一方法已被证实是一种非常有效的技术（图4-12-10c、d）。

（4）了解软组织加压垫的使用目的很重要。它们在稳定骨骼结构或位置上没有发挥任何作用。这些垫板主要是为了控制软组织的位置和轮廓，防止血肿。它们位于内眦区和鼻外侧软组织上方，使皮肤软组织准确地塑形贴合于下方骨骼，防止血肿和"无效腔"形成，"无效腔"最终会被血肿填充并机化为增厚的瘢痕。这些垫板的另一个目的是作为重建鼻骨的安全鼻夹板，将其塑形成薄鼻形态，并通过轻微的加压抬高鼻背。"软组织加压垫"是由2 mm铅板或2 mm聚乙烯，垫以半厚的纱布包裹成的"矫形毡"制成。另外两根穿鼻骨钢丝通过腰椎穿刺针穿过鼻骨拔出，置于梨状孔下方和内眦上方，用于固定加压垫，提供软组织压迫。正确放置穿鼻骨钢丝是发挥加压垫恰当功效、确保精确重塑轮廓的鼻型和高度的关键。上方28号钢丝是在内眦区前方的鼻背皮肤，应用腰椎穿刺针置入，穿过内眦韧带前方，然后穿经眶内侧缘后方、泪囊窝上方，穿过鼻中隔，再穿过对侧眶内侧缘，最终从对侧内眦韧带前方皮肤穿出。下方钢丝穿过梨状孔上方的鼻部、皮肤和中隔置入，穿经上颌骨上方的外侧鼻骨下方。这两根钢丝分别穿过两侧加压垫的上、下两个位置，然后拧紧在一起，形成对软组织轻度加压（图4-12-10）。过度的压力会造成皮肤的损伤和坏死，也可能造成鼻部的过度缩窄。术后早期必须每日检查加压垫下方皮肤的张力（血液循环情况），根据肿胀程度调整钢丝的松紧，以防皮肤受压坏死。每天必须对加压垫下方的皮肤进行彻底的清洁，观察皮肤，并用湿润的双氧水棉签清洗。首先将每侧的两根钢丝拧在一起，以调节垫板对皮肤的贴合度，使皮肤软组织稳固地附着在"鼻眶沟"处的骨骼上。这种手法还具有作为鼻骨"夹板"的作用，通常需固定7~10天。根据多年的观察，其他技术在恢复该区域的软组织轮廓方面均不及软组织加压垫法有效。

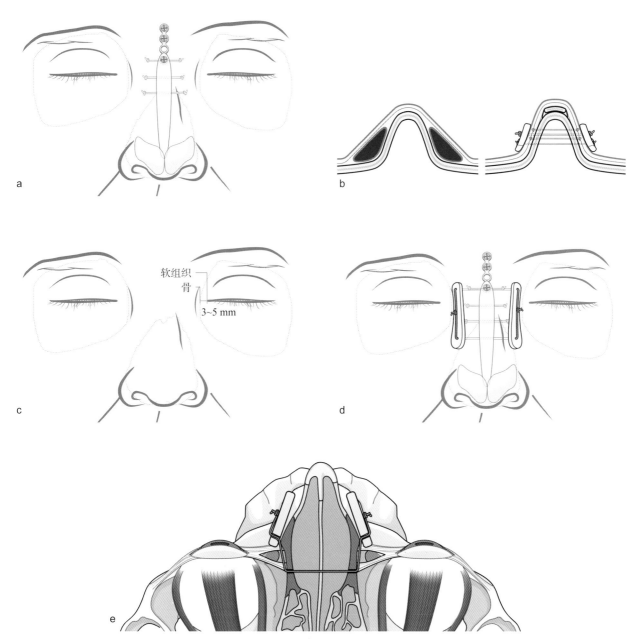

图4-12-9 a. 皮肤内眦固定术有助于鼻塑形及鼻侧皮肤和软组织附着。这些固定都是从皮肤到皮肤，在鼻骨植入物下方引导到另一侧。内固定板也在鼻骨植入物下方。b. 侧鼻加压垫限制了血肿（红色标示），并在鼻侧壁与上颌骨相交处（Converse称该区域为"鼻眶沟"），塑形皮肤与鼻骨成直角。左图：如果鼻侧壁软组织与鼻骨侧壁之间的潜在间隙充满血肿，随后出现的瘢痕组织（以红色区域为例）会增加鼻基底宽度，则内眦间距也会加宽，形成矫正不良的畸形，而真正的骨性距离可能已经矫正。右图：鼻部软组织加压垫限制血肿，重塑皮肤到鼻骨的轮廓。软组织内眦固定术可预防血肿，并确保软组织与骨骼紧密附着，不留无效腔。皮肤必须重新覆盖在精确的骨骼轮廓上。鼻基底的皮肤在鼻和上颌骨、眶骨之间形成一个直角，精确界定了鼻眶沟新的正常轮廓。c. 各眦区软组织与骨的理想距离为每侧3~5 mm，故骨性内眦间距比"软组织内眦角间距"少6~10 mm。d. 穿鼻导丝和中上固定板，用纱布（Xeroform）包裹一半厚度的矫形毡填充，经鼻导丝或2.0 mm的Supramid板（多股尼龙线）。这些软组织的"支撑垫"用两根穿鼻钢丝缝合，重塑、改造了皮肤软组织在鼻骨、眶骨和上颌骨的形态，支撑物有一层纱布保护层，用半厚的矫形毡包裹。e. 上、下穿鼻钢丝的位点冠状位示意图。软组织加压垫的位置。

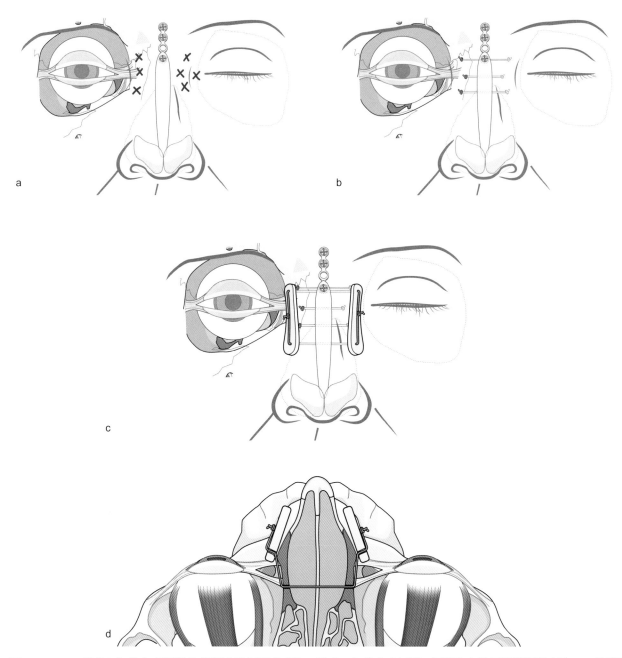

图4-12-10　a.前方3个 "x" 标识的软组织内眦固定术点位。后方1个 "x"（左侧）标识的内眦区穿鼻钢丝点位。b.软组织内眦固定术。c. "软组织加压垫" 是由2 mm铅板或2 mm聚乙烯，垫以半厚的纱布包裹成的 "矫形毡" 制成。这些软组织的 "加压垫" 通过两根穿鼻钢丝固定，重塑鼻型，使皮肤软组织贴敷于鼻骨和眶周骨骼。加压垫有一层纱布包裹保护的半厚矫形毡。除了位于加压垫的上、下两端的经鼻钢丝以外，还可以看到眦固定术的穿鼻钢丝。d.仰视位可见两根上方的穿鼻钢丝位点，放置软组织外加压垫的位置。

（朱鸴 译，宋晓彬 校）

参考文献

[1] **Apert E**. De l'acrocéphalosyndactylie. *Bulletin de la Société de Médecine (Paris).* 1906 23:1310–1330. French.

[2] **Crouzon O**. Dysostose cranio-facialae héréditaire. *Bulletin de la Société des Médecins des Hôitaux de Paris.* 1912. French.

[3] **Greig DM**. Hypertelorism: a hitherto undifferentiated congenital craniofacial deformity. *Edinburgh Med J.* 1924;31:560.

[4] **McCarthy JG, La Trenta GS, Breitbart AS, et al**. Hypertelorism correction in the young child. *Plast Reconstr Surg.* 1990 Aug;86(2):214–225.

[5] **Mulliken JB, Kaban LB, Evans CA, et al**. Facial skeletal changes following hypertelorbitism correction. *Plast Reconstr Surg.* 1986 Jan;77(1):7–16.

[6] **Munro IR, Das SK**. Improving results in orbital hypertelorism correction. *Ann Plast Surg.* 1979 Jun;2(6):499–507.

[7] **Sargent LA, Seyfer AE, Gunby EN**. Nasal encephaloceles: definitive one-stage reconstruction. *J Neurosurg.* 1988 Apr;68(4):571–575.

[8] **Serafin D, Georgiade NG**. Pediatric plastic surgery. In: Jackson IT, ed. *Orbital Hypertelorism.* St Louis: CV Mosby; 1984: 457.

[9] **Tan ST, Mulliken JB**. Hypertelorism: nosologic analysis of 90 patients. *Plast Reconstr Surg.* 1997 Feb;99(2):317–327.

[10] **Tessier P**. Orbital hypertelorism I. Successive surgical attempts, material and methods, causes and mechanisms. *Scand J Plast Reconstr Surg.* 1972;6(2):135–155.

[11] **Tessier P, Guiot G, Derome P**. Orbital hypertelorism II. Definite treatment of orbital hypertelorism by craniofacial or by extracranial osteotomies. *Scand J Plast Reconstr Surg.* 1973;7(1):39–58.

[12] **Tessier P**. Experiences in the treatment of orbital hypertelorism. *Plast Reconstr Surg.* 1974 Jan;53(1):1–18.

[13] **van der Meulen JC, Vaandrager JM**. Surgery related to the correction of hypertelorism. *Plast Reconstr Surg.* 1983 Jan;71(1):6–19.

[14] **Whitaker LA, Vander Kolk C**. Orbital reconstruction in hypertelorism. *Otolaryngol Clin North Am.* 1988 Feb;21(1):199–214.

[15] **Yaremchuk MJ, Whitaker LA, Grossman R, et al**. An objective assessment of treatment for orbital hypertelorism. *Ann Plast Surg.* 1993 Jan;30(1):27–34.

第十三章 | **脑膨出**
Encephaloceles
Neal D Futran

第一节 引言

鼻部脑膨出是指有或无脑组织的脑膜通过颅底缺损疝入鼻部所致的颅面畸形。这些病变可以是先天性的，表现为神经管及其骨骼覆盖区域的原发性异常。大多数脑膨出都见于幼儿期，但部分也可在生命的后期表现出来。外伤性脑膨出被归类为头部颅脑损伤，或鼻窦手术后的医源性疾病。前颅底脑膨出通常涉及额叶组织，其通过前颅窝缺损疝入筛窦或鼻腔，而筛窦和蝶窦是脑膨出最常见的部位（Hughes等，1980）。历史上，对于鼻部脑膨出的发病已经提出了多种机制（Sessions，1982）。最广泛持有的观点是"脑膨出理论"，该理论认为这些病变是由于前神经孔闭合不良所继发的前脑突出

形成的。基于此理论，鼻部脑膨出是由于颅内组织通过盲孔或额囟疝入硬脑膜形成突出物造成的（图4-13-1）。

此外，鼻部神经胶质瘤也表现为一种脑膨出，但其疝出组织在妊娠早期就从大脑和颅穹窿中分离出来，并且其蒂部退化较早，与脑实质已失去了真正的连接。这也可能因颅底遭受严重创伤所致。

神经胶质瘤和脑膨出往往不能根据组织病理学结果进行区分，因为神经胶质组织可能是这两种病变类型的唯一或主要的组织成分（Jaffe，1981）。虽然脑膨出中并不一定都能发现室管膜组织，但当其存在时，诊断为脑膨出的把握性更大。当缺乏可用来辨别的软脑膜时，只有临床病理具有相关性才能鉴别脑膨出与神经胶质瘤。此外，脑膨出可根据

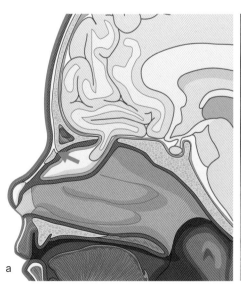
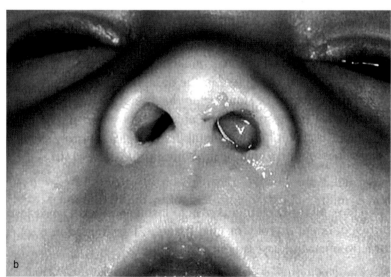

图4-13-1 脑膨出的示意图及临床图片。a. 颅底中线处矢状面观，显示脑膨出经由盲孔疝出的潜在途径；另一途径是额囟（箭头所示）。b. 一个3月龄的患儿，脑膨出表现为左鼻（腔）肿块。

颅外疝的组织内容物进行分类：①脑膜膨出仅含脑膜。②脑膜脑膨出（即脑膨出）含脑膜及脑组织。③脑囊性膨出含脑膜、脑组织和脑室系统组织。

第二节 手术适应证、计划和矫正措施

第一份关于脑膨出的医学报告大约在16世纪。每35 000个活产婴儿中就有1个出现这种情况，其分布无性别差异。大多数脑膨出见于幼儿期（Muraszko，1996；Hoving，2000）。由于存在颅内交通，患儿在哭泣、紧张或压迫颈静脉（Fürstenberg试验）时，膨出肿块会出现搏动和扩张，此时患者可能会出现鼻窦炎类似症状（如持续性流涕、鼻塞），鼻内镜下可见"鼻息肉"外观。

鼻神经胶质瘤和脑膨出的妥善处理需要运用到包括颅颌面外科、神经外科、神经放射学在内的多学科综合治疗方法。应对患者进行全面检查，以排除其他可能存在的先天性畸形。使用鼻内镜检查来确定鼻部肿块的位置、来源和范围，并评估肿块是否存在搏动，这一点至关重要。在行鼻内镜检查时切忌针吸或活检（Mahapatra等，2006）。

对患者的术前评估必须包括横断面成像，来评估病变的位置、大小和内容物（VanDen Abbeele等，1999）。应评估前颅底的完整性，并记录颅内内容物疝入鼻区的程度。薄层、高分辨率的矢状位和冠状位CT图像可提供有效的骨性结构信息（图4-13-2）。

婴幼儿时期，前颅底仅部分骨化或未骨化。鉴于此类情况，可通过静脉注射造影剂来观察软骨性颅底。薄层、高分辨率多平面磁共振成像技术可补充CT关于肿块内液体或软组织特征的相关情况（图4-13-3）。

脑膜膨出（单独的脑膜突出）或脑膨出（脑和脑膜均突出）有时很明显。但当怀疑存在感染或实性肿块时，需要使用增强图像以协助鉴别诊断。脑膨出的首选治疗方法是手术切除（Oucheng等，2010）。此类病变生长缓慢，且为良性，无任何恶变的可能。因此，针对患者进行全面的术前评估，仔细制订最合适的手术计划是可行的。既往传统上，前颅底脑膨出的治疗包括经额叶开颅的开放式

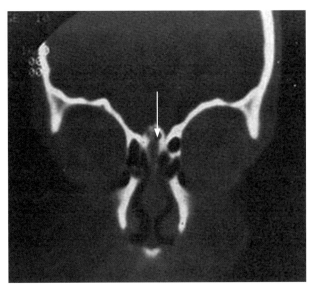

图4-13-2 冠状位CT扫描显示脑膨出患者的前颅底详细解剖结构（箭头所示）。

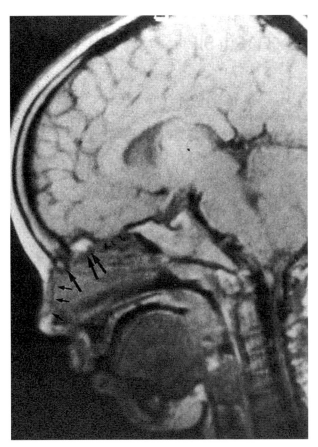

图4-13-3 磁共振成像中线处矢状面可显示有关肿块的组织和液相特征。

手术（见第四篇第十二章）。但此类术式可能会产生严重的术后并发症，包括因嗅球移位导致的永久性嗅觉障碍、较长的手术和住院时间，以及在某些

情况下高达50%的远期复发率。随着时间的推移，前颅底脑膨出的手术方法也在不断改进。鼻腔作为人体的天然通道，为进入前颅底提供了便利，内镜鼻窦手术的问世，使得经鼻腔通道进入前颅底手术成为常规（Boseley等，2004；Van Den Abbeele等，1999；Marshall等，2001）（图4-13-4）。

内镜技术迅速发展，显著提高了整个鼻窦顶部的可视化程度，已成为治疗颅底和鼻腔鼻窦疾病的主流方法，包括脑脊液鼻漏的修复治疗。这就为切

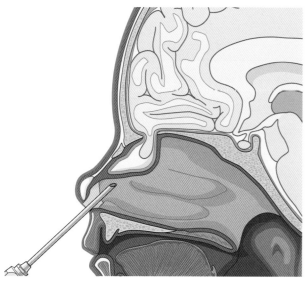

图4-13-4 置入鼻腔，用于观察鼻窦和前颅底的鼻内镜矢状位示意图。

除脑膨出后封闭颅底提供了技术层面上的许可，相关研究已证实了内镜技术对脑脊液鼻漏修复治疗的有效性。例如，据估计，522例患者中有90%行单次内镜手术后发生脑膜炎这一术后最常见的并发症仅占1%。在一项为期4年的研究中，Lanza等（1996）采用内镜技术修复脑膨出的病例最多，36例颅底缺损患者中有11例为脑膨出患者。在手术的过程中推荐使用影像导航系统，它可引导向颅底上方进行延伸，并完整、安全地切除肿块。

虽然没有认定任何一种脑膨出手术方法为标准的治疗方法，但可应用包括动力器械、烧灼器械和手持器械在内的各种手术器械来切除脑膨出病灶（Boseley等，2004）。大多数手术方法都阐述了使用某种形式的灼烧，以降低切除期间脑膨出肿块内血管破裂出血，渗入颅内的可能性。这包括仔细地进行单极或双极电凝止血，以减小切除肿块时颅内出血的可能。由于脑膨出内的脑组织冗余、坏死且无任何功能，因此必须切除或截断膨出脑膜囊袋。一旦脑膨出被切除，可采用包括骨移植和筋膜移植等在内的多种组织移植手段，即刻开展对切除部位的修复重建。衬于下方的复合移植物具有良好的封闭效果，能有效防止鼻部至颅内的上行感染（图4-13-5）。

据相关文献记载（Banks等，2009；Woodworth等，2006；Woodworth等，2008；Lanza等，1996；

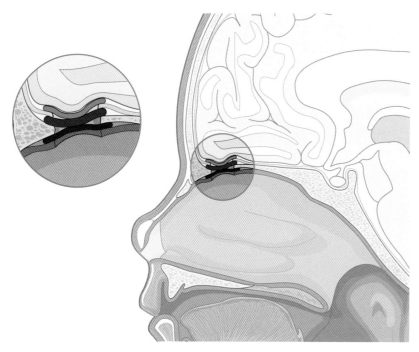

图4-13-5 前颅底缺损分层重建矢状示意图。绿色代表硬脑（脊）膜补片；蓝色代表中间层组织，如筋膜；紫色代表黏膜瓣，如鼻中隔黏膜瓣。

Marton等，2005；Nyquist等，2010）上方覆盖式和下方衬补式，这两种移植方式在脑脊液鼻漏的治疗中成功率相当。然而，上方覆盖式移植物本质上比下方衬补式移植物更容易移位，尤其是处在颅底骨的陡峭或凹凸不平的表面。当颅骨缺损直径>1.0 cm时，这就需要使用坚固的移植物作为颅内和鼻腔之间的稳定屏障，以支撑起脑膨出的疝出囊。此时我们可以将鼻甲复合组织移植物（下方衬补）置于硬脑膜与颅骨之间，它足够稳定，并且不易滑脱，因此与放置在颅骨下方的移植物（上方覆盖）相比更为理想。此外，亦可旋转下鼻甲、中鼻甲和鼻中隔的多个鼻内皮瓣，用来修复颅底缺损和（或）覆盖移植物。这些注意事项在处理前颅底缺损包括筛状板和筛前小窝中尤为重要，应给予足够重视。

对于颅内肿块部分较大的脑膨出患者，可考虑将手术治疗过程分为两期。第一期采用额骨开颅术，切除颅内肿块后修补硬脑膜和可能的颅底骨缺损，颅外肿块部分可在后期切除，最好还是在同一位置。术前应根据鼻腔肿块的位置和大小确定颅外手术术式。通常情况下，可将冠状皮瓣向下延伸至鼻背的骨-软骨交界处，就可经同一冠状切口切除颅外和鼻外肿块。此术式可为颅外肿块的切除提供极佳的视野暴露，还可避免多余切口，以期达到最佳的术后美观。现多主张采用经鼻内镜手术切除脑膨出的颅外鼻内肿块部分。

第三节　并发症和风险

详细且系统的病史采集和全面的影像学评估对诊断脑膨出都是必不可少的。在内镜下检查时如忽视某处脑膨出，可导致手术修复失败，甚至发生致命并发症，如迟发性脑膜炎。术中细致的内镜检查对识别颅骨病变至关重要。与其他类型的脑脊液漏入鼻窦相比，脑膨出患者与鼻腔相通发生脑脊液漏和神经外科相关并发症的风险要高得多（图4-13-6）。因脑脊液漏为上行性脑膜炎的发病提供了颅内交通途径，因此封闭颅底的缺损部位就显得至关重要。

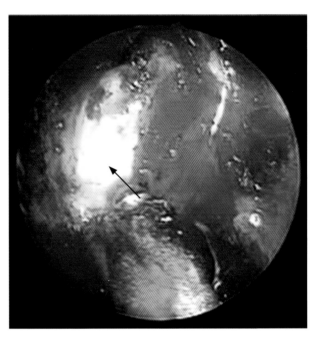

图4-13-6　鞘内注射荧光素（箭头所示）后经鼻内镜检查易观察到脑脊液通过前颅底漏出情况。

一个成功的内镜手术修复包括切除脑膨出、暴露缺损部位及移植物或皮瓣的转移植入。此外，在脑膨出切除术中应细致止血，避免任何形式的出血，这一点亦是非常重要的。

术后经常见到大血管或下丘脑-垂体轴的损伤，这也可能给患者带来致命后果。因此，在这种情况下应寻求神经外科相关方面的支持与合作，嘱咐患者术后2周内避免擤鼻涕、剧烈运动或行Valsalva动作，以减轻颅底修复术后对颅底造成的压力。

手术后还可能出现脑脊液鼻漏。由于存在颅腔积气、上行性脑膜炎和致命性脑脓肿等潜在风险，因此应积极治疗（Banks等，2009；Woodworth等，2006；Woodworth等，2008；Lanza等，1996；Marton等，2005；Nyquist等，2010）。大多数并发脑脊液鼻漏的患者可通过置入腰大池引流管进行初步治疗，通过腰大池引流管引流脑脊液可避免瘘管形成，从而降低感染风险。此外，它还能在降低颅内压的同时稳定脑脊液压力。仅当腰大池引流术未能解决脑脊液漏出问题时，才考虑进行二次手术修复治疗。

（朱鸳 译，宋晓彬 校）

参考文献

[1] **Banks CA, Palmer JN, Chiu AG, et al**. Endoscopic closure of CSF rhinorrhea: 193 cases over 21 years. *Otolaryngol Head Neck Surg.* 2009 Jun;140(6):826–833.

[2] **Boseley ME, Tami TA**. Endoscopic management of anterior skull base encephaloceles. *Ann Otol Rhinol Laryngol.* 2004 Jan;113(1):30–33.

[3] **Hoving EW**. Nasal encephaloceles. *Childs Nerv Syst.* 2000 Nov;16(10-11):702–706.

[4] **Hughes GB, Sharpino G, Hunt W, et al**. Management of the congenital midline nasal masses: a review. *Head Neck Surg.* 1980 Jan-Feb;2(3):222–233.

[5] **Jaffe BF**. Classification and management of anomalies of the nose. *Otolaryngol Clin North Am.* 1981 Nov;14(4):989–1004.

[6] **Lanza DC, O'Brien DA, Kennedy DW**. Endoscopic repair of cerebrospinal fluid fistula and encephaloceles. *Laryngoscope.* 1996 Sep;106(9 Pt 1):1119–1125.

[7] **Mahapatra AK, Agrawal D**. Interior encephaloceles: a series of 103 cases over 32 years. *J Clin Neurosci.* 2006 Jun;13(5):536–539.

[8] **Marshall AH, Jones NS, Robertson IJ**. Endoscopic management of basal encephaloceles. *J Laryngol Otol.* 2001 Jul;115(7):545–547.

[9] **Marton E, Billeci D, Schiesari E, et al**. Transnasal endoscopic repair of cerebrospinal fluid fistulas and encephaloceles: surgical indications and complications. *Minim Invasive Neurosurg.* 2005 Jun;48(3):175–181.

[10] **Muraszko KM**. Encephaloceles. In: Wilkins RH, Rengachary SS, eds. *Neurosurgery.* New York: McGraw-Hill; 1996:3573–3579.

[11] **Nyquist GG, Anand VK, Mehra S, et al**. Endoscopic endonasal repair of anterior skull base non-traumatic cerebrospinal fluid leaks, meningoceles, and encephaloceles. *J Neurosurg.* 2010 Nov;113(5):961–966.

[12] **Nogueira JF Jr, Stamm AC, Vellutini E, et al**. Endoscopic management of congenital meningo-encephalocele with nasal flaps. *Int J Pediatr Otorhinolaryngol.* 2009 Jan;73(1):133–137.

[13] **Oucheng N, Lauwers F, Gollogly J, et al**. Frontoethmoidal meningoencephalocele: appraisal of 200 operated cases. *J Neurosurg Pediatr.* 2010 Dec;6(6):541–549.

[14] **Sessions RB**. Nasal dermal sinuses: new concepts and explanations. *Laryngoscope.* 1982 Aug;92(8 Pt 2 Suppl 29):1–28.

[15] **Van Den Abbeele T, Elmaleh M, Herman P, et al**. Transnasal endoscopic repair of congenital defects of the skull base in children. *Arch Otolaryngol Head Neck Surg.* 1999 May;125(5):580–584.

[16] **Woodworth BA, Schlosser RJ**. Repair of anterior skull base defects and CSF leaks. *Op Tech Otolaryngol.* 2006;18:111–116.

[17] **Woodworth BA, Prince A, Chiu AG, et al**. Spontaneous CSF leaks: a paradigm for definitive repair and management of intracranial hypertension. *Otolaryngol Head Neck Surg.* 2008 Jun;138(6):715–720.

第十四章 药物性颌骨坏死
Medication-related osteonecrosis of the jaw
Sven Otto, Suad Aljohani

第一节 背景

一、骨吸收抑制剂

骨吸收抑制剂 (antiresorptive drugs，ARD)，包括双膦酸盐和地诺单抗，广泛用于转移性骨病、多发性骨髓瘤、骨质疏松症和其他代谢性骨病，如Paget病和成骨不全的治疗 (Lipton，2004)。它们通过减少骨的吸收，从而增加骨密度 (Jobke等，2014)。癌症伴骨转移患者可能会因为破骨细胞活性增加，造成疼痛、骨骼相关事件 (skeletal-related events，SRE)，如骨折和高钙血症 (So等，2012)。这些并发症可以通过ARD来控制，ARD已被证明可以改善癌症伴骨转移患者的生活质量，降低其死亡率和发病率 (So等，2012)。此外，许多随机临床试验表明，ARD可以改善骨质疏松症患者的骨密度，降低骨折风险 (Cosman等，2014)。

根据双膦酸盐的结构，可将其分为效力较强的含氮双膦酸盐，包括唑来膦酸盐、帕米膦酸盐、阿仑膦酸盐、利塞膦酸盐和伊班膦酸盐，以及效力较弱的非含氮双膦酸盐，包括依替膦酸盐、替鲁膦酸盐和氯膦酸盐 (Russell，2007)。这两类双膦酸酯的作用机制也不同，不含氮的双膦酸盐被纳入三磷酸腺苷的非水解类似物中，诱导破骨细胞凋亡 (Otto，2014)。相比之下，含氮双膦酸盐通过抑制法尼基焦磷酸合酶发挥作用，法尼基焦磷酸合酶是产生类异戊二烯酯的关键，类异戊二烯脂又是小GTP酶翻译后异戊二烯基化所必需的 (Rogers等，2011)。这会导致破骨细胞功能丧失和凋亡，继而抑制骨吸收。双膦酸盐的效力也会因给药途径的不同而异 (Cremers等，2011)。静脉注射双膦酸盐 (包括唑来膦酸盐、伊班膦酸盐和帕米膦酸盐) 的药效明显更强，主要适用于肿瘤患者。口服二膦酸盐 (包括阿仑膦酸盐、利塞膦酸盐和伊班膦酸盐) 的药效较低，主要用于骨质疏松症患者 (Russell等，2008)。最近，每年单次注射唑来膦酸钠和每3个月静脉注射伊班膦酸钠已被批准用于骨质疏松症的治疗 (Anastasilakis等，2012)。

地诺单抗是一种全人类单克隆抗体，可结合核因子κB配体受体激活剂 (RANKL) 使其失活，也可限制破骨细胞的形成、发挥功能和存活，并抑制骨转化 (Moen等，2011) (图4-14-1)。

尽管双膦酸盐和地诺单抗的分子作用机制完全不同，但它们都具有抑制骨吸收的作用，且可在癌症及骨质疏松症的治疗中起效。美国食品药品管理局已经批准了Prolia (狄诺塞麦，地诺单抗) (Amgen Inc)，这是一种专门用于治疗骨质疏松症的地诺单抗类药物。Prolia每年皮下注射2次，每次60 mg。此外，对于肿瘤患者，可以每月应用更大剂量 (120 mg) 的地诺单抗类药物 (Xgeva，Amgen Inc) (Anastasilakis等，2012)。与双膦酸类药物长达10~12年的生物半衰期相比，地诺单抗的生物半衰期只有26天。地诺单抗不会进入骨质。因此，其治疗效果在停止治疗后是可逆的，而双膦酸类药物的疗效可以持续多年 (Anastasilakis等，2012)。地诺单抗类药物可用作一线治疗或作为双膦酸类药物的替代品。

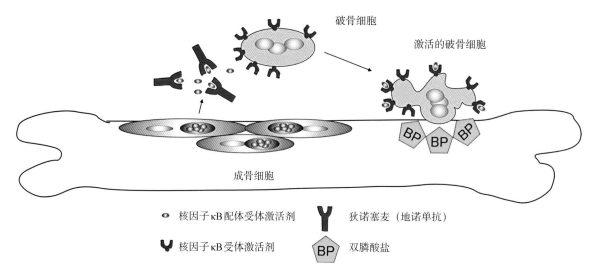

破骨细胞

激活的破骨细胞

成骨细胞

- 核因子κB配体受体激活剂   狄诺塞麦（地诺单抗）
- 核因子κB受体激活剂   BP 双膦酸盐

图4-14-1　地诺单抗和双膦酸盐的作用机制。RANKL由成骨细胞分泌，与破骨细胞表面RANK受体结合，促进破骨细胞分化和活化。地诺单抗与RANKL结合，从而抑制RANKL-RANK通路。双膦酸盐结合并进入骨骼，从而通过激活的破骨细胞抑制骨吸收（改编自Yee and Raje，经Dove medical press许可。经Springer Verlag出版公司许可转载）（Otto，2014）。

二、抗血管生成药物

抗血管生成药物被用以治疗一些肿瘤疾病，如胃肠癌、肾癌及非小细胞肺癌（Shah，2014）。这类药物通过抑制新生血管的形成来减缓肿瘤的生长并抑制其进一步转移（Vokes等，2006）。抗血管生成类药物与血管生成–信号级联所必需的一些信号分子结合，如血管内皮生长因子，随后阻止它们与内皮细胞上的受体结合（Vokes等，2006）。这些新药的代表包括了贝伐单抗（Avastin）、舒尼替尼（Sutent）、索拉非尼（Nexavar）、帕佐帕尼（Votrient）和依维莫司（Afinitor）。

第二节　药物性颌骨坏死的定义

2003年，Marx报道了一系列颌骨外露的病例，这是一种与静脉注射含氮双膦酸盐（即帕米磷酸钠和唑来膦酸盐）相关的新并发症。这种情况被命名为双膦酸盐相关性颌骨坏死（BRONJ）（Marx，2003）。从那时起，双膦酸盐相关性颌骨坏死病例数量一直在增加（Bagan等，2009；Marx等，2007）。澳大利亚的一项共识指南首次提出了其临床定义，即"持续8周的颌骨外露"（Sambrook等，2006）。美国口腔颌面外科医师协会（AAOMS）（2007）提出了双膦酸盐相关性颌骨坏死的诊断并

明确了以下3个常见的诊断依据：①双膦酸盐类药物使用史。②颌面部坏死骨外露持续超过8周。③无颌骨放射治疗史。此后，又报道了几例无骨外露的双膦酸盐相关性颌骨坏死，因此美国口腔颌面外科医师协会在其2009年发布的意见书中修改了该病的临床定义，将0期及无骨外露的变异纳入其中（Ruggiero等，2009）。该意见书中另一处修改是将"坏死骨外露"变更为"骨外露"。

近年来，人们明确发现其他药物，如地诺单抗类及抗血管生成类药物，可与颌骨坏死有关（Qi等，2014）。因此，美国口腔颌面外科医师协会建议将此类疾病名称改为药物相关性颌骨坏死（medication-related osteonecrosis of the jaw，MRNOJ），并调整其定义，使之涵盖双膦酸类及其他可能造成颌骨坏死的药物。目前，美国口腔颌面外科医师协会将药物性颌骨坏死定义为：在无放射治疗史的前提下，持续超过8周的颌面部骨外露，或可通过口内、外瘘管探及颌骨的临床疾病（Ruggiero等，2014）。

临床环境中，即使是对于有MRNOJ风险及已诊断为MRNOJ的患者，排除其他所有类似病理都尤为重要。最需鉴别诊断的是颌骨转移性疾病、骨髓炎和放射性骨坏死。颌骨转移疾病可以通过对病灶处组织学活检排除。骨髓炎和放射性骨坏死可以通过适当的病史分析评估及组织学活检排除。曾被描述为"舌侧下颌腐骨及溃疡"的口腔溃疡及死骨

形成可以表现出与药物性颌骨坏死相似的临床表现。口腔溃疡及死骨形成主要见于舌骨嵴、下颌骨环、腭骨环和下颌骨外生骨疣（Khan等，2015）。一份近期的系统性综述（Palla等，2016）检索了少有的关于口腔溃疡及死骨形成的文献，明确该病的本质并不是单一疾患，而是包括了与不同局部及系统因素相关的综合性溃疡疾病。鉴别诊断还可考虑的其他疾病包括牙槽骨炎、鼻窦炎、牙周炎、根尖周围病、牙痛、不典型神经痛、纤维骨性病变和肉瘤（Ruggiero等，2014）。

第三节　影像学特征及技术

全景X线片是口腔科及颅颌面外科医师常用的影像学检查之一，用于检测颌骨病变，包括MRNOJ。事实上，对于大多数MRNOJ病变的诊断和随访，全景X线片是足够的。然而，对于晚期MRNOJ，可能需要磁共振成像（MRI）、计算机断层扫描（CT）和锥形束CT成像（Khan等，2015）。以上是对该病诊断和治疗的重要放射学方法。此外，全景X线片通常只对处于晚期的大骨病变敏感，而CT和锥形束CT成像有助于MRONJ的早期诊断，明确其病变延伸的边界，判断软组织和上颌窦受累情况（Guo等，2016）（图4-14-2和图4-14-3）。

磁共振成像是一种对骨性水肿和炎症高度敏感的成像方式。然而，它的低特异性限制了其作为早期MRONJ病变的诊断工具的使用（Ruggiero，2015）（图4-14-4）。

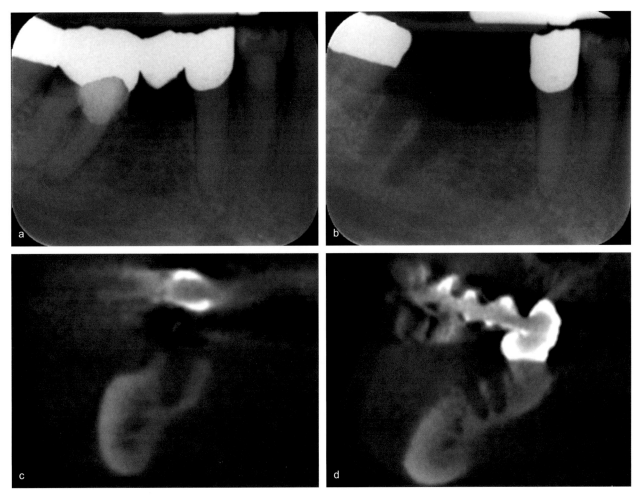

图4-14-2　一例70岁男性患者，临床表现为下颌骨45~46区拔牙后伤口不愈、骨外露、腐烂渗出。46区牙齿已于3个月前拔除。患者因前列腺癌的骨转移，接受了3.5年的静脉注射双膦酸盐类药物唑来膦酸（每个月4 mg）治疗。a.拔牙前的X线片检查结果。b.拔除46区牙齿3个月后的X线片检查结果，拔牙区缺乏骨质填充和持续存在明显的牙槽窝。c、d.于冠状面/矢状面行锥形束CT示缺乏骨填充（经Springer Verlag出版公司许可转载）（Otto，2014）。

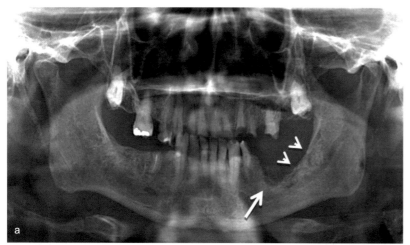

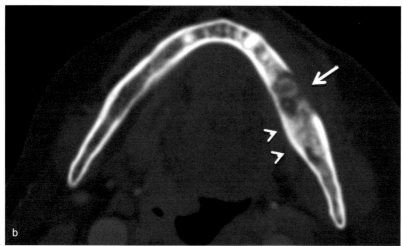

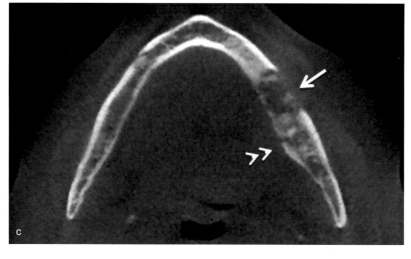

图4-14-3 一例69岁男性患者，因前列腺癌骨转移，接受静脉注射双膦酸盐类药物唑来膦酸（每个月4 mg）治疗。a. 全景X线片。大箭头显示与牙槽骨溶解相对应的透光区。在骨质溶解后，其余两个箭头显示骨硬化，骨小梁排列紊乱，外观呈"棉絮状"。b. 多层CT。大箭头示溶骨区；其余两个箭头示骨硬化。与全景X线片相比，可见分隔形成（在溶骨区内）。c. 锥形束CT。显示溶骨区（大箭头）。此外，在该层可见明显的舌叶皮质破坏（经Springer Verlag出版公司许可转载）（Otto，2014）。

通常情况下，在MRONJ的早期阶段可以检测到下牙槽神经管周围骨皮质的增厚和突出（Guo等，2016）。其他常见的影像学特征是骨硬化、拔牙后持续存在的牙槽窝，以及被棉絮样骨硬化边界包绕的骨性分隔和溶骨区（Stockmann等，2010）。在上颌受累的病例中，通常可以发现上颌窦黏膜增厚（Khan等，2015）。使用CT和锥形束CT成像可以更好地检测骨膜反应、骨皮质穿孔和骨膜骨沉积（Guo等，2016）。全景X线片和CT均有助于发现下颌骨骨折。然而，MRI对软组织炎症和髓质受累的评估更为敏感，因此可以更好地帮助临床决策（Guo等，2016）。

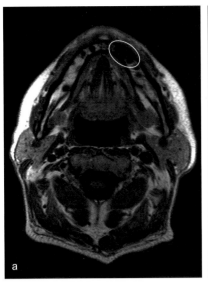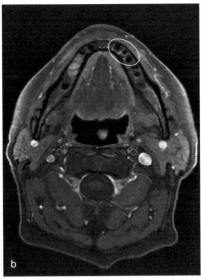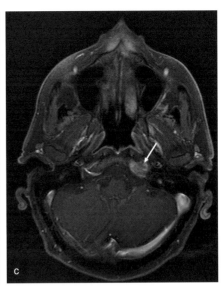

图4-14-4　一例61岁女性患者，患乳腺癌伴有症状的骨坏死。轴位T1加权像（a）示左侧下颌骨局部坏死灶呈低信号，无皮质受累。应用钆剂增强脂肪饱和抑制扫描的T1加权像（b），病灶未出现明显增强。邻近脂肪饱和抑制扫描增强后的T1加权像示左中颅底强化转移病灶（箭头所示）（c）（经Springer Verlag出版公司许可转载）（Otto，2014）。

O'Ryan等（2009）指出，在静脉注射双膦酸类药物的患者中，核素扫描可作为MRONJ的早期诊断指标。核素扫描可以对骨坏死前的相关炎症或感染敏感。混合SPECT/CT可以提高传统骨扫描成像的准确性，因为它有助于区分坏死区和存活骨，从而帮助外科医师精确切除骨坏死性病变（Dore等，2009）。

第四节　临床表现

临床上，MRONJ可表现为颌骨外露，或可通过口内、外瘘管探及颌骨，伴或不伴有疼痛、化脓及软组织肿胀。此外，对于没有骨外露的病例，可称其为闭合性药物相关颌骨坏死（Fedele等，2010）。AAOMS认为此类病例的诊断可以通过其他非特异性症状做出，如牙周病无法解释的疼痛和牙齿松动、与牙髓或牙周感染无关的口内或口外瘘、神经感觉功能的改变，以及与牙周炎无关的牙槽骨吸收等影像学表现（Ruggiero等，2014）。MRONJ的严重程度和范围可以有很大的差异。更晚期的病例可能会出现上颌窦受累，原因是上颌骨病变向上延伸，骨外露和死骨形成延伸到牙槽骨区域以外，以及下颌骨病理性骨折（Otto等，2013）。表现为下唇感觉减退或麻木的下牙槽神经功能障碍（Vincent

症状）在晚期MRONJ中并不罕见。有趣的是，这种并发症也可以发生在疾病的早期阶段，甚至可以作为MRONJ的首发症状（Otto等，2009）。

学者们提出了不同的MRONJ分期方式。根据AAOMS最新的意见书（Ruggiero等，2014），MRONJ可分为以下4期。

- 0期。无骨坏死的临床依据，但可有非特异性症状或临床及影像学表现。
- 1期。局限于牙槽骨区的骨外露及死骨形成，或在无感染依据的无症状患者身上发现探及颌骨的瘘管。影像学表现局限于牙槽骨区。
- 2期。骨外露及死骨形成，或经瘘管探及有感染的骨，表现为骨外露部分的疼痛及结节性红斑，伴或不伴有化脓。影像学表现局限于牙槽骨区。
- 3期。骨外露及死骨形成，或经瘘管探及有感染的骨，并且至少满足下列情况之一：骨外露超出牙槽骨区（如下颌骨下缘及下颌升支、上颌窦、颧骨和上颌骨），病理性骨折，口外瘘，口鼻窦或口鼻穿孔，骨溶解范围达下颌骨下缘或鼻窦底。

下颌骨比上颌骨更易受累，两者占比约为2∶1（Fliefel等，2015）（图4-14-5）。这种差异可以归因于上颌骨丰富的血运和下颌骨致密的骨皮质。此

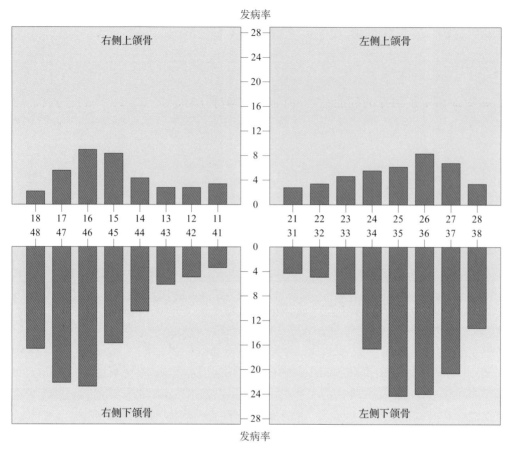

图4-14-5 药物性颌骨坏死在上颌骨和下颌骨的分布（经Elsevier授权转载）（Otto等，2012）。

外，MRONJ在前磨牙和磨牙区更为常见（Otto等，2012；Otto等，2011）。

第五节　特点及危险因素

尽管第一例MRONJ病例早在15年前就有报道，但关于其相关危险因素仍然缺乏强有力的证据。许多回顾性研究提出了几个潜在的危险因素。为了证实这些因素之间的因果关系，还需要更多的前瞻性随机临床试验。

一、潜在的药物相关危险因素

现有证据表明，造成MRONJ的首要危险因素是骨吸收抑制剂（ARD）的使用。ARD的剂型、用药时间、剂量、效力及给药途径都是MRONJ的危险因素。许多研究（Ruggiero等，2014；Otto等，2012；Otto等，2011）表明：长时间静脉注射含氮双膦酸盐，尤其是唑来膦酸盐的患者，继发MRONJ的风险最高，静注帕米膦酸盐者次之。因此，用于肿瘤指征的双膦酸盐比用于骨质疏松症的双膦酸盐与MRONJ风险相关性更强。同样，每月皮下注射120 mg地诺单抗类药物的癌症患者与每半年皮下注射60 mg地诺单抗类药物的骨质疏松患者相比，发生MRONJ的风险更高（Anastasilakis等，2012）。通常，应用ARD的癌症患者继发MRONJ的风险约为骨质疏松症患者的100倍（Ruggiero等，2014）。

MRONJ的发病率随着ARD使用时间的延长而增加（Ruggiero等，2014）。综合分析肿瘤患者的三项Ⅲ期试验可发现，与唑来膦酸钠和地诺单抗有关的MRONJ累积发生率在1年时分别为0.6%和0.5%，2年时为1.0%和1.8%，3年时为1.3%和1.8%（Saad等，2012）。在患有骨质疏松症和口服双膦酸盐的患者中，发病率从服药1年时的0，逐步增长至2年和3年的0.05%，至用药4年时为0.21%（Lo等，2010）。这意味着MRONJ的发病风险与ARD的累积剂量呈正相关。

一项关于地诺单抗与唑来膦酸治疗晚期癌症或多发性骨髓瘤伴骨转移患者的随机双盲研究发现，两组患者的MRONJ发病率相似（Henry等，2014；Henry等，2011）。然而，一项对7个随机对照试验的meta分析发现，接受地诺单抗治疗的癌症患者MRONJ的总发生率为1.7%，在数字上高于接受双膦酸类药物治疗的患者（Qi等，2014）。更为有趣的是，与接受双膦酸盐药物治疗的患者相比，MRONJ常更早出现在接受地诺单抗治疗的患者中（Otto等，2016）。

二、全身因素与合并症

转移性骨病患者的抗骨吸收治疗，作为MRONJ的危险因素并不具有一致性（Qi等，2014）。在应用抗骨吸收药物治疗的这类患者中，多发性骨髓瘤MRONJ的发病率为3.8%，乳腺癌为2.5%，前列腺癌为2.9%（Wang等，2007）。多发性骨髓瘤、乳腺癌和前列腺癌均为ARD的治疗指征，分别占MRONJ患者的31.2%、29.5%和9.6%（Abu-Id等，2008）。骨质疏松症患者中出现MRONJ的占5%~19.6%（Otto等，2011；Silverman等，2009）。

糖尿病（Khamaisi等，2007）、骨质疏松症（Anastasilakis等，2012；Otto等，2011；Ruggiero等，2004）、皮质类固醇治疗（Fliefel等，2015；Saad等，2012；Migliorati等，2006；Jadu，2007；Tsao，2013）、免疫抑制治疗（Khan等，2015；Otto等，2012）、化疗（Jadu，2007）和肾透析（Jadu，2007）是增加MRONJ风险最为常见的合并症。在癌症患者的治疗中，抗血管生成药物与ARD的联合使用似乎与MRONJ风险增加有关（Ruggiero等，2014；Saad等，2012）。吸烟作为MRONJ的危险因素也被讨论过（Ruggiero等，2014）。大多数MRONJ患者是平均年龄为66.5±4.7岁的老年人（Fliefel等，2015；Otto等，2012；Otto等，2011）。女性受到影响的频率是男性的2倍（Fliefel等，2015；Otto等，2011）。一种解释是乳腺癌和骨质疏松症在女性中更为常见。

三、潜在的局部危险因素

MRNOJ常与拔牙、牙槽外科手术、局部化脓和牙周炎有关。这些被认为是MRONJ的潜在危险因素（Otto等，2011；Barasch等，2013）。事实上，局部慢性感染及其相关的炎症过程是拔牙的常见病因，因此MRONJ的真正诱因更有可能是局部感染，而非拔牙本身（Otto等，2012）。相关病例常与创伤引起的局部炎症有关，特别是因义齿安装不当或骨质外露部位引起的炎症（Ruggiero等，2014）（图4-14-6）。

另一方面，也存在自发性MRONJ或具有隐性局部诱因的MRONJ（Bagan等，2006）。正确认识局部因素在MRONJ发病中的作用具有重要的临床意义，因为这或许有助于该病的预防。

第六节　发病机制

MRONJ发生的确切机制仍不完全清楚。过去10年，尽管在进一步理解MRONJ方面取得了长足的发展。然而，这种疾病的确切病理生理学机制尚因一部分关键因素依旧难以言明。目前已知的有5种假说：因ARD对破骨细胞的直接作用而抑制骨的重建，口腔细菌易感性的增加，抗血管生成作用，抑制口腔上皮细胞迁移，以及抑制先天性或获得性免疫（Allen，2015）。这些假说和某个可能尚未被认识的过程很可能构成了MRONJ的发病机制。目前已经可以建立拔牙后应用ARD诱导MRONJ的不同动物模型（de Molon等，2015；Aghaloo等，2014）。这些模型有望加深我们对MRONJ病理生理学及其治疗的理解。

下颌骨，特别是牙槽骨的高转化率，对于修复因机械负荷和暴露于局部感染（如牙周炎）所致的骨微小损伤是必需的，这可以避免骨的感染和坏死。然而，在接受ARD治疗的患者中，这种修复机制受到了损害。众所周知，ARD对破骨细胞有直接的抑制作用，继而可显著降低骨转化率。通常情况下，骨愈合主要基于骨重建，尤其是颌骨，颌骨的骨重建速度最快，每天遭受的微创伤也比其他骨骼多。这一假设在与其他ARD，如地诺单抗相关的MRONJ病例出现后得到了证实（Lipton等，2012）。此外，一项研究报道称，由于甲状旁腺激素的治疗增强了破骨细胞的功能，动物在使用

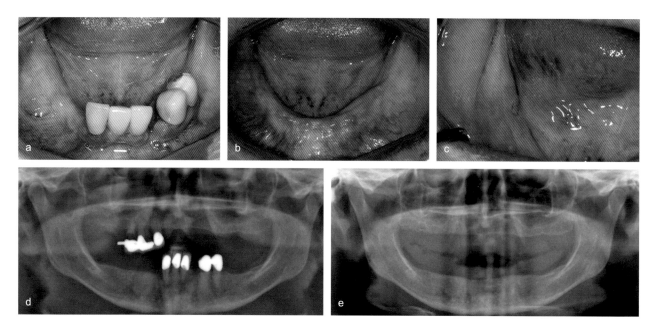

图4-14-6 一例60岁的女性肺腺癌患者，在静脉注射含氮双膦酸盐（唑来膦酸盐：4 mg，每4周一次）治疗后，拟行上、下颌骨的多颗拔牙手术来诊（a）。术前口内观和相应的全景X线片（d）。拔牙手术包括抗生素预防，磨平尖锐的骨缘和伤口的修整闭合。术程顺利，黏膜完全愈合。拔牙后18个月后的口内观（b）。后来，患者出现了双膦酸盐相关的颌骨坏死（符合AAOMS2009及2014临床分期1期），该病变是由于拔牙2年多后的下颌假体压疮引起的（c）。相应的全景X线片如图e所示（经Elsevier公司授权转载）（Otto等，2015）。

唑来膦酸盐的情况下，其拔牙窝的愈合得到了改善（Dayisylu等，2013）。这是阐释MRONJ发病机制最为常用的一种假说，但它无法解释没有报道的颌骨坏死与类似的骨重建率降低的情况有关，如甲状旁腺功能减退症（Pazianas，2011）。此外，在骨转化方面，骨扫描没有显示出应用双膦酸盐及地诺单抗后的颌骨与其他骨骼具有显著差异（Ristow等，2014）。

越来越多的证据表明，局部感染和炎症在MRONJ的发生和发展中起着关键作用（Otto等，2010）。因为口腔存在定植菌群，且经常暴露于微创伤、软组织感染和外科干预中，口腔环境的保护极具挑战性。颌骨靠近口腔，被一层薄薄的口腔黏膜和骨膜所覆盖，这可能使其在身体基础较弱的患者身上更易感染和坏死（Sedghizadeh等，2009）。从MRONJ的病损处常可分离出杆菌，特别是放线菌，这可能表明感染在MRONJ发病机制中的作用（Sedghizadeh等，2009；Panya等，2017）。在炎症和感染的情况下可产生明显的局部酸性环境，这可以诱导骨性羟基磷灰石释放双膦酸盐（特别是含氮双膦酸盐）。双膦酸盐的细胞毒性可直接造成骨坏死的发生，它不仅对破骨和成骨细胞，而且对周围组织的细胞，如间充质干细胞、内皮细胞和上皮细胞也有直接影响（Otto等，2010）（图4-14-7）。

肿瘤的生长和转移需要通过血管生成过程形成新的血管。抗血管生成是双膦酸盐药物在治疗癌症和预防转移方面的有利作用之一（Wood等，2002；Bezzi等，2003）。众所周知，骨坏死的基本发病机制是由于血管生成减少而导致的缺血坏死和血供不足。因此，人们认为抗血管生成在MRONJ的发生发展过程中起到了一定作用。事实上，在接受抗血管生成药物治疗的癌症患者中，MRONJ病例的报道也支持这些看法（Guarneri等，2010；Brunello等，2009）。然而，癌症患者可能会有一些合并症及骨坏死的易感因素，如放疗和化疗。此外，地诺单抗也可以诱发MRONJ，尽管目前尚未知晓它有怎样的抗血管生成作用。

许多研究表明，MRONJ在免疫低下的患者中更为常见（Ruggiero等，2014）。在最近的一项系统回顾中，24.6%的MRONJ患者正在接受皮质类固醇治疗，39.7%的患者正在接受化疗（Fliefel等，2015）。皮质类固醇和化疗都会使口腔黏膜更容易受到感染，并对免疫系统产生抑制作用。因此，免

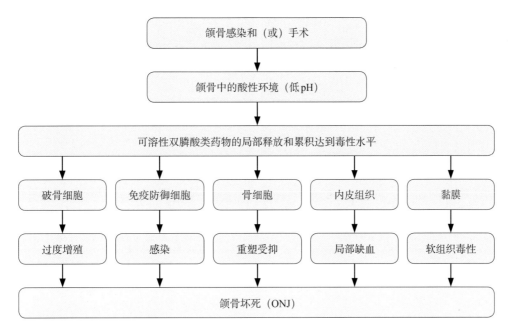

图4-14-7　药物性颌骨坏死发病机制的潜在路径体系（经Elsevier授权转载）（Fleisher等，2016）。

疫抑制被认为是可能启动或促进MRONJ进展的因素（Khan等，2015）。

第七节　预防

MRONJ的治疗具有挑战性，目前尚未达成关于最佳治疗方案的共识。因此，强烈建议在给予ARD治疗前和治疗期间实施强有力的预防策略，以降低MRONJ发病的风险。值得注意的是，这些建议大多基于专家意见，缺乏可靠的佐证依据。

一、应用ARD药物前的准备

在使用ARD之前，应对每位患者进行彻底的口腔科筛查。主要目的是消除任何可能诱发MRONJ的口腔感染或潜在的局部危险因素，并在MRONJ治疗期间避免实施外科手术。在ARD诱导前，应获得最佳的口腔健康，需进行必要且审慎的口腔保守修复及根管治疗。应拔除预后存疑的牙齿，对不适合的义齿，应予以修复或更换，以防止损伤其下方的口腔黏膜。完成包括刮治和牙根平整在内的牙周治疗。应加强口腔卫生至最佳状态。口腔科团队还应为定期的临床和影像学随访制订复诊计划（见第七节"二、"内容部分）。更重要的是，应该让患者了解MRONJ的最新知识，特别是与其相关的危险因素和临床表现，并教育患者对口腔疼痛、炎症或骨外露进行随诊。不应在稳定的口腔健康建立前使用ARD进行治疗。对于计划口服双膦酸类药物的患者，在此期间允许植入牙种植体，但对计划接受ARD静脉注射的肿瘤患者则应避免使用。

二、癌症患者应用ARD期间的注意事项

每6个月应进行一次X线和临床口腔筛查。在应用ARD治疗期间，任何时候都可以进行保守的口腔科治疗。牙科修复体需要定期检查，并在必要时进行修复或更换。除非是为了消除感染，如牙脓肿或严重牙周炎，否则应避免拔牙。强烈建议在拔牙前局部外敷抗生素。德国口腔颌面外科协会推荐对手术部位一期缝合的非创伤性拔牙术（Groetz等，2012）。事实证明，这些策略有效地将MRONJ的风险降至最低，该队列主要由接受静脉双膦酸盐药物治疗的高危恶性基础疾病患者组成（216个拔牙部位中有209个获得96.8%的成功率并顺利愈合）（Otto等，2015）（图4-14-8）。

与主治医师协商后，在拔牙或其他侵入性治疗前给予3~6个月的停药期，这对使用地诺单抗的患者似乎是适宜的，而对使用双膦酸盐的患者，给予停药期似乎没有效果。所以应避免假体植入或其他外科治疗。

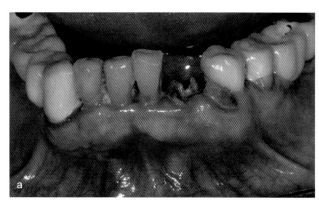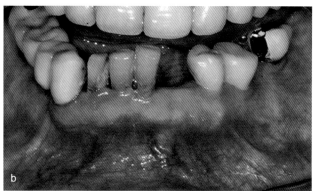

图 4-14-8　a. 一位 68 岁的女性乳腺癌患者静脉注射含氮双膦酸盐（唑来膦酸，4 年内每 4 周 4 mg）后的术前口内视图；可见 31 号牙齿和 32 号牙齿的残根。值得注意的是，该患者的右上颌曾患有与双膦酸盐有关的骨坏死，此前已成功治疗。b. 术后口内视图，可见拔牙后黏膜完全愈合，尖锐的骨缘光滑，修整后的伤口闭合（术后 18 个月）（经 Elsevier 授权转载）（Otto 等，2015）。

二、骨质疏松症患者应用 ARD 期间的注意事项

每年应安排两次定期检查。强调最佳的口腔卫生和口腔健康的重要性。包括假体植入在内的选择性牙槽外科手术并非禁忌。然而，应该告知患者，尽管骨质疏松症患者发生 MRONJ 的风险明显较低，但其后果可能是毁灭性的。因此，应获得对 MRONJ 风险的知情同意。用药期间也可进行口腔正畸治疗，但正畸牙齿的移动预计会滞后（Zahrowski，2009）。

第八节　治疗

MRONJ 的治疗方法主要来源于临床建议，而非确切的医学证据。许多组织已经提出了相关治疗指南。虽然 AAOMS 提出的临床建议有一些局限性，但已赢得世界范围内的认可（Ruggiero 等，2014）。总体而言，MRONJ 治疗的目的应该是预防 MRONJ 的进一步发展，通过缓解症状以改善生活质量，最重要的是实现黏膜的完全覆盖，这是正常生理状态的体现，也是防止 MRONJ 复发所必需的。

AAOMS 的治疗方案根据 MRONJ 的分期有所不同（Ruggiero 等，2014）。早期推荐非手术和有限的外科治疗为主要的治疗方法，包括抗生素使用、死骨清除和口腔抗菌液冲洗。更广泛的手术疗法，如切除，仅限于那些使用上述方法无效的病例。事实上，保守治疗可以阻碍疾病的进展并改善症状，但它们通常难以促成黏膜完全愈合。大部分接受非手术治疗的患者伴有持续性的骨外露，这会严重影响他们的生活质量，并制约其原发肿瘤的治疗，包括使用 ARD（Otto 等，2015）。与非手术治疗相比，手术干预具有更好的黏膜完整性和更低的复发率（Mücke 等，2011）。到目前为止，手术治疗已经获得了强有力的认可，因为许多接受手术治疗的病例取得了良好的预后（Fliefel 等，2015；Otto 等，2016；Otto 等，2015）。AAOMS 的治疗策略总结见表 4-14-1。

由于坏死组织无法愈合，通常应用手术疗法予以清除，以此诱导组织恢复、防止继发感染。传统的外科技术包括从浅表清创到边缘、节段、部分或完整的死骨切除。浅表清创是非手术疗法的一部分，可以减少但并不能彻底清除坏死组织。另一方面，手术切除的目的是彻底清除有或没有安全边界的死骨。可以使用 CT 或锥形束 CT 成像等影像学技术来拟定死骨切除方案。在传统的外科手术技术中，骨的颜色或质地等被用作判断骨活性的标志（Otto，2014），此外，人们通常还会以活性骨的出血指导明确切缘（Stockmann 等，2014）。然而，这或许具有挑战性和误导性，因为受影响的骨可以有不同范围的血管分布，甚至可能会存在过度血管化的现象（Bedogni 等，2008）。正因为如此，传统外科手术难以标准化，重复性不强，这使得难以对其结果做出比较分析。为了确定死骨的真

表4-14-1 美国口腔和颌面外科医师协会提出的治疗策略
（Ruggiero等，2014）

MRONJ*分期	治疗策略
有患病风险	暂不予治疗 加强健康教育
0期	全身治疗，包括使用镇痛药及抗生素 密切观察，疾病可进展至下一期
1期	口腔抗菌含漱液 每季度临床随访一次 不需立即手术治疗 加强健康教育 复核继续给予抗吸收药物治疗的适应证
2期	对症治疗使用口服抗生素、口腔抗菌含漱液 疼痛控制，清创以缓解软组织刺痛，控制感染
3期	口腔抗菌含漱液 抗生素治疗及疼痛控制 浅表清创或外科切除以长期缓解感染及疼痛

注：*MRONJ指药物性颌骨坏死。

实范围，荧光引导下的骨手术被引入MRONJ的治疗中（Pautke等，2010）。四环素及其衍生物对钙的亲和力使之可以被结合到重塑率较高的骨骼区域（Rauch等，2007）。与此同时，四环素及其衍生物显示出荧光特性，可以使用VELscope荧光灯在活性骨中进行检测（Pautke等，2011）。这项技术具有可重复性，可辅助活骨和死骨的鉴别，这可能有助于规范MRONJ的手术治疗（Pautke等，2011；Otto等，2016）（图4-14-9）。

术前和术后预防性使用抗生素对于促进手术部位彻底愈合非常重要。关于抗生素的使用时间，目前尚无共识。通常从术前2天到术后5天不等（Eckert等，2007）。普遍使用青霉素（Groetz等，2012）。在青霉素过敏的情况下，可以使用喹诺酮类、甲硝唑、克林霉素、多西环素和红霉素（Groetz等，2012）。

多种辅助疗法被广泛报道，如低强度激光、臭氧、特立帕肽、高压氧和局部应用血小板衍生生长因子（Fliefel等，2015）。其中一些疗法表现出积极的结果，但还需要进一步研究来评估其疗效。彻底切除死骨并以局部黏骨膜瓣覆盖是十分必要的，可以促进感染与疼痛的长期缓解。此外，强烈建议在手术前、后使用广谱抗生素。在严重情况下，可

能需要使用封闭器或重建钢板进行上、下颌骨的切除重建（图4-14-10）。据报道，对于难治性的3期和2期MRONJ患者，显微外科血管化游离皮瓣是一种有效的重建方式（Hanasono等，2013）。

建议拔除死骨中受影响的牙齿，因为它们可能是潜在的感染源（Otto等，2015）。

中止使用双膦酸类药物的影响（即暂停药物），是一个有争议的问题。一般来说，进展性骨转移的癌症患者一般不建议中止。骨骼双膦酸盐的半衰期可以延长至数年（Thumbigere-Math等，2016），因此，停用双膦酸盐不太可能降低MRONJ风险（Thumbigere-Math等，2016）。然而，Hinson等（2015）报道说，与在整个治疗过程中持续用药相比，在治疗开始前或开始时停止使用双膦酸盐可以更快地缓解MRONJ症状。相比而言，地诺单抗的半衰期要短得多（25~32天），其对骨骼的最长作用时间为6个月。因此，停药期可能是有益的（Anastasilakis等，2012）。然而，目前仍缺乏支持性数据。最近的一项研究（Hoefert等，2017）表明，对有明确地诺单抗用药史的手术及非手术患者，停药并没有改善其预后。

第九节 总结

MRONJ是使用骨吸收抑制剂和抗血管生成药物的潜在并发症，主要发生在肿瘤患者（乳腺癌、前列腺癌、多发性骨髓瘤等），也有少数发生在骨质疏松症患者。这种并发症隐匿致病，对临床医师来说是一种挑战。其确切发病机制尚不完全清楚。然而，有证据支持局部感染和重塑抑制在MRONJ发病中的主要作用。一些潜在的局部和全身危险因素似乎与MRONJ的发病有关。

应采取有效的预防措施以避免MRONJ的发生。因此，在开始抗骨吸收治疗之前，必须进行彻底的口腔科检查。应优化口腔卫生，将患者纳入随访计划中。如有可能，必要的口腔科手术应在使用双膦酸盐或地诺单抗之前进行。然而，如果遵循相应的预防措施，包括抗生素预防和完整的黏膜封闭，在抗骨吸收治疗下也可以进行牙槽手术，尤其是拔牙。

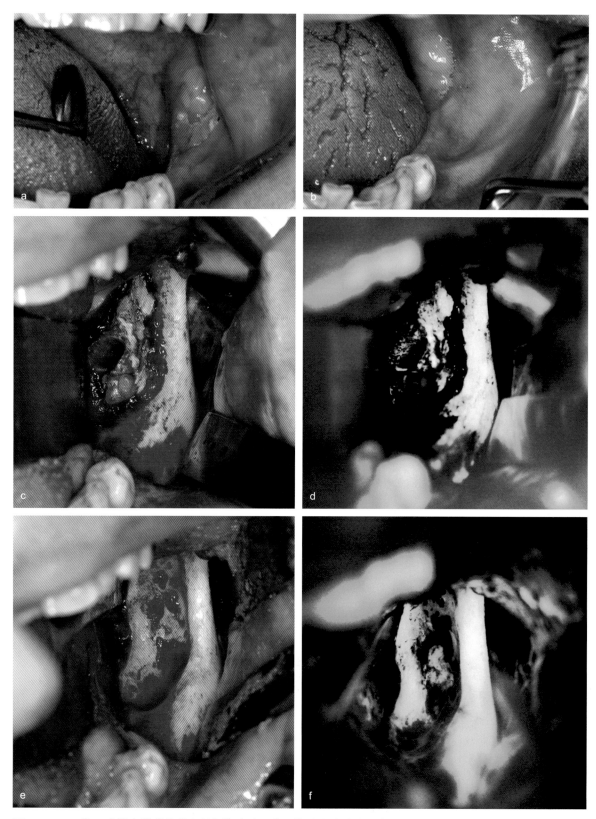

图4-14-9　一位58岁的女性乳腺癌患者在接受了56个月的唑来膦酸盐治疗后，左侧下颌（37/38区，主要是舌侧）出现了药物性颌骨坏死。照片描述了术前（a）和术后3个月（b）的临床口内情况。死骨切除前（c、d）和死骨切除、骨缘修整后（e、f）的术中临床和荧光视图。注意舌侧区域37/38的微弱绿色荧光，对应死骨区域（d），该区域的微红色荧光，对应切除死骨之前该区域的细菌感染，在切除死骨后，该区域不再出现红色荧光，仅表现为均匀的淡绿色荧光（经Elsevier授权转载）（Otto等，2012）。

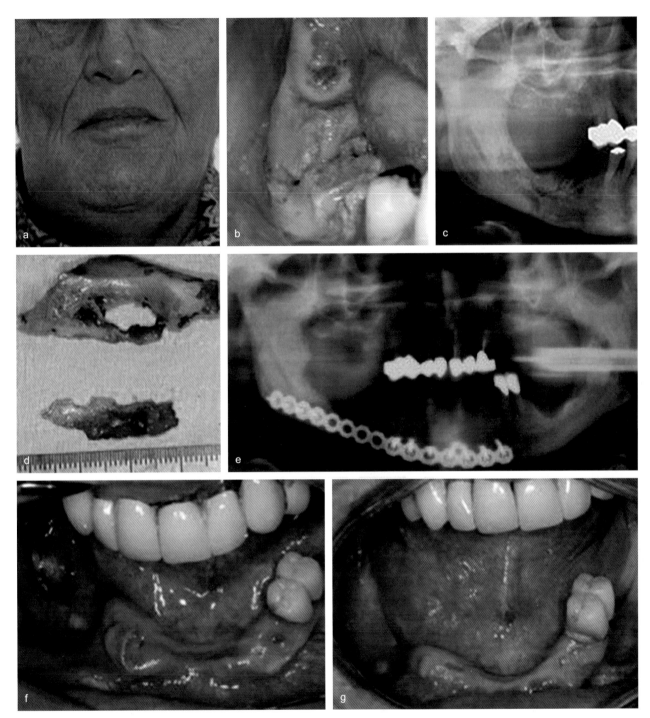

图4-14-10 一位患有转移性乳腺癌的65岁女性患者，在接受静脉注射双膦酸类药物（唑来膦酸盐）治疗后，表现为右侧下颌骨广泛的双膦酸盐药物相关性骨坏死。a. 口外视图，可见右侧下颌下区红肿，触诊时疼痛。b. 口内视图，可见大面积的死骨外露，伴非常严重的多重感染迹象（肿胀、流脓），下颌骨可见骨折及骨块移动。c. 患者的全景X线片，具有透射和不透射的混合影像，右侧下颌体可见骨折线。d. 切除大块死骨，包括下颌骨的切除，然后使用2.4型unilock钛板进行坚强内固定，并完全闭合伤口。e. 术中全景X线片示右侧下颌骨切除区域及坚强内固定。f. 术后3周的口内视图，可见47/48区的晚期切口裂口与钢板外露。g. 术后4个月的口内视图，在使用抗感染含漱液及活性光动力疗法进行局部抗感染治疗后，口内黏膜完全愈合（经Thieme Medical出版商授权转载）（Otto等，2013）。

对于显性MRONJ病变的处理，有非手术和手术两种治疗方式。非手术治疗可能会带来症状的改善。在过去的几年中，多项研究表明，手术治疗包括完全切除死骨、修整尖锐的骨缘和整复伤口闭合，可使大部分MRONJ患者的黏膜愈合痊愈。在这方面，荧光引导下的死骨切除是一种创新且实用的方法。然而，患者的一般状况可能会限制手术技术的使用，最终的决策应根据个人情况而定，并应该考虑到生活质量。综上所述，需要进一步的研究来明确MRONJ的病理生理学、危险因素以及预防和治疗策略。

（朱鸶 译，宋晓彬 校）

参考文献

[1] Abu-Id MH, Warnke PH, Gottschalk J, et al. "Bis-phossy jaws"—high and low risk factors for bisphosphonate-induced osteonecrosis of the jaw. *J Craniomaxillofac Surg.* 2008 Mar;36(2):95–103.

[2] Advisory Task Force on Bisphosphonate-Related Ostenonecrosis of the Jaws AAOO. American Association of Oral and Maxillofacial Surgeons position paper on bisphosphonate-related osteonecrosis of the jaws. *J Oral Maxillofac Surg.* 2007 Mar;65(3):369–376.

[3] Aghaloo TL, Cheong S, Bezouglaia O, et al. RANKL inhibitors induce osteonecrosis of the jaw in mice with periapical disease. *J Bone Miner Res.* 2014 Apr;29(4):843–854.

[4] Allen MR. Medication-related osteonecrosis of the jaw: basic and translational science updates. *Oral Maxillofac Surg Clin North Am.* 2015 Nov;27(4):497–508.

[5] Anastasilakis AD, Toulis KA, Polyzos SA, et al. Long-term treatment of osteoporosis: safety and efficacy appraisal of denosumab. *Ther Clin Risk Manag.* 2012;8:295–306.

[6] Bagan J, Scully C, Sabater V, et al. Osteonecrosis of the jaws in patients treated with intravenous bisphosphonates (BRONJ): a concise update. *Oral Oncol.* 2009;45:551–554.

[7] Bagan JV, Jimenez Y, Murillo J, et al. Jaw osteonecrosis associated with bisphosphonates: multiple exposed areas and its relationship to teeth extractions. Study of 20 cases. *Oral Oncol.* 2006 Mar;42(3):327–329.

[8] Barasch A, Cunha-Cruz J, Curro F, et al. Dental risk factors for osteonecrosis of the jaws: a CONDOR case-control study. *Clinic Oral Investig.* 2013 Nov;17(8):1839–1845.

[9] Bedogni A, Blandamura S, Lokmic Z, et al. Bisphosphonate-associated jawbone osteonecrosis: a correlation between imaging techniques and histopathology. *Oral Surg Oral Med Oral Pathol Oral Radiol Endod.* 2008;105:358–364.

[10] Bezzi M, Hasmim M, Bieler G, et al. Zoledronate sensitizes endothelial cells to tumor necrosis factor-induced programmed cell death: evidence for the suppression of sustained activation of focal adhesion kinase and protein kinase B/Akt. *J Biol Chem.* 2003 Oct 31;278(44):43603–43614.

[11] Brunello A, Saia G, Bedogni A, et al. Worsening of osteonecrosis of the jaw during treatment with sunitinib in a patient with metastatic renal cell carcinoma. *Bone.* 2009 Jan;44(1):173–175.

[12] Cosman F, de Beur SJ, LeBoff MS, et al. Clinician's guide to prevention and treatment of osteoporosis. *Osteoporos Int.* 2014 Oct;25(10):2359–2381.

[13] Cremers S, Papapoulos S. Pharmacology of bisphosphonates. *Bone.* 2011 Jul;49(1):42–49.

[14] Dayisoylu EH, Senel FC, Üngör C, et al. The effects of adjunctive parathyroid hormone injection on bisphosphonate-related osteonecrosis of the jaws: an animal study. *Int J Oral Maxillofac Surg.* 2013 Nov;42(11):1475–1480.

[15] Dore F, Filippi L, Biasotto M, et al. Bone scintigraphy and SPECT/CT of bisphosphonate-induced osteonecrosis of the jaw. *J Nucl Med.* 2009 Jan;50(1):30–35.

[16] de Molon RS, Shimamoto H, Bezouglaia O, et al. OPG-Fc but not zoledronic acid discontinuation reverses osteonecrosis of the jaws (ONJ) in mice. *J Bone Miner Res.* 2015 Sep;30(9):1627–1640.

[17] Eckert AW, Maurer P, Meyer L, et al. Bisphosphonate-related jaw necrosis—severe complication in maxillofacial surgery. *Cancer Treat Rev.* 2007 Feb;33(1):58–63.

[18] Fedele S, Porter SR, D'Aiuto F, et al. Nonexposed variant of bisphosphonateassociated osteonecrosis of the jaw: a case series. *Am J Med.* 2010 Nov;123(11):1060–1064.

[19] Fleisher KE, Kontio R, Otto S, eds. *Antiresorptive Drug-Related Osteonecrosis of the Jaw (ARONJ)—A Guide to Research.* Stuttgart: Thieme; 2016.

[20] Fliefel R, Tröltzsch M, Kühnisch J, et al. Treatment strategies and outcomes of bisphosphonate-related osteonecrosis of the jaw (BRONJ) with characterization of patients: a systematic review. *Int J Oral Maxillofac Surg.* 2015 May;44(5):568–585.

[21] Groetz KA, Piesold JU, Al-Nawas B. [Bisphosphonat-assoziierte Kiefernekrose (BPONJ) und andere Medikamentenassoziierte Kiefernekrosen]. Available at: www.awmf.org. Access: April 15, 2012. German.

[22] Guo Y, Wang D, Wang Y, et al. Imaging features of medicine-related osteonecrosis of the jaws: comparison between panoramic radiography and computed tomography. *Oral Surg Oral Med Oral Pathol Oral Radiol.* 2016 Aug;122(2):e69–76.

[23] Guarneri V, Miles D, Robert N, et al. Bevacizumab and osteonecrosis of the jaw: incidence and association with bisphosphonate therapy in three large prospective trials in advanced breast cancer. *Breast Cancer Res Treat.* 2010 Jul;122(1):181–188.

[24] Hanasono MM, Militsakh ON, Richmon JD, et al. Mandibulectomy and free flap reconstruction for bisphosphonate-related osteonecrosis of the jaws. *JAMA Otolaryngol Head Neck Surg.* 2013 Nov;139(11):1135–1142.

[25] Henry D, Vadhan-Raj S, Hirsh V, et al. Delaying skeletal-related events in a randomized phase 3 study of denosumab versus zoledronic acid in patients with advanced cancer: an analysis of data from patients with solid tumors. *Support Care Cancer.* 2014 Mar;22(3):679–687.

[26] Henry DH, Costa L, Goldwasser F, et al. Randomized, double-blind study of denosumab versus zoledronic acid in the treatment of bone metastases in patients with advanced cancer (excluding breast and prostate cancer) or multiple myeloma. *J Clin Oncol.* 2011 Mar;29(9):1125–1132.

[27] Hinson AM, Siegel ER, Stack BC Jr. Temporal correlation between bisphosphonate termination and symptom resolution in osteonecrosis of the jaw: a pooled case report analysis. *J Oral Maxillofac Surg.* 2015 Jan;73(1):53–62.

[28] Hoefert S, Yuan A, Munz A, et al. Clinical course and therapeutic outcomes of operatively and non-operatively managed patients with denosumab-related osteonecrosis of the jaw (DRONJ). *J Craniomaxillofac Surg.* 2017 Apr;45(4):570–578.

[29] Jadu F, Lee L, Pharoah M, et al. A retrospective study assessing the incidence, risk factors and comorbidities of pamidronate-related necrosis of the jaws in multiple myeloma patients. *Ann Oncol.* 2007;18:2015–2019.

[30] Jobke B, Milovanovic P, Amling M, et al. Bisphosphonate-osteoclasts: changes in osteoclast morphology and function induced by antiresorptive nitrogencontaining bisphosphonate treatment in osteoporosis patients. *Bone.* 2014 Feb;59:37–43.

[31] Khamaisi M, Regev E, Yarom N, et al. Possible association between diabetes and bisphosphonate-related jaw osteonecrosis. *J Clin Endocrinol Metab.* 2007 Mar;92(3):1172–1175.

[32] Khan AA, Morrison A, Hanley DA, et al. Diagnosis and management of osteonecrosis of the jaw: a systematic review and international consensus. *J Bone Miner Res.* 2015 Jan;30(1):3–23.

[33] Lipton A. Toward new horizons: the future of bisphosphonate therapy. *Oncologist.* 2004;9 Suppl 4:38–47.

[34] Lipton A, Fizazi K, Stopeck AT, et al. Superiority of denosumab to zoledronic acid for prevention of skeletal-related events: a combined analysis of 3 pivotal, randomised, phase 3 trials. *Eur J Cancer.* 2012 Nov;48(16):3082–3092.

[35] Lo JC, O'Ryan FS, Gordon NP, et al. Prevalence of osteonecrosis of the jaw in patients with oral bisphosphonate exposure. *J Oral Maxillofac Surg.* 2010 Feb;68(2):243–253.

[36] Marx RE. Pamidronate (Aredia) and zoledronate (Zometa) induced avascular necrosis of the jaws: a growing epidemic. *J Oral Maxillofac Surg.* 2003 Sep;61(9):1115–1117.

[37] Marx RE, Cillo JE Jr, Ulloa JJ. Oral bisphosphonate-induced osteonecrosis: risk factors, prediction of risk using serum CTX testing, prevention, and treatment. *J Oral Maxillofac Surg.* 2007 Dec;65(12):2397–2410.

[38] Migliorati CA, Siegel MA, Elting LS. Bisphosphonate-associated osteonecrosis: a long-term complication of bisphosphonate treatment. *Lancet Oncol.* 2006 Jun;7(6):508–514.

[39] Moen MD, Keam SJ. Denosumab: a review of its use in the treatment of postmenopausal osteoporosis. *Drugs Aging.* 2011 Jan;28(1):63–82.

[40] Mücke T, Koschinski J, Deppe H, et al. Outcome of treatment and parameters influencing recurrence in patients with bisphosphonate-related osteonecrosis of the jaws. *J Cancer Res Clin Oncol.* 2011 May;137(5):907–913.

[41] O'Ryan FS, Khoury S, Liao W, et al. Intravenous bisphosphonate-related osteonecrosis of the jaw: bone scintigraphy as an early indicator. *J Oral Maxillofac Surg.* 2009 Jul;67:1363–1372.

[42] Otto S. *Medication-Related Osteonecrosis of the Jaws: Bisphosphonates, Denosumab, and New Agents.* Berlin: Springer; 2014.

[43] Otto S, Pautke C, Hafner S, et al. Pathologic fractures in bisphosphonate-related osteonecrosis of the jaw-review of the literature and review of our own cases. *Craniomaxillofac Trauma Reconstr.* 2013 Sep;6:147–154.

[44] Otto S, Hafner S, Grötz KA. The role of inferior alveolar nerve involvement in bisphosphonate-related osteonecrosis of the jaw. *J Oral Maxillofac Surg.* 2009 Mar;67(3):589–592.

[45] Otto S, Schreyer C, Hafner S, et al. Bisphosphonate-related osteonecrosis of the jaws—characteristics, risk factors, clinical features, localization and impact on oncological treatment. *J Craniomaxillofac Surg.* 2012 Jun;40(4):303–309.

[46] Otto S, Abu-Id MH, Fedele S, et al. Osteoporosis and bisphosphonates-related osteonecrosis of the jaw: not just a sporadic coincidence—a multi-centre study. *J Craniomaxillofac Surg.* 2011 Jun;39(4):272–277.

[47] Otto S, Ristow O, Pache C, et al. Fluorescence-guided surgery for the treatment of medication-related osteonecrosis of the jaw: a prospective cohort study. *J Craniomaxillofac Surg.* 2016 Aug;44(8):1073–1080.

[48] Otto S, Tröltzsch M, Jambrovic V, et al. Tooth extraction in patients receiving oral or intravenous bisphosphonate administration: a trigger for BRONJ development? *J Craniomaxillofac Surg.* 2015 Jul;43(6):847–854.

[49] Otto S, Hafner S, Mast G, et al. Bisphosphonate-related osteonecrosis of the jaw: is pH the missing part in the pathogenesis puzzle? *J Oral Maxillofac Surg.* 2010 May;68(5):1158–1161.

[50] Otto S, Marx RE, Tröltzsch M, et al. Comments on "diagnosis and management of osteonecrosis of the jaw: a systematic review and international consensus". *J Bone Miner Res.* 2015 Jun;30(6):1113–1115.

[51] Palla B, Burian E, Klecker JR, et al. Systematic review of oral ulceration with bone sequestration. *J Craniomaxillofac Surg.* 2016 Mar;44(3):257–264.

[52] Panya S, Fliefel R, Probst F, et al. Role of microbiological culture and polymerase chain reaction (PCR) of actinomyces in medication-related osteonecrosis of the jaw (MRONJ). *J Craniomaxillofac Surg.* 2017 Mar;45(3):357–363.

[53] Pautke C, Bauer F, Bissinger O, et al. Tetracycline bone fluorescence: a valuable marker for osteonecrosis characterization and therapy. *J Oral Maxillofac Surg.* 2010 Jan;68(1):125–129.

[54] Pautke C, Bauer F, Otto S, et al. Fluorescence-guided bone resection in bisphosphonate-related osteonecrosis of the jaws: first clinical results of a prospective pilot study. *J Oral Maxillofac Surg.* 2011 Jan;69(1):84–91.

[55] Pazianas M. Osteonecrosis of the jaw and the role of macrophages. *J Natl Cancer Inst.* 2011 Feb;103(3):232–240.

[56] Qi WX, Tang LN, He AN, et al. Risk of osteonecrosis of the jaw in cancer patients receiving denosumab: a meta-analysis of seven randomized controlled trials. *Int J Clin Oncol.* 2014 Apr;19(2):403–410.

[57] Rauch F, Travers R, Glorieux FH. Intracortical remodeling during human bone development—a histomorphometric study. *Bone.* 2007 Feb;40(2):274–280.

[58] Ristow O, Gerngross C, Schwaiger M, et al. Effect of antiresorptive drugs on bony turnover in the jaw: denosumab compared with bisphosphonates. *Br J Oral Maxillofac Surg.* 2014 Apr;52(4):308–313.

[59] Rogers MJ, Crockett JC, Coxon FP, et al. Biochemical and molecular mechanisms of action of bisphosphonates. *Bone.* 2011 Jul;49(1):34–41.

[60] Ruggiero SL, Dodson TB, Assael LA, et al. American Association of Oral and Maxillofacial Surgeons position paper on bisphosphonate-related osteonecrosis of the jaw—2009 update. *Aust Endod J.* 2009 Dec;35(3):119–130.

[61] Ruggiero SL. Diagnosis and staging of medication-related osteonecrosis of the jaw. *Oral Maxillofac Surg Clin North Am.* 2015 Nov;27(4):479–487.

[62] Ruggiero SL, Mehrotra B, Rosenberg TJ, et al. Osteonecrosis of the jaws associated with the use of bisphosphonates: a review

of 63 cases. *J Oral Maxillofac Surg.* 2004 May;62(5):527–534.

[63] **Ruggiero SL, Dodson TB, Fantasia J, et al**. American Association of Oral and Maxillofacial Surgeons position paper on medication-related osteonecrosis of the jaw—2014 update. *J Oral Maxillofac Surg.* 2014 Oct;72(10):1938–1956.

[64] **Russell RG**. Bisphosphonates: mode of action and pharmacology. *Pediatrics.* 2007 Mar;119 Suppl 2:S150–162.

[65] **Russell RG, Watts NB, Ebetino FH, et al**. Mechanisms of action of bisphosphonates: similarities and differences and their potential influence on clinical efficacy. *Osteoporos Int.* 2008 Jun;19(6):733–759.

[66] **Saad F, Brown JE, Van Poznak C, et al**. Incidence, risk factors, and outcomes of osteonecrosis of the jaw: integrated analysis from three blinded activecontrolled phase III trials in cancer patients with bone metastases. *Ann Oncol.* 2012 May;23(5):1341–1347.

[67] **Sambrook P, Olver I, Goss A**. Bisphosphonates and osteonecrosis of the jaw. *Aust Fam Phys.* 2006 Oct;35(10):801–803.

[68] **Sedghizadeh PP, Kumar SK, Gorur A, et al**. Microbial biofilms in osteomyelitis of the jaw and osteonecrosis of the jaw secondary to bisphosphonate therapy. *J Am Dent Assoc.* 2009 Oct;140(10):1259–1265.

[69] **Shah MA**. The development of bevacizumab in noncolorectal gastrointestinal malignancies: gastroesophageal, pancreatic, and hepatocellular carcinoma. *Clin Adv Hematol Oncol.* 2014 Apr;12(4):239–246.

[70] **Silverman SL, Landesberg R**. Osteonecrosis of the jaw and the role of bisphosphonates: a critical review. *Am J Med.* 2009 Feb;122(2 Suppl):S33–45.

[71] **So A, Chin J, Fleshner N, et al**. Management of skeletal-related events in patients with advanced prostate cancer and bone metastases: incorporating new agents into clinical practice. *Can Urol Assoc J.* 2012 Dec;6(6):465–470.

[72] **Stockmann P, Hinkmann FM, Lell MM, et al**. Panoramic radiograph, computed tomography or magnetic resonance imaging. Which imaging technique should be preferred in bisphosphonate-associated osteonecrosis of the jaw? A prospective clinical study. *Clin Oral Investig.* 2010 Jun;14(3):311–317.

[73] **Stockmann P, Burger M, von Wilmowsky C, et al**. The outcome after surgical therapy of bisphosphonate-associated osteonecrosis of the jaw—results of a clinical case series with an average follow-up of 20 months. *Clin Oral Investig.* 2014 May;18(4):1299–1304.

[74] **Thumbigere-Math V, Michalowicz BS, Hughes PJ, et al**. Serum markers of bone turnover and angiogenesis in patients with bisphosphonate-related osteonecrosis of the jaw after discontinuation of long-term intravenous bisphosphonate therapy. *J Oral Maxillofac Surg.* 2016 Apr;74(4):738–746.

[75] **Tsao C, Darby I, Ebeling PR, et al**. Oral health risk factors for bisphosphonateassociated jaw osteonecrosis. *J Oral Maxillofac Surg.* 2013 Aug;71(8):1360–1366.

[76] **Vokes E, Herbst R, Sandler A**. Angiogenesis inhibition in the treatment of lung cancer. *Clin Adv Hematol Oncol.* 2006 Nov;4(11 Suppl 23):1–10; quiz 11–12.

[77] **Wang EP, Kaban LB, Strewler GJ, et al**. Incidence of osteonecrosis of the jaw in patients with multiple myeloma and breast or prostate cancer on intravenous bisphosphonate therapy. *J Oral Maxillofac Surg.* 2007 Jul;65(7):1328–1331.

[78] **Wood J, Bonjean K, Ruetz S, et al**. Novel antiangiogenic effects of the bisphosphonate compound zoledronic acid. *J Pharmacol Exp Ther.* 2002 Sep;302(3):1055–1061.

[79] **Zahrowski JJ**. Optimizing orthodontic treatment in patients taking bisphosphonates for osteoporosis. *Am J Orthodon Dentofacial Orthop.* 2009 Mar;135(3):361–374.

第五篇

影像及设计技术

Imaging and planning technologies

内镜在下颌骨髁突及面中部创伤的应用

Endoscopy in mandibular condyle and midfacial trauma care

Marcin Czerwinski, Chen Lee, Reid V Mueller, Rainer Schmelzeisen, Robert M Kellman

第一节　引言

颅颌面创伤的外科治疗在过去100年的时间里有了显著的进展。然而，一些颜面部的区域仍然只有通过明显的手术切口时才能到达，特别是下颌骨的髁突、颧弓、眼眶及额窦等部位。发生在这些区域的骨折在治疗时，当手术修复的收益高于手术风险时，一般采取开放式复位联合坚固内固定的方法。若经评估创伤后畸形和功能障碍不明显时，往往采用更加保守的治疗或几乎不做处理。如何处理这些特殊部位的骨折取决于外科医师的个人经验和患者意愿。

内镜技术首次被应用于颅颌面外科是在1994年Vasconez等施行的1例内镜下提眉术。这是内镜推广中应用较晚的领域，部分原因是因为头颈部区域没有天然的空腔。鼻腔和鼻窦太小，不能容纳早期内镜系统中的至少两个仪器，而这是三角定位和自由操作所必需的。内镜下颅颌面外科手术普及的其他障碍还有专门化手术器械的缺失、最初的手术时间长和设备费用高。从大体解剖研究到首次临床应用，面部内镜的先驱引入了新的技术，通过分散的多个小切口形成机械分离的腔隙，暴露和修复面部损伤，避免大的瘢痕，避开重要结构。最值得注意的成果有：Sakai等（1996）关于的Le Fort Ⅰ型和Ⅲ型截骨术的研究；Kobayashi等（1995）和Lee等（1997）关于颧弓和下颌髁突的研究；Forrest（1999），Shumrick（2001），Strong等（2003），Chen（2003）和Stanley（1989）等关于额窦和眼眶的研究；Troulis（2004）关于下颌骨截骨术的研

究。上述研究成果与专业颅颌面内镜器械的发展一起，都是实现内镜技术在面部创伤的治疗中广泛应用的关键性步骤。

内镜在处理颌面外伤方面对外科医师有很大的帮助。它允许以一种微创的方式对颅颌面损伤进行治疗，并同时能够完成解剖性骨折复位和坚固内固定，而这在以前只能采用大切口暴露并伴有相关风险。内镜在面部创伤处理中有两个主要作用。第一，它降低了在以坚固内固定为当前治疗标准的损伤中手术入路的并发症发生率，如颧弓部位。第二，它允许对以前那些主要采用非手术治疗，或由于评估的手术风险不可接受而保守治疗的损伤进行解剖性复位，如下颌髁突。

本章将介绍内镜辅助的下颌髁突、颧弓、眶壁和额窦修复技术的基本原理、具体适应证、手术技术和并发症，接着讨论颅颌面内镜技术未来的发展方向。

第二节　适应证

下颌骨髁突

（一）基本原理

颞下颌关节（temporomandibular joint，TMJ）的解剖结构非常复杂。髁突头轴面呈椭圆形，平均宽20 mm，长10 mm。它与稍大一点的关节窝相连，宽23 mm，长15 mm。窝前壁与矢状面呈30°倾斜，引导平移运动。它的内侧壁在冠状面有15°的斜度，引导侧方运动。显然，在精细调节的颞下

颌关节处，只能容忍微小的不精确性动度。错位愈合的髁突改变了这些精确的关系，导致关节动力学的显著畸变，从而极有可能引起远期的关节紊乱。此外，双侧颞下颌关节的协同性会造成对侧髁突生物力学负荷过载，类似地使其易于发生早期退行性改变。

髁突骨折占下颌骨损伤的20%~50%。几十年来，这些骨折一直使用颌间固定（mandibulomaxillary fixation，MMF）治疗，似乎有良好的效果。然而，仔细检查MMF的治疗效果发现，极少数病例能实现骨折复位，而通常是断端移位导致的畸形愈合。正中咬合必须通过TMJ区神经肌肉的改建适应。这种畸形愈合并不是无关紧要的，由于骨折间重叠、髁突头方向异常和颞下颌关节生物力学改变，导致后缘下颌高度降低，并伴有继发的美学和功能紊乱。

在双侧髁突骨折中，随着下颌支缩短，下颌平面可能顺时针旋转，导致颏部在颏前点处的凸度降低，影响美观。在这个位置可能存在几毫米的前牙开𬌗。只有在极少的瞬间，如咀嚼时，才能强行恢复最广泛的牙尖交错位和正确的颏部位置。此外，在单侧髁突骨折中，下颌支缩短降低了同侧下颌骨旋转半径，从而导致颌骨在运动过程中产生机械性的不利偏移。

其次，超过80%的成人骨折中，会出现由于翼外肌的牵拉导致髁突前后向屈曲的姿势位，引起髁突与关节窝前壁的过早接触。正中开口度仅限最初20~25 mm的铰链式运动。更进一步的15~20 mm的沿关节结节的滑动运动无法完全实现。

颌间固定对于某些患者群体来说是不适用的，如那些罹患痴呆或精神疾病的患者。对于那些患有癫痫症或有药物滥用史的患者来说，不能自由运动下颌骨也具有潜在危险性，因为他们有更高的误吸风险。即使是能够耐受MMF的患者，颌间结扎也是不舒适的，体重减轻、口腔卫生难以保持等问题也是经常出现的。长期的MMF固定需要一个漫长的术后肌肉和咬合康复方案，以恢复肌肉功能和髁突活动范围。这些问题值得我们的注意，因为它们可能对患者全身健康状况有消极影响。

很明显，成人髁突骨折伴明显移位的非手术治疗结果并不乐观。近期比较ORIF和MMF的长期研究证实了开放性手术的优势，即使它们用于治疗更严重的损伤。不愿选择开放性手术修复髁突也是由于面神经损伤风险、产生可见瘢痕和较高的技术挑战。经皮入路的手术发生永久性面神经麻痹的风险平均为1%，暂时性功能障碍为0~46%。外部切口几乎普遍导致瘢痕，而4%的患者会留下难看的瘢痕。因此，许多外科医师仍在使用MMF治疗成年患者的髁突损伤。

内镜在颅颌面外科中的引入改变了传统的髁突创伤治疗理论。内镜辅助下，外科医师可采用无皮切口的路径进行理想的解剖性复位，从而最大限度地降低面神经损伤的风险。单纯的颌间固定常导致髁突错位愈合，并继而引发后遗症，其作为治疗的不良结果，将不再被接受。

（二）治疗适应证

Walker（1994）提出了髁突骨折治疗的5个目标：无痛张口度≥40 mm，颌骨在所有的方向上运动良好，损伤前咬合关系得以恢复，TMJ稳定，面部和下颌对称性良好。在部分情况下，颌间固定可以达到这些目的。对青春期前骨折的患者来说，由于生长过程中髁突具有改建、康复的巨大潜力，精准的复位可能不是必要的。对于没有明显升支高度降低的骨折，非手术治疗即可预期产生良好的功能和美观效果。除此之外可考虑保守治疗的还有断端轻微位移、不伴脱位的稳定损伤。

其余骨折类型应考虑解剖复位和坚固内固定，以恢复伤前下颌支高度、髁突头直立姿态，从而恢复颞下颌关节的复杂解剖关系。经皮入路开放手术允许外科医师进行严格的解剖复位，但与此同时，由于面神经的走行和分支模式往往难以准确预测，存在面神经损伤的风险，以及可见的瘢痕。口内入路开放式手术旨在减少这些缺点，但尚未被广泛地接受，因为它提供的术野不够充分，植入物固定更加困难。

因此，内镜髁突修复术可以替代口外入路，来治疗一些MMF治疗效果不佳的骨折。成人髁突颈及髁下骨折伴移位或脱位为其治疗适应证。

目前，精确性、安全性和可预测性也使内镜髁突骨折修复术可被用于治疗5岁以上的儿童，如严重脱位的骨折。生长过程中的重塑可能并不总能在这个年龄组实现，而损伤的后遗症可能导致颞下颌关节功能受损、髁突头形状异常、下颌支高度降低，以及生长异常导致面部不对称畸形。内镜技术还可用于内镜辅助下髁突周围异物取出及髁突病变的切除。

第三节　术前设计

一、骨折解剖

严格把握适应证，以识别哪些骨折微创修复是可行的。相关评估包括骨折的解剖位置，骨折块的类型和移位程度，以及是否有足够的骨空间来放置固定装置。

二、骨折部位

下颌髁突可被分为三个重要的外科解剖区域：髁突头，髁颈部（关节囊以下至下颌切迹以上），以及髁颈下。髁突头骨折不能使用内镜辅助治疗。发生在髁突颈部的骨折，在骨折线低至近心骨段可以容纳至少2个2.0 mm微型钢板孔的条件下，可以通过内镜修复。髁下骨折最易通过内镜修复。

三、骨折段移位

骨折断端的移位，即下颌骨骨折近心端与远心端的相对位置，在内镜治疗前必须考虑。骨折显示侧面重叠，以及近心骨段重叠在下颌支的外侧的骨折，是最容易治疗的。固定板可放置在游离可接近的近心端外表面来达到复位。内侧覆盖，即近心骨段外侧被下颌支部分覆盖的骨折修复更具有挑战性。直接修复是不可能的，因为下颌支遮挡了髁突碎片外侧面的视觉通路，同时物理性阻碍极其妨碍其操作。这种类型的骨折需在术前影像学检查中确诊，并在内镜引导下重新移位成外侧覆盖的骨折。幸运的是，这个亚类在成人髁突骨折中仅占不到20%。没有明显移位、脱位的骨折由于存在足够稳定的骨膜支撑，不需要开放性治疗。

四、粉碎性骨折

清晰可见的一致骨折线及髁突前后边界的平滑性是判断解剖复位最重要的标志。涉及骨折线边缘的粉碎性骨折显著削弱了外科医师精确复位髁突至伤前状态的能力。存在少量的骨折碎片不是禁忌证，但严重粉碎性骨折不能应用内镜。粉碎性骨折除大大增加复位的难度外，还难以通过内镜入路达到恰当的固定。

第四节　髁突-关节窝关系

不伴有髁突头从关节窝中脱位的骨折最适于内镜修复。当存在确定的骨折脱位时，复位明显更具挑战性。

影像学检查

术前必须评估骨折的位置、移位、粉碎性和髁突头的位置，以确定内镜入路是否可行，并制订适当的手术计划。因此，精确的影像结果是患者评估的一部分。精细切割轴向CT及三维重建是已知的最精确的影像学证据，在检查下颌骨折方面被证实比传统的全景断层扫描具有更高的敏感性。重建的画面能清晰地显示髁突骨折解剖结构，但可能会低估粉碎程度。

第五节　手术方法

一、器械

所需器械包括一个直径4 mm的30°镜头，一个维持光学腔的4 mm内镜的提升鞘，以及一个由摄像机、相机光源转换器和监视器组成的摄录系统。在头部两侧放置两个监视器，使外科医师和助手更容易查看手术过程。在用到标准的下颌骨骨折修复器械的同时，还需要髁颈下升支固定系统来提供许多专门的器械和工具。

二、修复顺序

若存在其他的非髁突性下颌骨骨折，应首先进行标准的开放复位和坚固内固定方法。恢复完整的下颌弓，然后可以将其用作杠杆臂来操作骨折碎片，以实现精准复位。

三、颌间固定

结实的颌间固定常可将移位的髁突锁定在错误的位置。在开始髁突修复之前，必须将颌间结扎丝移除。准确的复位是通过骨折段的排列来判断的。通常使用橡皮筋进行前牙的颌间固定，因为它能在保持咬合关系的同时，允许一定程度的断端动度。

四、术野暴露

这类骨折的入路始于沿下颌骨斜嵴所做的口内切口。在直视下剥离下颌支外侧骨膜形成内镜腔。在下颌支后缘，可触及骨折线处做一经皮切口置入螺钉。为了尽可能降低面神经损伤的风险，应使用钝头血管钳小心地钝性分离腮腺和咬肌。然后插入安装了牵开器的内镜，并进一步剥离髁突近心骨段至关节囊（图5-1-1）。需要注意，需仔细确认髁突近段的重叠程度和断端所成角度，避免将其与下颌升支混淆。

五、复位

内侧覆盖的骨折应先调整为外侧覆盖。它的实现需要在近心端骨折段内侧放置弯的剥离器，同时用力分离骨折断端，使近心端骨折段移位到升支外侧表面（图5-1-2）。对于那些已经是外侧覆盖骨折的病例，可以通过机械牵引下颌角，或放置后牙咬合垫来牵引远心端骨折段，从而实现骨折断端复位。近心端节段复位则通过经皮切口插入的套管针向内侧施加的压力来实现。然后去除下颌角的牵引力或后牙咬合垫，使橡皮筋颌间固定暂时作用于骨折界面。

六、固定

经皮套管针用于置入螺钉。利用近心端骨折段厚的骨皮质和平坦的表面，先将小型钢板（2.0）固定在其后缘。把钛板作为把手，将髁突断端复位。然后将螺钉置入远心端骨折段。每个骨折段至少放置2枚螺钉以确保固定牢固。然后使用类似的技术将第2块钛板固定在骨折前方。如果可能的话，建议放置2个小型板，以最大限度地降低应力导致固定失败的风险（图5-1-1g）。固定完成后，

释放橡皮筋MMF，使下颌骨在所有方向上运动，以确保在可重现的咬合过程中，髁突位于关节窝内并正常运动。

七、术后管理

患者术后即刻解除MMF，并在术后6周维持流质饮食。弹性训练可以帮助患者恢复术后功能。典型案例如图5-1-3所示。

八、内镜治疗髁突骨折的结果

经口入路内镜辅助治疗移位髁突骨折已有多年的临床报道。在包含62例骨折的一组病例（Schön等，2005）中，58例骨折有侧位脱位。然而，内侧移位的髁突头（$n=17$）和双侧髁突骨折（$n=4$）也得以成功治疗。使用有一定角度的螺丝刀和钻头使骨折部位术野清晰，并能在所有的患者中实现精准的解剖复位。平均手术时间为1小时5分钟。

一项前瞻性随机双盲试验（Schmelzeisen等，2009）比较了采用经面入路的非内镜下ORIF与采用经口入路内镜手术的患者。主要采用的功能性结果评价标准为不对称Helkimo功能障碍评分，分别在术后8~12周和术后1年进行。非内镜下口外入路组（$n=34$）和内镜辅助下复位组（$n=40$）的功能结果类似，没有显著统计学差异。经证实，内镜辅助治疗更费时。然而，非内镜组中更多面神经损伤的报道，对符合适应证的患者而言，内镜辅助手术显示了其可靠性和优势。

第六节　意外事件和并发症

在一些病例中，内镜修复是不可能的。这通常是由于近心端骨量不足或粉碎性严重。术前详细的CT图像评估可以减少对于此类病例的尝试。当严格选择适应证时，内镜辅助的ORIF有望在大多数病例中可靠地实现解剖复位并提供充足的稳定性。如果外科医师不能完成内镜手术，应采用他们习惯使用的髁突复位方法。

已发表的规模最大的关于内镜下髁突骨折复位的病例报告（Müller等，2006）包括了135例患者。其中采用内镜辅助复位固定骨折的复位不良率为

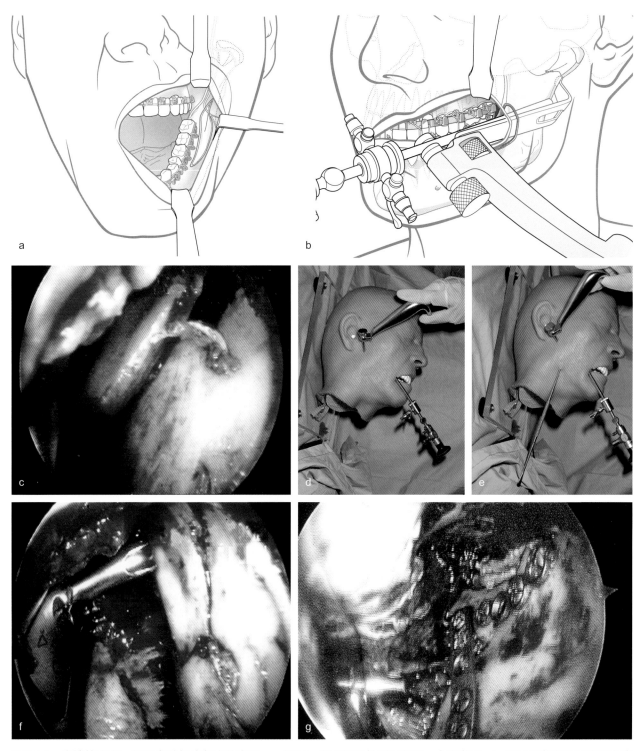

图5-1-1　内镜技术在一例髁突骨折修复中的应用。a. 切口，在下颌骨外侧面创建一个光学腔。b. 通过光学牵开器放置内镜至骨折线。c. 内镜显示的移位骨折。d. 在骨折上方直接打开第二入路，用于套管针的插入，实现近髁突端复位及经皮螺钉固定。e. 可选的第三入路切口可放置在下颌角，以便进一步处理骨折断端。在此处放入的内镜，在骨折复位时可以获得下颌骨后缘的表面观。f. 髁突断端复位后的内镜视图。g. 2枚小型钛板固定后的情况。

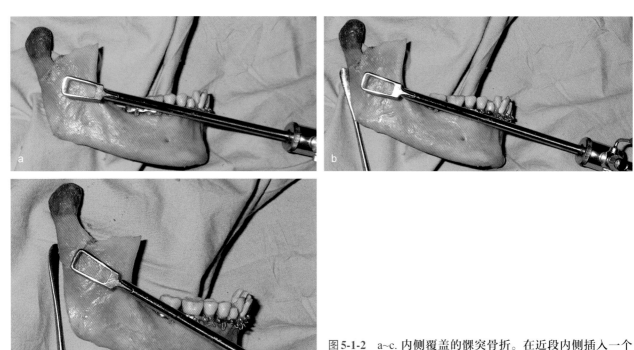

图 5-1-2　a~c. 内侧覆盖的髁突骨折。在近段内侧插入一个弯的剥离器。在下颌角施加向下压力的同时，剥离器向外侧推动近心端髁突断端，使其移位形成外侧覆盖型骨折。

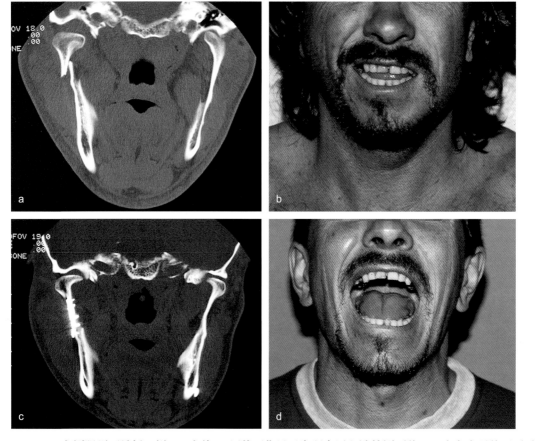

图 5-1-3　右侧髁颈下骨折一例。a. 术前CT冠状图像显示为髁突近心端外侧覆盖。b. 患者出现前牙开𬌗畸形，切牙间张口垂直距离缩短，伴开口时牙列中线偏向患侧。c. 内镜辅助下切开复位及坚固内固定后，可见髁突解剖结构及下颌骨高度得以恢复。d. 患者内镜修复后，恢复损伤前咬合，开口时中线齐且开口度超过40 mm。

4%。钛板断裂十分罕见，仅占不到2%。少于4%的患者不能恢复35 mm以上的开口度。至今未有使用该技术造成永久性面神经损伤的报道，而发生暂时性麻痹的病例不到2%。

在内镜辅助下经口入路治疗双侧髁突移位骨折的13例患者（Schön等，2008）中，6个月随访显示恢复了受伤前的颞下颌关节活动范围，并可术后正常饮食。未发现有侧方运动受限，颞下颌关节无疼痛弹响。术后12个月颞下颌关节稳定。在12个月的随访中，1例患者有1枚螺钉松动，随后进行了钛板拆除，无骨折移位或吸收的迹象。

第七节 颧弓

一、基本原理

颧弓是面部水平支柱之一，与后方坚固的颞骨共同支撑起最容易受伤的面中部。颧弓的形态具有一致性。从轴面上来看，它的后1/3是弯曲的，前2/3是直的。在矢状剖面上，它与Frankfort平面（眶耳平面）平行。

颧弓骨折可以是单独发生的，也可与其他面中部骨折并发。损伤模式取决于创伤力的大小和方向及个人的骨骼特征。孤立性颧弓骨折有三种类型。第一种，由直接的侧向力使颧弓发生内侧移位。第二种，集中于颧突的正前方外力通常会导致颧弓向后折叠式骨折。第三种，后方来源的力也可导致颧骨的爆裂性骨折，伴随颧弓断端的侧向移位。后两种损伤模式的鉴别是很重要的，因为如Gillies所言，非直视下复位尝试不但不会成功，反而会加剧骨折移位。

颧弓可靠的形态、战略性位置及其骨折与高能量面中部骨折的伴发，使得许多学者将其作为面中部骨折治疗的关键性支撑（Gruss等，1990；Stanley，1989）。颧弓在面中部修复中的作用可分为以下三个方面：首先，它可以用于指导骨折的精确复位，精准恢复面中部结构；其次，由于它与颅底的坚固连接，可以作为面中部的标定点；第三，在面部宽度增加的患者中，颧弓的解剖性复位对外貌的美观性至关重要。

尽管颧弓具有如上潜在作用，它的修复仍需谨慎，因其具有一定挑战性。切口不应该直接位于颧弓上方，因为可能会损伤面神经。为了避免面神经损伤，常采用冠状切口入路，从面神经上方和后方间接到达颧弓。同时，冠状切口入路也有缺点，包括瘢痕性脱发，切口后方感觉障碍，面神经额、颧支牵拉损伤，颞区凹陷及出血过多。

内镜使外科医生在进行颧弓修复的同时，最大限度地减少传统入路导致的不良并发症。此外，该技术还具有放大直视术野和提供快速、性价比高的治疗。

二、治疗的适应证

当治疗计划的一部分是实现精确颧弓复位时，可以考虑采用内镜的手术方式。因此，当颧弓有助于恰当复位和（或）增强其他面部骨折的稳定性时，或者当颧弓本身作为一个重要的美学和结构标志时，外科医师可尝试内镜辅助下ORIF。确切地说，内镜辅助下颧弓的ORIF可用在美观明显受影响的单纯颧弓骨折、颧上颌复合体（zygomaticomaxillary complex，ZMC）骨折和Le Fort Ⅲ型面中部骨折。

在单纯的颧弓骨折中，对受伤前侧面轮廓凸出的患者来说，颧弓的修复尤为重要。复位不良会导致难看的颞部扁平和不对称畸形。此外，小型钛板固定可防止术后移位，这是Gillie复位法或非开放性的复位方法不能解决的问题。

对于后方移位的ZMC骨折，颧弓复位对于恢复颧突解剖位置和恢复正常颜面宽度和侧貌来说有重要意义。除此之外，ZMC向内侧复位可恢复正常的眼眶空间，这对于3个力学支柱中至少有2个粉碎性骨折的复杂ZMC骨折来说是至关重要的。在上述骨折中，颧弓也可作为附加的坚固内固定和颧骨调整的位点。

在Le Fort Ⅲ型骨折中，颧弓坚固固定的主要好处是稳定和使移动的面中部与颅底对齐。这确保恢复了面中高度和稳定的咬合关系。当其他前部支持骨壁粉碎性骨折时，颧弓显得尤其重要。在Le Fort Ⅲ型骨折中，颧弓的其他作用是提高面中部复位的精确性。

当其他骨折治疗需要用到冠状切口翻瓣，如鼻眶筛骨折（nasoorbitoethmoid，NOE）、额窦后壁骨折及颅骨移位性骨折时，则无须再进行内镜辅助的切开复位内固定。

三、术前设计

（一）影像学检查

术前需进行精细切割的轴向CT扫描、冠状面和矢状面的三维重建，以显示颧弓断裂和移位方式。也需要确定是否有其他面中部骨折存在，以建立一个完善的治疗计划。将颧骨的眼眶外侧部与蝶骨大翼对齐有助于确定颧弓内侧的正确位置。

（二）复位顺序

在非单纯性颧弓骨折中，下文所述的处理顺序通常是最有效的。对于ZMC和Le Fort Ⅲ型骨折来说，内镜技术可以辅助传统的开放式手术。

第八节　手术方法

一、器械

参见"髁突骨折—手术方法—设备"部分内容。

二、术野暴露

在耳前切口的头皮处分离皮肤和颞肌筋膜以暴露颞深筋膜。然后插入骨膜剥离器，并通过剥离浅和深的颞肌筋膜形成光学腔。非直视的剥离只能在从耳轮脚到眶上缘假想线的范围内进行，可以将面神经额支受伤的风险降到最低。光学腔解剖分离完成后，插入安装有牵开器的内镜，并在同一平面直视下向下剥离至颧弓（图5-1-4）。

保持颞深筋膜的完整性有助于避免颞部凹陷。到达颧弓处后，切开骨膜，从骨膜下暴露骨折线。Chen（2000）改良了该入路，在颞深筋膜浅层下进行剥离。他在颧弓上方1 cm处切开颞深筋膜，然后骨膜下剥离至颧弓上缘。

三、复位

暴露术野后，根据骨折的种类对断端进行复位，恢复损伤前颧弓形态。

四、固定

合适固定物的选择取决于骨折类型。较短的小型钛板用于孤立的颧弓骨折，而较长的小适形板适用于伴随面中部骨折的情况。长小适形板能延伸到眶外侧缘，恢复并坚固固定面中部。先将钛板固定到其中一个断端，确认准确复位位置后，使用内镜将钛板固定到另外断端（图5-1-4c）。典型的ZMC和Le Fort Ⅲ型骨折病例如图5-1-5和图5-1-6所示。

五、意外情况及并发症

文献综述中有4个符合条件的病例回顾（充分的随访及结果报告），共包括78例患者。在颞浅筋膜浅层剥离入路的患者中，发生暂时性面神经麻痹的有3例（5.6%）。Chen（2000）报道采用改良入路是没有面瘫发生的。他将此归因于较厚的组织层提供了更好的保护，以防止机械性收缩的发生。目前未有发生永久性瘫痪的病例。当颞深筋膜未受侵

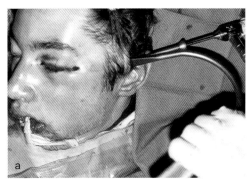
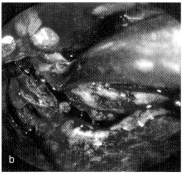
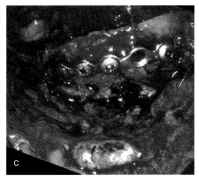

图5-1-4　颧弓修复的内镜技术。a. 在颞部发际处做一切口，并在颞深筋膜浅层进行剥离，将面神经额支损伤风险降到最低。插入内镜，在骨膜下平面暴露颧弓骨折段。b. 显露颧弓骨折。c. 原位复位后，使用长小型适形板固定颧弓断端。

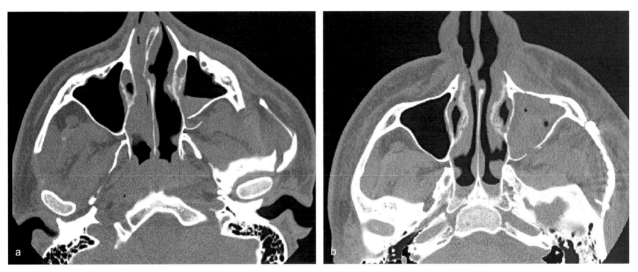

图5-1-5　左侧ZMC伴颧弓骨折。a. 术前横断面CT显示左侧ZMC骨折伴颧骨体后方移位和颧弓段向外凸出。b. 内镜下修复后，可以看到所有骨折段的解剖复位。

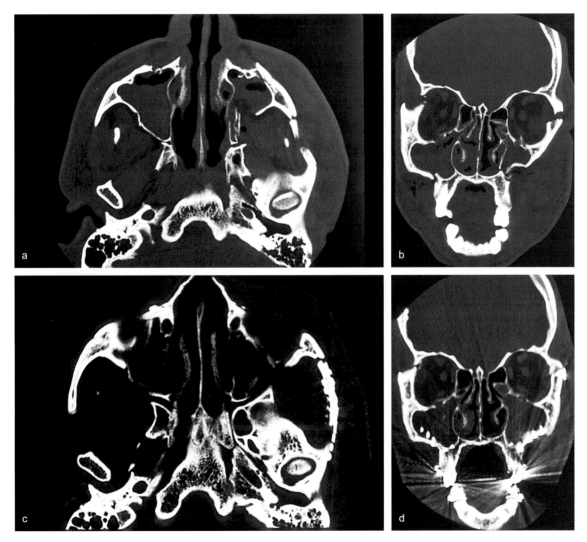

图5-1-6　一例面中部中心性骨折伴左侧颧弓受累。a、b. 术前水平位和冠状位CT显示左面中部向后向内移位。c、d. 术后图像显示精准的面中部支柱的复位及伤前咬合关系的恢复。

犯时，脂肪垫的血管供应得以保留，发生颞部凹陷的风险降低。

如果无法完成使用内镜的手术步骤，外科医师应采用冠状或半冠状切口暴露来完成颧弓修复。根据我们的经验，这是比较少见的。

第九节　眶底

一、基本原理

在力直接施加到眼球或眶下缘并传送到眶底的情况下，眶底骨折可单独发生，也可作为ZMC骨折的必要组成部分之一。眶底缺损的范围大小和是否有眶周组织嵌入决定了治疗策略。眶底骨折超过 2 cm² 或者大于整个眶底的50%时，可由于眶容积的增大引发眼球内陷或眼球下移。眶周软组织嵌入可引起眼外肌失衡，影响双眼视觉。

目前，采用非侵入性的精细切割冠状面CT扫描可以准确地对眼眶骨折进行诊断和精确分类。如果术前影像学检查缺乏或不准确，可以考虑进行手术探查。

传统的眶底入路包括如睑缘、经结膜、睑板下或眶下缘等切口。一些不良后遗症与手术入路有关，包括可见瘢痕、巩膜显露和外翻（1%~42%）。经结膜入路的发生率明显较低，但并不是没有并发症。例如已有报道的下睑外翻（高达7%）、下斜肌损伤和下睑内翻。

在眶底骨折时，内镜提供了避免睑下切口的可能性。邻近的上颌窦提供了一个天然的光学腔，可暴露整个眶底。它可经上颌窦前壁造口或经鼻进入。

二、适应证

目前，内镜在没有准确CT成像或信息不准确的情况下是最有用的诊断工具，如ZMC骨折复位后。它还能帮助确定哪些病例需要手术修复。

当判断认为眶底复位是重要的时，在没有禁忌证的情况下，可以考虑使用内镜入路。许多学者都成功地完成了内镜辅助下眶底修复。然而，它需要充足的内镜应用经验、专业的设备，它伴有潜在的眼球和视神经损伤的灾难性风险。最易在内镜下修复的损伤包括眶底"活门"型骨折和眶内侧壁的爆裂性骨折。"活门"骨折在眶内容物复位后通常是稳定的，可以不固定。眶内侧壁的爆裂伤在治疗时可使用小型异体植入物。发生在眶下神经（infraorbital nerve，ION）外侧的损伤或者同时伴有眶内侧壁损伤的情况，需要更大范围的剥离和植入物固定。这些情况下，下睑切口入路可能是最好的选择。

对于一些需要通过开放性手术治疗的骨折，内镜仍可作为辅助手段，以复位嵌顿的眶周组织，识别眶底后缘以利于植入物正确放置。

三、手术方法

（一）器械

所需的常规内镜设备已在前面描述。此外，还需要平滑剥离器和呈55°角分叉的剥离器，以便于黏膜剥离和操纵植入物。也需要标准的眼眶骨折手术器械。

（二）术野暴露

上颌窦可用作眶底损伤的光学腔。最常见的方法是经口，使用小骨凿或压电设备，对上颌前壁进行截骨。上颌窦壁骨开窗大小应为约1 cm×2 cm，位于眶下神经下方1~2 mm。应注意小心操作，避免损伤眶下神经或牙根。吸出窦内积血，置入内镜，观察重要结构（ION、上颌窦口）及骨折结构（图5-1-7）。

另外，还可在下鼻甲钩突下利用上颌窦造口术进入上颌窦。可能需向内侧半脱位钩突并切除。"脉冲试验"可用于临床诊断明显的眶底缺损。当内镜在腔内时，手指施加压力到眼球上。只有那些在压力下存在眶内容物疝出的骨折需要修复。

四、复位和固定

"活门"骨折可仅通过手术复位修复。用平滑剥离器在缺损的外侧边缘暴露5 mm的骨，避免过度的内侧剥离以保持骨膜完整性。牵引骨瓣使眶内容物复位。然后将骨瓣松解到位，检查骨折稳定性。严重的眶外侧缘粉碎性骨折可采用类似眶内壁爆裂伤的治疗。

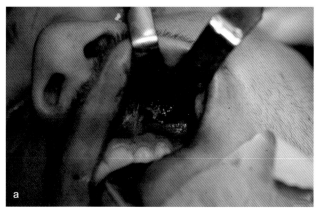

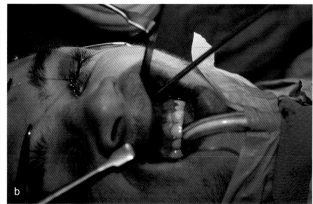

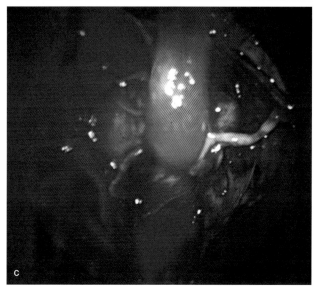

图5-1-7　内镜下眶底修复。a. 通过上颊前庭沟切口，窦造口术打开上颌窦前壁。b. 内镜插入窦腔，可见上颌窦口、眶下神经等重要的解剖结构。c. 眶底缺损，眶内脂肪突入上颌窦。

眶内壁爆裂性骨折一般需要内植物。首先，使用一个平滑剥离器在缺损周围解剖出5 mm的上颌窦黏膜。同样地，眼眶侧也需要剥离5 mm的骨膜。移除松动的骨碎片，以识别适合的稳定骨壁，同时防止其意外移位到眶内。这一步对于降低手术风险至关重要。随后，根据缺损的形状修整异体植入物并植入骨折的眶面。植入物不需要固定。

不涉及蝶骨大翼的眼眶外侧壁爆裂骨折的修复与内侧爆裂骨折相似，但剥离的范围明显更大。在剥离和植入物放置过程中应特别注意防止损伤眶下神经。植入物需要专门的器械来固定。典型病例如图5-1-8所示。

植入后进行"脉冲测试"，以确保骨折稳定性。常规被动牵拉试验证实无眼外肌内嵌。

五、意外情况及并发症

骨性上颌窦造口术不会留下任何轮廓畸形。发生在眶内的意外非常罕见，但具有潜在的风险性，包括眼眶出血、视神经和眼球及眼外肌损伤。确保眶内骨折碎片在植入物放置前被全部清除，可显著降低神经和眼球损伤的风险。避免过度的后内侧剥离。在8个已发表的内镜下眶底骨折修复的病例系列中，共包含204例患者，没发生上述损伤（Strong，2004；Persons等，2002；Saunders等，1997；Ikeda等，1999；Hinohira等，2005；Nishiike等，2005；Otori等，2003；Chen等，2001）。理论上，眶内操作可能会损伤眶下直肌，但尚未有文献报道。所有患者复视均得到改善，约20%的患者仍有一定程度的复视。长期神经功能障碍的患病率尚不清楚。

在经鼻入路内镜技术中，在中鼻道窦造口术中，如果开口过度向前扩展，可能会导致鼻泪管的损伤。未有内镜下用于眶底修复异体植入物的并发症发生。在复杂的病例中，内镜入路可能需转换为开放手术。

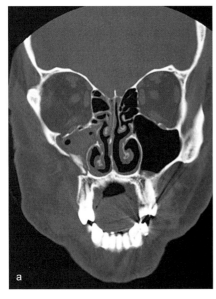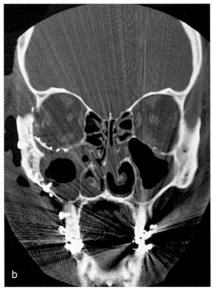

图5-1-8 右侧颧上颌骨骨折伴右侧眶底骨折。a. 术前影像显示眶底明显断裂。b. 在不实施下睑入路的情况下，内镜下使用钛网进行眶底修复，眶腔的容积明显改善，眶底支撑得以恢复。

第十节 眼眶内侧壁

一、基本原理及适应证

眼眶内侧壁损伤是常见的。理论上来说，由于内侧壁的大部分位于眼球中轴后面，它的骨折对眼球位置的影响可能比眶底骨折更严重。并发症与眶底损伤相似，包括眼外肌内嵌伴继发性复视和眼球内陷，这是眼眶容积增大所导致的。开放式手术修复的适应证是眼外肌内嵌、早期眼球内陷或可能导致后期眼球内陷的明显眶壁缺损。

经泪阜入路最常用于显露眶内侧壁。与下睑经皮入路不同，这种方法操作简单，且无显著的功能障碍。在眶内侧壁大面积骨折时，充分暴露其上、后段和放置大植入物，在一定程度上更具挑战性。

Rhee等（2006）建议，当眶壁内侧缺损太大，而单纯使用开放式经泪阜方法无法暴露及植入时，需要引入内镜来协助手术。内镜有助于更安全、更广泛的后部游离和骨折范围的识别。对于眶底损伤可经结膜切口提供充分的术野，或伴随面中骨折需要冠状切口暴露时，此两种情况均无须使用内镜。

二、手术方法

（一）器械

参见"眶底骨折—手术方法—设备"部分内容。

（二）暴露及复位

经泪阜做1~2 cm切口，在泪嵴后部进行钝性分离至眶内侧壁。这降低了鼻泪囊和内眦损伤的风险。然后将眶骨膜分别向上及向下掀起，在直视下进行初始剥离，以创建一个视腔，然后使用可塑性拉钩维持该腔。插入0°内镜进行进一步的后部剥离，直达缺损的后缘。剥离的上部边缘标志通常为筛动、静脉，而下部边缘位置则由骨折的大小决定。剥离过程中的重要解剖标志包括筛前动脉（泪嵴后24 mm）和筛后动脉（筛前动脉后12 mm）。应小心地对这些血管进行烧灼，以便进一步暴露术野。因为视神经位于筛后动脉后方6 mm处，它可作为后部剥离安全界限的标志。

（三）固定

在整个内侧壁缺损周边确定后，异体植入物精确修剪。然后将植入物经泪阜切口插入并用1枚螺钉固定。在手术结束时常规进行被动牵拉试验。

三、并发症

4篇文献共报道了58例内镜下眼眶内侧壁损伤修复的患者（Meningaud等，2005；Sanno等，2003；Lee等，2002；Jin等，2000）。上述病例证实了内镜眼眶手术具有一定的潜在并发症。一般来说，通过限制过度的前、后剥离可以避免对鼻泪囊、内直肌和视神经的损伤。仔细电凝筛部血管可大大降低眶内出血的风险。据我们所知，上述损伤尚无文献报道。术后尚存在复视有报道，发生率为6/58（10%）。经泪阜切口的耐受性良好。尚无出现植入物周围感染的病例报告。通过稳定固定，可以很好地防止植入物移位或脱出。

第十一节　额窦骨折

一、基本原理

额窦的前壁形成前额的轮廓。它的范围是可变的，在一些个体中只占据下部中央部分，而在另一些人中几乎占据整个前额区域的下方。它被认为是一种减震器，通过断裂和移位进入额窦腔，从而缓冲创伤能量，并常能防止对后部脑实质的潜在灾难性损伤。这一功能的代价是前额的凹陷畸形。这种骨折移位的严重程度取决于个人的额窦厚度、结构和损伤的程度。较弱的外力损伤可能仅发生单纯的前壁骨折。严重的创伤可能会同时导致额鼻管损伤，以及窦后壁骨折移位引发硬脑膜撕裂致脑脊液漏。

传统的前壁修复方法包括直接的前额水平向、垂直皱眉肌褶皱处或双侧眉间所做的切口，或通过冠状切口广泛暴露。直接切开会导致难看的瘢痕和眉秃。如前文所述，冠状切口可能导致瘢痕性脱发、头皮后部感觉丧失和出血过多。在头发较短或发际线后移的个体中，长的头皮瘢痕通常比前额小的凹陷更不美观。此外，鼻额管损伤和鼻窦扩张至眶外侧上缘以上的患者往往需要鼻窦切开术，以清除所有鼻窦黏膜，防止黏液囊肿的形成。这种术式可能与眶上神经损伤、骨瓣丢失、失血过多和手术时间明显增加有关。

内镜可以通过隐藏在发际线后的小切口进入额窦。此外，它可以放大显示额鼻隐窝，还可以在不实施前壁截骨的情况下进入侧窦。但在额窦骨折中，内镜的作用仍然是辅助，而不是主要手段。

二、适应证

当认为修复骨折对恢复前额轮廓很重要，但鼻窦封闭和颅腔化非必要时，可以考虑内镜辅助下额窦修复。因此，内镜只能用于移位的额窦前壁骨折

的修复。移位的后壁骨折和额鼻导管堵塞是手术的禁忌证。目前的技术尚不允许使用内镜进行鼻窦封闭或颅腔化。在前壁骨折时，内镜也可以帮助确定额鼻引流系统的通畅程度。此外，还可诊断检查意外的脑脊液漏。对于粉碎性骨折、伴发眶上壁骨折及骨折线延伸至眶缘以上的骨折是内镜修复的禁忌证。伴发额顶骨凹陷性骨折也是禁忌，因为它只能通过冠状切口入路修复。而对于需要切除鼻窦黏膜的广泛眶上窦隐窝患者，内镜可作为传统冠状入路的辅助。

三、术前准备

需要精细切割的轴向CT来准确评估骨折和前、后额窦骨壁的移位情况。通过术前影像学检查确定是否存在横穿额鼻导管的骨折。在难以确诊的病例中，内镜在术中可以评估引流系统的状态。必要时内镜入路可以转换为传统的冠状切口暴露。

四、手术方法

额窦通过3个沿发际线排列的局部小切口进入。在内镜视野的引导下，在骨膜下平面剥离至眶上缘和额鼻交界处。注意识别眶上神经血管束，避免损伤。随后在额窦处放置牵引线，可以保持最佳的视觉空间（图5-1-9a）。接着，可以用内镜观察额鼻管。在骨折部位直接沿松弛的皮肤张力线方向做局部小切口，将Steinmann针植入单个骨碎片可辅助复位。通过这些小切口置入小型钛板和螺钉，以便经皮进行坚固固定（图5-1-9b）。孤立的骨折片可从扩大的发际切口取出，在体外固定后，再放入骨折部位完成复位。

另外，当解剖性骨折复位非常困难时，可以使用掩饰性修复。异体植入物可以植入缺损上方恢复正常的前额轮廓。如果无法复位的陈旧性骨折伴有外观畸形也可采用此方法修复。

五、意外情况及并发症

眉间区域的局部切口愈合没有对美观产生影响。这种方法的难点在于操纵小的骨碎片并将其经皮固定，可能导致手术时间显著延长。如果骨折粉碎程度过于严重，经评估难以在内镜下修复，则采

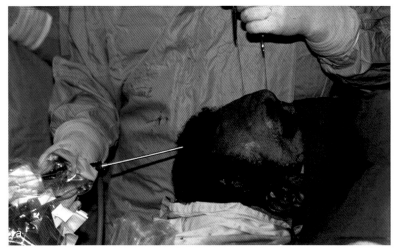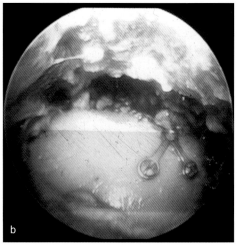

图 5-1-9　额窦骨折内镜修复技术。a. 内镜从前额发际线后方的切口处插入。为了增大视觉空间，牵引线应直接放置在骨折区域。b. 自额部皮肤折痕处所做的小切口置入小型钛板和螺钉，经皮固定骨折段。

用传统的冠状入路复位或掩饰性修复。文献综述报道了一系列内镜额窦骨折修复的病例，包括 7 名患者（Chen 等，2003），均获得了满意的治疗效果，未出现并发症，也无须再转换至传统手术入路。

　　潜在的并发症包括残余的前额凹陷、眶上神经损伤，以及对异质性材料的排斥反应。在采用这种方法治疗的病例报告中，尚未发现黏液囊肿或黏液脓肿的发生。

第十二节　总结

　　内镜的应用拓宽了颅颌面部创伤的治疗领域。它能避免大的皮肤切口，减少可见和影响功能的瘢痕；还可以避免损伤重要的神经血管结构和过度失血。它提供了一个放大的视野，可以在深部危险腔隙实现术野暴露、解剖复位。内镜辅助下修复通常能减少手术创伤，从而缩短恢复期。从长期来看，它还具有缩短手术时间的潜力。

　　内镜颅颌面手术的发展前景十分乐观。特别设计的内镜器械包括经皮套管针、复位螺钉及持板器，将增加灵活性，同时减少常规器械的使用。现有的双目内镜，虽受到其尺寸的限制，但它将允许更大的深度感知，降低学习曲线的斜率。此外，声控机器人镜头支架将使双手操作更容易，图像更稳定。

　　编者认为，内镜已经证明其在颅颌面创伤治疗中的作用，还需要做的是进一步完善内镜技术，明确治疗指征，客观评价疗效。

（于洪波　译，曹健　校）

参考文献

[1] **Adams W**. Basic principles of internal wire fixation and internal suspension of facial fractures. *Surgery.* 1942;12:523.

[2] **Appling WD, Patrinely JR, Salzer TA**. Transconjunctival approach vs subciliary skin-muscle flap approach for orbital fracture repair. *Arch Otolaryngol Head Neck Surg.* 1993 Sep;119(9):1000–1007.

[3] **Bhatti MT, Stankiewicz JA**. Ophthalmic complications of endoscopic sinus surgery. *Surv Ophthalmol.* 2003 Jul–Aug;48(4):389–402.

[4] **Chen CT, Chen YR**. Endoscopically assisted repair of orbital floor fractures. *Plast Reconstr Surg.* 2001 Dec;108(7):2011–2018; discussion 2019.

[5] **Chen CT, Chen YR**. Endoscopic orbital surgery. *Atlas Oral Maxillofac Surg Clin North Am.* 2003 Sep;11(2):179–208.

[6] **Chen CT, Chen YR, Tung TC, et al**. Endoscopically assisted reconstruction of orbital medial wall fractures. *Plast Reconstr Surg.* 1999 Feb;103(2):714–720; quiz 721.

[7] **Chen CT, Lai JP, Chen YR, et al**. Application of endoscope in zygomatic fracture repair. *Br J Plast Surg.* 2000 Mar;53(2):100–105.

[8] **Chen DJ, Chen CT, Chen YR, et al**. Endoscopically assisted repair of frontal sinus fracture. *J Trauma.* 2003 Aug;55(2):378–382.

[9] **Ellis E, Throckmorton GS**. Treatment of mandibular condylar process fractures: biological considerations. *J Oral Maxillofac Surg.* 2005 Jan;63(1):115–134.

[10] **Ellis E 3rd**. Condylar process fractures of the mandible. *Facial Plast Surg.* 2000;16(2):193–205.

[11] **Ellis E 3rd, Palmieri C, Throckmorton G**. Further displacement of condylar process fractures after closed treatment. *J Oral Maxillofac Surg.* 1999 Nov;57(11):1307–1316; discussion 1316–1317.

[12] **Ellis E 3rd, Simon P, Throckmorton GS**. Occlusal results after open or closed treatment of fractures of the mandibular condylar process. *J Oral Maxillofac Surg.* 2000 Mar;58(3):260–268.

[13] **Ellis E 3rd, Throckmorton G**. Facial symmetry after closed and open treatment of fractures of the mandibular condylar process. *J Oral Maxillofac Surg.* 2000 Jul;58(7):719-28; discussion 729–730.

[14] **Ellis E 3rd, Throckmorton GS**. Bite forces after open or closed treatment of mandibular condylar process fractures. *J Oral Maxillofac Surg.* 2001 Apr;59(4):389–395.

[15] **Feifel H, Albert-Deumlich J, Riediger D**. Long-term follow-up of subcondylar fractures in children by electronic computer-assisted recording of condylar movements. *Int J Oral Maxillofac Surg.* 1992 Apr;21(2):70–76.

[16] **Feifel H, Risse G, Opheys A, et al**. [Conservative versus surgical therapy of unilateral fractures of the collum mandibulae—anatomic and functional results with special reference to computerassisted 3-dimensional axiographic registration of condylar paths]. *Fortschr Kiefer Gesichtschir.* 1996;41:124–127. German.

[17] **Forrest CR**. Application of endoscopeassisted minimal-access techniques in orbitozygomatic complex, orbital floor, and frontal sinus fractures. *J Craniomaxillofac Trauma.* 1999 Winter;5(4):7–12; discussion 13–14.

[18] **Gruss JS, Mackinnon SE**. Complex maxillary fractures: role of buttress reconstruction and immediate bone grafts. *Plast Reconstr Surg.* 1986 Jul;78(1):9–22.

[19] **Gruss JS, Phillips JH**. Complex facial trauma: the evolving role of rigid fixation and immediate bone graft reconstruction. *Clin Plast Surg.* 1989 Jan;16(1):93–104.

[20] **Gruss JS, Van Wyck L, Phillips JH, et al**. The importance of the zygomatic arch in complex midfacial fracture repair and correction of posttraumatic orbitozygomatic deformities. *Plast Reconstr Surg.* 1990 Jun;85(6):878–890.

[21] **Güven O**. Fractures of the maxillofacial region in children. *J Craniomaxillofac Surg.* 1992 Aug-Sep;20(6):244–247.

[22] **Güven O, Keskin A**. Remodelling following condylar fractures in children. *J Craniomaxillofac Surg.* 2001 Aug;29(4):232–237.

[23] **Haug RH, Assael LA**. Outcomes of open versus closed treatment of mandibular subcondylar fractures. *J Oral Maxillofac Surg.* 2001 Apr;59(4):370–375; discussion 375–376.

[24] **Hinohira Y, Yumoto E, Shimamura I**. Endoscopic endonasal reduction of blowout fractures of the orbital floor. *Otolaryngol Head Neck Surg.* 2005 Nov;133(5):741–747.

[25] **Hovinga J, Boering G, Stegenga B**. Long-term results of nonsurgical management of condylar fractures in children. *Int J Oral Maxillofac Surg.* 1999 Dec;28(6):429–440.

[26] **Ikeda K, Suzuki H, Oshima T, et al**. Endoscopic endonasal repair of orbital floor fracture. *Arch Otolaryngol Head Neck Surg.* 1999 Jan;125(1):59–63.

[27] **Jacobovicz J, Lee C, Trabulsy PP**. Endoscopic repair of mandibular subcondylar fractures. *Plast Reconstr Surg.* 1998 Feb;101(2):437–441.

[28] **Jin HR, Shin SO, Choo MJ, et al**. Endonasal endoscopic reduction of blowout fractures of the medial orbital wall. *J Oral Maxillofac Surg.* 2000 Aug;58(8):847–851.

[29] **Kellenberger M, von Arx T, Hardt N**. [Results of follow-up of temporomandibular joint fractures in 30 children]. *Fortschr Kiefer Gesichtschir.* 1996;41:138–142.

[30] **Kellenberger M, von Arx T, Hardt N**. [Temporomandibular joint fractures in children. A clinical and radiological follow-up in 30 patients]. *Schweiz Monatsschr Zahnmed.* 1994;104(12):1482–1488. German.

[31] **Kobayashi S, Sakai Y, Yamada A, et al**. Approaching the zygoma with an endoscope. *J Craniofac Surg.* 1995 Nov;6(6):519–524.

[32] **Konstantinovic VS, Dimitrijevic B**. Surgical versus conservative treatment of unilateral condylar process fractures: clinical and radiographic evaluation of 80 patients. *J Oral Maxillofac Surg.* 1992 Apr;50(4):349–352; discussion 352–353.

[33] **Krimmel M, Cornelius CP, Reinert S**. Endoscopically assisted zygomatic fracture reduction and osteosynthesis revisited. *Int J Oral Maxillofac Surg.* 2002 Oct;31(5):485–488.

[34] **Lauer G, Schmelzeisen R**. Endoscopeassisted fixation of mandibular condylar process fractures. *J Oral Maxillofac Surg.* 1999 Jan;57(1):36–39; discussion 39–40.

[35] **Lee C, Jacobovicz J, Mueller RV**. Endoscopic repair of a complex midfacial fracture. *J Craniofac Surg.* 1997 May;8(3):170–175.

[36] **Lee C, Stiebel M, Young DM**. Cranial nerve VII region of the traumatized facial skeleton: optimizing fracture repair with the endoscope. *J Trauma.* 2000 Mar;48(3):423–431; discussion 431–432.

[37] **Lee CH, Lee C, Trabulsy PP**. Endoscopicassisted repair of a malar fracture. *Ann Plast Surg.* 1996 Aug;37(2):178–183.

[38] **Lee CH, Lee C, Trabulsy PP, et al**. A cadaveric and clinical evaluation of endoscopically assisted zygomatic fracture repair. *Plast Reconstr Surg.* 1998 Feb;101(2):333–345.

[39] **Lee HM, Han SK, Chae SW, et al**. Endoscopic endonasal reconstruction of blowout fractures of the medial orbital walls. *Plast Reconstr Surg.* 2002 Mar;109(3):872–876.

[40] **Lee SS, Lin SD, Chiu YT, et al**. Deep dissection plane for endoscopic-assisted comminuted malar fracture repair. *Ann Plast Surg.* 2002 Nov;49(5):452–459.

[41] **Manson PN, Crawley WA, Yaremchuk MJ, et al**. Midface fractures: advantages of immediate extended open reduction and bone grafting. *Plast Reconstr Surg.* 1985 Jul;76(1):1–12.

[42] **Meningaud JP, Rigolet A, Ernenwein D, et al**. [Endoscopically assisted retrocaruncular approach for medial wall fracture of the orbit: preliminary study]. *Rev Stomatol Chir Maxillofac.* 2005 Sep;106(4):205–209. French.

[43] **Mohammad JA, Warnke PH, Shenaq SM**. Endoscopic exploration of the orbital floor: a technique for transantral grafting of floor blowout fractures. *J Craniomaxillofac Trauma.* 1998 Summer;4(2):16–19; discussion 15.

[44] **Mullins JB, Holds JB, Branham GH, et al**. Complications of the transconjunctival approach. A review of 400 cases. *Arch Otolaryngol Head Neck Surg.* 1997 Apr;123(4):385–388.

[45] **Müller RV, Czerwinski M, Lee C, et al**. Condylar fracture repair: use of the endoscope to advance traditional treatment philosophy. *Facial Plast Surg Clin North Am.* 2006 Feb;14(1):1–9.

[46] **Nishiike S, Nagai M, Nakagawa A, et al**. Endoscopic transantral orbital floor repair with antral bone grafts. *Arch Otolaryngol Head Neck Surg.* 2005 Oct;131(10):911–915.

[47] **Otori N, Haruna S, Moriyama H**. Endoscopic endonasal or transmaxillary repair of orbital floor fracture: a study of 88 patients treated in our department. *Acta Otolaryngol.* 2003 Aug;123(6):718–723.

[48] **Palmieri C, Ellis E 3rd, Throckmorton G**. Mandibular motion after closed and open treatment of unilateral mandibular condylar process fractures. *J Oral Maxillofac Surg.* 1999 Jul;57(7):764–775; discussion 775–776.

[49] **Persons BL, Wong GB**. Transantral endoscopic orbital floor repair using resorbable plate. *J Craniofac Surg.* 2002 May;13(3):483–488; discussion 488–489.

[50] **Phillips JH, Gruss JS, Wells MD, et al**. Periosteal suspension of the lower eyelid and cheek following subciliary exposure of facial fractures. *Plast Reconstr Surg.* 1991 Jul;88(1):145–148.

[51] **Rhee JS, Chen CT**. Endoscopic approach to medial orbital wall fractures. *Facial Plast Surg Clin North Am.* 2006 Feb;14(1):17–23.

[52] **Rice DH**. Management of frontal sinus fractures. *Curr Opin Otolaryngol Head Neck Surg.* 2004 Feb;12(1):46–48.

[53] **Rohner D, Tay A, Meng CS, et al**. The sphenozygomatic suture as a key site for osteosynthesis of the orbitozygomatic complex in panfacial fractures: a biomechanical study in human cadavers based on clinical practice. *Plast Reconstr Surg.* 2002 Nov;110(6):1463–1471.

[54] **Sakai Y, Kobayashi S, Sekiguchi J, et al**. New method of endoscopic pterygomaxillary disjunction for a Le Fort Type I osteotomy. *J Craniofac Surg.* 1996 Mar;7(2):111–116.

[55] **Sanno T, Tahara S, Nomura T, et al**. Endoscopic endonasal reduction for blowout fracture of the medial orbital wall. *Plast Reconstr Surg.* 2003 Oct;112(5):1228–1237; discussion 1238.

[56] **Saunders CJ, Whetzel TP, Stokes RB, et al**. Transantral endoscopic orbital floor exploration: a cadaver and clinical study. *Plast Reconstr Surg.* 1997 Sep;100(3):575–581.

[57] **Schmelzeisen R, Cienfuegos-Monroy R, Schön R, et al**. Patient benefit from endoscopically assisted fixation of condylar neck fractures—a randomized controlled trial. *J Oral Maxillofac Surg.* 2009 Jan;67(1):147–158.

[58] **Schön R, Fakler O, Gellrich NC, et al**. Five-year experience with the transoral endoscopically assisted treatment of displaced condylar mandible fractures. *Plast Reconstr Surg.* 2005 Jul;116(1):44–50.

[59] **Schön R, Fakler O, Metzger MC, et al**. Preliminary functional results of endoscope-assisted transoral treatment of displaced bilateral condylar mandible fractures. *Int J Oral Maxillofac Surg.* 2008 Feb;37(2):111–116.

[60] **Schön R, Gellrich NC, Schmelzeisen R**. Minimally invasive open reduction of a displaced condylar fracture in a child. *Br J Oral Maxillofac Surg.* 2005 Jun;43(3):258–260.

[61] **Schön R, Herklotz I, Metzger MC, et al**. Endoscopic approach to removal of an osteochondroma of the mandibular condyle. *J Oral Maxillofac Surg.* 2011 Jun;69(6):1657–1660.

[62] **Shumrick KA**. Endoscopic management of frontal sinus fractures. *Facial Plast Surg Clin North Am.* 2006 Feb;14(1):31–35.

[63] **Shumrick KA, Ryzenman JM**. Endoscopic management of facial fractures. *Facial Plast Surg Clin North Am.* 2001 Aug;9(3):469–474.

[64] **Silvennoinen U, Iizuka T, Oikarinen K, et al**. Analysis of possible factors leading to problems after nonsurgical treatment of condylar fractures. *J Oral Maxillofac Surg.* 1994 Aug;52(8):793–799.

[65] **Silvennoinen U, Raustia AM, Lindqvist C, et al**. Occlusal and temporomandibular joint disorders in patients with unilateral condylar fracture. A prospective one-year study. *Int J Oral Maxillofac Surg.* 1998 Aug;27(4):280–285.

[66] **Silverman S**. A new operation for displaced fractures at the neck of the mandibular condyle. *Dental Cosmos.* 1925;67:876.

[67] **Stanley RB Jr**. The zygomatic arch as a guide to reconstruction of comminuted malar fractures. *Arch Otolaryngol Head Neck Surg.* 1989 Dec;115(12):1459–1462.

[68] **Strong EB**. Endoscopic repair of orbital blow-out fractures. *Facial Plast Surg.* 2004 Aug;20(3):223–230.

[69] **Strong EB, Buchalter GM, Moulthrop TH**. Endoscopic repair of isolated anterior table frontal sinus fractures. *Arch Facial Plast Surg.* 2003 Nov–Dec;5(6):514–521.

[70] **Strong EB, Kellman RM**. Endoscopic repair of anterior table—frontal sinus fractures. *Facial Plast Surg Clin North Am.* 2006 Feb;14(1):25–29.

[71] **Suarez-Cunqueiro MM, Schön R, Gellrich NC, et al**. Endoscopic assistance in the removal of a foreign body in the condylar process. *J Craniofac Surg.* 2004 Jan;15(1):98–101.

[72] **Throckmorton GS, Ellis E 3rd**. Recovery of mandibular motion after closed and open treatment of unilateral mandibular condylar process fractures. *Int J Oral Maxillofac Surg.* 2000 Dec;29(6):421–427.

[73] **Throckmorton GS, Ellis E 3rd, Hayasaki H**. Masticatory motion after surgical or nonsurgical treatment for unilateral fractures of the mandibular condylar process. *J Oral Maxillofac Surg.* 2004 Feb;62(2):127–138.

[74] **Troulis MJ, Kaban LB**. Endoscopic vertical ramus osteotomy: early clinical results. *J Oral Maxillofac Surg.* 2004 Jul;62(7):824–828.

[75] **Troulis MJ, Nahlieli O, Castano F, et al**. Minimally invasive orthognathic surgery: endoscopic vertical ramus osteotomy. *Int J Oral Maxillofac Surg.* 2000 Aug;29(4):239–242.

[76] **Troulis MJ, Perrott DH, Kaban LB**. Endoscopic mandibular osteotomy, and placement and activation of a semiburied distractor. *J Oral Maxillofac Surg.* 1999 Sep;57(9):1110–1113.

[77] **Vasconez LO, Core GB, Gamboa-Bobadilla M, et al**. Endoscopic techniques in coronal brow lifting. *Plast Reconstr Surg.* 1994 Nov;94(6):788–793.

[78] **Walker RV**. Condylar fractures: nonsurgical management. *J Oral Maxillofac Surg.* 1994 Nov;52(11):1185–1188.

[79] **Whitehead AN**. The organization of thought. *Science.* 1916 Sep 22;44(1134):409–419.

[80] **Wilson IF, Lokeh A, Benjamin CI, et al**. Prospective comparison of panoramic tomography (zonography) and helical computed tomography in the diagnosis and operative management of mandibular fractures. *Plast Reconstr Surg.* 2001 May;107(6):1369–1375.

[81] **Worsaae N, Thorn JJ**. [Surgical versus non-surgical treatment of unilateral dislocated fractures of the lower mandibular condyle]. *Ugeskr Laeger.* 1995 Jun 12;157(24):3472–3476.

[82] **Worsaae N, Thorn JJ**. Surgical versus nonsurgical treatment of unilateral dislocated low subcondylar fractures: a clinical study of 52 cases. *J Oral Maxillofac Surg.* 1994 Apr;52(4):353–360; discussion 360–361.

[83] **Zhang QB, Dong YJ, Li ZB, et al**. Coronal incision for treating zygomatic complex fractures. *J Craniomaxillofac Surg.* 2006 Apr;34(3):182–185.

[84] **Zingg M, Chowdhury K, Lädrach K, et al**. Treatment of 813 zygoma-lateral orbital complex fractures. New aspects. *Arch Otolaryngol Head Neck Surg.* 1991 Jun;117(6):611–620; discussion 621–622.

第二章	# 3D打印技术及其在颅颌面外科中的应用

3-D manufacturing technologies and their applications in craniomaxillofacial surgery

Florian M Thieringer, Jörg Beinemann, Ralf Schumacher, Hans-Florian Zeilhofer

第一节 引言

面部骨骼手术的诊断、设计和实施需要极高的精确度。对复杂病例来说，功能和美学效果取决于专家经验和可用的先进技术。

近年来，三维虚拟成像、手术设计和导航技术得到了广泛应用，特别是在颅颌面（craniomaxillofacial，CMF）外科和其他手术学科。三维精确医学模型的制造，即快速成形技术（rapid prototyping，RP），或解剖学真人大小模型的制造，越来越多地应用于日常临床工作中。这些模型使患者的个体解剖在视觉上"更易理解"，为外科医师提供触觉感知，对设计过程很有帮助，并可术前在模型上进行复杂的手术操作，也就是模拟手术。它们也是获取患者信息的得力工具（Petzold等，1999）。

在医疗领域，目前快速制造或快速成形技术的标准工作流程，是根据患者的影像学数据制作一个虚拟三维模型，通常来源于计算机断层扫描（anatomical life-size model，CT）、锥形束CT（cone beam CT，CBCT）或磁共振成像（magnetic resonance imaging，MRI）。在计算机工作站上，从患者的二维横断面DICOM图像数据中分割出一个解剖三维模型。由此产生的虚拟模型可以在计算机屏幕上进一步处理，通常以STL（stereolithography file format）数据集的形式传输至3D打印机的切割和控制软件中。它最终可以1∶1的比例（或按不同的尺寸），用不同的材料，如聚合物/塑料、陶瓷、金属甚至生物降解材料（图5-2-1）（Winder等，

2005），几乎无限量地被制造出来。

医学模型与图像数据和打印分辨率准确对应，精确地反映了患者的解剖状况（图5-2-2）。依靠分割过程，即使是软、硬组织结合的模型，也可经利用不同材料特性（多种颜色、透明度、不同的材料属性）的最先进的打印技术制作出来。

第二节 颅颌面外科3D打印技术的历史

在20世纪80年代快速原型技术被引入医药领域之前，它的主要应用领域是航空和汽车工业（Hull，1986）。当时对生产真实坚固的原型，或试生产几乎任何形状、几何形态的模型具有强烈的需求。曾经是一个耗费大量时间和精力的手工工程过程，现在可以用RP代替。因此，RP技术迅速传播到各个工业部门并取得了巨大的成功。医学上真实的三维模型的制作过程，可以建立在机械工程领域专业人员的知识和经验基础上，并与现代影像技术的进一步发展结合起来。20世纪80年代末，出现了第一篇利用计算机数控设备生产医学模型的报道（图5-2-3）（Brix等，1987）。

当时使用的碾磨方法存在一些较大的缺陷，由此增材制造工艺得以被引入，并最终为RP在医疗行业的成功奠定了基础。在医疗保健领域，领先于所有3D打印工艺的是立体光刻技术（图5-2-2），该技术通过激光束在液体合成材料浴中逐层获取在计算机上创建的3D模型。

如今，各种各样的3D打印技术和适当的设备

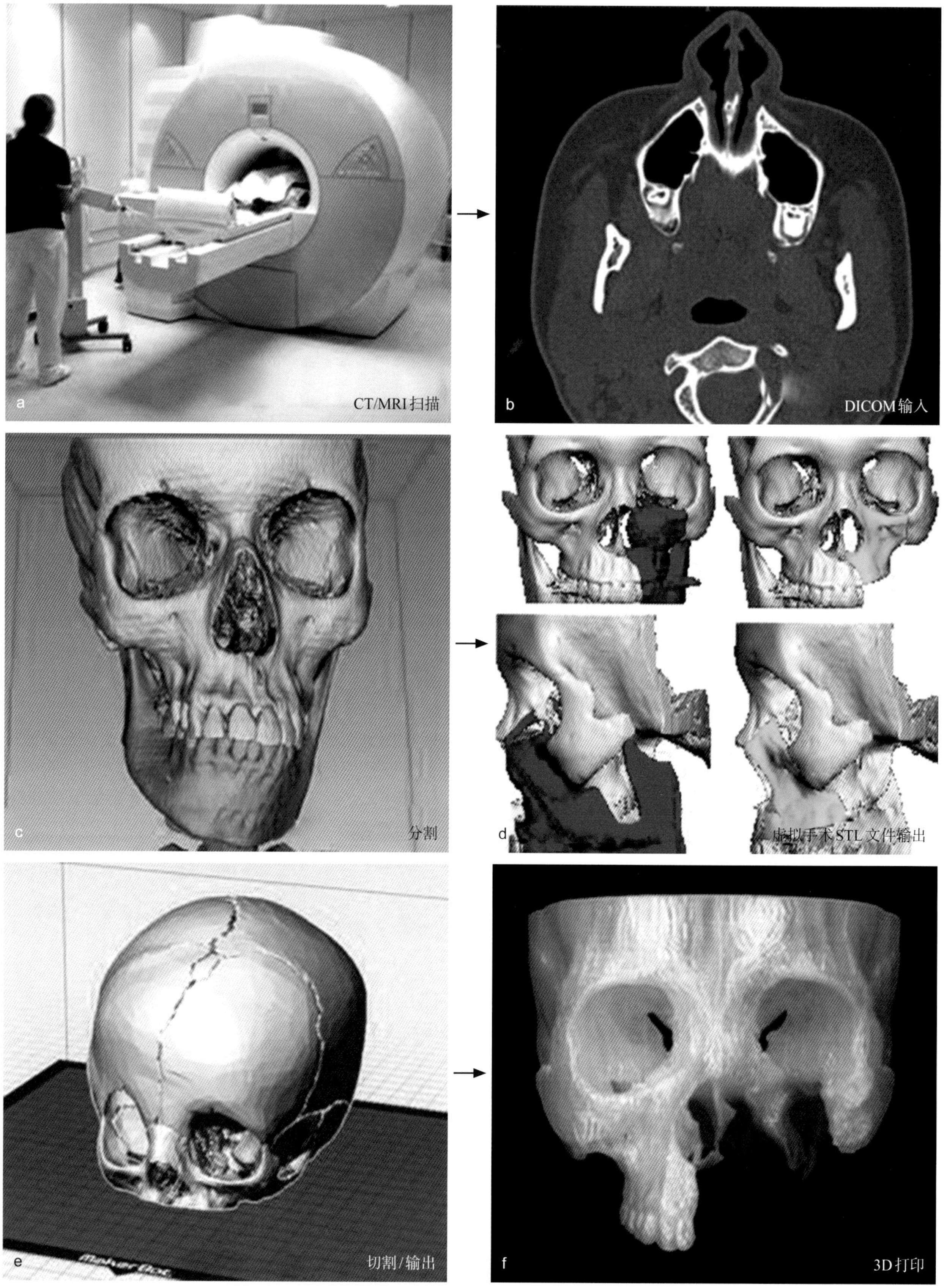

图5-2-1　a~f. 处理从CT扫描到3D物理快速原型模型的工作流程。

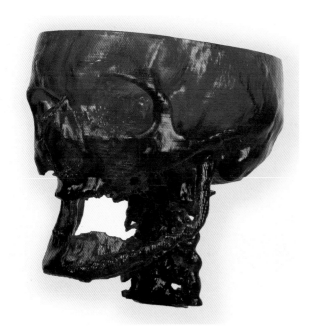

图5-2-2 一位患者头骨的立体光刻模型。

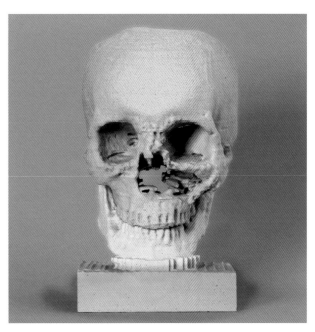

图5-2-3 电脑数控切削的患者颅骨聚苯乙烯泡沫塑料模型。

可使用"加"或"减"的方法形成合成方案，制造3D模型。因此，对于一个特定的打印过程是没有限制的。

第三节 快速原型技术

快速原型制作技术是打印由计算机设计和修改的真实的、物理的3D原型的过程。这些原型允许工程师、研发人员和医师将他们的设计可视化，并将其用于制作可以感知和触摸的物理模型。RP模型提供了一个非常有意义的设计规划方法，将纯粹的视觉表现转化为一种视觉-触觉交互，称为"触摸理解"（Petzold等，1999）。

在工业和医疗保健市场，现在有许多不同的RP/快速制造生产系统。此外，许多服务供应商也提供商业3D打印服务。通过RP，可以将削减制造过程与增材制造过程区分开来。由于削减制造过程主要由计算机控制，所以显得尤为重要，特别是制作生物模型时。最终模型可由多轴向研磨机器床从材料块（如塑料、陶瓷或金属）中切割获得。该技术主要用于制作患者个性化定制的植入体（如聚醚醚酮）或口腔科领域（如冠和桥）。RP应用初期，用聚氨酯泡沫橡胶块制作颅骨模型（图5-2-3），由于该技术在制造封闭模型的几何形状（如鼻窦）方

面有明显的局限性（Brix等，1987），故难以在CMF手术中得到应用。如今，各种增材打印方法可以制造即使是最游离和复杂的几何体，从而可以利用几乎现有所有种类的材料（如纸张、塑料或聚合物、陶瓷，以及金属）来制作高精度的3D模型（Barazanchi等，2016）。

传统的增材打印过程包括立体光刻、选择性激光烧结或选择性激光熔化、熔融沉积成形（fused deposition modeling，FDM）（图5-2-4）、喷射或多点喷射打印，和其他的3D打印技术。对制作的解剖模型的准确性影响最大的不是打印过程，而是数据来源的质量（例如，图像数据质量或实际的CT数据集的层厚）。

一、立体光刻技术

立体光刻是20世纪80年代最先引入工业领域的RP技术与增材制造工艺之一。通过计算机控制的紫外线激光束，将透明的或彩色的液体光聚合树脂在容器中逐层固化，从而将虚拟的三维数据集转换成一个物理的、透明的三维模型。甚至通过调制激光束的能量，还可以生产不同颜色的物体。通过这种方法，制作的解剖模型可以具有许多颜色，以标记相关和脆弱的解剖结构，如神经、血管和牙根。3D模型可以消毒并在手术室应用。

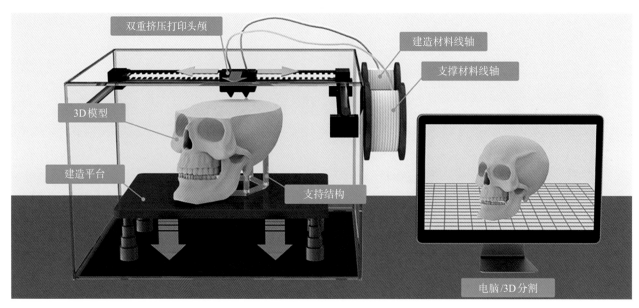

图5-2-4 熔融沉积技术模型打印过程的原理（来源：Additively.com）。

立体光刻打印机和相关材料（即光固化树脂）的昂贵成本是一个显著缺点。然而，近年来出现了价格更实惠的立体光刻机，为制造低成本的解剖型RP模型提供了新的机会。

二、选择性激光烧结及选择性激光熔化技术

选择性激光烧结技术，是通过控制高功率激光束穿透装满热熔粉的料仓来生产3D物体。粉末颗粒，如聚合物，甚至陶瓷或金属（如钛），融合成一个薄层。随后，在固化层上方再涂上一层薄薄的粉末，用激光束再次熔化，不断重复至形成三维物体。不需要强化结构，因为在边界处有未熔解的易去除的粉末状原料来确保支撑。如果粉末完全熔化（不是烧结）并完全凝固，这个过程称为选择性激光熔化。

三、熔融沉积成形/熔丝制造技术

熔融沉积成形（FDM），又叫熔丝制造工艺，是RP受众市场上最受欢迎的印刷技术（图5-2-4），它也可以在部分高端专业市场找到。FDM 3D打印机还有价格实惠的优点。打印过程的基本原理是，将加热液化的热软化塑料（热塑性塑料）放置在一个构建的平台上并冷却固化。上一层材料固化后，平台会根据一个打印层的厚度降低几分之一毫米，然后在上面涂上下一层热塑料。这个过程不断重复，直到完成3D打印任务。一些FDM打印机有多个打印头（挤压机），因此可以打印多色模型。此外，一台挤出机生产可溶的支撑结构，印刷完成后，这些支撑结构很容易被特殊溶剂甚至水去除。

四、喷射/多点喷射打印技术

就像纸张的喷墨打印技术一样，喷射（polyjet）或多点喷射（multijet）机器使用工业化打印头进行打印，打印头上有许多小喷嘴，喷嘴中含有光敏液体聚合物，位于扁平托盘上。打印的材料层通常用紫外光固化，硬固后再在其上放置下一层材料。有了这项技术，具有不同颜色、不同材料属性（从软到硬）的3D物体的生产成为可能。

五、其他RP技术

就目前所有的打印技术而言，值得一提的是，3D物体的精度和生产质量在很大限度上取决于其影像数据的质量，而不仅取决于3D打印机本身。

此外，市场上还有其他3D打印技术未在本章中介绍（Winder等，2005）。

第四节　RP模型的生产流程

一、图像采集

RP模型的质量和准确性主要取决于实际图像

数据集的质量。基于此，最佳的图像数据应该仅有极少量的伪影。要达到这个目的，决定性因素是成像方法（主要是CT、MRI或CBCT，也包括超声成像或扫描）的正确选择，并使用相应的标准化扫描方案（图5-2-5）。对于CT图像，空间分辨率应尽可能高，层厚应尽可能薄（1 mm或以下），以减少重建时的局部体积效应和其他伪影，同时应考虑患者的辐射剂量。在CT扫描中，殆平面周围的金属填充物和其他金属修复体所致的伪影会使分割过程复杂化，并遮挡解剖结构。为了正确地勾画牙齿，一些学者建议在CT扫描期间使用透射性殆垫。理想情况下，图像数据以DICOM文件的形式存储在医院的图像档案和通信系统（PACS）中，可以通过互联网或内部网传输到部门工作站。在这个过程中，必须执行严格的数据保护和数据传输的安全协议（Bibb等，2010）。

二、分割/虚拟重建

分割过程是一个关键且耗时的步骤，为了重建精准的3D模型，并为后续做准备。利用特定的分割方法对三维图像进行重建是获得实际医学模型的关键。有许多可用的半自动化或全自动化的商业软件，能将2D数据集转换为3D模型。决定性因素是分割出最终物体的相关解剖结构，通常为骨骼或软组织。随后，利用合适的软件对虚拟解剖模型进行修改，为3D打印过程做准备。此时，将为每台3D打印机创建相应的打印机控制文件，并导出、导入到该设备中。打印机控制文件包括三维对象的信息，以及制造过程所需的特定附加数据，如有关打印材料的材料属性或支撑结构位置的信息（如果需要）（图5-2-6）。

这里的决定性因素是识别所需的相关解剖结构并将硬组织和邻近软组织区分开来（图5-2-7）。

矩阵	512 × 512
层厚	≤1.0 mm
每次旋转进量	≤1.0 mm
重建层增量	≤1.0 mm
重建算法	骨或高分辨率
机架倾斜角度	0°
输出	DICOM
格式	未压缩的标准DICOM

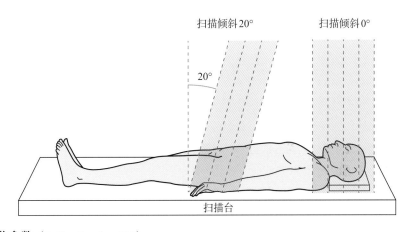

图5-2-5 计算机断层扫描/患者特异性植入物参数（DePuy Synthes PSI）。

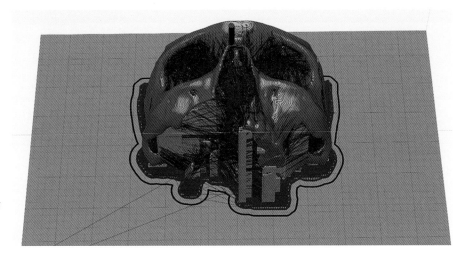

图5-2-6 三维打印机控制文件的可视化，带有额外的支撑结构，可以打印出悬垂的解剖几何图形。

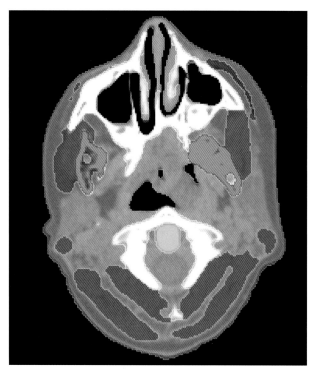

图5-2-7 在半自动分割过程中标记不同解剖结构的轴向CT横断面图。

图像处理算法的一个基本方法是阈值分割，即根据相关组织的阈值范围来定义和计算CT扫描灰度指数。根据得到的图像信息，可以通过体绘制和其他现有的三维重建技术来生成3D图像。分割后，完成的三维对象或基础DICOM数据集的几个孤立的三维结构可以与预定义的参考平面对齐。然后，根据所使用的应用程序，它们将被导出（多以STL文件格式），或者进一步处理。由于分辨率较高的3D文件的三维可视化和建模需要较大的数据储存容量和较高的处理器性能，因此数据简化的处理是必需的。

三、建模、数据修正和导出

一旦分割过程完成，三维（STL）数据集就此形成，并可被适当的软件程序操作和修正。可能的步骤，举例来说，虚拟修剪或相关解剖区域分离，对侧健康颅骨的虚拟镜像叠加至缺损区域，或仅对解剖结构进行建模和修正。此外，如果需要详细的咬合接触信息（如正颌手术），可以在分割过程后将3D文件与通过口腔内（表面）扫描获得的数据合并。一些软件解决方案会提供"向导"，指导用户完成建模步骤。得到的用于打印的3D对象经优化、切割后导出。可以修正缺陷区域，从而减少数据容量。最后，依据所选的RP过程，导出一个包含所有必要的信息的打印控制文件。

四、模型制作及后期处理

3D物体的生产依赖于特定的打印工艺。根据模型大小和所需的精度不同，3D打印所需要的时间也有很大差别。通常，制造材料是一层一层地涂抹和（或）固化的。附加的支撑结构有助于制造悬空、复杂的几何形状（图5-2-8）。一旦打印过程结束，3D模型就可从平台上取下并进行后续处理。表面粗糙度被平滑，支撑结构被移除。最后，3D模型可以根据打印材料进行清洗和消毒。真人大小的解剖模型可在手术中用作指导或弯曲模板。

第五节 RP模型在颅颌面外科手术中的应用

RP模型可用于术前设计和术中辅助。术前，外科医师可以利用真实的解剖模型设计规划手术过程（图5-2-9）。

有必要的话，还可以在模型上模拟手术。术前可根据患者的解剖特征选择最适合的植入物，还可在医学模型上精准预弯钛板（图5-2-10）。

可以考虑和评估其他手术方法和微创技术。使用医用RP模型进行术前规划可以缩短手术时间。与传统的手术方法相比，还可节省最终的治疗和随访费用。使用RP模型辅助术前设计和术中引导可以降低并发症的概率，这在医疗知情同意过程中也很有价值。使用解剖型RP模型可以逐步地向患者展示和解释手术过程。

RP模型有助于学生、住院医师和实习生的教育（Lambrecht等，2010）。罕见疾病、创伤后畸形或缺损都可以在这些模型上显示出来。外科手术可以在RP模型上进行，尤其是如果它们是通过成本效益高的FDM制造工艺生产的。

一、解剖模型

真实可触碰的患者解剖三维模型在整个治疗过

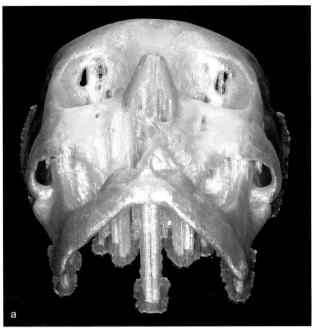
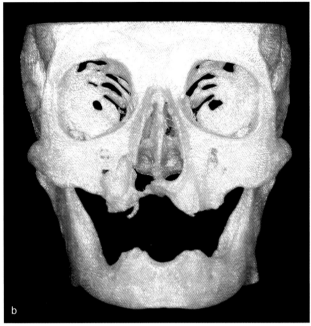

图5-2-8　a、b.用于手术设计的上颌骨癌患者的熔融沉积打印颅骨模型（聚乳酸塑料），移除支持结构前（左）和移除后（右）。

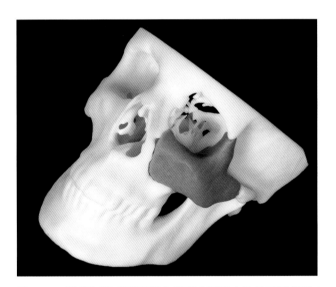

图5-2-9　肿瘤切除术后重建左侧颧上颌复合体的三维颅骨/设计模型（健康侧镜像到左侧缺损侧，灰色为重建部分）。

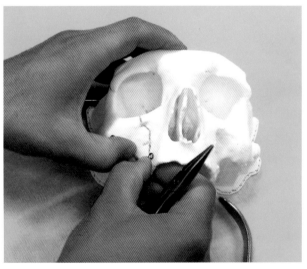

图5-2-10　住院医师培训，术前预弯接骨板。

程中是一个有价值的工具，包括诊断、治疗计划、手术过程和质量保证（图5-2-11）。即使在计算机虚拟手术规划、术中导航和个性化3D打印植入物的时代，快速原型技术制作的解剖模型在CMF手术中仍然具有重要地位。大量研究表明，在手术设计和实施过程中，使用三维模型不仅可以提高手术精度、预防手术失误，还可以缩短手术时间。此外，三维模型可以帮助医师选择微创手术入路并预先练习关键手术步骤，以获得最佳的治疗结果。

（一）手术设计

在实际手术之前，术者可以在3D打印的解剖模型上真正地实施所有的手术步骤。除此之外，合适的手术入路和最适植入物也可在术前选择。当需要时，这些植入物可以预先弯曲，并在灭菌过程后直接在手术室使用，从而保证精度，节省操作时间和成本。

3D打印塑料模型可以锯切、钻孔、弯板，还可以用单独制造的植入物补充。这些特性允许通过设计、练习术中步骤，实现最佳的手术效果，特别是在复杂的外科措施中。

（二）知情同意

3D打印的解剖模型可以用于告知同意，作为与患者讨论手术过程的基础。术前谈话时患者可以把持模型，它有助于描述，并作为进一步讨论的基础（图5-2-12）。

特别是在肿瘤手术及广泛CMF重建手术之前，三维模型可以用患者可以理解的方式，解释复杂的

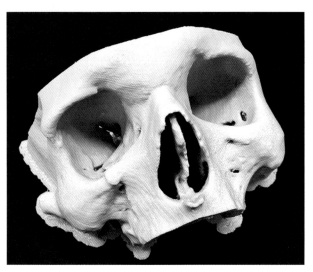

图5-2-11　右颧上颌复合体骨折患者的三维解剖模型（聚乳酸塑料）。

解剖和手术细节。

二、创伤

3D打印模型的使用为颅面骨折的治疗提供了一个有力手段。然而，以合理的方式考虑成本和时间是至关重要的，因为急性创伤病例通常应尽快治疗。如果可用，低成本的内部打印可以加快模型的制造速度。

CT扫描通常是在患者被急诊科收治后进行的。随后，这些放射横断面影像可用于分割，并作为打印控制文件，作为生成解剖三维模型的基础。此外，为了将3D模型的制作时间缩短到几小时，将重点关注的区域集中到尽可能小的范围是很重要的。使用合适的医学认证材料生产的3D打印模型，清洗消毒后可以在手术室直接使用。

适当选择和弯曲植体，如在复杂的下颌骨（图5-2-13），或选择适配眶壁骨折的钛网（图5-2-14），可以节省手术时间（Dérand等，2009）。使用预弯钛板可以使手术入路更小、更微创，并可作为骨折复位和固定的导板。个别来说，预先塑形的钛板和钛网可以作为3D打印的个性化定制植入物的精准、实惠的替代方案。

三、正颌手术

矢状、冠状或水平向骨骼畸形可以通过多种

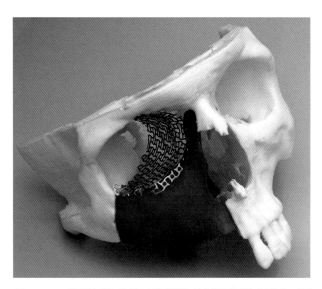

图5-2-12　肿瘤切除后的三维模型（缺损区域为红色），用于手术设计和知情同意，预制钛网眶壁重建。

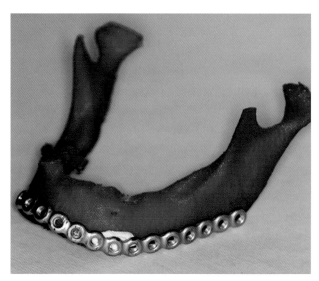

图5-2-13　严重骨髓炎患者下颌骨的三维模型。手术前预弯重建钛板。

上、下颌骨截骨术来矫正。这些手术需要仔细的术前计划，以建立稳定的咬合关系，这是此类手术的关键。在结合了牙列石膏模型的3D模型的帮助下，即使再复杂的手术也可以按部就班地进行。三维模型显示了所有相关的解剖结构，有助于防止术中失误的发生（图5-2-15）。因此，术前可以选择合适的植入物，并能预弯钛板，它可作为手术导板或模板，便于在术中实现上、下颌骨的精准定向和定位（Shaheen等，2016）。

四、颅面外科

3D打印颅骨模型对先天性或后天获得的儿童颅面畸形的精确解剖重现，使得它成为众多颅面中心颅骨矫正手术规划设计的一个重要工具。相关部位和关键解剖结构可视化，从而能设计和模拟复杂的手术步骤。在这些模型的帮助下，可以制造手术导板，提高手术精度（图5-2-16）（Seruya等，2013；Soleman等，2015）。

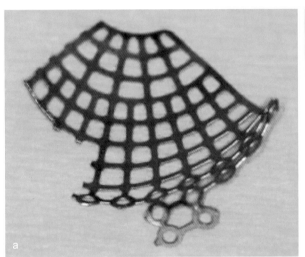
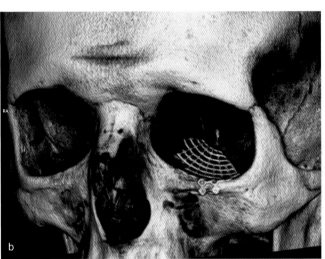

图5-2-14 a. 用于眶底重建的钛网预弯后适应三维模型。b. 术后CBCT影像重建结果。

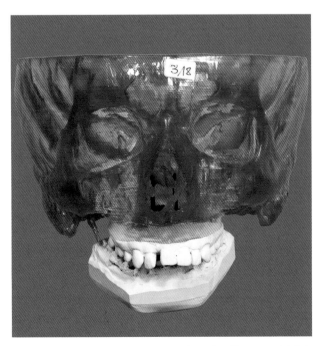
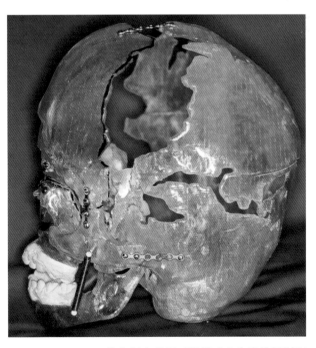

图5-2-15 立体光刻模型与牙列石膏模结合体用于正颌手术精确规划（Le Fort I型截骨术）。

图5-2-16 Crouzon综合征患者颅面外科手术步骤的规划和模拟（立体光刻/石膏混合模型）。

五、肿瘤手术、病理学及辅助治疗

三维模型在肿瘤切除及解剖重建的设计中非常有用。彩色编码的三维模型可以显示肿瘤浸润的范围,由此可以精确规划设计切除手术(图5-2-17)。利用预弯钛板和自体移植物或显微血管皮瓣可以实现精准的解剖重建(Chopra等,2014)。此外,三维解剖模型有助于病理医师定位和检查组织病理标本。切除边界可以在模型上准确标记,以供参考(图5-2-18)。患者模型也可作为讨论和制订放疗计划的基础。

六、重建手术

对于单侧面部区域的畸形或缺损,重建设计最简单的方法是虚拟镜像健侧。这是进一步规划步骤的基础,也是预弯钛板或制造个性化植入物的基础。此外,它们还可以辅助定位和作为手术导板,防止手术过程中解剖结构的复位不当(图5-2-19)。

七、牵引成骨

三维打印颅骨解剖模型(图5-2-20)对于牵引成骨设计具有重要的价值,可以确定需要截骨的位置,便于选择最合适的骨牵开装置。所有手术步骤和牵引过程本身可以仿真可视化和预先演练。手术前可以在模型上安装牵引器。

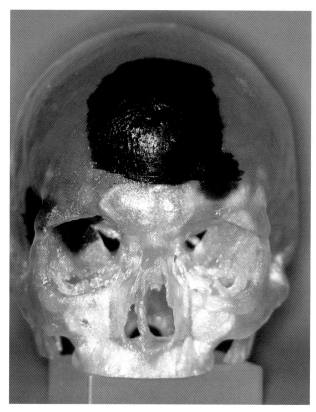

图5-2-17 彩色三维立体光刻颅骨模型,红色区域代表手术前肿瘤(脑膜瘤)。

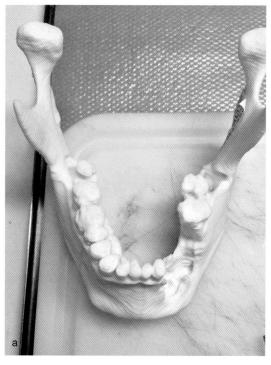

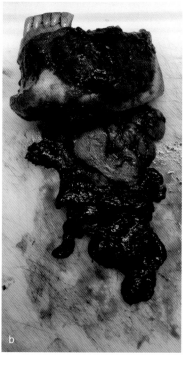

图5-2-18 a.下颌骨鳞状细胞癌浸润的快速原型模型。b.肿瘤切除及颈淋巴清扫术后标本。

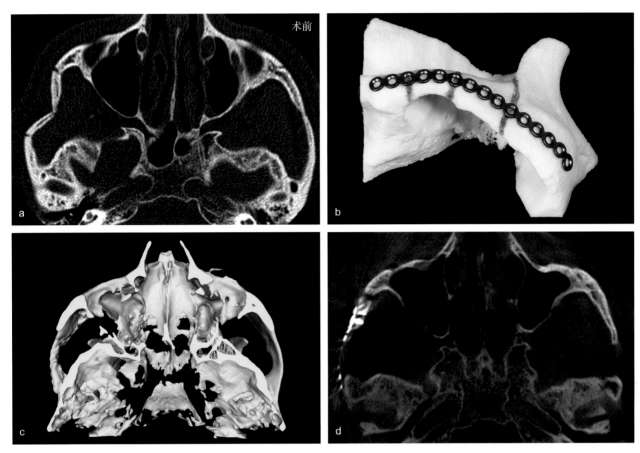

图5-2-19　a. 患者约1年前发生颧弓骨折，伴有功能和美学受损。b. 从健侧镜像复制三维模型，预弯钛板。c、d. 截骨、节段复位和骨内固定后的情况（虚拟三维重建和横断面CBCT成像）。

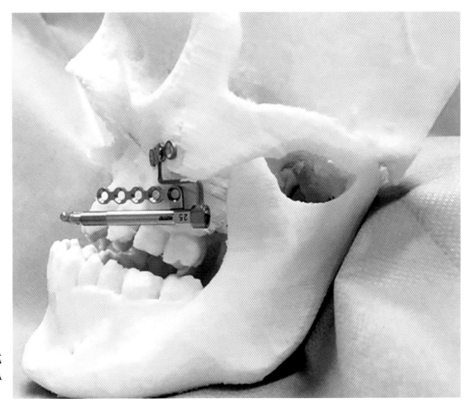

图5-2-20　选择最合适的内置式牵引装置和预调整就位（由AA Mueller提供）。

第六节　总结

特别是对于复杂的病例，患者特定的三维模型对于手术设计和术中规划都非常有用。使用医学模型进行设计可以提高手术质量和准确性，减少手术时间和相关成本。

随着市场上价格低廉的（消费型）打印机的引入，运用经济实惠的3D打印技术生产设计和展示模型将在医学和外科领域发挥更大的作用（Kamali等，2016）。

通过价格合理的内部快速制造，外部公司提供的耗时且昂贵的服务可以避免或仅限于特殊的适应证。除了患者的个性化治疗，三维模型还可用于患者信息和手术培训。这些模型用作说明性材料，可以直接在外科技能实验室进行操作（锯切、钻孔或弯板）。

（于洪波 译，曹健 校）

参考文献

[1] **Barazanchi A, Li KC, Al-Amleh B, et al**. Additive technology: update on current materials and applications in dentistry. *J Prosthodontics.* 2016 Sep 23;1–8.

[2] **Bibb R, Winder J**. A review of the issues surrounding three-dimensional computed tomography for medical modelling using rapid prototyping techniques. *Radiography.* 2010 Feb 1;16(1):78–83.

[3] **Brix F, Lambrecht JT**. [Preparation of individual skull models based on computed tomographic information.] *Fortschr Kiefer Gesichtschir.* 1987;32:74–77. German.

[4] **Chopra K, Folstein MK, Manson PN, et al**. Complex craniofacial reconstruction using stereolithographic modeling. *Ann Plast Surg.* 2014 Jan;72(1):59–63.

[5] **Dérand P, Hirsch JM**. Virtual bending of mandibular reconstruction plates using a computer-aided design. *Am Assoc Oral Maxillofac Surg.* 2009 Aug 1;67(8):1640–1643.

[6] **Hull CW**. Apparatus for production of three-dimensional objects by stereolithography. Available at: http://www.google.nl/patents/US4575330. Accessed Mar 11, 1986.

[7] **Kamali P, Dean D, Skoracki R, et al**. The current role of three-dimensional printing in plastic surgery. *Plast Reconstr Surg.* 2016 Mar;137(3):1045–1055.

[8] **Lambrecht JTH, Berndt D, Christensen AM, et al**. Haptic model fabrication for undergraduate and postgraduate teaching. *Int J Oral Maxillofac Surg.* 2010 Dec 1;39(12):1226–1229.

[9] **Petzold R, Zeilhofer HF, Kalender WA**. Rapid protyping technology in medicine: basics and applications. *Comput Med Imaging Graph.* 1999;23:277–284.

[10] **Seruya M, Borsuk DE, Khalifian S, et al**. Computer-aided design and manufacturing in craniosynostosis surgery. *J Craniofac Surg.* 2013 Jul;24(4):1100–1105.

[11] **Shaheen E, Sun Y, Jacobs R, et al**. Three dimensional printed final occlusal splint for orthognathic surgery: design and validation. *Int J Oral Maxillofac Surg.* 2016 Nov 1; 1–5.

[12] **Soleman J, Thieringer F, Beinemann J, et al**. Computer-assisted virtual planning and surgical template fabrication for frontoorbital advancement. *Neurosurg Focus.* 2015 May;38(5):E5.

[13] **Winder J, Bibb R**. Medical rapid prototyping technologies: state of the art and currentlimitations for application in oral and maxillofacial surgery. *J Oral Maxillofac Surg.* 2005 Jul;63(7):1006–1015.

第三章 导航与计算机设计在颅颌面重建中的应用

Navigation and computer planning in craniomaxillofacial reconstruction

第一节 导航与计算机设计在颅颌面重建中的应用——介绍

（Nils-Claudius Gellrich, Majeed Rana）

计算机辅助技术为高级颅颌面（CMF）手术提供了巨大的发展动力，使该过程的所有步骤的质量都得到提高，包括术前计划、术中实施和术后质量控制。时至今日，即使是个人计算机也有足够的计算能力来处理基于全头颅体素的数据集［计算机断层扫描（CT）、锥形束CT和磁共振成像］。在以下内容中，描述了CMF外科医师扩展使用基于体素的数据集的所有方面。有关虚拟模型和生物模型的分析、术中导航、术中成像是更多与技术相关的主题，将在以下内容中进行描述。以下内容描述了CMF外科医师拓展性地应用基于体素的数据集的各个方面。虚拟模型与生物模型分析、术中导航、术中成像等与技术密切相关的主题将在下文前半部分中进行介绍。下文后半部分介绍了临床相关数字工作流程的过程实施。

除了为外科医师提供更多信息外，整个诊疗团队还将受益于图像分析软件，该类软件可以不依赖于解剖区域，进行主干数据集评估和决策。由于可视化消除了不同语言之间的沟通隔阂，它对教学、记录存档和跨专业信息交换的影响是巨大的。

计算机辅助允许对畸形和缺陷进行可视化，对重建方案进行创建和可视化，并对重建计划进行术中可视化。由于所有这些都不需要患者接受进一步的放射线辐射，而只是拓展应用了术前基于体素的数据集，因此以下内容中强烈建议CMF外科医师在修复重建领域充分利用这一激动人心的新技术。

第二节 影像分析：数据获取与加工

（R Bryan Bell）

一、引言

目前，计算机辅助手术模拟（computer-aided surgical simulation, CASS）是帮助颅颌面（CMF）修复重建手术达到安全、可预测目标的一项重要辅助手段，其中包括复杂的颌面创伤（Bell等，2009；Bell，2010；Bell等，2010；Bui等，2012；Fuller等，2007；Gellrich等，2002；Markiewicz等，2011；Schmelzeisen等，2004），头颈部肿瘤外科（Bell等，2010；Durbin等，2005；Gelesko等，2012；Gregoire等，2011；Hamilton等，2012；Hsu等，2012；Schramm等，2000；Lubbers等，2010；To等，2002），正颌手术（Bell，2011；Gateno等，2003，2007，2011；Hamilton等，2012；Hsu等，2012；Xia等，2007，2009，2011）和颞下颌关节手术（Chandran等，2011；Schmelzeisen等，2002；Yeung等，2006；Yu等，2009）。CASS也称为"虚拟手术"，可分为4个阶段：①数据获取阶段。②设计阶段。③手术阶段。④评估阶段。虽然根据具体的临床应用可能会有一些特殊的调整，但原则是一致的，概述如下。

二、数据获取阶段

详细的临床检查是数据获取阶段的重要组成部分。理想情况下，可以从多个角度对患者进行数码照片记录,包括面部结构及口腔、咬合记录。拍摄高分辨率薄层(1 mm)计算机断层扫描(CT)成像或锥形束CT用于计算机辅助手术模拟。创伤患者在首次就诊时通常会拍摄低分辨率或厚层CT,但这些数据对薄壁的眼眶和鼻窦的呈现较差,不足以进行CASS。高分辨率CT或锥形束CT扫描数据将以DICOM(医学数字信息和通信)格式存储。然后将DICOM数据导入专有的计算机辅助设计/计算机辅助制造(CAD/CAM)软件程序中。

三、术前设计阶段

术前设计阶段包括以3D形式分析新格式化的CT数据,分割出面部骨骼需要改变的部分,或使用未受影响的健侧镜像指导畸形侧的手术设计。设计阶段差异很大,取决于颌面骨骼畸形或缺失的程度及计划重建的类型。例如,在眼眶骨折中,成功重建的关键措施是恢复眼眶容积,而在单一的颧骨上颌骨复合体骨折中,成功的重建主要基于颧面部宽度和凸度的恢复。恢复牙列咬合及下颌宽度、高度和凸度则是粉碎性下颌骨骨折病例的关键目标。总体而言,标准化测量可用于分割面部骨骼的骨折部分并计划重建。手术计划的这一部分可以由外科医师执行,也可以通过网络会议进行,该会议可以与第三方公司共同建立,其中计算机规划专家协助外科医师操作CT数据以进行计划重建。一旦手术计划最终确定,专有软件数据计划应进行反向转换。反向转换特指将专有软件创建的手术数据计划"转换回"为标准DICOM格式。然后可以在未加载专有软件的工作站上查看此DICOM格式,并且它允许规划软件和术中导航系统之间的相互操作。

四、手术阶段

在手术阶段,虚拟手术计划通过立体光刻模型、截骨导板和(或)术中导航的组合实现术中转化。立体光刻模型对于严重粉碎的骨折和全面部骨折特别有用,因为它们允许术前预弯钛板并减少手术时间。颌面外科的截骨导板在肿瘤切除后的头颈部组织重建和创伤后继发畸形的二次重建中尤其有用。截骨导板在骨折段比较容易复位的急诊手术中用处较少。术中导航对于修复颧骨上颌骨复合体骨折时

面部宽度和凸度的实时评估及修复眶底和眶内壁骨折期间的钛板放置评估特别有用(Fuller等,2007)。

五、评估阶段

评估阶段历史上包括有、无常规术后CT成像的临床检查。近年来移动CT或锥形束CT扫描可以通过在患者仍处于麻醉状态的手术室中进行术中质量控制,来提高手术质量。通过术中CT扫描,可以将实际手术结果与术前计划进行比较,如果需要,可以立即进行手术矫正。术中可以对面部凸度、面部宽度和眼眶容积以及正确的面部比例(高度、宽度、凸度)或颌骨位置进行评估,从而提高可预测性并减少再次手术矫正可能。

第三节 虚拟建模与分割
(Majeed Rana, Nils-Claudius Gellrich)

一、引言

虚拟模型对于创伤或肿瘤切除手术后重建缺失的颅颌面骨组织很有帮助。快速原型技术,如计算机辅助设计和制造(CAD/CAM)已经大大改进了颅颌面骨骼重建手术的手术策略(Rana等,2012)。将术前计划与导航系统相结合,有助于在骨段复位及重建手术中恢复骨组织的对称性。在手术前,使用适当的技术〔如手动分割、基于阈值的分割或使用智能刷(Smartbrush)算法的分割〕将虚拟模型从DICOM数据中分割出来。

二、手动分割

在手动分割中,所需的结构是由手工勾勒出来的。根据磁共振成像扫描的灰度或计算机断层扫描(CT)中的Hounsfield单位,计算机自动识别所需结构的边缘。此过程非常耗时,如果DICOM数据中存在对比度较差的区域,则可能导致分割质量不足。由于这些问题,这种分割技术通常不用于日常临床常规(Rana等,2014)(图5-3-1)。

三、阈值分割

图像分割还可以使用CT中的一系列Hounsfield

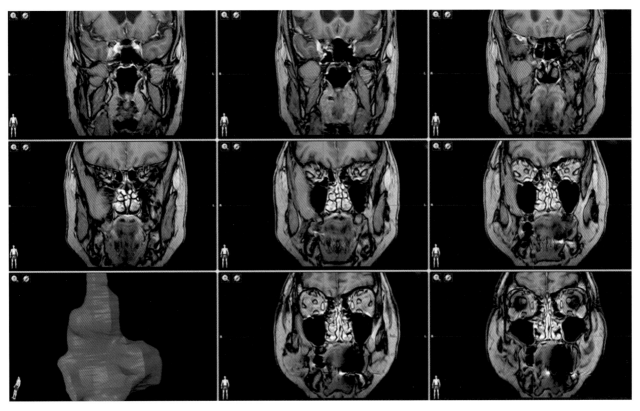

图5-3-1　手动分割右上颌蝶窝肿瘤（紫色）后的多平面视图（3D和冠状位）。

单元或其他成像方式中的灰度来实现。在分割之前，首先定义感兴趣的区域（ROI）。然后，只有落在预定CT值或灰度范围内的数据被自动选择。这种方法的主要缺点是，对于在感兴趣区域附近且CT值或灰度相近的影像数据不容易区分出来（Rana等，2014）。

四、三维智能刷

三维智能刷技术通过在所需区域内选择几个点来开始分割。围绕这些点，通过区域增长算法计算最终的2D分割，并自动计算出感兴趣区域。

这种方法可以对每个层面数据进行分割，也可以通过程序本身的3D插值进行分割。3D插值算法可自动检测三维感兴趣区域，并使用区域增长算法对指定区域进行分割。最后一步是对分割区域的表面平滑化。除了分割硬组织外，这种方法还可以分割其他解剖区域，如眼眶内容积，这可以指导重建计划制订。此外，通过使用传统的智能成形，可以改变所选目标的弹性变形并调整分割结构（图5-3-2）。

五、虚拟模型的临床应用

在创伤病例中，可以使用基于解剖图谱的自动算法轻松分割解剖结构（图5-3-3）。这种算法的中心任务是从包含多个解剖学模板的图集中找到患者数据集和预定义数据集之间的一一对应关系。通过模板的弹性变形自动分割结构，以尽可能精确地匹配患者的解剖结构。使用获得的数据，可以在几天内轻松制造出术中使用的切割和钻孔导板。

在肿瘤切除手术中，3D（基于体素）数据集可以用来评估头颈部肿瘤的侵袭范围。由于肿瘤不是患者的正常解剖结构，因此不能使用解剖图谱自动分割。在术前，肿瘤边缘最常使用不同的工具（如"橡皮擦"工具）手动勾勒轮廓。在此步骤之后，可以明确标记需要进行肿瘤切除或活检的目标区域。然后，渲染的虚拟模型可以转换为DICOM格式，以将患者特异性肿瘤信息（血管、神经、颅底侵袭等）传达给肿瘤学家、放射治疗师和病理学家，以进行进一步的肿瘤治疗。

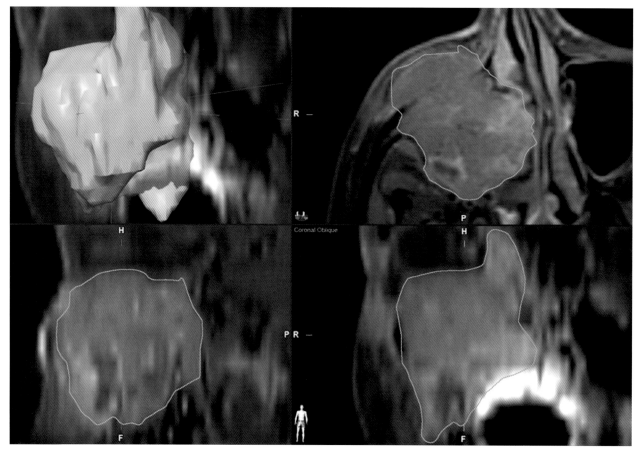

图5-3-2 完成肿瘤（黄色）自动分割的智能刷算法。多平面视图（3D位，轴位、矢状位和冠状位）。

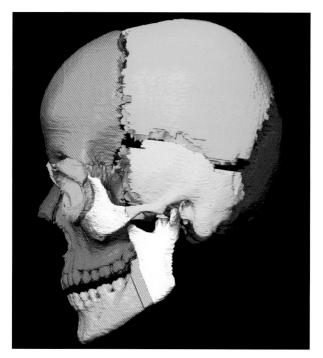

图5-3-3 基于解剖图谱的分割允许调整目标物体的CT值或灰度值。包含所有目标对象的计算断层扫描数据集的3D视图。

第四节 生物建模

（Martin Rücker）

一、引言

生物模型可分为非患者特异性的标准模型（图5-3-4）和来自特定患者计算机断层扫描（CT）数据的个性化模型。除了可以对CT数据进行可视化评估外，个性化生物模型还可提供更多的隐藏解剖信息。由计算机辅助设计和制造（CAD/CAM）创建的模型不仅有助于医学诊断和手术计划制订，还有利于与患者的沟通。

二、个性化生物模型

快速原型技术用于从CT和锥形束CT数据中打印出患者特异性3D生物模型。用于快速原型工艺的最常见材料是聚酰胺。在此之上可以进行一些改良或增加成分，如玻璃、碳纤维、碳和铝，且已有成品进入市场。模型可以是多种颜色的，这取决于不同的生产流程。同时，感兴趣的解剖区域，如肿瘤、血管或神经，可以用不同的颜色突出显示。对于在术中无菌环境中的使用，材料可高温高压灭菌至关重要。截骨导板的无菌消毒处理是不可缺少的，因为术中需要利用截骨导板将虚拟计划准确地转移到术中。

通过使用CT扫描数据，可以在3D模型中再现患者的实际解剖结构。然而，比缺损或畸形的再现更有趣的是，可以打印出个性化修复缺损或畸形之后的头颅模型。3D虚拟手术计划的显著进步之处在于，允许通过使用镜像、刚性或弹性变形的不同算法来调整CT数据。重建后的颅骨模型可全部或者部分打印输出，并作为模具用来预弯接骨板材料（Kokemüller等，2011）。例如，对于面中部或颅骨的重建，可以使用3D钛网；对于桥接下颌骨缺损，可以使用钛板。术前CAD/CAM预制截骨导板的适配性可以在患者的原始未改动的头颅模型上测试，而个性化植入物的适配性可以在重建后的模型上测试（图5-3-5）。

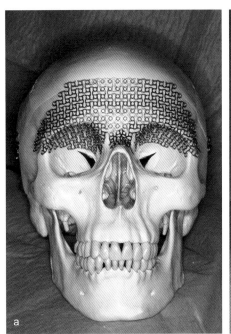
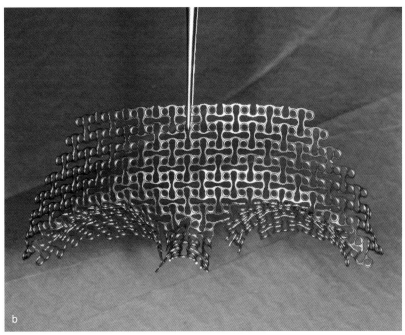

图5-3-4 a、b. 用于预成形3D钛网的标准解剖学生物模型。通常在术中需要对植入物进行最终调整。

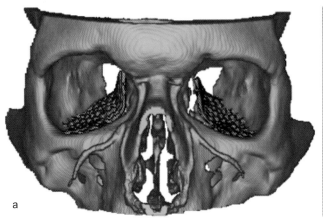
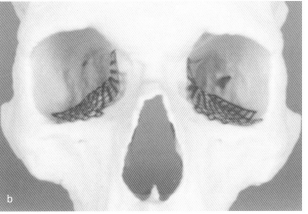

图5-3-5 用于定制植入物制造的个性化生物模型。a. 带有虚拟植入物的虚拟模型。b. 打印输出的生物模型用于测试患者个性化植入物适配性。

三、总结和展望

目前工作流程的吸引力在于，用于修复颅颌面骨骼的植入物的数据分析、规划和制造完全由外科医师掌控。同时，一些商业公司提供在线服务，直接基于患者CT数据进行个性化植入物的设计。由于在此工作流程中不再需要打印成形模型，因此外科医师必须在此过程中与经过专门培训的临床工程师密切合作（Essig等，2011）。虚拟手术软件的发展为外科医师自行设计和制造生物相容性个性化植入物铺平了道路。

第五节　术中导航

(Majeed Rana, Nils-Claudius Gellrich)

一、引言

导航技术被纳入外科治疗，最初是在神经外科中，用于在立体的组织内找到特定的结构，即定位颅内肿瘤（Guijarro-Martinez等，2014）。当数据集的分割变得可行，可以进行虚拟建模并且可以创建类似于理想骨重建的数字蓝图时，导航被引入颅颌面（CMF）手术（Schramm等，2008）。后者意味着导航在CMF外科中应用的突破是因为术中可以实现在无辐射导航下对虚拟计划的可视化。

二、导航系统

目前有多种导航系统可用（表5-3-1；图5-3-6和图5-3-7）（Rana等，2012）。导航系统包括连接到探测设备的计算机，并通过手术专用的红外摄像头和仪器跟踪患者在手术台上的位置。为了实现术中导航，手术台上的患者必须与导航系统中由基于体素的数据集重建的虚拟患者相匹配（图5-3-8）（Rana等，2012；Zizelmann等，2007；Schmelzeisen等，2004）。

三、临床应用

为了检测患者的位置，将动态参考架或参考矩阵通过Mayfield头架上的附件固定（图5-3-9），或直接螺钉固定在患者的颅骨上或使用头带附件（图5-3-10）固定在患者的头部（Schmelzeisen等，

表5-3-1　导航系统

技术	商业公司	导航系统
光学	Medtronic	Stealth Station
	IVS Technology	Voxim
	Stryker	eNlite
		NavSuite
	BrainLab	Kolibri，Kick
		Dual Curve
	XIONmedical	Matrix Polar
	Collin	DigiPointeur
	Fiagon	CMF-System
机电	ISG Technologies	Viewing wand
电磁	Visualization Technology	Insta Trak
	BrainLab	Kick-EM
	Fiagon	ENT-EM
	Stryker	Scopis-Hybrid
超声	Sono Wand	Invite

2004）。配准可基于术前定义的标志点，采用激光扫描方法或基于所谓的导航标志点，可以粘在体表（如皮肤标志点，精度较低）或更精确的硬组织上，如十字形骨锚定螺钉或安装在口腔科咬合板上的十字形螺钉（部分牙列或全牙列患者）（图5-3-11）（Gellrich等，2002；Essig等，2011）。

所有这些标志点都必须在术中与术前扫描的数据集相配准，以便真实反映术中患者与术前扫描数据集上相同的结构（Essig等，2011）。例外的情况是仅基于解剖学标志点的配准或激光表面扫描配准；这两种技术在需要花费较长时间进行骨骼操作的颅颌面手术中准确性较差，特别是在需要重新配准并且冠状瓣已经翻开的情况下。根据以往经验，基于硬组织标志点的导航配准是首选（Rana等，2012）。

可以使用两种不同的导航原理，包括光学系统及电磁系统。对于颅颌面重建手术，主要应用基于红外线的光学导航系统，其中一组摄像头安装在移动支架上，可以检测患者和仪器的空间位置。术中导航装置的基本组件是导航单元、摄像头和在手术台上固定了参考设备的患者（图5-3-12）（Rana等，

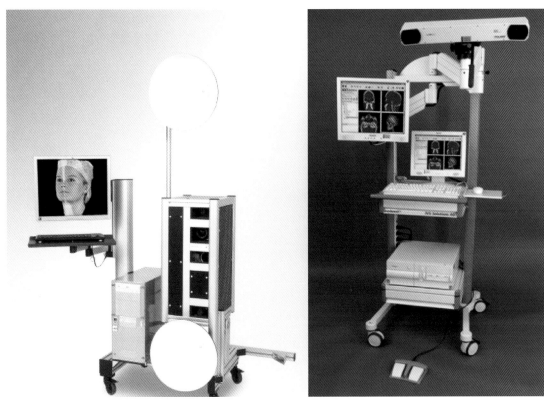

图5-3-6　使用两个显示器的导航装置，其中导航指针的位置位于右侧显示器（未显示）。光学3D表面扫描仪和Voxim导航系统，其中包含光学摄像头（Polaris）和两个不同监视器（Voxim导航系统）。

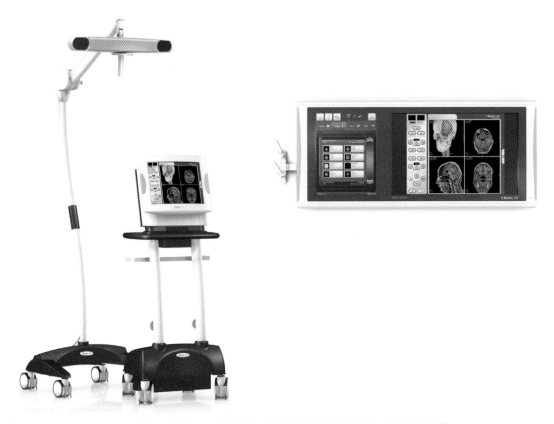

图5-3-7　Brainlab Kolibri系统，带有TFT监视器，使用光学摄像头和两个不同的监视器。

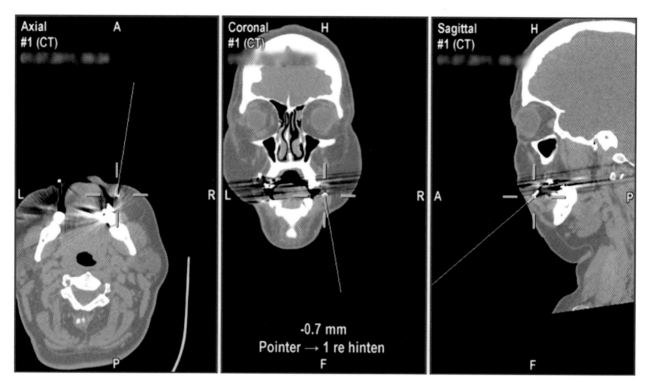

图5-3-8　注册验证在注册程序之后完成，用指针（绿色）触摸配准标志点。配准精度为0.7 mm。

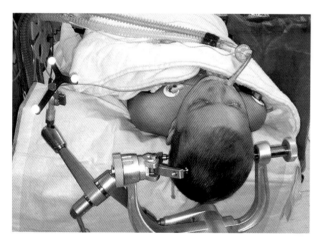

图5-3-9　如果与Mayfield头架一起使用，则可以将包含3个光学球（白点）的动态参考架与头颅牢固地连接在一起。

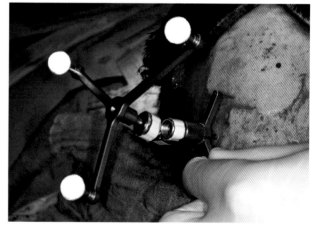

图5-3-10　颅骨参考架包含3个光学球体，用8 mm螺钉固定在患者的颅骨上。

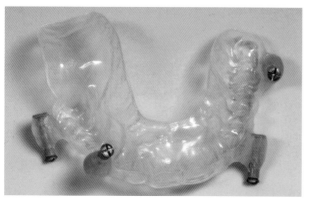

图5-3-11　使用包含4枚螺钉的牙列咬合板作为配准标记。在术中导航期间，螺钉可用于（重新）配准。

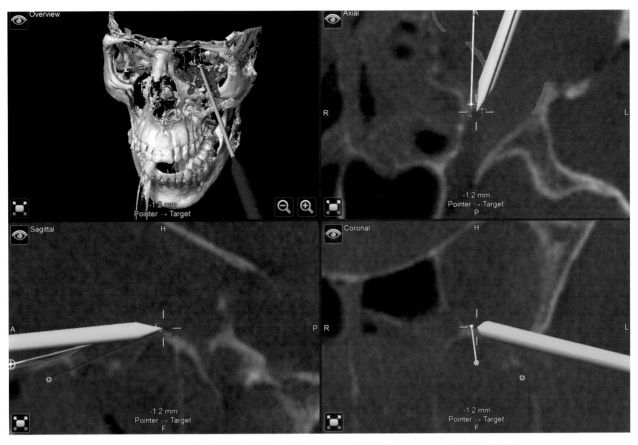

图5-3-12 使用iPlan 3.0.5 Brainlab系统进行术前设计；使用Kolibri导航系统Cranial 3.0进行术中导航。

2012；Gellrich等，2002；Essig等，2011）。

四、总结

导航手术在CMF手术中实施，主要是为了将术前计算机辅助设计的手术计划蓝图在术中实现（Guijarro-Martinez等，2014；Schramm等，2008；Gellrich等，2002；Schramm等，2000）。这种技术是无辐射的，可以在所有手术步骤中按需应用。骨锚定或基于牙列咬合板的参考标志点应该受到推荐，因为两者都允许在手术过程中随时重新进行配准（Rana等，2012；Schmelzeisen等，2004；Schramm等，2000）。术中导航也可用于术中质量控制。

第六节　术中影像与质量控制
(Frank Wilde, Alexander Schramm)

一、引言

目前，术中3D成像（无论是否带有术中导航）

是计算机辅助外科工作流程中实现术中质量控制的重要元素。术前通过计算机断层扫描（CT）、锥形束CT或MRI进行临床和放射学诊断，然后进行计算机辅助设计，以确定和模拟重建的预期结果。在一些困难病例中，术中导航有助于在术中实现手术计划。然后，术中3D成像允许进行术中最终检查并验证手术结果。目前，最好使用基于锥形束计算机断层扫描（CBCT）的三维C形臂设备来完成。这项技术有助于避免骨断端及植入物的位置偏移，这也是确保复杂手术质量和减少二次手术干预的重要进展。

在颅颌面骨骼区域，重要的结构比较聚集，尤其在眶内。因此，对解剖结构的详细了解对于手术实施至关重要（Schramm等，2010）。反过来讲，这又对用于诊断、治疗设计及术中和术后质量控制的影像流程提出了很高的要求（Hanken等，2013）。现代颅面重建可能涉及计算机辅助手术的各个工作环节。该工作流程可以细分为诊断、计划和模拟、手术执行，以及验证和质量控制（图5-3-13）。

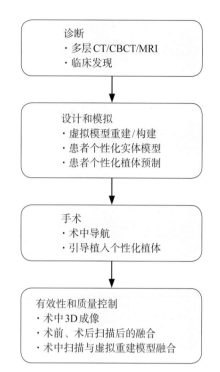

图 5-3-13　颅面骨骼重建的计算机辅助手术工作流程。

二、诊断

除临床表现外，临床诊断主要基于 2D 和 3D 影像学检查。目前，颅面骨骼的多层扫描 CT 是诊断颅面骨骼骨折、缺损和畸形的金标准影像程序。它不仅提供了关于骨结构的出色分辨率，而且还允许评估伴随的损伤和软组织结构（如眼球、眼外肌肉、视神经）的状况。

三、设计与模拟

计算机辅助设计和手术模拟基于术前诊断影像数据 CT、CBCT 和（或）磁共振成像（MRI）。这应该借助适当的设计软件来完成，该软件允许在不丢失信息的情况下进行各种模拟。手术虚拟设计的目的是创建一个与手术预期结果相匹配的虚拟模型。这样做的目的是提高手术预期结果的可预测性及手术干预的安全性（Schramm 等，2010；Schramm 等，2007）。除了虚拟模型的基本运动，例如旋转、平移和任何类型的剖面视图的显示之外，它还有助于确定进入手术部位的最佳入路。在生成上述虚拟模型时，现代设计软件允许对数据集的某些部分进行自动分割和镜像。因此，骨重建和

骨移植可以进行虚拟模拟。模拟和设计的结果可以用作术中导航系统的术中模板，也可以用于在术前和术中数据集融合后通过术中成像来控制手术结果的质量。还应该能够自由移动或塑造在设计期间生成的虚拟模型，并导入或导出表面镶嵌语言 STL 文件，以模拟任何类型的预成形 3D 对象（口腔科植入物、钛网结构等）或生成患者个性化模型和（或）植入物（Schramm 等，2010）。

四、通过术中 3D 成像进行结局验证和质量控制

重建手术完成后（有或无导航系统的帮助），手术结果应进行 3D 验证，以进行质量控制。理想情况下，这应该在手术完成后立即在手术室中进行。这允许评估骨骼和（或）植入物位置，以便在必要时可以立即进行矫正，以达到期望和计划的术后结果，并有助于避免二次手术矫正（Schramm 等，2010；Hanken 等，2013；Wilde 等，2013）。

目前有以下成像方式可用于术中使用（Hanken 等，2013）。

* 超声检查。
* MRI。
* CT。
* CBCT。

出于眶重建目的，必须考虑以下有关成像的具体因素。

* 需要足够的分辨率来观察眼眶的薄层骨壁及植入物。
* 该技术必须在手术室中随时可用。
* 扫描时间必须短。
* 外科医师或技术助理必须能快速安全地使用。
* 能够直接进行多平面成像（轴向，冠状，矢状投影）而无须复杂的重建。
* 直接导出数字成像和医学通信（DICOM）数据，最好能与术前图像和（或）术前设计拟合。
* 必须能够将数据存储在医疗机构的图片存档和通信系统（PACS）中，以满足长期文件储存要求。

考虑到上述标准，由于实际考虑，术中用于眼眶重建的影像学检查受到限制，几乎仅限于使用 3D C 形臂的 CBCT。

（一）超声成像

虽然术中超声检查可以显示颧弓和上颌窦前壁，但它不能充分评估复杂的骨解剖结构，包括眶内结构（Hanken等，2013；Friedrich等，2003；Stieve等，2012）。

（二）磁共振成像

使用MRI进行眼眶重建的缺点是难以评估骨壁结构和植入物。较长的扫描时间和复杂的术中操作，特别是需要在非金属环境中，并且需要放射科医师在场，使得在眼眶重建手术中使用MRI不被大多数学者接受。

（三）计算机断层扫描成像

如前所述，CT已成为诊断颅面骨骼骨折，特别是眼眶壁骨折的标准成像技术。然而，将标准CT扫描仪集成到手术室（即所谓的"混合手术室"）中，由于尺寸的原因，需要满足复杂的结构条件，即使CT设备已经变得越来越小。与上述所有其他影像学检查方式相比，术中CT用于眼眶重建的一个明显优势是其高分辨率。这种技术在显示眼眶的薄骨结构和插入的植入物材料方面优于所有其他成像方式。它的缺点是辐射剂量相对较高，采购成本高，并且与磁共振断层扫描一样，迫切需要能胜任的放射科医师在场（Hanken等，2013），而这经常导致不可预测的术中延迟。

（四）锥形束CT成像

通过CBCT进行的术中成像主要是指通过所谓的3D C形臂进行术中成像（图5-3-14）。术中C形臂或图像增强器的使用始于20世纪60年代（Gebhard等，2012）。最初，只能获得二维影像，因此它们的使用几乎完全局限于创伤手术和骨科领域（Gebhard等，2012）。二维成像在过去和现在都不适合显示颅面骨骼的复杂解剖结构，特别是眼眶，因为叠加效应限制了实用价值。术中成像通过引入产生三维CT样图像数据集的锥形束系统而发生了革命性的变化。这些系统最初用于心脏和血管手术，也被称为血管造影图像增强器。自20世纪90年代末以来，它们越来越多地被用于骨科和创伤外科（Gebhard等，2012；Rock等，2001）。技术的进步使这种3D C形臂在术中可以显示颅面骨骼，因此在过去的10年中，该技术越来越多地用于颅颌面外科手术（Schramm等，2010；Wilde等，2013；Heiland等，2005；Klatt等，2011；Badjate等，2005；Heiland等，2004；Pohlenz等，2009）。这些设备通常由电动的同心C形臂组成，可实现围绕患者旋转190°。通过生成一系列用于轴位、冠状位和矢状位的多平面图像，它们可以在大约10分

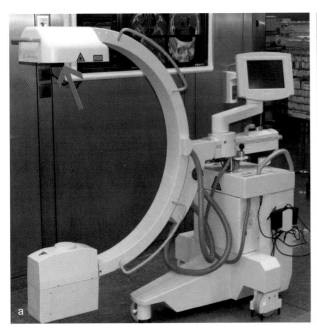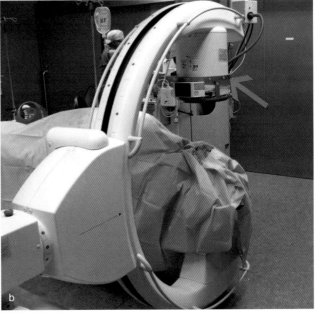

图5-3-14　移动式3D C形臂设备。a. 带平板探测器（箭头所示）的 Vario（FD）3D设备（Ziehm，Germany）。b. Arcadis Orbic 3D，带9英寸X线放大器管和用于导航手术配准（箭头所示）的跟踪阵列（Siemens，BrainLAB，Germany）。

钟内（从设备调整到观察影像之间的时间）在术中充分呈现骨组织结构，但是无法利用这种影像结果评估软组织结构。辐射的剂量取决于所使用的装置，特别是其发射管的功率、图像重复频率和图像强化时间。虽然尚未进行比较研究，但可以基本确定每次C形臂旋转的辐射剂量小于颅面骨骼的常规CT扫描（Hanken等，2013）。众所周知，CBCT技术在颅面骨骼扫描中的辐射剂量低于CT扫描（Ludlow等，2008；Loubele等，2009；Chau等，2009；Schulze等，2004）。

3D C形臂既可以移动使用，也可以安装在固定系统上（Gebhard等，2012）。固定系统可以根据卫生、消毒和术中操作等需要，安装在天花板或地面上（Gebhard等，2012）。移动系统具有不局限于单个手术室的巨大优势，并且可以跨学科使用。与固定系统相比，移动系统的主要缺点是功率低（2~25 kW，推荐功率80~100 kW），图像重复频率低（25 f/s 50 Hz，推荐速率为30 f/s 50 Hz）（Gebhard等，2012）和更小的"视野"。与固定系统相比，移动系统显示的分辨率较低，成像范围较小。心脏手术和血管病学治疗主要需要更高的分辨率（Gebhard等，2012；Bonatti等，2007），但不可避免地导致应用更高剂量的辐射。然而，在眶重建中，较高的分辨率肯定是更有利的。移动系统的另一个局限性是，与固定系统相比，由于它们的冷却能力较低，它们容易过热（Gebhard等，2012）。由于并非术中一直使用，这个缺点在CMF手术中是次要的。

第三种也是最新类型的固定系统是将3D C形臂安装在机械臂上，该机械臂从其静止位置自动移动到手术台以避免碰撞（图5-3-15）。虽然安装在地面上，但这款C形臂与安装在天花板的C形臂一样灵活。通过将手臂连接到工业机器人上，可以扩展其移动范围。这类系统的另一个重要优点是它可以由外科医生操作（Gebhard等，2012）。

目前，最好使用平板探测器用作图像增强器单元（图5-3-14a），因为较增强管而言，它们可以在辐射剂量更低的情况下形成更高质量的图像（图5-3-14b）。此外，平板探测器通常可提供更大的视野（Gebhard等，2012）。

移动式3D C形臂目前提供最大的视野尚不能

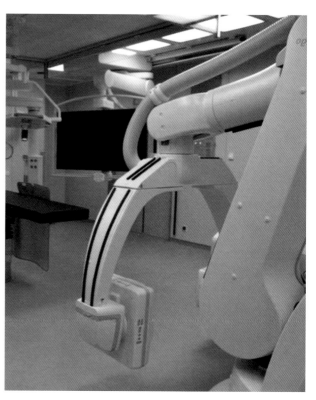

图5-3-15　带有导航系统和安装在机械臂上的3D C形臂装置的混合手术室（Artis Zeego，Siemens，Germany）。

在一次旋转中观察整个颅颌面骨骼。不同的制造商设定了不同的可见三维体积。西门子为其Arcadis Orbic 3D（图5-3-14b）设定了12 cm×12 cm×12 cm的可见体积，并使用9英寸X线放大器管。相比之下，Ziehm为其Vario（FD）3D（图5-3-14a）指定了512^3体素的可见体积，并使用平板探测器。但是，它没有在产品说明书中提供体素大小的进一步定义。在其Pulsera 3D设备的产品规格中，飞利浦仅提到该设备可以购买9英寸或12英寸图像增强器。到目前为止，作者已经使用了前两个设备。在临床实践中，这两种设备都提供相似的图像体积，因此目前可以暂定移动3D C形臂可以实现大约12 cm×12 cm×12 cm的3D图像体积，这意味着通常几乎不可能在一次旋转中覆盖整个颅面骨骼。

部分学者认为这种有限的图像体积阻碍了对患侧与健侧的对比观察，因而成为该项系统的重要缺陷（Hanken等，2013；Heiland等，2005；Pohlenz等，2009）。然而，这种说法可能是片面的，因为可以使用软件将3D C形臂在术中生成的数据集与术前诊断CT数据集合并，从而可以充分比较患侧与健侧的情况（Wilde等，2013），以及进行术后与术前的影像学比较。

此外，由于术中图像质量已能满足临床需要，因此不再需要进一步的术后CT扫描。3D C形臂的DICOM导出功能是必需的，通常可以满足有关长期存储的要求，例如存储在医疗机构的PACS系统中。因此，我们可以推断使用移动3D C形臂可能成为颅颌面骨骼重建术中成像的标准程序。

在颅底肿瘤切除术后进行一期重建中，术中颅面骨骼（包括眼眶）3D成像的最理想选择是具有固定3D C形臂（如安装在机械臂上）的混合手术室。因此，作者在所有受益于同时观察软组织和骨窗的手术中，均会使用3D C形臂，而这不是仅通过术中MRI实现的。在肿瘤切除术中严格的软组织成像仍然表明术中MRI的用途（图5-3-16）。

因此，对于专业的医疗中心，我们建议将移动式3D C形臂、地板或屋顶安装的术中CBCT和术中MRI相结合，以实现最佳的术中成像方式，覆盖CMF手术的全部应用。

五、典型病例

（一）颧上颌骨复合体骨折

颧上颌骨复合体的骨折通常伴有眼眶壁的移位（图5-3-17a、b）。在这种情况下，重要的问题是除了复位颧上颌骨骨折外，多大程度的眶壁骨折移位需要手术干预。这种干预可能意味着在下眼睑区域需要额外的手术入路，并且并发症可能会增加。在颧骨复位之后，特别是当使用闭合复位或纯经口腔复位时，尚不能确定颧骨的复位是否也导致眶壁骨折的充分复位，以及是否需要进一步行眶重建。通过术中3D成像可以快速轻松地找到答案（图5-3-17c、d），这有助于避免不必要的眶壁探查和重建。

（二）单纯眶壁骨折

单纯眶壁骨折［内侧壁和（或）眶底］的患者应在肿胀消退后的前2周内接受治疗（Schramm等，2010；Burnstine，2003）。术中视野较差是治疗眶壁骨折时重建材料放置不准确的常见原因，特别是当涉及眶底和内侧壁之间的过渡区或眶底撕脱性骨折时。重建后的眶底和内侧壁之间的过渡带通常角度过尖，或者眶底的后部重建得太深。这两种错误都会导致骨眶矫正不足，并可能导致持续的眼球错位。由于同期软组织改变和中枢调整等因素，准确的一期解剖复位重建比二期矫正具有明显的优势。术中成像有助于避免不正确的复位并减少二次重建的次数。近年来，异体材料（如钛网）比自体骨移植物更受青睐，因为它们通过精确的解剖塑形提供了结果的可预测性。此外，还避免了对供骨区的手

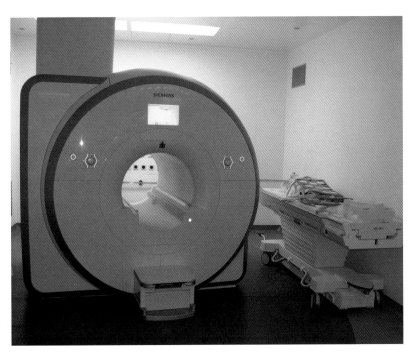

图5-3-16 带术中MRI（3 Tesla）的混合手术室（Brainsuite，BrainLAB）。

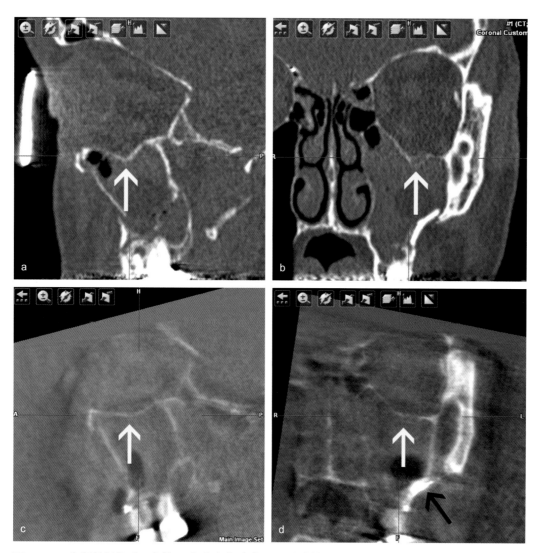

图 5-3-17　在颧骨复位后，术前CT与术中移动式3D C形臂装置扫描图像的融合。矢状位（a）和冠状位（b）术前CT显示眶底移位性骨折（白色箭头）。矢状位（c）和冠状位（d）术中影像显示已复位的颧骨和颧上颌骨接骨板位置（黑色箭头），眶底骨壁现在处于解剖学上正确的位置（白色箭头），表明眶底骨折已复位，无须进行眶底重建。

术及其相关的并发症，以及自体骨移植的难以预估的术后吸收。

　　虚拟重建设计的第一步是将CT数据集自动分割为解剖和手术单元，特别是对于复杂的眼眶壁骨折（图5-3-18a）。随后可以通过自由形成的片段（双侧骨折）或镜像健侧（单侧骨折）来创建眶重建的虚拟模型，然后将节段对齐（图5-3-18b）。解剖匹配的预成形钛植入物可以在手术前虚拟植入并选择尺寸和位置（图5-3-18b）。然后，可以通过术中导航来控制复位后的骨碎片的位置以及植入的钛网和（或）骨移植物在眼眶中的位置（见上文）。

　　导航指针尖端放置在植入的钛网或复位的骨骼

上，指针尖端相对于虚拟重建模板的位置指示了植入物或骨断端的当前位置（图5-3-18c）。这允许控制需重新定位的骨骼及植入物的位置和适合度，并可做必要的修改。在使用解剖匹配预成形或常规植入物时，可以通过在其上固定动态参考架来在术中跟踪植入物。最后，可以通过术中3D成像进行最终验证。重建的结果也可以通过用较小的术中视野融合术前数据和术前模拟来精确验证（图5-3-18d）。因此，即使是以前需要冠状切口的眶底和眶内壁的广泛重建，也可以联合使用预成形植入物、术中导航和术中成像，通过经结膜入路进行，而不会留下可见的瘢痕。

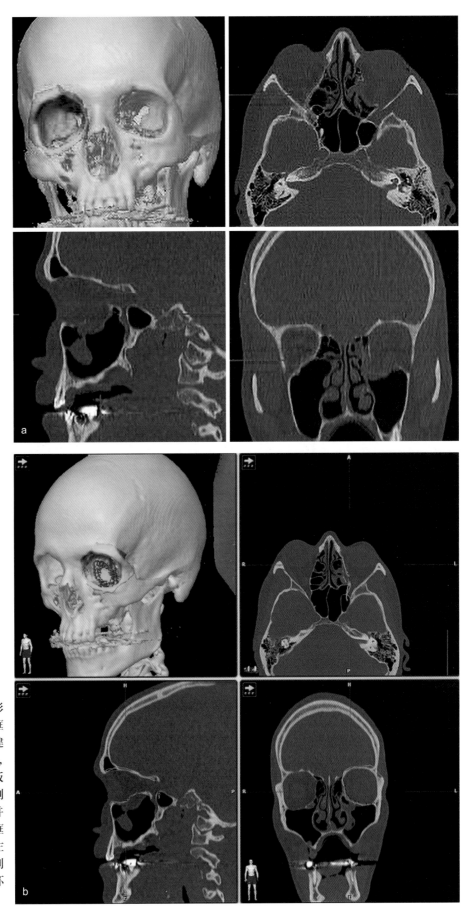

图5-3-18　利用解剖匹配预成形植入物进行计算机辅助左眼眶一期重建。a. 通过自动分割健（右）侧的眶壁（绿色轮廓线），虚拟规划形成患侧眶壁重建模板的多平面视图。b. 通过镜像健侧的分割模板（绿色轮廓线），并虚拟植入解剖学匹配的预成形眶植入物（红色轮廓线），完成左眶虚拟重建的多平面视图。解剖学匹配预成形钛植入物在虚拟环境中验证拟合度和选择尺寸。

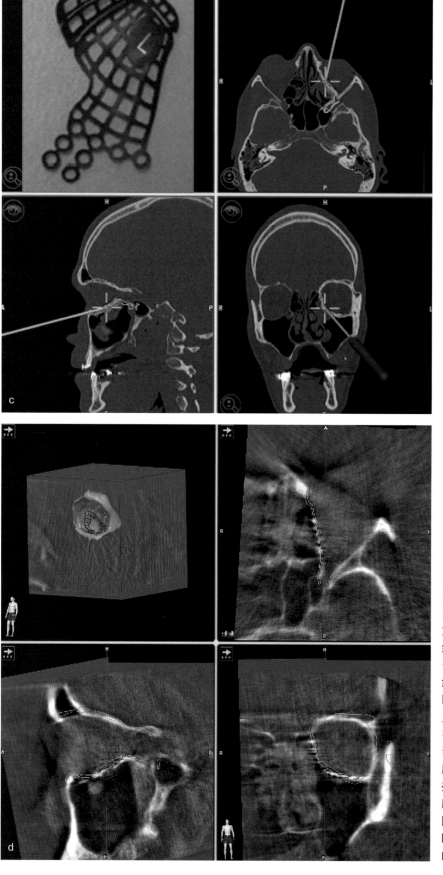

图5-3-18（续） c.导航辅助的解剖匹配预成形眶植入物（c：左上角）定位植入的多平面视图。绿色轮廓线显示计划重建的虚拟模板（类似于图b中的绿色轮廓线）。红色轮廓线表示在导航指针的指导下植入的眼眶植入物的表面，该指针跟踪植入物表面。橙色轮廓线在术中显示导航系统屏幕上眼眶植入物的虚拟计划位置（类似于图b中的红色轮廓线）。d.术中3D成像及与术前虚拟计划重叠的多平面视图。绿色轮廓线表示虚拟模板（类似于图b和图c），红色轮廓线表示虚拟植入的眼眶植入物（类似于图b）。已就位的植入物与虚拟规划位置基本一致。

（三）眶与面中部二期重建

由于软组织挛缩和瘢痕形成，二期重建一般比较困难。眼眶和眶周区域的复杂解剖条件使得使用自体骨移植物进行功能和美学重建成为一项具有挑战性的任务（Schramm等，2010；Gellrich等，1999）。使用人工材料重建往往容易得多。如有必要，这些材料可以与自体骨移植物（颅骨）及微血管吻合的包括软、硬组织的皮瓣结合使用。计算机辅助仿真和设计（图5-3-19a~c）可以对骨重建进行详细的虚拟规划，结果可以以STL文件的形式导出。通过快速原型技术，可以从STL文件快速生成打印低成本、高效益的患者特异性3D模型（图5-3-19d）（Cohen等，2009）。这些模型允许在术前进行患者个性化钛板和钛网的预成形（图5-3-19d）。另外，

有些个性化植入物（如本部分中的病例）可以在工业上一次成形制造（如聚醚醚酮或钛）（图5-3-19e）。术前预成形的植入物可以在术中使用导航辅助进行定位（图5-3-19f、g），随后使用术中3D成像进行验证（图5-3-19h、i）。

六、总结

目前，使用3D C形臂设备的术中3D成像是颅面骨骼计算机辅助外科工作流程中的重要元素。它有助于避免骨碎片和（或）植入物的错位，也是在保证此类复杂操作的质量控制方面的一个突出进步。如果执行得当，它可以减少二次干预的数量，通过避免在面中部骨折修复中不必要的眼眶重建来降低并发症和减少手术时间。

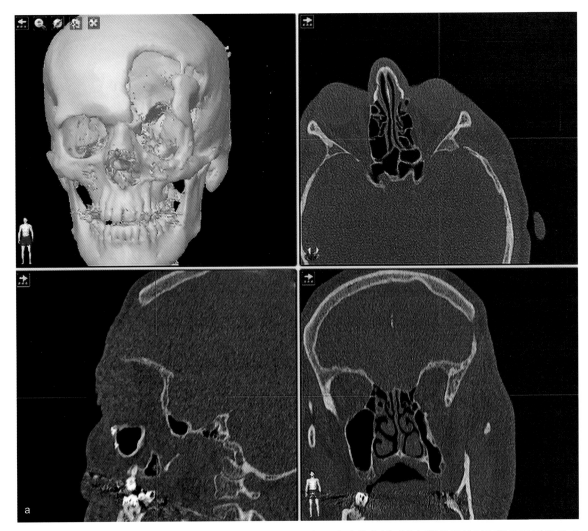

图5-3-19　计算机辅助的面中部和额骨二期重建。a.未经充分治疗的左侧面中部粉碎性骨折和脑脓肿后颅骨二期钻孔的多平面视图。

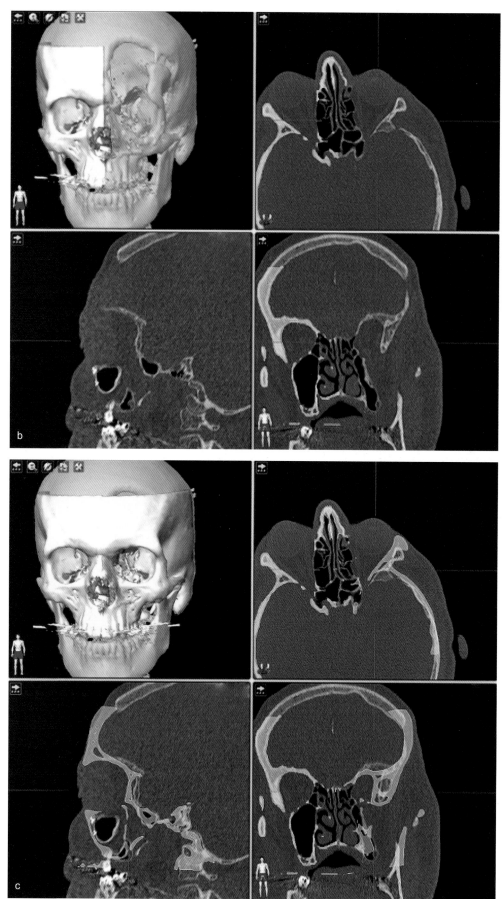

图5-3-19（续） b. 虚拟规划和重建模板的多平面视图，通过分割健侧（右侧）（黄色轮廓线）进行面中部重建。c. 通过镜像对侧的虚拟重建（黄色轮廓线）的多平面视图。

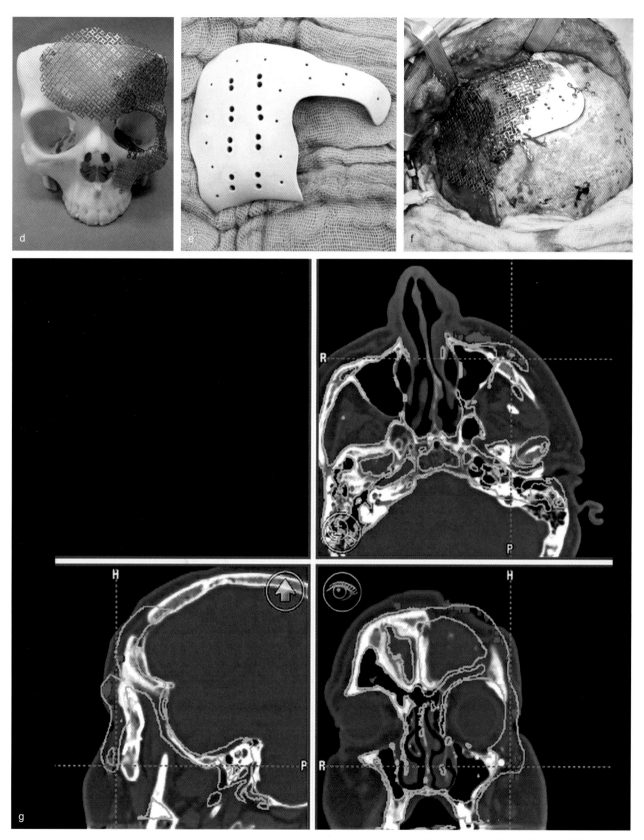

图5-3-19（续） d.将虚拟重建转换为可由3D打印机打印的STL文件。3D模型可作为患者预成形专用植入物的模板。e.工业制造的患者个性化聚醚醚酮（PEEK）植入物，用于重建颅骨缺损。f.在左颧骨复合体重新截骨术后，植入和固定患者个性化植入物的术中视图。g.复位骨断端和控制植入物位置的术中导航多平面视图。粉红色轮廓线代表植入物的表面。绿色轮廓线显示了术前规划的虚拟重建模板。

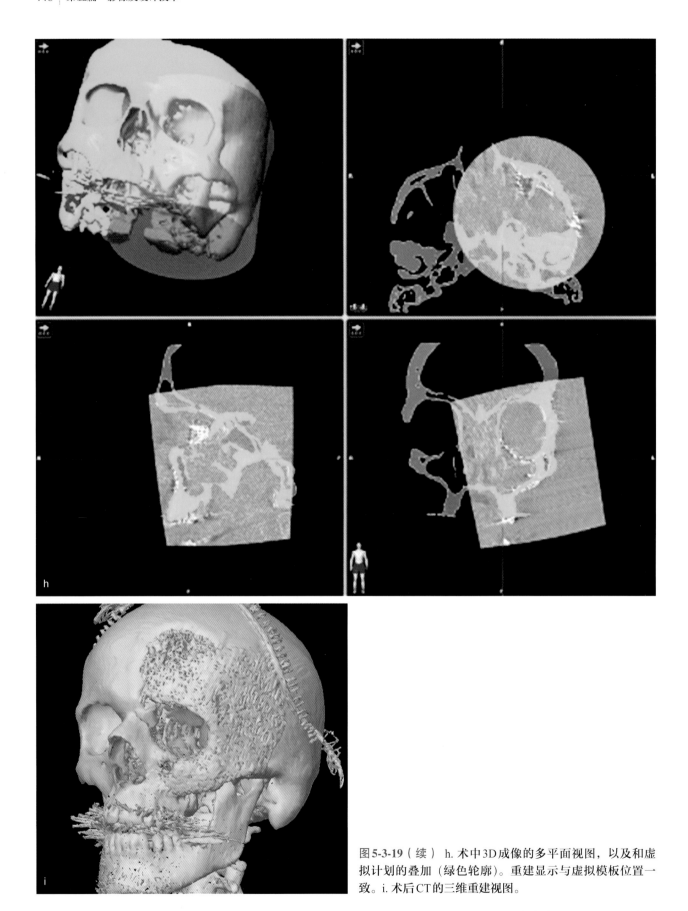

图5-3-19（续） h. 术中3D成像的多平面视图，以及和虚拟计划的叠加（绿色轮廓）。重建显示与虚拟模板位置一致。i. 术后CT的三维重建视图。

（曹健 译，于洪波 校）

第七节　非个性化预成形手术植入物

（Nils-Claudius Gellrich, Majeed Rana）

一、引言

目前存在几种生物材料可以用来制作用于颅面部骨骼重建的植入物。Manson等（1987）、Hammer等（1999）和Gruss（1986）报道了必须要使用成形效果好、塑形能力强及性能稳定性佳的材料，他们最初倾向于使用自体骨。然而，基于功能和美学的要求，自体骨移植需要使用先进的技术技能才能使自体骨以最理想的方式重建轮廓（图5-3-20）。

骨吸收引起的继发性体积损失是伴随骨移植的

重要生物学问题。同种异体材料已被开发来克服这些问题，但同种异体材料有更多的晚期并发症，如感染和金属反应（眼眶粘连综合征）。

当不准确重建发生后，眼眶和咬合是不易处理的解剖学领域。术后计算机断层扫描（CT）可以在眼眶内看到不透射的重建生物材料，这有助于评估、分析手术结果不佳的原因。

今天，使用数字化建模和（或）数字化制造技术，可以高效地制造预制人工材料植入物。如果在重建前已经制造出合适的患者个体化模型，则可以轻松地手动预成形。在模型的帮助下，使用成形效果好、塑形能力强的生物材料，可完成术前与术中对植入物的预成形工作。

二、技术说明

早期关于钛网应用（图5-3-21）的研究报道（Sugar等，1992；Schubert等，2002）鼓励了本书作者广泛使用钛网进行颅面部重建。生物模型的出现使这些二维钛网能够与患者的三维解剖结构相匹配（图5-3-22）。

眼眶畸形的程度和形状是通过术前高分辨率CT或锥形束扫描来评估的。缺损的体积信息可以在生物模型上评估，此外，外科医师还可以在模型上为预计的重建设计合适的钛网轮廓。以标准的非预成形扇形眶内钛网作为基础，可弯制成单壁或双壁个性化眶内植入物（图5-3-21和图5-3-23）。

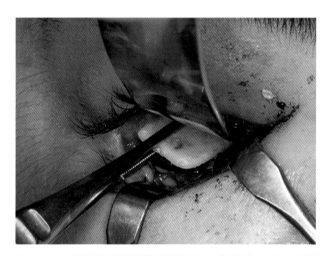

图5-3-20　颅骨骨片移植物被放置在3D钛网上，用于充填和减少眶内空腔。

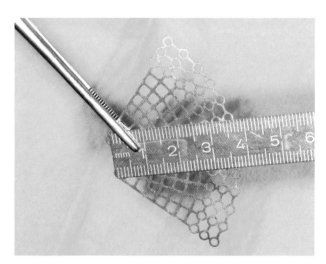

图5-3-21　未预成形眶内钛网，长度37 mm。

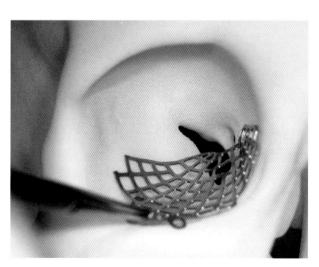

图5-3-22　在颅骨模型上塑形非预成形钛网，用于重建眶底和眶内壁。

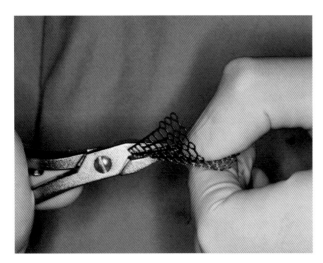

图5-3-23 弯制非预成形三维钛网的过程。

这些植入材料可以有不同的厚度，因此可以根据患者的具体需求选择合适规格的植入材料（Rana等，2015）。

这种预弯制过程可以创建患者个性化的植入物。然而，术中要结合导航和（或）成像技术来验证植入物植入的位置是否正确。如果植入位置不正确，即使是完美预成形的植入物也会造成不良影响。它甚至可能危及重要的结构，如视神经。特别是对于较薄且柔韧的植入物，外科医师必须考虑到在植入或固定的过程中可能发生的形变。

植入物应在其最终位置用1枚或2枚螺钉固定。通常，越复杂的解剖重建需要越多的螺钉固定。

第八节　工业化预成形眼眶部钛网

（E Bradley Strong, Marc C Metzger）

一、引言

眼眶部骨折是颌面创伤后常见的并发症，可导致正常眶壁结构的破坏。复杂的眶壁结构使得创伤后眼眶的重建极为困难，特别是在骨折累及多个眶壁时（Steidler等，1980；Ellis等，1985）。历史上，自体骨块移植常用于眼眶重建。为了获得更精确的重建并消除供体部位的并发症，随后引入了异体材料，如钛、生物可吸收聚合物和多孔聚乙烯（Potter等，2004）。不同外科医师对植入物的偏好差异很大，目前仍没有理想的眼眶重建术植入

物。理想的植入物应该具备：①容易获得。②生物相容性好。③便宜。④易塑形，且强度足以支撑眼眶内容物，并长期保持其形状不变。⑤X线阻射，以便在X线片上可见。⑥不可吸收。生物可吸收性植入物似乎能够为较小的缺损提供足够的支持（Al-sukhun等，2006）；然而，它们在计算机断层扫描（CT）上是不可见的，有人担心这种聚合物会引起炎症反应（Uygur等，2009）。多孔聚乙烯片提供了足够的支持，但塑形困难，且X线不显影。钛网满足上述大部分标准。然而，对任何植入物精确的徒手弯曲都具有挑战性（Ellis等，2003）。优化钛板轮廓的一种技术是在术中使用消毒过的颅骨模型进行钛板/钛网弯制。这些模型可以由通用CT数据集生成，也可以使用来自未受伤侧的镜像CT数据生成患者个性化模型（Gellrich等，2002；Holck等，1999；Perry等，1998）。虽然这些技术很有前景，但成本高昂且耗时。

二、工业化预成形钛网

尝试徒手重建复杂眶部骨折是不如预成形钛网精确的（Strong等，2013）。Metzger等（2006）描述了基于278个正常成人CT数据集的预成形眶部钛网植入物的使用。这些数据最终用于制作预成形的眶部钛植入物（图5-3-24）。

这些预成形的网状植入物有两种尺寸（小和大），以供左、右眼使用。钛网边缘，特别是植入物的后缘和内侧缘可以通过修剪与骨折尺寸匹配。与传统的网状植入物不同，植入物的边缘即使在修剪后也很平滑（图5-3-25）。

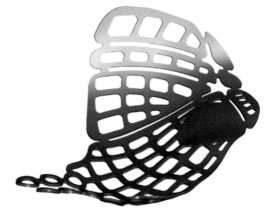

图5-3-24 左眼的预成形网状植入物。

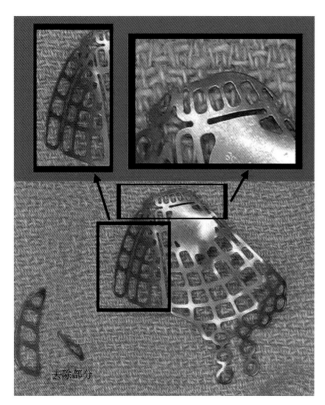

图5-3-25 远中缘经过修整的预成形钛网，修整下来的边缘位于左下角，注意，经过修整，钛网边缘依旧平滑。

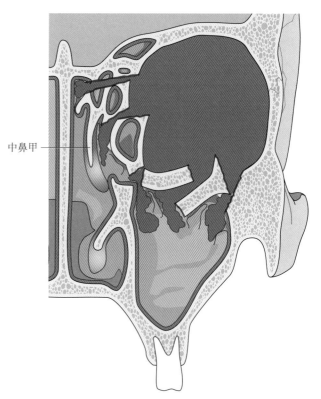

中鼻甲

图5-3-26 一例复杂的两壁眶部骨折可用预成形钛网修补。

因为这些植入物是预成形的，所以不建议对形状进行修改。如果这种植入物用于治疗小的眶底缺损，那么必须被大幅修剪，这种情况下使用预成形植入物所造成的额外成本则不得不受到质疑。根据作者的经验，这种植入物对导致眶后部破损并延伸到筛骨纸板的两壁缺损最有用。这骨折偶尔可延伸至颅底（图5-3-26）。

三、手术技巧

对于眶底骨折，一般通过经结膜内切口植入预成形钛网。对于眶内壁和眶下壁联合骨折，通过经结膜内和经泪阜联合切口植入预成形钛网修复。根据外科医师的偏好，也可以采用睑下切口。切口应暴露整个骨缺损，并显示骨边缘。特别要注意的是显露眶底的后板和筛骨眶板的上缘。当植入物被植入时，眶内容物被纳回眶腔内。用一副镊子夹住植入物的前端，即可夹住植入物。正常情况下，先插入植入物的边缘。当植入物插入时，侧位旋转允许植入物滑动至眶内容物下方并沿内侧壁向上滑动（图5-3-27）。

一旦植入物处于理想位置，重新评估植入物的

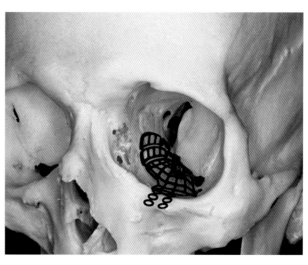

图5-3-27 小的预成形网状植入物放置在左侧眶内。注意预成形的形状如何模拟正常的眶部结构。

边缘和方向与现有眶壁的关系。植入物植入的缺陷可能包括：①植入物没有位于眶底骨后缘，并偏离到上颌窦。②将植入物的上内侧边缘侧向放置（而不是放置在筛骨眶板上），使眶内容物脱垂出植入物的上边缘，并嵌顿在筛骨眶板和网板之间。

植入物定位后，在眼眶边缘用微型螺钉固定。

注意，螺钉紧固（拉力螺钉）不能使植入物产生扭矩并改变其位置。

四、结果

最近的几项研究评估了预成形钛网，发现它对于复杂的眶壁骨折重建是安全有效的（Metzger等，2006；Scolozzi等，2009）。Schoen等（2006）得出结论，与徒手预弯相比，使用预成形植入物耗时更少，精度更高。Momjian等（2011）展示了使用传统钛网与预成形钛网在体积重建和临床效果方面相同。Strong等（2013）注意到传统钛网与预成形钛网的重建体积结果相似，但也发现预成形钛网的轮廓优于传统钛网。

关于理想的眼眶重建技术和材料仍有许多问题有待解答。使用预成形的眶部钛网看起来是一种安全有效的方法。虽然使用预成形钛网时空间重建能力是否改善尚未被证实，但它的使用似乎提供了一种更符合解剖学的手术修复。比不预弯曲的植入物更能精确地模拟出病变前的眼眶结构。金属植入物的晚期问题包括通常由黏膜化失败引起的慢性感染，以及眼眶粘连综合征（包括复视）。钛网比无孔材料更难去除。

第九节　预成形下颌骨钛板

（Marc C Metzger, Florian A Probst, Rainer Schmelzeisen, E Bradley Strong）

一、引言

在创伤或手术切除后，下颌骨的手术重建可能费时且极具挑战性。可发生如金属板暴露、配件松动和金属板折断等并发症，特别是在没有骨性重建的节段性缺损时（Wei等，2003；Klotch等，1999；Knoll等，2004；Schoning等，1998；Klotch等，1987；Shibahara等，2002）（图5-3-28）。

目前的重建钛板有以下缺点：弯制费时，经口内入路置入困难，可能发生钛板断裂，特别是在没有进行植骨重建或过度弯曲后（Shibahara等，2002）。现在已经开发了一种预成形的下颌骨重建钛板，以提高处理的便利、增加钛板强度。

二、钛板设计

有学者利用从不同种族成人人群中获得的7 000多份计算机断层扫描（CT）数据，进行生物特征分析以评估下颌骨形状（Metzger等，2011）。咀嚼运动导致的解剖应力集中区也被考虑到。根据这些数据，预成形钛板被设计成小、中、大3个尺寸。每块钛板有4个不同的区域（图5-3-29）。中心成形区域不需要切割或弯曲，消除了变形和金属疲劳引起的强度下降。正中联合和下颌升支区域已经过预弯，但可以在术中塑形，以达个性化适配。钛板的最末端部分是直的，可以根据需要进行切割或修改。板孔有螺纹，可与锁定螺丝或常规非锁定螺钉配合使用。

与传统重建钛板相比，预成形钛板最大限度地减少了术中弯曲，保留了最佳的孔位和螺纹形状，从而降低了金属疲劳和钛板折断的风险（图5-3-30）。此外，预成形的形状在结合应用穿颊器械和（或）90°螺丝刀的情况下更容易经口内入路应用。最后，

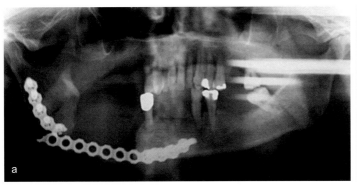
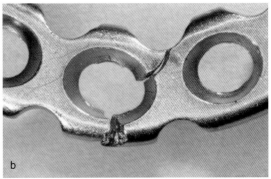

图5-3-28　a.肿瘤切除术后患者的X线全景片，使用钛板修复重建右下颌体节段性缺损，可见钛板折裂。b.移除的因疲劳断裂的钛板。

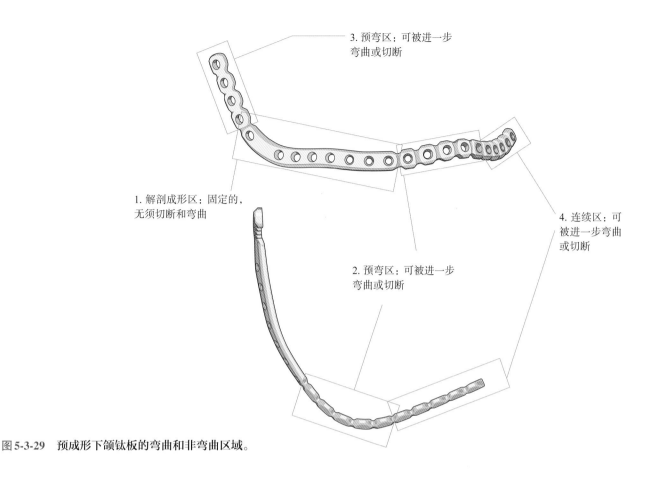

3. 预弯区：可被进一步
弯曲或切断

1. 解剖成形区：固定的，
无须切断和弯曲

2. 预弯区：可被进一步
弯曲或切断

4. 连续区：可
被进一步弯曲
或切断

图5-3-29　预成形下颌钛板的弯曲和非弯曲区域。

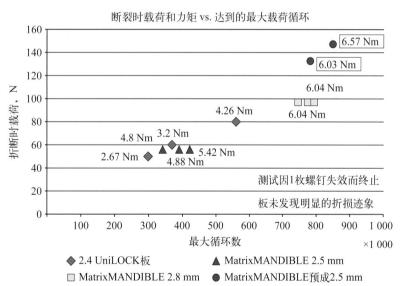

图5-3-30　不同重建钛板的机械压力测试，
包括预成形钛板。蓝点表示这些重建板没有
疲劳失效。

断裂时载荷和力矩 vs. 达到的最大载荷循环

6.57 Nm
6.03 Nm
6.04 Nm
4.26 Nm
6.04 Nm
4.8 Nm　3.2 Nm
2.67 Nm　　5.42 Nm
4.88 Nm

测试因1枚螺钉失效而终止
板未发现明显的折损迹象

折断时载荷，N

最大循环数　　　　　×1 000

◆ 2.4 UniLOCK板　　　　　▲ MatrixMANDIBLE 2.5 mm
□ MatrixMANDIBLE 2.8 mm　● MatrixMANDIBLE预成2.5 mm

这种方式通过最大限度地缩短预弯和处理时间而减少了手术时间。

三、适应证

使用符合解剖形态的预成形重建钛板的主要指征是下颌骨节段性缺损的桥接。血管化或非血管化的骨重建可以使用预制钛板进行轮廓成形和移植物/皮瓣固定。其他可能的适应证包括粉碎性骨折、无牙/萎缩性和（或）感染性下颌骨骨折。

四、手术技巧

暴露缺陷区域或骨折区域后，可以放置模板，以确定钛板的形状。首先应选择中号模板，并沿下颌下缘放置（图5-3-31）。

首先评估模板在下颌升支的位置。如果升支后缘与模板正确对齐，则可使用中号板。如果模板位于升支后缘外，则考虑用小号钛板重建。如果模板位置在升支后缘前方，则应考虑使用大号钛板。在选择最终钛板之前，也可使用大、小模板进行轮廓评估（图5-3-32）。

一旦选择了合适的尺寸，相应的模板可以安放到下颌骨轮廓上，并用作模板来修改钛板的前和（或）后部的延展部分。钛板中心成形区前的2~4个孔允许外科医师以最小的弯曲度来调整长度。弯曲钳用于进行平面外弯曲。因为前后延伸部的性质，通常不需要平面内弯曲（特别是在正中联合区域）（图5-3-33）。极少需要防止螺孔变形的弯曲镶件。它

们可用于可能需要广泛弯曲的板材，例如需要扭转并在平面内弯曲超过20°，或在平面外弯曲超过45°。

坚固内固定通常在近端（升支）和远端（正中联合）节段分别需要至少3~4枚螺钉固定。虽然钛板孔内一定程度的螺钉倾斜是可以容忍的，但所有螺钉相对于钛板和骨表面的垂直放置将提供最佳的钛板稳定性。可提供下钻引导，以确保螺钉的位置

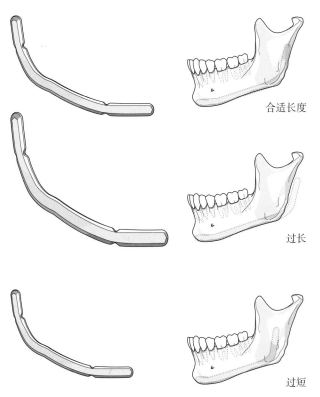

图5-3-32　三种不同尺寸的模板允许预成形钛板与颌骨形成最佳配比。

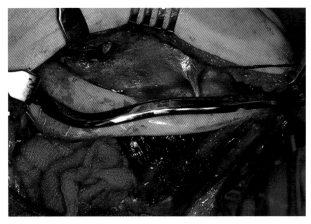

图5-3-31　决定预成形钛板尺寸、长度和外形的模板。

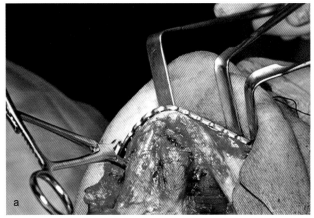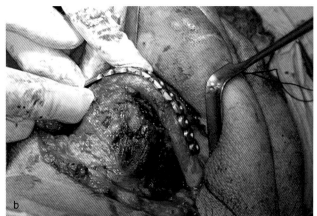

图5-3-33　在平面外弯曲前（a）和弯曲后（b）的预成形重建板颏部区。垂直尺寸将自动适合正确的位置；通常不需要平面内弯曲。

在板孔的中央。当使用预制重建钛板作为临时桥接装置时，应插入2.4 mm或2.9 mm的锁定螺钉。如果存在骨长度有限或骨质量差的情况，至少需要使用3枚2.9 mm的锁定螺钉。如果使用髁头添加系统，则下颌升支区域的最后3个孔不应弯曲，以避免变形。

第十节　个性化下颌骨植入物
(Max Heiland, Maximillian Schöllchen, Henning Hanken)

一、引言

个性化下颌骨植入物可以通过个性化铣削或烧结制成。铣削和烧结板提供了不同的设计选项，因为它们是为个性化重建问题而生的。铣削板和烧结板的区别在于生产工艺。铣削重建板通过减材工艺生产，从金属块中切割出所需的植入物。烧结板是通过熔化金属粉末而铸成的，如用激光束。铣削的减材制造工艺受到几何形状的限制，如设计中不能出现底切结构。此外，重建板的尺寸受工件和铣刀尺寸的限制。有许多种金属材料可以通过铣削来用于颌面部重建。

相比之下，烧结金属没有这种几何限制，但它们显示出一定程度的孔隙率，因为起始材料从未完全熔化，而只是压实成致密材料。这种孔隙可导致术前消毒困难。电子束熔炼（electron beam melting, EBM）是一种特殊的烧结方法。该技术使用电子束，通过逐层熔化金属粉末的过程来叠加制造CAD零件。有了EBM，可以创建骨小梁样的植入物表面，从而实现骨长入（Biemond等，2013；Wong等，2010）。

在机械性能方面，铣削和烧结材料同样稳定。不仅植入物的形状是可定制的，而且螺钉孔的定位和角度也可以单独规划。与预弯钛板相比，这是一个显著的优势，因为它可以更好地考虑到诸如神经、牙根、截骨线或现有植入物等结构，并避免对这些结构的干扰。虚拟规划允许预测可能的螺钉碰撞、螺钉角度，并允许预测设计的螺钉长度。

另一个优点是，与传统重建钛板相比，个性化铣削和烧结钛板的稳定性可能增加。不需要可能会降低钛板的稳定性的额外的弯曲，板的外形尺寸可

以单独设计，以增加某些区域的强度，如在桥接的薄弱区域。

二、设计

设计过程需要外科医师和一个由制板企业提供的设计平台之间的密切合作。虚拟设计可以很容易地在外科医师和设计工程师之间的网络会话上完成。

对于虚拟设计，需要一个层厚小于1 mm的三维数据集。个性化植入物应在数据采集后3个月内完成。如果可能，应在机架倾斜度为0°的情况下进行扫描，然后用高分辨率骨组织算法进行重建。由CT或锥束CT扫描生成的符合上述标准的DICOM轴向切片数据集，就足以满足术前规划。

使用设计软件构建三维体积，进行骨段分割，模拟切除手术，最后设计在使用或不使用自体移植物/皮瓣的情况下的植入物放置。

三、患者个性化下颌骨植入物的适应证

计算机辅助设计和制造（CAD/CAM）重建板的适应证包括节段性骨缺损及极度萎缩或粉碎性的下颌骨骨折，此时下颌骨不再能够承受肌力和机械力。肿瘤扩散或畸形限制了传统重建板的使用，这些重建板通常具有特定轮廓或与骨表面匹配，此时是患者个性化植入物的适应证。目前还没有比较个性化植入物与传统植入物长期效果的数据。

四、临床应用

下颌骨节段性缺损是由不同的病理引起的，其缺损形态和大小各不相同。一些病变，如囊性病变、成釉细胞瘤或其他肿瘤，通常导致下颌骨局部局限性缺损。其他病变，如药物相关的骨坏死、骨髓炎或放射性骨坏死，可累及整个下颌骨，包括颞下颌关节区域。根据缺损的程度和位置，骨缺损会导致各种功能障碍，如语言、咀嚼甚至吞咽障碍。此外，可能出现的畸形可能会严重影响患者的生活质量（Buchbinder等，1989）。

为了恢复功能完整的下颌单元，人们已经描述了使用不同的移植物/皮瓣来恢复生物力学和功能需求的多种手术方法（Wong等，2010）。在这种情

况下，重建钛板普遍用于支持甚至恢复骨的生物力学功能。

术前计算机辅助设计的手术计划可以帮助准确地确定解剖情况，预测所需的骨折固定材料的范围和形状。这包括骨移植/皮瓣，以及单纯用钛板重建桥接缺损（图5-3-34）。特别是对于跨度大、几何形状复杂的缺损，个性化设计在精度和操作时间方面具有优势。

将术前个性化钛板制作与CAD/CAM引导的节段性缺损骨移植过程相结合也是可能的。它可以防止术后骨移植/皮瓣的畸形或错位。钛板的形状也可以根据植入物放置后来设计，以便将皮瓣放置到理想的位置进行修复重建（Essig等，2011）。

也可以将个性化植入物内的螺钉位置整合到切割导航中，这是CAD/CAM辅助骨瓣移植程序的一部分。钛板的位置和角度是根据植骨块、下颌骨和桥接缺损而预先确定的（Hidalgo等，1989；Wolff等，2005；Taylor，1982；Silverberg等，1985；Swartz等，1986）。

还可以选择缩小螺钉孔距离，以增加移植物/皮瓣或难以构建入路的区域（如髁突）中的螺钉数量（见第十二节内容）。

五、总结

可以生产两种类型的个性化钛板。这些重建板可以通过铣削或烧结制成。就强度而言，两种类型的重建板都同样稳定。它们被认为比传统板强度更稳定，因为不需要个性化预弯。

为了进行虚拟设计，需要层厚小于1 mm的三维数据集。与传统板重建板相比，CAD/CAM重建板的一个相当大的优势是，在肿瘤扩散或畸形不允许对局部骨表面进行轮廓塑形的情况下，可以生产应用这些板。

第十一节　个性化颅面部重建植入物
(Dominik Horn, Jürgen Hoffmann)

一、引用

大范围骨缺损仍然是颅面外科的一个挑战。这种畸形可能是多种病因引起的结果，包括创伤、肿瘤、感染、全身免疫疾病或放疗引起的骨坏死（Futran等，2006）。

在某些情况下，基于如带骨组织的微血管游离皮瓣等自体材料的重建选择是有限的。原因可能是受体部位缺乏合适血管、患者存在并发症或缺损的大小超出了自体组织供应的限度。此外，需要考虑大面积游离皮瓣摘取后供区病情况。

颅面重建手术的主要目标是功能和外观的恢复（Cordeiro等，1998；Santamaria等，2006）。

异体材料可以代替自体皮瓣或与自体皮瓣联合使用。一般来说，异体植入物必须在生物相容性、

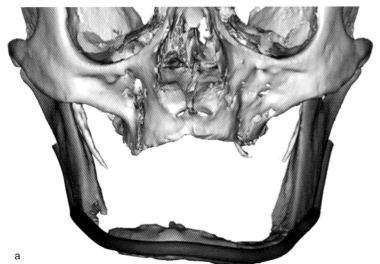
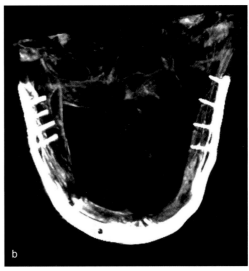

图5-3-34　使用个性化钛板治疗萎缩下颌骨的骨折。a. 虚拟设计钛板。b. 术后结果。

生物力学特性、耐热和抗辐射方面具有与骨相似的生物属性。由金银制成的金属颅骨植入物在16世纪首次被使用（Sanan等，1997）。20世纪80年代末，描述了使用基于计算机个性化设计的预成形材料用于颅面缺损修复的植入物（Toth等，1988；Epker等，1989；Schmitz等，1989；Lambrecht等，1990）。

目前，计算机设计的三维预成形植入物广泛应用于复杂的颅面重建中；他们简化了手术程序，减少了手术时间（D'Urso等，2000；Eppley等，2002；chim等，2005）。多种材料，如聚醚醚酮（PEEK）、钛、陶瓷、多孔聚乙烯或聚甲基丙烯酸甲酯（PMMA），已经应用于复杂的包括或不包括部分颅骨的颅面部重建中。

二、材料

（一）钛（钛网，实心钛）

钛的特点是具有出色的生物相容性和高度耐腐蚀性（Rae，1986；Alpert等，1996）。从弹性模量来看，它是与人骨相似度最高的金属（Haug，1996；Katou等，1996）。由于相对于其机械强度而言，钛的质量较低，是一种适合于颅面骨骼轻量化

重建的异体材料。钛可以在没有周围纤维组织的情况下实现直接的骨结合，这已经通过牙种植体、关节假体和接骨螺钉得到证实（Branemark等，1977；Albrektsson等，1987；Allison等，1990）。

因此，个性化的钛植入体（结合或不结合自体软组织皮瓣）为重建复杂和大范围的颅颌面区域缺损，提供了一个极好的选择，以满足功能和美观需求（Triana等，2000；Nakayama等，2004）（图5-3-35~图5-3-37）。钛可制成实心、网状或混合植入物。钛网可以在手术中进行修整，实现个性化设计。由于其更大的表面积，它允许组织长入，而实心植入物的特点是更高的强度。与钛网相比，实心的钛植入物的缺点是重量大，手术时无法弯曲或成形。此外，钛植入物可能会引起并发症，如感染、排异和眼部并发症（如眶部粘连）（Weintraub等，1981；Mauriello等，1987；Jordan等，1992；Spetzger等，2010）。据报道，钛引起的感染率较低（2.6%）（Matsuno等，2006）。对于接受钛植入的患者来说，热传导也会被认为是一种干扰（Spetzger等，2010）。

（二）聚醚醚酮

聚醚醚酮在20世纪80年代末被引入医疗领域（Williams等，1987）。它是一种三维固体合成材料，

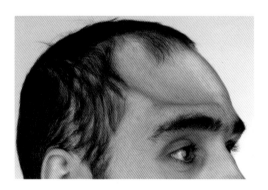

图5-3-35　创伤后颅骨缺损，术前。

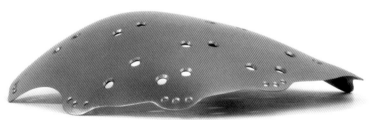

图5-3-36　个性化钛植入物。

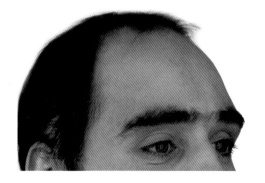

图5-3-37　术后效果。

是聚丙烯醚酮的亚分子。由于其化学结构特征，它结合了诸如耐腐蚀和耐辐射损伤及即使暴露在高温下也能保持稳定性等特性（Rigby，1985；May，1988）。PEEK不仅强度较高，还具有与骨相似的延展性（Hamdan等，1996；Rae等，2007）。低重量、不导热性、化学惰性，再加上X线诊断中的伪影较少、磁共振成像的适用性和耐辐射等临床特点，使PEEK成为颅面骨异体重建的理想材料（Hanasono等，2009）。对于复杂的面中部和颅面缺损，基于计算机断层扫描设计和预成形的植入物是骨骼重建的最佳选择。与钛不同，PEEK没有生物活性潜力，而且很少有数据表明其在颅面重建中的长期成功。另一个缺点是，与钛网不同，尽管它可以被修剪，但PEEK可能在手术过程中不能被塑形以适应意想不到的解剖情况。

（三）陶瓷

陶瓷植入物可分为惰性陶瓷（如氧化铝和氧化锆）和生物活性陶瓷（如玻璃陶瓷或羟基磷灰石）。玻璃陶瓷制作患者个性化植入物（PSI）目前已实现商业化，但其他陶瓷骨替代材料也可能实现这一目的。

1. **玻璃陶瓷**　生物活性玻璃陶瓷其成分包括不同比例的氧化硅、氧化钠、氧化钙和氧化磷酸盐。虽然玻璃陶瓷的弹性模量与骨相似，但其脆性阻碍了其在机械负荷高的解剖领域的临床应用。通过改变氧化钙/磷酸盐的比例可以调节材料的生物和物理性质。当应用在液体环境中，由于硅氧化物的解体，会产生硅酸凝胶层。在凝胶状的表面，结晶的磷酸钙形成磷灰石层，导致与胶原蛋白、黏多糖和糖蛋白发生反应，从而形成骨性固定。纤维包裹被描述为有限的（Hench等，1972）。与羟基磷灰石相比，玻璃陶瓷的生物活性表面可以更有效地形成骨（Peltola等，2003；Cancian等，2004）。

它可以被用来对额眶组织（Aitasalo等，2007）或颅顶缺损进行重建（Gosain，2004）。然而，面部轮廓填充情况下的高排异率仍然是一个主要的缺点（Duskova等，2002）。

2. **羟磷灰石**　牙齿和骨骼的主要无机成分是羟基磷灰石，它是一种高硬度的羟基化磷酸钙盐，可以人工合成或用同种异体材料制造。羟基磷灰石具有耐高压、低断裂模量和低扭转刚度的特点。因此，不适合对高负载区域进行重建。羟基磷灰石是一种骨整合性材料，具有较低的吸收率，并且可以在手术中塑形（Gosain等，2002；Bittermann等，2014）。这些特性使它适合于适用于增量手术或形状矫正。由于先前报道的高并发症率，在存在全厚度缺损的情况下似乎不适合用它来重建（Zins等，2007）。然而，最近的研究显示，即使在颅顶的大型颅面重建中，也只有较小的并发症（Staffa等，2012；Brie等，2013）。

3. **氧化铝/氧化锆陶瓷**　含有氧化铝（Al_2O_3）和氧化锆（ZrO_2）的陶瓷是惰性陶瓷。与玻璃陶瓷植入物相比，氧化铝和氧化锆植入物既不具备骨引导性，也不具备骨生成性。它们具有高弹性模量、抗压强度、生物相容性和耐腐蚀性（Mantripragada等，2013）。与钛植入物一样，陶瓷植入物也可以通过CAD/CAM技术制造（Staffa等，2012；Brier等，2013）。

（四）多孔聚乙烯

多孔聚乙烯是一种高度烧结的碳氢化合物，是一种具有高度生物相容性的惰性材料。其多孔的表面可使一些纤维组织和骨长入（Eppley等，1990）。尚未被报道有排异反应（Klawitter等，1976；Spector等，1979）。它可用于面部填充或用于大型颅面缺损的骨重建（Wellisz，1993；Abuzayed等，2009）。多孔聚乙烯允许个性化塑形，以及在术中切割成适当的大小。基于CT制成的多孔聚乙烯植入体的预成形是可能的，在30多年的随访中，多孔聚乙烯的临床应用显示出低并发症率和可接受的长期相容性（Rubin，1983；Yaremchuk，2003）。感染率为0~6%（Yaremchuk，2003；Menderes等，2004；Cenzi等，2005；Lin等，2012）。

（五）聚甲基丙烯酸甲酯

聚甲基丙烯酸甲酯是一种稳定、惰性、透光和不导电的材料（Firtell等，1981）。它的特点是高抗压性，密度类似于骨头及亲水表面。它的多孔性使纤维组织和血管能够长入，因此具有更稳定的固定潜力。目前还没有描述PMMA吸收的案例（Manson等，1986）。最初发表的并发症率高达12%（White等，1970；Cabanela等，1972），但高并发症率无法在一项长期研究中得到证实（Eppley，2002）。最近一项患者数量较少的研究显示，采用计算机支持设计的PMMA植入物没有并发症（Turgut等，2012）。

三、工作流程

数字化放射影像数据（DICOM数据）是生产个性化预成形植入物的关键。

对数据集的虚拟分割可以实现三维图像。基于这些数据，PSI可以通过使用经验解剖信息数据库进行虚拟设计。在虚拟重建中，面部和颅骨的对称性可以由未受影响的解剖区域的镜像来实现，也可以使用徒手设计。

3D数据的信息传输到制造商之后，通过CAD/CAM技术生产PSI。根据对稳定性的需要，PSI可由激光烧结、减法铣削、冲压或金属铸造等工艺制成。

为了术中应用的安全，清洗和消毒是必需的。根据材料的不同，由于意外解剖困难导致植入PSI困难时可以通过个性化预弯或铣削来解决。PSI用钛板或可吸收板和（或）螺钉固定。

（王耀钟 译，代杰文 校）

第十二节 计算机辅助手术规划和执行：模型构建、切割和钻孔引导、定位辅助和患者个性化植入物

（Carl-Peter Cornelius, Gerson Mast, Michael Ehrenfeld）

一、总述

颅面部骨骼手术的综合诊断分析和术前规划已经从基于物理牙模和光固化模型建立的机械模拟，转变为基于高分辨率CT或CBCT数据、牙齿咬合和（或）面部轮廓表面扫描的完全虚拟模拟。在术前，可以利用计算机工作站中的合适软件，在数字化测试阶段对修复、重建操作进行可靠的评估、优化（Hirsch等，2009；Bell，2010；Edwards，2010；Bell等，2011；Sharaf等，2010；Patel等，2012；Dérand等，2012；Saad等，2013；Rodby等，2014；Steinbacher等，2015；Pfaff等，2016）。

二、设计流程

术前规划的顺序遵循两大基本流程，并受到颅

面部骨骼、牙槽骨和牙齿状态，肿瘤侵及、切除后缺损，创伤后或先天性畸形缺陷，无牙颌、萎缩或骨坏死等多种因素影响。

（一）前瞻性规划

术前表面扫描、CT和MRI数据提供了有关软组织和颅面骨骼的信息。这些信息用于设计截骨术或切除术，随后使用自体骨块、带骨皮瓣或异体材料进行重建。前瞻性规划的目标是，实现在可预测边界内的切除，并恢复伴随内部破坏、肿瘤浸润或过度生长等病理状态骨骼的正常结构（Smolka等，2015）（见第10节）（图5-3-38）。前瞻性规划适用于初期重建或为二期重建做准备时。对于二期重建，理想情况下应保持骨骼在治疗前的位置，即使用重建板或外固定器连接下颌连续缺陷。

（二）逆向规划

随着骨丢失（如创伤后或切除后缺损）（Tepper等，2011；Ciocca等，2012）、移位（如塌陷、不稳固的碎片移位）、髁突脱位、畸形、扭转或发育缺陷（如牙槽骨萎缩）等情况发生的增多，使用虚拟技术重建原始或正常的骨骼结构（尺寸和空间排列），作为后续修复和（或）重建蓝图的必要性也在增加。逆向规划主要应用于因初始形态信息缺失而进行的二期整复或重建。

在有利情况下，获得完整或切除前的图像，并与当前缺损或缺陷图像进行融合，可以为手术提供最可靠的设计基础，也因此避免了手术设计中的猜测和主观的重新定位。

一种常见的"逆向方法"是调整骨瓣或移植骨块的位置，以增加萎缩牙槽突的高度，即种植前牙槽嵴的垂直高度（Okay等，2013，2016）。

有时，"逆向规划"一词专指从拥有最佳位置和种植体支持的修复体（义齿、固定桥和冠修复体）开始的颌骨重建。作为整个虚拟工作流程的下游步骤，应当优先考虑的是功能咬合及在理想颌间关系下植骨后的匹配种植床（Essig等，2011；Levine等，2013）。在种植体或修复体驱动的颌骨重建过程中，以下参考文献（Rohner等，2000，2013；Schepers等，2016）按精度递增的顺序，提供了定位新下颌或新下颌骨段的最佳三维位置的案例参考。

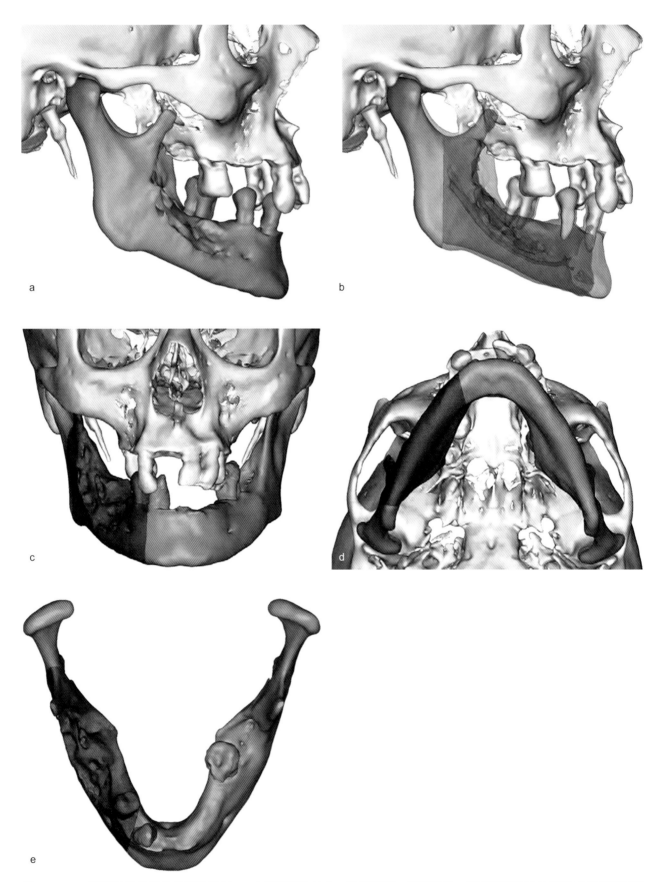

图5-3-38 下颌骨切除重建的前瞻性规划。a.右下颌牙齿缺失、肿瘤浸润、骨质溶解，但下颌骨原始轮廓和垂直高度易于识别。b.透视下颌管和溶解骨质之间骨块，确定切除边缘。c~e.切除轮廓的前上、前下观。

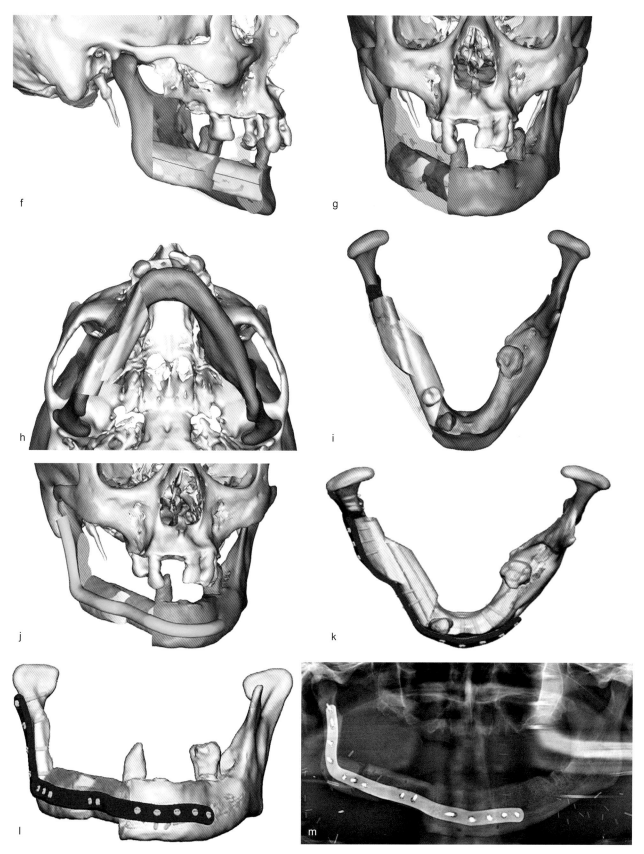

图 5-3-38（续） 下颌骨切除重建的前瞻性规划。f~i. 前瞻性规划——在下颌骨原始范围内进行骨重建。腓骨节段固定于前牙牙槽嵴处，以便后期种植体植入。j. 临时虚拟设计向内弯曲的重建板，稳定各节段并着重考虑新下颌节段的舌侧移位。k、l. 患者个性化下颌接骨板的最终设计。m. 术后X线全景片。

- 变型1：利用对侧下颌或上颌牙槽嵴和（或）带有牙列的完整牙弓的对称镜像图片（图5-3-39）。
- 变型2：对颌牙或牙弓在仰视或俯视下透明（图5-3-40）或叠合图像。
- 变型3：多平面透明视图中的假体植入（图5-3-41）。
- 变型4：多平面视图中设置虚拟牙齿来指示牙齿轴线（图5-3-42）。

三、模板辅助手术

模板工具包的用途

无论在虚拟手术计划（virtual surgical planning, VSP）中采用的是前瞻性流程还是逆向流程，经过恢复或重新组装的骨性框架都是后续手术的基础。建模过程的目标是设计、生成和制造一套手术辅助工具包，其组成可统称为模板，用于将VSP转化为真实手术。这些工具包括立体树脂模型（STL）、塑形后的皮瓣或移植物的复制品、定位辅助工具、咬合导板、分割和切除导板、钻孔引导和移植切割引导工具（用于获取和塑形皮瓣）。它们用来确保以最高精度和最小时间消耗将手术规划转化为真实手术。

患者个性化植入物（patient-specific implants, PSI）的设计、制造，可以提高对位骨段和修复缺损的效率，因此有助于手术精确进行（见第十一节）。

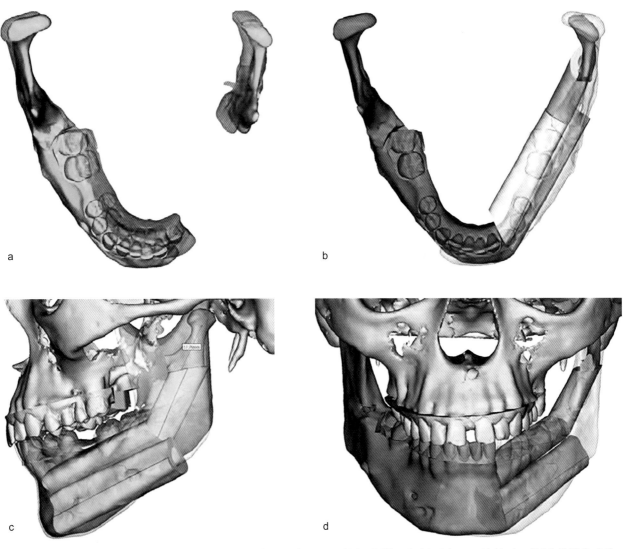

a

b

c

d

图5-3-39　种植或修复体驱动的骨性重建逆向规划参考。变型1：对侧下颌体（包括牙齿）、下颌角和下颌支的镜像成像。a. 左侧下颌体、下颌角缺损。残余骨质被移动到假定位置（绿色）。b~d. 透明镜像轮廓和双管型腓骨瓣，由镜像牙列引导骨段定位，辅助确定种植体植入的最佳位置。

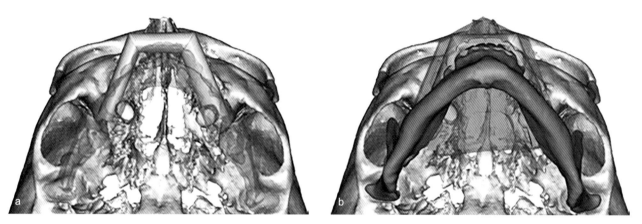

图 5-3-40　种植或修复体驱动的骨性重建逆向规划案例。变型2：对颌牙或牙弓在仰视或俯视下透明化或将图像叠合。a. U 形腓骨瓣重建上颌并与带牙下颌骨重叠图像。b. 设计的牙列与下颌牙齿在咬合状态下叠合（红色）表面扫描，以确认新上颌的正确位置。

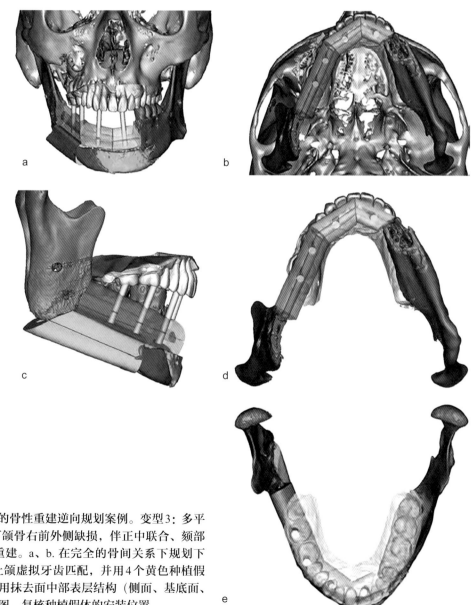

图 5-3-41　种植或修复体驱动的骨性重建逆向规划案例。变型3：多平面透明视图中的假体植入。下颌骨右前外侧缺损，伴正中联合、颏部多处碎裂，用双管型腓骨瓣重建。a、b. 在完全的骨间关系下规划下颌重建——新牙槽嵴节段与上颌虚拟牙齿匹配，并用4个黄色种植假体指示精确的骨替代。c~e. 利用抹去面中部表层结构（侧面、基底面、上面）后的上、下颌骨块透视图，复核种植假体的安装位置。

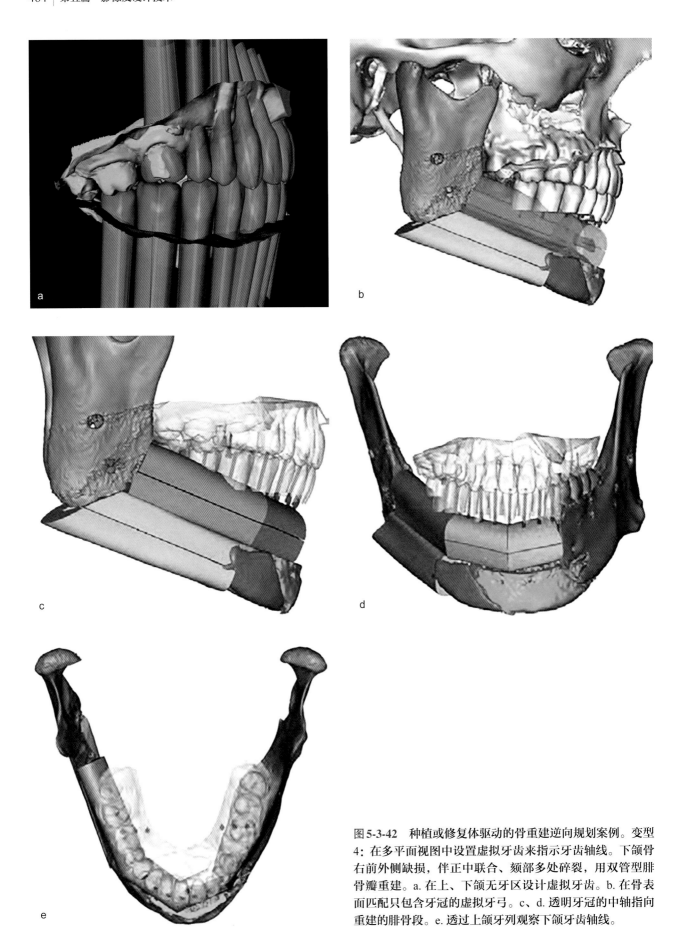

图5-3-42　种植或修复体驱动的骨重建逆向规划案例。变型4：在多平面视图中设置虚拟牙齿来指示牙齿轴线。下颌骨右前外侧缺损，伴正中联合、颏部多处碎裂，用双管型腓骨瓣重建。a. 在上、下颌无牙区设计虚拟牙齿。b. 在骨表面匹配只包含牙冠的虚拟牙弓。c、d. 透明牙冠的中轴指向重建的腓骨段。e. 透过上颌牙列观察下颌牙齿轴线。

计算机辅助和（或）模板/工具包辅助外科手术的另一种替代方法是图像引导或导航手术。虚拟治疗计划被输出到导航系统，而不需要在个性化手术中使用其他专业工具来翻译、控制预期设计（见第五节）。

四、数字化工作流程、虚拟规划

整个数字化工作流程从颅面骨骼及皮瓣、移植物潜在供区的数据采集开始，最好使用多个来源的数据。容积CT或CBCT数据，可辅以手术设计过程中需要的MRI数据集、数字化传统牙齿铸模或口内3D数字扫描印模［计算机辅助印模（CAI）］、咬合记录、用于修复重建的虚拟或扫描牙齿的设置、面部表面扫描和（或）3D照片来规划手术流程。物理口腔科模型，如传统牙齿印模灌注的石膏模型或数字印模制作的快速模型，可以按照解剖关系被安装在𬤊架上，并与虚拟𬤊架中的数字图像一起用于进行比对或质量控制。数据集被上传到治疗规划平台，在平台进行清除伪影、图像分割和融合等进一步处理。图像分割是通过各种技术（如灰度阈值选择、边缘检测）或手工方式来完善大批图像中的解剖结构和相关细节（如肿瘤边界位置），以增强三维可视化图像的表现力，并作为所有连续数据操作的初始状态（图5-3-43a）。在腓骨瓣重建下颌的VSP原型中，可以从符合患者身体高度和体重指数的虚拟数据库中选择并导入通用（"标准"）腓骨，而不是使用由CT数据衍生的腓骨，并且不会严重影响手术规划的准确性。

由于程序的复杂性，通过模拟截骨术、移动骨块、切除、使用移植物、皮瓣和（或）异体材料重建颌骨，以及与专业团队进行网络互动会议来预测软组织变化，对于下一步规划是非常有用的。

对于颌骨部分的修复，手术规划从放置虚拟牙齿修复体和（或）种植牙假体开始，以逆向顺序与骨重建协调（图5-3-41和图5-3-42）。通过引入统计形状模型技术，实现CAS/VSP过程的自动化指日可待（Semper-Hogg等，2017）。

手术规划阶段的结果是一个混合的虚拟模型。这一模型在最初的解剖框架内，将所需要的尺寸、形状和位置等信息整合在一起进行再定位、切除、

修复和重建部位（图5-3-43a~c）。

以指示模型作为治疗规划的最终基础，由此选择并设计需要的工具组件。模型、手术模板工具和PSI都是通过增材制造技术制作的（选择性激光烧结，又被错误地称为3D打印）（图5-3-43d~q）。

为了手动预弯和调整接骨板，或构建PSI，可以将虚拟混合模型转化为触觉STL模型。在下颌骨缺损中，以这种方式预弯的负载接骨板，其内侧边通常被用作截骨手术及根据原有下颌骨弧度对皮瓣或移植骨段进行吻合的间接参考。据报道，可以在虚拟条件下弯曲重建板，并使用实际的钛板构建模板进行塑形（Dérand等，2009；Rahimov等，2011）。

事实上，颅颌面修复、重建的数字化工作流程已经全面展开，其应用包括使用计算机数控（CNC）的减法铣削技术（图5-3-43j~o）和（或）计算器控制的叠加分层制造技术［选择性激光烧结（SLS）、选择性电子束熔化（SEBM）、熔融沉积成形（FDM）］直接生产患者个性化的接骨板和植入物。

截骨手术和骨段重新定位模板的设计，以及PSI变形的设计，不受制造技术的限制，而是受治疗团队和医学工程师创造力的限制（Edwards，2010）。

软组织模型，软组织瓣或血管蒂的定位连接

与骨重建相比，骨相关软组织重建的虚拟分析和手术规划一直停滞不前。主要原因是缺乏与受体、供体部位可变形软组织相关的参数，难以准确测定现有软组织的体积和缺陷，以及难以预测软组织缺损的大小和结构。

与刚性的骨骼相比，对动态软组织行为（连续性、柔韧性、弹性、黏弹性和在不损害血管前提下的拉伸能力）的实际评估，目前还缺乏可行的物理数学评估方法，只能依靠临床经验判断。

在正颌外科手术中，预测软组织对骨骼运动的反应并探索两者关联是一项持续性的研究，需要通过处理大量数据，才能对形态学的相互作用有更深的理解（见第十三节）。遗憾的是，在肿瘤切除前的VSP中，预测初期重建中的软组织要求［即皮瓣和（或）黏膜衬里的结构；消除无效腔/填充体积并防止体积过大］这一困难还没有得到妥善解决。

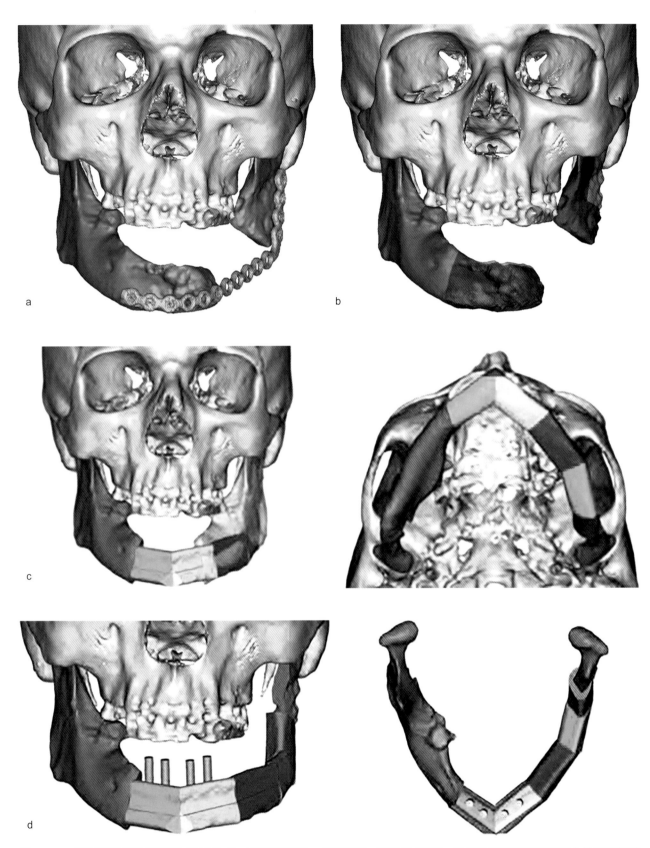

图 5-3-43　进展期放射性骨坏死（ORN）的二期下颌重建：虚拟规划、工具包/模板、计算机数控铣制的患者个性化下颌骨重建板（PSMRP）。a.原始模型展示了临床暴露的松动的重建板桥接的左侧下颌体节段缺损。b.虚拟拆除重建板，重新定位骨段，附加切除受ORN影响的骨段。c.五段腓骨虚拟放入下颌骨连续缺损中。d.使用代表未来种植义齿的植入性假体评估颌间关系。

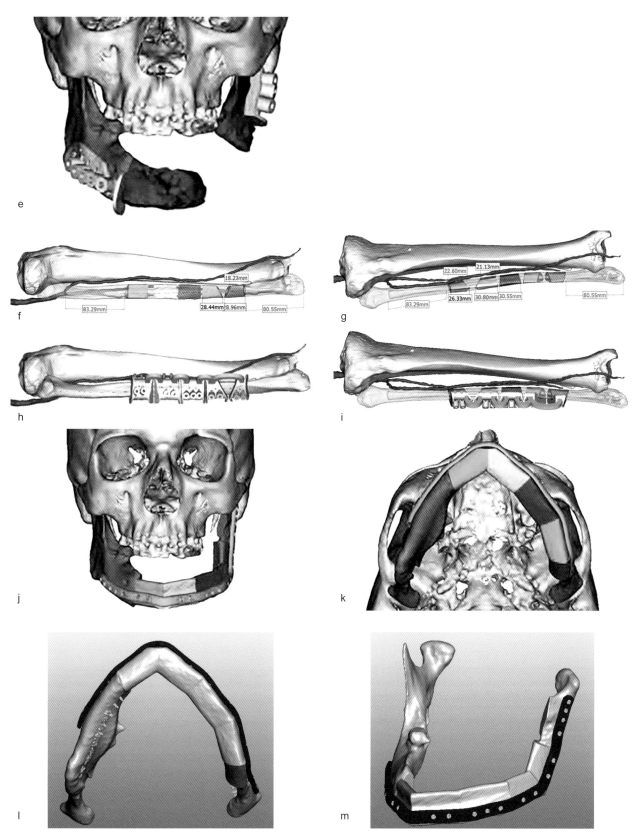

图5-3-43（续） 进展期放射性骨坏死（ORN）的二期下颌重建：虚拟规划、工具包/模板、计算机数控铣制的患者个性化下颌骨重建板（PSMRP）。术中应用：e.配有圆柱体孔洞的切除导板，用于明确固定PSMRP的螺钉位置。f、g.右下肢骨，侧面和正面观，用于转移的腓骨血管和彩色标识的腓骨节段。h、i.设计带翼缘的切割导板，以获得有成角末端的移植骨段，并楔形截骨细分骨段。j、k.PSMRP适配于下颌骨和皮瓣。l、m.PSMRP设计和螺钉定位。

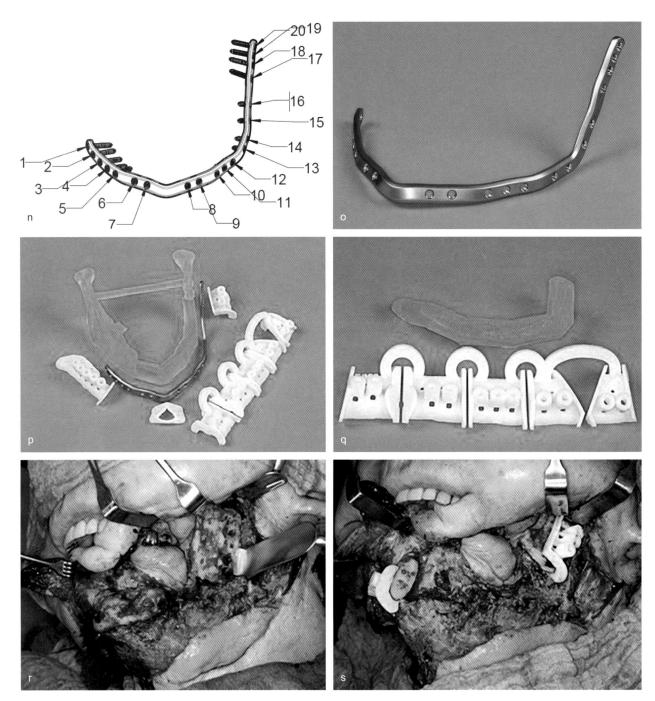

图 5-3-43（续） 进展期放射性骨坏死（ORN）的二期下颌重建：虚拟规划、工具包/模板、计算机数控铣制的患者个性化下颌骨重建板（PSMRP）。术中应用：n. PSMRP和预设螺钉长度、角度的蓝图。o. PSMRP。p. 切割导板、计划重建下颌的STL模型和PSMRP。q. 单独制作的腓骨段STL模型和腓骨切割导板的细节展示。r. 重建板移除后暴露的下颌骨。s. 引导下切除ORN影响的骨段。

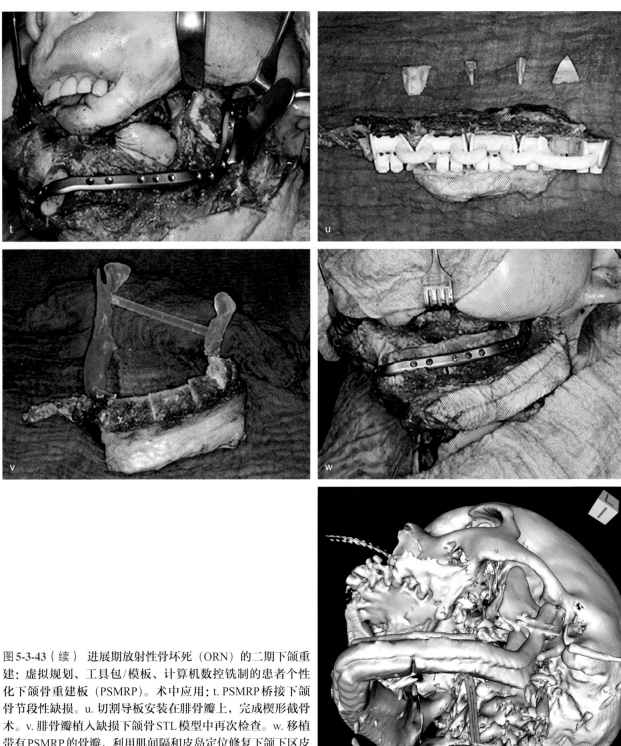

图5-3-43（续） 进展期放射性骨坏死（ORN）的二期下颌重建：虚拟规划、工具包/模板、计算机数控铣制的患者个性化下颌骨重建板（PSMRP）。术中应用：t. PSMRP桥接下颌骨节段性缺损。u. 切割导板安装在腓骨瓣上，完成楔形截骨术。v. 腓骨瓣植入缺损下颌骨STL模型中再次检查。w. 移植带有PSMRP的骨瓣，利用肌间隔和皮岛定位修复下颌下区皮肤缺损。x. 术后CT三维重建。

与对确定缺损的二期重建不同，即刻重建要求在软组织裁剪方面高度灵活，因为最终的缺损尺寸可能会因肿瘤累及范围超出计划而发生变化。未来，可以使用术中表面扫描提供缺陷的全息轮廓，并立即投射到供体部位。

目前，复杂切除的初期重建中，软组织模型或手术模板仍以传统方式、根据缺损的轮廓划定，由塑料泡沫或硅胶片手工制作。对先天性骨和软组织体积不足的量化，例如在半侧颜面短小中，通常使用标准面部印模灌注石膏模型、制作诊断蜡型完成。今天，同样的任务可以通过VSP快速解决（图5-3-44）。将未受影响的一侧颜面镜像翻转到缺陷

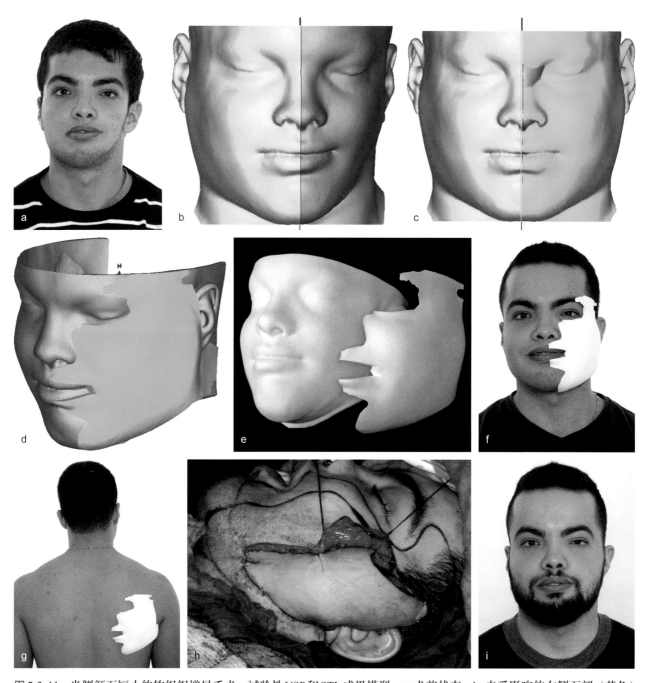

图5-3-44 半侧颜面短小的软组织增量手术，试验性VSP和STL成果模型。a. 术前状态。b. 未受影响的右侧面部（黄色）和受影响的左侧面部（灰色）。c. 沿中线镜像翻转。d. 左、右半侧颜面间的净体积差。e. 可消毒的不对称颜面STL模型和代表体积缺失容量、形态分布的面具状"模板"。f. 患者试戴面部组织缺陷STL模型。g. STL模型附于肩胛骨旁区域用于设计软组织皮瓣。h. 去上皮化前插入肩胛骨旁皮瓣。i. 术后结果。

侧，并减去两个叠合的半面来平衡，这一成熟的程序为制作STL模型提供了数字基础。

对任何转移到下颌骨、上颌、面中部缺损的腓骨皮瓣的虚拟规划，都必须以颈部可利用的受体血管位置为导向。下肢的供体部位应根据以下方面进行选择（Yagi等，2016）：

- 足部屈肌、胫骨后肌的肌袖位置，营养血管位于舌侧还是腭侧。
- 带有血管穿支的肌间隔后部方向与口内黏膜或外部皮肤缺损一致。
- 腓骨血管蒂的长度。
- 腓骨血管前部或后部的吻合口。
- 在骨前表面和（或）侧面安置接骨板。

经证实每条腿的血管条件均允许采集腓骨瓣，根据Urken分类（Urken等，1991），使用腓骨骨肌皮瓣、SB/SHB或BS/BSH缺损模式重建下颌前外侧骨段有4种可能的方法：

- 来自对侧供体腿的腓骨瓣，血管蒂置于下颌角后下方，将皮瓣和肌间隔放置于骨段上方，这种安排适用于重建口内黏膜衬里。
- 来自对侧供体腿的腓骨瓣，血管蒂置于前部或中线，将皮瓣和肌间隔放置于骨段下方，这种安排适合重建颏部或下颌下区皮肤缺损。
- 来自同侧供体腿的腓骨瓣，血管蒂向后放置，肌间隔和皮瓣向下放置，用于关闭皮肤缺损。

- 来自同侧供体腿的腓骨瓣，血管蒂向前放置，皮瓣向上放置用于重建口内黏膜衬里。

在下颌重建中使用"双管型"或"上下管型"排布的多段腓骨皮瓣（He等，2011），增加了手术的复杂性。因此，应在草图或指示血管在骨内表面走行的VSP中评估血管蒂位置、骨段翻转、皮瓣定向和选择供体腿之间的关系（图5-3-45）。

一篇关于所谓触觉辅助手术规划（HASP）系统的报道预示着了惊人的创新，该系统除了能设计骨切除和移植物分段外，还可以筛选颈部受体血管、血管蒂和血管穿支位置，以及使用立体成像和CT血管成像数据对腓骨皮瓣重建下颌时的皮肤组织进行定位（Olsson等，2015）。顾名思义，该系统不仅提供骨组织、软组织的结构和轮廓信息，还能提供在数字规划环境中，皮瓣、附着的足部屈肌或比目鱼肌群及血管蒂受到推进和拉伸而产生的触觉反馈。目前还没有披露如何定义患者个性化软组织行为，但如果这个概念可以改善特殊情况下的表现，如产生预先计划的组织扩增，将会很有趣。

五、手术模板，治疗工具包组件

模板由薄而坚固的塑料或金属制成，在手术中应用广泛。它们被用来控制骨的空间位置，切割、形成并对截骨段塑形，以及引导和定位截骨线（图5-3-43r、s）。

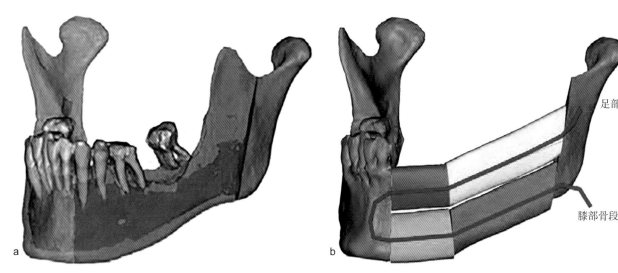

图5-3-45 用双管型腓骨皮瓣重建下颌骨的虚拟手术规划。a. 垂直截骨切除下颌体前外侧和包括冠突的下颌支前部（SHBR-defect）。b. 包含4个骨段的双管型腓骨瓣重建下颌——血管蒂沿骨近中/舌侧边缘环状走行，最终出现在下颌角。肌间隔和皮瓣放置在骨结构上方。

（一）骨模型

STL、石膏和甲基丙烯酸甲酯模型，都是为受体、供体部位的骨块移植提供术前、术中参考的合适工具（Lambrecht等，1997；Bell等，2009；Hallermann等，2006；Lethaus等，2012；Antony等，2011）。在实际手术前，可以通过实践模拟来演练手术进程。术者可以使用与实物等大的3D骨模型模拟切割、切除、移动骨段，也可以预弯接骨板用于接骨，或调整钛网和植入物。混合结果模型，由原生面部骨骼（下颌骨、面中部、眶部、颅面过渡区）的残余部分组成，与手术设计中的骨性替代结构相连，非常适合制作个性化工具。可消毒模型可以在手术中进行比对，依照模型对移植物或皮瓣进行塑形（图5-3-46），并对植骨块、皮瓣或异体材料（如钛网）进行术中测量。骨缺损复制模型可用于在移植到真正缺损之前，对植骨块、皮瓣的分段、定向和适配性进行修正，还可以用于检验PSI是否符合临床要求。缺损复制模型的另一独特应用，是将其直接靠近供体部位，在骨瓣仍与血管蒂相连并保持血供时，将其各骨段排列成适合的替代模块。与其相反，也可以将塑形的植骨块或移植体的复制模型作为参照物，确保与实际缺损的尺寸匹配（图5-3-43和图5-3-46）。

（二）定位引导——定位辅助工具

据推测，在颅颌面外科中，最常使用的骨段定位辅助工具是咬合导板，其用于正颌或重建手术中牙骨块的转移和定位。在此情况下，（重）定位指将骨段放置到确定位置，形成移植骨段间的明确关系（图5-3-47），或将骨段定向到远处或外部（图5-3-48a~c）。骨块调整到预定位置后，就会被固定以保持稳定。另一方面，定位辅助工具用于引导和测量三维钻孔，例如，指示安装接骨板（图5-3-49a、b）或骨结合型种植体的正确轨道与位置。

定位辅助应用的一个例子是间隔垫片，间隔垫片是一种定位辅助工具，用于重新定位塌陷的下颌骨残端，在二期重建中打开真正的缺损空间。定位辅助工具有助于将骨段排列成预定的空间排布，并作为解剖标志的指示物。

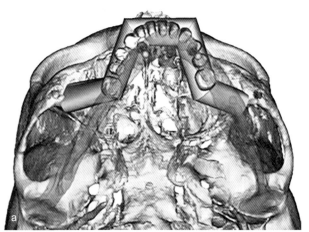

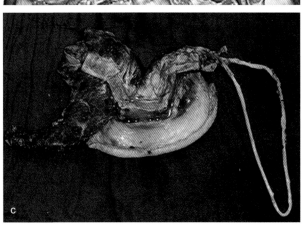

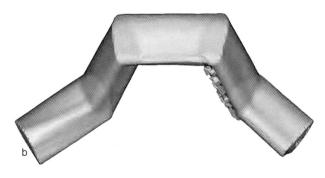

图5-3-46　包含颧上颌支柱的全上颌重建（Brown分型Ⅱd），使用Ω形腓骨段设计。a. 五段腓骨段重建全部上牙槽突的虚拟规划。b. 腓骨段STL模型，以再次检查适配性和预弯微接骨板的准确性。c. 腓骨骨筋膜皮瓣在插入缺损前的组成：重新覆盖腭部的皮岛、Ω型骨段、用于填补右上颌窦空腔的腓骨短肌及与腓血管相连的大隐静脉环。

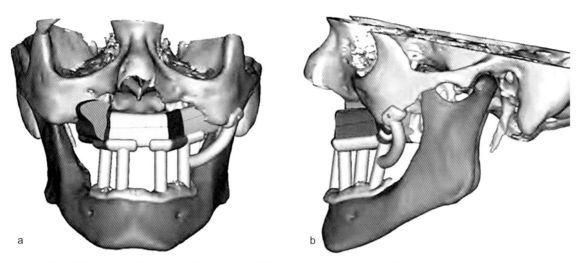

图5-3-47　双侧上颌骨切除术后缺损，下颌无牙颌，用腓骨段重建。a. 正面观：设计由4根支柱与无牙颌下颌骨产生广泛支撑的定位辅助工具，形似冈宁夹板，以支持、定位腓骨段（Zheng等，2016）。b. 侧面观：该定位辅助工具配备悬梁臂，以阻止新的上下颌复合体在颊牙槽嵴处自动旋转，并防止骨块嵌入上颌窦、鼻腔。

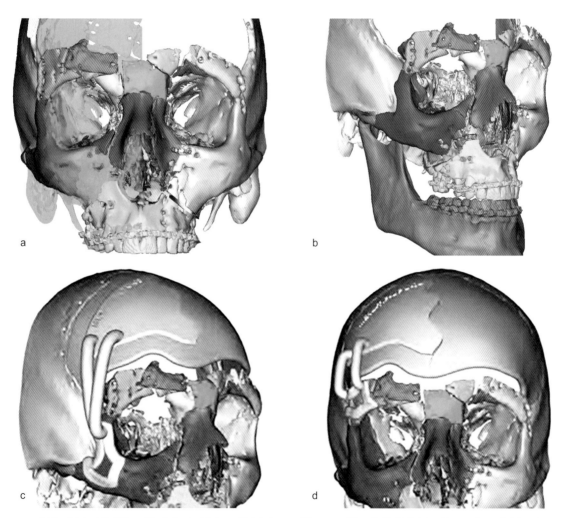

图5-3-48　创伤后颅面畸形的二期重建（面中部、前颅顶），两块PEEK植入物替代前额，并再次切开右侧面中部。虚拟规划。a. 完整的左侧面中部沿垂直轴镜像翻转到右侧（绿色），碎片沿该轮廓重新定位。b. 额部缺损和重新组装的彩色标记面中部再切开骨段。c. 右侧颧骨定位辅助——两只固定臂支撑在右侧额部PEEK植入物上，定位辅助板与植入物内侧缘吻合。d. 定位右侧眶上缘骨段的等效装置。

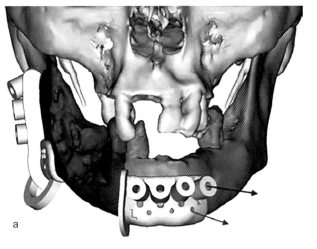

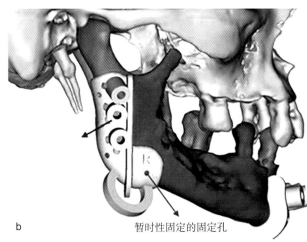

暂时性固定的固定孔

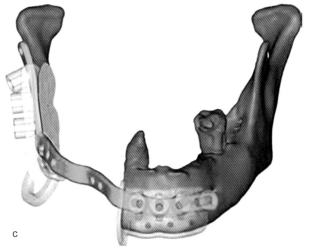

图5-3-49 右下颌骨节段切除导板的设计。a. 正面观：用两个独立的切除导板指示切除边界。两个导板都带有空心套筒，用于引导固定PSMRP的螺钉。b. 侧面观：后部切除导板的边缘向下颌骨下缘形成沟槽，增大接触面积，使切除导板与骨面更密贴。c. 透明叠加视图叠合空心套筒、接骨板和骨螺钉孔的图像，显示切除导板、PSMRP和残余骨段之间的位置关系。

1. **切割导板** 切割导板的主要目的是形成截骨术切口的精确3D位置。这种导板不仅可以在骨面上划出截骨线，而且可以用倾斜的沟槽或凸缘来指示截骨平面的角度和斜面。此外，切割导板可以安装深度挡板或可拆卸的支臂来保护软组织、神经或血管。切割导板的设计必须符合外科医师使用动力工具（往复式或摆动式锯、压电式骨科手术刀尖、钻孔机、开颅机）的切割动作和这些工具所用刀片、钻头的特点（长度、宽度、厚度、硬度）。切割导板应该允许在截骨过程中进行大量冲洗。同时，切割导板必须有足够的接触面积，最好辅以颌缘，用来紧密贴合骨的边缘、转角、弧边或凹槽，以保证正确固位。此外，还需要用夹具或螺钉紧密固定切割导板。

切割导板的应用范围包括：
- 骨块分割，如正颌手术中的Le Fort Ⅰ型截骨术（见第十三节）。
- 颅缝早闭的骨切开术或创伤后畸形的再截骨。
- 肿瘤（Tarsitano等，2016）等其他骨病变（Smolka等，2015）（例如，骨坏死或药物相关颌骨坏死）的骨切除（节段性或边缘性）。
- 骨瓣、植骨块的切取、塑形。

2. **切除导板** 节段性或边缘性骨切除需要进行截骨术。切除导板可以是独立的部分，也可以用相邻安放的独立组件组成整体，以覆盖切除区域，或用连接杆、鸠尾关节、可拆卸连接件连接多个组件（图5-3-50）。增生骨质的切除和重塑（如纤维异常增生、骨瘤等），需要在预定深度进行切向骨切除。可以设计方格模板，带有未打孔的条形边缘，或在每个角点带有深度停止作用的钻头夹孔，模板可以扩展到增厚区域，并用钻孔控制深度以指示切除平面（Juergens等，2011）。

（1）下颌骨：下颌骨连续性切除常通过两个直线截骨进行。为了在浸润性肿瘤切除中获得正常的

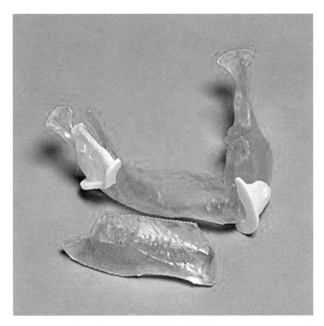

图5-3-50 使用肩胛骨外侧缘的下颌骨（SHBDefect）二期重建："工具包组件"——包含两个被连接到混合STL下颌模型上的切除导板。模型由下颌骨残余部分和新下颌骨组成。新下颌骨（肩胛骨瓣）也被制作成单独模型，用于术中使用和质量控制。

骨边缘，可以在切除导板外缘加入几个有间隔的沟槽。如果有必要，可以逐步扩大切除范围，直到骨切除边缘没有肿瘤侵袭灶。理想情况下，初期重建应包括一个与下颌骨缺陷精确吻合的3D对照物。切除轮廓的逐步扩大也需要一个可适应的骨瓣，骨瓣分段视缺损情况被分别设置在缺损处。其解决方法是，在植骨块或骨瓣的轮廓模板中添加带有一定间隔的切割指示槽（Cornelius等，2015）。

大块、有空间占位的下颌体前外侧肿瘤导致的下颌骨增宽变形，需要对术后情况逆向规划，以消除潜在的、可能导致反𬌗的错位皮瓣。

可以改变截骨术两端的截骨角度，以增加残余骨段与植骨块或骨瓣的接触面积。传统的截骨术与下颌骨侧面垂直，但如果将角度减小到60°、45°、30°甚至更小，就可以增加植骨块、骨瓣与原生下颌骨的接触面，其面积是直角界面的3倍（Haddock等，2012；Longo等，2013）。前后骨段的切除末端呈分离或聚合样也优于平行放置，因为斜方体空间允许新下颌骨骨段有轻微的滑行、移位，而不是将其约束在容差最小的空间内。另一种增加切除末端和移植骨块、骨瓣之间骨性接触的方

法是舌榫嵌入凹槽技术。即在一侧下颌角上方进行水平截骨术，同时在牙槽突前部下方进行往复阶梯截骨术（Aleid等，2012）。

下颌骨切除术的另一目标是避免损伤下牙槽、颏或舌神经。切除设计必须充分考虑下颌骨内或邻近神经的走行与位置关系。切割导板可以满足几乎任何边缘下颌骨切除术的需求（Barttelbort等，1991）。还可通过有限元分析，预测剩余骨质能否抵抗骨折（Narra等，2014）。当不能确定时，建议使用传统、预制或患者个性化重建板进行组织保护，对计划术后辅助放疗的患者应重点保护。

患者个性化重建板桥接下颌骨缺损的一个重要前提是使用符合要求的切除导板，该导板包含空心圆柱导筒，可以准确确定重建板、固定螺钉在骨段上的位置。在确定的方向上有针对性地预钻螺钉孔，减小了定位、安装患者个性化下颌骨重建板（PSMRP）的难度（Wilde等，2014，2015；Cornelius等，2015；Schepers等，2013，2015）。这种做法在预弯技术中常见（Marchetti等，2006），可以在手术一开始就把无菌接骨板安置在供体部位。因此，可以独立于进行的肿瘤切除术建立完整的重建模块（图5-3-43 p~s和图5-3-49）。切除导板上的空心导筒可用于指示金属钻头引导套管的插入。

（2）上颌骨/面中部/鼻旁窦/鼻眶颅区/颅顶：由于鼻旁窦和内鼻道气腔的存在，上颌骨、面中部和眶内的切除手术应遵循特定规则。如果主要累及坚固的骨性结构，如上颌骨垂直或水平支柱、眼眶、鼻骨、额部和颅顶，则有可能进行瘤体的整块切除。腔窦系统内肿瘤的切除手术，包括颅内窝与眶内，通常分阶段进行（Cordeiro等，part Ⅰ，part Ⅱ，2012）。实体结构内的肿瘤切除可由预制的手术模板引导，而腔窦内的肿瘤切除可受益于术中导航系统的支持，导航系统可在术前获得的多平面CT扫描上追踪手术器械或探头的位置（Stelter等，2006）。

（3）用于重建手术，对血管化和非血管化皮瓣、移植物进行切取、塑形的切割导板：重建特定缺损选择使用骨、血管化骨瓣还是非血管化骨移植，受到骨量、骨结构、软组织体积、外部和（或）内部（如口腔、鼻腔等）衬里上皮覆盖情况等因素影响。

选择特定的带骨皮瓣或植骨块时，必须考虑供区可用性和健全程度、受区血管状态、血管蒂口径和长度，以及对其进行切取、塑形和插入的难度。常见的供区包括腓骨（Rohner等，2000，2013），髂骨［旋髂深动脉（DCIA）皮瓣］（Modabber等，2012，2014，2015；Thomas，2013），肩胛骨（Cornelius等，2016）和桡骨（Thomas等，2013）。股骨内侧髁区、桡骨远端、肋骨和肱骨柄也符合条件，但使用较少。切取带骨皮瓣或植骨块后，其基本成分可被塑形，并通过开放或闭合截骨术进行折叠，以符合被切除节段的形态。骨皮质切开和青枝骨折可能会造成骨段间隙，应该用骨片填充（Buchbinder等，1991）。切割导板设计和工具包的组合正在不断扩充，以满足各种可行的带骨皮瓣的使用需求。

（4）腓骨：腓骨包含长约30 cm的线形骨棒，横断面呈泪滴状，皮质厚而坚硬。丰富的骨膜血供允许对其多段截骨，进行广泛的骨重建并获得良好定位。大量资料已经反复证明了骨结合型种植体对腓骨块的可植入性。腓骨可附带一个至数个由腓动脉穿支供血、薄而柔韧的皮瓣，以形成复合腓骨皮瓣或骨肌皮瓣（Fan等，2015）。这些独特的特征使腓骨瓣成为下颌（Chang等，2014）和上颌（Chang等，2004）缺损血运重建的主力。使用腓骨重建眶上壁、额窦或额区，也有力扩展了其应用范围（Rodriguez等，2008；Blueond-Langner等，2009；Shipchandler等，2012；Lundgren等，2016）。腓骨瓣的设计理念要求用较少的截骨次数和简化几何形状，使徒手塑形变得安全可行。例如双侧下颌前外侧缺损病例，在两个部位进行楔形截骨，形成三段式重建骨段是公认的解决方案。然而，梯形骨段的重建效果并不理想，因为水平的前骨段会使颏部看起来"方方正正"，失去弧度。

三次楔形截骨可以形成四个骨段，这一手术规划实现了更弧形的下颌设计，并为恢复正中联合、下颌前部的解剖形态提供了更好选择。这种设计是靠带有平均角度引导沟槽的预成形槽型钛制切割导板（Xu等，2012）或定制的SLS切割导板（Leiggener等，2009，2015）实现的。设计定制化切割导板的基础是确定楔形截骨术的位置、角度及需要丢弃的中间骨段。腓骨类似于重建板，可

以在平面内或平面外进行预弯，并容许轻微的额外旋转运动（倾斜、滚动、扭转）（Hidalgo，1989；Hidalgo等，1995）。

楔形骨段尖端应尽可能朝向血管蒂的肌袖，以减少靠近营养血管处的骨膜下剥离。为了提高腓骨节段间的活动度，在保留足够骨膜袖的同时，应该移除大小、形状适当的中间骨块。这种方形骨块的纵向需要考虑到腓骨直径并留有足够余地，避免血管扭结。由于面中部三维结构的复杂性，与下颌骨重建相比，上颌骨重建更需要去除中间骨块。同时，腓骨瓣单个骨段的长度不应短于1.5 cm，以包含肌骨膜穿支血管，同时不妨碍血供。

（5）腓骨瓣用于下颌重建：如上文所述，腓骨可以被折叠形成双管型骨瓣重建下颌骨（He等，2011）。遵循下颌骨双弓概念（Chen等，2012；Ch'ng等，2013），腓骨瓣基骨与牙槽嵴部分形成分离的骨段（Lee等，2004）。抛物线形的底弓可直接影响面下部轮廓和美学下颌线，而上弓呈较窄的U形。因此，上弓的后部靠内，形成向舌侧突出的悬台以容纳下颌前磨牙、磨牙。这些牙齿的模拟三维位置是种植体支持的义齿修复的关键。双管型腓骨瓣重建，是将腓骨远心骨段呈直线定位在下弓的骨段上，以重建下颌的垂直高度（Chang等，2014）（图5-3-45a、b）。

使用腓骨肌间隔穿支皮瓣时，供体腿的选择由缺损类型（Cummins等，2017）、术中接骨板和螺钉的具体安放部位决定，并由此限制了皮岛用于修复口内黏膜还是口外皮肤、腓血管蒂向前还是向后。用单管型腓骨瓣桥接单侧节段性缺损，应选择同侧腿切取皮瓣，将皮岛放置在颏下或下颌下区表面，而邻近骨段与血管蒂放置在后方。从对侧腿切取皮瓣，则皮岛进入口腔，血管蒂放置在后方。将从同侧或对侧腿切取的腓骨瓣沿长轴旋转180°，同样会产生相反的表现。

用于正中联合或下颌体前外侧缺损重建的单管型腓骨瓣，可以从双侧切取，并经过旋转将皮岛放置在口内或口外，条件是颈部两侧都有合适的受体血管。否则，供体腿的选择应遵循"四、数字化工作流程、虚拟规划"所述的标准。

对半侧下颌缺损病例，通常使用腓骨远心骨段

重建下颌升支和髁突，并将血管蒂沿水平骨段向前放置，避免了将多余长度的血管蒂回环到颈部。与此空间布局对应，从对侧下肢切取的腓骨瓣可将皮岛置于口内，从同侧下肢切取腓骨瓣可将皮岛置于颈上或面下部（Stirling 等，2015）。腓骨具有适当的长度来解剖性重建半侧下颌，可以用双管型腓骨瓣重建下颌体和正中联合部，同时用单管骨瓣重建关节切除后的髁突。使用虚拟手术规划和切割导板简化了这一手术步骤（Wang 等，2013；Deek 等，2016）（图5-3-45a、b）。

随着腓骨段模拟下颌骨三维曲度的使用越来越多，徒手完成截骨设计将变得十分困难（Hanasono 等，2013）。任何微小偏差都会引发一系列形态不一致和错位。切割导板提高了这一过程的精确性，避免了术中操作的不确定（Quaisi 等，2016）。

腓骨瓣重建下颌的精确性，已经被VSP和重建结果计算机模型的叠加（Roser 等，2010；Zheng 等，2012；modabber 等，2012；Foley 等，2012；Foley 等，2013；Metzler 等，2014；Ciocca 等，2015；Mascha 等，2015；Hanken 等，2015；Wang 等，2016；Weitz 等，2016年；Yu 等，2016年）及通过一系列髁突轨迹描记结果的整体功能评估（Ritschl 等，2017）所证实。位于基底位或舌侧位的患者个性化下颌接骨板（Probst 等，2016）扩展了使用腓骨瓣重建的可能。

（6）使用腓骨瓣、切割导板重建上颌、面中部：随着水平、垂直骨量的不断丢失，对上牙槽嵴、面中部支柱和眶缘的修复需求越来越多（Cordeiro 等，2000；Brown 等，2010；Hanasono 等，2010，2013）。根据上颌缺损情况，用U形腓骨瓣或对其适当分段来重建单侧（Brown Ⅰb级）、前部（Brown Ⅰc级）或全部牙槽弓（Brown Ⅰc级）（见第三篇第二章；图3-2-2）。翼板缺失会阻碍全牙弓重建的无倾斜三维就位，在这种情况下，使用定位导板有利于进行重建（图5-3-47a、b）。双侧上颌缺损扩展至鼻部、额上颌支柱时（Brown Ⅱd级），需要将横向悬臂伸入颧骨体来对内侧Ω形新上颌骨段重新建立机械连接（Hanasono 等，2010；Shen 等，2012；Wang 等，2016）（图5-3-46）。

对于有限的单侧缺损（Brown Class Ⅱa级），可使用双管型腓骨瓣进行重建。这种布局没有重建上颌窦，但重建了前方和侧方的垂直支柱。使用Ω形骨段，可以使前部的垂直支柱和鼻外侧壁被额外的自由骨重建或被软组织填充。

上颌缺损中的垂直支柱，包括伴或不伴眶内容物保留的眶部（Brown Ⅲ或Ⅳ级）、颧骨和眶上缘外侧（Cordeiro Ⅳ级），可以用腓骨段分层堆叠，或将腓骨段塑形成半圆形、弧形来重建。对未受影响一侧进行镜像翻转，形成骨骼边界模型，在此边界内使用腓骨模仿正常形态进行二期重建。其中梁或杆形支撑结构的中间段可能需要彻底翻转到偏斜轴线，以形成眶下缘和（或）眶外侧缘、面部凸起和适于义齿修复牙弓的三维框架。同时，血管蒂是重建结构不可缺少的生命线，需要保持畅通血供。沿整个腓骨的多段截骨降低了腓血管蒂与受体血管吻合的可能性。大隐静脉环（图5-3-46）或流经前臂桡侧游离皮瓣的血管可为腓骨瓣提供与颞部或颈部血管进行微血管吻合所需的长度。在有特殊软组织要求的复杂3D缺损中，可选择使用前臂桡侧皮瓣。去表皮后，前臂桡侧皮瓣可以重建鼻内壁或鼻窦衬里，以及未去上皮的外部软组织衬里。眶壁中下部可使用钛网（预制或PSI）或移植骨（颅骨外板、肋骨或腓骨段）进行重建。

在移除眶顶、额窦和前颅顶，并暴露颅底、硬脑膜和大脑后，通常需要移植血管化自体组织来填补无效腔，分隔颅腔与鼻旁窦、皮肤。

（7）血管化髂棘皮瓣，旋髂深动脉（DCIA）皮瓣：髂骨前部独特的形状和弧度与天然下颌骨相似（Taylor，2016）。其丰富而坚固的骨皮质、骨松质，适用于上颌骨切除后修复（中央或外侧）和面中部缺损重建（Brown，1996；Shaw 等，2009）。所有基于DCIA及其伴行静脉的复合皮瓣变形均称作DCIA皮瓣。这里所涉及的皮瓣均为骨皮瓣，但也有不含髂嵴的DCIA皮瓣。切取的髂嵴骨瓣，在骨曲面内侧有小的肌袖，包含部分髂肌和灵活选择的三层腹肌（外斜肌、内斜肌和腹横肌），它们被提供营养的DCIA血管系统穿过（Ting 等，2011）（见第一篇第一章）。在常见的皮瓣设计变形中，DCIA从髂外动脉向髂前上棘（ASIS）延伸，在横筋膜下方，髂肌表面和髂嵴内侧缘之间的凹槽内

继续前进 (Thein等，1997；Ghassemi等，2013)。DCIA在通往髂骨后部沿途分出一系列肌皮穿支血管 (Bergeron等，2007)。传统的覆盖在髂嵴上的皮瓣相对固定，通常体积大而可靠性差，因为为其供血的是供养骨质的动脉穿支末梢 (Zheng等，2013)。DCIA在ASIS处分出大的动脉升支，穿过腹横肌，在内斜肌的下表面向头部走行。有人提议将薄而柔韧的内斜肌作为带蒂岛状瓣或带有髂嵴内板的围裙状黏膜瓣，重建口腔黏膜衬里 (Urken等，1989)。

髂嵴处的弧形骨面至少有2 cm厚的骨质。在臀小肌、臀中肌上端附着与外侧骨板分离后，可以从侧面接近并切开髂骨骨块。与腓骨分段横切相比，髂骨的复杂弧形或不规则切口是为了使移植骨块的初始形态尽可能接近下颌骨、上颌骨或面中部缺陷的尺寸、形状 (Modabber等，2014)。整个骨段被分离后 (在髂嵴上留下缺口)，它将被进一步分割、雕刻、塑形以精确地适配缺损部位。

(8) DCIA皮瓣用于下颌骨重建：使用常见算法和虚拟手术规划流程来选择适当一侧切取DCIA皮瓣，以恢复下颌骨及相关结构 (Yu等，2016；Zhang等，2016)，应考虑以下要点：

- 根据手术要求选择组织构成——肌肉-骨骼，肌肉-骨骼 (包括内斜肌)，或骨-肌肉-皮肤。
- DCIA血管解剖结构、分支情况。
- 血管蒂相对较短时，需要直接放置在邻近受体血管处。
- 使用双层骨皮质片或劈开的骨内板。
- 骨段包含髂前上棘 (ASIS) 和 (或) 髂前下棘 (AIIS) 或开窗取骨。
- 使用髂骨前部的天然骨嵴，还是切取的皮瓣下表面来重建牙槽骨，这直接影响从哪一侧切取骨瓣。
- 供体血管从皮瓣前部还是后部进入颈部。
- 只在髂骨外侧骨面安装接骨板。
- 需要附加垂直截骨进行额外塑形，尤其适用于下颌骨前部和前外侧缺损重建。
- 皮岛和内斜肌的附着与可操作性。
- 牙弓间关系、咬合关系。

在带有初期重建的切除手术中，下颌骨切除范围是预先确定好的。计划切除的骨段被投射并沿髂骨侧面的可用骨区移动，直到检测到曲率最一致的位置 (Ayoub等，2014；Ghassemi等，2016)。最终的皮瓣切割导板应根据上述所有信息进行设计。

在基于逆向规划的二期重建中，使用镜像倒置的完整对应物和 (或) 虚拟数据库中尺寸匹配的复制品填补缺损，使缺失下颌区的大小、形状和角度可视化，作为DCIA骨瓣修复的参考。开放式截骨术是髂骨瓣塑形和形成角度最常用的技术。在单一部位或一系列截骨术中，垂直劈开沿髂嵴分布的纵向骨段的外侧骨皮质和邻近骨松质，随后通过掰裂或弯折内侧皮质来弯曲髂骨段，从而形成合适的角度。通过这种技术，位于髂骨内侧的血管蒂得到了有效保护。然后用同样从髂骨供体部位采集的骨松质填充V形裂隙。单侧髂嵴骨段最多可以重建半侧下颌缺损。为了重建半侧下颌，可使用包含ASIS和AIIS的骨瓣替代下颌支和髁突。髂骨的天然弧度与下颌角、下颌体部十分相似，但仍需要对其进行多个开放式截骨术，使骨段弯曲成符合正中联合区的抛物线形。就垂直尺寸而言，可用的髂骨骨块可以重建成人含牙下颌牙弓的全部高度，并为植入骨内种植体提供足够宽度。同时，垂直骨的高度和宽度为骨瓣和原有下颌骨之间提供了充分的接触。

使用由切除导板、移植切割导板和下颌骨STL模型 (显示缺损和塑形后的移植物) 组成的工具包，为以最高精度快速重建下颌骨提供了理想的支持。暴露供体部位的骨面和血管蒂后，将切割导板安放在髂骨的裸露侧面，并用微型螺钉固定 (Modabber等，2012，2015)。最后切取皮瓣的骨质部分，同时注意保护血管蒂。骨盆前、后部的截骨范围与新下颌高度对应，下部的截骨范围与新下颌长度对应。手术规划和切割导板上与规划相符的垂直切割槽，使骨块在与血管蒂相连的情况下，沿其长轴进一步分段，与缺损适配，并与骨接合植入物组装成重建模块，以便移植到下颌缺损中 (图5-3-51)。

(9) DCIA皮瓣用于上颌骨重建：改良的DCIA皮瓣适用于所有范围的上颌骨切除后重建 (BrownⅠ~Ⅴ级)。将骨段倒置在面前部，将同侧髂嵴骨外板的弧度与上颌骨、面中部前表面对比 (Brown，

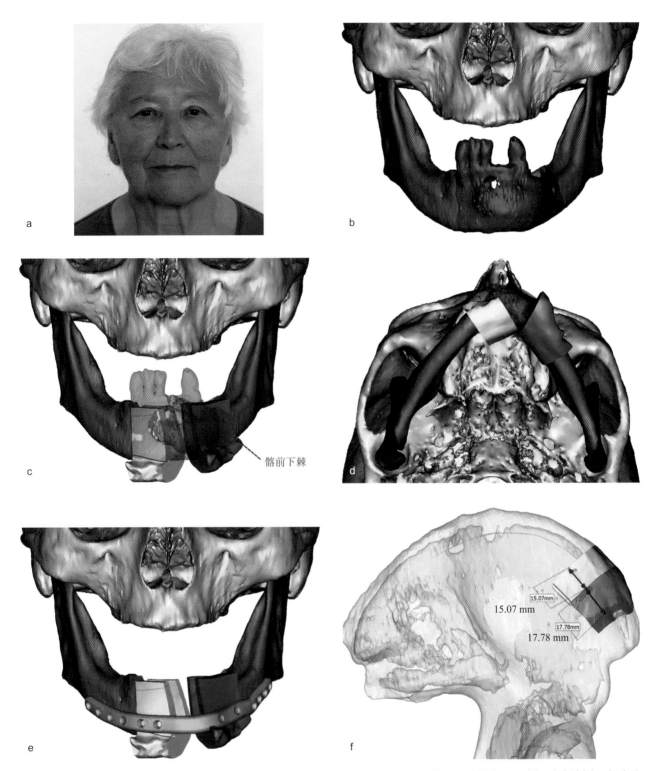

图 5-3-51　成釉细胞瘤患者的颏部切除重建。a. 术前。b. 在 3D 重建的 CT 结果中描绘切除轮廓。c. 虚拟重建计划，在髂骨前部进行开放式截骨切取髂骨骨肌瓣。d. 虚拟开放截骨术和骨瓣的适配程度，下面观。e. 患者个性化重建板的虚拟设计。f. 来自髂骨前部的所需骨段，以及开放式截骨术的截骨线。

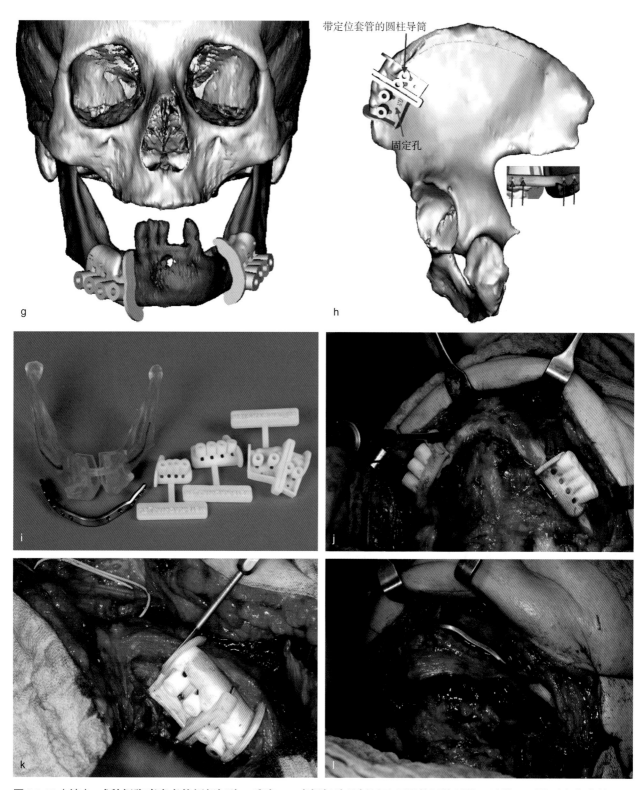

图5-3-51（续） 成釉细胞瘤患者的颏部切除、重建。g.虚拟切除导板以及预设的圆柱导筒，导筒用于放置定位套管，以确定重建板固定螺钉位置。h.骨瓣切取导板上用于随后放置定位套管的圆柱导筒和切取中将导板固定在髂骨上的固定螺钉孔。i.为预设手术制作的工具包。包括切除导板、皮瓣切取导板、患者个性化重建板，以及重建颏部的STL模型。j.切除导板在松解左侧颏神经后固定到下颌骨，进行颏部切除。k.皮瓣切取导板固定在髂骨前部。相对较短的皮瓣允许保留髂棘。l.插入髂骨瓣，与PSMRP连接。

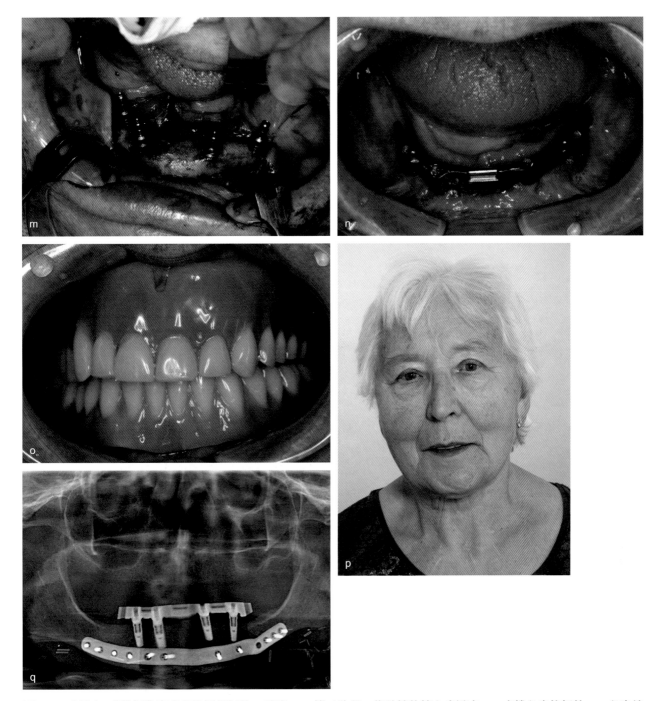

图5-3-51（续） 成釉细胞瘤患者的颏部切除、重建。m. 第二阶段，将种植体植入皮瓣内。n. 支撑义齿的杆件。o. 义齿就位。p. 下颌重建和义齿修复后的患者。q. 术后正位全景体层片。

1996；Grinsell等，2015）。DCIA皮瓣的ASIS或其后方切角将成为新的上颌结节，血管蒂指向后方，与面部或颞部血管相连。上部结构（颧骨体、眶下缘和眶底）的缺损可以被髂骨补偿。不同数量的髂肌和内斜肌岛状瓣可用于填充眶部、重建的牙槽突内侧上颌窦，和（或）覆盖腭部缺陷。

修复上颌骨缺损的DCIA皮瓣的切割导板设计，其使用上与下颌骨重建时相比没有区别。通常不需要附加开放式截骨；然而，髂骨移植骨块固定在上颌骨、面中部后，可能需要在原位修剪、塑形，以形成适宜的形状。

（10）肩胛骨，包含来自外侧缘、肩胛下角骨块的皮瓣：来自肩胛骨外侧缘和（或）肩胛下角的血管化骨量是有限的，但肩胛骨下血管轴上存在丰富的可用软组织成分，为头颈部复合缺损的重建提供了宝贵选择（Swartz等，1986；Holle等，1996；Nkenke等，2009；L'Heureux-Lebeau等，2013；Mitsimponas等，2014）。骨瓣可以作为单一皮瓣从肩胛骨外侧缘切取，由旋肩胛血管供血；或者从肩胛尖区切取，由胸背血管角支供血（Seneviratne等，1999）。由上述两个血管分支供血的双蒂骨瓣，需要医师在其肩胛下主干分支前方进行结扎（Coleman等，1991）。必须保留由肩胛冈下肌、小圆肌、大圆肌和部分肩胛下肌组成的肩胛骨外侧缘肌袖，以保证骨膜血供。

对于肩胛骨外侧缘肌袖覆盖的需求，阻碍了在后部骨面直接安放切割导板。如果需要对骨块进行横向切开分段，必须从内侧掀起肌袖，才能到达夹在肌袖间的骨面。这种截骨术通常限于旋肩胛血管和胸背血管角支供血区域之间的过渡性血管化骨上方。肩胛骨外侧缘骨量并不均匀，最厚处位于肩胛下结节下方的小段骨块，然后逐渐变薄并向肩胛下角扭曲，并在肩胛下角处大幅缩窄。即使在过渡区也必须保留肌袖，以便对来自肩胛骨外侧缘和肩胛尖的单蒂骨瓣进行移植。这些特定条件促使了精巧的双平面切割导板的发展，该导板由框架和插入式垂直杆型扶手组成（图5-3-52d）（Cornelius等，2016）。

这种SLS切割导板可以从两个相互垂直的切割平面接近肩胛骨外侧缘和肩胛尖。第一步，切开肩胛冈下肌，沿肩胛骨后部的空白骨面开放一个贯通

或直角形的空间。这个空间包括一个与肩胛骨外侧缘平行的2~3 cm的纵向通道，一侧在肩胛下结节下方横向交叉连接，另一侧横向或向后延伸至肩胛尖上方或内侧，以便放置切割导板的框架部分。该框架依靠其头、尾侧两块通过螺钉固定在骨面的足板构成模板。每个足板上都有连接插口，供一个可移动的、横跨骨瓣全部垂直长度的杆型扶手使用。最初切取的骨块包含足板。只有在分割骨块的楔形骨切开完成后，才能在头、尾两侧足板内开始最后的切割。下一步，将切割导板的垂直杆件与一至两对悬空的沟槽和（或）翼缘组件拼插在一起。在结扎血管蒂并完全移动整个皮瓣后，可在桌上继续分割骨段。从后方接近肩胛骨外侧缘下部和肩胛下角的过渡区，通过杆件的扩展组件，如翼缘，在横切肌袖后将其分割成双蒂骨瓣。最后，将垂直杆件从框架上拆下，沿上下足板内部横向切割，完成骨块分割。此时，可将肩胛骨瓣折叠起来，在上颌骨缺损STL模型内进行比对、检查。

（11）肩胛下角用于上颌骨重建：肩胛尖与硬腭（包含上牙弓），在形状和尺寸上十分相似。如果上颌骨表层结构和翼突得以保留并提供稳定的自体连接的话，就可以用取自肩胛尖、塑形成"托盘样"的单块骨，从半侧大小到重建全部腭突。重新建立与表层结构的连接有两种方法。一种是通过额外的骨段来稳定结构，这些骨段像屋顶的椽和梁一样，在上方与面中部支柱连接，或在后部与翼突连接（图5-3-52b和图5-3-52i）。另一种是制造一个特定的金属支撑平台（图5-3-52e和图5-3-52j~m）。模板工具包和PSI的虚拟规划、设计和生产，都遵循前文所述的原则和思路。

（12）肩胛骨外侧缘、肩胛下角用于重建下颌骨：长度在14~16 cm以下的所有类型下颌骨缺损，都可以用来自肩胛骨外侧缘和肩胛下角的骨段进行桥接。虚拟手术规划必须考虑到从肩胛骨顶部到肩胛尖的骨量减少和扭曲，以将最多的骨移植到计划植入种植体的位置。使用肩胛骨重建下颌，在分割骨段后常伴假关节形成（Mitsimponas等，2014），因此建议使用闭合式截骨术来提高骨块的就位与稳定。在血管过渡区使用楔形截骨术（见前段），随后在关节窝下骨段进行二次截骨，可以将移植物折

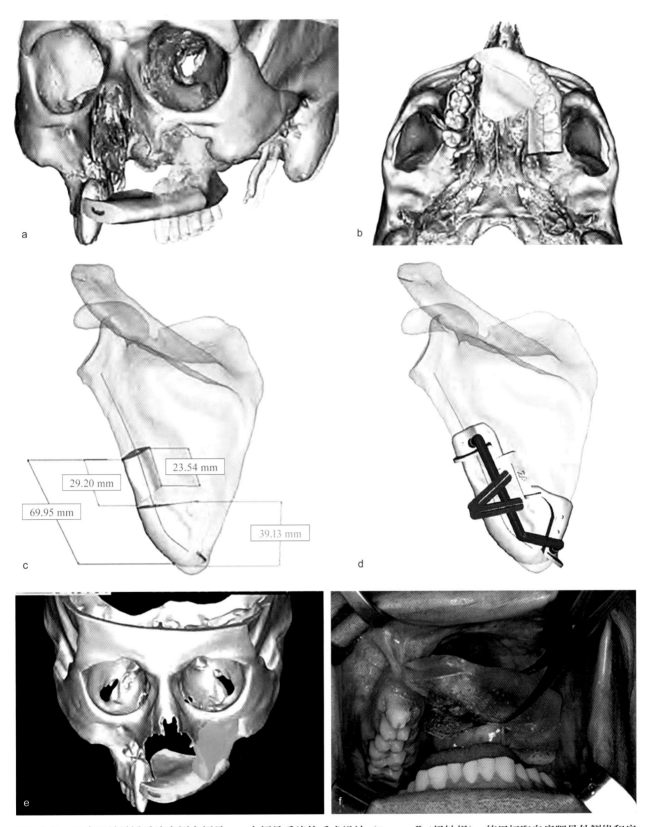

图5-3-52 用肩胛骨骨瓣重建半侧上颌骨。a. 上颌骨重建的手术设计（Brown Ⅱ d级缺损），使用切取自肩胛骨外侧缘和肩胛尖的骨瓣。b. 对侧完整部分镜像后的虚拟手术规划。肩胛尖作为前腭突，外侧缘下部向后与翼突形成支撑，与剩余的上部结构没有直接连接。c. 左侧肩胛骨后面观，双色标识的骨瓣分段投射在肩胛骨下缘和肩胛尖。d. 两部分组成的切割导板设计，后面观。外部框架（灰白色）容纳肩胛骨瓣的完整边缘，拼插了扩展切割槽的杆件（深蓝色）。e. 患者个性化植入物（PSI）替代与上部结构缺少的连接（绿色）。f. 手术开始时，用肩胛骨骨块STL模型在口内进行适配性检查。

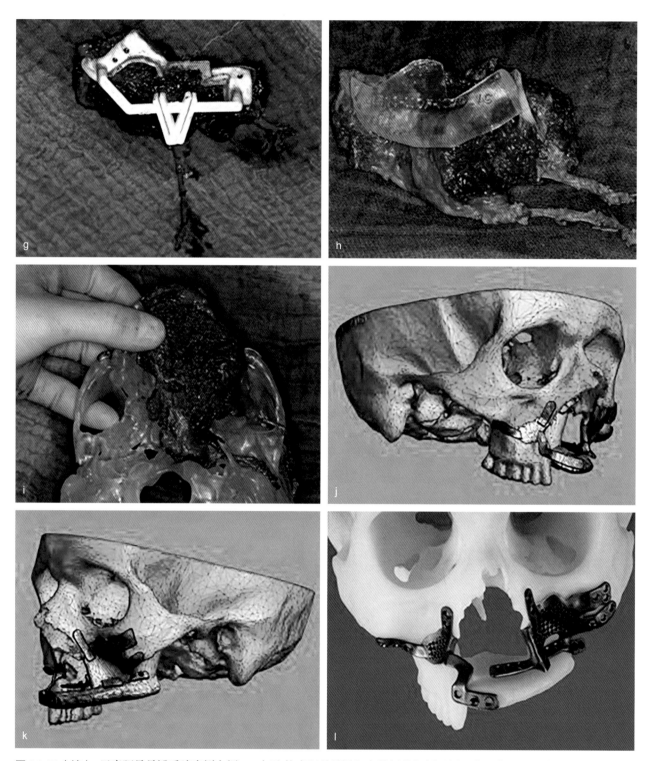

图5-3-52（续） 用肩胛骨骨瓣重建半侧上颌。g.切取的肩胛骨骨瓣与安装好的切割导板。由于肩胛下动静脉缺乏分支，用两个独立的血管蒂供血：短蒂＝旋肩胛动脉；长蒂＝胸背动脉角支。h.血管变异者建议使用单（长）蒂皮瓣，保留肩胛骨外侧缘、肩胛尖间的肌袖。在肌袖顶部放置骨段的STL模型，模型末端与骨末端对应，分段切口被肌袖遮挡。i.塑形的移植物放入上颌骨缺损STL模型中，用模型面中部缺损检查骨瓣尺寸。j.用来自肩胛骨外侧缘和肩胛尖的骨瓣重建上颌骨，PSI设计。k.肩胛骨骨瓣和PSI设计，侧面观。l.放置在STL模型上的电子束选区熔化PSI。

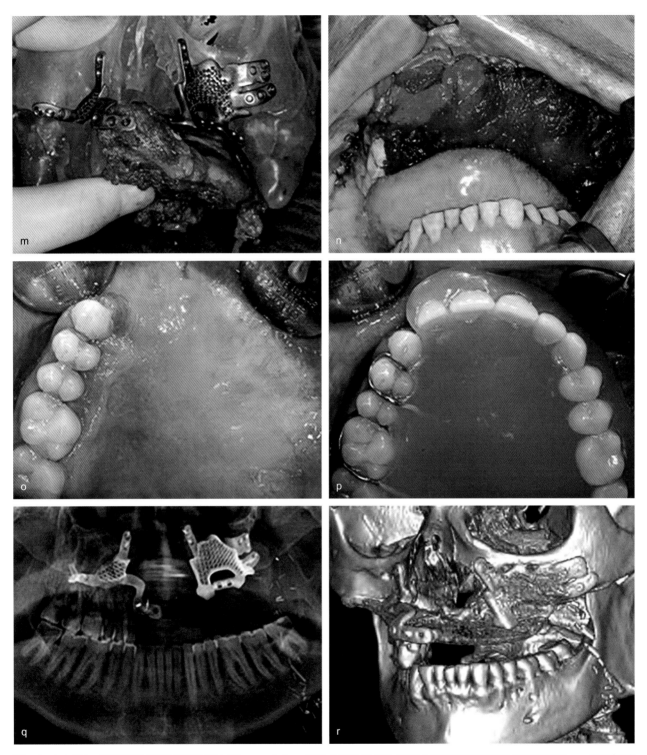

图5-3-52（续） 用肩胛骨骨瓣重建半侧上颌。m. 术中，在面中部缺损STL模型上初步组装肩胛骨骨瓣和PSI。n. 长血管蒂吻合后获得足够灌流，不需要额外吻合短血管蒂。o. 黏膜化的表面。p. 种植义齿修复开始前，临时义齿就位。q. X线全景片。r. 肩胛骨游离皮瓣转移后的3D CT扫描。

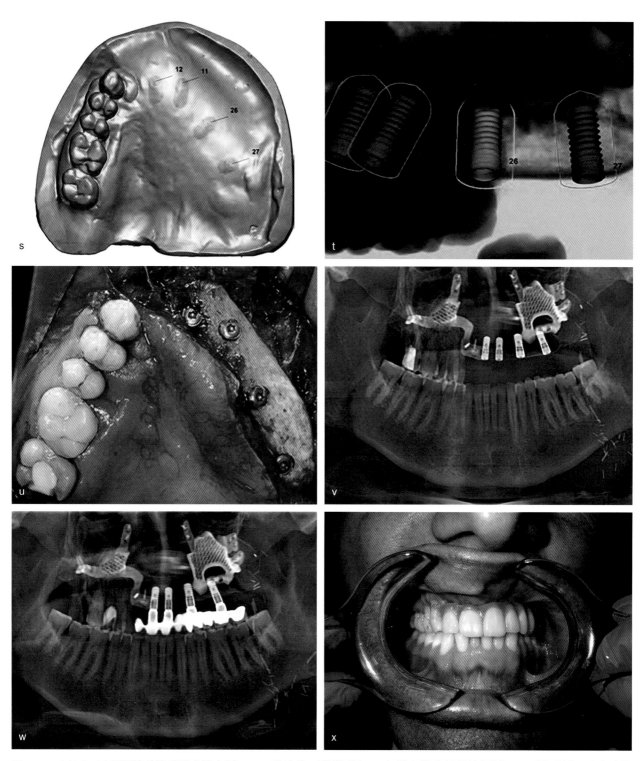

图5-3-52（续） 用肩胛骨骨瓣重建半侧上颌。s、t. 数字化石膏模型和CT扫描上的虚拟种植规划。u. 开放式插入骨内种植体的术中照片。v. 种植体植入后的X线全景片。w. 使用固定桥修复后的X线全景片。x. 患者咬合情况。

叠为与下颌骨前部曲度相似的三段，修复双侧节段性缺损（Cornelius等，2016）。

为了在截骨时保持肌层连续性，只能从骨段内侧进行手术。这与整个肩胛骨段的纵缘相符。与切割导板外部框架拼接的拱形结构，为与骨边缘垂直的一对附加翼缘组件提供了通道。安装两个切割导板组件的整个骨瓣被翻转到其侧边。将预定截骨部位上方的肌肉从两侧骨膜下剥离。由跨越整个骨段内侧截骨线的翼缘引导，在剥离的通道内进行楔形截骨。最后，移除杆件，从外部框架内切取由肌袖或两个血管蒂连接的三节骨段，以插入下颌骨缺损。该皮瓣的骨量可能不足以支持骨内种植体，可能需要二次植骨手术。

六、患者个性化植入物

患者特异性（异体）植入物（PSI），也称作个体化或定制植入物，是为个别患者制作的特定植入物（Eufinger等，1995，1997；Eufinger等，1998）。个性化、定制化、私人化等属性指的是用现成产品修改，如塑造、塑形或弯曲，并按尺寸切割，以满足特定的解剖条件（Lethaus等，2010；Probst等，2012）。PSI、患者个性化器械和工具包，追求的是在固定和（或）重建过程中从近似一致提升至最高的精确度和解剖适配（Westermark等，2011；Mertens等，2013；Wilde等，2014；Ciocca等，2015）。PSI可以减少手术工作流程，节约手术时间。尽管文献中已经提出并讨论了PSI应用可能遵守的基本原则和理念，但至今还未建立简明、获得共识的分类方法。目前，PSI的分类方法繁多，如材料特性、制造工艺（如加成法与减成法）、构造（板、格、网）和形状、解剖位置、生物力学特性（如静态、运动学、承重）和功能（无效腔-骨空隙填充、节段或碎片重排/压缩空间、表面修复、关节置换等），尚未有人尝试将这些标准归纳成相互关联的有序体系。

本节的例子展示了应用在下颌骨和上颌/面中部的PSI的冰山一角。PSI技术发展迅速，并在下颌骨重建中广泛应用，特别是以重建板结合游离皮瓣的形式（Ciocca等，2012）（图5-3-43j~p和图5-3-49）。在上颌骨和面中部，PSI已经从鼻旁窦暴露风险较高的大块固定组件（Mertens等，2013年；Tarsitano等，2016年），发展为带有细金属臂的更

精细支撑结构（图5-3-52j~p和图5-3-53a~c）。

七、术前、术中和术后的质量控制

计算机辅助手术必须对产品设计、加工过程，以及成品保持系统监测，并在所有阶段严密控制其功效与成果。个性化手术方案的构思和规划将采用传统的手术原则和标准，如考虑植入物的尺寸和形状。前所未有的创新性技术，包括基于CAD/CAM的手术模板、创新性的PSI布局（图5-3-53）和治疗程序，应是对现有成熟技术的谨慎探索。

必须避免在手术虚拟规划开始时产生错误想法和不当预测，同时必须模拟手术结果以防在随后的手术中出现意外，这一点至关重要。最初的质量控制和预测不能局限于骨性结构的机械性能，以及基于CT数据的骨性结构替换或再定位，还需要通过细致的临床评估获得对特定软组织状况的深刻了解。与前瞻性规划不同，在逆向规划，即二期重建时，并不存在正常软组织解剖结构，同时伴随组织塌陷、软组织皱缩、扭曲变形、瘘管、缺损和感觉或运动神经功能障碍等症状。全面分析和了解组织成分、皮瓣和异体材料之间相互关系的客观需要，解释了虚拟手术规划和模拟不能由手术医师委派给他人的原因。建议在明确批准虚拟计划之前，将同行评议和密集的讨论作为惯例。设计PSI应注意：考虑生物力学和稳定性因素，避免过大、过于复杂。主要计划是根据特定情况的复杂程度，简化可能最有效的PSI。

由于多种情况，如CAD/CAM工具包和（或）PSI不匹配，肿瘤浸润超过术前成像预测的范围、颈部受体血管不可用、尺寸小或血流不足，移植血管变异（图5-3-52g、h），血管蒂短等，可能需要术中临时改变计划。在最坏的情况下，所有准备好的工具都要被丢弃，以进行临时徒手操作。

持续使用工具包可以提高术中质量控制的效果。工具包作为衡量参照，在反复交互检查中逐步提高了治疗的可靠性和安全性。清楚地认识从缺陷大小、接骨板螺钉孔位置、PSI到移植物的每一个不精确所导致的连锁反应，这对于虚拟规划是至关重要的。必须关注加工结果和与模型直接比较得到的测量数据，来获得可靠的术中质量保证。

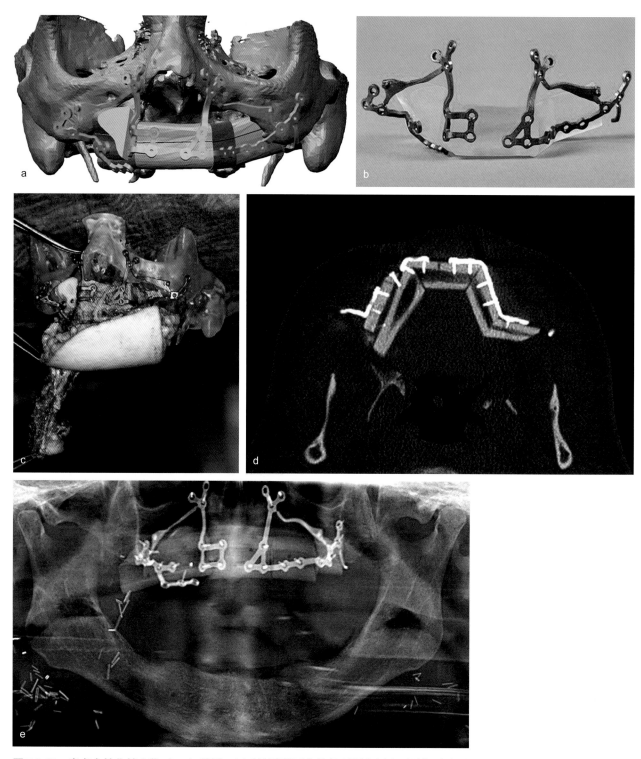

图5-3-53　患者个性化植入物（PSI）设计：用于放置并固定修复双侧上颌水平骨切除术后缺损（Brown Ⅱ d级以上，包括全腭部和牙槽弓）的腓骨段。a. PSI设计：用额外的游离无血管腓骨段建立颧上颌支柱，连接上颌上方结构。b. CAM：电子束熔融PSI与腓骨段STL模型连接；中间有可移除连接杆，清晰断点能使其有效移除。c. 复合腓骨瓣摆放在STL模型上，用于控制骨、软组织和PSI植入物位置。血管蒂朝向右侧颈上区。d. CT横断面扫描显示骨块排列和用于固定的PSI植入物。e. 术后全景片。

原则上，导航技术和（或）术中多平面或三维成像，为在基于虚拟规划的重建手术完成后对其结果进行检查提供了许多选择。在多段重建手术中，需要在肿瘤切除后重新定位骨片或骨段，在指定的位置折叠移植骨段，并使用一至多个PSI固定移植物，在重要时间节点使用术中成像进行评估对于手术过程是十分有利的。这允许在手术过程中，逐个阶段对手术准确性进行增量评估，而不是仅仅控制难以改变的手术结果。术中和术后成像对于确认与最初计划的一致性至关重要。通过融合适当数据集，将术后结果与术前虚拟规划进行对比，以确定手术准确性。不言而喻，最终的术中成像能够合理替代术后早期质量控制。

八、总结与展望

虚拟规划和模板辅助手术已经从概念验证走向了广泛使用。新技术将逐渐成为现实，如机器人截骨术远比人工截骨精确（Chao等，2016）。因此，模板辅助骨手术只是不断发展的外科世界中的沧海一粟。

（代杰文 译，王耀钟 校）

第十三节 正颌外科与𬌗板制作

(Marc C Metzger, E Bradley Strong, Gido Bittermann, Rainer Schmelzeisen)

一、引言

正颌手术良好的临床效果需要精准的术前诊断和明确的术前计划。在历史上，这些是通过X线头影测量分析和石膏模型来完成的。然而，这些技术也存在局限性，X线头影测量不能提供患者头面部解剖的三维视角。经由石膏模型的正颌模型手术耗时、费力，饱受各种误差的困扰，准确性较差（至少理论上如此）。此外，许多颅面部骨的不对称性也不能用石膏模型来解决。近期开发的计算机辅助技术允许外科医师在虚拟三维环境中进行诊断、分析和术前计划，这些应用包括常规的计算机体层扫描（CT）、锥形束CT（CBCT）、用于虚拟牙建模的口腔内光学扫描仪、三维摄影测量和3D打印机。单颌手术可以基于对侧颌骨的𬌗平面，而双颌手术则复杂得多。计算机辅助术前计划已被证明是

石膏模型的一个有效替代方案（Whetten等，2006；Stevens等，2006；Miller等，2004；Gil等，2007；Mischkowski等，2006）。本节回顾了目前在正颌手术中应用的计算机辅助术前计划模式。

二、数据采集

（一）标准和锥形束CT

锥形束CT为术前计划提供了足够的骨分辨率，同时有比传统CT更低的X线照射量（图5-3-54）。但遗憾的是，X线剂量的减少也降低了对软组织的

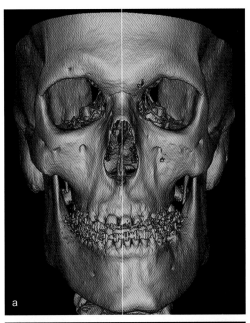

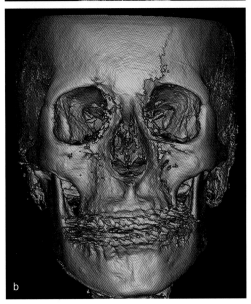

图5-3-54　a.计算机体层扫描（CT）图像。b.下颌骨不对称（下颌偏颌）患者的锥形束CT扫描。

分辨率。如果一个准确的术前诊断和术前计划中包括对软组织的评估，则应该使用传统CT。切片厚度应在0.5~1.5 mm。

金属充填物或托槽会造成伪影，从而扭曲牙的表面解剖结构。因此，应先在临床上进行咬合分析，随后再进行口腔表面扫描。

在外科医师、科室或医疗机构之间进行数字化数据转移极具挑战性，大多数放射设备在医学数据中产生医学数字图像和通信（digital imaging and communications in medicine，DICM）。简单地说，DICM是医学成像设备用来传输数据的"语言"。患者信息可以通过电子方式复制和传输，也可以存储在硬件拷贝模式，如光盘中。

（二）牙/口腔扫描

必须获得高分辨率的牙表面扫描，才能生成精确的虚拟模型和制造殆板。表面扫描可以直接通过口腔内激光扫描仪（图5-3-55）；也可以通过获得石膏模型，再使用CT或激光扫描仪进行间接扫描。工作流程根据可用的资源而有所不同，分别生成上、下牙弓及双颌牙弓的虚拟模型（图5-3-56）。

（三）摄影测量法

虽然面部的虚拟三维影像不是大多数正颌手术的必需部分，但对制订术前计划、记录患者信息仍十分有用。软组织操作可以通过在虚拟环境中使用如ProPlan等软件来进行。然而，目前的软件技术尚不成熟，可用于对面部轮廓进行基本的修改，但不能精确地预测复杂正颌手术的结果。

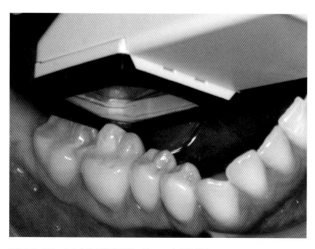

图5-3-55 口内扫描程序（iTero扫描仪）。

三、数据处理

（一）头影测量分析

准确的头影测量分析通常需要人工识别和标记常见的头影测量标志（图5-3-57）。一旦这些标志物被确定，软件就可以用于对称性和截骨计划分析。一些常用的软件选择包括Dolphine（North America，美国）、Voxim（IVS-Solutions，Chemnitz，德国）和Materialise（Leuven，比利时）。

（二）数据调整

CT数据用于生成患者颅骨的三维虚拟模型。在分离虚拟颅骨前，最重要的是将颅骨对准真正的

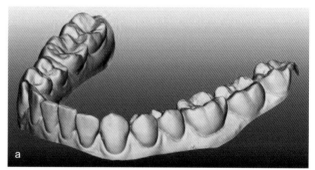

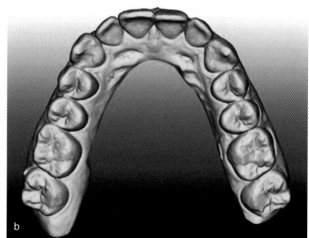

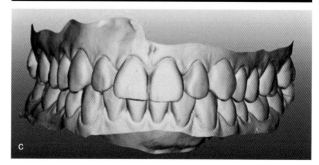

图5-3-56 下牙弓（a）、上牙弓（b）、理想咬合（c）的表面扫描文件。

正交平面（即轴位面、冠状面和矢状面）。调整算法因使用的软件而异，但大多数应用程序会使用前面讨论过的头影测量标志来调整颅骨。

（三）分离

分离一词描述了用于将颅骨分割为不同目标区域的技术。正颌手术的分离依照特定的截骨线进行，一些例子包括 Le Fort I 型骨切开术、下颌支矢状骨劈开术和切除多余骨的颏成形术（图 5-3-58）。一旦各区段骨被"切割"和标记，即可进行一系列虚拟操作，如上颌骨的推进、后退、旋转等。

（四）数据融合

数据融合描述了将各种虚拟数据组合起来形成单个数据总集的技术。数据融合通常用于克服由于口腔科金属修复材料或矫治器托槽产生的口腔伪影。在这种情况下，将牙的表面扫描数据导入并与现有牙数据重叠。相比于颅骨的其他部分，这种融合局限于特定的位置（牙及牙槽骨）。数据融合必须在制作𬌗板前进行，以减少伪影，并保证𬌗板的精确贴合。准备好中间𬌗板后，再将咬合状态下的牙表面扫描数据导入数据集（图 5-3-59）。

四、虚拟矫治

（一）中间𬌗板的制备

预处理扫描通常是在患者完全咬合、没有咬合

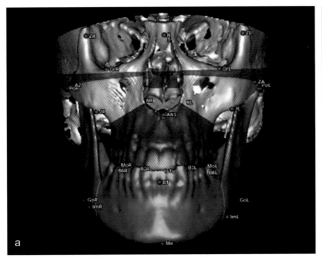
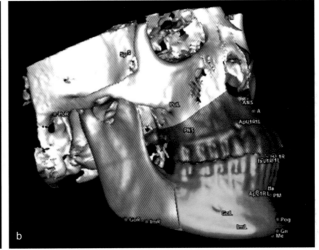

图 5-3-57　a、b. 人工定义的头影测量标志。

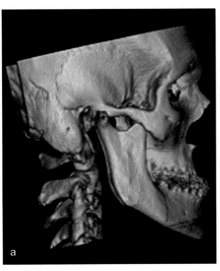
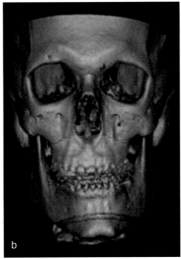
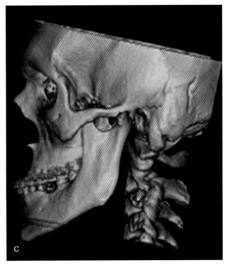

图 5-3-58　Le Fort I 型骨切开术、Obwegeser Dal Pont 下颌支矢状骨劈开术和伴缩短颏部的颏成形术。a. 右面观。b. 正面观。c. 左面观。

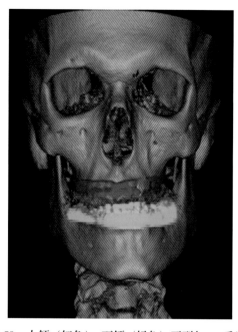

图5-3-59 上颌（红色）、下颌（绿色）牙列与CT重建图像配准拟合。

间隙容纳虚拟夹板的情况下进行。在每个髁突上定位一个旋转中心，以此为准，虚拟地模拟开𬌗。在保持咬合关系的同时，将下颌骨联合向下旋转。如果以前没有做过预处理扫描，上、下牙的表面扫描应将上、下颌骨包括在内。最终，可生成一个虚拟的𬌗板（图5-3-60）。虚拟𬌗板被叠放在牙上，并从空白𬌗板上"减去"上、下牙弓的高度，然后将上、下颌骨的预期位置转变为𬌗板所在位置。最后，在3D打印机上制作𬌗板。

（二）虚拟上颌矫治

在对患者进行临床检查并完成三维分离后，可以进行虚拟骨骼矫治。首先要精确定位上颌骨，这将直接影响双颌手术中下颌骨的方向。水平咬合面可以利用11和21之间的接触点，以及16和26的窝沟来定位。咬合平面的矫正需要通过旋转颌骨来创造面部平衡，但这可能会给人一种上颌骨水平偏斜

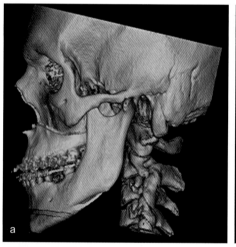

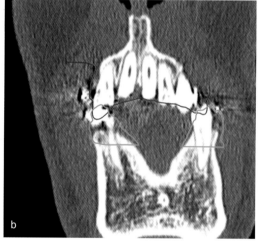

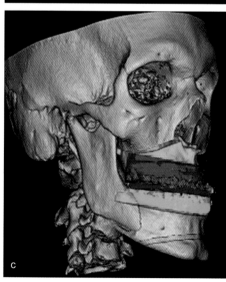

图5-3-60 a.为了制备中间𬌗板，通过降低髁突处的下颌骨节段来模拟开口。b.图中显示上颌骨的预期位置（红色），以及对下颌骨存在干扰的牙（绿色）。c.张口，直至无进一步咬合干扰。然后导入𬌗板模板，虚拟口腔印模通过从𬌗板体积中减去与牙重叠的部分得到。

的错觉。然后在水平位和矢状位视图下，进一步调整上颌骨方向。部分上颌骨的旋转可能是关闭开殆畸形所必需的，这在矢状位视图中最容易完成。最后，将上颌位置调整为正中矢状位，使其对称排列，这在水平位视图中极易完成（图5-3-61）。

（三）虚拟下颌矫治

为了评估矫治后上颌骨位置对下颌骨的影响，将理想咬合的牙表面扫描数据导入数据集，并与预期的新上颌骨位置保持一致（图5-3-62）。进一步将高分辨率的牙扫描、低分辨率的CT扫描所得下颌骨影像进行有效重复叠加，移动导入的牙扫描数据，直到实现与CT结果的完美重合（图5-3-63）。

虚拟矫治设计显示重新定位的下颌骨段和固定的髁突段之间存在冲突。由于"摆尾"旋转，导致矢状面中位于左侧的下颌骨段和髁突段存在重叠。如有必要，也可以计划进行额外的骨切除（图5-3-64）。可以按需通过3D打印制作最终的殆板。

颏成形　颏成形可以作为复杂的双颌手术的一部分亦或作为独立术式。在三维数据集中，可以评估颏的位置投影及对称性，可以计划和模拟颏增高、颏降低及纠正颏不对称（图5-3-65）。

五、临床案例

患者为20岁女性，因右侧下颌骨伸长导致面部不对称（图5-3-66）。

将CT数据导入设计软件，生成三维虚拟模型。

在确定真正的正交平面及调整至正中矢状位对称后，分离上颌骨（蓝色区域），然后确定殆平面

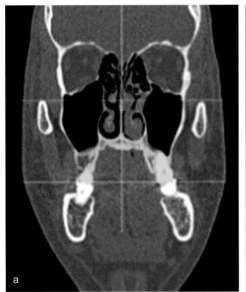
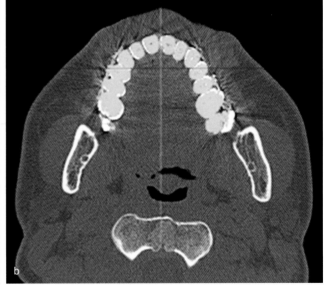
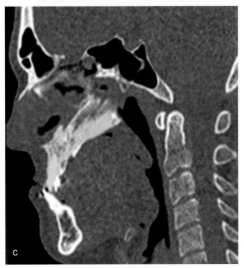

图5-3-61　a.冠状面视图显示正常殆平面的水平位置关系，不需要进行改变殆平面倾斜的旋转。b.在轴位面评估中线的对称性。绕上颌段中点顺时针旋转——进行"摆尾"旋转。c.在矢状面视图评估前后运动。在此病例中，通过头影测量分析和临床检查，将前后运动幅度确定为5 mm——已进行向前的殆平面的顺/逆旋转。

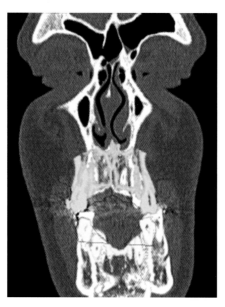

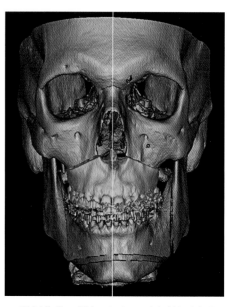

图5-3-62　数据集的冠状位视图，包括已确定咬合的上牙弓（蓝色）、下牙弓（黄色）的表面扫描。上牙弓已定位至预期位置。

图5-3-63　数据集的三维视图显示下颌骨的对齐位置。利用上、下牙弓的表面扫描信息，确定理想咬合关系。

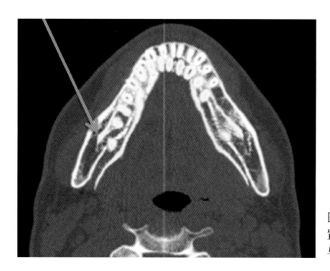

图5-3-64　轴位视图显示下颌骨的新位置（黄色）与原始位置（白色）。下颌骨的"摆尾"旋转（黄色）导致下颌骨区域与左侧的髁突段（箭头所指）重叠。

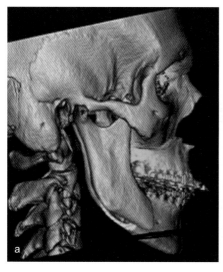

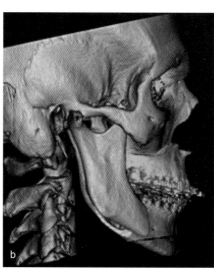

图5-3-65　复杂病例颏成形术。三维侧视图显示颏的切除部分（a）和颏缩窄后的新位置（b）。

（图5-3-67）。清楚显示了右侧下颌骨和上颌骨增生。

在这种情况下，必须进行上颌骨的顺时针旋转。注意左侧牙接触的𬌗干扰（图5-3-68），这是由上颌矫治和左侧牙区域重合造成的。

导入牙表面扫描数据（红色和绿色），覆盖现有的牙，然后固定牙表面扫描与CT扫描的相对位置。

为了准备中间𬌗板，通过降低连接于髁突的下颌骨段来模拟张口，张口至没有进一步的咬合干扰（图5-3-69）。

将𬌗板模板导入数据集中，通过减去与牙重叠部分的体积，得到虚拟的口腔印模。

计划通过右侧髁突切除术进行虚拟下颌骨矫治，未受影响的左侧下颌骨被镜像到右侧。通过对理想的咬合条件的上、下牙弓进行表面扫描，确定下颌骨的精确位置（图5-3-70）。

然后将下颌段移动至与新定位的上颌骨咬合。在这种情况下，不需要最终的𬌗板。图示受影响的髁突和未受影响的髁突（镜像）之间的差异（图5-3-70）。在这种情况下，得到15 mm的长度差异。

在保护关节盘的同时，对髁突进行修整以接近健侧大小（图5-3-71）。通过标准Le Fort Ⅰ型骨切开术和左侧下颌支矢状骨劈开术进行正颌矫治。

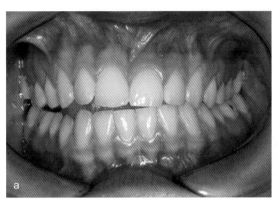
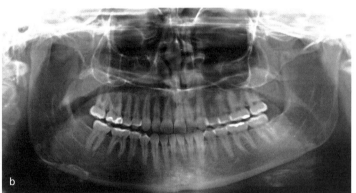

图5-3-66 患者右侧下颌骨发育过度。a.口内情况。b.全景X线片。

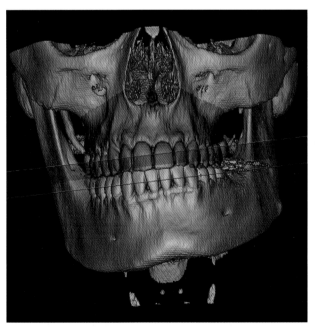

图5-3-67 病例三维视图。在Le Fort Ⅰ型平面上进行上颌骨手术设计（红色遮挡面不是水平的）。

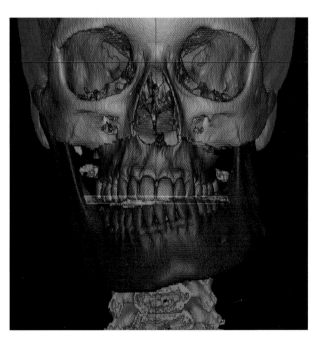

图5-3-68 上颌骨矫治位置的三维视图（红色）。进行顺时针方向的改变𬌗平面倾斜的旋转，以形成水平𬌗板（黄色）。

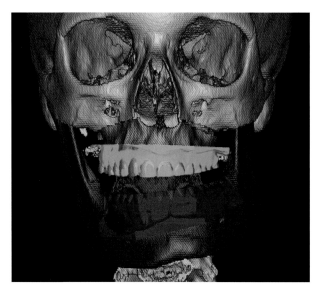

图 5-3-69　虚拟制作中间殆板。导入上（绿色）、下（红色）牙弓的扫描石膏模型后的三维设计视图，由软件自动实现 CT 和表面扫描牙弓的精准排列。

六、并发症

良好的正颌手术临床效果需要精准的术前诊断和明确的术前计划。通过虚拟手术计划可以精确分析三维模型，准确显示临床情况并指导术前诊断和治疗计划制订。

单颌手术可以基于对侧的殆平面进行，但双颌手术要复杂得多。由正颌模型手术或虚拟环境中的三维术前计划确定颌骨位置，并进行虚拟殆板编码（Metzger 等，2008）。然而，这些技术存在一定局限性。殆板的制作既可以在实验室手动完成，也可以使用 3D 打印机经由虚拟设计制造。利用虚拟设计可以实现殆板的精确转移，但在计划过程中也可能出现一些误差。

首先，可能难以正确定位为正中矢状位对称，

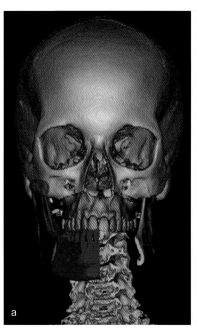
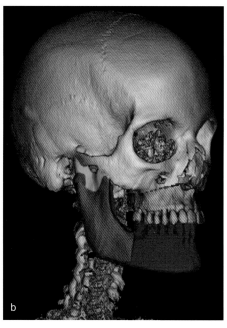

图 5-3-70　a. 将未受影响的左侧下颌支（绿色）镜像到右侧（红色）后的情况。b. 下颌支原始位置（右侧绿色结构）和新下颌骨（右侧红色结构）之间的髁突长度差异约 15 mm。

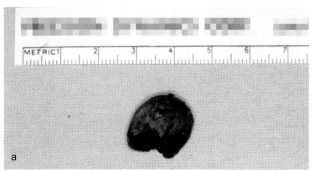
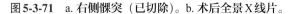
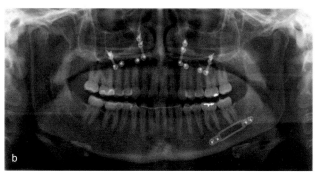

图 5-3-71　a. 右侧髁突（已切除）。b. 术后全景 X 线片。

从而导致殆平面错位，造成错误的上颌和下颌矫治。为避免此错误，患者应始终保持头部位置中位。患者在垂直镜面中观察到的侧面照有助于确定头部位置。

其次，虚拟设计软件的标准设置可能存在误差，可能导致上颌骨不对称Le Fort Ⅰ型骨切开术，从而造成骨偏斜和面部畸形。此外，错误设置的Le Fort Ⅰ型截骨线可能导致一系列术中并发症，如牙根损伤。

最后，CT扫描中由牙修复治疗引起的金属伪影可能导致三维图像数据的覆盖不足或不充分，导致计划不准确。这一问题可以通过对牙和牙槽骨进行口腔激光扫描来解决，即将激光扫描结果合并到CT影像数据中。但在此基础上制作的最终殆板可能产生不满意的正颌矫治效果；同时，可能导致正颌术中并发症，如不规则的骨切削、神经损伤、出血和器械问题（Steenen等，2016；Steenen等，2016）。

七、总结

正颌手术中的计算机辅助设计开辟了手术数字化设计的新领域，包括制造殆板、切割导板和特定的植入物。到目前为止，尚不完全清楚哪些患者可以受益于这类复杂且先进的设计技术。然而许多外科医师认为，较为复杂的病例可能从中获益，如面部不对称和复杂畸形患者。

第十四节 头颈部肿瘤多学科协作——计算机辅助外科应用及展望

(Majeed Rana, Nils-Claudius Gellrich)

一、引言

头颈肿瘤学科日渐受益于跨学科的信息交流，个性化临床治疗路径通常由跨学科肿瘤委员会确定。在过去10年中，影像分析方法和计算机辅助外科的研究进展促进了3D成像在头颈部肿瘤治疗中的临床应用。为了充分制订头颈部肿瘤的治疗计划，必须对三维影像数据进行计算机辅助分析，如磁共振成像（MRI）和计算机体层扫描（CT），这些对于肿瘤分期的确定是必不可少的，可基于这些影像资料及临床数据制订治疗计划。计算机辅助手术导航技术或许是肿瘤切除手术的有力工具。肿瘤边缘或原发灶活检的三维数据可与组织病理学结果相匹配，将三维数据和组织病理学信息以数字化方式存储，以改善跨学科互动，造福患者。

二、计算机辅助术前计划

制订肿瘤治疗计划的基本要求是目标区域的CT和MRI影像。MRI影像数据用于区分肿瘤和健康软组织，CT影像数据用于可视化硬组织和明确患者骨骼解剖结构。在CT数据采集期间，使用4个手术置入的导航标志（bony landmarks；骨标志，2.0交叉传动的微型钛板螺钉或带有钛板螺钉的单殆板）用于标识患者。这些螺钉将在术前计划和术中作为定位标志点。如果已经提供CT数据而没有导航定位，则需要使用带有导航标志的亚体积锥形束CT作为补充。

生成的患者解剖学DICOM数据被导入手术计划应用程序（iPlan，Brainlab，Feldkirchen，Germany）。

校正后，2个影像数据集（CT和MRI）通过所谓的图像（数据）融合进行定位。这是一种基于表面和体积元素的匹配方法，以便在先前调整的对齐中获得完整的多模态信息；然后在殆板内的螺钉头或插入患者颅骨中的螺钉上虚拟规划定位点。

随后将解剖结构和目标肿瘤组织从影像数据集中分离出来。由于肿瘤不会被应用程序自动识别并在患者的解剖结构中进行分离，需要使用不同的软件工具（如brushing）手动勾勒出肿瘤形状。Smartbrush算法可以通过弹性形变来自动分离解剖结构或肿瘤。由于该程序的作用，肿瘤周围区域中所有必要的解剖结构都被识别为三维分离对象。通过一系列计划程序，明确患者骨骼解剖结构，同时将肿瘤所在位置的目标区域切除。所有预先计划的虚拟患者数据、切除目标和轨迹都可以转移到影像辅助外科系统（导航系统）。

三、术中红外导航

手术前，将患者固定在Mayfield钳或微型支架上。通过单个微型钛板螺钉将带有3个可跟踪球体的"颅骨参考基准面"（skull reference base）固定于患者颅骨，以识别确切方位。术中使用至少4个精确的导航标志以保证其准确性，并使用基于红外线的导航系统（如Kick-Brainlab）。

通过立体红外摄像机，以"真实世界患者"（real-world patient）的位置及其手术计划的虚拟数据为参考，实时跟踪和显示仪器位置。通过插入导航标志（如前述殆板）将患者位置和解剖结构导入预先计划的数据中，确保殆板中的标记（通常是接骨螺钉）定位于其预先计划的位置。手术过程中，实时监测器械尖端位置，以确保肿瘤切除范围与术前虚拟规划一致。此外，记录（获取）术中定位点，并在每个安全范围内进行点位截图。这些点汇总为一个点云，有时称之为"肿瘤云"（tumor cloud），手术后转移到虚拟计划中，有助于识别和确定肿瘤切除的确切位置。

四、数据集的后处理

获得的术中标志物将纳入术后治疗计划。在得到组织病理学报告后，根据肿瘤分类（良性/恶性）对各个点进行颜色编码。现今的可视化技术可以进一步调整校正潜在肿瘤残余部分的三维信息。

（一）数据集的导出

使用iPlan，可以将采集的肿瘤点云导入患者的DICOM数据集中。仅选择肿瘤组织学为阳性的点位，这些点（体素）分配有3 500 H的Houndsfield单位。

该数值远远超出了3 100 H左右的传统最高范围，并提供了清晰定位的肿瘤边界，便于处理原始DICOM数据集。通过使用阈值，使点云的快速分离成为可能。

（二）导入放射治疗模拟平台

增强的DICOM数据集（enhanced DICOM data set，enDICOM）可以导入任何放射治疗计划平台，导入enDICOM并与术后CT扫描相匹配。明确定位标志点的高Houndsfield单元，有助于对这些术中的附加信息进行分离和可视化，并用于制订放射治疗计划。

五、案例介绍

一名81岁男性，左侧上颌窦及鼻腔残留T4a腺样囊性癌（adenoid cystic carcinoma，ACC），计划进行肿瘤消融手术（图5-3-72）。

肿瘤切除后，以组织镊从肿瘤边缘采集标本。术中获得了额外的标志物，并在每次切取活检时进行截图。这些点（即肿瘤云）在手术后被导入虚拟计划中，帮助识别和定位活检的确切位置。标本显示肿瘤和切除边缘的间距小于2 mm。此外，在颈部解剖后的组织病理学检查中发现了阳性淋巴结。然后将术中收集的数据（肿瘤云）与组织病理学结果一起，转发给肿瘤放疗科医师以计划辅助放射治疗（图5-3-73）。

这种方式可以将放射治疗与肿瘤术后面容相匹配；也是对术中标本来源（活检、切缘）进行标测、贮存的新方法，即无论是冷冻切片还是明确的组织病理学检查结果，都可以在需要时检索和使用这些术中信息（图5-3-74）。

在颅颌面外科领域，该技术的适应证目前仅限于硬组织内或附近的肿瘤，波及口腔和口底的常见头颈部恶性肿瘤不宜使用此方法。应用该技术的必要前提是充分的软组织导航工具。目前，通过冷冻切片评估术中切缘是可行的。如果切缘为阳性，它们可以用于指导扩大切除；但如果为阴性，将不会添加与肿瘤边缘距离有关的信息。

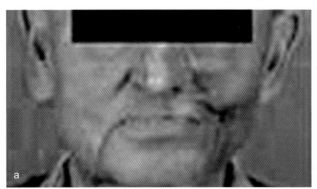
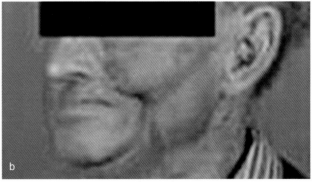

图5-3-72 a. 一例81岁男性，T4a腺样囊性癌（肿瘤切除和放、化疗后残留）。b. 侧面观。

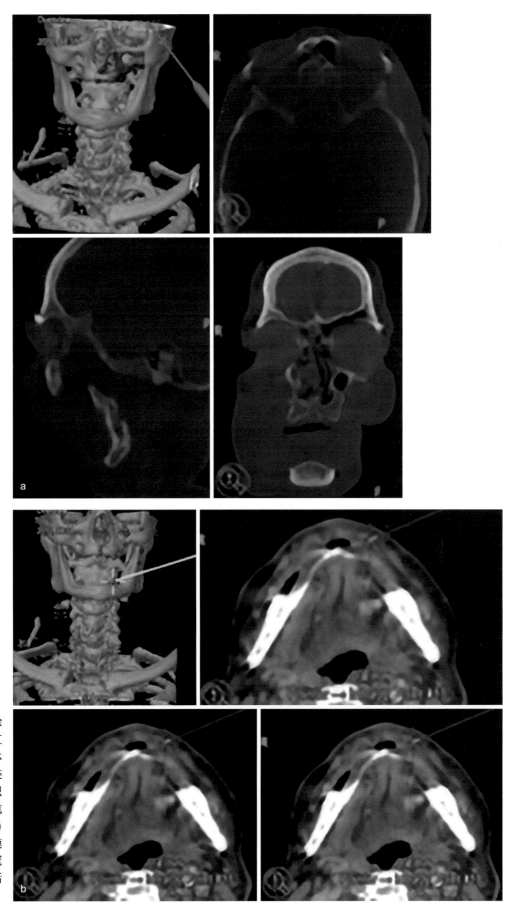

图5-3-73　a. 术前要切除的区域已被标记（粉红色），术中可在计算机体层扫描数据集计划轨迹的多平面显示中进行识别。b. 肿瘤边缘的导航辅助控制。尖端（绿色）指向肿瘤，以多平面模式（轴位、矢状面和冠状面）显示，在每次活检术中获得标志。

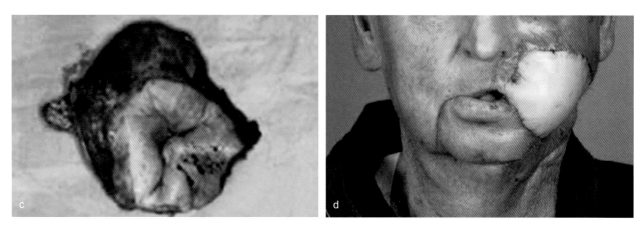

图 5-3-73（续） c. 切除的左侧颊部肿瘤。d. 背阔肌瓣重建术后 4 周，前面观。

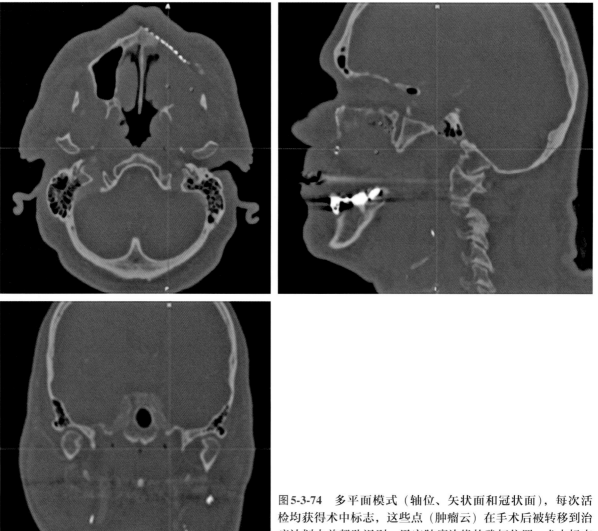

图 5-3-74 多平面模式（轴位、矢状面和冠状面），每次活检均获得术中标志，这些点（肿瘤云）在手术后被转移到治疗计划中并帮助识别、界定肿瘤边缘的确切位置；术中标志（紫色）被标记为最小肿瘤残留（R1 切除），这些虚拟标记的 DICOM 数据被传输给肿瘤放疗科医师。

第十五节　计算机辅助外科技术在甲状腺眼病治疗中的应用

（Nicholas R Mahoney, Michael P Grant）

一、引言

甲状腺眼病（Graves orbitopathy, thyroid-associated orbitopathy）是一种炎症性疾病，是由获得性促甲状腺激素受体（TSH-R）自身免疫引起的。TSH-R自身免疫刺激眼眶，导致透明质酸沉积、成纤维细胞分化为肌成纤维细胞及T细胞和单核细胞活化，进而导致眼外肌和眶脂肪肥大、组织收缩和眼眶炎症进展。临床表现为眶周肿胀、眼球突出、限制性斜视和眼睑回缩，偶尔会出现压迫性视神经病变或角膜暴露，从而影响视力。

发病率女性约为16/10 000，男性约为3/10 000，好发年龄为40岁以下或60岁以上，脂肪或肌肉比例高的人群尤为好发（Burch等，2015；Bartley等，1996）。临床严重程度往往会在18~36个月内出现反复，2/3的患者在没有干预的情况下有所改善（Bartley等，1996）。自身免疫可以通过测量促甲状腺免疫球蛋白百分比（生物测定法）来检测，测定TSH-R转染的中国仓鼠卵巢细胞在TSH诱导下cAMP合成情况，并将结果与正常血清进行对比。

二、手术治疗

常规情况下，一旦经过连续检查和TSI监测确定患者病情无进展，就会考虑进行眼部手术。此类患者的手术干预顺序是眼眶减压、斜视手术、眼睑回缩矫正，然后进行眼睑成形术。在广泛眼眶减压术前已存在复视的患者，在术后仍会保持复视。少数既往无斜视的患者也可能出现复视，而且眼眶减压会改变眼球位置和旋转角度，因此需在斜视手术前进行。随后进行眼球突出复位术和斜视手术，以及眼睑回缩手术（可以改变上睑或下睑的收缩能力）。

眼外肌的显著扩张可导致视神经后部受压，或造成严重的眼球突出，进而导致暴露性角膜炎，这可能需要更紧急的眼眶减压（Jorge等，2003；Kowal等，1994）。通常，此类患者会接受冲击量静脉注射类固醇，但至少25%~30%的患者疗效不佳，仍需紧急减压。需要特殊强调的是，视神经病变患者的影像学检查结果和手术计划与仅因突眼而进行减压的患者大不相同。患有压迫性视神经病变的患者，往往只有较低程度的眼球突出，但却有更明显的眼后部肌肉肥大。眶壁后外侧结构趋于缩窄，蝶骨翼较大，视神经管趋于蝶窦内侧。由于需要在眶尖和视神经管内进行减压，包括环形松解，因此经常使用内镜入路进入后内侧眶壁和视神经管；或者，去除眶外侧壁后，眼球球体侧向移位，也可以到达深层的眶内侧壁。当视神经管、眶内侧壁位置不佳时，例如在真菌性蝶窦炎的情况下，也可以通过额颞开颅术（如改良眶颧入路）对视神经管外侧壁进行减压。

（一）眶减压术

至少有15种方法可用于眼眶减压，并发症发生率（如脑脊液漏率）和突眼减少程度是公认的结果对比指标。文献比较表明，经结膜和经鼻内镜方法与经眼睑和经鼻窦方法相比，可更有效地减少眼球突出，同时不良反应率更低（Leong等，2009）。最佳手术方案最终取决于外科医师的经验、对潜在并发症的接受度、所需的减压量及减压位置。通常需要进行3个眶壁的减压，去除眶底、眶内侧壁和眶外侧壁（带或不带眶缘均可）（图5-3-75和图5-3-76）。

通常通过结膜切口以接近眶底。中隔后（穹窿）切口也是可靠且直接的，这种进路往往遇到眶外脂肪并经常选择将其切除，此举不会影响眼球位置。下睑牵开切口对下睑退缩的作用不大。这一入路通过在眶底前缘、边缘弧后的骨膜上做一锐切口，有助于确定眶周部分，最后附加一纵向松弛切口。

延伸到外眦切开的术式可以更好地进入眶下外侧。通过以外眦肌腱为中心的眶外侧缘上的骨膜做十字形切口，可以分离外眦肌腱的上下交点。之后可以很容易地进入侧壁。

将结膜切口向内侧延伸，直至软骨外侧，可以顺利进入眶内侧壁（尤其是前部）。去除眶外侧壁边缘，可以进一步改善眶内侧壁前部入路。视神经病变的病例最好采用内镜入路进入眶内侧壁（图5-3-77）。

（二）常规减压的计算机辅助技术

1. **术前检查与计划**　去骨的程度取决于所需的眼球突出矫正程度。如果存在眶内脂肪堆积，也可以通过减少脂肪体积矫正。据估计，每去除1 cm³

的脂肪，对应于1 mm的眼球后部位置变化。通过对眶内脂肪体积的评估，预计可常规去除的脂肪体积为3~4 cm³。

在眶底，眶下管可以完好无损。在眼眶较小的

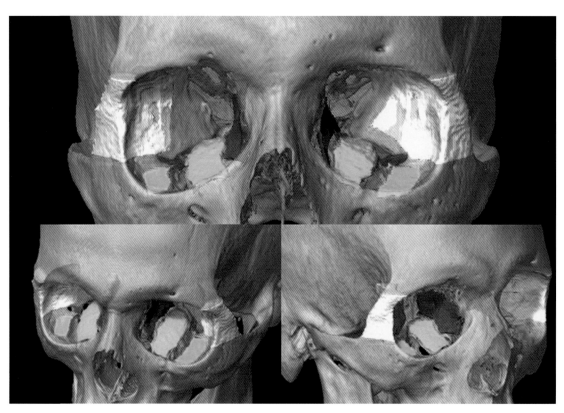

图5-3-75　体积渲染（volume-rendering）显示三壁骨减压。

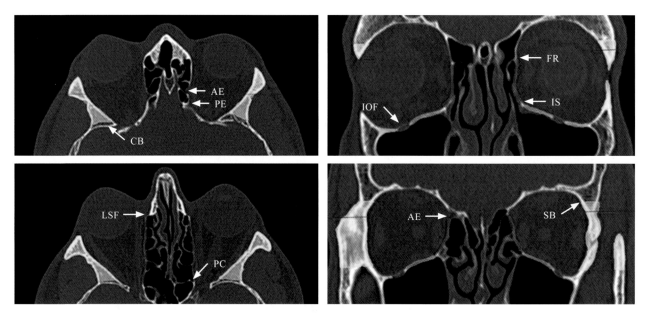

图5-3-76　轴位和冠状面显示三壁减压的标志。CB，后外侧壁保留的骨皮质；AE，筛前孔；PE，筛后孔；IOF，眶下孔；FR，额隐窝界限；IS，眶内侧壁；LSF，泪囊窝；PC，筛后孔后壁；SB，外侧壁切除的上界。

患者，耳道通常位于靠近颧骨体的侧面，此时，去骨不会对增加眶腔体积有太大帮助。位置更靠近中心时，通常在眶底面积更大的患者，其眶底缺损的大小接近眼球直径，保留眶壁可防止眼球进入上颌窦。

关于眶内侧壁的切除，应保留眶下支柱以保持额上颌支柱的完整性。内侧壁切除的上方范围不应超出筛前动脉和筛后动脉为界的额筛缝线。在轴位成像中，可以在颅中窝和筛窦顶交界处的内侧壁中识别出动脉孔。在筛前动脉的前方和上方，上内侧壁通常与额窦隐窝而不是与颅内间隙相对。这一区域也应该避免损伤，以免破坏额窦。眶内侧壁切除的后部范围应考虑到筛窦和蝶窦结构与视神经管的高度变异性。眶尖部减压往往需要切除与毗邻蝶窦的前视神经管。在没有视神经病变的情况下，我们更喜欢将后界标记为后筛孔后壁，前部应以泪后嵴为界。

侧壁亦进行不同程度的去除。术前检查包括评估蝶骨大翼的形态和大小。眶后侧壁的凹形轮廓与狭窄的后眼眶相关，需要去除眶下壁。标记后部界限可以保留硬脑膜上一层薄薄的骨壳，从而降低脑脊液漏的风险。通常，蝶骨的大翼骨松质较多，但这种由更多无血管骨皮质构成的薄壳是极易识别的。应去除颧蝶缝两侧侧壁的中央薄部分，它通常在具有促炎状态的患者中增厚。去除从额颧缝到颧骨体的外侧壁边缘，放射影像学上由颧弓上缘的延伸为界，这对于外侧壁轮廓凸出且后眼眶较宽的患

者有效。边缘可以完全移除，也可以渐进切除。当去除外侧壁或边缘的中央部分时，必须注意防止颞肌塌陷进入眼眶，可以采用在眼球上施加压力补丁或钛制扩张笼以侧向推动肌肉。

对于中度疾病且无斜视的患者，首选"平衡"（balanced）方法，即最大限度地去除眶内、外侧壁。由于垂直斜视更易使人的视力衰弱，矫正难度更大，因此在完全去除眶底时应小心谨慎。在需要最大眼球后定位的患者中，例如患有威胁视力的暴露性角膜病变患者，可以将眶下支柱标记并去除，并计划在该位置保留部分完整的眶周以防止眼球半脱位。

对于非对称性疾病，应评估眶外侧壁对眼眶容积的贡献。我们倾向于首先处理眶内脂肪，然后是内侧壁或外侧壁，最后眶底则按需处理。

2. **术中导航** 使用这些原则，可以将去骨的目标确定为术中导航的对象，这有助于保持减压手术的前后一致及可预测性。从安全角度来看，还有着其他益处，特别是在避免视神经损伤（眶后内侧壁）和硬脑膜损伤（眶后外侧壁）方面。

三、术后对比

至少术后3个月才能对眶减压术的效果进行术后评估。除眼球位置偏移外，还可观察到眼球的横向旋转和内直肌肌腹直径的增加，并且可能会随着时间逐渐加重（图5-3-78和图5-3-79）。影像融合技术可用于调整术前和术后扫描，以及验证术前去

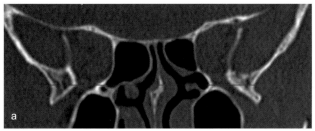
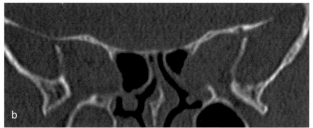
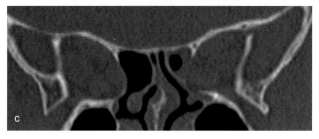

图5-3-77 术后冠状位CT显示内侧壁减压后进入蝶窦。a. 手术前。b. 内镜眶尖减压。c. 三壁减压术后。

骨目标是否准确，同时与术后结果进行对比。

四、二次减压中的计算机辅助手术

当减压不充分或疾病复发导致突眼症状恶化

时，计算机辅助手术计划可能有特别的作用。术前计划指导同前，可以标记眶后外侧壁、残余眶底或眶内侧壁及其交通。由于既往手术破坏了原有的解剖结构，术中导航可为二次手术提供定位。

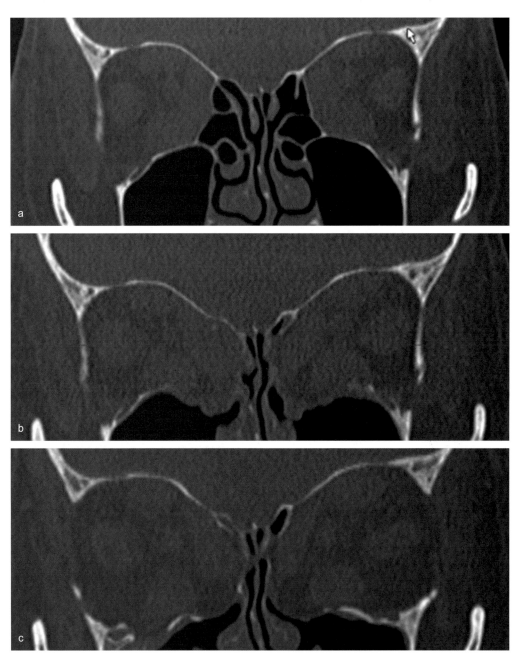

图5-3-78　术后冠状位CT显示眶内侧壁、眶底和眶外侧壁减压。a. 术前。b. 内镜下眶尖减压术后。c. 三壁减压后。

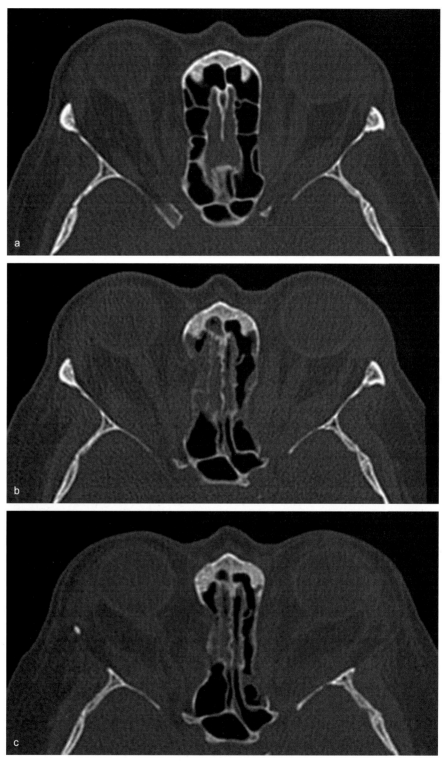

图5-3-79 术后渐进式轴向计算机体层扫描显示眶内侧壁、眶底和眶外侧壁的减压术。
a. 术前。b. 内镜下眶尖减压术后。c. 三壁减压术后。

（张凌 译，郑家伟 校）

参考文献

[1] **Bell RB, Markiewicz MR**. Computer-assisted planning, stereolithographic modeling, and intraoperative navigation for complex orbital reconstruction: a descriptive study in a preliminary cohort. *J Oral Maxillofac Surg.* 2009 Dec;67(12):2559–2570.

[2] **Bell RB**. Computer planning and intraoperative navigation in craniomaxillofacial surgery. *Oral Maxillofac Clin North Am.* 2010 Feb;22(1):135–156.

[3] **Bell RB, Weimer KA, Dierks EJ, et al**. Computer planning and intraoperative navigation for palatomaxillary and mandibular reconstruction with fibular free flaps. *J Oral Maxillofac Surg.* 2010 Mar;69(3):724–732.

[4] **Bell RB**. Computer planning and intraoperative navigation in orthognathic surgery. *J Oral Maxillofac Surg.* 2011 Mar;69(3):592–605.

[5] **Bui RG, Bell RB, Dierks EJ**. Technological advances in the treatment of facial trauma. *Atlas Oral Maxillofac Surg Clin North Am.* 2012 Mar;20(1):81–94.

[6] **Chandran R, Keeler GD, Christensen AM, et al**. Application of virtual surgical planning for total joint reconstruction with a stock alloplast system. *J Oral Maxillofac Surg.* 2011 Jan;69(1):285–294.

[7] **Durbin MG, Sonnenburg RE, Melroy CT, et al**. Staged endoscopic and combined open/endoscopic approach in the management of inverted papilloma of the frontal sinus. *Am J Rhinol.* 2005 Sep–Oct;19(5):442–445.

[8] **Fuller SC, Strong EB**. Computer applications in facial plastic and reconstructive surgery. *Curr Opin Otolaryngol Head Neck Surg.* 2007 Aug;15(4):233–237.

[9] **Gateno J, Xia JJ, Teichgraeber JF**. New 3-dimensional cephalometric analysis for orthognathic surgery. *J Oral Maxillofac Surg.* 2011 Mar;69(3):606–622.

[10] **Gateno J, Xia JJ, Teichgraeber JF, et al**. Clinical feasibility of computer-aided surgical simulation (CASS) in the treatment of complex cranio-maxillofacial deformities. *J Oral Maxillofac Surg.* 2007 Apr;65(4):728–734.

[11] **Gateno J, Xia JJ, Teichgraeber JF**. Effect of facial asymmetry on 2-dimensional and 3-dimensional cephalometric measurements. *J Oral Maxillofac Surg.* 2011 Mar;69(3):655–662.

[12] **Gateno J, Xia J, Teichgraeber JF, et al**. A new technique for the creation of a computerized composite skull model. *J Oral Maxillofac Surg.* 2003 Feb;61(2):222–227.

[13] **Gellrich NC, Schramm A, Hammer B, et al**. Computer-assisted secondary reconstruction of unilateral posttraumatic orbital deformity. *Plast Reconstr Surg.* 2002 Nov;110(6):1417–1429.

[14] **Gelesko S, Markiewicz MR, Weimer K, et al**. Computer-aided orthognathic surgery. *Atlas Oral Maxillofac Surg Clin North Am.* 2012 Mar;20(1):107–118.

[15] **Gregoire C, Adler D, Madey S, et al**. Basosquamous carcinoma involving the anterior skull base: a neglected tumor treated using intraoperative navigation as a guide to achieve safe resection margins. *J Oral Maxillofac Surg.* 2011 Jan;69(1):230–236.

[16] **Hamilton T, Markiewicz MR, Jarman J, et al**. Dental outcomes in computer-assisted orthognathic surgery. *J Craniofac Surg.* 2012 May;23(3):e223–226.

[17] **Hsu SS, Gateno J, Bell RB, et al**. Accuracy of a computer-aided surgical simulation protocol for orthognathic surgery: a prospective multicenter study. *J Oral Maxillofac Surg.* 2013 Jan;71(1):128–142.

[18] **Lübbers HT, Jacobsen C, Könü D, et al**. Surgical navigation in cranio-maxillofacial surgery: an evaluation on a child with a cranio-facio-orbital tumour. *Br J Oral Maxillofac Surg.* 2011 Oct;49(7):532–537.

[19] **Markiewicz MR, Dierks EJ, Potter BE, et al**. Reliability of intraoperative navigation in restoring normal orbital dimensions. *J Oral Maxillofac Surg.* 2011 Nov;69(11):2833–2840.

[20] **Markiewicz MR, Dierks EJ, Bell RB**. Does intraoperative navigation restore orbital dimensions in traumatic and post-ablative defects? *J Craniomaxillofac Surg.* 2012 Feb;40(2):142–148.

[21] **Markiewicz MR, Bell RB**. The use of 3D imaging tools in facial plastic surgery. *Facial Plast Surg Clin North Am.* 2011 Nov;19(4):655–682.

[22] **Schmelzeisen R, Gellrich NC, Schramm A, et al**. Navigation-guided resection of temporomandibular joint ankylosis promotes safety in skull base surgery. *J Oral Maxillofac Surg.* 2002 Nov;60(11):1275–1283.

[23] **Schmelzeisen R, Gellrich NC, Schoen R, et al**. Navigation-aided reconstruction of medial orbital wall and floor contour in cranio-maxillofacial reconstruction. *Injury.* 2004 Oct;35(10):955–962.

[24] **Schramm A, Gellrich NC, Gutwald R, et al**. Indications for computer-assisted treatment of cranio-maxillofacial tumors. *Comput Aided Surg.* 2000;5(5):343–352.

[25] **To EW, Yuen EH, Tsang WM, et al**. The use of stereotactic navigation guidance in minimally invasive transnasal nasopharyngectomy: a comparison with the conventional open transfacial approach. *Br J Radiol.* 2002 Apr;75:345–317.

[26] **Xia JJ, Gateno J, Teichgraeber JF**. New clinical protocol to evaluate craniomaxillofacial deformity and plan surgical correction. *J Oral Maxillofac Surg.* 2009 Oct;67(10):2093–2106.

[27] **Xia JJ, Gateno J, Teichgraeber JF, et al**. Accuracy of the computer-aided surgical simulation (CASS) system in the treatment of patients with complex craniomaxillofacial deformity: a pilot study. *J Oral Maxillofac Surg.* 2007 Feb;65(2):248–254.

[28] **Xia JJ, McGrory JK, Gateno J, et al**. A new method to orient 3-dimensional computed tomography models to the natural head position: a clinical feasibility study. *J Oral Maxillofac Surg.* 2011 Mar;69(3):584–591.

[29] **Xia JJ, Shevchenko L, Gateno J, et al**. Outcome study of computer-aided surgical simulation in the treatment of patients with craniomaxillofacial deformities. *J Oral Maxillofac Surg.* 2011 Jul;69(7):2014–2024.

[30] **Yeung RW, Xia JJ, Samman N**. Image-guided minimally invasive surgical access to the temporomandibular joint: a preliminary report. *J Oral Maxillofac Surg.* 2006 Oct;64(10):1546–1552.

[31] **Yu HB, Shen GF, Zhang SL, et al**. Navigation-guided gap arthroplasty in the treatment of temporomandibular joint ankylosis. *Int J Oral Maxillofac Surg.* 2009 Oct;38(10):1030–1035.

[32] **Rana M, Essig H, Eckardt AM, et al**. Advances and innovations in computer-assisted head and neck oncologic surgery. *J Craniofac Surg.* 2012;23(1):272–278.

[33] **Rana M, Modrow D, Keuchel J, et al**. Development and evaluation of an automatic tumor segmentation tool: a comparison between automatic, semi-automatic and manual segmentation of mandibular odontogenic cysts and tumors. *J Craniomaxillofac*

Surg. 2014 Apr;43(3):355–359.

[34] **Essig H, Rana M, Kokemueller H, et al**. Pre-operative planning for mandibular reconstruction: a full digital planning workflow resulting in a patient specific reconstruction. *Head Neck Oncol.* 2011;3:45.

[35] **Kokemüller H, von See C, Essig H, et al**. [Rekonstruktion komplexer Mittelgesichtsdefekte durch individualisierte Titanimplantate]. *HNO.* 2011;59:319–326. German.

[36] **Schramm A, Suarez-Cunqueiro M, Rücker M, et al**. Computerassisted therapy in orbital and midfacial reconstructions. *Int J Med Robot Comput Assist Surg.* 2009;5:111–124.

[37] **Essig H, Rana M, Meyer A, et al**. Virtual 3D tumor marking-exact intraoperative coordinate mapping improve postoperative radiotherapy. *Radiat Oncol.* 2011 Nov 16;6:159.

[38] **Gellrich NC, Schramm A, Hammer B, et al**. Computer-assisted secondary reconstruction of unilateral posttraumatic orbital deformity. *Plast Reconstr Surg.* 2002 Nov;110(6):1417–1429.

[39] **Guijarro-Martinez R, Gellrich NC, Witte J, et al**. Optimization of the interface between radiology, surgery, radiotherapy, and pathology in head and neck tumor surgery: a navigation-assisted multidisciplinary network. *Int J Oral Maxillofac Surg.* 2014 Feb;43(2):156–162.

[40] **Rana M, Essig H, Eckardt AM, et al**. Advances and innovations in computerassisted head and neck oncologic surgery. *J Craniofac Surg.* 2012 Jan;23(1):272–278.

[41] **Schmelzeisen R, Gellrich NC, Schoen R, et al**. Navigation-aided reconstruction of medial orbital wall and floor contour in cranio-maxillofacial reconstruction. *Injury.* 2004 Oct;35(10):955–962.

[42] **Schramm A, Suare-Cunqueiro MM, Barth EL, et al**. Computer-assisted navigation in craniomaxillofacial tumors. *J Craniofac Surg.* 2008 Jul;19(4):1067–1074.

[43] **Schramm A, Gellrich NC, Gutwald R, et al**. Indications for computer-assisted treatment of cranio-maxillofacial tumors. *Comput Aided Surg.* 2000;5(5):343–352.

[44] **Zizelmann C, Gellrich NC, Metzger MC, et al**. Computer-assisted reconstruction of orbital floor based on cone beam tomography. *Br J Oral Maxillofac Surg.* 2007 Jan;45(1):79–80.

[45] **Badjate SJ, Cariappa KM**. C-arm for accurate reduction of zygomatic arch fracture—a case report. *Br Dent J.* 2005;199:275–277.

[46] **Bonatti J, Vassiliades T, Nifong W, et al**. How to build a cath-lab operating room. *Heart Surg Forum.* 2007;10(4):E344–E348.

[47] **Burnstine MA**. Clinical recommendations for repair of orbital facial fractures. *Curr Opin Ophthalmol.* 2003 Oct;14(5):236–240.

[48] **Chau AC, Fung K**. Comparison of radiation dose for implant imaging using conventional spiral tomography, computed tomography, and cone beam computed tomography. *Oral Surg Oral Med Oral Pathol Oral Radiol Endod.* 2009 Apr;107(4):559–565.

[49] **Cohen A, Laviv A, Berman P, et al**. Mandibular reconstruction using stereolithographic 3-dimensional printing modeling technology. *Oral Surg Oral Med Oral Pathol Oral Radiol Endod.* 2009 Nov;108(5):661–666.

[50] **Friedrich RE, Heiland M, Bartel-Friedrich S**. Potentials of ultrasound in the diagnosis of midfacial fractures. *Clin Oral Investig.* 2003 Dec;7(4):226–229.

[51] **Gebhard F, Riepl C, Richter P, et al**. [The hybrid operating room. Home of high-end intraoperative imaging]. *Unfallchirurg.* 2012 Feb;115(2):107–120. German.

[52] **Gellrich NC, Schramm A, Hammer B, et al**. The value of computer aided planning and intraoperative navigation in orbital reconstruction. *Int J Oral Maxillofac Surg.* 1999;28:52–53.

[53] **Hanken H, Christian L, Assaf A T, et al**. Intraoperative Bildgebung in der Mund-, Kiefer-und Gesichtschirurgie. Intraoperative Imaging of the Facial Skeleton. OP-JOURNAL 2013;29:130–135. Available at: https://www.thieme-connect. com/ products/ejournals/html/10.1055/s-0033-1350665. Accessed May 15, 2014. German.

[54] **Heiland M, Schulze D, Blake F, et al**. Intraoperative imaging of zygomaticomaxillary complex fractures using a 3D C-arm system. *Int J Oral Maxillofac Surg.* 2005 Jun:34(4):369–375.

[55] **Heiland M, Schmelzle R, Hebecker A, et al**. Intraoperative 3D imaging of the facial skeleton using the SIREMOBIL Iso-C3D. *Dentomaxillofac Radiol.* 2004 Mar;33(2):130–132.

[56] **Klatt JC, Heiland M, Blessmann M, et al**. Clinical indication for intraoperative 3D imaging during open reduction of fractures of the neck and head of the mandibular condyle. *J Craniomaxillofac Surg.* 2011;39(4):244–248.

[57] **Loubele M, Bogaerts R, Van Dijck E, et al**. Comparison between effective radiation dose of CBCT and MSCT scanners for dentomaxillofacial applications. *Eur J Radiol.* 2009 Sep;71(3):461–468.

[58] **Ludlow JB, Ivanovic M**. Comparative dosimetry of dental CBCT devices and 64-slice CT for oral and maxillofacial radiology. *Oral Surg Oral Med Oral Pathol Oral Radiol Endod.* 2008 Jul;106(1):106–114.

[59] **Metzger MC, Schön R, Weyer N, et al**. Anatomical 3-dimensional pre-bent titanium implant for orbital floor fractures. *Ophthalmology.* 2006 Oct;113(10):1863–1868.

[60] **Pohlenz, P, Blake F, Blessmann M, et al**. Intraoperative cone beam computed tomography in oral and maxillofacial surgery using a C-arm prototype: first clinical experiences after treatment of zygomaticomaxillary complex fractures. *J Oral Maxillofac Surg.* 2009 Mar;67(3):515–521.

[61] **Rock C, Linsenmaier U, Brandl R, et al**. [Introduction of a new mobile C-arm/CT combination equipment (ISO-C-3D). Initial results of 3-D sectional imaging]. *Unfallchirurg.* 2001 Sep;104(9):827–833. German.

[62] **Schramm A, Gellrich NC**. Intraoperative Navigation und computerassistierte Chirurgie. In: Schwenzer N, Ehrenfeld M, eds. *Zahn-Mund-Kieferheilkunde, Mund-Kiefer-Gesichtschirurgie.* Stuttgart: Thieme; 2010:479–499. German.

[63] **Schramm A, Gellrich NC, Schmelzeisen R**. *Navigational Surgery of the Facial Skeleton.* Berlin Heidelberg New York: Springer; 2007.

[64] **Schulze D, Heiland M, Thurmann H, et al**. Radiation exposure during midfacial imaging using 4- and 16-slice computed tomography, cone beam computed tomography systems and conventional radiography. *Dentomaxillofac Radiol.* 2004 Mar;33(2):83–86.

[65] **Stieve M, Issing PR, Mack KF, et al**. [Indications of intraoperative ultrasound in head and neck surgery]. *Laryngorhinootologie.* 2012 Jul;91(7):422–426. German.

[66] **Wilde F, Lorenz K, Ebner AK, et al**. Intraoperative imaging with a 3D C-arm system after zygomatico-orbital complex fracture reduction. *J Oral Maxillofac Surg.* 2013 May;71(5):894–910.

[67] **Gruss JS**. Complex nasoethmoid-orbital and midfacial fractures: role of craniofacial surgical techniques and immediate bone grafting. *Ann Plast Surg.* 1986 Nov;17(5):377–390.

[68] **Hammer B, Kunz C, Schramm A, et al**. Repair of complex orbital fractures: technical problems, state-of-the-art solutions and future perspectives. *Ann Acad Med Singapore.* 1999 Sep;28(5):687–691.

[69] **Manson PN, Ruas EJ, Iliff NT**. Deep orbital reconstruction for

correction of post-traumatic enophthalmos. *Clin Plast Surg.* 1987 Jan;14(1):113–121.

[70] **Rana M, Gellrich MM, Gellrich NC**. Customised reconstruction of the orbital wall and engineering of selective laser melting (SLM) core implants. *Br J Oral Maxillofac Surg.* 2015 Feb;53(2):208–209.

[71] **Schubert W, Gear AJ, Lee C, et al**. Incorporation of titanium mesh in orbital and midface reconstruction. *Plast Reconstr Surg.* 2002 Sep 15;110(4):1022–1030; discussion 1031–1022.

[72] **Sugar AW, Kuriakose M, Walshaw ND**. Titanium mesh in orbital wall reconstruction. *Int J Oral Maxillofac Surg.* 1992 Jun;21(3):140–144.

[73] **Al-Sukhun J, Lindqvist C**. A comparative study of 2 implants used to repair inferior orbital wall bony defects: autogenous bone graft versus bioresorbable poly-L/DLLactide [P(L/DL)LA 70/30] plate. *J Oral Maxillofac Surg.* 2006 Jul;64(7):1038–1048.

[74] **Ellis E 3rd, el-Attar A, Moos KF**. An analysis of 2,067 cases of zygomatico-orbital fracture. *J Oral Maxillofac Surg.* 1985 Jun;43(6):417–428.

[75] **Ellis E 3rd, Tan Y**. Assessment of internal orbital reconstructions for pure blowout fractures: cranial bone grafts versus titanium mesh. *J Oral Maxillofac Surg.* 2003 Apr;61(4):442–453.

[76] **Gellrich NC, Schramm A, Hammer B, et al**. Computer-assisted secondary reconstruction of unilateral posttraumatic orbital deformity. *Plast Reconstr Surg.* 2002 Nov;110(6):1417–1429.

[77] **Holck DE, Boyd EM Jr, Ng J, et al**. Benefits of stereolithography in orbital reconstruction. *Ophthalmology.* 1999 Jun;106(6):1214–1218.

[78] **Metzger MC, Schön R, Weyer N, et al**. Anatomical 3-dimensional pre-bent titanium implant for orbital floor fractures. *Ophthalmology.* 2006 Oct;113(10):1863–1868.

[79] **Metzger MC, Schön R, Schulze D, et al**. Individual preformed titanium meshes for orbital fractures. *Oral Surg Oral Med Oral Pathol Oral Radiol Endod.* 2006 Oct;102(4):442–447.

[80] **Momjian A, Heuberger J, Scolozzi P**. [Post-traumatic orbital reconstruction comparing preformed versus non preformed titanium mesh plates]. *Rev Stomatol Chir Maxillo-Fac.* 2011;112:145–150. French.

[81] **Perry M, Banks P, Richards R, et al**. The use of computer-generated three-dimensional models in orbital reconstruction. *Br J Oral Maxillofac Surg.* 1998 Aug;36(4):275–284.

[82] **Potter JK, Ellis E**. Biomaterials for reconstruction of the internal orbit. *J Oral Maxillofac Surg.* 2004 Oct;62(10):1280–1297.

[83] **Schön R, Metzger MC, Zizelmann C, et al**. Individually preformed titanium mesh implants for a true-to-original repair of orbital fractures. *Int J Oral Maxillofacial Surg.* 2006 Nov;35(11):990–995.

[84] **Scolozzi P, Momjian A, Heuberger J, et al**. Accuracy and predictability in use of AO three-dimensionally preformed titanium mesh plates for posttraumatic orbital reconstruction: a pilot study. *J Craniofac Surg.* 2009 Jul;20(4):1108–1113.

[85] **Steidler NE, Cook RM, Reade PC**. Incidence and management of major middle third facial fractures at the Royal Melbourne Hospital. A retrospective study. *Int J Oral Surg.* 1980 Apr;9(2):92–98.

[86] **Strong EB, Fuller SC, Wiley DF, et al**. Preformed vs intraoperative bending of titanium mesh for orbital reconstruction. *Otolaryngol Head Neck Surg.* 2013 Jul;149(1):60–66.

[87] **Uygur S, Cukurluoglu O, Ozmen S, et al**. Resorbable mesh plate in the treatment of blow-out fracture might cause gaze restriction. *J Craniofac Surg.* 2009 Jan;20(1):71–72.

[88] **Klotch DW, Gal TJ, Gal RL**. Assessment of plate use for mandibular reconstruction: has changing technology made a difference? *Otolaryngol Head Neck Surg.* 1999 Oct;121(4):388–392.

[89] **Klotch DW, Prein J**. Mandibular reconstruction using AO plates. *Am J Surg.* 1987 Oct;154(4):384–388.

[90] **Knoll WD, Gaida A, Maurer P**. [Stress tests of reconstruction plates for bridging mandibular angle defects]. *Mund Kiefer Gesichtschir.* 2004 Jul;8(4):237–243. German.

[91] **Metzger MC, Vogel M, Hohlweg-Majert B, et al**. Anatomical shape analysis of the mandible in Caucasian and Chinese for the production of preformed mandible reconstruction plates. *J Craniomaxillofac Surg.* 2011 Sep;39(6):393–400.

[92] **Probst FA, Mast G, Ermer M, et al**. MatrixMANDIBLE preformed reconstruction plates—a two-year two-institution experience in 71 patients. *J Oral Maxillofac Surg.* 2012 Nov;70(11):e657–666.

[93] **Schoning H, Emshoff R**. Primary temporary AO plate reconstruction of the mandible. *Oral Surg Oral Med Oral Pathol Oral Radiol Endod.* 1998 Dec;86(6):667–672.

[94] **Shibahara T, Noma H, Furuya Y, et al**. Fracture of mandibular reconstruction plates used after tumor resection. *J Oral Maxillofac Surg.* 2002 Feb;60(2):182–185.

[95] **Wei FC, Celik N, Yang WG, et al**. Complications after reconstruction by plate and soft-tissue free flap in composite mandibular defects and secondary salvage reconstruction with osteocutaneous flap. *Plast Reconstr Surg.* 2003 Jul;112(1):37–42.

[96] **Biemond JE, Hannink G, Verdonschjot N, et al**. Bone ingrowth potential of electron beam and selective laser melting produced trabecular-like implant surfaces with and without a biomimetic coating. *J Mater Sci Mater Med.* 2013 Mar;24(3):745–753.

[97] **Buchbinder D, Urken ML, Vickery C, et al**. Functional mandibular reconstruction of patients with oral cancer. *Oral Surg Oral Med Oral Pathol.* 1989 Oct;68(4 Pt 2): 499–503; discussion 503–504.

[98] **Essig H, Rana M, Kokemueller H, et al**. Pre-operative planning for mandibular reconstruction: a full digital planning workflow resulting in a patient specific reconstruction. *Head Neck Oncol.* 2011 Oct;3:45.

[99] **Hidalgo DA**. Fibula free flap: a new method of mandible reconstruction. *Plast Reconstr Surg.* 1989 Jul;84(1):71–79.

[100] **Silverberg B, Banis JC, Jr, Acland RD**. Mandibular reconstruction with microvascular bone transfer: series of 10 patients. *Am J Surg.* 1985 Oct;150(4): 440–446.

[101] **Swartz WM, Banis JC, Newton ED, et al**. The osteocutaneous scapular flap for mandibular and maxillary reconstruction. *Plast Reconstr Surg.* 1986 Apr;77(4):530–545.

[102] **Taylor GI**. Reconstruction of the mandible with free composite iliac bone grafts. *Ann Plast Surg.* 1982 Nov;9(5):361–376.

[103] **Wolff KD, Hölzle F**. *Raising of Microvascular Flaps.* Berlin: Springer; 2005.

[104] **Wong RC, Tideman H, Merkx MA**. Biomechanics of mandibular reconstruction: a review. *Int J Oral Maxillofac Surg.* 2010 Apr;39(4):313–319.

[105] **Abuzayed B, Tuzgen S, Canbaz B, et al**. Reconstruction of growing skull fracture with in situ galeal graft duraplasty and porous polyethylene sheet. *J Craniofac Surg.* 2009 Jul;20(4):1245–1249.

[106] **Aitasalo KM, Peltola MJ**. Bioactive glass hydroxyapatite in fronto-orbital defect reconstruction. *Plast Reconstr Surg.* 2007 Dec;120(7):1963–1972; discussion 1973–1974.

[107] **Albrektsson T, Branemark PI, Jacobsson M, et al**. Present clinical applications of osseointegrated percutaneous implants.

Plast Reconstr Surg. 1987 May;79(5):721–731.

[108] **Allison RT, Sugar AW**. Production of high quality ground sections of bone containing metal implants to demonstrate osseointegration: a simplified method. *Med Lab Sci.* 1990 Jul;47(3):168–171.

[109] **Alpert B, Seligson D**. Removal of asymptomatic bone plates used for orthognathic surgery and facial fractures. *J Oral Maxillofac Surg.* 1996;54(5):618–621.

[110] **Bittermann GK, Janssen NG, van Leeuwen M, et al**. One-year volume stability of human facial defects filled with a β-tricalcium phosphate-hydroxyl apatite mixture (Atlantik). *J Craniofac Surg.* 2014 Mar;25(2):372–374.

[111] **Branemark PI, Hansson BO, Adell R, et al**. Osseointegrated implants in the treatment of the edentulous jaw. Experience from a 10-year period. *Scand J Plast Reconstr Surg.* 1977;16:1–132.

[112] **Brie J, Chartier T, Chaput C, et al**. A new custom made bioceramic implant for the repair of large and complex craniofacial bone defects. *J Craniomaxillofac Surg.* 2013 Jul;41(5):403–407.

[113] **Cabanela ME, Coventry MB, MacCarty CS, et al**. The fate of patients with methyl methacrylate cranioplasty. *J Bone Joint Surg Am.* 1972 Mar;54(2):278–281.

[114] **Cancian DC, Hochuli-Vieira E, Marcantonio RA, et al**. Utilization of autogenous bone, bioactive glasses, and calcium phosphate cement in surgical mandibular bone defects in Cebus apella monkeys. *Int J Oral Maxillofac Implants.* 2004 Jan–Feb;19(1):73–79.

[115] **Cenzi RA, Farina A, Zuccarino L, et al**. Clinical outcome of 285 Medpor grafts used for craniofacial reconstruction. *J Craniofac Surg.* 2005 Jul;16(4):526–530.

[116] **Chim H, Schantz JT**. New frontiers in calvarial reconstruction: integrating computer-assisted design and tissue engineering in cranioplasty. *Plast Reconstr Surg.* 2005 Nov;116(6):1726–1741.

[117] **Cordeiro PG, Santamaria E, Kraus DH, et al**. Reconstruction of total maxillectomy defects with preservation of the orbital contents. *Plast Reconstr Surg.* 1998 Nov;102(6):1874–1884; discussion 1885–1887.

[118] **Costantino PD, Friedman CD, Lane A**. Synthetic biomaterials in facial plastic and reconstructive surgery. *Facial Plast Surg.* 1993 Jan;9(1):1–15.

[119] **D'Urso PS, Earwaker WJ, Barker TM, et al**. Custom cranioplasty using stereolithography and acrylic. *Br J Plast Surg.* 2000 Apr;53(3):200–204.

[120] **Duskova M, Smahel Z, Vohradnik M, et al**. Bioactive glass-ceramics in facial skeleton contouring. *Aesthetic Plast Surg.* 2002 Jul–Aug;26(4):274–283.

[121] **Epker BN, Stella JP**. Reconstruction of frontal and frontal-nasal deformities with prefabricated custom implants. *J Oral Maxillofac Surg.* 1989 Dec;47(12):1272–1276.

[122] **Eppley BL**. Craniofacial reconstruction with computer-generated HTR patientmatched implants: use in primary bony tumor excision. *J Craniofac Surg.* 2002 Sep;13(5):650–657.

[123] **Eppley BL, Kilgo M, Coleman JJ 3rd**. Cranial reconstruction with computer-generated hard-tissue replacement patient-matched implants: indications, surgical technique, and long-term follow-up. *Plast Reconstr Surg.* 2002;109(3):864–871.

[124] **Eppley BL, Sadove AM**. Effects of material porosity on implant bonding strength in a craniofacial model. *J Craniofac Surg.* 1990 Oct;1(4):191–195.

[125] **Firtell DN, Grisius RJ**. Cranioplasty of the difficult frontal region. *J Prosthet Dent.* 1981;46(4):425–429.

[126] **Futran ND, Mendez E**. Developments in reconstruction of midface and maxilla. *Lancet Oncol.* 2006 Mar;7(3):249–258.

[127] **Gosain AK**. Bioactive glass for bone replacement in craniomaxillofacial reconstruction. *Plast Reconstr Surg.* 2004 Aug;114(2):590–593.

[128] **Gosain AK, Song L, Riordan P, et al**. A 1-year study of osteoinduction in hydroxyapatite-derived biomaterials in an adult sheep model: part I. *Plast Reconstr Surg.* 2002 Feb;109(2):619–630.

[129] **Hamdan S, Swallowe G**. Strain-rate and temperature dependence of the mechanical properties of polyetherketone and polyetheretherketone. *J Mat Sci.* 1996;31:1415–1423.

[130] **Hanasono MM, Goel N, DeMonte F**. Calvarial reconstruction with polyetheretherketone implants. *Ann Plast Surg.* 2009 Jun;62(6):653–655.

[131] **Haug RH**. Retention of asymptomatic bone plates used for orthognathic surgery and facial fractures. *J Oral Maxillofac Surg.* 1996 May;54(5):611–617.

[132] **Hench L, Splinter R, Allen WC, et al**. Bonding mechanisms at the interface of ceramic prosthetic materials. *J Biomed Mater Res.* 1972;2:117–141.

[133] **Jordan DR, St Onge P, Anderson RL, et al**. Complications associated with alloplastic implants used in orbital fracture repair. *Ophthalmology.* 1992 Oct;99(10):1600–1608.

[134] **Katou F, Andoh N, Motegi K, et al**. Immuno-inflammatory responses in the tissue adjacent to titanium miniplates used in the treatment of mandibular fractures. *J Craniomaxillofac Surg.* 1996 Jun;24(3):155–162.

[135] **Klawitter JJ, Bagwell JG, Weinstein AM, et al**. An evaluation of bone growth into porous high density polyethylene. *J Biomed Mater Res.* 1976 Mar;10(2):311–323.

[136] **Lambrecht, JT, Brix F**. Individual skull model fabrication for craniofacial surgery. *Cleft Palate J.* 1990 Oct;27(4):382–385; discussion 386–387.

[137] **Lin AY, Kinsella CR Jr, Rottgers SA, et al**. Custom porous polyethylene implants for large-scale pediatric skull reconstruction: early outcomes. *J Craniofac Surg.* 2012 Jan;23(1):67–70.

[138] **Manson PN, Crawley WA, Hoopes JE**. Frontal cranioplasty: risk factors and choice of cranial vault reconstructive material. *Plast Reconstr Surg.* 1986 Jun;77(6):888–904.

[139] **Mantripragada VP, Lecka-Czernik B, Ebraheim NA, et al**. An overview of recent advances in designing orthopedic and craniofacial implants. *J Biomed Mater Res A.* 2013 Nov;101(11):3349–3364.

[140] **Matsuno A, Tanaka H, Iwamuro H, et al**. Analyses of the factors influencing bone graft infection after delayed cranioplasty. *Acta Neurochir (Wien).* 2006 May;148(5):535–540; discussion 540.

[141] **Mauriello JA Jr, Fiore PM, Kotch M**. Dacryocystitis. Late complication of orbital floor fracture repair with implant. *Ophthalmology.* 1987 Mar;94(3):248–250.

[142] **May R**. Polyetheretherketones. In: Mark HF, Bikales NM, Overberger CG, et al, eds. *Encyclopedia of Polymer Science and Engineering.* New York: 1988:313–320.

[143] **Menderes A, Baytekin C, Topcu A, et al**. Craniofacial reconstruction with highdensity porous polyethylene implants. *J Craniofac Surg.* 2004 Sep;15(5):719–724.

[144] **Nakayama B, Hasegawa Y, Hyodo I, et al**. Reconstruction using a three-dimensional orbitozygomatic skeletal model of titanium mesh plate and soft-tissue free flap transfer following total maxillectomy. *Plast Reconstr Surg.* 2004 Sep 1;114(3):631–639.

[145] **Peltola MJ, Aitasalo KM, Suonpää JT, et al**. Frontal sinus and skull bone defect obliteration with three synthetic bioactive materials. A comparative study. *J Biomed Mater Res B Appl Biomater.* 2003 Jul;66(1):364–372.

[146] **Rae PJ, Brown EN, Orler EB**. The mechanical properties of poly(ether-etherketone) (PEEK) with emphasis on the large compressive strain response. *Polymer.* 2007;48:598–615.

[147] **Rae T**. The biological response to titanium and titanium-aluminium-vanadium alloy particles. I. Tissue culture studies. *Biomaterials.* 1986 Jan;7(1):30–36.

[148] **Rigby R**. Polyetheretherketone. In: Margolis JM, ed. *Engineering Thermoplastics: Properties and Applications.* New York: Marcel Dekker; 1985:299–314.

[149] **Rubin L**. Polyethylene as a bone and catilage substitute: a 32-year retrospective. In: Rubin L, ed. *Biomaterials in Plastic Surgery.* St Louis, Mo: CV Mosby; 1983:474–492.

[150] **Sanan A, Haines SJ**. Repairing holes in the head: a history of cranioplasty. *Neurosurgery.* 1997 Mar;40(3):588–603.

[151] **Santamaria E, Cordeiro PG**. Reconstruction of maxillectomy and midfacial defects with free tissue transfer. *J Surg Oncol.* 2006 Nov;94(6):522–531.

[152] **Schmitz IIJ, Tolxdorff T, Honsbrok J, et al**. 3D based computer assisted manufacturing of individual alloplastic implants for cranial and maxillofacial osteoplasties. In: Lemke HU, Rhodes ML, Jaffe CC, et al, eds. *Computer-assisted Radiology CAR '89.* Berlin: Springer; 1989:390.

[153] **Spector M, Harmon SL, Kreutner A**. Characteristics of tissue growth into Proplast and porous polyethylene implants in bone. *J Biomed Mater Res.* 1979 Sep;13(5):677–692.

[154] **Spetzger U, Vougioukas V, Schipper J**. Materials and techniques for osseous skull reconstruction. *Minim Invasive Ther Allied Technol.* 2010 Apr;19(2):110–121.

[155] **Staffa G, Barbanera A, Faiola A, et al**. Custom made bioceramic implants in complex and large cranial reconstruction: a two-year follow-up. *J Craniomaxillofac Surg.* 2012 Apr;40(3):e65–70.

[156] **Stelnicki EJ, Ousterhout DK**. Prevention of thermal tissue injury induced by the application of polymethylmethacrylate to the calvarium. *J Craniofac Surg.* 1996 May;7(3):192–195.

[157] **Toth BA, Ellis DS, Stewart WB**. Computerdesigned prostheses for orbitocranial reconstruction. *Plast Reconstr Surg.* 1988 Mar;81(3):315–324.

[158] **Triana RJ Jr, Uglesic V, Virag M, et al**. Microvascular free flap reconstructive options in patients with partial and total maxillectomy defects. *Arch Facial Plast Surg.* 2000 Apr–Jun;2(2):91–101.

[159] **Turgut G, Ozkaya O, Kayal MU**. Computeraided design and manufacture and rapid prototyped polymethylmethacrylate reconstruction. *J Craniofac Surg.* 2012;23(3):770–773.

[160] **Weintraub B, Cucin RL, Jacobs M**. Extrusion of an infected orbital-floor prosthesis after 15 years. *Plast Reconstr Surg.* 1981;68(4):586–587.

[161] **Wellisz T**. Clinical experience with the Medpor porous polyethylene implant. *Aesthetic Plast Surg.* 1993 Fall;17(4):339–344.

[162] **White RJ, Yashon D, Albin MS, et al**. Delayed acrylic reconstruction of the skull in craniocerebral trauma. *J Trauma.* 1970 Sep;10(9):780–786.

[163] **Williams DF, McNamara A**. Potential of polyetheretherketone (PEEK) and carbon-fibre-reinforced PEEK in medical applications. *J Mat Sci Lett.* 1987;6:199–190.

[164] **Yaremchuk MJ**. Facial skeletal reconstruction using porous polyethylene implants. *Plast Reconstr Surg.* 2003 May;111(6):1818–1827.

[165] **Zins JE, Moreira-Gonzalez A, Papay FA**. Use of calcium-based bone cements in the repair of large, full-thickness cranial defects: a caution. *Plast Reconstr Surg.* 2007 Oct;120(5):1332–1342.

[166] **Aleid W, Jones K, Laugharne D**. The horizontal and stepped osteotomy technique for mandibular reconstruction using fibular free flap. *Craniomaxillofac Trauma Reconstr.* 2011;4(3):157–160.

[167] **Antony AK, Chen WF, Kolokythas A, et al**. Use of virtual surgery and stereolithography-guided osteotomy for mandibular reconstruction with the free fibula. *Plast Reconstr Surg.* 2011;128(5):1080–1084.

[168] **Ayoub N, Ghassemi A, Rana M, et al**. Evaluation of computer-assisted mandibular reconstruction with vascularized iliac crest bone graft compared to conventional surgery: a randomized prospective clinical trial. *Trials.* 2014;15:114.

[169] **Barttelbort SW, Ariyan S**. Mandible preservation with oral cavity carcinoma: rim mandibulectomy versus sagittal mandibulectomy. *Am J Surg.* 1993;166(4):411–415.

[170] **Bell RB, Weimer KA, Dierks EJ, et al**. Computer planning and intraoperative navigation for palatomaxillary and mandibular reconstruction with fibular free flaps. *J Oral Maxillofac Surg.* 2011 Mar;69(3):724–732.

[171] **Bell RB**. Computer planning and intraoperative navigation in craniomaxillofacial surgery. *Oral Maxillofac Surg Clin North Am.* 2010 Feb;22(1):135–156.

[172] **Bell RB, Markiewicz MR**. Computer-assisted planning, stereolithographic modeling, and intraoperative navigation for complex orbital reconstruction: a descriptive study in a preliminary cohort. *J Oral Maxillofac Surg.* 2009;67(12):2559–2570.

[173] **Bergeron L, Tang M, Morris SF**. The anatomical basis of the deep circumflex iliac artery perforator flap with iliac crest. *Plast Reconstr Surg.* 2007;120(1):252–258.

[174] **Bluebond-Langner R, Zamani A, Rodriguez ED**. Frontal bandeau reconstruction with a fibula flap in a patient with Freeman-Sheldon syndrome. *J Craniofac Surg.* 2009 Jan;20(1):256–258.

[175] **Brown JS, Shaw RJ**. Reconstruction of the maxilla and midface: introducing a new classification. *Lancet Oncol.* 2010 Oct;11(10):1001–1008.

[176] **Brown JS**. Deep circumflex iliac artery free flap with internal oblique muscle as a new method of immediate reconstruction of maxillectomy defect. *Head Neck.* 1996 Sep-Oct;18(5):412–421.

[177] **Buchbinder D, Urken ML, Vickery C, et al**. Bone contouring and fixation in functional, primary microvascular mandibular reconstruction. *Head Neck.* 1991 May-Jun;13(3):191–199.

[178] **Ch'ng S, Ashford BG, Clark JR**. Alignment of the double-barrel fibula free flap for better cosmesis and bone height for osseointegrated dental implants. *Plast Reconstr Surg.* 2013 Oct;132(4):688e–689e.

[179] **Chang EI, Jenkins MP, Patel SA, et al**. Long-term operative outcomes of preoperative computed tomography-guided virtual surgical planning for osteocutaneous free flap mandible reconstruction. *Plast Reconstr Surg.* 2016 Feb;137(2):619–623.

[180] **Chang YM, Wallace CG, Hsu YM, et al**. Outcome of osseointegrated dental implants in double-barrel and vertically distracted fibula osteoseptocutaneous free flaps for segmental mandibular defect reconstruction. *Plast Reconstr Surg.* 2014 Nov;134(5):1033–1043.

[181] **Chang YM, Coskunfirat OK, Wei FC, et al**. Maxillary reconstruction with a fibula osteoseptocutaneous free flap and simultaneous insertion of osseointegrated dental implants. *Plast Reconstr Surg.* 2004 Apr;113(4):1140–1145.

[182] **Chao AH, Weimer K, Raczkowsky J, et al**. Pre-programmed robotic osteotomies for fibula free flap mandible reconstruction: a preclinical investigation. *Microsurgery.* 2016 Mar;36(3):246–249.

[183] **Chen YS, Hu KY, Lin TW**. The concept of "two arches" in mandibular reconstruction. *Ann Plast Surg.* 2012 Dec;69(6):616–621.

[184] **Ciocca L, Mazzoni S, Fantini M, et al**. CAD/CAM guided secondary mandibular reconstruction of a discontinuity defect after ablative cancer surgery. *J Craniomaxillofac Surg.* 2012 Dec;40(8):e511–e515.

[185] **Ciocca L, Marchetti C, Mazzoni S, et al**. Accuracy of fibular sectioning and insertion into a rapid-prototyped bone plate, for mandibular reconstruction using CAD-CAM technology. *J Craniomaxillofac Surg.* 2015;43(1):28–33.

[186] **Ciocca L, Mazzoni S, Fantini M, et al**. The design and rapid prototyping of surgical guides and bone plates to support iliac free flaps for mandible reconstruction. *Plast Reconstr Surg.* 2012 May;129(5):859e–861e.

[187] **Ciocca L, Mazzoni S, Fantini M, et al**. A CAD/CAM-prototyped anatomical condylar prosthesis connected to a custom-made bone plate to support a fibula free flap. *Med Biologic Engineer Comput.* 2012 Jul;50(7):743–749.

[188] **Coleman JJ 3rd, Sultan MR**. The bipedicled osteocutaneous scapula flap: a new subscapular system free flap. *Plast Reconstr Surg.* 1991 Apr;87(4):682–692.

[189] **Cordeiro PG, Santamaria** E. A classification system and algorithm for reconstruction of maxillectomy and midfacial defects. *Plast Reconstr Surg.* 2000 Jun;105(7):2331–2346; discussion 47–48.

[190] **Cordeiro PG, Chen CM**. A 15-year review of midface reconstruction after total and subtotal maxillectomy: part I. Algorithm and outcomes. *Plast Reconstr Surg.* 2012;129(1):124–136.

[191] **Cordeiro PG, Chen CM**. A 15-year review of midface reconstruction after total and subtotal maxillectomy: part II. Technical modifications to maximize aesthetic and functional outcomes. *Plast Reconstr Surg.* 2012;129(1):139–147.

[192] **Cornelius CP, Giessler GA, Wilde F, et al**. Iterations of computer-and templateassisted mandibular or maxillary reconstruction with free flaps containing the lateral scapular border—evolution of a biplanar plug-on cutting guide. *J Craniomaxillofac Surg.* 2016 Mar;44(3):229–241.

[193] **Cornelius CP, Smolka W, Giessler GA, et al**. Patient-specific reconstruction plates are the missing link in computer-assisted mandibular reconstruction: a showcase for technical description. *J Craniomaxillofac Surg.* 2015;43(5):624–629.

[194] **Cummins DM, Kim B, Kaleem A, et al**. Pedicle orientation in free-flap microvascular maxillofacial reconstruction. *J Oral Maxillofac Surg.* 2017 Apr;75(4):875. e1–875.e4.

[195] **Deek NF, Wei FC**. Computer-assisted surgery for segmental mandibular reconstruction with the osteoseptocutaneous fibula flap: can we instigate ideological and technological reforms? *Plast Reconstr Surg.* 2016;137(3):963–970.

[196] **Dérand P, Hirsch JM**. Virtual bending of mandibular reconstruction plates using a computer-aided design. *J Oral Maxillofac Surg.* 2009 Aug;67(8):1640–1643.

[197] **Dérand P, Rännar LE, Hirsch JM**. Imaging, virtual planning, design, and production of patient-specific implants and clinical validation in craniomaxillofacial surgery. *Craniomaxillofac Trauma Reconstr.* 2012;5(3):137–144.

[198] **Edwards SP**. Computer-assisted craniomaxillofacial surgery. *Oral Maxillofac Surg Clin North Am.* 2010 Feb;22(1):117–134.

[199] **Essig H, Rana M, Kokemueller H, et al**. Pre-operative planning for mandibular reconstruction: a full digital planning workflow resulting in a patient specific reconstruction. *Head Neck Oncol.* 2011 Oct;3:45.

[200] **Eufinger H, Wehmöller M**. Individual prefabricated titanium implants in reconstructive craniofacial surgery: clinical and technical aspects of the first 22 cases. *Plast Reconstr Surg.* 1998 Aug;102(2):300–308.

[201] **Eufinger H, Wehmoller M, Machtens E**. Individual prostheses and resection templates for mandibular resection and reconstruction. *Br J Oral Maxillofac Surg.* 1997 Dec;35(6):413–418.

[202] **Eufinger H, Wehmoller M, Machtens E, et al**. Reconstruction of craniofacial bone defects with individual alloplastic implants based on CAD/CAM-manipulated CT-data. *J Craniomaxillofac Surg.* 1995 Jun;23(3):175–181.

[203] **Fan S, Wang YY, Wu DH, et al**. Intraoral lining with the fibular osteomyofascial flap without a skin paddle during maxillary and mandibular reconstruction. *Head Neck.* 2016 Apr;38(S1):E832–E836.

[204] **Foley BD, Thayer WP, Honeybrook A, et al**. Mandibular reconstruction using computer-aided design and computer-aided manufacturing: an analysis of surgical results. *J Oral Maxillofac Surg.* 2013;71(2):e111–119.

[205] **Ghassemi A, Schreiber L, Prescher A, et al**. Clinically usable bone region of ilium versus fibula considering mandible reconstruction: "A different view of bone comparison". *Clin Anat.* 2016 Sep;29(6):773–778.

[206] **Ghassemi A, Ghassemi M, Modabber A, et al**. Functional long-term results after the harvest of vascularised iliac bone grafts bicortically with the anterior superior iliac spine included. *Br J Oral Maxillofac Surg.* 2013 Jun;51(4):e47–50.

[207] **Grinsell D, Catto-Smith HE**. Modifications of the deep circumflex iliac artery free flap for reconstruction of the maxilla. *J Plast Reconstr Aesthet Surg.* 2015;68(8):1044–1053.

[208] **Haddock NT, Monaco C, Weimer KA, et al**. Increasing bony contact and overlap with computer-designed offset cuts in free fibula mandible reconstruction. *J Craniofac Surg.* 2012;23(6):1592–1595.

[209] **Hallermann W, Olsen S, Bardyn T, et al**. A new method for computer-aided operation planning for extensive mandibular reconstruction. *Plast Reconstruct Surg.* 2006;117(7):2431–2437.

[210] **Hanasono MM, Silva AK, Yu P, et al**. A comprehensive algorithm for oncologic maxillary reconstruction. *Plast Reconstr Surg.* 2013;131(1):47–60.

[211] **Hanasono MM, Skoracki RJ**. Computer-assisted design and rapid prototype modeling in microvascular mandible reconstruction. *Laryngoscope.* 2013 Mar;123(3):597–604.

[212] **Hanasono MM, Jacob RF, Bidaut L, et al**. Midfacial reconstruction using virtual planning, rapid prototype modeling, and stereotactic navigation. *Plast Reconstr Surg.* 2010;126(6):2002–2006.

[213] **Hanasono MM, Skoracki RJ**. The omegashaped fibula osteocutaneous free flap for reconstruction of extensive midfacial defects. *Plast Reconstr Surg.* 2010 Apr;125(4):160e–162e.

[214] **Hanken H, Schablowsky C, Smeets R, et al**. Virtual planning

of complex head and neck reconstruction results in satisfactory match between real outcomes and virtual models. *Clin Oral Investigations.* 2015 Apr;19(3):647–656.

[215] **He Y, Zhang ZY, Zhu HG, et al**. Doublebarrel fibula vascularized free flap with dental rehabilitation for mandibular reconstruction. *J Oral Maxillofac Surg.* 2011;69(10):2663–2669.

[216] **Hidalgo DA, Rekow A**. A review of 60 consecutive fibula free flap mandible reconstructions. *Plast Reconstr Surg.* 1995 Sep;96(3):585–596; discussion 97–602.

[217] **Hidalgo DA**. Fibula free flap: a new method of mandible reconstruction. *Plast Reconstr Surg.* 1989 Jul;84(1):71–79.

[218] **Hirsch DL, Garfein ES, Christensen AM, et al**. Use of computer-aided design and computer-aided manufacturing to produce orthognathically ideal surgical outcomes: a paradigm shift in head and neck reconstruction. *J Oral Maxillofac Surg.* 2009 Oct;67(10):2115–2122.

[219] **Holle J, Vinzenz K, Würinger E, et al**. The prefabricated combined scapula flap for bony and soft-tissue reconstruction in maxillofacial defects: a new method. *Plast Reconstr Surg.* 1996 Sep;98(3):542–552.

[220] **Juergens P, Ratia J, Beinemann J, et al**. Enabling an unimpeded surgical approach to the skull base in patients with cranial hyperostosis, exemplarily demonstrated for craniometaphyseal dysplasia. *J Neurosurg.* 2011 Sep;115(3):528–535.

[221] **Kamali P, Dean D, Skoracki R, et al**. The current role of three-dimensional printing in plastic surgery. *Plast Reconstr Surg.* 2016 Mar;137(3):1045–1055.

[222] **L'Heureux-Lebeau B, Odobescu A, Harris PG, et al**. Chimaeric subscapular system free flap for complex oro-facial defects. *J Plast Reconstr Aesthet Surg.* 2013;66(7):900–905.

[223] **Lambrecht JT, Schiel H, Kreusch T, et al**. New trends in the 3D management of CT data in plastic and reconstructive surgery. *Int Surg.* 1997 Oct-Dec;82(4):332–338.

[224] **Lee JH, Kim MJ, Choi WS, et al**. Concomitant reconstruction of mandibular basal and alveolar bone with a free fibular flap. *Int J Oral Maxillofac Surg.* 2004 Mar;33(2):150–156.

[225] **Leiggener CS, Krol Z, Gawelin P, et al**. A computer-based comparative quantitative analysis of surgical outcome of mandibular reconstructions with free fibula microvascular flaps. *J Plast Surg Hand Surg.* 2015 Apr;49(2):95–101.

[226] **Leiggener C, Messo E, Thor A, et al**. A selective laser sintering guide for transferring a virtual plan to real time surgery in composite mandibular reconstruction with free fibula osseous flaps. *Int J Oral Maxillofac Surg.* 2009 Feb;38(2):187–192.

[227] **Lethaus B, Poort L, Bockmann R, et al**. Additive manufacturing for microvascular reconstruction of the mandible in 20 patients. *J Craniomaxillofac Surg.* 2012 Jan;40(1):43–46.

[228] **Lethaus B, Kessler P, Boeckman R, et al**. Reconstruction of a maxillary defect with a fibula graft and titanium mesh using CAD/CAM techniques. *Head Face Med.* 2010;6:16.

[229] **Levine JP, Bae JS, Soares M, et al**. Jaw in a day: total maxillofacial reconstruction using digital technology. *Plast Reconstr Surg.* 2013 Jun;131(6):1386–1391.

[230] **Longo B, Nicolotti M, Ferri G, et al**. Sagittal split osteotomy of the fibula for modeling the new mandibular angle. *J Craniofac Surg.* 2013 Jan;24(1):71–74.

[231] **Lundgren TK, Pignatti M, Halle M, et al**. Composite orbital reconstruction using the vascularized segmentalized osteo-fasciocutaneous fibula flap. *J Plast Reconstr Aesth Surg.* 2016 Feb;69(2):255–261.

[232] **Marchetti C, Bianchi A, Mazzoni S, et al**. Oromandibular

reconstruction using a fibula osteocutaneous free flap: four different "preplating" techniques. *Plast Reconstr Surg.* 2006 Sep;118(3):643–651.

[233] **Mascha F, Winter K, Pietzka S, et al**. Accuracy of mandibular reconstruction with CAD/CAM fabricated patient specific reconstruction-plates in combination with CAD/CAM drill guides. *Int J CARS.* 2015;10(Suppl):S139–S140.

[234] **Mertens C, Löwenheim H, Hoffmann J**. Image data based reconstruction of the midface using a patient-specific implant in combination with a vascularized osteomyocutaneous scapular flap. *J Craniomaxillofac Surg.* 2013 Apr;41(3):219–225.

[235] **Metzler P, Geiger EJ, Alcon A, et al**. Three-dimensional virtual surgery accuracy for free fibula mandibular reconstruction: planned versus actual results. *J Oral Maxillofac Surg.* 2014 Dec;72(12):2601–2612.

[236] **Mitsimponas KT, Iliopoulos C, Stockmann P, et al**. The free scapular/parascapular flap as a reliable method of reconstruction in the head and neck region: a retrospective analysis of 130 reconstructions performed over a period of 5 years in a single department. *J Craniomaxillofac Surg.* 2014 Jul;42(5):536–543.

[237] **Modabber A, Mohlhenrich SC, Ayoub N, et al**. Computer-aided mandibular reconstruction with vascularized iliac crest bone flap and simultaneous implant surgery. *J Oral Implant.* 2015;41(5):e189–194.

[238] **Modabber A, Ayoub N, Mohlhenrich SC, et al**. The accuracy of computer-assisted primary mandibular reconstruction with vascularized bone flaps: iliac crest bone flap versus osteomyocutaneous fibula flap. *Med Devices.* 2014 Jun;7:211–217.

[239] **Modabber A, Gerressen M, Stiller MB, et al**. Computer-assisted mandibular reconstruction with vascularized iliac crest bone graft. *Aesthet Plast Surg.* 2012 Jun;36(3):653–659.

[240] **Monaco C, Stranix JT, Lee ZH, et al**. A modified approach to extensive oromandibular reconstruction using free fibula flaps. *J Craniofac Surg.* 2017 Jan;28(1):93–96.

[241] **Narra N, Valasek J, Hannula M, et al**. Finite element analysis of customized reconstruction plates for mandibular continuity defect therapy. *J Biomech.* 2014 Jan;47(1):264–268.

[242] **Nkenke E, Vairaktaris E, Stelzle F, et al**. Osteocutaneous free flap including medial and lateral scapular crests: technical aspects, viability, and donor site morbidity. *J Reconstr Microsurg.* 2009;25(9):545–553.

[243] **Okay D, Al Shetawi AH, Moubayed SP, et al**. Worldwide 10-year systematic review of treatment trends in fibula free flap for mandibular reconstruction. *J Oral Maxillofac Surg.* 2016 Dec;74(12):2526–2531.

[244] **Okay DJ, Buchbinder D, Urken M, et al**. Computer-assisted implant rehabilitation of maxillomandibular defects reconstructed with vascularized bone free flaps. *JAMA Otolaryngol Head Neck Surg.* 2013;139(4):371–381.

[245] **Olsson P, Nysjo F, Rodriguez-Lorenzo A, et al**. Haptics-assisted virtual planning of bone, soft tissue, and vessels in fibula osteocutaneous free flaps. *Plast Reconstr Surg Glob Open.* 2015 Aug 10;3(8):e479.

[246] **Patel A, Levine J, Brecht L, et al**. Digital technologies in mandibular pathology and reconstruction. *Atlas Oral Maxillofac Surg Clin North Am.* 2012 Mar;20(1):95–106.

[247] **Pfaff MJ, Steinbacher DM**. Plastic surgery applications using three-dimensional planning and computer-assisted design and manufacturing. *Plast Reconstr Surg.* 2016 Mar;137(3):603e–616e.

[248] **Probst FA, Metzger M, Ehrenfeld M, et al**. Computer-assisted

designed and manufactured procedures facilitate the lingual application of mandible reconstruction plates. *J Oral Maxillofac Surg.* 2016 Sep;74(9):1879–1895.

[249] **Probst FA, Mast G, Ermer M, et al**. MatrixMANDIBLE preformed reconstruction plates—a two-year two-institution experience in 71 patients. *J Oral Maxillofac Surg.* 2012;70(11):e657–666.

[250] **Qaisi M, Kolodney H, Swedenburg G, et al**. Fibula jaw in a day: state of the art in maxillofacial reconstruction. *J Oral Maxillofac Surg.* 2016 Jun;74(6):1284. e1–1284.e15.

[251] **Rahimov C, Farzaliyev I**. Virtual bending of titanium reconstructive plates for mandibular defect bridging: review of three clinical cases. *Craniomaxillofac Trauma Reconstr.* 2011;4(4):223–234.

[252] **Ritschl LM, Mücke T, Fichter AM, et al**. Axiographic results of CAD/CAM-assisted microvascular fibular free flap reconstruction of the mandible: a prospective study of 21 consecutive cases. *J CranioMaxillofac Surg.* 2017 Jan;45(1):113–119.

[253] **Rodby KA, Turin S, Jacobs RJ, et al**. Advances in oncologic head and neck reconstruction: systematic review and future considerations of virtual surgical planning and computer aided design/computer aided modeling. *J Plast Reconstr Aesthet Surg.* 2014 Sep;67(9):1171–1185.

[254] **Rodriguez ED, Bluebond-Langner R, Park JE, et al**. Preservation of contour in periorbital and midfacial craniofacial microsurgery: reconstruction of the soft-tissue elements and skeletal buttresses. *Plast Reconstr Surg.* 2008;121(5):1738–1747; discussion 48–49.

[255] **Rohner D, Bucher P, Hammer B**. Prefabricated fibular flaps for reconstruction of defects of the maxillofacial skeleton: planning, technique, and long-term experience. *Int J Oral Maxillofac Implant.* 2013 Sep-Oct;28(5):e221–229.

[256] **Rohner D, Kunz C, Bucher P, et al**. [New possibilities for reconstructing extensive jaw defects with prefabricated microvascular fibula transplants and ITI implants]. *Mund Kiefer Gesichtschir.* 2000 Nov;4(6):365–372. German.

[257] **Roser SM, Ramachandra S, Blair H, et al**. The accuracy of virtual surgical planning in free fibula mandibular reconstruction: comparison of planned and final results. *J Oral Maxillofac Surg.* 2010 Nov;68(11):2824–2832.

[258] **Saad A, Winters R, Wise MW, et al**. Virtual surgical planning in complex composite maxillofacial reconstruction. *Plast Reconstr Surg.* 2013 Sep;132(3):626–633.

[259] **Schepers RH, Raghoebar GM, Vissink A, et al**. Accuracy of fibula reconstruction using patient-specific CAD/CAM reconstruction plates and dental implants: a new modality for functional reconstruction of mandibular defects. *J Craniomaxillofac Surg.* 2015 Jun;43(5):649–657.

[260] **Schepers RH, Raghoebar GM, Vissink A, et al**. Fully 3-dimensional digitally planned reconstruction of a mandible with a free vascularized fibula and immediate placement of an implant-supported prosthetic construction. *Head Neck.* 2013 Apr;35(4):E109–E114.

[261] **Semper-Hogg W, Fuessinger MA, Schwarz S, et al**. Virtual reconstruction of midface defects using statistical shape models. *J Craniomaxillofac Surg.* 2017 Apr;45(4):461–466. Epub 2016 Dec 24.

[262] **Seneviratne S, Duong C, Taylor GI**. The angular branch of the thoracodorsal artery and its blood supply to the inferior angle of the scapula: an anatomical study. *Plast Reconstr Surg.* 1999;104(1):85–88.

[263] **Seruya M, Fisher M, Rodriguez ED**. Computer-assisted versus conventional free fibula flap technique for craniofacial reconstruction: an outcomes comparison. *Plast Reconstr Surg.* 2013 Nov;132(5):1219–1228.

[264] **Sharaf B, Levine JP, Hirsch DL, et al**. Importance of computer-aided design and manufacturing technology in the multidisciplinary approach to head and neck reconstruction. *J Craniofac Surg.* 2010 Jul;21(4):1277–1280.

[265] **Shaw RJ, Brown JS**. Osteomyocutaneous deep circumflex iliac artery perforator flap in the reconstruction of midface defect with facial skin loss: a case report. *Microsurgery.* 2009 Mar;29(4):299–302.

[266] **Shen Y, Sun J, Li J, et al**. Special considerations in virtual surgical planning for secondary accurate maxillary reconstruction with vascularised fibula osteomyocutaneous flap. *J Plast Reconstr Aesthet Surg.* 2012 Jul;65(7):893–902.

[267] **Shipchandler TZ, Waters HH, Knott PD, et al**. Orbitomaxillary reconstruction using the layered fibula osteocutaneous flap. *Arch Facial Plast Surg.* 2012 Mar-Apr;14(2):110–115.

[268] **Sinno S, Rodriguez ED**. Definitive management of persistent frontal sinus infections and mucocele with a vascularized free fibula flap. *Plast Reconstr Surg.* 2017;139(1):170–175.

[269] **Smolka W, Muller-Lisse U, Sotlar K, et al**. Computer-aided resection and reconstruction in a case of aneurysmal bone cyst of the mandibular condylar head. *Oral Surg.* 2015 Dec;19(4):437–442.

[270] **Sosin M, Ceradini DJ, Hazen A, et al**. Total face, eyelids, ears, scalp, and skeletal subunit transplant cadaver simulation: the culmination of aesthetic, craniofacial, and microsurgery principles. *Plast Reconstr Surg.* 2016 May;137(5):845e–854e.

[271] **Steinbacher DM**. Three-dimensional analysis and surgical planning in craniomaxillofacial surgery. *J Oral Maxillofac Surg.* 2015 Dec;73(12 Suppl):S40–56.

[272] **Stelter K, Andratschke M, Leunig A, et al**. Computer-assisted surgery of the paranasal sinuses: technical and clinical experience with 368 patients, using the Vector Vision Compact system. *J Laryngol Otol.* 2006 Dec;120(12):1026–1032.

[273] **Stirling Craig E, Yuhasz M, Shah A, et al**. Simulated surgery and cutting guides enhance spatial positioning in free fibular mandibular reconstruction. *Microsurgery.* 2015 Jan;35(1):29–33.

[274] **Swartz WM, Banis JC, Newton ED, et al**. The osteocutaneous scapular flap for mandibular and maxillary reconstruction. *Plast Reconstr Surg.* 1986 Apr;77(4):530–545.

[275] **Tarsitano A, Battaglia S, Ciocca L, et al**. Surgical reconstruction of maxillary defects using a computer-assisted design/computer-assisted manufacturingproduced titanium mesh supporting a free flap. *J Craniomaxillofac Surg.* 2016 Sep;44(9):1320–1326.

[276] **Taylor GI, Corlett RJ, Ashton MW**. The evolution of free vascularized bone transfer: a 40-year experience. *Plast Reconstr Surg.* 2016 Apr;137(4):1292–1305.

[277] **Tepper OM, Sorice S, Hershman GN, et al**. Use of virtual 3-dimensional surgery in post-traumatic craniomaxillofacial reconstruction. *J Oral Maxillofac Surg.* 2011 Mar;69(3):733–741.

[278] **Thein T, Kreidler J, Stocker E, et al**. Morphology and blood supply of the iliac crest applied to jaw reconstruction. *Surg Radiol Anat.* 1997;19(4):217–225.

[279] **Thomas CV, McMillan KG, Jeynes P, et al**. Use of a titanium cutting guide to assist raising the composite radial forearm free

flap. *Int J Oral Maxillofac Surg.* 2013 Nov;42(11):1414–1417.

[280] **Thomas CV, McMillan KG, Jeynes P, et al**. Use of a titanium cutting guide to assist with raising and inset of a DCIA free flap. *Br J Oral Maxillofac Surg.* 2013 Dec;51(8):958–961.

[281] **Ting JW, Rozen WM, Chubb D, et al**. Improving the utility and reliability of the deep circumflex iliac artery perforator flap: the use of preoperative planning with CT angiography. *Microsurgery.* 2011 Nov;31(8):603–609.

[282] **Urken ML, Weinberg H, Vickery C, et al**. Oromandibular reconstruction using microvascular composite free flaps. Report of 71 cases and a new classification scheme for bony, soft-tissue, and neurologic defects. *Arch Otolaryngol Head Neck Surg.* 1991 Jul;117(7):733–744.

[283] **Urken ML, Vickery C, Weinberg H, et al**. The internal oblique-iliac crest osseomyocutaneous microvascular free flap in head and neck reconstruction. *J Reconstr Microsurg.* 1989 Jul;5(3):203–214; discussion 15–16.

[284] **Wang WH, Zhu J, Deng JY, et al**. Three-dimensional virtual technology in reconstruction of mandibular defect including condyle using double-barrel vascularized fibula flap. *J Craniomaxillofac Surg.* 2013 Jul;41(5):417–422.

[285] **Wang YY, Zhang HQ, Fan S, et al**. Mandibular reconstruction with the vascularized fibula flap: comparison of virtual planning surgery and conventional surgery. *Int J Oral Maxillofac Surg.* 2016 Nov;45(11):1400–1405.

[286] **Wang YY, Fan S, Zhang HQ, et al**. Virtual surgical planning in precise maxillary reconstruction with vascularized fibular graft after tumor ablation. *J Oral Maxillofac Surg.* 2016 Jun;74(6):1255–1264.

[287] **Weitz J, Bauer FJ, Hapfelmeier A, et al**. Accuracy of mandibular reconstruction by three-dimensional guided vascularised fibular free flap after segmental mandibulectomy. *Br J Oral Maxillofac Surg.* 2016 Jun;54(5):506–510.

[288] **Westermark A, Heden P, Aagaard E, et al**. The use of TMJ concepts prostheses to reconstruct patients with major temporomandibular joint and mandibular defects. *Int J Oral Maxillofac Surg.* 2011 May;40(5):487–496.

[289] **Wilde F, Hanken H, Probst F, et al**. Multicenter study on the use of patientspecific CAD/CAM reconstruction plates for mandibular reconstruction. *Int J Comput Assist Radiol Surg.* 2015 Dec;10(12):2035–2051.

[290] **Wilde F, Cornelius CP, Schramm A**. Computer-assisted mandibular reconstruction using a patient-specific reconstruction plate fabricated with computer-aided design and manufacturing techniques. *Craniomaxillofac Trauma Reconstr.* 2014 Jun;7(2):158–166.

[291] **Wolff KD, Mücke T, von Bomhard A, et al**. Free flap transplantation using an extracorporeal perfusion device: first three cases. *J Craniomaxillofac Surg.* 2016 Feb;44(2):148–154.

[292] **Xu LQ, Zhang CP, Poh EH, et al**. A novel fibula osteotomy guide for mandibular reconstruction. *Plast Reconstr Surg.* 2012;129(5):861e–863e.

[293] **Yagi S, Kamei Y, Torii S**. Donor side selection in mandibular reconstruction using a free fibular osteocutaneous flap. *Ann Plast Surg.* 2006 Jun;56(6):622–627.

[294] **Yu Y, Zhang WB, Liu XJ, et al**. Three-dimensional accuracy of virtual planning and surgical navigation for mandibular reconstruction with free fibula flap. *J Oral Maxillofac Surg.* 2016 Jul;74(7):1503. e1–1505.e10.

[295] **Yu Y, Zhang WB, Wang Y, et al**. A revised approach for mandibular reconstruction with the vascularized iliac crest flap using virtual surgical planning and surgical navigation. *J Oral Maxillofac Surg.* 2016 Jun;74(6):1285.e1–1285.e11.

[296] **Zhang WB, Yu Y, Wang Y, et al**. Improving the accuracy of mandibular reconstruction with vascularized iliac crest flap: role of computer-assisted techniques. *J Craniomaxillofac Surg.* 2016 Nov;44(11):1819–1827.

[297] **Zheng GS, Wang L, Su YX, et al**. Maxillary reconstruction assisted by preoperative planning and accurate surgical templates. *Oral Surg Oral Med Oral Pathol Oral Radiol.* 2016 Mar;121(3):233–238.

[298] **Zheng GS, Su YX, Liao GQ, et al**. Mandible reconstruction assisted by preoperative simulation and transferring templates: cadaveric study of accuracy. *J Oral Maxillofac Surg.* 2012 Jun;70(6):1480–1485.

[299] **Zheng HP, Zhuang YH, Zhang ZM, et al**. Modified deep iliac circumflex osteocutaneous flap for extremity reconstruction: anatomical study and clinical application. *J Plast Reconstr Aesthet Surg.* 2013 Sep;66(9):1256–1262.

[300] **Gil JN, Claus JD, Manfro R, et al**. Predictability of maxillary repositioning during bimaxillary surgery: accuracy of a new technique. *Int J Oral Maxillofac Surg.* 2007 Apr;36(4):296–300.

[301] **Metzger MC, Hohlweg-Majert B, Schwarz U, et al**. Manufacturing splints for orthognathic surgery using a threedimensional printer. *Oral Surg Oral Med Oral Pathol Oral Radiol Endod.* 2008 Feb;105(2):e1–7.

[302] **Miller RJ, Derakhshan M**. Threedimensional technology improves the range of orthodontic treatment with esthetic and removable aligners. *World J Orthodontics.* 2004 Fall;5(3):242–249.

[303] **Mischkowski RA, Zinser MJ, Kübler AC, et al**. Application of an augmented reality tool for maxillary positioning in orthognathic surgery—a feasibility study. *J Craniomaxillofac Surg.* 2006 Dec;34(8):478–483.

[304] **Steenen SA, Becking AG**. Bad splits in bilateral sagittal split osteotomy: systematic review of fracture patterns. *Int J Oral Maxillofacial Surg.* 2016 Jul;45(7):887–897.

[305] **Steenen SA, van Wijk AJ, Becking AG**. Bad splits in bilateral sagittal split osteotomy: systematic review and meta-analysis of reported risk factors. *Int J Oral Maxillofac Surg.* 2016 Mar;45(8):971–979.

[306] **Stevens DR, Flores-Mir C, Nebbe B, et al**. Validity, reliability, and reproducibility of plaster vs digital study models: comparison of peer assessment rating and Bolton analysis and their constituent measurements. *Am J Orthod Dentofacial Orthop.* 2006 Jun;129(6):794–803.

[307] **Whetten JL, Williamson PC, Heo G, et al**. Variations in orthodontic treatment planning decisions of Class II patients between virtual 3-dimensional models and traditional plaster study models. *Am J Orthod Dentofacial Orthop.* 2006 Oct;130(4):485–491.

[308] **Eckardt A, Swennen GR**. Virtual planning of composite mandibular reconstruction with free fibula bone graft. *J Craniofac Surg.* 2005 Nov;16(6):1137–1140.

[309] **Essig H, Rana M, Kokemueller H, et al**. Referencing of markerless CT data sets with cone beam subvolume including registration markers to ease computer-assisted surgery—a clinical and technical research. *Int J Med Robot.* 2013 Sep;9(3):e39–45.

[310] **Essig H, Rana M, Meyer A, et al**. Virtual 3D tumor marking—exact intraoperative coordinate mapping improves postoperative radiotherapy. *Radiat Oncol.* 2011 Nov 16;6:159.

[311] **Gellrich NC, Schramm A, Hammer B, et al**. Computer-assisted secondary reconstruction of unilateral posttraumatic orbital deformity. *Plast Reconstr Surg.* 2002 Nov;110(6):1417–1429.

[312] **Rana M, Essig H, Eckardt AM, et al**. Advances and innovations in computerassisted head and neck oncologic surgery. *J Craniofac Surg.* 2012 Jan;23(1):272–278.

[313] **Rana M, Modrow D, Keuchel J, et al**. Development and evaluation of an automatic tumor segmentation tool: a comparison between automatic, semiautomatic and manual segmentation of mandibular odontogenic cysts and tumors. *J Craniomaxillofac Surg.* 2015 Apr;43(3):355–359.

[314] **Schramm A, Wilde F**. [Computer-assisted reconstruction of the facial skeleton]. *HNO.* 2011 Aug;59(8):800–806. German.

[315] **Bartley G B, Fatourechi V, Kadrmas EF, et al**. Chronology of Graves' ophthalmopathy in an incidence cohort. *Am J Ophthalmol.* 1996 Apr;121(4):426–434.

[316] **Burch HB, Cooper DS**. Management of Grave's disease: a review. *JAMA.* 2015 Dec 15;314(23):2544–2554.

[317] **Jorge R, Scott IU, Akaishi PM, et al**. Resolution of choroidal folds and improvement in visual acuity after orbital decompression for graves orbitopathy. *Retina.* 2003;23:563–565.

[318] **Kowal L, Georgievski Z**. Choroidal folds in Graves' ophthalmopathy. *Aust N Z J Ophthalmol.* 1994 Aug;22(3):216.

[319] **Leong SC, Karkos PD, Macewen CJ, et al**. A systematic review of outcomes following surgical decompression for dysthyroid orbitopathy. *Laryngoscope.* 2009 Jun;119(6):1106–1115.

第六篇

面部同种异体移植原则与技术

Principles and techniques for facial allotransplantation

Bernard Devauchelle, Sylvie Testelin, Stéphanie Dakpé

第一节 引言

传统的头颈部重建手术在大面积面部缺损重建中的效果不一。通常，多次分期手术的效果不理想或不令人满意。对于大面积畸形，血管化复合同种异体移植（vascularized composite allotransplantation，VCA）具有恢复美学和功能的潜在价值。自2005年（Devauchelle等，2006）第一次实施面部异体移植手术以来，到2014年（Khalifian等，2014），全球至少报道37例面部异体移植手术。移植数量少是由于手术复杂，需要使用免疫抑制剂抗排异反应，以及终身治疗的成本。但就结果而言，这种手术对因严重创伤、大型畸形或大范围良性肿瘤造成的严重毁容，是一个真正的解决方案。不过，目前是以免疫抑制的巨大代价而实现的。

面部VCA是一项需要一个复杂团队协作完成的多学科手术（Dahlborg等，2014）。本篇作者简述了实施VCA的各项条件，包括手术操作（受区和供区），VCA计划和管理、组织，免疫治疗和监测，心理和伦理问题，随访，并发症，以及对面部移植适应证的一些考虑。

第二节 血管化复合同种异体移植的决定和必要准备

决定采用面部移植的主要先决条件是，只有复合组织才能达到最佳效果，而不能由局部、区域或远处自体组织提供。这些特征包括组织类型、局部解剖和缺损范围。

计划分为3个不同步骤：①受（体）者分析和准备。②供体选择。③手术日管理和组织。患者选择显然是必不可少的。在法国，自2006年以来，2个团队获得授权，进行过5次面部VCA，每一次的目标都是恢复面部功能和外形。术前应多次仔细访视患者，特别重要的是评估其心理状态。可靠性和依从性应由精神科医师评估。免疫专家必须确定和预测免疫抑制方案及监测、风险和潜在并发症。

患者必须有能力遵从可能带来致命后果的终身治疗。

有关VCA的所有细节，应充分和仔细告知患者数次。手术前多天，获得他或她的知情同意书。

术前影像检查取决于缺损类型，但至少要进行计算机体层扫描血管造影（CTA），通常也做磁共振成像（MRI）。需对可用的颈部血管进行超声检查，肌电图可能有助于评估面部残存肌肉和神经的功能。制作缺损的3D模型，以及受区骨和软组织模型，有助于确定和直观显示骨与软组织缺损的复杂性（图6-0-1）。

有时需要手术导航或计算机辅助方案。

对于每个接受（患）者，缺损都经过仔细分析和记录（例如，拍照、录像、放射线检查、CT、3D打印），然后精确设计移植物并做好解剖计划。手术医师、住院医师、护士和假体制作专家都参与其中。解剖计划可明确和帮助了解就美学和功能单

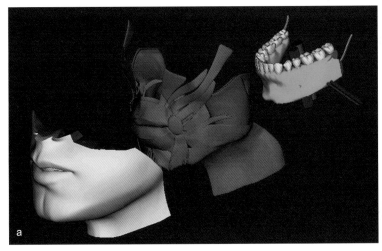
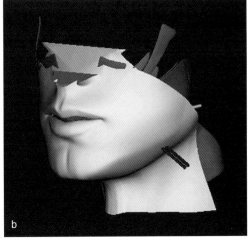

图6-0-1 a、b. 显示移植物3层的数字模型：被覆皮肤（黄色）、肌肉结构（红色）和下颌骨（绿色）。

位而言，移植物实际大小、深度（例如，肌肉、神经、骨骼）和范围。所有细节、说明、技术要点和决定都在协议中仔细报告，该协议是向法国国家机关（Agence de la Biomedicine）提交的申请文件的基础，该机构控制所有类型的采购。同样，团队经理将确定供体标准：年龄、性别、血型、肤色匹配及"无禁忌证"的必要性，如以前的面部手术、瘢痕或其他病症。

供体面模制备协议必不可少，并在取走面部供体后执行。该面模对于家人来说也是需要的，这样他们可以在取走供体后看到他们的亲戚没有明显的面形改变。

一旦获得法国生物医学局（French Agency of Biomedicine）的授权，所有团队成员都会被列入待命流程，包括麻醉师、护士、手术医师（包括住院医师、假体制作师）。不同任务的分配应由负责协调所有步骤和人员的团队负责人决定。此外，还应准备一份具体材料、设备和文件清单。

一、等待时间

这段时间很关键，因为必须激励每个成员才能随时动员起来。组长应组织和控制手术日的准备工作，经常联系并定期访视患者。认真组织随访，并确定心理、医学和生理目标。最终决定权始终在患者手中，因此联系、信任和定期讨论对于顺利开展手术至关重要。

二、手术日

当团队负责人被告知法国某处有相应的潜在脑死亡捐献者时，首先必须分析潜在捐献者的照片，然后决定是否接受捐献。协调小组会询问已经接受器官获取许可的家属，是否也愿意捐献其亲属的部分或整张脸。如果愿意，则安排手术，并通知移植团队的所有成员按照协议进行准备和推进。同时，联系接受（患）者来医院签署新的同意书并准备手术。

一旦知悉捐赠者家人的回答是肯定的，患者随后将接受第一次免疫抑制治疗。确定手术时间后，根据城市和距离，精心组织两支队伍：一支在受者附近，进行缺损区处理；一支前往捐献者所在地，采集面部移植组织。制作供体面模的特定成员和材料应随同第二支队伍，负责捐献者面部处理。目前，法国还没有将脑死亡供体运送到受者附近的任何协议，如达成这样的协议，将使手术更加容易。

三、供体处理团队

对于我们和其他移植医师（Petruzzo等，2012）而言，面部移植组织获取总是在摘取其他器官之前进行。因为面部解剖应该在心脏跳动的身体上小心进行，以使面部移植组织与另一组解剖过程中确定的缺损精确匹配。

- 第一步——低位气管切开术，如之前未做。
- 第二步——印制供体面部，以重建手术结束时的硅胶面模。
- 第三步——手术操作，取决于缺损大小和形状；所有步骤遵从术前解剖。
  - 精确划定皮肤边缘。
  - 切开皮肤，逐步从上缘向颈区剥离，解剖、分离所需血管蒂（即面动脉、颈动脉、颈外静脉、颈内静脉）。
  - 保护所有神经及其分支（感觉和运动），做好标记以利吻合。
  - 辨别、标记所有涉及的面部肌肉和导管。
  - 如涉及骨，术前解剖时应确定截骨类型和方向。如VCA中仅涉及一侧颌骨，受者和供者的颌骨不匹配，就会发生问题。比较推崇的方法是切除和替换对侧颌骨，以利牙的咬合，但其效果永远不会好于双颌移植（如果不接受双颌置换，则有必要制作临时咬合夹板）。下牙槽神经应通过颏下解剖、拉长而予以切除。对于眶下神经，切除眶下缘，解剖至翼间隙。牙通常不做任何处理而被一起移植，因为VCA属于完全血管化移植。
- 舌和软腭也可切取，但仔细解剖所有附着于舌骨的舌骨上肌是必要的，可将其插入移植物和咽壁肌肉中，恢复口咽运动。
- 在最后分离静脉和动脉（通常是颈外动脉或其分支）时应注意时间，因为此时组织开始缺血，对于功能恢复和移植组织的活力有重要影响。

在我们的小组中，前臂皮瓣也被解剖作为"前哨皮瓣"，因为终身需要对同种异体皮肤进行连续皮肤活检。因此，通过皮肤前哨皮瓣活检，可避免任何额外的面部瘢痕。

之后，准备移植物，用血清溶液冲洗，然后做保守性处理，起到运输液体和器官保存的作用。团队的部分人员此时可离开供者手术室，加入受者手术队伍。在供者手术室，其他团队随后摘取其他器官。其间，假体制作师和1~2个助手根据初次印模，准备和制作硅胶面模，包括调色和敬尸仪式。供体手术完成后，通过面模和采用特殊化妆及头发排列制备的彩色复制接缝的精确适配，供体面部恢复原状。

四、受区处理团队

在完成术前处理（术前用药和免疫抑制治疗诱导）后，根据瘢痕切除、肿瘤切除或部位准备所需的大致时间，仔细预计手术启动的时间。显然，与捐赠者所在地的距离是至关重要的考虑因素。

（1）第一步是必不可少的：在无菌条件下，通过中央血管入路使用免疫抑制剂。

（2）第二步是气管切开术，如果之前未做的话。

（3）第三步是根据术前决定，重点关注受体血管解剖。

（4）第四步，比较长的一步是去除瘢痕组织或肿瘤，以找到缺损周围的每个解剖结构（剩余肌肉和神经，包括感觉和运动神经）。显然，这一步骤的细节取决于缺损类型和形状（良性肿瘤或畸形初次切除或创伤后遗症），解剖分离的质量决定了功能恢复的质量。在切除骨组织的情况下，上、下颌固定可能有助于瘢痕组织切除。如涉及骨重建，暴露骨残端和（或）切除剩余颌骨也是重要的步骤，特别是对骨结构做进一步空间对位。每个解剖元素都应该仔细寻找，并用彩色材料片做标记。

（5）第五步，插入前哨皮瓣时，通常选择胸背血管作为受区血管，将皮瓣缝合于乳房下皱襞处。

第三节　移植

一、技术方面

当移植物可供受者使用时，经过简短准备（送

达后分离不同成分），进行以下步骤：

（1）稳定骨骼或固定肌肉。

（2）进行血管吻合，尽可能缩短缺血时间。

（3）由浅入深，缝合神经和肌肉。对于位置深在的神经如下牙槽神经，有时从对侧更容易操作。

（4）尽可能吻合对侧血管。

（5）精确对位、缝合肌肉。

（6）不同的导管，如泪腺或唾液导管，应仔细修复。

（7）黏膜层面的缝合对于组织修复质量十分重要。

（8）用硅胶管支撑鼻腔。除颈部外，通常不需要引流。

（9）仔细缝合皮下组织和皮肤。

所有手术步骤均应通过带精确时间标记的设备反复拍照、录像，进行记录和存档。

二、随访

即刻随访以移植物的血管化为重点。从免疫学角度而言，根据协议，持续给予免疫抑制治疗，每周而不是每月随访，根据血液指标进行调整。必须明确并给予心理支持，并作为长期耐受的必要标准。理疗最初是针对淋巴引流，后期则是感觉和运动功能恢复。

远期随访基于对瘢痕和功能恢复（例如咀嚼、吞咽、发音、感觉）的临床分析。心理方面则侧重于对移植物的接受、免疫抑制治疗和每天营养摄入。免疫状态至关重要。对移植物的耐受应通过一般免疫学状态进行检查，并对前哨皮瓣或黏膜进行活检。理疗至少每周1次（或更频繁），在患者住所附近，由语音治疗师和物理治疗师一起组织，以掌握面肌联动情况，改善发音、运动和所有面部功能（图6-0-2）。

其他几项分析或检查是根据症状、相关问题或研究用途而进行的，包括用于控制皮质活动的功能性磁共振成像（Dubernard等，2013）。

三、免疫状态与监测

患者的初始健康状况是至关重要的考虑因素，应在做出VCA手术决定后立即进行分析。术前筛

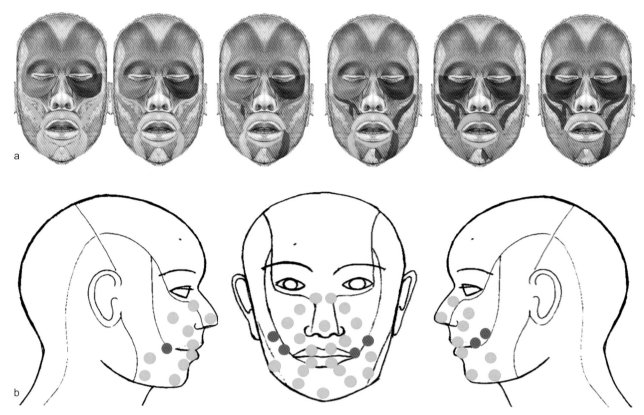

图6-0-2　a、b. 运动（a）和感觉（b）恢复记录表。

查包括血型、人类白细胞抗原（HLA）和以判断群体反应性抗体阳性的补体依赖性微淋巴细胞毒性技术（Lambda cell tray，One Lambda Inc）检测HLA特异性抗体。需要进行多种病毒检测试验，特别是巨细胞病毒、Epstein-Barr病毒和肝炎病毒。免疫抑制治疗的原则遵循现有器官移植方案。诱导一般基于多克隆抗胸腺细胞球蛋白（胸腺球蛋白：每天1 mg/kg，持续10天）或抗白细胞介素2单克隆抗体制剂。移植后立即按规定剂量联合用药，包括使用钙调神经磷酸酶抑制剂，如他克莫司（口服片剂，使血药浓度达到10~13 ng/mL），或西罗莫司，一种类似霉酚酸酯［Cellcept（骁悉），2 g/d，维持血药浓度在40~60 ng/mL］的抗增殖制剂，以及类固醇（第一天500 mg，逐步减量至10 mg/d）（Dubernard，2007）。

如果最初几周急性排斥反应发生1~2次（Khalifian等，2014），随着类固醇剂量增加，或者有时他克莫司逐渐减量或增加剂量，治疗应做略微调整。在最初几个月，应仔细控制血流速率，以防止排异反应并尽量避免不良反应。

手术过程中预防性使用抗生素，此后持续数月。关于VCA活力，判断主要基于临床特征，因为除了通过皮肤和黏膜活检记录的排异时间外，没有任何实验室检查可供利用。为了提高耐受性，一些团队建议使用体外光泳（extracorporal photoresis）来减少免疫抑制的用量。另外，使用造血干细胞输注可诱导对肾移植的耐受性（Hequet等，2008）。

这些血清学评估构成了控制合并症的强有力方案，例如避免严重感染（如巨细胞病毒）或诱发肿瘤（如Epstein-Barr病毒）（Chelmonski，2011）。

第四节　讨论

除了仔细选择移植物的血管供应外，在局部解剖方面无须其他特殊考虑，解剖学研究已经证明了颈部和面部血管网的可靠性。据我们所知，尚无关于面部移植缺血性坏死的研究报道。

面部VCA适应证最有趣和最有争议的领域是毁容的病因。

缺损大小和部位是做出决定的关键。在没有重大功能缺陷的部分面部缺损病例，承担免疫抑制治疗和VCA所带来的风险和合并症是不合理的，因为可以通过传统手术（鼻重建、耳重建、额或颊部重建）予以修复。需要考虑的解剖因素主要是功能性三角区（唇、颏和鼻）和眼轮匝肌，具体取决于所需的眼睑重建量。

毁容有以下3种类型。

创伤性（猎枪枪击、烧伤）：需要完全恢复形态和功能。畸形：患者通常没有"正常"面孔作为参考，目标是用"正常外观"的面孔替换畸形面孔。对于因肿瘤（仅良性）而导致毁容的患者，在形态和功能恢复前，优先条件是切除肿瘤。患者主要希望没有肿瘤。

无可争辩的适应证是创伤性病例，因为不可能通过传统手术方法进行有意义的重建。对于严重的猎枪枪击伤，首先建议考虑面部VCA。这些病例在面部同种异体移植前，通常没有进行传统重建手术。我们认为，在出现失败或排异反应的情况下，传统重建依然是可能的。如果选择的患者已经进行了重建并且仍然存在严重畸形，则建议选择面部VCA。患者应同意去除所有先前的重建，这使外科医师能

够找到未受伤的解剖结构，作为恢复形态和功能的基础。建议避免切除正常组织或单位，以防万一失败或排异，患者的状况会比原来更糟。动物导致受伤如狗咬伤后遗症、爆炸伤、大型创伤性缺损或烧伤肯定是最好的适应证。对于大面积烧伤患者，主要困难是确定瘢痕组织的数量、深度和涉及的功能单位，因为之前进行的皮肤移植已愈合结疤。此外，由于细菌在烧伤后的急性创面中定植，因此存在严重感染的风险（Carty等，2013）（图6-0-3）。

面部大量组织变形的畸形或良性肿瘤是很好的指征，即使邻近组织受累的边界不清。

第三名换脸患者就是范例，其深受神经纤维瘤病（Von Recklinghausen病）的折磨。2007年患者接受换脸术，手术不仅改变了他的面部外形，恢复了所有功能，还改变了他的生活方式，使其良好地融入了社会。手术时应注意在移植的同时切除肿瘤的困难，因为有失血的风险，以及由于神经本身的固有畸形而对神经吻合带来的挑战（Lantieri等，2008）。

其他可能毁容的畸形是血管性肿瘤，特别是高流量动静脉畸形，伴有广泛和进展性病变，严重累及面部组织。这些疾病难以治疗，栓塞、手术切除或使用某些药物（如类固醇）已被建议或使用，但

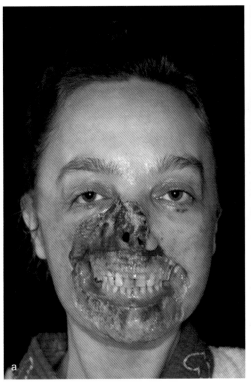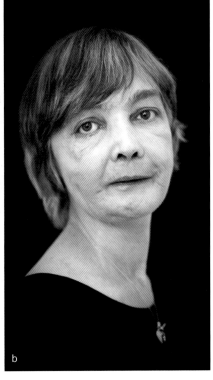

图6-0-3 a. 术前：2005年首位移植患者。狗咬伤后的面部损伤。b. 术后：4年结果。

重建手术的结果通常令人失望。

由于血管肿瘤的病程不可预测，问题始终是决定手术切除，特别强调切除量。对于面下部和中部受累的病例，面部VCA可能是单次手术重建的解决方案。术前栓塞后应彻底清除血管畸形。首例病例于2012年在法国亚眠进行，一名52岁女性出现巨大的毁容性动静脉畸形，涉及2/3的面部被栓塞和多次手术。移植物包括上颌骨和下颌骨以及整个舌和口底至舌骨的肌肉。皮肤量从眶下区延伸至除鼻部外的气管切开水平。术后3年的随访表明病变没有复发，咀嚼、吞咽和言语功能康复令人鼓舞。美学方面也令人惊叹。注意对该患者，免疫抑制治疗的选择最好集中在抗VEGF药物上（Devauchelle等，2015）（图6-0-4）。

由于需要进行免疫抑制治疗，肿瘤复发或进展的风险很高，面部移植用于恶性肿瘤术后重建显然不可行。已发表的2个病例，不幸因癌症进展而早期死亡，证实了复发的危险和潜在的致命后果（Jiang等，2005）。将手术推迟至无瘤状态是否可行，正在讨论中。这些患者通常有手术和放疗后遗症，功能和形态存在巨大缺陷。他们身有残疾（例如，讲话、进食），可能会丧失所有社交能力。

与此同时，已经观察到面部异种移植、使用免疫抑制剂的患者发生恶性肿瘤以及随后的致命结果，这一风险需要包括在移植前的知情同意书中。考虑到这种可能性，面部异种移植的适应证必须严格评估和掌握。

关于适应证的最后一个问题是年龄，尤其是对儿童适应证的考虑。显然，从病理角度讲，VCA适用于解决儿童相同的问题。对儿童患者的担忧是生长问题，尤其是终身免疫抑制方案的影响。这些问题依然存在，需要解决（Devauchelle，2015）。

第五节　总结

我们认为，面部VCA应被视为面部重建手术的一项进步，它提供了通过一次手术恢复面部外形和功能的选择。只能按照周密的计划进行，包括团队规划、组织和执行手术、免疫治疗、心理准备和患者随访。重点是对患者的仔细选择和他（她）的透彻理解，调动其积极性和依从性。需要特别注意骨骼就位、牙的咬合、神经精确吻合等技术要点，尽可能避免二次修整。未来发展的另一个目标是减少使用免疫抑制方案，从而减少与此类药物相关的

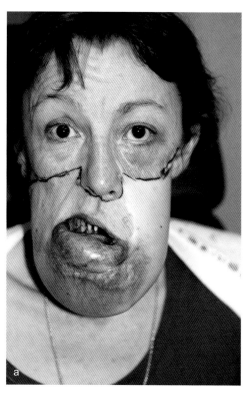
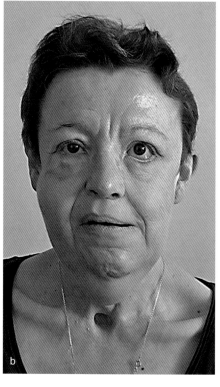

图6-0-4　a. 高流量动静脉畸形复发。术前：2012年在法国亚眠进行2/3面部移植。b. 面部血管化复合同种异体移植术后1年（上颌骨、下颌骨、舌、软组织）。

不良反应。尽管如此，患者应严格坚持治疗并接受密切随访，以便早期治疗急性和轻度排异反应，获得成功的结果。目前没有继续排异的报告。(手和面) 复合组织移植国际登记处的数据可以共享，所有案例和信息的登记是一个数据池，可以在其中给出建议，以便做出经过深思熟虑和仔细讨论的决定，向患者提议进行面部 VCA。

（郑家伟 译，张凌 校）

参考文献

[1] **Carty MJ, Hivelin M, Dumontier C, et al**. Lessons learned from simultaneous face and bilateral hand allotransplantation. *Plast Reconstr Surg.* 2013 Aug;132(2):423–432.

[2] **Chelmoński A, Jabłecki J, Szajerka T**. Insidious course of cytomegalovirus infection in hand transplant recipient: case report, diagnostics, and treatment. *Transplant Proc.* 2011 Sep;43(7):2827–2830.

[3] **Devauchelle B, Badet L, Lengelé B, et al**. First human face allograft: early report. *Lancet.* 2006 Jul 15;368(9531):203–209.

[4] **Devauchelle B**. Facial transplantation for pediatric disfigurements. *Monography Pediatr Surg.* 2015.

[5] **Dahlborg EJ, Diaz-Siso JR, Bueno EM, et al**. The value of innovation: face and hand transplantation programs at Brigham and Women's Hospital. *Plast Reconstr Surg.* 2014 Jul; 134(1).

[6] **Dubernard JM, Sirigu A, Seulin C, et al**. Fifteen years later: main lessons from composite tissue allografts. *Clin Transpl.* 2013:113–119.

[7] **Dubernard JM, Lengelé B, Morelon E, et al**. Outcomes 18 months after the first human partial face transplantation. *N Engl J Med.* 2007 Dec 13;357(24):2451–2460.

[8] **Hequet O, Morelon E, Bourgeot JP, et al**. Allogeneic donor bone marrow cells recovery and infusion after allogeneic face transplantation from the same donor. *Bone Marrow Transplant.* 2008 Jun;41(12):1059–1061.

[9] **Jiang HQ, Wang Y, Hu XB, et al**. Composite tissue allograft transplantation of cephalocervical skin flap and two ears. *Plast Reconstr Surg.* 2005 Mar;115(3):31e–35e; discussion 36e–37e.

[10] **Khalifian S, Brazio PS, Mohan R, et al**. Facial transplantation: the first 9 years. *Lancet.* 2014 Dec 13;384(9960):2153–2163.

[11] **Lantieri L, Meningaud JP, Grimbert P, et al**. Repair of the lower and middle parts of the face by composite tissue allotransplantation in a patient with massive plexiform neurofibroma: a 1-year follow-up study. *Lancet.* 2008 Aug 23;372(9639):639–645.

[12] **Meningaud JP, Hivelin M, Benjoar MD, et al**. The procurement of allotransplants for ballistic trauma: a preclinical study and a report of two clinical cases. *Plast Reconstr Surg.* 2011 May;127(5):1892–1900.

[13] **Petruzzo P, Testelin S, Kanitakis J, et al**. First human face transplantation: 5 years outcomes. *Transplantation.* 2012;93:236–240.